Manual de Cuidados Paliativos na Atenção Primária e Atenção Domiciliar

Manual de Cuidados Paliativos na Atenção Primária e Atenção Domiciliar

Editoras
Renata Maximiano Meiga Charruf
Caroline Cruz da Silveira
Kamila Vieira Silva

Atheneu
Rio de Janeiro • São Paulo
2025

EDITORA ATHENEU

São Paulo — Rua Maria Paula, 123 - 13° andar
Conjuntos 133 e 134
Tel.: (11) 2858-8750
E-mail: atheneu@atheneu.com.br

Rio de Janeiro — Rua Bambina, 74
Tel.: (21) 3094-1295
E-mail: atheneu@atheneu.com.br

CAPA: Márcio Alexandre Paranhos de Oliveira
ILUSTRAÇÃO DA CAPA: Heloisa Barbi Perucello
PRODUÇÃO EDITORIAL: MWS Design

CIP-BRASIL. CATALOGAÇÃO NA PUBLICAÇÃO
SINDICATO NACIONAL DOS EDITORES DE LIVROS, RJ

M251

Manual de cuidados paliativos na atenção primária e atenção domiciliar / editores Renata Maximiano Meiga Charruf, Caroline Cruz da Silveira, Kamila Vieira Silva. - 1. ed. - Rio de Janeiro : Atheneu, 2025.
il. ; 24 cm.

Inclui bibliografia e índice
ISBN 978-65-5586-855-5

1. Cuidados paliativos - Cuidados primários de saúde. 2. Cuidados paliativos - Serviços de cuidados de saúde domiciliares. I. Charruf, Renata Maximiano Meiga. II. Silveira, Caroline Cruz da. III. Silva, Kamila Vieira.

24-94207 CDD: 616.029
CDU: 616-036.8

Gabriela Faray Ferreira Lopes - Bibliotecária - CRB-7/6643

30/09/2024 01/10/2024

Charruf RMM; Silveira CC; Silva KV
Manual de Cuidados Paliativos na Atenção Primária e Atenção Domiciliar

Editoras

Renata Maximiano Meiga Charruf

Médica pela Faculdade de Medicina do ABC – FMABC. Médica de Família e Comunidade pelo Hospital de Clínicas da Faculdade de Medicina da Universidade de São Paulo – HCFMUSP. Médica Paliativista pelo HCFMUSP. Gestora em Saúde pelo Instituto de Ensino e Pesquisa do Hospital Sírio-Libanês – HSL. Pós-Graduação em Cannabis Medicinal, Unileya. CEO da Colo Saúde. Coordenadora do Comitê de Cuidados Paliativos na Atenção Primária à Saúde – APS e Atenção Domiciliar – AD da Academia Nacional de Cuidados Paliativos – ANCP.

Caroline Cruz da Silveira

Enfermeira. Mestra em Ciências pela Escola de Enfermagem da Universidade de São Paulo – EE-USP, Pesquisa com Foco no Óbito Domiciliar. Especialização na Modalidade de Residência Multiprofissional em Saúde do Idoso e Cuidados Paliativos pelo Hospital das Clínicas da Faculdade de Medicina da Universidade de São Paulo – HCFMUSP. Pós-Graduação em Estomaterapia pelo Centro Universitário São Camilo. Título de Especialista em Enfermagem em Cuidados Paliativos pela Associação Brasileira de Enfermagem – ABEn – e Academia Nacional de Cuidados Paliativos – ANCP. Vice-Coordenadora do Comitê de Cuidados Paliativos na Atenção Primária à Saúde – APS e Atenção Domiciliar – AD da ANCP (2023-2025). Proprietária e RT da Aflorar Serviços de Enfermagem e Educação em Saúde. Professora Convidada em Cursos de Pós-Graduação nas Áreas de Gerontologia, Cuidados Paliativos e Estomaterapia.

Kamila Vieira Silva

Residência em Medicina de Família e Comunidade – MFC – pela Universidade de São Paulo – USP. Especialização em Cuidados Paliativos. Atua em Cuidados Paliativos Oncológicos no Hospital Regional do Baixo Amazonas e no Serviço de Atenção Domiciliar em Santarém, PA. Preceptora da Residência em MFC e do Internato de Saúde Coletiva da Universidade do Estado do Pará – Uepa, Santarém. Membra do Comitê de Cuidados Paliativos na Atenção Primária à Saúde – APS e Atenção Domiciliar – AD da Academia Nacional de Cuidados Paliativos – ANCP.

Membros do Comitê de CP na APS e AD da ANCP (2023-2025) e Responsáveis pelas Seções

Amanda Santos de Paula

Psicóloga. Graduação pela Universidade Potiguar. Formação em Gestalt-Terapia pelo Instituto Sedes Sapientiae. Especialista em Saúde Coletiva e Cuidados Paliativos pela Faculdade de Medicina da Universidade de São Paulo – FMUSP. Aprimoramento Clínico-Institucional em Psicoterapia para Pessoas em Situação de Luto pela Pontifícia Universidade Católica de São Paulo – PUC-SP. Assistência Domiciliar, no Contexto Particular, na Saúde Suplementar e Programa Melhor em Casa do Sistema Único de Saúde – EMAP-SUS. Voluntária/Membra do Projeto Heliópolis Compassiva em São Paulo, SP. Membra do Comitê de Cuidados Paliativos na Atenção Primária à Saúde – APS e Atenção Domiciliar – AD da Academia Nacional de Cuidados Paliativos – ANCP.

Beatriz Zampar

Médica de Família e Comunidade com Área de Atuação em Medicina Paliativa. Pós-Graduação em Cuidados Paliativos. Psiquiatria e Preceptoria em Medicina de Família e Comunidade. Mestra e Doutora em Saúde Coletiva pela Universidade Estadual de Londrina – UEL. Médica Paliativista na Atenção Domiciliar na Saúde Suplementar e na Atenção Primária à Saúde no Sistema Único de Saúde – SUS. Docente da UEL. Coordenadora do Grupo de Trabalho Municipal de Cuidados Paliativos da Autarquia Municipal de Saúde de Londrina. Supervisora do Programa de Residência em Medicina de Família e Comunidade de Londrina.

Camila Datt de Araujo

Fisioterapeuta. Pós-Graduação em Fisioterapia Oncológica e Cuidados Paliativos. Especialista em Auditoria em Saúde, em Saúde Pública e em Fisioterapia Aplicada à Neurologia. Fisioterapeuta Referência da Equipe Multiprofissional de Atenção Domiciliar – EMAD – Paliativa do Serviço de Atenção Domiciliar – SAD, Santo André, SP. Preceptora da Residência Multiprofissional em Atenção ao Câncer da Faculdade de Medicina do ABC – FMABC. Voluntária da Heliópolis Compassiva. Membra do Comitê de Cuidados Paliativos na Atenção Primária à Saúde – APS e Atenção Domiciliar – AD da Academia Nacional de Cuidados Paliativos – ANCP. Professora Convidada em Cursos de Pós-Graduação nas Áreas de Cuidados Paliativos.

Luciana Pinto Saavedra

Médica de Família e Comunidade com Área de Atuação em Medicina Paliativa. Coordenadora do Serviço de Dor e Cuidados Paliativos do Grupo Hospitalar Conceição – GHC-RS. Preceptora da Residência em Medicina Paliativa do GHC-RS. Especialização em Geriatria Clínica e Preventiva e em Cuidados ao Paciente com Dor. Especialização em Teoria, Pesquisa e Intervenção em Luto. Mestra em Saúde Coletiva. Membra do Grupo de Trabalho de Cuidados Paliativos da Sociedade Brasileira de Medicina de Família e Comunidade – SBMFC. Membra do Grupo de Trabalho de Cuidados Paliativos na Atenção Primária da Academia Nacional de Cuidados Paliativos – ANCP.

Marco Túlio Aguiar Mourão Ribeiro

Graduação em Medicina pela Universidade Federal de Minas Gerais – UFMG. Médico de Família e Comunidade pela Sociedade Brasileira de Medicina de Família e Comunidade – SBMFC. Geriatra pela Sociedade Brasileira de Geriatria e Gerontologia – SBGG. Mestre em Saúde Pública pela Universidade Federal do Ceará – UFC. Doutor em Saúde Coletiva pela UFC. Pós-Doutorado pela Universidade Nova Lisboa – Escola Nacional de Saúde Pública. Professor da – UFC. Docente e Coordenador do Internato de Saúde Comunitária, Preceptor e Supervisor do Programa de Residência em Medicina de Família e Comunidade. Preceptor e Ex-Coordenador/Supervisor do R3 de Medicina Paliativa da UFC. Docente do Mestrado Profissional de Saúde da Família – RENASF, do ProfSaúde-Fiocruz-CE e do Programa de Pós-Graduação em Saúde Coletiva da UFC, Mestrado e Doutorado. Desenvolve Ensino, Pesquisa e Extensão em Atenção Domiciliar na APS. Saúde do Idoso e Formação em Saúde, Educação Médica e de Profissionais da Área de Saúde. Médico e Diretor da Clínica FAM Fortaleza, CE.

Mariana Sarmet Smiderle Mendes

Residência Multiprofissional em Saúde do Idoso em Cuidados Paliativos pelo Hospital das Clínicas da Faculdade de Medicina da Universidade de São Paulo – HCFMUSP. Doutorado em Periodontia pela Universidade Estadual Paulista "Júlio de Mesquita Filho" – Unesp. Membra do Comitê de Atenção Primária em Saúde e Atenção Domiciliar da Academia Nacional de Cuidados Paliativos – ANCP. Membra do Comitê de Odontologia da ANCP. Membra da Associação de Estudos e Cuidados Paliativos de São Paulo – AECP-SP. Fundadora e Diretora da Buganvília Odontologia Domiciliar.

Colaboradores

Adriana Peres

Fonoaudióloga Clínica pela Pontifícia Universidade Católica de São Paulo – PUC-SP. Especialista em Linguagem pelo Conselho Federal de Fonoaudiologia – CFFa. Coordenadora do Curso de Especialização em Comunicação Alternativa da Alcance Meeting. Professora de Cursos de Aprimoramento e Especialização na Área de Linguagem e Comunicação Aumentativa e Alternativa. Membra da Diretoria Expandida da International Society for Augmentative and Alternative Communication – Capítulo Brasileiro – ISAAC-Brasil. Membra do Grupo de Trabalho do Comitê de Linguagem do Adulto e do Idoso e do Grupo de Trabalho de Comunicação Alternativa da Sociedade Brasileira de Fonoaudiologia – SBFa.

Adriell Ramalho Santana

Médico. Residência em Clínica Médica pela Irmandade da Santa Casa de Misericórdia de São Paulo – ISCMSP. Curso Avançado de Orientação em Cuidados Paliativos e Psico-Socio-Oncologia pelo Instituto Pallium Latinoamérica. Mestrando em Saúde Pública no Programa de Pós-Graduação em Saúde Pública da Faculdade de Saúde Pública da Universidade de São Paulo – FSP-USP. Responsável pela Gerência de Acolhimento e Relacionamento na A Casa Humana Supportive Care.

Alessandra Rischiteli Bragança Silva

Fonoaudióloga. Nutricionista. Doutora e Pós-Doutoranda em Ciências pela Universidade Federal de São Paulo – Unifesp. Mestra em Gerontologia pela Universidade de Campinas – Unicamp. Pós-Graduação em Cuidados Paliativos pela Casa do Cuidar. Coordenadora do Comitê de Fonoaudiologia e Membra do Comitê de Nutrição da Academia Nacional de Cuidados Paliativos – ANCP.

Alexandre Ernesto Silva

Enfermeiro pela Universidade Federal de Alfenas. Especialização em Saúde Mental pela Universidade do Estado de Minas Gerais – UEMG. Especialização em Gestão Hospitalar pela Fundação Getúlio Vargas – FGV. Mestre em Cuidados Paliativos pela UEMG. Doutor em Enfermagem (Cuidados Paliativos) pela Universidade Federal de Minas Gerais – UFMG. Período Sanduíche na Universidade Católica Portuguesa, Lisboa, Portugal. Professor Adjunto IV (Cursos de Enfermagem e Medicina) na Universidade Federal de São João del-Rei – UFSJ. Fundador e Líder do Projeto Comunidades Compassivas no Brasil (Rocinha e Vidigal). Coordenador da Pós-Graduação *lato sensu* em Cuidados Paliativos pela UFSJ. Membro e Pesquisador do Grupo de Estudo e Pesquisa em Cuidados Paliativos da Escola Nacional de Saúde Pública Sergio Arouca – ENSP-Fiocruz. Membro do Observatório Português em Cuidados Paliativos – OPCP. Membro da Comissão de Implementação da Política Nacional de Cuidados Paliativos do Sistema Único de Saúde – PNCP-SUS. Autor do Livro *Cuidados Paliativos na Atenção Primária à Saúde.*

Almir Gomes de Oliva Filho

Especialização em Geriatria e Gerontologia Interdisciplinar pela Universidade Federal Fluminense – UFF. Especialista em Odontogeriatria pelo Conselho Federal de Odontologia. Habilitação em *Laser* para Odontologia pelo Laboratório Especial de *Laser* em Odontologia – LELO/USP. Pós-Graduação Multiprofissional em Cuidados Paliativos no Instituto Paliar, SP. Mestrado em Periodontia pela Universidade Estácio de Sá – UNESA.

Amir Zeide Charruf

Cirurgião do Aparelho Digestivo do Serviço de Gastroenterologia da Faculdade de Medicina da Universidade de São Paulo – FMUSP. Membro Titular do Colégio Brasileiro de Cirurgia Digestiva. CFO da Colo Saúde. Doutor em Medicina pela FMUSP.

Ana Carolina de Andrade Buhatem Medeiros

Cirurgiã-Dentista Assistente da Seção de Odontologia do Instituto Dante Pazzanese de Cardiologia – IDPC. Cirurgiã-Dentista Assistente do Núcleo Técnico Científico de Cuidados Paliativos do Hospital das Clínicas da Faculdade de Medicina da Universidade de São Paulo – HCFMUSP. Especialista em Pacientes com Necessidades Especiais e Odontologia Hospitalar – CFO. Coordenadora Científica do Departamento de Odontologia da Sociedade de Cardiologia do Estado de São Paulo – SOCESP.

Ana Flávia Azevedo Querichelli

Graduação em Medicina pela Faculdade de Medicina de São José do Rio Preto – Famerp. Pós-Graduação em Cuidados Paliativos pelo Instituto Israelita de Ensino e Pesquisa Albert Einstein – IIEP. Experiência em Cuidados Paliativos Domiciliares pela A Casa Humana.

Ana Flavia Martins Monteiro Furini

Graduação em Medicina pela Universidade Federal do Pará – UFPA. Residência Médica em Clínica Médica pelo Hospital Ipiranga – SUS-SP. Residência Médica em Nefrologia pelo Instituto de Assistência Médica ao Servidor Público Estadual de São Paulo – IAMSPE –, do Hospital do Servidor Público Estadual – HSPE/SP. Pós-Graduação em Medicina

Paliativa pelo Instituto Paliar. Título de Área de Atuação em Medicina Paliativa pela Associação Médica Brasileira – AMB. Médica do Grupo Hospitalar Conceição – GHC-RS.

Ana Paula de Souza Borges

Clínica Médica pela Faculdade de Medicina da Universidade de São Paulo – FMUSP. Medicina Paliativa pela Associação Médica Brasileira – AMB. Doutorado em Oncologia pela FMUSP. Equipe de Suporte e Cuidados Paliativos do Hospital Sírio-Libanês – HSL. Equipe de Cuidados Paliativos do A.C. Camargo Cancer Center. Docente e Tutora da Pós-Graduação em Cuidados Paliativos Adulto da Faculdade Sírio-Libanês – FSL.

Ana Paula Mansano

Graduação em Pedagogia com Licenciatura Plena pela Universidade São Judas Tadeu – USJT. Enfermagem pela Universidade Nove de Julho – Uninove. Mestrado em Ciências da Saúde pela Faculdade de Ciências Médicas da Santa Casa de São Paulo – FCMSCSP. Professora Associada da Faculdade Paulista de Ciências da Saúde – FPCS. Gerente de Enfermagem na Associação Paulista para o Desenvolvimento da Medicina – SPDM.

Anderli Marangoni Valentim Diniz

Pós-Graduação em Neopediatria. Pós-Graduação em Oncopediatria, em Assistência Domiciliar e em Neuropediatria. MBA em Gestão em Saúde. Docente nas Pós-Graduações do Instituto Beta e Physio Cursos SP. Fisioterapeuta Referência da Equipe Multiprofissional de Atenção Domiciliar (EMAD) Pediátrica Paliativa do Serviço de Atenção Domiciliar – SAD, Santo André, SP. Preceptora da Residência Multiprofissional da Faculdade de Medicina do ABC – FMABC. Fisioterapeuta Integrante do Grupo de Trabalho do Ministério da Saúde.

Angela Mitiyo Ikeda

Graduação e Residência em Pediatria pela Faculdade de Medicina de Botucatu da Universidade Estadual Paulista "Júlio de Mesquita Filho" – FMB-Unesp, Campus de Botucatu. Especialização em Terapia Intensiva Pediátrica pelo Hospital São Paulo da Universidade Federal de São Paulo – HSP-Unifesp. Especialização em Cuidados Paliativos pela Casa do Cuidar. Responsável pelo Serviço de Cuidados Paliativos Pediátricos do Hospital Central da Irmandade da Santa Casa de Misericórdia de São Paulo – ISCMSP. Professora no Curso Avançado de Cuidados Paliativos Pediátricos da Casa do Cuidar.

Arthur Fernandes da Silva

Médico de Família e Comunidade da Secretaria Municipal da Saúde – SMS-Recife. Paliativista e Mestre em Cuidados Paliativos pelo Instituto de Medicina Integral Professor Fernando Figueira – IMIP. Especialista em Preceptoria para Residência Médica da Universidade Federal de Ciências da Saúde de Porto Alegre – UFCSPA. Preceptor de Residência em Medicina de Família e Comunidade – MFC – da Secretaria de Saúde do Distrito Federal – SES-DF – e Internato na Universidade de Brasília – UnB.

Bárbara Cristina Barreiros

Médica de Família e Comunidade pelo Grupo Hospitalar Conceição – GHC-RS. Mestra em Avaliação e Produção de Tecnologias em Saúde SUS pela Escola GHC-RS. Certificação Internacional em Medicina Endocanabinoide pela Wecann Academy.

Beatriz Novaes da Silva Camargo

Graduação pelo Centro Universitário de Volta Redonda – UniFOA. Residência Médica em Medicina de Família e Comunidade pela Amil. Pós-Graduação em Psiquiatria pela Faculdade de Ciências Médicas da Santa Casa de São Paulo – FCMSCSP.

Camila de Freitas Martins Soares Silveira

Especialista em Odontologia Hospitalar pelo Conselho Regional de Odontologia do Estado de Goiás – CRO-GO. Habilitada em Laserterapia. Liderança de Odontologia do Hospital Israelita Albert Einstein Goiânia – HIAE –, do Hospital Municipal de Aparecida de Goiânia – HMAP – Hospital de Urgências de Goiânia – HUGO – e Hospital Estadual Alberto Rassi – HGG. Liderança de Odontologia do Núcleo e de Apoio ao Paciente Paliativo do HGG. Doutoranda em Ciências Cirúrgicas e Medicina Perioperatória da Faculdade de Medicina da Universidade de São Paulo – FMUSP. Coordenadora do Curso de Especialização em Odontologia Hospitalar da Associação Brasileira de Odontologia Seção de Goiás – ABOGO. Docente do Centro Universitário União de Goyazes – UniGoyazes. Presidente do Departamento de Odontologia da Associação de Medicina Intensiva Brasileira – AMIB.

Camila Moraes Ferreira

Psicóloga pela Universidade Federal da Bahia – UFBA. Especialista em Cuidados Paliativos pelo Hospital das Clínicas da Faculdade de Medicina da Universidade de São Paulo – HCFMUSP. Mestra em Psicologia Social pela Pontifícia Universidade Católica de São Paulo – PUC-SP.

Camila Ribeiro Monteiro

Fonoaudióloga e Chef de Cozinha. Pós-Graduação em Cuidados Paliativos pelo Sistema Einstein de Ensino e em Neurociências e Longevidade pelo Instituto de Psiquiatria da Universidade Federal do Rio de Janeiro – IPUB-UFRJ. Extensão em Gastronomia Funcional – Nutrinew. Pós-Graduação em Gastronomia Hospitalar pela Unyleya. Membra Colaborativa do Comitê de Fonoaudiologia da Academia Nacional de Cuidados Paliativos – ANCP. CEO Gastronomia Adaptada. Membra do Grupo IDDSI Brasil.

Carolina de Araújo Affonseca

Pediatra pela Universidade Federal de Minas Gerais – UFMG. Especialista em Terapia Intensiva Pediátrica pela Associação Médica Brasileira – AMB. Atuação em Medicina Paliativa pela AMB. Mestra e Doutoranda em Ciências da Saúde da Criança e do Adolescente pela UFMG.

Caroline Conceição Borges da Silva

Assistente Social pela Faculdade de Ciências Humanas e Sociais da Universidade Estadual Paulista "Júlio de Mesquita Filho" - FCHS-Unesp, Campus de Franca. Especialista em Serviço Social em Hospital Geral pelo Hospital das Clínicas da Faculdade de Medicina da Universidade de São Paulo - HCFMUSP. Especialista em Saúde do Idoso em Cuidados Paliativos pelo Programa de Residência Multiprofissional em Saúde da USP. Atua na Equipe Gerontológica Interdisciplinar da Unidade de Referência à Saúde do Idoso Geraldo de Paula Souza – URSI-GPS.

Christiane Rayssa Miguel

Bacharel em Farmácia pelo Centro Universitário Newton Paiva. Especialista em Farmácia Hospitalar com Ênfase em Clínica pela Faculdade Santa Casa BH. Supervisora Farmacêutica da Atenção Domiciliar da Unimed-BH. Experiência em Farmácia Clínica Ambulatorial e de Pronto-Socorro. Certificada pelo Instituto Racine no Curso Intensivo de Prática Clínica Farmacêutica em Unidade de Terapia Intensiva.

Claudia Luci dos Santos Inhaia

Médica com Título de Especialista em Clínica Médica e Área de Atuação em Cuidados Paliativos pela Associação Médica Brasileira – AMB. Pós-Graduação em Terapia da Dor pelo Hospital Israelita Albert Einstein – HIAE. Experiência em Atenção Domiciliar pela A Casa Humana.

Daliane Piccolo Sant'Ana

Farmacêutica pela Universidade São Judas Tadeu - USJT. Pós-Graduação *Lato Sensu* em Farmácia Clínica e Atenção Farmacêutica pela Universidade Gama Filho - UGF. Curso Avançado Multiprofissional em Cuidados Paliativos pela Casa do Cuidar. Atuação em Farmácia Clínica (Clínica Médica, Ortopedia, UTI, Pronto-Socorro, e Psiquiatria). Experiência em Farmácia Hospitalar e Assistência Domiciliar como Farmacêutica Clínica, Assistencial e Responsável Técnico. Vivência em Seleção, Aquisição e Padronização de Materiais e Medicamentos, Armazenamento, Dispensação e Transporte em Diferentes Sistemas de Distribuição de Medicamentos para Pacientes Internados. Membra das Comissões de Terapia Nutricional, Padronização de Medicamentos, Cuidados Paliativos, Segurança do Paciente e Infecção Hospitalar. Conhecimento em Legislações e Documentações Pertinentes a Autorização de Funcionamento, Solicitação de Receituários e Atestados de Óbitos. Elaboração de Procedimentos, Manuais, Protocolos e Guias Farmacêuticos.

Daniel Espírito Santo da Silva

Enfermeiro pela Universidade Federal do Rio de Janeiro - UFRJ. Residência em Enfermagem Oncológica pela Universidade Federal do Estado do Rio de Janeiro - UNIRIO. Pós-Graduação em Enfermagem Gerontológica pela Universidade Federal Fluminense – UFF. Mestrado Profissional pela UFF.

Daniela Aceti

Psicóloga Clínica e Hospitalar. Mestra em Ciências da Saúde pela Irmandade da Santa Casa de Misericórdia de São Paulo – ISCMSP. Coordenadora do Serviço de Psicologia do Hospital Sírio-Libanês – HSL. Coordenadora das Pós-Graduações em Cuidados Paliativos Adulto e em Saúde Mental da Faculdade Sírio-Libanês – FLS. Diretora de Comunicação (2023-2024) e Membra do Comitê de Psicologia da Academia Nacional de Cuidados Paliativos – ANCP.

Danielle Brito-Rodrigues

Fonoaudióloga. Doutora em Saúde, Interdisciplinaridade e Reabilitação pela Faculdade de Ciências Médicas da Universidade Estadual de Campinas – FCM-Unicamp. Mestra em Saúde Coletiva pela FCM-Unicamp. Fundadora da PaliCare Reabilitação. Especializada no Atendimento de Adultos e Idosos, nas Áreas Distúrbios da Deglutição, Comunicação, Linguagem e Cuidados Paliativos. Atendimento Domiciliar, Hospitalar, Ambulatorial e Online. Membra da Academia Nacional de Cuidados Paliativos – ANCP – e da Sociedade Brasileira de Fonoaudiologia – SBFa. Facilitadora do Projeto "Últimos Socorros".

Débora Cristina Genezini Costa

Psicóloga. Especialista em Psicologia Hospitalar. Mestra em Gerontologia pela Pontifícia Universidade Católica de São Paulo – PUC-SP. Coordenadora da Psicologia dos Ambulatórios de Oncologia da Rede D'Or SP. Coordenadora da Equipe Multiprofissional na A Casa Humana. Atuação Assistencial e Docência em Cuidados Paliativos, Luto e Sofrimento do Profissional.

Douglas Henrique Crispim

Médico Geriatra e Paliativista. Doutorado na Temática dos Cuidados Paliativos pelo Hospital das Clínicas da Faculdade de Medicina da Universidade de São Paulo – HCFMUSP. Diretor de Corpo Clínico e Pesquisador do Instituto Perdizes do Hospital das Clínicas da FMUSP. Ex-Presidente da Academia Nacional de Cuidados Paliativos – ANCP (2021-2022). Fundador do Programa Excelência Paliativa ASAS e do Instituto Brasileiro de Comunicação em Saúde. Membro da Diretoria e do Comitê Estratégico da Worldwide Hospice and Palliative Care Alliance.

Elaine da Silva Lopes

Enfermeira na Equipe Multiprofissional de Atenção Domiciliar – EMAD – Paliativa do Serviço de Atenção Domiciliar – SAD –, Programa Melhor em Casa da Prefeitura de Juiz de Fora, MG. Enfermeira pela Faculdade de Ciências Médica e da Saúde de Juiz de Fora – FCMS-JF. Especialista em Cuidados Paliativos pelo Centro de Ensino e Pesquisa Albert Einstein. Titulada pela Academia Nacional de Cuidados Paliativos – ANCP. Especialista em Gestão em Saúde Pública pela Universidade Federal de São João del-Rei – UFSJ. Mestra em Enfermagem pela Universidade Federal de Juiz de Fora – UFJF.

Membra do Grupo de Estudos e Pesquisa sobre Autocuidado e Processo Educativo em Saúde e Enfermagem – GAPESE. Membra da Frente PaliAtivistas – Cuidados Paliativos pelo Brasil. Professora na Faculdade de Enfermagem da Fundação Educacional São José – FESJ, Santos Dumont, MG.

Elídia da Silva Rezende

Enfermeira. Pós-Graduação em Gestão de Serviços e Práticas Assistenciais em Enfermagem pelo Hospital Alemão Oswaldo Cruz – HAOC. Cuidados Paliativos pelo Instituto Israelita de Ensino e Pesquisa Albert Einstein – IIEP. Geriatria e Gerontologia pela Universidade Nove de Julho – Uninove. Experiência na Atenção Domiciliar e com Pacientes em Cuidados Paliativos. Gestão, Supervisão e Apoio à Equipe Assistencial. Avaliação de Desempenho e Análise de Indicadores de Qualidade em Cuidados Paliativos e Protocolos.

Érika Aguiar Lara Pereira

Médica de Família e Comunidade com Atuação em Cuidados Paliativos. Diretora de Comunicação da Academia Nacional de Cuidados Paliativos – ANCP. Coordenadora do Projeto Goiânia Compassiva. Docente Pontifícia Universidade Católica de Goiás – PUC-Goiás nas Disciplinas de Cuidados Paliativos. Relação Médico Paciente e Grupos Balint. Habilidades de Comunicação. Mestra em Imunologia. Odontóloga com Atuação em Medicina Oral do Sono.

Fabiana Tomie Becker Chino dos Santos

Enfermeira. Mestra em Ensino em Ciências da Saúde pela Universidade Federal de São Paulo – Unifesp. Especialista em Cuidados Paliativos pelo Instituto Pallium/Oxford Center Paliative Care. Responsável pela Implantação do Serviço de Enfermagem em Cuidados Paliativos e Dor do Instituto do Câncer do Estado de São Paulo – ICESP –, do Hospital BP Mirante e do Hospice Pediátrico do TUCCA. Homenageada pela Academia Nacional de Cuidados Paliativos – ANCP – pelo livro *Visionários*. Atuação na Indústria Farmacêutica com Projetos de Educação com Foco em Dor Oncológica e Cuidados Paliativos. Assessora Científica da Mundipharma.

Fabíola Barbosa Cardoso

Bacharel em Enfermagem pela Universidade do Estado da Bahia – UNEB. Residência Multiprofissional Saúde da Família. Servidora da Vigilância Sanitária de Jacobina, BA.

Fernanda Brenner Morés

Assistente Social do Hospital Nossa Senhora da Conceição do Grupo Hospitalar Conceição – GHC-RS. Mestra em Serviço Social pelo Programa de Pós-Graduação em Serviço Social da Escola de Humanidades da Pontifícia Universidade Católica do Rio Grande do Sul – PUC-RS. Especialista em Saúde da Família e Comunidade pelo Programa de Residência Multiprofissional em Saúde – PREMUS, da PUC-RS.

Fernanda Cipola Augusto

Assistente Social. Especialista em Cuidados Paliativos pelo Instituto de Ensino e Pesquisa Sírio-Libanês – IEP-HSL. Assistente Social do Programa da Cuidados Paliativos do Hospital Paulistano. Assistente Social de Referência na Enfermaria de Cuidados Paliativos Neonatal no Hospital da Mulher de São Bernardo do Campo.

Flávia Roberta de Araújo Alves

Graduação em Psicologia pela Universidade Federal do Rio Grande do Norte – UFRN. Formação em Psicologia Hospitalar pelo Centro de Psicoterapia Existencial de São Paulo. Especialista em Intervenção Sistêmica pela UFRN. Especialista em Cuidados Paliativos pela Faculdade de Ciências Médicas de Minas Gerais – FCM-MG. Psico-Oncologista Certificada pela Sociedade Brasileira de Psico-Oncologia – SBPO. Membra do Laboratório de Estudos em Tanatologia e Humanização das Práticas em Saúde – LETHS/UFRN. Psicóloga da Afettos Psico-Oncologia e Cuidados Paliativos, Natal, RN. Experiência Consolidada em Oncologia – LIGA Contra o Câncer. Membra do Comitê de Psicologia da SBPO. Membra da Diretoria Nacional de Psico-Oncologia (2020-2023/2025). Atuação Consolidada na Atenção Primária, RN. Gestora em Saúde do Município de São Paulo do Potengi, RN.

Francisco de Souza Silva

Médico pela Universidade Federal do Espírito Santo – UFES. Residência Médica em Medicina de Família e Comunidade e Medicina Paliativa pelo Hospital Nossa Senhora da Conceição – GHC-RS. Médico na Secretaria Municipal de Saúde de Rio Grande e Professor da Faculdade de Medicina da Universidade Federal do Rio Grande – FURG. Experiência como Médico do Serviço de Atenção Domiciliar do Hospital Vila Nova, Porto Alegre, RS.

Gabriela Alves de Oliveira Hidalgo

Médica de Família e Comunidade. Paliativista. Mestra em Tecnologias em Saúde. Referência Técnica em Cuidados Paliativos na Atenção Primária a Saúde (Triênio PROADI/SUS 2018-2020/2021-2023) pelo Hospital Israelita Albert Einstein – HIAE. Apoiadora do CONASS na Temática do Projeto Piloto do Centro Colaborador de Uberlândia (2020-2024). Coordenação da Residência em Medicina de Família e Comunidade da Universidade Federal de São Paulo – Unifesp (2019-2023). Tutora do Programa Mais Médicos para o Brasil pela Universidade Federal do Amazonas – UFAM. Gerente Médica de Interação em Rede no Hospital das Clínicas da Faculdade de Medicina da Universidade de São Paulo – HCFMUSP, Instituto Perdizes.

Gabriela Carvalho Schmitz

Médica pela Universidade de Caxias do Sul – UCS. Especialista em Medicina de Família e Comunidade pelo Hospital Nossa Senhora da Conceição – GHC-RS. Residente em Medicina Paliativa no GHC-RS.

Gabriela Deutsch

Farmacêutica pela Universidade Federal Fluminense – UFF. Doutora e Mestra em Ciências Aplicadas a Produtos para a Saúde pela UFF. Residência em Farmácia Hospitalar pela UFF. Pós-Graduação em Marketing pelo Instituto Brasileiro de Mercado de Capitais – IBMEC. Consultora Magistral, Científica e de Pesquisa e Desenvolvimento. CEO Ensino Feridas. Cofundadora da Phitoteca e Aprendendo a Formular. Docente em Cursos Pós-Graduação, Aperfeiçoamento/Extensão e Especialização em todo Brasil. Conselheira da Associação Brasileira de Fitoterapia – ABFIT.

Geórgia Sibele Nogueira da Silva

Psicóloga. Pós-Doutora em Psicologia pela Universidade de Fortaleza – Unifor. Doutora em Medicina Preventiva pela Faculdade de Medicina da Universidade de São Paulo – FMUSP. Docente e Pesquisadora do Programa de Pós-Graduação em Psicologia da Universidade Federal do Rio Grande do Norte – UFRN. Idealizadora e Responsável pelas Disciplinas Psicologia da Morte, Psicologia do Luto, Cuidados Paliativos, Luto e Espiritualidade na Graduação e Pós-Graduação de Psicologia da UFRN. Supervisora de Estágios em Cuidados Paliativos, Psico-Oncologia e Processos de Enlutamento na Atenção Primária e Hospitalar. Psicoterapeuta de Orientação Fenomenológica Existencial e Sistêmica. Coordenadora da Base de Pesquisa do Laboratório de Estudos em Tanatologia e Humanização das Práticas de Saúde – LETHS-UFRN, Vinculado ao Conselho Nacional de Desenvolvimento Científico e Tecnológico – CNPq, com Linhas de Pesquisa em: Cuidados Paliativos, Luto, Espiritualidade e Humanização do Cuidado. Coordenou o Mestrado Profissional em Saúde de Família no Nordeste – MPSF/RENASF – Núcleo UFRN (2010-2017). Membra do Núcleo de Estudos em Saúde Coletiva – NESC-UFRN. Sócia-Fundadora da Associação Brasileira Multidisciplinar de Luto – ABMLuto. Membra do Comitê de Psicologia da Academia Nacional de Cuidados Paliativos – ANCP. Membra do Comitê de Políticas Públicas da ANCP.

Giovana Badan Martins

Cirurgiã-Dentista pela Faculdade de Odontologia do Instituto de Ciência e Tecnologia – ICT – da Universidade Estadual Paulista "Júlio de Mesquita Filho" – Unesp, Campus de São José dos Campos. Residência em Odontologia Hospitalar com Ênfase em Pacientes com Necessidades Especiais – PNE – pelo Hospital das Clínicas da Faculdade de Medicina da Universidade de São Paulo – HCFMUSP (2018-2020). Especialista em Odontologia para Pacientes com Necessidades Especiais e em Saúde Coletiva. MBA em Gestão em Saúde. Cirurgiã-Dentista (PNE) e Membra da Comissão de Humanização e Cuidados Paliativos pela Força Aérea Brasileira – FAB. Assistência Domiciliar pela Buganvília Odontologia Domiciliar.

Giuliana Macedo Mendes

Neurologista e Neurofisiologista pela Universidade de São Paulo, campus Ribeirão Preto – USP-RP – Academia Brasileira de Neurologia – ABN, Associação Médica Brasileira – AMB. Especialista em Medicina do Sono pela ABN/AMB. Mestra em Neurologia pela USP-RP. Membra Titular da ABN. – Professora de Neurologia na Pontifícia Universidade

Católica de Goiás – PUC Goiás. Preceptora de Neurologia e Neurofisiologia do Hospital Estadual Alberto Rassi-HGG. Presidente da Associação Brasileira do Sono – ABSono, Regional Centro-Oeste. Presidente do Capítulo Goiás da ABN. Neurofisiologista do Hospitais Israelita Albert Einstein Goiânia. Presidente do Capítulo Goiás da ABN.

Guilherme Rafael Roque

Graduação em Fisioterapia pela Universidade Paulista – UNIP, Campus Araraquara, SP. Especialização em Gerontologia pelo Instituto Israelita de Ensino e Pesquisa Albert Einstein– IIEP. Especialização em Cuidados Paliativos pela Universidade Federal de São Carlos – UFSCAR-SP. Capacitação em Aconselhamento no Luto, pela Fundação Elisabeth Kübler-Ross Brasil, Rio de Janeiro, RJ. Aprimoramento em Comunicação Alternativa para Atuação em Cuidados Paliativos pela Casa do Cuidar. Aprimoramento em Assistência Espiritual em Cuidados Paliativos pela Casa do Cuidar. Profissional com Atuação no Âmbito Domiciliar. Atendimento Direcionado ao Público Idoso e Longevo. Atua com Idosos Hígidos ou em Condições Neurodegenerativas e em Cuidados Paliativos.

Hebert Moreira Luiz

Farmacêutico pela Universidade do Grande Rio – Unigranrio. Diretor Técnico da Farmácia Magistral Elemento Base.

Helenice Alves Teixeira

Psicóloga Clínica, Hospitalar e Domiciliar. Graduação em Psicologia pela Universidade Paulista – UNIP. Psicóloga Hospitalar com Residência em Psicologia da Saúde e Hospitalar pelo Instituto Nelhis. Formação em Psicopatologia e Psicofarmacologia pelo Instituto de Psiquiatria do Hospital das Clínicas da Faculdade de Medicina da Universidade de São Paulo – IPq-HCFMUSP. Aperfeiçoamento Profissional em Neuropsicologia Aplicada à Prática Clínica e Hospitalar pelo Hospital São Luiz da Rede D'Or. Pós-Graduação *Lato Sensu* em Psicoterapia para Pessoas Enlutadas pela Pontifícia Universidade Católica de São Paulo – PUC-SP. Curso de Capacitação em Manejo e Controle da Dor, Realizado pela UnitedHealth Group no Hospital Samaritano de São Paulo. Formação Multidisciplinar em Cuidados Paliativos pela Casa do Cuidar. Psico-Oncologista pela Pontifícia Universidade Católica do Rio de Janeiro – PUC-RJ. Atuação em Hospitais com Sistemas de Acreditação ONA, Joint Commission International e Accreditation Canada – Qmentum. Psicóloga do Núcleo de Suporte e Cuidados Paliativos do Hospital A Beneficência Portuguesa de São Paulo – BP. Atuação em Assistência Domiciliar pela A Casa Humana – ACH, Cuidados Paliativos e Reabilitação. Profissional Membra do Comitê de Psicologia da Academia Nacional de Cuidados Paliativos – ANCP.

Hellen Chagas

Médica Formada pela Universidade Estadual de Maringá – UEM. Pós-Graduação em Saúde Comunitária pela Universidade Federal do Rio Grande do Norte – UFRN. Médica de Família e Comunidade pelo Grupo Hospitalar Conceição – GHC-RS. Residente em Medicina Paliativa pelo GHC-RS.

Heloisa Arrussul Braga

Assistente Social no Programa de Atenção Domiciliar do Hospital Nossa Senhora da Conceição - HNSC. Especialista em Saúde da Família e Comunidade pela Residência Integrada em Saúde do Grupo Hospitalar Conceição - GHC-RS. Graduação em Serviço Social pela Pontifícia Universidade Católica do Rio Grande do Sul - PUCRS.

Henrique Gonçalves Ribeiro

Médico Psiquiatra e Psicoterapeuta. Membro do Núcleo Técnico Científico de Cuidados Paliativos do Hospital das Clínicas da Faculdade de Medicina da Universidade de São Paulo - HCFMUSP.

Isabela Fernandes de Aguiar Tonetto

Enfermeira e Mestra em Ciências pela Escola de Enfermagem de Ribeirão Preto da Universidade de São Paulo - EERP-USP. Pós-Graduação *Lato Sensu* em Saúde do Idoso em Cuidados Paliativos pela Faculdade de Medicina da Universidade de São Paulo - FMUSP. Título de Enfermeira Especialista em Cuidados Paliativos pela Academia Nacional de Cuidados Paliativos - ANCP. Enfermeira da Equipe de Terapia de Suporte e Cuidados Paliativos de um Hospital Privado em São Paulo, SP. Membra Fundadora da Heliópolis Compassiva.

Isabella Carolina Santos Bicalho

Fonoaudióloga. Mestra em Neurociências pela Universidade Federal de Minas Gerais - UFMG. Especialista em Disfagia, Motricidade Orofacial e Fonoaudiologia Hospitalar pelo Conselho Federal de Fonoaudiologia - CFFa. Membra do Departamento de Fonoaudiologia da Sociedade Mineira de Terapia Intensiva - SOMITI. Membra da Academia Nacional de Cuidados Paliativos - ANCP. Vice-Presidente da Comissão Mista de Cuidados Paliativos dos Conselhos Profissionais da Área da Saúde de Minas Gerais.

Janete Maria da Silva

Fisioterapeuta. Mestra em Ciências da Reabilitação pela Faculdade de Medicina da Universidade de São Paulo - FMUSP. Especialista em Fisioterapia em Gerontologia pela Associação Brasileira de Fisioterapia em Gerontologia - ABRAFIGE e pelo Conselho Federal de Fisioterapia e Terapia Ocupacional - COFFITO. Especialista em Fisioterapia em Terapia Intensiva Adulto pela Associação Brasileira de Fisioterapia Cardiorrespiratória e Fisioterapia em Terapia Intensiva - ASSOBRAFIR e COFFITO. Atua na Área de Assistência Domiciliar e Cuidados Paliativos.

Jaqueline Soccol

Psicóloga Graduada pela Universidade Federal do Rio Grande do Sul - UFRGS. Especialista em Psicologia Clínica - Terapia de Família e de Casal pelo DOMUS, Centro de Terapia de Casal e Família. Possui Experiência na Área de Políticas Públicas de

Saúde e de Assistência Social. Atuou como Psicóloga no Serviço de Dor e Cuidados Paliativos do Hospital Nossa Senhora da Conceição – GHC-RS.

João Guilherme Pontes Lima Assy

Médico Infectologista. Professor Substituto da Universidade do Estado do Pará – UEPA.

João Victor Furtado Peixoto de Alencar

Médico pela Universidade Federal do Ceará – UFC. Médico de Família e Comunidade pelo Hospital Universitário Walter Cantídio da UFC – HUWC/UFC. Residente em Cuidados Paliativos pelo Hospital das Clínicas da Faculdade de Medicina da Universidade de São Paulo – HCFMUSP. Bacharel em Direito pela UFC. Especialização em Direito Médico pelo Complexo Educacional Renato Saraiva – CERS. Especialização em Direito Aplicado às Áreas da Saúde pela Universidade Estácio de Sá – UNESA.

Joelisa Silva Pereira

Graduação em Medicina pela Universidade do Vale do Sapucaí – Univás. Residência Médica em Medicina de Família e Comunidade pelo Hospital das Clínicas da Universidade Federal de Minas Gerais – UFMG. Médica de Saúde da Família e Comunidade do Município de Pouso Alegre, MG. Médica da Equipe de Cuidados Paliativos do Hospital das Clínicas Samuel Libânio, Pouso Alegre, MG. Pós-Graduação em Cuidados Paliativos pelo Instituto Israelita de Ensino e Pesquisa Albert Einstein – IIEP. Coordenadora do Programa de Residência Médica em Medicina de Família e Comunidade do Hospital das Clínicas Samuel Libânio.

Júlia Bosselmann Rulli

Fisioterapeuta. Especializada em Gerontologia e Cuidados Paliativos. Atua no Ramo de Atendimento Domiciliar.

Júlia Emiko Yonamine

Fisioterapeuta, Acupunturista e Paliativista com Experiência na Prática Assistencial em Fisioterapia, Práticas Integrativas e Cuidados Paliativos, e Ensino de Pós-Graduação em Cuidados Paliativos. Especialização em Acupuntura pelo Centro de Estudos de Acupuntura Terapias Alternativas – CEATA. Especialização em Gestão de Negócios em Saúde pela Fundação Getúlio Vargas – FGV. Especialização em Saúde Coletiva com Ênfase em Saúde do Idoso em Cuidados Paliativos pela Faculdade de Medicina da Universidade de São Paulo – FMUSP. Coordenadora Administrativa do Centro de Humanidades e Humanização da FMUSP.

Juliana Marques Coelho Bastos

Médica Graduada pela Escola Superior de Ciências da Santa Casa de Misericórdia de Vitória – EMESCAM. Residência em Medicina de Família e Comunidade no Grupo Hospitalar

Conceição – GHC-RS. Residência em Cuidados Paliativos no GHC-RS. Pós-Graduação em Cuidados ao Paciente com Dor pelo Instituto de Ensino e Pesquisa Sírio-Libanês – IEP/HSL. Médica Paliativista nos Hospitais Santa Casa de Misericórdia de Vitória, Santa Rita de Cássia e Estadual Central. Professora de Cuidados Paliativos na EMESCAM.

Karina Tamie Ichimura

Graduação em Odontologia pela Faculdade de Odontologia da Universidade de São Paulo – FOUSP. Pós-Graduação em Odontologia Hospitalar pelo Hospital das Clínicas da Faculdade de Medicina da Universidade de São Paulo – HCFMUSP. Especialista em Disfunção Temporomandibular (DTM e Dor Orofacial) pelo HCFMUSP. Habilitação em *Lasers* na Odontologia pela FOUSP.

Karine Zancanaro Reys

Enfermeira Especialista em Oncologia pelo Centro Universitário São Camilo e em Cuidados Paliativos pelo Instituto Paliar. Curso de Aperfeiçoamento Avançado em Cuidados Paliativos pela Associação Sênior de Apoio à Saúde – ASAS. Atuou como Supervisora do Programa Gerenciado de Cuidados Paliativos da Santa Casa de Misericórdia de Porto Alegre. Enfermeira da Rede de Cuidados Continuados da Unimed Porto Alegre.

Leonardo Cançado Monteiro Savassi

Professor Associado da Universidade Federal de Ouro Preto – UFOP, no Departamento de Medicina de Família e Comunidade, Saúde Mental e Coletiva – DEMSC. Membro do Núcleo Docente Estruturante da Escola Medicina – EMED. Vice-Coordenador do Mestrado Profissional em Saúde da Família (ProfSaúde) pela UFOP. Coordenador da Colaboração da UFOP com a Universidade Aberta do SUS – UNASUS. Membro do Grupo de Pesquisa TOGETHER Trial. Membro do Conselho Superior de Pesquisa e Pós-Graduação – CONPEP da UFOP. Pediatra de Atenção Domiciliar no GEAD Unimed Belo Horizonte, MG. Diretor do Departamento de Publicações da Sociedade Brasileira de Medicina de Família e Comunidade – SBMFC (2020-2024). Qualificação de Gestores para o SUS – ENSP/Fiocruz. Especialização em Saúde da Família – MEC/UFMG/ESPMG. Título de Especialista em MFC – AMB/SBMFC. Residência Médica em Pediatria – MEC/Hospital Belo Horizonte. Mestre e Doutor em Ciências da Saúde/Saúde Coletiva, Subárea Educação em Saúde – CPqRR/Fiocruz Minas.

Leticia Lang

Graduação em Odontologia pela Universidade Federal de Mato Grosso do Sul – UFMS. Especialização em Saúde Pública e Ação Comunitária pela Universidade para o Desenvolvimento do Estado e da Região do Pantanal – Uniderp. Especialização em Odontologia Hospitalar. Mestrado em *Lasers* em Odontologia pelo Instituto de Pesquisas Energéticas e Nucleares da Universidade de São Paulo – IPEN-USP. Odonto-Oncologista pela Sociedade Brasileira de Cancerologia – SBC. Cirurgiã-

Dentista Oncológica de Duas Clínicas Multidisciplinares de Oncologia de Londrina, PR. Professora e Proprietária de Cursos Odontológicos sobre *Lasers*, Osteonecrose dos Maxilares e Oncologia.

Ligia de Azambuja Gomes Carneiro

Jornalista. Capelã Laica. Especialista em Luto e em Dinâmica de Grupos. Instrutora de Meditação e Facilitadora de Grupos de Partilha. Diretora da ONG Favela Compassiva.

Lívia Costa de Oliveira

Nutricionista pela Universidade Federal do Rio de Janeiro – UFRJ. Mestra em Nutrição Humana pela UFRJ. Doutora em Ciências Nutricionais pela UFRJ. Trainer QELCA pelo Instituto Premier. Unidade de Cuidados Paliativos do Instituto Nacional de Câncer – INCA. Docente dos Programas de Pós-Graduação em Oncologia – PPGO e em Saúde Coletiva e Controle do Câncer – PPGCan do INCA. Diretora Científica da Academia Nacional de Cuidados Paliativos – ANCP-RJ. Vice-Coordenadora do Comitê de Nutrição da ANCP. Jovem Cientista do Nosso Estado – FAPERJ. Bolsista de Produtividade em Pesquisa pelo Conselho Nacional de Desenvolvimento Científico e Tecnológico – CNPq.

Lorena Miranda Agrizzi

Médica de Família e Comunidade Formada pela Escola Nacional de Saúde Pública Sergio Arouca – ENSP/Fiocruz. Residência em Medicina Paliativa pelo Instituto de Assistência Médica ao Servidor Público Estadual de São Paulo – IAMSPE. Experiência em Coordenação do Programa Melhor em Casa e Redatora no PROADI para Cuidados Paliativos na Atenção Primária à Saúde – APS. Mestranda no ProfSaúde na Fiocruz Amazônia. Atua na UBS Pedro Cavalcante em Marabá, Pará. Docente nos Cursos de Medicina na Universidade do Estado do Pará – UEPA e na Faculdade de Ciências Humanas e da Saúde de Marabá – FACIMPA.

Luciana Borghi do Nascimento

Fisioterapeuta Formada pela Universidade Bandeirante de São Paulo – Uniban. Pós-Graduação em Fisioterapia Cardiorrespiratória pela FMU. Pós-Graduação em Home Care pela PhysioCursos. MBA de Gestão em Saúde. Pós-Graduação em Cuidados Paliativos pela Cuidados Paliativos Online. Mestranda em Gerontologia pela Funiber. Preceptora pela Universidade Estácio de Sá – UNESA. Atua com Atendimento Exclusivamente Domiciliar. Voluntária do Projeto Comunidade Compassiva Rocinha/Vidal e Heliópolis Compassiva.

Luciana Dadalto

Doutora em Ciências da Saúde pela Faculdade de Medicina da Universidade Federal de Minas Gerais – UFMG. Mestra em Direito Privado pela Pontifícia Universidade Católica de Minas Gerais – PUC-MG. Consultora Jurídica e Advogada na Dadalto & Mascarenhas Sociedade de Advogados. Administradora do Portal www.testamentovital.com.br.

Luis Alberto Saporetti

Médico Geriatra Formado pelo Hospital das Clínicas da Faculdade de Medicina da Universidade de São Paulo – HCFMUSP. Área de Atuação em Medicina Paliativa pela Associação Médica Brasileira – AMB. Membro da Comissão de Ensino da Especialização em Cuidados Paliativos do Instituto de Ensino e Pesquisa Sírio-Libanês – IEP/HSL. Especialista em Psicologia Junguiana e Abordagem Corporal pelo Instituto Sedes Sapientiae. Sócio Proprietário da InSpiritus Saúde e Espiritualidade.

Luiz Filipe Gottgtroy Lopes de Carvalho

Graduação em Medicina pela Faculdade de Medicina da Universidade de São Paulo – FMUSP. Residência em Clínica Médica e Geriatria pelo Hospital das Clínicas da FMUSP. Título de Especialista em Geriatria pela Sociedade Brasileira de Geriatria e Gerontologia – SBGG. Especialização em Cuidados Paliativos pelo Instituto de Ensino e Pesquisa do Hospital Sírio-Libanês – IES/HSL. Área de Atuação em Medicina Paliativa pela Associação Médica Brasileira – AMB. Médico da Equipe de Cuidados Paliativos do Hospital Sírio-Libanês. Professor da Pós-Graduação de Cuidados Paliativos Adulto do Hospital Sírio-Libanês.

Marcella Tardeli E. A. Santana

Enfermeira. Graduação e Mestrado pela Universidade Federal de São Paulo – Unifesp. Especialista em Enfermagem em Oncologia pela Fundação Antônio Prudente. Especialista em Psico-Socio-Oncologia e Cuidados Paliativos pelo Instituto Pallium Latinoamérica – Argentina. Coorganizadora do Livro *Cuidados Paliativos – Diretrizes para Melhores Práticas*. Aromaterapeuta Integrativa pelo Instituto Harmonie Aromaterapia.

Mariana Aguiar Bezerra

Assistente Social. Graduada pela Universidade Estadual Paulista "Júlio de Mesquita Filho" – Unesp. Especialista em Cuidados Paliativos pela Universidade de São Paulo – USP. Especialista em Gênero e Sexualidade pela Universidade do Estado do Rio de Janeiro – UERJ. Mestra em Serviço Social pela Pontifícia Universidade Católica de São Paulo – PUC-SP. Atua no PROADI-SUS de Cuidados Paliativos do Hospital Sírio-Libanês – HSL.

Mariana Borges Dias

Médica. Especialista em Clínica Médica e em Políticas Públicas de Saúde Informadas por Evidências. Atua nas Áreas de Atenção Primária, Urgências e Emergências e Gestão Hospitalar. Dedicada a Atenção Domiciliar desde 1998, como Integrante de Equipe e Gestão Municipal e Federal. Coordenadora Geral de Atenção Domiciliar e da Pauta dos Cuidados Paliativos no Ministério da Saúde.

Marina Bouças Pinto

Graduação em Nutrição pela Faculdade de Saúde Pública da Universidade de São Paulo – FSP-USP. Especialista em Oncologia pela Residência Multiprofissional em Saúde – Nutrição em Oncologia pelo Hospital São Paulo e Escola Paulista de Medicina da Universidade Federal de São Paulo – HSP-EPM-Unifesp. Curso Introdutório em Cuidados Paliativos pelo Instituto Pallium Latinoamérica. Estágios na Unidade de Cuidados Paliativos e Controle da Dor do Hospital São Judas no Hospital de Câncer de Barretos – Atual Hospital de Amor, e na Enfermaria de Cuidados Paliativos do Hospital do Servidor Público Estadual de São Paulo – IAMSPE.

Matheus Martins de Sousa Dias

Médico Paliativista pelo Hospital das Clínicas da Faculdade de Medicina da Universidade de São Paulo – HCFMUSP. Médico de Família e Comunidade pelo Hospital das Clínicas da Universidade Federal do Ceará – UFC. Mestre em Ensino na Saúde pela Universidade Estadual do Ceará – UECE. Tutor Clínico e Acadêmico do Programa Médicos pelo Brasil, Atuando na Atenção Primária à Saúde em Fortaleza. Preceptor do Programa Integrado de Residência em Medicina de Família e Comunidade – UFC/ESP-CE/SMS Fortaleza. Médico Assistente da Casa de Cuidados do Ceará. Médico Supervisor do Programa Mais Médicos pela Escola de Saúde Pública do Ceará – ESP-CE.

Mayra de Almeida Frutig

Médica Geriatra pela Faculdade de Medicina da Universidade de São Paulo – FMUSP. Título de Especialista em Geriatria pela Sociedade Brasileira de Geriatria e Gerontologia – SBGG. Título de Área de Atuação em Medicina Paliativa pela Associação Médica Brasileira – AMB. Médica da Equipe de Cuidados Paliativos Instituto do Câncer do Estado de São Paulo – ICESP. Coordenadora da Equipe de Geriatria do Hospital São Camilo, Ipiranga. Coordenadora da Equipe de Cuidados Paliativos da Rede de Hospitais São Camilo, São Paulo. Coordenadora da Equipe de Cuidados Paliativos do Hospital Metropolitano da Lapa, São Paulo. Coordenadora da Equipe de Cuidados Paliativos do Hospital Samaritano Higienópolis, São Paulo. Coordenadora da Equipe de Cuidados Paliativos do Hospital Vitoria Anália Franco, São Paulo.

Mônica Estuque Garcia de Queiroz

Terapeuta Ocupacional pela Faculdade de Medicina da Universidade de São Paulo – FMUSP. Desenvolve Atividade no Núcleo Técnico-Científico de Cuidados Paliativos do Hospital das Clínicas – HCFMUSP – e no Grupo de Apoio à Criança e Adolescente com Câncer – GRAACC. Coordenadora Assistente da Residência Multiprofissional de Cuidados Paliativos na Saúde do Idoso – NTCCP/HCFMUSP. Membra Executiva da Liga Acadêmica de Cuidados Paliativos do HCFMUSP. Pós-Graduação pela Pallium em Psico-Oncologia e Cuidados Paliativos. Presidente da Associação Técnico-Científica de Terapia Ocupacional em Contexto Hospitalar e Cuidados Paliativos – ATOHosP. Membra da Câmara Técnica de Contextos Hospitalares do Conselho Regional de Fisioterapia e Terapia Ocupacional da 3ª Região – CREFITO-3. Preceptora da Área de Cuidados Paliativos para as Residências de TO na FMUSP. Responsável Técnica da TOCare.

Naiana Nolasco de Lima Damasceno

Mestra em Clínica Odontológica pela Faculdade de Odontologia da Universidade Federal de Juiz de Fora – FO-UFJF. Especialista em Odontologia para Pacientes com Necessidades Especiais pelo Hospital das Clínicas da Faculdade de Medicina da Universidade de São Paulo – HCFMUSP. Residência Multiprofissional de Saúde do Idoso com Ênfase em Cuidados Paliativos pelo HCFMUSP. Cirurgiã-Dentista no Centro de Especialidades Odontológicas da Prefeitura Municipal de Itajubá, MG. Colaboradora na Buganvília Odontologia Domiciliar.

Natálie Iani Goldoni

Fonoaudióloga Paliativista pela Universidade Estadual Paulista "Júlio de Mesquita Filho" – Unesp, Campus de Marília. Pedagoga pela Universidade Estadual de Santa Cruz – UESC. Mestra e Doutoranda pelo Programa de Pós-Graduação em Educação com Foco em Comunicação Suplementar e Alternativa da Unesp, Campus de Marília. Especialização nos Curso Básico e Avançado em Cuidados Paliativos pelo Instituto Pallium Latinoamérica. Coordenadora e Docente do Curso de Comunicação Suplementar e Alternativa da Casa do Cuidar.

Nathália Duarte Barros Rocha

Especialista em Saúde Coletiva e Cuidados Paliativos. Mestra em Clínica Odontológica. Habilitada em Laserterapia e Doutoranda em Periodontia, Imunopatologia e Patologia pela Universidade Federal de Juiz de Fora – UFJF.

Norma Aparecida do Amaral

Formação em Serviço Social pela Pontifícia Universidade Católica de São Paulo – PUC-SP. Mestra em Ciências da Saúde pela Faculdade de Ciências Médicas da Santa Casa de São Paulo – FCMSCSP.

Patrícia Domingues Vilas Boas

Cirurgiã-Dentista da Divisão de Odontologia do Instituto Perdizes do Hospital das Clínicas da Faculdade de Medicina da Universidade de São Paulo – HCFMUSP e do Hospital São Camilo. Pós-Graduação em Odontologia Hospitalar e Pacientes com Necessidades Especiais pelo HCFMUSP. Pós-Graduação em Saúde do Idoso em Cuidados Paliativos pelo HCFMUSP.

Priscila Fernandes Alfieri Dragone

Graduada em Medicina pela Faculdade de Medicina do ABC – FMABC. Residência em Clínica Médica pela FMABC. Especialização em Cuidados Paliativos pela Pós-

Graduação do Hospital Israelita Albert Einstein – HIAE. Médica Diarista de Hospital de Retaguarda. Interconsultora de Cuidados Paliativos em Hospitais de Agudos, São Paulo. Assistente de Enfermaria de Cuidados Paliativos em Hospital Universitário. Preceptoria para Residentes de Clínica Médica e Anestesiologia. Coordena o Cuidado de Pacientes em Cuidados Paliativos em Domicílio.

Priscila Oliveira

Enfermeira com Especialização em Urgência e Emergência pela FMU. Aperfeiçoamento em Avaliação e Tratamento Interdisciplinar da Dor pela Faculdade de Medicina da Universidade de São Paulo – FMUSP. Curso Avançado Multiprofissional de Cuidados Paliativos pela Casa do Cuidar. Tutora do Curso Avançado Multiprofissional de Cuidados Paliativos pela Casa do Cuidar. Docente do Curso de Psicologia em Cuidados Paliativos pela Casa do Cuidar. Coordenadora de Enfermagem na A Casa Humana – Supportive Care.

Rafaella Louzada de Aquino

Cofundadora do Instituto Entrelaçando Vidas. Graduação em Fisioterapia pela Pontifícia Universidade Católica de Minas Gerais – PUC-Minas. Formação Avançada em Tanatologia e Cuidados Paliativos da Fundação EKR Brasil. Aconselhadora de Luto e Terapeuta da Dignidade pela Fundação EKR Brasil. Fisioterapeuta na Equipe de Cuidados Paliativos do Grupo Oncoclínicas. Atendimento Domiciliar. Docente da Pós-Graduação de Cuidados Paliativos da Faculdade Unimed. Membra da Diretoria Adjunta da Sociedade de Tanatologia e Cuidados Paliativos de Minas Gerais – SOTAMIG. Vice-Coordenadora do Comitê de Fisioterapia da Academia Nacional de Cuidados Paliativos – ANCP. Coordenadora do Projeto Cabana Compassiva em Belo Horizonte.

Raphael Lacerda Barbosa Nathasje

Médico de Família e Comunidade. Atuação em Medicina Paliativa. Médico do Serviço de Dor e Cuidados Paliativos e Supervisor do Programa de Residência em Medicina Paliativa do Grupo Hospitalar Conceição – GHC-RS.

Renata de Souza-Silva

Graduação em Nutrição pela Universidade Federal do Estado do Rio de Janeiro – UNIRIO. Especialista em Oncologia pelo Programa de Residência em Oncologia do Instituto Nacional do Câncer – INCA. Mestra em Oncologia com Ênfase em Nutrição pelo INCA. Membra do Comitê de Nutrição da Academia Nacional de Cuidados Paliativos – ANCP. Nutricionista Voluntária na ONG Favela Compassiva (Rocinha e Vidigal).

Roberta Bento de Oliveira Lima

Fisioterapeuta pela Universidade Federal de São Paulo – Unifesp. Especialista em Fisioterapia Pediátrica e Neonatal pelo Hospital Israelita Albert Einstein – HIAE.

Especialista em Fisioterapia em Terapia Intensiva no Adulto pela Unifesp. Especialista em Cuidados Paliativos Multiprofissionais pelo Instituto Paliar. MBA de Gestão em Saúde pela Universidade de São Paulo – USP – Campus Ribeirão Preto. Fisioterapeuta na Enfermaria de Cuidados Paliativos Adultos do Hospital São Luiz Gonzaga da Irmandade da Santa Casa de Misericórdia de São Paulo – ISCMSP. Preceptora da Pós-Graduação em Fisioterapia Hospitalar da ISCMSP. Fisioterapeuta no Hospital Sírio-Libanês – HSL. Fisioterapeuta no Hospital São Paulo – HSP –, da Unifesp. Professora Convidada da Pós-Graduação em Cuidados Paliativos do Instituto Paliar.

Rodrigo Kappel Castilho

Médico. Residência em Clínica Médica e em Medicina Intensiva. Atuação em Medicina Paliativa. Mestrado em Clínica Médica pela Universidade Federal do Rio Grande do Sul – UFRGS. Diretor da Pallatium Cuidados Paliativos. Membro do Comitê de Cuidados Paliativos da Associação de Medicina Intensiva – AMIB. Membro do Comitê de Síndrome Pós-UTI da AMIB. Membro do Comitê de Terapia Intensiva da Academia Nacional de Cuidados Paliativos – ANCP. Coordenador do Comitê de Políticas Públicas da ANCP. Presidente da ANCP (2023-2024).

Rudval Souza da Silva

Enfermeiro. Doutor em Enfermagem. Professor Titular da Universidade do Estado da Bahia – UNEB, Campus VII Senhor do Bonfim. Líder do Grupo de Pesquisa sobre o Cuidar em Enfermagem – GPCEnf. Docente dos Programas de Pós-Graduação em Ciências do Cuidar em Saúde, da UNEB, e em Enfermagem e Saúde, da Universidade Federal da Bahia – UFBA. Bolsista de Produtividade em Pesquisa pelo Conselho Nacional de Desenvolvimento Científico e Tecnológico – CNPq. Diretor Científico da Academia Nacional de Cuidados Paliativos – ANCP (2023/2024). Editor Científico do Periódico *Latin American Journal of Palliative Care*, da ANCP.

Ruth Borges Dias

Médica de Família e Comunidade. Professora na Faculdade de Medicina da Universidade Professor Edson Antônio Velano – UNIFENAS. Professora na Faculdade da Saúde e Ecologia Humana – FASEH. Professora do Mestrado de Ensino em Saúde da UNIFENAS, Belo Horizonte.

Sirlei Dal Moro

Psicóloga pela Universidade do Contestado, Caçador, SC. Pós-Graduação em Psicologia Hospitalar pela Pontifícia Universidade Católica de São Paulo – PUC-SP. Pós-Graduação em Psicopatologia e Saúde Pública pela Universidade de São Paulo – USP. Residência em Cuidados Paliativos e Saúde do Idoso no Hospital das Clínicas da Faculdade de Medicina da Universidade de São Paulo – HCFMUSP. Psicóloga no Projeto de Cuidados Paliativos do Programa de Apoio ao Desenvolvimento Institucional do Sistema Único de Saúde – PROADI-SUS.

Stephanie Cella de Souza Franco

Médica pela Universidade Federal do Amazonas – UFAM. Pós-Graduação em Cuidados Paliativos pela Pontifícia Universidade Católica de Minas Gerais – PUC-Minas. Médica da Equipe Multiprofissional de Atenção Domiciliar (EMAD) Paliativa do Serviço de Atenção Domiciliar – SAD, Santo André, SP.

Sumatra Melo da Costa Pereira Jales

Cirurgiã-Dentista. Pós-Graduada em Odontologia Hospitalar e Doutora em Ciências pela Faculdade de Medicina da Universidade de São Paulo – FMUSP. Cirurgiã-Dentista Assistente do Núcleo Técnico Científico em Cuidados Paliativos e da Equipe de Dor Orofacial, Divisão de Odontologia das Unidades Médicas e de Apoio do Instituo Central no HCFMUSP. Coordenadora da Área de Odontologia do Programa de Residência Multiprofissional em Saúde do Idoso em Cuidados Paliativos da FMUSP. Docente do Instituto Paliar.

Suzana Aparecida da Costa Ferreira

Enfermeira Estomaterapeuta e Especialista em Enfermagem Oncológica. Mestra em Saúde do Adulto pela Escola de Enfermagem da Universidade de São Paulo – EE-USP. Docente do Curso de Especialização em Estomaterapia do Centro Universitário São Camilo. Estomaterapeuta do Hospital Dia da Prefeitura de São Paulo. Membra do Grupo de Pesquisa em Estomaterapia: Estomas, Feridas Agudas e Crônicas e Incontinências Urinárias e Anal da USP. Assessora de Marketing da Associação Brasileira de Estomaterapia – SOBEST.

Tammy Maximiano de Almeida

Enfermeira. Formação em Gestão Empresarial pelo Instituto Brasileiro de Formação e Ensino de Santo André. MBA em Gestão de Negócios pela Universidade de São Paulo – USP. Aperfeiçoamento e Imersão em Cuidados Paliativos, Gestão de Saúde Populacional, Modelagens Acadêmicas para Educação em Saúde, Gestão Operacional de Equipes em Saúde e Gestão de Programas em Atenção à Saúde. Gerente Operacional na Colo Saúde.

Tamyris dos Santos Gonçalves

Nutricionista pela Universidade Federal da Bahia – UFBA. Especialista em Envelhecimento na Forma de Residência Multiprofissional pela Universidade Federal de São Paulo – Unifesp. Especialista em Cuidados Paliativos pelo Instituto Pallium Latinoamérica, Argentina. Doula da Morte – Amortser. Experiência em Atendimento ao Idoso em Reabilitação e Cuidados Paliativos no Âmbito Hospitalar, Clínica de Transição, ILPI e Domiciliar. Atendimento ao Idoso em Domicílio em Reabilitação e Cuidados Paliativos no Programa 80+ Omint e Particular. Coordenadora do Comitê de Nutrição da Academia Nacional de Cuidados Paliativos – ANCP.

Tatiana Brum Mendes

Especialista em Psicologia da Saúde pelo Centro Universitário Filadélfia – Unifil. Especialista em Cuidados Paliativos pela Casa do Cuidar. Especialista em Suicidiologia pela Universidade Municipal de São Caetano do Sul – USCS. Psicóloga Clínica com Ênfase em Pacientes Enlutados. Psicóloga em Equipe de Cuidados Paliativos na Rede de Cuidados Continuados Unimed Londrina. Coordenadora do Curso de Pós-Graduação em Cuidados Paliativos pela Pontifícia Universidade Católica do Paraná – Campus Londrina – PUC-PR.

Tatiane Crepaldi dos Anjos

Médica pela Universidade do Vale do Sapucaí – Univás. Especialização em Nefrologia pelo Hospital das Clínicas Samuel Libânio, Pouso Alegre, MG. Pós-Graduada em Cuidados Paliativos pelo Instituto Pallium Latinoamérica, Argentina. Coordenadora do Departamento de Cuidados Paliativos do Hospital das Clínicas Samuel Libânio. Preceptora de Residência de Medicina da Família e Comunidade, Clínica Médica, Psiquiatria/Saúde Mental, Oncologia. Pós-Graduação de Bioética/Cuidados Paliativos e Enfermagem Oncológica pela Univás. Curso de Saúde Coletiva/Cuidados Paliativos pela Univás. Orientadora da Liga Acadêmica de Cuidados Paliativos da Univás. Formação em Terapia Canabinoide e Comunicação Não Violenta. Diretora da Medicina Integral - Consultórios Médicos, Especialidades e Home Care. Facilitadora do Programa QELCA- Brasil: Quality End of Life Care for All. Cursando Mestrado no Programa de Pós-Graduação em Educação, Conhecimento e Sociedade da Univás.

Thaís Camille Alves Gonçalo

Terapeuta Ocupacional. Mestrado em Avaliação em Saúde pelo Instituto de Medicina Integral Professor Fernando Figueira – IMIP. Especialização em Saúde Pública pela Universidade Católica de Pernambuco – UNICAP. Especialização em Educação em Saúde pelo Hospital Sírio-Libanês – HSL. Formação em Cuidados Paliativos pela Faculdade de Enfermagem Nossa Senhora das Graças da Universidade de Pernambuco – FENSG/UPE e em Envelhecimento e Saúde da Pessoa Idosa pela Fiocruz. Membra da Coordenação, Tutora e Facilitadora de Aprendizagem da Especialização em Cuidados Paliativos Interprofissional e Médica da UPE. Gestora da REABILITO. Consultora de Gestão e Terapia Ocupacional do Grupo ASAS Health. Terapeuta Ocupacional e Preceptora da eMulti-Recife.

Thiago Sousa Sampaio

Médico pela Universidade Federal do Ceará – UFC. Residência em Medicina de Família e Comunidade pela Escola de Saúde Pública do Ceará – ESP-CE. Residência em Medicina Paliativa pela UFC.

Vanessa Besenski Karam

Especialista em Psicologia Hospitalar pela Irmandade da Santa Casa de Misericórdia de São Paulo – ISCMSP. Aperfeiçoamento em Cuidados Paliativos, Aprimoramento em

Luto e Especialização na Teoria do Apego de John Bowlby pelo 4 Estações Instituto de Psicologia. Psicóloga do Núcleo de Suporte e Cuidados Paliativos da Beneficência Portuguesa de São Paulo. Colaboradora do Instituto Cuidar.

Verlaine Balzan Lagni

Fisioterapeuta pelo Instituto Porto Alegre da Igreja Metodista - IPA. Especialista em Cinesiologia pela Universidade Federal do Rio Grande do Sul - UFRGS. Mestra em Epidemiologia pela UFRGS. Fisioterapeuta da Irmandade da Santa Casa de Misericórdia de Porto Alegre - ISCMPA (1999-2009). Docente do IPA (2008-2013). Fisioterapeuta do Grupo Hospitalar Conceição - GHC-RS (2009-2011). Preceptoria da Residência Multidisciplinar em Saúde (2009-2011).

Zenon Ribeiro Castelo Branco

Especialista em Saúde do Idoso com Ênfase em Cuidados Paliativos pelo Hospital das Clínicas da Faculdade de Medicina da Universidade de São Paulo - HCFMUSP. Especialista em Odontologia Hospitalar e Habilitado em Laserterapia - SLMandic. Coordenador Científico do Departamento de Odontologia da Sociedade de Cardiologia do Estado de São Paulo - SOCESP. Coordenador da Buganvília Odontologia Domiciliar. Coordenador do Serviço de Odontologia Hospitalar do Hospital Regional Hans Dieter Schmidt, Joinville, SC.

Dedicatória

Dedicamos esta obra a quem nos motiva a estudar, buscar o nosso melhor, nos desenvolver e lutar pelo acesso mais amplo e universal a um cuidado digno até o fim da vida: os pacientes e seus familiares. Que a nós, profissionais de saúde, não falte comprometimento com o propósito, responsabilidade com a técnica e empatia com o cuidado. Que aos pacientes e familiares não faltem forças para lutar por sua autonomia e pela dignidade humana que o momento exige.

Agradecimentos

Agradecemos inicialmente à Academia Nacional de Cuidados Paliativos (ANCP), por proporcionar o espaço para a construção do nosso potente e querido Comitê de Cuidados Paliativos na Atenção Primária à Saúde – APS – e Atenção Domiciliar – AD.

A todos os membros do Comitê que aceitaram o desafio e dedicaram o seu tempo na construção de um material com tamanha qualidade técnica, científica e humana.

Aos autores, que se dispuseram a compartilhar generosamente seu conhecimento e traduzir a sua prática nos capítulos deste manual.

Aos tantos profissionais de saúde que, desde sempre, tentam garantir o direito ao cuidado em casa, na maioria das vezes com o desafio de fazê-lo sem os recursos e técnicas necessárias.

E a toda a comunidade paliativista que nos antecedeu, que nos ensinou, que construiu caminhos, que desenvolveu cuidados e que lutou para que pudéssemos ter espaço hoje para construir uma obra tão importante como esta.

Esta é uma obra a "muitas mãos, cérebros e corações", e a participação de todos os envolvidos foi extremamente valiosa e enriquecedora.

Que alegria a nossa saber que hoje existe uma rede tão grande preocupada tanto com a excelência técnica como com o cuidado digno. E que possamos, cada vez mais, fortalecer essa rede na construção de uma atenção primária e domiciliar mais potente.

Prefácio

A palavra domicílio possui vários sinônimos.

Juridicamente, trata-se de um local de referência, um endereço. Em um contexto organizacional/físico, apresenta como sinônimos os termos casa, moradia ou residência, uma construção onde um indivíduo habite.

Entretanto, no contexto desta obra, *Manual de Cuidados Paliativos na Atenção Primária e na Atenção Domiciliar*, talvez o que mais se aproprie da amplitude do que ela trata seja o termo "lar". Em sua origem mitológica, esse termo diz respeito aos "lares", deuses guardiões das famílias e habitações. Nessa tradição, os indivíduos de uma família se reuniam ao redor do fogo para cozinhar, conviver e se aquecer, numa alusão ancestral ao termo "lareira".

O lar é o lugar onde se deseja/idealiza que um indivíduo ou uma família se refugiem, onde recarreguem suas energias com afeto, encontrem o conforto do acolhimento e da convivência com sua rede de relacionamentos, amigos e vizinhos. O lar é um lugar de identidade e história biográfica.

Que cenário poderia reunir tantos elementos para uma prática que se destina a um cuidado personalizado, acolhedor e eminentemente protetor como é, por princípio, o Cuidado Paliativo?

Apesar disso, historicamente, por questões ligadas ao grande desenvolvimento técnico-científico das últimas décadas, pela ilusão de que esse desenvolvimento constituir-se-ia em panaceia e pelo enfraquecimento progressivo do aspecto coletivo em favor do individual, a expressão de "valor" da atenção à saúde acabou por se estabelecer num contexto de padronização protocolar, tecnicismo médico-centrado e progressiva desumanização, em hospitais.

Isso colocou o atendimento à saúde na contramão do modelo técnico com forte apelo social, comunitário e multiprofissional de Cuidado Paliativo, modernamente idealizado por Cicely Saunders na década de 1960.

Muita coisa mudou em todo esse tempo.

Com a inserção da Atenção Domiciliar no âmbito do Sistema Único de Saúde, o cuidado voltou-se para ações que vão desde a promoção à saúde até a reabilitação de morbidades debilitantes para retorno do indivíduo ora enfermo à sociedade, em uma linha contínua de cuidado. Com isso, a promoção da qualidade de vida centrada no paciente e sua família, premissa do Cuidado Paliativo, foi fortalecida e se organizou como prática na qual os enfermos passam 95% do seu tempo fora do hospital e da atenção direta de um profissional.

É na potência da comunidade e do lar que se descortina, de forma marcante e não dissociada das instâncias assistenciais tradicionais, uma maneira mais sustentável de organizar a atenção, não apenas nos Cuidados Paliativos, nos Sistemas de Saúde.

A capacitação para o cuidado técnico e compassivo fora do ambiente hospitalar talvez nunca tenha sido tão pungente.

Muitas são as competências técnicas, gerenciais, humanas, comunicacionais e atitudinais necessárias para que os profissionais de saúde se dediquem à prática do Cuidado Paliativo no âmbito domiciliar.

É de toda essa complexidade que trata esta obra.

Dezenas de capítulos dedicados a todos os aspectos dessa prática foram divididos didaticamente em oito seções para gerar interesse e cativar o leitor de todas as áreas da saúde, atores fundamentais de uma prática que acaba de ser reconhecida pelo Ministério da Saúde do Brasil sob a forma de publicação de uma Política Nacional de Cuidados Paliativos, não por acaso, atrelada à Atenção Domiciliar.

Não poderia haver momento mais oportuno para o lançamento deste livro!

Boa leitura.

Ricardo Tavares de Carvalho

Professor Livre-Docente da FMUSP

Coordenador do Núcleo Técnico Científico de Cuidados Paliativos do HCFMUSP

Nota Sobre a Capa

Cuidado é uma palavra de atenção, remete a cautela, presença, dedicação. Remete a estar presente diante de algo, tocar com delicadeza, tratar com suavidade.

A capa deste livro traz, de forma metafórica e sutil, os conceitos ligados aos processos que envolvem os Cuidados Paliativos no domicílio.

Como uma folha que se balança já desprendida da árvore, seguindo seu caminho rumo à terra, cada ser vivente fará a sua travessia. Assim, a folha que gentilmente acolhe e carrega um ser como um manto protetor, remetendo ao significado da palavra "paliar", do latim "pallium", representa não só essa passagem cíclica, mas também o apoio cuidadoso e protetor dos profissionais envolvidos, que sustentam um tratamento indispensável a uma qualidade de vida, independente do momento em que ela se encontra.

O voo dos pássaros aponta o horizonte, trazendo a força, o empoderamento e a esperança, e, no caso do cuidado paliativo, pode simbolizar também a libertação do sofrimento extremo, junto ao Sol que aquece, representando o conforto e acolhimento do lar.

As folhas sutilmente marcadas trazem uma leitura visual de um ambiente externo, que se contrapõe ao hospitalar.

Enfim, as cores escolhidas afinam mais essa suavidade, dão tons de cuidado e acolhimento que cada ser tem o direito de receber nos momentos mais difíceis da vida, estando alternadas entre cores frias e quentes, representando toda a ambiguidade vivida nos cuidados paliativos domiciliares.

Heloisa Barbi Perucello
Ilustradora

Após desfrutar o tempo
Sorver a seiva da árvore da vida
Ela tem o ímpeto de alçar voo

Destaca-se do galho fino
Com a força de um leve sopro
Quase como se escutasse um estalo sutil

Neste momento não cai
repentinamente ao chão
Em vez disso balança docemente
Dança como se o mundo fosse seu

Viagem gentil ao ventre de sua mãe
Espalhando o perfume no ar
daquelas que respiram ainda presas à matéria

Agora sim, com a brisa dos que amam,
Sente o sabor da coragem

Lucas Coutinho Magnin

Apresentação

Este manual nasceu como fruto do trabalho do Comitê de Cuidados Paliativos na Atenção Primária à Saúde – APS – e Atenção Domiciliar – AD – da Academia Nacional de Cuidados Paliativos (ANCP).

Um projeto idealizado pela coordenação e concebido após muitos meses de trabalho na sua organização, construção e elaboração, através da reunião de diversos profissionais especialistas e referências em suas devidas áreas, a maioria com grande experiência e atuação na Atenção Primária à Saúde (APS) e Atenção Domiciliar (AD), no SUS, na Saúde Suplementar e/ou na Saúde Privada.

O que motivou a sua realização foi a inquietação com relação à ausência de materiais robustos direcionados para as especificidades dos Cuidados Paliativos (CP) na Atenção Domiciliar, visto que a formação inicial da maior parte dos profissionais da área da saúde, bem como a maioria dos cursos de especialização em CP, ainda apresentam uma abordagem hospitalocêntrica.

Desse modo, este manual objetiva nortear a prática dos profissionais da equipe interdisciplinar que cuidam de pessoas com doenças ameaçadoras da vida, em suas diferentes fases, na Atenção Domiciliar.

A seguir, alguns alinhamentos com relação às nomenclaturas e termos adotados nos capítulos aqui presentes:

1. Não existe um consenso na literatura sobre os termos para definição de "terminalidade", "fase final de vida" e "processo ativo de morte" (Hui, 2014); no entanto, optamos por padronizar as definições para uniformizar a linguagem ao longo dos capítulos, sendo que adotaremos a seguinte:
   - **Terminalidade:** momento em que não é possível recuperar a condição de saúde anterior e o prognóstico é limitado de 6 meses a 1 ano.
   - **Fase final de vida:** fase em que o paciente apresenta PPS < 50% e o prognóstico é limitado a poucos meses ou semanas de vida.
   - **Processo ativo de morte:** momento em que o paciente apresenta sinais de falência orgânica e o prognóstico é de algumas horas de vida a poucos dias.
2. Novos termos de estratificação e proporcionalidade do cuidado vêm sendo adotados, conforme descrito:
   - **Cuidado Paliativo Precoce:** nesse momento a morte é improvável, prognóstico estimado em meses a anos.

- **Cuidado Paliativo Complementar:** aos pacientes com PPS 40%-60% e prognóstico de semanas a meses.
- **Cuidado Paliativo Predominante:** aos pacientes com prognóstico de dias a algumas semanas.
- **Cuidado Paliativo Exclusivo:** cuidados de fim de vida, quando o prognóstico é estimado em horas a poucos dias (Mauriz, 2014).

É importante salientar que essa estratificação deve ser cuidadosa e não deve, em hipótese alguma, substituir a avaliação e a construção do plano de cuidados individualizado. Atentar-se que o seu uso por equipes que não apresentam especialistas em Cuidados Paliativos pode incorrer em limitação de esforço terapêutico em pacientes com situações agudas reversíveis.

3. Você notará que não há um capítulo dedicado à comunicação, pois consideramos essa temática como um aspecto transversal e que deve estar presente constantemente na prática do profissional que lida com demandas paliativas. Por isso, abordamos comunicação em diferentes capítulos, como: "Cuidados de Transição para uma Alta Segura", "Segurança do Paciente em Cuidados Paliativos no Domicílio", "Cuidados e Orientações aos Cuidadores na Atenção Domiciliar", "O Papel da Equipe Multiprofissional nos Cuidados Paliativos Domiciliares", "Comunicação Suplementar e Alternativa" e "Prescrição de Fim de Vida". Dessa maneira, o leitor poderá aprender sobre as especificidades da comunicação em contextos diferentes e nas diversas fases da doença. Entendemos que desse modo o aprendizado se fará de forma mais assertiva e refinada.

De modo algum buscamos esgotar a abordagem dos assuntos tratados nos 65 capítulos que compõem este manual, mas esperamos que o seu conteúdo possa dar suporte no dia a dia de quem atua na APS e na AD e sirva como motivação e norte para aprofundamento nos temas abordados.

Nosso intuito foi reunir conhecimento técnico-científico com habilidades humanas, pois acreditamos que somente através da união desses aspectos é possível cuidar do sofrimento humano em todas as suas dimensões.

"[...] Há sempre a regra de ouro da hospitalidade, que se traduz pura e simplesmente no respeito pela pessoa da visita e na satisfação de tê-la dentro do nosso teto, querendo conversar conosco. Aliás, melhor dizendo, são precisamente essas normas de recepção que amortecem a passagem entre a casa e a rua e, simultaneamente, nos fazem anfitriões, transformando o estranho, o parente e até mesmo o inimigo ou o estrangeiro numa "visita" [...] Assim, se o leitor quiser me acompanhar, eu lhe mostro, daqui da sala de visitas, essa minha nova casa. Diria, inicialmente, que ela começou com uma ideia, e não com um projeto bem-acabado. É que não sou engenheiro civil, mas estudante das coisas humanas."

DaMatta, 1997

Seja bem-vindo à nossa obra; é uma honra tê-lo conosco.

Caroline Cruz da Silveira, Kamila Vieira Silva e Renata Maximiano Meiga Charruf

Sumário

Seção I – Conceitos e Fundamentação Legal

Seção 2 – Gestão de Serviços em CP na AD

Seção 3 – Manejo de Situações Clínicas Comuns na AD

Seção 6 – Cuidados Multiprofissionais

Seção 7 – Questões Práticas

Seção 8 – Cuidados de Conforto – Especificidades da AD

Anexos e Apêndices disponíveis em *QR Code*

Anexo 1.1. *Supportive and Palliative Care Indicators Tool* (SPICT-BR™)[20, 13]	
Anexo 1.2. Instrumento de identificação de Necessidades Paliativas – NECPAL-BR™	
Anexo 1.3. Instrumento de avaliação de elegibilidade e complexidade na Atenção Domiciliar no SUS	
Anexo 1.4. Tabela ABEMID	

Anexo 1.5. Tabela NEAD	
Anexo 8.1. Escala de definição do nível de Cuidados Domiciliares	
Anexo 8.2. Indicadores principais sugeridos para as equipes do Programa Melhor em Casa	
Anexo 10.1. *Checklist* para verificação de aspectos relacionados à segurança do paciente em cuidados paliativos no domicílio	
Apêndice 11.1. Como elaborar um plano de cuidados na prática?	
Anexo 12.1. Ambulatório de Cuidado Paliativo Geriátrico	

Anexo 12.2. Escala de Avaliação de Sintomas de Edmonton (ESAS-Br)	
Anexo 12.3. *Palliative Performance Scale* (PPS)	
Anexo 12.4. *Palliative Prognostic Index* (PPI)	
Anexo 13.1. Escala de AVC do National Institute of Health Stroke Scale (NIH)	
Anexo 13.2. Escala de gravidade de ELA: extremidades superiores, extremidades inferiores, fala e deglutição	
Anexo 13.3. FAST – Escala de estadiamento funcional demências/declínio cognitivo	

Apêndice 32.1. Vivência favela compassiva – Rio de Janeiro, RJ	
Apêndice 32.2. Vivência: Cabana Compassiva – Belo Horizonte, MG	
Apêndice 32.3. Vivência da Goiânia compassiva – Goiânia, GO	
Apêndice 32.4. Vivência Heliópolis Compassiva - São Paulo, SP.	
Apêndice 35.1. Indicações do uso da acupuntura, aromaterapia e da fitoterapia para tratamento complementar de sintomas em pacientes em Cuidados Paliativos na Atenção Domiciliar	
Anexo 41.1. Instrumento de Autoavaliação da Alimentação (EAT-10)	

Anexo 42.1. Prancha criada com símbolos PCS no programa Boardmaker	
Anexo 42.2. Prancha para auxiliar paciente a responder perguntas de S e N	
Anexo 42.3. Exemplo de prancha alfabética	
Anexo 43.1. Quadro suplementar 1: Manejo de sintomas de impacto nutricional na Atenção Domiciliar	
Anexo 43.2. Quadro suplementar 2: Características dos suplementos orais	
Anexo 43.3. Quadro suplementar 3: Opções de alimentos para enriquecimento nutricional de refeições	

Anexo 43.4. Quadro suplementar 4: Características das fórmulas enterais	
Anexo 48.1. Principais coberturas e adjuvantes utilizados no tratamento de feridas e suas indicações[25-27]	
Anexo 52.1. Resumo – Talonários para prescrição de medicamentos sujeitos a controle especial – Port. SMS/MS n°344/98	
Anexo 52.2. Medicamentos comumente prescritos em cuidados paliativos – Portaria 344/98	
Anexo 61.1. Avaliação subjetiva Global Preenchida pelo Paciente (ASG-PPPvr)	
Anexo 61.2. *Karnofsky Performance Status* (KPS)	

SEÇÃO I | Conceitos e Fundamentação Legal

Introdução

"Naquele hospital moderno, a morte era um acontecimento triste, solitário e impessoal. Os pacientes eram encaminhados para os quartos dos fundos [...] enquanto médicos e parentes discutiam se deveriam ou não contar a eles o que havia de errado." (Kubler Ross, 1996)

Com o envelhecimento populacional e consequente mudança no perfil epidemiológico, o hospital passou a ser insuficiente para a oferta de cuidados específicos às pessoas com condições crônicas de saúde ou doenças ameaçadoras da vida em fase avançada, sendo que o cuidado domiciliar passou a ser uma possibilidade, compondo inclusive a Rede de Atenção à Saúde (RAS).

Nesta seção, serão abordados conceitos iniciais de Cuidados Paliativos, Bioética, Normas e Resoluções e especificidades da Atenção Domiciliar no Sistema Único de Saúde (SUS) e na Saúde Suplementar.

O objetivo é expor onde começou o desenvolvimento da Atenção Domiciliar e em que ponto estamos na articulação dos Cuidados Paliativos nos seus diferentes níveis de atenção.

1

Conceito de Cuidados Paliativos, Processo de Elegibilidade e Domicílio como Centro do Cuidado

Gabriela Alves de Oliveira Hidalgo
Mariana Borges Dias
Rodrigo Kappel Castilho

Introdução

O recordatório de definições de Cuidados Paliativos (CP), ao longo da história, traz destaque a uma grande mudança de paradigma em relação a quem esse conjunto de ações de cuidado estão indicadas.[1-5]

Em 1990, a definição direcionava cuidados paliativos a "doenças incuráveis", passando por "doenças que ameaçam a vida" em 2002, até chegar nas definições atuais, que focam não na doença, mas no indivíduo com sofrimento/problemas vinculados à condição de saúde ou doença.[1-5]

Neste capítulo, discorreremos sobre essa evolução de conceitos, traremos os critérios de elegibilidade para identificar pessoas que necessitam de cuidados paliativos como parte do plano de cuidados e quando o domicílio como principal local de cuidado é o mais indicado.

Conceito

Quando a medicina paliativa foi reconhecida como especialidade médica, no Reino Unido, em 1987, a definição de Cuidados Paliativos era: "O estudo e manejo de pacientes com doença ativa, progressiva e bastante avançada, com prognóstico limitado, cujo foco do cuidado é a qualidade de vida".[6]

Indo nessa direção, a primeira definição de Cuidados Paliativos publicada pela Organização Mundial de Saúde (OMS), em 1990, estabelecia: "Cuidado Paliativo é o cuidado ativo e total para pacientes cuja doença não é responsiva para um tratamento curativo. Controle de dor e outros sintomas e de problemas psicológicos, sociais e espirituais são fundamentais. O objetivo do cuidado é atingir a melhor qualidade de vida possível para pacientes e seus familiares".[1,5]

Com o passar do tempo e o amadurecimento da prática, mudanças conceituais mais significativas ocorreram na definição da OMS, em 2002, ampliando a abordagem para não apenas aqueles com doenças incuráveis: "Cuidado Paliativo é uma abordagem que promove a qualidade de vida de pacientes e seus familiares, que enfrentam doenças que ameacem a continuidade da vida, através da prevenção e alívio do sofrimento. Requer a identificação precoce, avaliação e tratamento da dor e outros problemas de natureza física, psicossocial e espiritual".[2]

Em 2017, a Comissão *Lancet* para Acesso Global a Cuidados Paliativos e Alívio da Dor recomendou que a definição da OMS de 2002, fosse revista e revisada, tendo como plano encontrar um consenso oportuno que fosse aplicável a todos os pacientes, independentemente do diagnóstico, prognóstico, localização geográfica, etapa do cuidado e nível de renda.[7]

Seguindo essa recomendação, e como uma organização com relações formais com a OMS, a Associação Internacional de Hospice e Cuidados Paliativos (*International Association for Hospice and Palliative Care* - IAHPC) desenvolveu uma nova definição em 2017, por meio de um estudo multicêntrico visando encontrar esse consenso, posteriormente endossado por representantes de organizações e instituições acadêmicas de vários países, incluindo o Brasil através da Academia Nacional de Cuidados Paliativos (ANCP), sendo ela: "Cuidado ativo holístico para indivíduos de todas as idades com sofrimento relacionado à saúde devido a doenças graves, especialmente para aqueles próximos ao fim da vida. O objetivo é melhorar a qualidade de vida do paciente, seus familiares e seus cuidadores".[5,7,8]

Esse novo olhar ao conceito de CP trouxe a efetivação da pessoa como centro do cuidado, destacando não mais a doença, seja incurável ou ameaçadora da vida, mas sim, o sofrimento relacionado ao adoecimento.

Seguindo esse caminho, a definição atual da OMS traduz cuidados paliativos vinculado ao cuidado centrado na pessoa e em seus problemas relacionados ao adoecimento, considerando todo o ciclo de vida, família e cuidadores: "Abordagem que melhora a qualidade de vida de pacientes (adultos e crianças) e famílias que enfrentam problemas associados a doenças que ameaçam a vida, prevenindo e aliviando o sofrimento por meio da identificação precoce, avaliação correta e tratamento da dor e de outros problemas físicos, psicossociais e espirituais".[4,9,10]

Atrelado a esse processo, os princípios dos cuidados paliativos, modificados pela IAHPC em 2017, são descritos logo a seguir:[5]

- Inclui prevenção, identificação precoce, avaliação abrangente e manejo de problemas físicos, incluindo dor e outros sintomas estressantes, sofrimento psicológico, sofrimento espiritual e necessidades sociais. Sempre que possível, essas intervenções devem ser baseadas em evidências.
- Fornece suporte para auxiliar os pacientes a viverem o mais plenamente possível até a morte, facilitando a comunicação eficaz, ajudando-os, junto de suas famílias, a determinar os objetivos do cuidado.

- É aplicável durante todo o curso de uma doença, conforme as necessidades do paciente.
- É fornecido em conjunto com terapias modificadoras da doença sempre que necessário.
- Pode influenciar positivamente o curso da doença.
- Não tem a intenção de acelerar nem adiar a morte, afirma a vida e reconhece a morte como um processo natural.
- Fornece suporte a família e aos cuidadores durante a doença do paciente e em seu próprio luto.
- É oferecido, reconhecendo e respeitando os valores culturais e crenças do paciente e da família.
- É aplicável em todos os estabelecimentos de saúde (local de residência e instituições) e em todos os níveis (do primário ao terciário).
- Pode ser fornecido por profissionais com treinamento básico em cuidados paliativos.
- Requer cuidados paliativos especializados com uma equipe multiprofissional para encaminhamento de casos complexos.

É importante perceber que entre os princípios surge outra definição essencial para implementação de cuidados paliativos de forma integrada às Redes de Atenção à Saúde (RAS) como estratégia de saúde pública sustentável, sendo o conceito de Cuidados Paliativos Generalista e Cuidados Paliativos Especializados.[5,11-15]

Todos os profissionais que realizam cuidados à saúde, em especial as pessoas que convivem com uma doença que ameaça a vida, devem ter competências essenciais para prestação de Cuidados Paliativos, uma responsabilidade de toda a RAS. Logo, isso caracteriza profissionais generalistas em relação aos cuidados paliativos, mesmo sendo especialistas em sua própria atuação.[12,15-17]

Prestar assistência paliativa deve ser uma ação inerente a toda linha de cuidado e incorporada às estratégias de atenção à saúde de forma fluída, conforme necessidades individuais e percepção subjetiva de sofrimento atrelado à doença.[11,12]

A Atenção Primária à Saúde (APS) tem importância singular no que se refere a oferta de assistência paliativa devido aos seus atributos e funções, que sustentam uma gestão de cuidado qualificada com responsabilização por resultados sanitários de seu território, práticas em saúde eficientes prestadas de maneira longitudinal e coordenação do cuidado que centra na integralidade. Nesse sentido, possui papel privilegiado de cuidado por conhecer e acompanhar a pessoa em todas as fases da vida e por todo o ciclo de uma condição de saúde: antes de um adoecimento, no diagnóstico, ao longo da evolução da sua doença e até o momento da morte, com seguimento da família no processo de luto.[10-12,17-19]

Sua inserção no território permite a construção de uma abordagem paliativa próxima ao contexto de vida das pessoas, em que o cuidado no ambiente comunitário possibilita reconhecer necessidades em função do contexto físico, econômico, social e cultural em que se vive, potencializando o cuidado individual e ampliando a perspectiva populacional para enfrentamento dos determinantes sociais da saúde que envolvam os cuidados paliativos, valendo-se em especial do atributo orientação comunitária.[10-12,17-19]

O compartilhamento do cuidado com equipe especializada deve ser considerado sempre que sintomas ou necessidades paliativas forem complexas e difíceis de manejar, ressaltando que a APS continua como coordenadora do cuidado e ordenadora da rede durante todo o processo de cuidado conforme ilustra bem a Figura 1.1.[11,12,17,20]

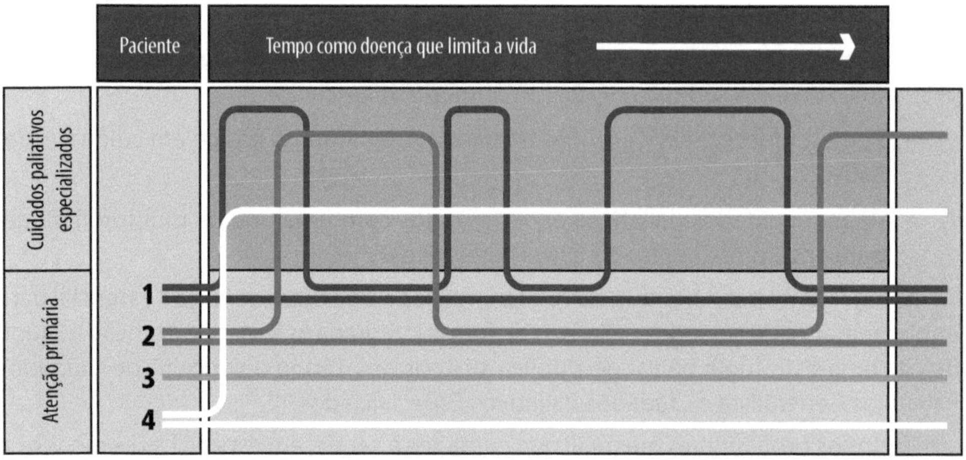

Figura 1.1. Exemplos de cenários com diferentes níveis de cuidados para atender as necessidades de cuidados paliativos.[11] *Fonte: Adaptado de OMS, 2016.*[12]

Quem pode se beneficiar de cuidados paliativos

Para o desafio de reconhecer a população com necessidade de cuidados paliativos, o uso de ferramentas específicas é essencial, valendo-se de avaliação estruturada e desencadeando planejamento de cuidados oportuno.[20-23]

A territorialização, o conhecimento da população residente, o cadastro da família, o vínculo com a equipe de saúde e o acompanhamento longitudinal são fundamentais para o reconhecimento de pessoas com sinais e sintomas ou diagnósticos que indiquem cuidados paliativos.[10,19]

Sendo assim, o Agente Comunitário de Saúde (ACS) possui papel central na busca ativa e identificação de quem pode se beneficiar de cuidados paliativos no território, pela posição privilegiada de suas ações habituais de trabalho, podendo integrar a ferramenta de elegibilidade simplificada para cuidados paliativos (Tabela 1.1) nas visitas domiciliares de rotina, acompanhamento das famílias, ações de mapeamento e cadastramento da área[10,22,24] (consulte o Capítulo 46).

Tabela 1.1. Ferramenta de elegibilidade simplificada para cuidados paliativos

Elegibilidade simplificada para cuidados paliativos
Internações não programadas
Funcionalidade reduzida (pessoa passa na cama ou na cadeira mais de 50% do dia)
Dependência para cuidados pessoais por problemas físicos e/ou de saúde mental
Sintomas persistentes
Paciente ou familiar solicitam foco na qualidade de vida
Alguma condição clínica avançada: câncer, demência, doença neurológica, doença cardiovascular, doença pulmonar, doença renal, doença hepática
Pergunta surpresa: você ficaria surpreso se esse paciente morresse ao longo do próximo ano? (Se a resposta do profissional for "não me surpreenderia", corresponde a pergunta surpresa positiva)

Fonte: Hidalgo e Souza, 2022.[24]

Nessa ferramenta simplificada, se um dos itens for positivo, o caso deve ser compartilhado em reunião de equipe, visando definir a elegibilidade para abordagem paliativa de forma coletiva por meio de ferramenta de elegibilidade mais específica.[24]

O SPICT-Br (Anexo 1.1) é um instrumento de página única, fácil aplicação, que auxilia na identificação de usuários que estão em risco de deterioração da sua condição de saúde e podem precisar de cuidados paliativos, validado para uso multiprofissional na APS, atenção secundária e em hospitais. Basta um item positivo para o paciente ser considerado elegível para abordagem paliativa (Anexo 1.1).[20-22]

Conhecida como "pergunta surpresa", o questionamento *"você ficaria surpreso se esse paciente morresse ao longo do próximo ano?"*, onde a resposta do profissional de saúde *"não me surpreenderia"* corresponde a pergunta surpresa positiva, é uma ferramenta simples testada em vários contextos e tem correlação estabelecida com mortalidade em 1 ano. [25] Apesar de nem sempre eleger de forma precoce, prioriza identificar as pessoas em que os cuidados paliativos são inadiáveis.[2,20,23]

Descrita como instrumento de associação ao SPICT, a pergunta surpresa foi incorporada à ferramenta de Elegibilidade Simplificada para Cuidados Paliativos e como sugestão de Indicador de prioridade entre usuários SPICT-BR positivo visando organizar o processo de trabalho.[20-24]

Pessoas SPICT-BR positivo com pergunta surpresa também positiva deve ser identificadas como alto risco, elencadas de maneira preferencial em serviços onde se faz necessária priorização assistencial, conforme sequência da Figura 1.2.[10,24]

Outro instrumento traduzido em língua portuguesa, que visa identificar demandas paliativas e que pode ser adotado nos serviços de Atenção Primária à Saúde (APS) e nos serviços de Atenção Domiciliar, é o NECPAL-BR (Anexo 1.2).

Nele, já se encontra inserido a pergunta surpresa e, além dela, devem ser avaliados os seguintes aspectos: a presença de demanda paliativa identificada pelo paciente, familiares ou pelo próprio profissional, indicadores clínicos gerais, presença de

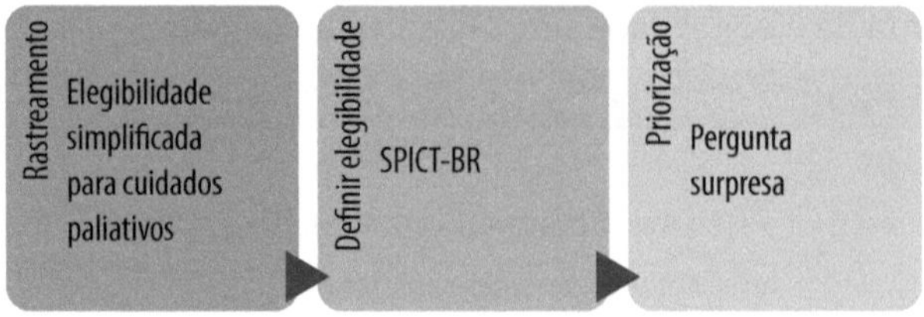
Rastreamento
Elegibilidade simplificada para cuidados paliativos
Definir elegibilidade
SPICT-BR
Priorização
Pergunta surpresa

Figura 1.2. Passos e ferramentas sugeridas para o processo de identificação de pessoas com necessidades de cuidados paliativos. *Fonte: Hidalgo, GAO; Souza, SE, 2022.*[24]

dependência grave (adotando o uso de escalas que avaliam funcionalidade), presença de síndromes geriátricas, sintomas persistentes, aspectos psicossociais, multimorbidades, uso de recursos (internações hospitalares não programadas ou necessidade de aumento de recursos para o cuidado domiciliar) e indicadores específicos para cada diagnóstico.

Trata-se de uma ferramenta também de fácil aplicação, de uma página, que pode ser utilizada em todos os níveis de atenção à saúde e modalidades assistenciais (hospitais, ambulatórios, casas de repouso, Atenção Primária à Saúde e Serviços de Atenção Domiciliar) e ser aplicadas pelos profissionais da equipe multiprofissional.

A NECPAL-BR é considerada positiva, caso a pergunta surpresa apresente resposta "não" e, pelo menos um dos outros itens obtiver a resposta "sim".

Apesar de ter sido desenhada para identificar demandas paliativas e de apresentar alta sensibilidade para tal (91,3% IC 95%: 87,2%-94,2%), acredita-se que a ferramenta também apresente alto valor preditivo negativo relacionado à mortalidade em até 12 meses.[26]

Cuidado paliativo e atenção domiciliar

A Política Nacional de Cuidados Paliativos, instituída pela Portaria GM/MS nº 3.681, de 7 de maio de 2024, afirma que:[27]

> *Art. 21. Os cuidados paliativos deverão ser ofertados na RAS de maneira articulada a outras políticas de saúde e políticas intersetoriais, a fim de garantir:*
>
> *I – Cuidado resolutivo e em tempo oportuno.*
>
> *II – Economia de escala e definição de escopo.*
>
> *III – Qualidade, efetividade, sustentabilidade, continuidade e coordenação do cuidado.*
>
> *IV – Autocuidado apoiado, prevenção de doenças, diagnóstico precoce e tratamento modificador de doença.*

Ainda segundo a mesma normativa, em seu artigo 9º, diz que: "II – *atenção domiciliar: indicada para pessoas que necessitam de cuidados paliativos em situação de restrição ao leito ou domicílio, ofertada por equipes da atenção primária ou de Serviços de Atenção Domiciliar/Programa Melhor em Casa, atuando em articulação com a família,*

RAS e comunidade do território, de forma que o domicílio seja o principal local de cuidado, observando-se o Projeto Terapêutico Singular – PTS explícito no prontuário domiciliar".[27]

Logo, embora os cuidados paliativos devam ser efetivados de maneira mais transversal possível em toda a RAS, é inegável a importância de sua realização adequada no domicílio. Considerando que grande parte das pessoas com condições de saúde que exigem cuidados paliativos estão na comunidade e em suas casas, precisamos considerar que parte significativa desse cuidado ocorra no território, próximo ao contexto de vida da pessoa cuidada.[11,15]

O lar é um espaço de associações emocionais e físicas que podem remeter a ideia de conforto e acolhimento. Quando é possível, o cuidado domiciliar pode proporcionar à pessoa a vivência de finitude em um ambiente mais amigável. Em revisão sistemática (de 210 estudos, que avaliou mais de cem mil pessoas em 34 países), 85% dos indivíduos, quando perguntados sobre sua preferência por lugar de morte, indicaram que seria em sua casa.[28]

Portanto, em respeito à autonomia e à vontade do paciente, desde que com condições favoráveis, o domicílio deve ser considerado um lócus privilegiado para a realização dos cuidados paliativos. Internacionalmente, estudos sobre *home based care* em cuidados paliativos indicam benefícios para pacientes, famílias e para o custo-benefício dos sistemas de saúde, se comparados com os cuidados paliativos realizados em outros pontos de atenção da RAS. Por isso, em todo o mundo, o cuidado paliativo na Atenção Domiciliar tem sido progressivamente indicado como a melhor opção sempre que possível.[29]

O domicílio deve ser compreendido como espaço fundamental do cuidado quando indicado, no qual a assistência em cuidados paliativos acontece na APS ou de forma compartilhada com os serviços da atenção especializada, que realizam a Atenção Domiciliar (AD), em especial o Serviço de Atenção Domiciliar (SAD) do Programa Melhor em Casa, criado pelo Governo Federal visando ampliar o atendimento domiciliar e está disponível no Sistema Único de Saúde (SUS).[30]

O Melhor em Casa é composto por equipes especializadas – Equipe Multiprofissional de Atenção Domiciliar (EMAD) e Equipe Multiprofissional de Apoio (EMAP) – e para elegibilidade serão consideradas três tipos de modalidades (Figura 1.3) graduadas em relação à complexidade do cuidado que será ofertado ao usuário:[30]

- Modalidade AD1 – atendimento realizado pela Unidade Básica de Saúde.
- Modalidade AD2 e AD3 – pelo Serviço de Atenção Domiciliar (SAD).

Está indicado para pessoas que, estando em estabilidade clínica, necessitam de atenção à saúde em situação de restrição ao leito ou ao lar de maneira temporária, ou definitiva, ou em grau de vulnerabilidade na qual a Atenção Domiciliar é considerada a oferta mais oportuna para tratamento, cuidados paliativos, reabilitação e prevenção de agravos, tendo em vista a ampliação de autonomia do usuário, família e cuidador.[30]

No Anexo 1.3, está o instrumento de avaliação de elegibilidade e complexidade da Atenção Domiciliar, lançado em 2023, pelo Ministério da Saúde para orientar a inclusão dos indivíduos nas três modalidades de AD no SUS.[30]

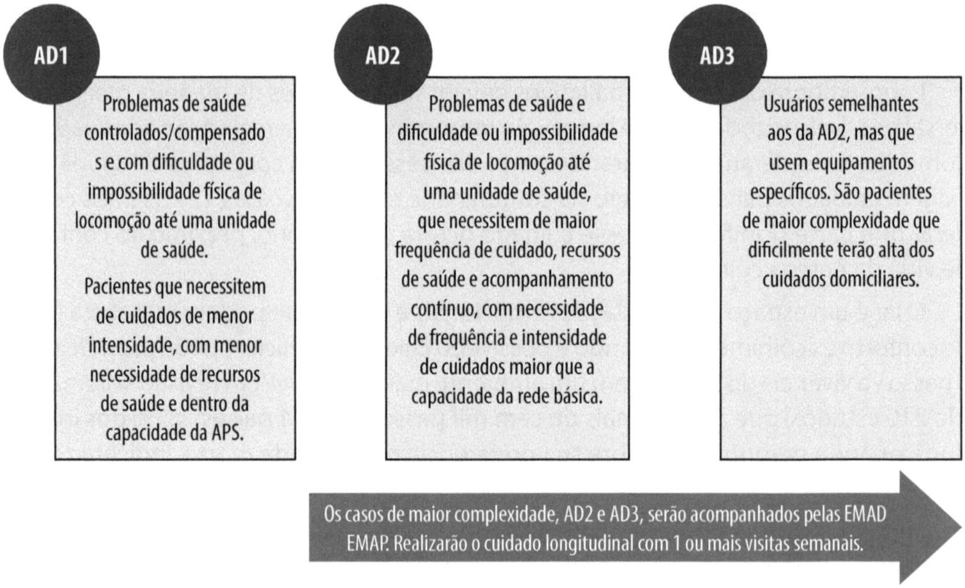

Figura 1.3. Descrição das modalidades de atendimento AD1, AD2 e AD3. *Fonte: Ministério da Saúde, 2024.*[30]

O Serviço de Atenção Domiciliar (SAD), concebido nos moldes da Portaria GM MS nº 3005, de 2 de janeiro de 2024, é compreendido aqui como ponto de atenção fundamental para os cuidados paliativos especializados em domicílio, atuando de forma conjunta e complementar a APS e responsável pelas modalidades AD2 e AD3. Segue o que nessa normativa diz respeito aos Cuidados Paliativos:[30]

> *"Art. 539. Considera-se elegível, na modalidade AD2, o usuário que, tendo indicação de AD, necessite de cuidados multiprofissionais, transitórios e intensificados, minimamente semanais, com atendimentos regulares fora do horário de funcionamento dos serviços de APS, e que apresente as seguintes condições clínicas... III – Afecções que demandem* ***cuidados paliativos****, com necessidade de visitas sequenciais para manejo de sintomas não controlados.*
>
> *"Art. 540. Considera-se elegível, na modalidade AD3, o usuário:*
>
> *I – Que se enquadre em qualquer das situações listadas no art. 539 e que necessite de:*
>
> *a) Cuidados predominantemente multiprofissionais.*
>
> *b) Uso de equipamentos ou agregação de procedimentos de maior complexidade, como:*
>
> *1. Ventilação mecânica invasiva e não invasiva domiciliar.*
>
> *2. Nutrição parenteral.*
>
> *3. Transfusão sanguínea.*

4. Diálise peritoneal.

5. Hemodiálise.

6. Drenagens repetidas (toracocentese, paracentese e outras).

7. ***Cuidados paliativos em fase final de vida.***

8. Condições crônico-degenerativas progressivas.

II – Com necessidade de procedimentos sistemáticos em domicílio, como reabilitação intensiva, antibioticoterapia e outros.

"Art. 544. Será inelegível para a AD o usuário que apresentar pelo menos uma das seguintes situações... V-A – Instabilidade hemodinâmica ou respiratória, ou outras condições que configurem risco de piora abrupta e ameaça imediata à vida, salvo nos casos de ***cuidados paliativos em fase final de vida em que o usuário já tenha Diretivas Antecipadas de Vontade (DAV)*** *manifestando vontade de falecer em domicílio e equipe(s) do SAD com condições de prestar assistência adequada para alívio do sofrimento." (NR)*

Critério de elegibilidade na atenção domiciliar na saúde suplementar

Na saúde suplementar existem tabelas específicas para elegibilidade em AD, sendo as mais utilizadas as tabelas da Associação Brasileira das Empresas de Medicina Domiciliar (ABEMID – Anexo 1.4) e do Núcleo Nacional das Empresas de Serviços de Atenção Domiciliar (NEAD – Anexo 1.5).

Esses critérios dizem respeito só a necessidade ou não do paciente estar em regime de atenção, ou internação domiciliar (focados em condições físicas, funcionalidade e mobilidade), porém não consideram as necessidades paliativas. Em um cenário ideal, essas necessidades deveriam estar contempladas nesses critérios, mas por enquanto, essa elegibilidade ainda não diferencia o paciente em cuidados paliativos[31,32] (consulte o Capítulo 5).

Cabe ressaltar que é importante pactuar com as operadoras de saúde a inclusão de ferramentas de identificação de demandas paliativas como o SPICT-BR ou a NECPAL-BR, bem como outras escalas e instrumentos para avaliação e planejamento de cuidados ao paciente com doença ameaçadora da vida, com o intuito de incluir possíveis necessidades não contempladas nas escalas ABEMID e NEAD (consulte os Capítulos 11 e 12).

Conclusão

Neste capítulo, foi apresentada a trajetória do conceito dos cuidados paliativos, chegando à compreensão atual, que efetiva o cuidado centrado na pessoa para melhoria da qualidade de vida.

A partir da compreensão dos objetivos da implementação dos cuidados paliativos no SUS de forma ampla e a necessidade da integralidade desse cuidado na RAS, concluímos que o provimento desse cuidado na APS, como centro ordenador da RAS e coordenadora de cuidado, se faz indispensável.

A atenção especializada deve atuar compartilhando o cuidado com a APS, em especial no domicílio, quando o manejo do cuidado junto a indivíduos, familiares e cuidadores ultrapassa as complexidade e frequência de cuidados possíveis pela equipe de APS. Compete também à equipe de atenção especializada atuar com ferramentas de apoio matricial e educação permanente para potencializar a capacidade resolutiva da APS, realizando e acompanhando o cuidado de forma integrada.

Nesse sentido, destacam-se os SADs (equipes EMAD e EMAP) já dispostos no território, podendo ter sua ação potencializada a partir da qualificação de seus profissionais para atuarem como referências especializadas em CP, no contexto comunitário e em apoio a APS, matriciando e instrumentalizando a APS para a condução de casos, na assistência domiciliar mais complexos do ponto de vista paliativo, e ao captar mais rapidamente os casos com maiores demandas como manejo de últimas horas de vida e, assim, favorecendo o óbito domiciliar.

Outro ponto de extrema relevância é a capacitação dos profissionais e a adequação de fluxos e processos internos de empresas de *home care* que são prestadores de serviços para operadoras de saúde e/ou atendem pacientes de forma particular. Sabe-se que a demanda de pacientes com necessidades paliativas nesses serviços é enorme, porém, a maioria das empresas ainda não tem estrutura (recursos materiais, medicamentos, agilidade no atendimento, recurso humano qualificado) para atendê-los, gerando um elevado número de hospitalizações evitáveis e exposição a sofrimento intenso por parte dos pacientes e seus familiares.

Nesse sentido, é importante que seja pactuado com as operadoras de saúde e/ou empresas de *home care* a inclusão de ferramentas específicas que visam ampliar a visão quanto às necessidades da pessoa com doença ameaçadora da vida e sua família.

Anexo 1.1. *Supportive and Palliative Care Indicators Tool* (SPICT-BR™)[20]

THE UNIVERSITY *of* EDINBURGH

Supportive and Palliative Care Indicators Tool (SPICT-BR™)

NHS Lothian

O SPICT é um guia para identificação de pessoas sob o risco de deterioração e morrendo. Avaliar esse grupo de pessoas para necessidade de suporte e cuidado paliativos.

Procure por indicadores gerais de piora da saúde.

- Internações hospitalares não programadas.
- Capacidade funcional ruim ou em declínio com limitada reversibilidade. (a pessoa passa na cama ou cadeira mais de 50% do dia).
- Dependente de outros para cuidados pessoais devido a problemas físicos e/ou de saúde mental. `É necessário maior suporte para o cuidador.
- Perda de peso significativa nos últimos 3-6 meses e/ ou um baixo índice de massa corporal.
- Sintomas persistentes apesar do tratamento otimizado das condições de base.
- A pessoa ou sua família solicita cuidados paliativos, interrupção ou limitação do tratamento ou um foco na qualidade de vida.

Procure por quaisquer indicadores clínicos de uma ou mais das condições avançadas.

Câncer

Capacidade funcional em declínio devido a progressão do câncer.

Estado físico muito debilitado para tratamento do câncer ou tratamento para controle dos sintomas.

Demencia/ fragilidade

Incapaz de vestir-se, caminhar ou comer sem ajuda.

Redução da ingestão de alimentos e líquidos e dificuldades na deglutição.

Incontinência urinária e fecal.

Incapaz de manter contato verbal; pouca interação social.

Fratura de fêmur, múltiplas quedas.

Episódios frequentes de febre ou infecções; pneumonia aspirativa.

Doença neurológica

Deterioração progressiva da capacidade física e/ou da função cogntiva mesmo com terapia otimizada.

Problemas da fala com dificuldade progressiva de comunicação e/ou deglutição.

Pneumonia aspirativa recorrente; falta de ar ou insuficiência respiratória.

Doença cardiovascular

Classe funcional III/IV de NYHA- insuficiência cardíaca ou doença coronariana extensa e intratável com:

- falta de ar ou dor precordial em repouso ou aos mínimos esforços.

Doença vascular periférica grave e inoperável.

Doença respiratória

Doença respiratória crônica grave com:

- falta de ar em repouso ou aos mínimos esforços entre as exacerbações.

Necessidade de oxigênioterapia por longo prazo.

Já precisou de ventilação para insuficiência respiratória ou ventilação é contraindicada.

Doença renal

Estágios 4 e 5 de doença renal crônica (TFG< 30ml/mi) com piora clínica.

Insuficiência renal complicando outras condições limitantes ou tratamentos.

Decisão de suspender a diálise devido à piora clínica ou intolerância ao tratamento.

Doença hepática

Cirrose avançada com uma ou mais complicações no último ano:

- Ascite resistente a diuréticos
- Encefalopatia hepática
- Síndrome hepatorrenal
- Peritonite bacteriana
- Sangramentos recorrentes de varizes esofágicas

Transplante hepático é contraindicado.

Deterioração e sob o risco de morrer de qualquer outra condição ou complicação que não seja reversível.

Revisar o cuidado atual e planejar o cuidado para o futuro.

- Reavaliar o tratamento atual e medicação para que o paciente receba o cuidado otimizado.
- Considere o encaminhamento para avaliação de um especialista se os sintomas ou necessidades forem complexos e difíceis de manejar.
- Acordar sobre objetivos do cuidado atual e futuro e planejar o cuidado com a pessoa e sua família.
- Planejar com antecedência caso a pessoa esteja em risco de perda cognitiva.
- Registre em prontuário, comunique e coordene o plano geral de cuidados.

Para mais informações e atualizações, cadastre-se no SPICT website (www.spict.org.uk)

SPICT™, abril 2016

Fonte: University of Edinburgh, 2020.[20] Conteúdo disponível em QR Code - ver pág. XLIX.

Anexo 1.2. Instrumento de identificação de Necessidades Paliativas – NECPAL-BR™

INSTRUMENTO NECPAL-BR
(**Nec**essidades **Pal**iativas)

Instrumento para identificação de pessoas em situação de doença avançada e/ou terminais e necessidade de atenção paliativa para uso em serviços de saúde e sociais

Paciente: ______________________________ **Data de nascimento:** ___/___/___

Pergunta surpresa	Você ficaria surpreso se este paciente morresse ao longo do próximo ano?		[ ] Sim **[ ] Não**
Demanda ou necessidade	Demanda: Tem havido alguma manifestação explícita ou implícita, de limitação de esforço terapêutico ou pedido de atenção paliativa por parte do(a) paciente, sua família ou membros da equipe?		**[ ] Sim** [ ] Não
	Necessidade: Identificada por profissionais da equipe de saúde.		**[ ] Sim** [ ] Não
Indicadores clínicos gerais: nos últimos 6 meses -Graves, persistentes, progressivos, não relacionados com processo intercorrente recente. -Combinar gravidade COM progressão	Declínio nutricional	Perda de peso >10%	**[ ] Sim** [ ] Não
	Declínio funcional	• Piora do Karnofsky ou Barthel > 30% • Perda de mais que duas ABVDs	**[ ] Sim** [ ] Não
	Declínio cognitivo	Perda ≥ 5 minimental ou ≥ 3 Pfeiffer	**[ ] Sim** [ ] Não
Dependência grave	Karnofsky < 50 ou Barthel < 20		**[ ] Sim** [ ] Não
Síndromes geriátricas	• Lesão por pressão • Infecções de repetição • Delirium • Disfagia • Quedas	Dados clínicos da anamnese ≥ 2 recorrentes ou persistentes	**[ ] Sim** [ ] Não
Sintomas persistentes	Dor, cansaço, náusea, depressão, ansiedade, sonolência, inapetência, mal-estar, dispneia e insônia.	≥2 sintomas (ESAS) recorrentes ou persistentes	**[ ] Sim** [ ] Não
Aspectos psicossociais	Sofrimento emocional ou transtorno adaptativo grave	detecção de mal-estar emocional (DME >9)	**[ ] Sim** [ ] Não
	Vulnerabilidade social grave	avaliação social e familiar	**[ ] Sim** [ ] Não
Multi-morbidade	≥ 2 doenças ou condições crônicas avançadas (da lista de indicadores específicos em anexo)		**[ ] Sim** [ ] Não
Uso de recursos	Avaliação da demanda ou intensidade de intervenções	• Mais que duas admissões urgentes (não programadas) em seis meses • Aumento da demanda ou intensidade das intervenções (cuidado domiciliar, intervenções de enfermagem)	**[ ] Sim** [ ] Não
Indicadores específicos	Câncer, DPOC, ICC, insuficiência hepática, insuficiência renal, AVC, demência, doenças neurodegenerativas, SIDA e outras doenças avançadas.	• Em anexo*: avaliação dos critérios de gravidade e progressão	**[ ] Sim** [ ] Não

ANEXO - Indicadores Específicos*

Critérios NECPAL de gravidade / progressão / doença avançada (1)(2)(3)(4)	
Doença Oncológica	• Câncer metastático ou loco regional avançado • Em progressão em tumores sólidos • Sintomas persistentes, mal controlados ou refratários, apesar da otimização do tratamento específico
Doença Pulmonar Crônica	• Dispneia em repouso ou aos mínimos esforços entre as descompensações • Restrito ao domicílio com limitação de marcha • Critérios espirométricos de obstrução grave (VEMS < 30%) ou critérios de déficit restritivo grave (CVF < 40% / DLCO < 40%) • Critérios gasométricos basais de oxigenoterapia domiciliar continuada • Necessidade de corticoterapia contínua • Insuficiência cardíaca sintomática associada
Doença Cardíaca Crônica	• Dispnéia em repouso ou aos mínimos esforços entre as descompensações • Insuficiência cardíaca NYHA classe III ou IV, doença valvar grave não cirúrgica ou doença coronariana não revascularizável • Ecocardiograma basal: FE <30% ou HAP grave (PSAP > 60) • Insuficiência renal associada (TFG< 60mL/min/1,73m2) • Associação com insuficiência renal e hiponatremia persistente
Demência	• GDS≥6c • Progressão do declínio cognitivo, funcional e/ou nutricional.
Fragilidade	• Índice de Fragilidade do CSHA ≥ 0.5 • Avaliação geriátrica integral sugestiva de fragilidade avançada
Doença Neurológica Vascular (AVC)	• Durante a fase aguda e subaguda (<3 meses pós-AVC): estado vegetativo persistente ou de mínima consciência > 3 dias. • Durante a fase crônica (>3 meses pós-AVC): complicações médicas repetidas (ou demência com critérios de gravidade pós-AVC).
Doenças Neurológicas degenerativas: ELA, Esclerose Múltipla e Parkinson	• Piora progressiva da função física e/ou cognitiva • Sintomas complexos e de difícil controle • Disfagia persistente • Transtorno persistente da fala • Dificuldades crescentes de comunicação • Pneumonia recorrente por aspiração, dispneia ou insuficiência respiratória
Doença Hepática Crônica	• Cirrose avançada estádio Child C (determinado com o paciente fora de complicações ou já as tendo tratado e otimizado o tratamento), MELD-Na > 30ou ascite refratária, síndrome hepato-renal ou hemorragia digestiva alta por hipertensão portal persistente apesar de otimização do tratamento • Carcinoma hepatocelular presente, em estádio C ou D
Doença Renal Crônica Grave	• Insuficiência renal grave (TFG< 15ml/min) em pacientes que não são candidatos ou que recusam tratamento substitutivo e/ou transplante • Finalização da diálise ou falha no transplante

(1) Usar instrumentos validados de gravidade e/ou prognóstico em função da experiência e evidência;
(2) Em todos os casos, avaliar também o sofrimento emocional ou impacto funcional graves em pacientes (e/ou impacto na família) como critério de necessidades paliativas;
(3) Em todos os casos, avaliar dilemas éticos na tomada de decisões;
(4) Avaliar sempre a combinação com multi-morbidades.

Classificação:	
Pergunta Surpresa (PS)	PS + (não me surpreenderia) PS – (Me surpreenderia)
Parâmetros NECPAL	NECPAL + (de 1 a 13 respostas "sim") NECPAL – (nenhum parâmetro assinalado)
Codificação e registro:	Propor codificação como Paciente com Cronicidade Avançada (PCA) se PS + e NECPAL +

Fonte: Santana MTEA. Adaptação transcultural e validação semântica do instrumento NECPAL CCOMS-ICO© para a Língua Portuguesa. 2018. Dissertação (Mestrado em Ciências) – Escola Paulista de Enfermagem, Universidade Federal de São Paulo, São Paulo. Conteúdo disponível em QR Code - ver pág. XLIX.

Anexo 1.3. Instrumento de avaliação de elegibilidade e complexidade na Atenção Domiciliar no SUS

MelhoremCasa
Versão Set 2023

Instrumento de Avaliação da Elegibilidade e Complexidade da Atenção Domiciliar
(IAEC-AD)

SAES Secretaria de Atenção Especializada à Saúde

INDICAÇÕES CLÍNICAS MAIS FREQUENTES PARA AD2/AD3		
Selecione uma ou mais das seguintes opções para definira principal indicação clínica do paciente.	( ) Condição de saúde crônica agudizada que requeira atendimento multiprofissional no domicílio, com foco no melhor controle de sintomas causados pela condição de base, incluindo situações de cuidados paliativos.	
	( ) Lesão de pele de difícil manejo pela equipe assistente que requeira avaliação semanal em domicílio, alémdo possível uso de coberturas especiais.	
	( ) Reabilitação multiprofissional com possibilidade de ganho funcional, especialmente após cirurgia de grande porte, evento agudo, fratura ou hospitalização prolongada.	
	( ) Uso de antibioticoterapia parenteral domiciliar ou outra medicação parenteral seriada, desde que haja mínima estabilidade clínica para permanência no domicílio.	
	( ) Prematuridade e baixo peso em bebês com necessidade de ganho ponderal.	
	( ) Nenhuma das condições acima.	
SISTEMA DE PONTUAÇÃO		
INDICAÇÕES CLÍNICAS ESPECIAIS OU GATILHOS		**Pontuação**
Selecione uma ou mais das opções a seguir. **(A presença de qualquer uma delas já classifica o usuário como AD2 ou AD3, INDEPENDENTE DA PONTUAÇÃO FINAL).**	( ) AD2: Necessidade diária de curativos complexos e/ ou medicação parenteral (IM/EV/SC - exceto insulina) – **5 pontos**	
	( ) AD3: Necessidade de tratamentos de alta complexidade ou intensidade no domicílio: transfusão sanguínea, paracentese, nutrição parenteral, cuidados paliativos sequenciais para manejo de sintomas mal controlados, dentre outros E/OU uso de Ventilação Mecânica Invasiva – **5 pontos**	
USO DO SISTEMA DE SAÚDE		**Pontuação**
Histórico de internação hospitalar nos últimos **três meses.**	( ) Nenhuma internação hospitalar nos últimos 3 meses – **0 ponto** ( ) Pelo menos uma internação hospitalar nos últimos 3 meses – **1 ponto** ( ) Duas ou mais internações hospitalares nos últimos 3 meses – **2 pontos** ( ) Pelo menos uma internação em UTI nos últimos 3 meses – **4 pontos**	
Frequência de procura por serviços de urgência nos últimos **três meses** (SAMU, UPA, Pronto-Socorro)	( ) Nenhuma procura por serviço de urgência nos últimos 3 meses – **0 ponto** ( ) Procurou por serviço de urgência 02 vezes nos últimos 3 meses – **1 ponto** ( ) Procurou por serviço de urgência de 03 a 04 vezes nos últimos 3 meses – **2 pontos** ( ) Procurou por serviço de urgência 05 ou mais vezes nos últimos 3 meses – **3 pontos**	
Tempo de permanência hospitalar nos últimos **três meses**. Considerar o maior período no caso de múltiplas internações prévias.	( ) Sem história de internação prévia – **0 ponto** ( ) Até 07 dias – **1 ponto** ( ) De 07 a 30 dias – **2 pontos** ( ) Mais de 30 dias – **3 pontos**	
VULNERABILIDADE SOCIAL		**Pontuação**
Relação morador-cômodo: divida o número demoradores pelo número de cômodos, selecionando a opção apropriada.	( ) Menor que 01 – **0 ponto** ( ) Igual a 01 – **1 ponto** ( ) Maior que 01 – **2 pontos**	
SUPORTE FAMILIAR/CUIDADO		**Pontuação**
Identifique o suporte de cuidado, seja da família ou de cuidadores.	( ) Paciente com suporte familiar adequado – **0 ponto** ( ) Paciente com suporte familiar inadequado – **1 ponto**	
FUNCIONALIDADE Preencha este campo considerando a idade do paciente, para posterior identificação do grau de dependência, de acordo com sua faixa etária.		**Pontuação**
Para crianças de até 07 anos — Em relação ao desenvolvimento neuropsicomotor	( ) Acompanha o desenvolvimento neuropsicomotor – **0 ponto** ( ) Não acompanha o desenvolvimento neuropsicomotor – **6 pontos**	
Para crianças maiores de 07 anos, adultos e idosos — Capacidade para tomar banho	( ) Independente – **0 ponto** ( ) Dependente parcial – **1 ponto** ( ) Dependente completo – **2 pontos**	
Para crianças maiores de 07 anos, adultos e idosos — Capacidade para alimentar-se	( ) Independente – **0 ponto** ( ) Dependente parcial – **1 ponto** ( ) Dependente completo – **2 pontos**	
Para crianças maiores de 07 anos, adultos e idosos — Capacidade para locomover-se	( ) Independente – **0 ponto** ( ) Dependente parcial – **1 ponto** ( ) Dependente completo – **2 pontos**	
POLIFARMÁCIA		**Pontuação**
Uso de cinco ou mais medicações de uso contínuo, diariamente	( ) Não – **0 ponto** ( ) Sim – **1 ponto**	
	PONTUAÇÃO FINAL	

Modalidade AD	Pontuação no instrumento
AD1	Até **09 pontos**
AD2	De **10 a 15 pontos**
AD3	Maior ou igual a **16 pontos**

Fonte: Ministério da Saúde, 2023.[29] Conteúdo disponível em QR Code - ver pág. XLIX.

Anexo 1.4. Tabela ABEMID

TABELA DE AVALIAÇÃO DE COMPLEXIDADE ASSISTENCIAL - ABEMID

Efetuada em ___/___/___

Nome do Paciente:		Complexidade:
Idade:	Programação em dias de atendimento - 24 h:	
Convênio:	Programação em dias de atendimento - 12 h:	
Matrícula:	Programação em dias de atendimento - 06 h:	
Diagnóstico Principal:		
Diagnóstico Secundário:		

Descrição	Itens da Avaliação	Pontos atribuídos
Suporte Terapêutico	Sonda Vesical Permanente	1
	Sonda Vesical Intermitente	2
	Traqueostomia sem Aspiração	2
	Traqueostomia com Aspiração	5
	Aspiração de Vias Aéreas Sup.	3
	Acesso Venoso Prof. Continuo	5
	Acesso Venoso Intermitente	4
	A. Venoso Periférico Continuo	5
	Diálise Domiciliar	5
Quimioterapia	Oral	1
	Sub Cutânea	3
	Intra Venosa	5
	Intra Tecal	5
Suporte Ventilatório	O² Intermitente	2
	O² Contínuo	3
	Ventilação Mec.Intermitente	4
	Ventilação Mecânica Contínua	5
Lesão Vascular/Cutânea	Úlcera de Pressão Grau I	2
	Úlcera de Pressão Grau II	3
	Úlcera de Pressão Grau III	4
	Úlcera de Pressão Grau IV	5
Grau de Atividade da Vida Diária Relacionada a Cuidados Técnicos	Independente	0
	Semi-Dependente	2
	Dependente Total	5
Dependência de Reabilitação Fisiot / Fono / Etc. Seções Diárias	Independente	0
	Dependente	2
Terapia Nutricional	Suplementação Oral	1
	Gastrostomia	2
	SNE	3
	Jejuno Ileo	3
	Nutrição Parenteral Total	5

Classificação dos Pacientes		TOTAL
Inferior a 07 pontos	Paciente não elegível para Internação Domiciliar	
De 08 à 12 pontos	Baixa Complexidade	
De 13 à 18 pontos	Média Complexidade	
Acima de 19 pontos	Alta Complexidade	

Ao obter um score 5, o paciente migra automaticamente para média complexidade
Ao obter dois ou mais scores 5, o paciente migra automaticamente para Alta complexidade
Obs. A migração acima referida, ocorre independente dos pontos totais obtidos

Assinatura e carimbo:	Data:

TABELA DE AVALIAÇÃO DE COMPLEXIDADE ASSISTENCIAL - ABEMID

Efetuada em ___/___/___

OBSERVAÇÕES:

I) Quanto ao Grau de Atividade da Vida Diária:

1- Entende-se por **paciente independente** aquele que pode ser acompanhado por cuidador ou familiar bem treinado

2- Entende-se por **parcialmente dependente**, aquele que apresenta duas ou mais das condições abaixo:

a) Somente mobiliza-se do leito com ajuda de terceiros.
b) Apresenta nível de consciência com confusão mental.
c) Faz uso de medicações intravenosas de caráter intermitente.
d) Necessita de curativos especializados / cirúrgicos diários.

3- Entende-se por **totalmente dependente**, aquele que:

a) apresenta-se em prótese ventilatória contínua ou intermitente com 3 ou mais intervenções diárias
b) apresenta-se inconsciente/comatoso ou totalmente restrito ao leito, associado a necessidade de algum dos suportes terapêuticos:cateter vesical, traqueostomia, acesso venoso e diálise domiciliar.
c) faz uso de medicações intravenosas de caráter contínuo.
d) possue cirurgia de fixação da coluna, em decorrência de instabilidade grave, com menos de 60 dias de P. O .

II) Quanto a Classificação:

a) Se o somatório de pontos obtidos f**or menor ou igual a 07 pontos**, o paciente será considerado não elegível para iniciar ou manter-se no programa de internação domiciliar;
b) Se o somatório de pontos obtidos **for de 08 a 12 pontos**, o paciente será considerado de Baixa Complexidade;
c) Se o somatório de pontos obtidos **for de 13 a 18 pontos**, o paciente será considerado de Média Complexidade;
d) Se o somatório de pontos obtidos f**or igual ou superior a 19 pontos**, o paciente será considerado de Alta Complexidade;
e) Ao obter 01 pontuação 5**,** o paciente migra automaticamente para Média Complexidade;
f) Ao obter **02 ou mais pontuações 5, o paciente migra automaticamente para** Alta Complexidade**,** independente do total de pontos obtidos (com cuidados de enfermagem de 24 horas).

Obs.: 1 - Em TODOS os itens de avaliação, EXCETO os relacionados a coluna SUPORTE **TERAPÊUTICO,** os pontos NÃO se somam, **SEMPRE** prevalecendo o item de **MAIOR** pontuação em decorrência da maior COMPLEXIDADE

Obs.: 2 - Entende-se por DEPENDÊNCIA TOTAL DE CUIDADOS a necessidade de enfermagem 24h

Obs.: 3 - Entende-se por DEPENDÊNCIA PARCIAL DE CUIDADOS a necessidade de enfermagem 12h

Conteúdo disponível em QR Code - ver pág. XLIX.

Anexo 1.5. Tabela NEAD

TABELA DE AVALIAÇÃO PARA PLANEJAMENTO DE ATENÇÃO DOMICILIAR

nead

Data da Avaliação: ____/____/____

Nome do Paciente: ____________________

Matrícula: __________ Idade: ______ Convênio: __________

Diagnóstico Principal: ____________________

Diagnóstico Secundário: ____________________

Médico Assistente: ____________________ C.R.M.: __________

GRUPO 1 – ELEGIBILIDADE

ELEGIBILIDADE AO ATENDIMENTO DOMICILIAR	SIM	NÃO
Apresenta Cuidador em período integral?		
O domicílio é livre de risco?		
Existe algum impedimento para se deslocar até a rede credenciada?		
Se responder "NÃO" a qualquer uma das questões acima, considerar contraindicar Atenção Domiciliar.		

GRUPO 2 – CRITÉRIOS PARA INDICAÇÃO IMEDIATA DE INTERNAÇÃO DOMICILIAR

	PERFIL DE INTERNAÇÃO DOMICILIAR		
	24 HORAS	12 HORAS	ATENDIMENTO DOMICILIAR / OUTROS PROGRAMAS
ALIMENTAÇÃO PARENTERAL	Por mais de 12 horas/dia	Até 12 horas/dia	Não utiliza
ASPIRAÇÃO DE TRAQUEOSTOMIA / VIAS AÉREAS INFERIORES	Mais de 5 vezes/dia	Até 5 vezes/dia	Não utiliza
VENTILAÇÃO MECÂNICA CONTÍNUA INVASIVA OU NÃO	Por mais de 12 horas/dia	Até 12 horas/dia	Não utiliza
MEDICAÇÃO PARENTERAL OU HIPODERMÓCLISE	Mais de 4 vezes/dia		Até 4 vezes/dia
Para indicação de Planejamento de Atenção Domiciliar (P.A.D.), **considerar a maior complexidade assinalada**, ainda que uma única vez.			

GRUPO 3 – CRITÉRIOS DE APOIO PARA INDICAÇÃO DE PLANEJAMENTO DE ATENÇÃO DOMICILIAR

ESTADO NUTRICIONAL	0	EUTRÓFICO	1	SOBREPESO/EMAGRECIDO	2	OBESO/DESNUTRIDO		
ALIMENTAÇÃO OU MEDICAÇÕES POR VIA ENTERAL	0	SEM AUXÍLIO	1	ASSISTIDA	2	GASTROSTOMIA / JEJUNOSTOMIA	3	POR SNG/SNE *
KATZ** (SE PEDIATRIA PONTUAR 2)	0	INDEPENDENTE	1	DEPENDENTE PARCIAL	2	DEPENDENTE TOTAL		
INTERNAÇÕES NO ÚLTIMO ANO	0	0 - 1 INTERNAÇÃO	1	2 - 3 INTERNAÇÕES	2	> 3 INTERNAÇÕES		
ASPIRAÇÕES VIAS AÉREAS SUPERIORES	0	AUSENTE	1	ATÉ 5 VEZES AO DIA	2	MAIS DE 5 VEZES AO DIA		
LESÕES	0	NENHUMA **OU** LESÃO ÚNICA COM CURATIVO SIMPLES	1	MÚLTIPLAS LESÕES COM CURATIVOS SIMPLES **OU** ÚNICA LESÃO COM CURATIVO COMPLEXO	2	MÚLTIPLAS LESÕES COM CURATIVOS COMPLEXOS		
MEDICAÇÕES	0	VIA ENTERAL	1	INTRAMUSCULAR ou SUBCUTÂNEA ***	2	INTRAVENOSA ATÉ 4 VEZES AO DIA / HIPODERMÓCLISE		
EXERCÍCIOS VENTILATÓRIOS	0	AUSENTE	1	INTERMITENTE				
USO DE OXIGENIOTERAPIA	0	AUSENTE	1	INTERMITENTE	2	CONTÍNUO		
NÍVEL DE CONSCIÊNCIA	0	ALERTA	1	CONFUSO/DESORIENTADO	2	COMATOSO		
						PONTUAÇÃO FINAL:		

CLASSIFICAÇÃO DO PACIENTE

Até 5 Pontos	Considerar procedimentos pontuais exclusivos ou outros programas: ( ) **Curativos** ( ) **Medicações Parenterais** ( ) **Outros Programas**	De 12 a 17 Pontos	Considerar **Internação Domiciliar 12h**
De 6 a 11 Pontos	Considerar **Atendimento Domiciliar Multiprofissional** (inclui procedimentos pontuais, desde que não exclusivos)	18 ou mais Pontos	Considerar **Internação Domiciliar 24h**

* SNG = Sonda Nasogástrica e SNE = Sonda Nasoentérica ** Consulte ESCORE KATZ no verso. *** Excluso medicamentos de autoaplicação como insulinas e alguns anticoagulantes

TABELA DE AVALIAÇÃO PARA PLANEJAMENTO DE ATENÇÃO DOMICILIAR

nead

ESCORE DE KATZ

ATIVIDADES	INDEPENDÊNCIA 1 PONTO (sem supervisão, orientação ou assistência pessoal)		DEPENDÊNCIA 0 PONTO (com supervisão, orientação ou assistência pessoal ou cuidado integral)
BANHAR-SE		BANHA-SE COMPLETAMENTE OU NECESSITA DE AUXÍLIO SOMENTE PARA LAVAR UMA PARTE DO CORPO, COMO AS COSTAS, GENITAIS OU UMA EXTREMIDADE INCAPACITADA.	NECESSITA DE AJUDA PARA BANHAR-SE EM MAIS DE UMA PARTE DO CORPO, ENTRAR E SAIR DO CHUVEIRO OU BANHEIRA OU REQUER ASSISTÊNCIA TOTAL NO BANHO.
VESTIR-SE		PEGA AS ROUPAS DO ARMÁRIO E VESTE AS ROUPAS ÍNTIMAS EXTERNAS E CINTOS. PODE RECEBER AJUDA PARA AMARRAR OS SAPATOS.	NECESSITA DE AJUDA PARA VESTIR-SE OU NECESSITA SER COMPLETAMENTE VESTIDO.
IR AO BANHEIRO		DIRIGE-SE AO BANHEIRO, ENTRA E SAI DO MESMO, ARRUMA SUAS PRÓPRIAS ROUPAS, LIMPA A ÁREA GENITAL SEM AJUDA.	NECESSITA DE AJUDA PARA IR AO BANHEIRO, LIMPAR-SE OU USA URINOL OU COMADRE.
TRANSFERÊNCIA		SENTA-SE, DEITA-SE E SE LEVANTA DA CAMA OU CADEIRA SEM AJUDA. EQUIPAMENTOS MECÂNICOS DE AJUDA SÃO ACEITÁVEIS.	NECESSITA DE AJUDA PARA SENTAR-SE, DEITAR-SE OU SE LEVANTAR DA CAMA OU CADEIRA.
CONTINÊNCIA		TEM COMPLETO CONTROLE SOBRE SUAS ELIMINAÇÕES (URINAR E EVACUAR).	É PARCIAL OU TOTALMENTE INCONTINENTE DO INTESTINO OU BEXIGA.
ALIMENTAÇÃO		LEVA A COMIDA DO PRATO À BOCA SEM AJUDA. PREPARAÇÃO DA COMIDA PODE SER FEITA POR OUTRA PESSOA.	NECESSITA DE AJUDA PARCIAL OU TOTAL COM A ALIMENTAÇÃO OU REQUER ALIMENTAÇÃO PARENTERAL.

PONTUAÇÃO KATZ:

CLASSIFICAÇÃO KATZ

5 OU 6	INDEPENDENTE	3 OU 4	DEPENDÊNCIA PARCIAL	< 2	DEPENDENTE TOTAL

Assinatura e Carimbo		Data	___/___/___

INSTRUÇÕES DE PREENCHIMENTO

Grupo 1 – Elegibilidade

a) Identificação de um cuidador efetivo que esteja presente no domicílio em período integral e capacitado a exercer essa função. Apenas nos casos de procedimentos pontuais específicos (medicações parenterais, curativos), desconsiderar para pacientes independentes.

b) Identificação de risco no domicílio: infraestrutura adequada, com rede elétrica, saneamento básico, local para armazenamento de insumos, acesso da equipe ao domicílio, facilidade de deslocamento dentro do mesmo e acesso ao paciente em situações de emergência.

c) Identificar se o paciente possui condições clínicas de deslocar-se até os prestadores de sua rede credenciada. Aspectos sociais que possam trazer dificuldades ao deslocamento não devem ser considerados neste instrumento.

Grupo 2 – Critérios para Indicação Imediata de Internação Domiciliar

a) Este grupo trata os principais critérios técnicos que levam a uma indicação imediata de Internação Domiciliar, sendo, inclusive, contemplada uma sugestão de Planejamento de Atenção Domiciliar (P.A.D.) com 12 horas ou 24 horas de enfermagem, conforme a complexidade clínica do paciente.

Grupo 3 – Critérios de Apoio para Indicação de P.A.D.

a) Este grupo reúne critérios de apoio para indicação do P.A.D. Esses critérios estão relacionados ao grau de dependência, risco para complicações, morbidade e procedimentos técnicos. A pontuação atribuída a cada item seguiu o seguinte critério:

i. Zero = nenhuma dependência, baixo risco de complicações e morbidade e sem necessidade de procedimentos técnicos.

ii. 1 ponto = dependência parcial, risco moderado de complicações e morbidade, necessidade de procedimentos técnicos e/ou aplicação de medicações por via intramuscular ou subcutânea.

iii. 2 ou 3 pontos = dependência total, risco elevado de complicações e morbidade, necessidade de procedimentos técnicos e/ou aplicação de medicações por via intravenosa ou hipodermóclise.

b) Naqueles casos em que uma internação domiciliar tiver sido indicada segundo as questões do Grupo 2, a sugestão de P.A.D. (12 ou 24 horas de enfermagem) deverá ser seguida pela aplicação dos critérios do Grupo 3, para maior embasamento técnico.

c) No grupo 2, nos casos em que uma internação domiciliar não tenha sido imediatamente indicada pelo perfil definido, prosseguir para o Grupo 3 para indicar outras modalidades de atenção, quais sejam: atendimento domiciliar multiprofissional, procedimentos pontuais exclusivos em domicílio ou mesmo outros programas de atenção à saúde.

d) A falta de indicação de Internação Domiciliar pelos critérios apontados no Grupo 2 não impede que a indicação seja feita com base nos indicadores do Grupo 3. Em todos os casos, o documento deve ser preenchido até o final. No caso de divergência entre as indicações dos dois grupos, deverá prevalecer aquela de maior complexidade, visando a maior segurança do paciente.

Conteúdo disponível em QR Code - ver pág. XLIX.

Referências

1. World Health Organization. Cancer pain relief and palliative care: report of a who expert committee. [Meeting Held in Geneva from 3 to 10 July 1989]. World Health Organization, Geneva, Switzerland, 1990.
2. Academia Nacional de Cuidados Paliativos. Manual de cuidados paliativos ANCP: ampliado e atualizado. 2 ed. São Paulo: ANCP, 2012.
3. World Health Organization. Noncommunicable diseases and their risk factors: palliative care. 2020. Internet. Disponível em: web-60609-oms-ncd-palliativecare-20200817.pdf (who.int)
4. World Health Organization. Palliative care. 2024. Internet. Disponível em: https://www.who.int/news-room/fact-sheets/detail/palliative-care.
5. Radbruch L, et al. Redefining palliative care – a new consensus-based definition. Journal of pain and symptonmanagement.2020;60(4):754-764.doi:https://doi.org/10.1016/j.jpainsymman.2020.04.027
6. Doyle D. Palliative medicine – a time for definition? Palliat Med. 1993;7(4):243-5.
7. Knaul FM, Farmer PE, Krakauer EL, et al. On behalf of the Lancet commission on global access to palliative care and pain relief study group. Alleviating the access abyss in palliative care and pain relief – an imperative of universal health coverage: the Lancet commission report. Lancet 2017; published online Oct 12. http://dx.doi.org/10.1016/S0140-6736(17)32513-8.
8. Academia Nacional de Cuidados Paliativos. IAHPC divulga definição de cuidados paliativos. ANCP, 2019. Disponível em: https://paliativo.org.br/iahpc-divulga-definicao-cuidados-paliativos.
9. Manual de Cuidados Paliativos. Maria Perez Soares D'Alessandro (ed.) ... [et al.]. – 2. ed. São Paulo: Hospital Sírio-Libanês; Ministério da Saúde, 2023.
10. Hospital Israelita Albert Einstein. Planificasus: Guia do Workshop 8 – Cuidados Paliativos na Atenção Primária à Saúde e na Atenção Ambulatorial Especializada / Hospital Israelita Albert Einstein: Diretoria de Atenção Primária e Redes Assistenciais: São Paulo. Ministério da Saúde, 2022 Disponível em: arquivo-download.php (planificasus.com.br).
11. World Health Organization. Integrating palliative care and symptom relief into primary health care: a WHO guide for planners, implementers and managers. 2018. Disponível em: https://apps.who.int/iris/bitstream/handle/10665/274559/9789241514477-eng.pdf?sequence=1&isAllowed=y.
12. World Health Organization. Planning and implementing palliative care services: a guide for programme managers. 2016. Disponível em: 9789241565417-eng.pdf (who.int)
13. Abel J, Kellehear A, Karapliagou. Palliative care – the new Essentials. Ann Palliat Med. 2018 Abr;7(Suppl 2):S3-S14.
14. World Health Organization. Assessing the development of palliative care worldwide: a set of actionable indicators. Eva: World Health Organization, 2021. Disponível em: 9789240033351-eng.pdf (who.int).
15. Academia Nacional de Cuidados Paliativos. Manual de cuidados paliativos da Academia Nacional de Cuidados Paliativos (ANCP)/Rodrigo Kappel Castilho, Vitor Carlos Santos da Silva, Cristhiane da Silva Pinto. 3ed. Rio de Janeiro: Atheneu, 2021.
16. Palliative Care Australia. Palliative care service development guidelines. Canberra: PCA, January 2018. Disponível em: https://palliativecare.org.au/wp-content/uploads/dlm_uploads/2018/02/PalliativeCare-Service-Delivery-2018_web-1.pdf
17. Brasil. Ministério da Saúde. Gabinete do Ministro. Comissão Intergestores Tripartite. Resolução nº 41 de 31 de outubro de 2018. Dispõe sobre as diretrizes para a organização dos cuidados paliativos, à luz dos cuidados continuados integrados, no âmbito Sistema Único de Saúde (SUS). Brasília, DF: Diário Oficial da União, 2018. Disponível em: https://www.in.gov.br/materia/-/asset_publisher/Kujrw0TZC2Mb/content/id/51520746/do1-2018-11-23-resolucao-n-41-de- 31-de-outubro-de-2018-51520710.
18. Brasil. Ministério da Saúde. Portaria nº 2.436, de 21 de setembro de 2017. Aprova a Política Nacional de Atenção Básica, estabelecendo a revisão de diretrizes para a organização da Atenção Básica, no âmbito do Sistema Único de Saúde (SUS). Brasília, DF: Diário Oficial da União, 2017.

Disponível em: https://bvsms.saude.gov.br/bvs/saudelegis/gm/2017/prt2436_22_09_2017.html. Acesso em: 31 mar. 2021.

19. Mendes EV, et al. A construção social da Atenção Primária à Saúde. 2. ed. Brasília: Conselho Nacional de Secretários de Saúde – Conass, 2019. Disponível em: https://www.conass.org.br/biblioteca/a-construcao-social-da-atencao-primaria-a-saude-2a-edicao/.
20. University of Edinburgh. Supportive and palliative care indicators tool (SPICT), 2020. SPICT-BR: Supportive and Palliative Care Indicators Tool (Brazilian version). Disponível em: < https://www.spict.org.uk/the-spict/spict-br/>
21. Highet G, Crawford D, Murray AS, Boyd K. Development and evaluation of the supportive and palliative care indicators tool (SPICT): a mixed-methods study. BMJ Supportive&PalliativeCare, 4(3), 285–290, 2013.
22. Maas E, Murray AS, Engels Y, Campbell C. What tools are available to identify people with palliative care needs in primary care: a systematic review and survey of european practice. BMJ Support Pall Care 2013; 3:444-451.
23. Murray AS, Boyd K. Using the "surprise question" can identify people with advanced heart failure and COPD who would benefit from a palliative care approach. Palliat Med. 2011; 25(4):382.
24. Hidalgo GAO, Souza SE. Instrumentos de Elegibilidade para Abordagem Paliativa. Hospital Israelita Albert Einstein. Planificasus: Etapa 8 – Cuidados Paliativos na Atenção Primária à Saúde e na Atenção Ambulatorial Especializada / Hospital Israelita Albert Einstein: Diretoria de Atenção Primária e Redes Assistenciais: São Paulo. Ministério da Saúde, 2022 Disponível em: arquivo-download.php (planificasus.com.br).
25. Santana MTEA, et al. Adaptação transcultural e validação semântica de instrumento para identificação de necessidades paliativas em língua portuguesa. Einstein (São Paulo), São Paulo, v. 18, eAO5539, 2020. Disponível em: http://www.scielo.br/scielo.php?script=sci_arttext&pid=S1679-45082020000100271&lng=en&nrm=iso>. Acesso em: 25 out. 2020. Epub Oct 07, 2020. doi: https://doi.org/10.31744/einstein_journal/2020ao5539.
26. Gómez-Batiste X, Martínez-Muñoz M, Blay C, et al. Utilidade da ferramenta NECPAL CCOMS-ICO© e da Pergunta Surpresa como ferramentas de triagem para cuidados paliativos precoces e para prever mortalidade em pacientes com condições crônicas avançadas: Um estudo de coorte. Medicina Paliativa, 2017;31(8):754-763. doi: 10.1177/0269216316676647
27. Ministério da Saúde (BR) Portaria GM/MS nº 3.681, de 07 de maio de 2024 – Institui a Política Nacional de Cuidados Paliativos – PNCP no âmbito do Sistema Único de Saúde - SUS, por meio da alteração da Portaria de Consolidação GM/MS nº 2, de 28 de setembro de 2017. Diário Oficial da União, Seção 1, nº 98, de 22/05/2024- pag 215
28. Marcucci FCI, Cabrera MAS: Morte no hospital e no domicílio: influências populacionais e das políticas de saúde em Londrina, Paraná, Brasil (1996-2010) Ciência & Saúde Coletiva, v. 20, n. 3, p. 833–840, mar. 2015.
29. Roberts B, Robertson M, Ojukwu EI, Wu DS. Home Based Palliative Care: Known Benefits and Future Directions. Curr Geriatr Rep. 2021;10(4):141-147. doi: 10.1007/s13670-021-00372-8. Epub 2021 Nov 25. PMID: 34849331; PMCID: PMC8614075.
30. Ministério da Saúde (BR) Portaria GM/MS nº 3.005, de 02 de janeiro de 2024-Altera as Portarias de Consolidação nºs 5 e 6, de 28 de setembro de 2017, para atualizar as regras do Serviço de Atenção Domiciliar (SAD) e do Programa Melhor em Casa (PMeC). Diário Oficial da União, Seção 1,nº4 de 05/01/2024 - pag 56.
31. Dal Ben LW, Gaidzinski RR. Sistema de Classificação de pacientes em assistência domiciliar. Acta Paul Enferm 2006;19(1):100-8. Disponível em: <https://www.scielo.br/j/ape/a/byGQvQFGwZpvx6793gw5LJN/?format=pdf&lang=pt.
32. Núcleo Nacional das Empresas de Serviços de Atenção Domiciliar (NEAD). Tabela de avaliação para planejamento de atenção domiciliar NEAD. 2017. Disponível em:<https://www.neadsaude.org.br/pdfs/5-final-site.pdf>.

2

Normas e Resoluções em Cuidados Paliativos Aplicáveis na Atenção Domiciliar

João Victor Furtado Peixoto de Alencar
Luciana Dadalto

Introdução

Conforme a definição da Organização Mundial de Saúde (OMS), saúde não se resume à mera ausência de doença, mas ao completo bem-estar biopsicossocial e espiritual.[1] Essa definição está de acordo com a dada aos Cuidados Paliativos pela própria OMS, sendo uma abordagem direcionada ao alívio e prevenção do sofrimento do paciente com doença ameaçadora à vida e aos seus familiares, englobando todas as esferas de cuidado.[2]

Por se tratar de uma área de atuação que versa sobre o enfrentamento dos diversos tipos de sofrimento diante de uma doença grave, os Cuidados Paliativos levantam uma série de debates acalorados, por vezes permeados de noções deturpadas sobre o seu real propósito, bem como discursos preconceituosos.[3] Somada a isso, tem-se ainda o contexto da judicialização da Medicina,[4] situação que finda por comprometer e influenciar diretamente as atitudes dos profissionais de saúde nas tomadas de decisão.

Nesse contexto, como será visto no desenvolvimento deste capítulo, a abordagem paliativa passa a ser regulada pelos Poderes Executivo e Legislativo, a nível municipal, estadual e federal. Prova disso está no fato de que apenas a partir de 2022, os Cuidados Paliativos passaram a figurar de modo obrigatório na grade curricular das faculdades de Medicina no Brasil.[5] Outros exemplos estão na resolução tripartite nº 41, de 31 de outubro de 2018, que instituiu a Política de Cuidados Paliativos no SUS,[6] bem como na aprovação da Política Nacional de Cuidados Paliativos que se deu em dezembro de 2023,[7] sendo publicada pela Portaria GM/MS nº 3.681, de 7 de maio de 2024.[8]

Por isso é fundamental que o profissional da saúde tenha conhecimento a respeito das resoluções e leis que direta ou indiretamente versam sobre a temática.

Aspectos normativos dos cuidados paliativos no Brasil e no mundo

À medida que os Cuidados Paliativos se difundiram no momento, fez-se necessário interpretar as normas já existentes e criar outras, visando dar segurança jurídica a essa abordagem de cuidados.

A primeira norma que embasou os Cuidados Paliativos em âmbito internacional foi a Declaração Universal dos Direitos Humanos (DUDH) de 1948, que reconheceu o princípio da dignidade humana como direito de todos.[3]

A dignidade da pessoa humana é entendida como qualidade intrínseca do ser humano, tornando-o merecedor de respeito e consideração por parte do Estado e da comunidade, fazendo-o detentor de direitos e deveres fundamentais que o protegem de atos de cunho degradante e desumano, propiciando e promovendo a sua participação ativa e corresponsável nos destinos da própria existência e da vida com os demais.[9]

Ademais, o artigo 5º da DUDH prevê que "ninguém será submetido à tortura, nem a tratamento ou castigo cruel, desumano ou degradante", deixando claro que a noção de dignidade está intrinsecamente relacionada a cuidados de saúde que objetivem promover as diversas formas de sofrimento enfrentados pelo paciente, familiares e cuidadores, embasando, portanto, os Cuidados Paliativos.[3]

Já em âmbito nacional, a dignidade da pessoa humana está presente ainda como um fundamento da república democrática brasileira, prevista no artigo 1º, da Constituição Federal de 1988.[10]

Ainda no texto constitucional, há a previsão de diversos direitos fundamentais aplicáveis aos Cuidados Paliativos. Veja-se:[10]

> *Art. 5º. Todos são iguais perante a lei, sem distinção de qualquer natureza, garantindo-se aos brasileiros e aos estrangeiros residentes no País a inviolabilidade do direito à vida, à liberdade, à igualdade, à segurança e à propriedade, nos termos seguintes:*
>
> *[...]*
>
> *III – Ninguém será submetido a tortura nem a tratamento desumano ou degradante.*
>
> *IV – É livre a manifestação do pensamento, sendo vedado o anonimato.*
>
> *[...]*
>
> *VI – É inviolável a liberdade de consciência [...].*
>
> *[...]*
>
> *X – São invioláveis a intimidade, a vida privada, a honra e a imagem das pessoas, assegurado o direito a indenização pelo dano material ou moral decorrente de sua violação.*

Ademais, o artigo 196 da Constituição Federal dispõe que: "A saúde é direito de todos e dever do Estado, garantido mediante políticas sociais e econômicas que visem à redução do risco de doença e de outros agravos e ao acesso universal e igualitário às ações e serviços para sua promoção, proteção e recuperação".[10]

Legislação e normativa infraconstitucional sobre cuidados paliativos no Brasil

A Lei Orgânica da Saúde (Lei nº 8.080, de 19 de setembro de 1990) estabelece a organização e o funcionamento dos serviços de saúde.[11] A seguir, destacam-se alguns princípios importantes para a abordagem paliativa:

> *Art. 7º As ações e serviços públicos de saúde e os serviços privados contratados ou conveniados que integram o Sistema Único de Saúde (SUS) são desenvolvidos de acordo com as diretrizes previstas no art. 198 da Constituição Federal, obedecendo ainda aos seguintes princípios:*
>
> *[...]*
>
> *II – Integralidade de assistência, entendida como conjunto articulado e contínuo das ações e serviços preventivos e curativos, individuais e coletivos, exigidos para cada caso em todos os níveis de complexidade do sistema.*
>
> *III – Preservação da autonomia das pessoas na defesa de sua integridade física e moral.*
>
> *[...]*

Ao se falar em integralidade, consideram-se as necessidades do paciente de forma abrangente e percebendo o indivíduo como um ser complexo e com necessidades particulares, em cada fase da vida, desde o nascimento até a morte.[3]

No que se refere à preservação da autonomia e da integridade física e moral das pessoas, é permitido que o indivíduo que goze de suas faculdades mentais possa realizar a manifestação autônoma de vontade, sobretudo a respeito das terapias e medidas adotadas no fim de vida.[3]

Ainda na década de 1990, a Lei Mário Covas, lei do estado de São Paulo nº 10.241/1999 dispôs sobre os direitos dos usuários dos serviços de saúde, com previsões diretamente relacionadas à abordagem paliativa, como o atendimento digno, o direito de consentimento e de recusa de procedimentos e tratamento, bem como a busca pelo conforto, bem-estar e decisões sobre o local da morte:[12]

> *Art. 2º. São direitos dos usuários dos serviços de saúde no estado de São Paulo:*
>
> *I – Ter um atendimento digno, atencioso e respeitoso.*
>
> *[...]*
>
> *VII – Consentir ou recusar, de forma livre, voluntária e esclarecida, com adequada informação, procedimentos diagnósticos ou terapêuticos a serem nele realizados.*
>
> *[...]*
>
> *XVIII – Receber do profissional adequado, presente no local, auxílio imediato e oportuno para a melhoria do conforto e bem-estar.*
>
> *XIX – Ter um local digno e adequado para o atendimento.*
>
> *[...]*

XXIII – Recusar tratamentos dolorosos ou extraordinários para tentar prolongar a vida.

XXIV – Optar pelo local de morte.

Em 2006, o Conselho Federal de Medicina editou a Resolução do CFM nº 1.805, permitindo ao médico a limitação ou suspensão de procedimentos que caracterizem a distanásia, devendo esclarecer o paciente e os seus responsáveis, registrando todas as decisões em prontuário, oferecendo ao paciente a abordagem dos Cuidados Paliativos.[13]

Nesse mesmo ano, 2006, a eficácia dessa resolução foi suspensa pela Justiça Federal do Distrito Federal e assim permaneceu até 2010, quando foi declarada constitucional pelo mesmo juízo.[3]

Enquanto a resolução permaneceu suspensa, o Conselho Federal de Medicina (CFM) publicou um novo Código de Ética Médica em 2009 e, pela primeira vez, mencionou de modo explícito os cuidados paliativos nos princípios fundamentais:[14]

Princípios fundamentais:

XXII – Nas situações clínicas irreversíveis e terminais, o médico evitará a realização de procedimentos diagnósticos e terapêuticos desnecessários e propiciará aos pacientes sob sua atenção todos os cuidados paliativos apropriados.

E também dentro das vedações aos médicos:

Art. 36. Abandonar paciente sob seus cuidados.

(...)

§ 2°. Salvo por motivo justo, comunicado ao paciente ou aos seus familiares, o médico não abandonará o paciente por ser esse portador de moléstia crônica ou incurável e continuará a assisti-lo ainda que para cuidados paliativos.

(...)

Art. 41. Abreviar a vida do paciente, ainda que a pedido desse ou de seu representante legal. Parágrafo único. Nos casos de doença incurável e terminal, deve o médico oferecer todos os cuidados paliativos disponíveis sem empreender ações diagnósticas ou terapêuticas inúteis, ou obstinadas, levando sempre em consideração a vontade expressa do paciente ou, na sua impossibilidade, a de seu representante legal.

Já em 2018, a resolução tripartite nº 41, de 31 de outubro de 2018 instituiu a Política de Cuidados Paliativos no SUS, definindo os Cuidados Paliativos como uma forma de assistência e elencando as suas diretrizes organizativas.[6] Os princípios apresentados nos incisos III e IV do artigo 4º corroboram com os entendimentos relacionados aos Cuidados Paliativos no que se refere à afirmação da vida e aceitação da morte como um processo natural, bem como o papel de não antecipar e nem retardar a morte:

Art. 4º. Serão princípios norteadores para a organização dos Cuidados Paliativos:

[...]

III – Afirmação da vida e aceitação da morte como um processo natural.

IV – Aceitação da evolução natural da doença, não acelerando nem retardando a morte e repudiando as futilidades diagnósticas e terapêuticas.

Tais princípios se mostram como base para que se tenha uma compreensão mais orgânica e menos mecanicista a respeito da morte, não se deparando apenas com um indivíduo doente, mas com um ser complexo e dotado das esferas biopsicossocial e espiritual, que quando necessário, deve ter a priorização do conforto e a promoção do alívio do sofrimento.[3]

Algumas Resoluções do Conselho Federal de Medicina (CFM) e do Conselho Regional de Medicina de São Paulo (CREMESP) merecem destaque por apresentarem definições importantes na prática médica em Cuidados Paliativos, abordando temáticas importantes como as Diretivas Antecipadas de Vontade (DAV), recusa terapêutica e objeção de consciência.

Para que se tenha uma noção mais rápida do conteúdo de cada uma dessas resoluções, foi elaborada a Tabela 2.1 que contém a identificação da resolução, o seu objetivo e algumas particularidades.

Tabela 2.1. Resoluções do CFM e CREMESP acerca dos Cuidados Paliativos

Resolução	Objetivos	Observações
CFM nº 1.805, de 9 de novembro de 2006[13]	Na fase terminal de enfermidades graves e incuráveis é permitido ao médico limitar ou suspender procedimentos e tratamentos que prolonguem a vida do doente.	Devem ser garantidos os cuidados necessários para aliviar os sintomas que levam ao sofrimento, proporcionando uma assistência integral.
CFM nº 1.995, de 9 de agosto de 2012[15]	Dispor sobre as diretivas antecipadas de vontade (DAV) do paciente.	A DAV pode ser registrada no prontuário do paciente, não sendo exigidas testemunhas ou assinaturas (possui fé pública).
CFM nº 2.156, de 28 de outubro de 2016[16]	Estabelecer os critérios de admissão e alta em Unidade de Terapia Intensiva.	Os artigos 6º e 8º categorizam os pacientes em Cuidados Paliativos como prioridade 5, ou seja, é indicada a admissão em unidades especializadas em Cuidados Paliativos.
CFM nº 2.232/2019, de 17 de julho de 2019[17]	Estabelecer as normas éticas para a recusa terapêutica por pacientes e objeção de consciência na relação médico-paciente.	Traz a recusa terapêutica como direito do paciente, devendo o mesmo ser devidamente esclarecido para que realize uma tomada de decisão adequada.
CREMESP nº 355 de 23 de outubro de 2022[18]	Estabelecer as diretrizes éticas para o auxílio médico da tomada de decisões sobre cuidados e tratamentos de pacientes que enfrentam a fase final da vida.	Essa resolução diferencia os tratamentos fúteis dos tratamentos potencialmente inapropriados.

Fonte: Tabela desenvolvida pelos autores com bases na: Resolução CFM nº 1.805, de 9 de novembro de 2006[13]; Resolução CFM nº 1.995, de 9 de agosto de 2012[15]; Resolução CFM nº 2.156, de 28 de outubro de 2016[16]; Resolução CFM nº 2.232/2019, de 17 de julho de 2019[17]; Resolução CREMESP nº 355, de 23 de outubro de 2022[18].

Legislação e normativa infraconstitucional sobre cuidados paliativos na atenção domiciliar brasileira

A Portaria do Ministério da Saúde nº 825, de 25 de abril de 2016 trouxe a redefinição da Atenção Domiciliar (AD) no âmbito do SUS. Essa portaria é de grande importância, pois, além de definir a AD, apresentar os seus serviços e as suas modalidades, expõe no inciso I do artigo 2º, a relação dessa modalidade de atenção com os cuidados de fim de vida, sendo citada nesse inciso como "paliação".[19]

> *Art. 2º. Para efeitos dessa portaria considera-se:*
>
> *I – Atenção domiciliar (AD): modalidade de atenção à saúde integrada às Redes de Atenção à Saúde (RAS), caracterizada por um conjunto de ações de prevenção e tratamento de doenças, reabilitação, paliação e promoção à saúde, prestadas em domicílio, garantindo continuidade de cuidados.*

Esse texto deixa claro que a abordagem dos Cuidados Paliativos é adequada e possível de ser realizada no ambiente domiciliar, devendo ser observado, obviamente, o nível de complexidade do caso do paciente a fim de saber se é possível proporcionar conforto ao mesmo em sua casa.

Nesse contexto, considerando que os Cuidados Paliativos devem ser ofertados a pacientes com doenças ameaçadoras à vida, fez-se necessária uma previsão a respeito da criação de fluxos por parte das equipes de AD, em todas as suas modalidades, a fim de garantir a emissão do atestado de óbito.[19]

> *Art. 7º. Nas três modalidades de AD, as equipes responsáveis pela assistência têm como atribuição:*
>
> *[...]*
>
> *VI – Pactuar fluxos para atestado de óbito, devendo ser preferencialmente emitido por médico da EMAD ou da Equipe de Atenção Básica do respectivo território.*

Política pública de cuidados paliativos

No dia 22 de maio de 2024, foi publicada no Diário Oficial da União a Portaria GM/MS nº 3.681, de 7 de maio de 2024, que instituiu a Política Nacional de Cuidados Paliativos –PNCP, no âmbito do SUS.[8]

A PNCP foi construída a muitas mãos e com forte participação popular, sendo precedida pela resolução do Conselho Nacional de Saúde nº 729 de 7 de dezembro de 2023, a partir da observação de que a maioria da população brasileira não tem acesso adequado aos Cuidados Paliativos, bem como pelo fato do Brasil ser um país de "qualidade média", no que se refere ao "índice de qualidade de morte", figurando em 42º na lista de 80 países incluídos no estudo do *The Economist Intelligence Unit* (EIU).[7]

Entre os objetivos da PNCP apresentados no artigo 4º, tem-se no primeiro inciso a integração dos Cuidados Paliativos à Rede de Atenção à Saúde (RAS), com ênfase na Atenção Primária.[8] Logo, evidencia-se a inserção da Atenção Domiciliar nesse cenário.

As diretrizes da PNCP, elencadas no artigo 3º, também englobam princípios da Atenção Primária, destacando a importância dessa para o acesso universal e ampliação dos Cuidados Paliativos, como se destaca a seguir:[8]

> *Art. 3º. São diretrizes da PNCP:*
>
> *I -* **Ampliação dos cuidados paliativos e acesso universal a eles em todos os pontos de atenção da Rede de Atenção à Saúde - RAS**, *com equidade, integralidade, qualidade assistencial e humanização no atendimento.*
>
> *II -* **Promoção da regionalização dos serviços de cuidados paliativos** *em consonância com as pactuações regionais e macrorregionais.*
>
> *[...]*
>
> *IV -* **Fortalecimento da atenção primária como coordenadora do cuidado e ordenadora da RAS**, *por meio da corresponsabilização, integralidade do cuidado e compartilhamento das decisões de saúde entre os pontos de atenção da referida rede.*
>
> *V - Estímulo a ações de sensibilização na RAS para o uso racional de opioides.*
>
> *VI -* **Fomento à coordenação do cuidado e à continuidade assistencial**, *por meio de planejamento da estruturação dos fluxos assistenciais na oferta de serviços de cuidados paliativos.*
>
> *VII - Fomento ao autocuidado apoiado e à prevenção de doenças, bem como ao diagnóstico precoce e ao tratamento modificador da doença.*
>
> *VIII - Estímulo a práticas de gestão e de processos de trabalho que assegurem a* **inserção das ações de cuidado paliativo em toda a RAS.**
>
> *IX -* **Estímulo ao uso de soluções de telessaúde visando assegurar a continuidade do cuidado** *e evitar deslocamentos e procedimentos desnecessários à pessoa cuidada.*
>
> *X - Estímulo à elaboração de um conjunto de medidas e recursos sociofamiliares que preservem ao máximo a autonomia da pessoa em seu modo de viver.*
>
> *[...]*
>
> *XII -* **Estímulo à participação da sociedade e à atuação do controle social**, *por meio dos Conselhos Municipais, Estaduais e Nacional de Saúde, no processo de implementação, monitoramento e avaliação da PNCP.*

O texto da PNCP ainda prevê que, para a garantia de que os Cuidados Paliativos sejam ofertados em todos os pontos da RAS, serão criadas Equipes Matriciais de Cuidados Paliativos (EMCP) e Equipes Assistenciais de Cuidados Paliativos (EACP), incluindo o estímulo à educação continuada.[8]

O artigo 9º, inciso II, prevê que os Cuidados Paliativos serão ofertados no ambiente de Atenção Domiciliar aos pacientes em situação de restrição de leito ou domicílio, sendo ofertados por equipes da Atenção Primária ou de serviços de Atenção Domiciliar/Programa Melhor em Casa. Para tal, faz-se necessária a articulação com a família, RAS e comunidade, sendo assim o domicílio o principal local de cuidado nesse cenário, devendo ser observado o Projeto Terapêutico Singular (PTS) apresentado no prontuário domiciliar.[8]

A Política ainda versa a respeito das composições, cargas horárias, funções e atuações das equipes matriciais e assistenciais de Cuidados Paliativos, abordando ainda sobre a assistência farmacêutica, as competências e atribuições dos demais pontos de atenção da RAS, bem como sobre o financiamento das ações e serviços da PNCP, sendo elencadas as competências dos gestores do SUS, do Ministério da Saúde e das secretarias municipais, estaduais e distritais de saúde.[8]

Conclusão

Orienta-se que os profissionais de saúde estejam atentos às demais normas e resoluções apresentadas neste capítulo, pois além de se tratar do posicionamento das entidades representativas, são entendimentos corroborados nas decisões judiciais que envolvem as discussões em Cuidados Paliativos.

Ademais, é imperioso que os profissionais deem especial atenção aos desdobramentos da Política Nacional de Cuidados Paliativos, pois ela, ao inaugurar uma nova era no âmbito das políticas públicas, convoca todos os paliativistas a interpretarem suas regras e lutarem pela sua consecução.

Referências

1. Pereira FMT, Braghetta CC, Andrade PAS, Branco TP. Tratado de Espiritualidade e Saúde: teoria e prática do cuidado em espiritualidade na área da saúde. Rio de Janeiro: Atheneu, 2021.
2. Carvalho RT. Cuidados Paliativos - conceitos e princípios. In: Carvalho RT, Souza MRB, Franck EM, Polastrini RTV, Crispim D, Jales SMCP, et al, editores. Manual da Residência de Cuidados Paliativos: abordagem multidisciplinar. São Paulo: Manole; 2018. p. 2-10.
3. Celestino Junior FT, Alencar JVFP, Silva KV, Saavedra LP. Legislação sobre terminalidade de vida. In: Savassi LCM, Melo CGL, Dias MB, Ribeiro MTAM, Zachi MLR, editores. Tratado de Atenção Domiciliar. São Paulo: Manole; 2023. p. 1195-1201.
4. Alencar JVFP. Telemedicina, teleconsulta e erro médico: influências do avanço tecnológico na saúde e na esfera judicial brasileira. Fortaleza. Trabalho de Conclusão de Curso [Especialização em Direito aplicado aos serviços de saúde] - Universidade Estácio de Sá; 2020.
5. Ministério da Educação (Brasil). Conselho Nacional de Educação e Câmara de Educação Superior. Resolução nº 3, de 3 de novembro de 2022. Altera os Arts. 6º, 12 e 23 da Resolução CNE/CES nº 3/2014, que institui as Diretrizes Curriculares Nacionais do Curso de Graduação em Medicina. Diário Oficial da União 3 nov 2022; Seção 1.
6. Ministério da Saúde (Brasil). Comissão Intergestores Tripartite. Resolução nº 41, de 31 de outubro de 2018. Dispõe sobre as diretrizes para a organização dos cuidados paliativos, à luz dos

cuidados continuados integrados, no âmbito Sistema Único de Saúde (SUS). Diário Oficial da União 31 out 2018; Seção 1.
7. Ministério da Saúde (Brasil). Conselho Nacional de Saúde. Resolução nº 729, de 7 de dezembro de 2023. Aprova a Política Nacional de Cuidados Paliativos no âmbito do SUS (PNCP). Diário Oficial da União 7 dez 2023; Seção 1.
8. Ministério da Saúde (Brasil). Portaria GM/MS nº 3.681, de 7 de maio de 2024. Institui a Política Nacional de Cuidados Paliativos - PNCP no âmbito do Sistema Único de Saúde - SUS, por meio da alteração da Portaria de Consolidação GM/MS nº 2, de 28 de setembro de 2017. Diário Oficial da União 7 mai 2024; Seção 1.
9. Sarlet IW. Dignidade da Pessoa Humana e Direitos Fundamentais na Constituição Federal de 1988. Porto Alegre: Livraria do Advogado; 2001. p. 60.
10. Brasil. Constituição (1988). Constituição da República Federativa do Brasil. Brasília, DF: Senado Federal; 1988.
11. Brasil. Lei nº 8.080, de 19 de setembro de 1990. A Lei Orgânica da Saúde. Diário Oficial da União 19 set 1990; Seção 1.
12. São Paulo (Estado). Lei nº 10.241, de 17 de março de 1999. Lei Mário Covas. Diário Oficial da União 17 mar 1991; Seção 1.
13. Conselho Federal de Medicina (Brasil). Resolução nº 1.805, de 9 de novembro de 2006. Na fase terminal de enfermidades graves e incuráveis é permitido ao médico limitar ou suspender procedimentos e tratamentos que prolonguem a vida do doente, garantindo-lhe os cuidados necessários para aliviar os sintomas que levam ao sofrimento, na perspectiva de uma assistência integral, respeitada a vontade do paciente ou de seu representante legal. Diário Oficial da União 28 nov 2006; Seção 1, p. 169.
14. Conselho Federal de Medicina (Brasil). Resolução nº 1.931, de 17 de setembro de 2009. Aprova o Código de Ética Médica. Diário Oficial da União 24 set 2009; Seção 1, p. 90.
15. Conselho Federal de Medicina (Brasil). Resolução nº 1.995, de 09 de agosto de 2012. Dispõe sobre as diretivas antecipadas de vontade dos pacientes. Diário Oficial da União 31 ago 2012; Seção 1.
16. Conselho Federal de Medicina (Brasil). Resolução nº 2.156, de 28 de outubro de 2016. Estabelece os critérios de admissão e alta em unidade de terapia intensiva. Diário Oficial da União 17 nov 2016; Seção 1.
17. Conselho Federal de Medicina (Brasil). Resolução nº 2.232, de 17 de julho de 2019. Estabelece normas éticas para a recusa terapêutica por pacientes e objeção de consciência na relação médico-paciente. Diário Oficial da União 16 set 2019; Seção 1.
18. Conselho Regional de Medicina de São Paulo (Brasil). Resolução nº 355, de 23 de outubro de 2022. Estabelece diretrizes éticas para o auxílio médico da tomada de decisões sobre cuidados e tratamentos de pacientes que enfrentam a fase final da vida. Diário Oficial da União 04 nov 2022; Seção 1.
19. Ministério da Saúde (Brasil). Portaria nº 825, de 25 de abril de 2016. Redefine a Atenção Domiciliar no âmbito do Sistema Único de Saúde (SUS) e atualiza as equipes habilitadas. Diário Oficial da União 25 abr 2016; Seção 1.

3

Aspectos Bioéticos nos Cuidados Paliativos Prestados na Atenção Domiciliar

João Victor Furtado Peixoto de Alencar
Luciana Dadalto

Introdução

A bioética, enquanto campo de conhecimento transdisciplinar, surge no pós-Segunda Guerra Mundial, diante da necessidade de reflexão sobre os avanços da tecnologia nas relações humanas e, também, entre as pessoas e o meio ambiente.[1]

Com o passar do tempo, esse campo de conhecimento foi sistematizado academicamente conforme os objetos de estudo. É na bioética clínica que as questões sobre relação paciente-ecossistema de saúde se encontram.[2,3] e, desde o surgimento do movimento *hospice*, o olhar bioético tem sido de grande valia para o saber paliativo, isso porque é na transdisciplinaridade própria desse campo que os dilemas que os Cuidados Paliativos encontram caminhos possíveis.[4]

Sabe-se que, apesar de os Cuidados Paliativos não se limitarem aos cuidados de fim de vida, a naturalidade com que a abordagem paliativa lida com a finitude humana faz com que inúmeros conflitos envolvendo a morte e o morrer surjam na prática paliativa.[5]

Assim, nas últimas décadas, os estudos e as discussões sobre Cuidados Paliativos transbordam as discussões técnicas-médicas e buscam ferramentas bioéticas para auxiliar a tomada de decisão dos profissionais de saúde paliativistas.[6] O objeto do presente capítulo é analisar as ferramentas mais utilizadas, bem como apresentar uma ferramenta que se mostra como verdadeira mudança de paradigma.

Principialismo

Em 1977, os bioeticistas estadunidenses Tom L. Beauchamp e James F. Childress publicaram a primeira edição da paradigmática obra *Principles of Biomedical Ethics*, de

Tom L. Beauchamp e James F. Childress,[7] sistematizando os princípios do respeito ao outro, da beneficência e da justiça, presentes no relatório de Belmont.

Dois anos depois, em uma nova edição, Beauchamp e Childress incorporaram os princípios da autonomia, da justiça, da não maleficência e da beneficência, derivados dos princípios do relatório de Belmont. Desde então, a bioética principialista – principal corrente bioética usada nas discussões sobre ética médica – centra-se em quatro princípios (apresentados aqui na ordem e com as justificativas que os autores apresentam em seu livro):[7]

- Autonomia: o paciente tem direito de fazer escolhas e agir de acordo com seus valores e crenças pessoas e deve ser respeitado.
- Beneficência: refere-se aos deveres médicos de (i) fazer o bem; (ii) impedir que ocorram males ou danos; (iii) sanar males ou danos.
- Não maleficência: não fazer mal ou causar dano ao paciente.
- Justiça: necessidade de reconhecer o direito ao mínimo digno de assistência à saúde, em uma estrutura de alocação de recursos pautada na coerência entre utilitarismo e igualdade.

Personalismo

A bioética personalista, corrente criada por Elio Sgreccia,[8] compreende que para um ato ser considerado ético, ele deve ser analisado sob o perfil subjetivo da intencionalidade e, também, em seu conteúdo objetivo e em suas consequências.

Assim como o principialismo, o personalismo também trabalha com princípios, contudo, deriva da corrente filosófica do personalismo e foi desenvolvida no âmbito da bioética católica europeia, com a qual a bioética brasileira tem, historicamente, uma relação direta.[9,10]

Apesar de trabalhar com princípios, assim como a bioética principialista, a corrente personalista foca em aspectos pessoais da ação do profissional de saúde e do destinatário dessa ação (o paciente):[8]

- Princípio de defesa da vida física: as decisões devem ser tomadas sempre para proteger o direito à vida e à integridade física, entendendo a morte natural como o único limite para tais direitos. Em condições incuráveis, o profissional deve sempre agir ativamente, resguardando a vida física do paciente.
- Princípio da liberdade e responsabilidade: o paciente é compreendido como um sujeito autônomo, com liberdade para decidir sobre seus tratamentos; contudo, essa liberdade encontra limite na responsabilidade moral de salvaguardar sua vida física e a do outro. Essa responsabilidade dá ao médico o dever de respeitar a autodeterminação do paciente desde que a vida física não esteja em risco.
- Princípio da totalidade ou princípio terapêutico: as intervenções médicas são moralmente justificáveis quando objetivam resguardar a vida e a saúde do paciente.

- Princípio da sociabilidade (solidariedade) e subsidiariedade: a vida física é entendida como um bem social e, portanto, depende do apoio dos outros, obrigando a sociedade a garantir o acesso aos tratamentos necessários, ainda que isso implique no sacrifício daqueles que não estão doentes.

Casuística

No final da década de 1980, os filósofos britânicos Albert Jonsen e Stephen Toulmin[11] criaram a casuística, um método de tomada de decisão que parte da análise do caso concreto, a partir de comparações e analogias de outros casos já resolvidos.

Para os autores, a forma mais adequada de se tomar decisões é partindo da experiência e não dos princípios.

Apesar de a casuística ter sido proposta, inicialmente, como uma pedagogia para o ensino da bioética,[12] os autores desenvolveram o modelo das "quatro caixas" para a tomada de decisão clínica.

Essas quatro caixas se dividem em (i) indicações médicas; (ii) preferências do doente: (iii) qualidade de vida e (iv) contexto, conforme o Quadro 3.1.[13]

Quadro 3.1. Modelo das "quatro caixas" para a tomada de decisões clínicas

Indicações médicas	Preferências do paciente
1. Qual o problema do paciente? História? Diagnóstico? Prognóstico? 2. O problema é agudo? Crônico? Crítico? Emergência? Reversível? 3. Quais os objetivos do tratamento? 4. Qual a possibilidade de sucesso? 5. Quais os planos se a terapêutica falhar? 6. Como o paciente se beneficiará dos cuidados prestados pela equipe? 7. Como os danos podem ser evitados?	1. O que o paciente expressou sobre suas preferências no tratamento? 2. O paciente foi informado sobre benefícios e riscos? Compreendeu as informações? Deu seu consentimento? 3. O paciente está mentalmente capaz? Tem competência legal? Há indícios de outro tipo que sugerem incapacidade para decidir? 4. O paciente expressou antecipadamente suas preferências? 5. Quem é o representante do paciente se esse estiver incapacitado para decidir? O representante segue regras apropriadas para a decisão substitutiva? 6. O paciente reluta contra o tratamento? É incapaz de cooperar? Por quê? 7. Respeitaram-se os direitos de escolha do paciente em sua extensão ética e legal?
Qualidade de vida	**Aspectos conjunturais**
1. Quais as perspectivas de retorno do paciente a sua vida usual, com e sem tratamento? 2. Há predisposições que prejudicam a avaliação da qualidade de vida do paciente? 3. Que déficit físico, mental e social o paciente pode sofrer se o tratamento for bem-sucedido? 4. A qualidade de vida presente ou futura faz com que o paciente não queira mais viver? 5. Como o paciente argumenta a renúncia ao tratamento? Há encadeamento lógico na apresentação dos argumentos? 6. Quais as possibilidades e planos para cuidados paliativos e de conforto?	1. Há assuntos familiares influenciando indevidamente as decisões terapêuticas? 2. Há problemas dos profissionais de saúde influenciando as decisões terapêuticas? 3. Há interferência desmedida de fatores econômicos ou sociais? 4. Há fatores religiosos ou culturais pesando nas escolhas? 5. Há justificação para a violação do segredo médico? 6. Há problemas de alocação de recursos? 7. Quais as implicações legais das decisões terapêuticas? 8. O caso envolve pesquisa? Ensino? 9. Há conflitos de interesse institucional? E dos profissionais de saúde?

Fonte: Adaptado de Zoboli, 2013.[13]

Deliberação moral

Diego Gracia[14,15] é o maior expoente da deliberação moral, método de tomada de decisão para a solução de questões bioéticas e, no Brasil, é muito usado no âmbito dos Cuidados Paliativos em razão de seu caráter prático.

Ao contrário do principialismo e do personalismo, a deliberação não trabalha com princípios, mas sim um processo decisório com o objetivo de encontrar uma decisão prudente.[16] Esse processo tem quatro etapas:[17]

- Deliberação sobre os fatos: apresentação do caso a ser trabalhado.
- Deliberação sobre os valores: identificação dos problemas morais e dos valores em conflito.
- Deliberação sobre os deveres: identificação dos cursos de ação ótimo, intermediário e extremo.
- Deliberação sobre as responsabilidades: submeter o curso ótimo de ação às provas de tempo, publicidade e legalidade.

A revolução do paciente

Os modelos apresentados acima analisam a tomada de decisão a partir do prisma dos profissionais de saúde, contudo, essa análise não se sustenta sob o protagonismo do paciente que, segundo Aline Albuquerque,[18] é o paradigma contemporâneo da ética nos cuidados em saúde.

Essa abordagem reconhece que a máxima o paciente é o centro do cuidado não é apenas uma necessidade de compliance ou de certificações, mas é, efetivamente, uma mudança de padrão em todas as esferas que envolvem a relação paciente-profissionais/instituições de saúde, inclusive – e especialmente, no que tange a tomada de decisões.[19,20]

Nesse cenário, a Tomada de Decisão Compartilhada (TDC) emerge como o método adequado, pois se trata de um processo coletivo – que envolve profissionais e paciente – de decisão sobre tratamentos, cuidados, procedimentos, testes e demais ações de assistência, com base sempre nas preferências do paciente e nas evidências científicas.[21]

Há inúmeros modelos de tomada de decisão compartilhada e o mais aceito pelo campo do Direito do Paciente no Brasil[21] é o modelo de três etapas de diálogo, proposto por Elwyn *et al.*:[22]

- Diálogo de equipe: o profissional de saúde, desde o início, reconhece um paciente como parceiro e evidencia que a decisão a ser tomada será um construto dessa parceria.
- Diálogo sobre opções: aqui, o profissional de saúde deve apresentar as alternativas detalhadamente e comunicar riscos, benefícios e os possíveis impactos,

garantindo que o paciente receba informações suficientes para manifestar suas preferências.

- Diálogo sobre a decisão: essa é a etapa final, na qual acontecerá a tomada de decisão como reflexo das preferências informadas do paciente.

Correlação entre os princípios da atenção domiciliar e as ferramentas bioéticas apresentadas

A associação dos princípios da Atenção Domiciliar às ferramentas acima apresentadas pode auxiliar o profissional a prestar cuidados domiciliares adequados.

Para uma adequada correlação, resgata-se a noção de que a Atenção Domiciliar consiste em uma modalidade de atenção à saúde direcionada às pessoas que necessitam de cuidados e que estejam em situação de restrição ao leito ou ao lar por condição clínica, ou de vulnerabilidade, de forma temporária ou permanente, na qual a Atenção Domiciliar é considerada a oferta mais oportuna para tratamento, paliação, reabilitação e prevenção de agravos.[23]

A abordagem deve ser direcionada às singularidades do paciente, considerando não apenas a evolução da doença, mas o seu contexto social, psicológico e espiritual, sendo assim um cuidado centrado na pessoa que busca a preservação da dignidade, da autonomia e dos direitos de cada pessoa atendida:[24,25]

- Abordagem integral à família: além de considerar as esferas sociocultural e espiritual do núcleo familiar, observa-se o princípio da sociabilidade (solidariedade) e subsidiariedade, bem como a quarta caixa do modelo da casuística, que envolve os aspectos conjunturais como a existência de questões familiares influenciando nas decisões terapêuticas.
- Consentimento da família, participação do usuário e existência do cuidador: além de considerar os princípios e pontos citados no parágrafo anterior, atenta ainda para uma série de outros princípios. Ao sugerir uma participação do usuário, espera-se uma postura ativa desse, sendo assim, já se destaca o princípio bioético da autonomia, no qual o paciente, devidamente esclarecido dos riscos e benefícios envolvidos em determinada situação, faz as suas escolhas e agir conforme os seus valores e crenças. Com relação à casuística, destacam-se os pontos das preferências do doente e da qualidade de vida. A atuação do paciente será ainda fundamental na aplicação do método da tomada de decisão compartilhada.
- Trabalho em equipe e interdisciplinaridade: todos os princípios da bioética e do personalismo devem ser observados, inclusive a primeira caixa da casuística que versa sobre as indicações médicas.
- Estímulo a redes de solidariedade: espera-se que a equipe de atenção básica estabeleça parcerias na comunidade a fim de viabilizar e potencializar a assistência prestada no domicílio, tendo assim relação direta com o princípio da sociabilidade (solidariedade) e subsidiariedade do Personalismo.

Conclusão

Após a leitura deste capítulo, espera-se que tenha sido possível compreender a importância da bioética dos Cuidados Paliativos e perceber que não há uma única ferramenta de auxílio à tomada de decisão.

É importante que os profissionais possam criticar os métodos com os quais já trabalhou, visando melhorar a sua tomada de decisão, entendendo e defendendo o protagonismo do paciente nesse processo.

Por fim, é importante estabelecer a relação entre as ferramentas bioéticas apresentadas e os princípios da Atenção Domiciliar, incorporando-as na prática dos cuidados paliativos domiciliares.

Referências

1. Dadalto L, Sarsur M. Problemas jurídicos e dilemas bioéticos revisitados: dilemas bioéticos em tempos de pandemia. Dadalto, L (Coord.) Bioética e Covid-19. 2 ed. Indaiatuba: Foco, 2021.
2. Durand G. Introdução geral à Bioética. História, conceitos e instrumentos. Trad. Nicolás Nyimi Campanário. 2. ed. São Paulo: Centro Universitário São Camilo: Loyola, 2007.
3. Segre M. Definição de Bioética e sua relação com a Ética, Deontologia e Diceologia. In: Segre, Marco; Cohen, Claudio (Orgs.). Bioética. 3. ed. São Paulo: Editora da Universidade de São Paulo, 2002.
4. Kovács MJ. Bioética nas questões da vida e da Morte. In: Kovács MJ. Educação para a morte: temas e reflexões. São Paulo: Casa do Psicólogo/FAPESP; 2004.
5. Kovács MJ. Educação para a morte: quebrando paradigmas. Novo Amburgo: Sinopys, 2021.
6. Dadalto L, Guirro U (Coord). Bioética e Cuidados Paliativos. Indaiatuba: Foco, 2023.
7. Beauchamp TL, Childress JF. Princípios de ética biomédica. Trad. Luciana Pudenzi. São Paulo: Loyola, 2002.
8. Sgreccia E. Manual de Bioética: I – Fundamentos e ética Biomédica. Tradução Mário Matos. Cascais. Princípia, 2009.
9. Conti PHB, Souza PVS. Bioética e seus paradigmas teóricos. Rev. bioét. (Impr.). 2021; 29 (4): 716-26.
10. Ramos DLP, Lucato MC. O conceito de pessoa humana da bioética personalista (personalismo ontologicamente fundado). Rev. Pistis Prax., Teol. Pastor., Curitiba, v. 2, n. 1, p. 57-75, jan./jun. 2010.
11. Jonsen AR, Toulmin SE. The abuse of casuistry: a history of moral reasoning. Bekerley: University of California Press, 1988.
12. Junges J. (2005). Bioética como casuística e como hermenêutica. Revista Brasileira de Bioética, 1(1), 28-44.
13. Zoboli E. Tomada de decisão em bioética clínica: casuística e deliberação moral. Rev. bioét. (Impr.). 2013; 21 (3): 389-96.
14. Gracia D. Fundamentos da Bioética. Madrid: Editorial Triacastela; 2008.
15. Gracia D. La deliberación moral: el método de la ética clínica. Medicina Clínica, Volume 117, Issue 1, 2001.
16. Gracia D. Ethical case deliberation and decision making. Med Health Care Philos 6, 227–233 (2003).
17. Gracia D. Teoría y práctica de la deliberación moral. Grande, LF; Gracia, D.; Gonzales, MAS. Bioética: el estado de la cuestión / coord. por Lydia Feito Grande, Diego Miguel Gracia Guillén, Miguel Angel Sanchez Gonzalez, 2011, págs. 101-154.

18. Albuquerque A. Críticas ao Principialismo sob a ótica do novo paradigma ético nos cuidados em saúde: o protagonismo do paciente. Rev. Redbioética/UNESCO, Año 13, 1 (25): 12 - 12 enero - junio 2022.
19. Albuquerque A, Tanure C. Healthcare bioethics: a new proposal of ethics for clinical practice. History and Philosophy of Medicine 2023;5(2):10.
20. Albuquerque A. Direito do Paciente: fundamentos teóricos do novo ramo jurídico. UBP. Revista Derecho y Salud, Año 6, Núm. 7, 2022, PP. 47-63.
21. Eler KCG. Do consentimento informado à tomada de decisão compartilhada e a urgência de sua implementação no contexto brasileiro. Rev Bio y Der. 2023; 59: 177-132.
22. Kiesler DJ, Auerbach SM. Optimal matches of patient preferences for information, decision-making and interpersonal behavior: evidence, models and interventions. Patient Educ Couns, 2006, 3(61), 319–341.
23. Brasil. Portaria GM/MS nº 3.005, de 02 de janeiro de 2024. Altera as Portarias de Consolidação nºs 5 e 6, de 28 de setembro de 2017, para atualizar as regras do Serviço de Atenção Domiciliar (SAD) e do Programa Melhor em Casa (PMeC). [internet]. Brasil: Ministério da Saúde. Disponível em: <https://www.prefeitura.sp.gov.br/cidade/secretarias/upload/saude/portaria_gm_ms_3005_jan24.pdf>.
24. Brasil. Ministério da Saúde. Caderno de Atenção Domiciliar. Volume 1. Brasília: Ministério da Saúde, 2012; 1(1): 22-24.
25. Lopes JMC, Sousa AI. Curso de Especialização em Atenção Domiciliar. Módulo 3 - A gestão do cuidado na Atenção Domiciliar. Porto Alegre/RS: UFSC, 2015; 22-29.

4

Cuidados Paliativos na Atenção Domiciliar no Sistema Único de Saúde (SUS)

Leonardo Cançado Monteiro Savassi
Mariana Borges Dias

Introdução

Cuidados Paliativos (CP) podem ser prestados em qualquer âmbito de cuidado, porém, as pessoas em sua maioria, tende a optar pelos cuidados realizados em suas casas, onde há maior intimidade, conforto e afeto. Ao longo de sua estruturação, a Atenção Domiciliar (AD) conviveu com a possibilidade de participar dos cuidados paliativos, tendo em vista que o perfil de pacientes de cuidados continuados de longa duração é o de pessoas sob cuidados paliativos, desde aqueles não predominantes, até os cuidados de fim de vida.

A OMS advoga desde o início do século 21 a ideia do *home based care* como central para a construção dos cuidados paliativos em um país, integrados ao sistema de saúde em todos os níveis de cuidados, notadamente na Atenção Primária e nos Cuidados Domiciliares.[1] Desde então, todos os documentos com propostas de indicadores para desenvolvimento dos cuidados paliativos incluem a presença da AD qualificada e suficiente, ideia reforçada em consenso no último congresso latino americano de cuidados paliativos ocorrido na Colômbia em março de 2024.[2]

Para responder a essa demanda de cuidados, o Sistema Único de Saúde (SUS) do Brasil conta hoje com 2.137 equipes de AD atreladas ao programa Melhor em Casa, que atuam em 977 municípios, dos 26 estados da federação, o que representa dizer que 44% da população brasileira mora em municípios que contam com um Serviço de Atenção Domiciliar habilitado pelo governo federal.[3] Quanto a equipes responsáveis pela AD de nível 1, em novembro de 2022 o Brasil contava com 48.601 Equipes de Saúde da Família (eSF) e 3.757 Equipes de Atenção Primária (eAP), com população coberta respectivamente de 153.524.556 e 10.135.456 pessoas.[4]

Países que desenvolveram uma consciência societária da qualidade dos cuidados à saúde voltados para uma finitude digna da vida apresentam sistemas de saúde com forte presença dos CP[5] e fortalecimento do domicílio como principal *lócus* de cuidado, especialmente na terminalidade da vida.[6-8] A horizontalidade do cuidado e o vínculo com a equipe de referência diminui a procura desnecessária pelas portas de urgências e emergências e a necessidade de hospitalizações, favorece o respeito às Diretivas Antecipadas de Vontade (DAV),[9] além de promover um cuidado humanizado e ampliado de acordo com os princípios da paliação voltados para paciente e seus familiares.[10]

De acordo com a Organização Mundial da Saúde[1] (WHO, 2007), para que um país seja considerado suficiente em cuidados paliativos, ele necessita de três pilares:

- Política Governamental: que induza a integração dos serviços de cuidados paliativos na estrutura e financiamento do Sistema Nacional de Saúde.
- Política educacional que apoie a formação dos profissionais de saúde, de voluntários e do público geral.
- Política de medicamentos que garanta a disponibilidade dos medicamentos essenciais para o manejo da dor e outros sintomas e dos transtornos psicológicos, em especial dos analgésicos opioides.

Este capítulo visa descrever a inserção dos CP na AD no âmbito do SUS, a partir da construção do arcabouço jurídico que culminou nas resoluções e outros documentos existentes que apoiaram a consolidação dos CP nesse âmbito do cuidado.

Organizando o cuidado

No Brasil, iniciativas isoladas e discussões a respeito dos CP tiveram seu início nos anos 1970. Embora a própria Constituição Federal Brasileira de 1988, em seu 5º artigo, garanta ao paciente um tratamento humano e digno e a inviolabilidade da honra, foi nos anos 1990 que começaram a surgir os primeiros serviços organizados, ainda de forma experimental, principalmente em serviços de oncologia, com destaque para o pioneirismo do Instituto Nacional de Câncer (INCA) na implementação de práticas de alívio da dor e assistência psicossocial. Em 1997, foi fundada a Associação Brasileira de Cuidados Paliativos e em 2005, a Academia Nacional de Cuidados Paliativos (ANCP), avançando institucionalmente na regularização de critérios e organização dos ainda escassos profissionais paliativistas.[11]

Ressalta-se que desde 2002, tramitaram 13 Projetos de leis no Congresso Nacional, que falam de direitos dos pacientes e familiares, até sobre consentimento informado e instruções prévias de vontade sobre tratamento de enfermidades em fase terminal de vida, que regulamenta a prática da ortotanásia no território brasileiro.

A partir de 2017, alguns estados – Goiás, Rio Grande do Sul, Maranhão, Paraná, São Paulo, Minas Gerais e Espírito Santo – produziram diretrizes próprias em CP. Dentre o arcabouço normativo do SUS, desde 2000, os CP se fizeram presentes indiretamente em 26 protocolos e Portarias, fazendo essa interface de alguma maneira. As mais robustas tratam dos CP na Atenção Oncológica, Domiciliar e na rede de atenção às doenças crônicas, bem como protocolos diversos de manejo da dor. A partir disso, os CP se tornaram uma realidade mais presente nas instituições de saúde, com algumas equipes multiprofissionais estabelecidas em AD, hospitais e clínicas especializadas, proporcionando cuidados mais abrangentes a pessoas com doenças crônicas progressivas potencialmente ameaçadoras à vida.[12,13]

Em 2018, a publicação da Resolução GAB/CIT/MS nº 41, de 31 de outubro, descreve diretrizes para a organização de CP continuados e integrados, no âmbito do SUS, visando garantir uma abordagem integral e centrada na pessoa, por meio dos diversos serviços do SUS, buscando proporcionar assistência de alta qualidade, resolutiva e integral. Essa resolução desempenhou um papel importante ao estabelecer diretrizes e normas que enfatizam a necessidade da sistematização e ampla incorporação desses cuidados sem, entretanto, entrar na seara do financiamento e organização de serviços e demais ações necessárias para se implementarem cuidados paliativos em um país.[14]

Apesar desses avanços, os CP no Brasil enfrentam diversos desafios, como a persistente desigualdade de acesso, com pessoas em áreas remotas ou populações mais vulneráveis enfrentando dificuldades para obter assistência e/ou a determinados medicamentos, resultando em disparidades na qualidade de vida e no alívio do sofrimento. A formação profissional em cuidados paliativos não está amplamente incorporada à educação de profissionais de saúde, o que leva à deficiência de competências necessárias – habilidades, atitudes e conhecimentos – para atender adequadamente as pessoas em CP. Além disso, o Brasil até aquele momento carecia de regulamentação específica e políticas robustas para os CP, e a ausência de diretrizes claras muitas vezes dificulta a aplicação consistente dessa abordagem em todos os níveis de atenção à saúde. A falta de conscientização sobre CP e o estigma relacionado ao enfrentamento da morte também representam obstáculos à aceitação dessa abordagem por parte das pessoas, familiares e profissionais de saúde.[13]

Nesse contexto e considerando as prerrogativas da OMS, vem ao cenário do controle social brasileiro em 2023, a iniciativa da sociedade civil denominada "Frente PaliATIVISTA", mobilizando mais de 1.100 voluntários, usuários, trabalhadores e gestores do SUS, cujo lema é: "Cuidados paliativos como política pública, integrado a partir da atenção primária e com financiamento já". Participaram de 78 conferências municipais e 19 estaduais de saúde; realizaram a 1ª Conferência Livre Nacional de Cuidados Paliativos, que contou com 6.123 inscritos das 27 UF e 168 instituições apoiadoras.[15] Essa conferência livre levou a Brasília, para a 17ª Conferência Nacional de Saúde, 30 delegados, com 20 propostas, todas aprovadas na íntegra como demanda de saúde prioritária da população brasileira, e publicadas na Resolução nº 719, de 17 de agosto de 2023. Isso resultou na inscrição da pauta dos Cuidados paliativos na Plataforma "Brasil Participativo", para o plano plurianual 2024-2027, e computou 11.419 votos, sendo aprovada e tornando-se a 4ª mais votada na área da saúde e a 16ª no ranking geral das 8.167 de todas as áreas do orçamento nacional proposto.[16]

Consonante a essa demanda popular, em 2023, o Ministério da Saúde designou a Coordenação Geral de Atenção Domiciliar (CGADOM) para avançar na pauta dos CP e, após várias reuniões e convocações de especialistas, foi formulada o esboço de uma

Política Nacional de Cuidados Paliativos (PNCP), submetida e aprovada nas devidas instâncias, como na Assembleia do Conselho Nacional de Saúde (CNS) e da Comissão Intergestores Tripartite (CIT) ambas em dezembro de 2023.[17] Assim, é esperado que em 2024, seja iniciada a implementação da tão aguardada PNCP (Política Nacional de Cuidados Paliativos), cujo maior intuito é criar e propagar a cultura dos Cuidados Paliativos no país, para tal prevendo equipes multiprofissionais matriciadas em todas as macrorregiões de saúde e assistenciais distribuídas por municípios e instituições.

Ao migrarmos para um modelo de sistema de saúde com base em pagamentos por direitos, para um sistema de saúde com garantias de direitos universais, todo um processo de construção de políticas públicas se fez necessário. Que partiu de uma lógica de uma Atenção Primária focal, seletiva e programática, para uma visão de uma APS robusta, funcionando como um nível complexo do sistema que coordena o cuidado frente aos demais pontos da rede.[18] Nesse processo, paulatinamente a visão do papel da APS frente aos cuidados paliativos foi se ampliando, e se integrando à própria evolução do conceito.[19]

Ao mesmo tempo, expandiram-se experiências municipais e estaduais de cuidados domiciliares que culminaram na elaboração de políticas sucessivas ministeriais para a composição do programa Melhor em Casa e a expansão das equipes de Atenção Domiciliar em todo o território nacional, com previsão formal de sua participação nos cuidados paliativos domiciliares, como veremos a seguir. Entretanto,

"A prática dos cuidados paliativos não se restringe a um lugar ou modalidade de atendimento específicos. O local mais indicado vai depender das necessidades clínicas e dos objetivos de cuidado, embasados nas vontades e valores da pessoa, com possibilidades de ser o domicílio, instituição hospitalar, unidade especializada, ambulatório, ou instituição de longa permanência. A qualidade do cuidado e o local onde é realizado também se tornam significativos para o processo de luto vivenciado durante o processo de adoecimento e após o falecimento da pessoa."[13,23]

Países já bastante avançados nas práticas de cuidados paliativos, cada vez mais reforçam que o domicílio é o local de excelência para a realização dos mesmos. Embora a maioria (acima de 50%, podendo chegar a 100%, dependendo dos estudos) das pessoas prefira morrer em casa, mesmo nos países onde essas estratégias existem, a maioria das pessoas continua a não morrer em casa.[20] Por isso, no Brasil, tem-se procurado instrumentalizar as equipes, tanto públicas quanto privadas de AD, com formação permanente em cuidados paliativos. Outra frente de ação pública é a discussão da implementação a curto prazo de uma Política Nacional de Cuidados, que para muito além apenas dos cuidados paliativos, a discussão relativa ao cuidador familiar é bastante significativa, dentre outras.[21]

Desde 2011, o Ministério da Saúde implementou, como novo ponto de cuidado da RAS, a Atenção Domiciliar, destinando equipes específicas no SUS para essa modalidade de atenção – trata-se do Programa Melhor em Casa, que visa instrumentalizar do ponto de vista técnico, operacional e financeiro a expansão de Serviços de Atenção Domiciliar.[22] Assim, as portarias ministeriais definem que os Cuidados Paliativos são atribuição de todos os níveis de atenção, porém há um grande protagonismo da AD sejam da AD1, representada pela APS, da AD2 (EMAD e EMAP) visando atender à demanda de cuidado sequencial para alívio de sintomas, e da AD3 (mesmas equipes) ao realizar os cuidados de fim de vida. Equipes de AD devem ter grande protagonismo nesse processo, uma vez que se busca a humanização e a consideração da singularidade desse cuidado (Tabela 4.1).[23]

Tabela 4.1. Níveis de atenção e equipes responsáveis pelo cuidado na atenção domiciliária. Brasil, 2024

Nível*	A quem se destina	Quais equipes realizam**
AD1	Usuários com indicação de AD por condição crônica estável e a restrição ao leito ou lar, requeira cuidados da equipe de saúde com frequência espaçada e programada, a ser definida conforme seu PTS e que envolve acompanhamento regular em domicílio.	eAB e eSF eMulti
AD2	Usuários com Indicação de AD que necessite de cuidados multiprofissionais, transitórios e intensificados, minimamente semanais, e atendimentos regulares fora do horário de funcionamento dos serviços de APS, e que apresente certos critérios clínicos	EMAD EMAP EMAP-R
AD3	Usuários com Indicação de AD que necessite de cuidados multiprofissionais e uso de equipamentos ou procedimentos de maior densidade tecnológica ou demanda por procedimentos sistemáticos em domicílio.	EMAD EMAP EMAP-R

Observação: EMAP R: Equipe Multiprofissional de Apoio para Reabilitação cadastradas, preferencialmente, na APS; municípios < 20.000 habitantes, sem a necessidade de estar atrelada a EMAD.

**AD1 = Atenção Domiciliar de Nível 1; AD2 = Atenção Domiciliar de Nível 2; AD3 = Atenção Domiciliar de Nível 3. **eAB = Equipe de Atenção Básica; eSF = Equipe de Saúde da Família; eMulti = Equipe Multiprofissional na APS; EMAD = Equipe Multiprofissional de Atenção Domiciliar; EMAP = Equipe Multiprofissional de Apoio; EMAP-r = Equipe Multiprofissional de Apoio para Reabilitação. Fonte: Brasil, 2024; Brasil 2011.*[22,23]

É importante destacar que o maior serviço de AD do país é a própria APS, responsável pela AD1, que está presente em todo o país, enquanto a cobertura do SAD/PMeC atinge cerca de 44% da população brasileira. Assim, espera-se que as equipes da APS assumam muitas pessoas sob CP.

Importante também destacar que nos CP, a APS não "encaminha" o paciente para o SAD/ PMeC. Pelo contrário, o cuidado deve ser compartilhado entre as equipes, pois seria uma quebra de vínculo inadequada se determinada equipe, que cuidou do indivíduo ao longo da vida, delegasse esse cuidado para outra equipe em um momento crucial, como são os CP e a terminalidade.

Conclusão

O CP domiciliar é uma tendência crescente dos macrossistemas de saúde, desde o diagnóstico de condições potencialmente ameaçadoras até os cuidados de final da vida sendo uma estratégia que agrega ao mesmo tempo qualidade de vida para as pessoas e suas famílias, e redução de custos, com racionalização de recursos para os sistemas e serviços de saúde.

No âmbito do SUS, a evolução das políticas públicas no que se refere aos CP coincidem com a expansão de evidências na área, com movimentos de ampliação do acesso a esses, e culminam em um movimento de inclusão das pessoas em cuidados domiciliares mesmo antes da terminalidade do cuidado, expandindo as possibilidades de atenção.

O CP deve ser encarado como uma nobre atribuição e missão de todos os profissionais de saúde que fazem AD, independentemente de estarem atrelado à APS ou ao Programa Melhor em Casa, que estejam comprometidos com o alívio do sofrimento e promoção da vida digna e conforto até o desfecho final, incluindo o luto familiar.

Portanto, há a necessidade de compartilhar o cuidado entre AD1 e AD2, e a seguir AD3 à medida em que cuidados paliativos avançam em direção a terminalidade. Essa integração entre os serviços que praticam AD depende de um adequado estabelecimento de meios de comunicação entre as equipes, não sendo uma exclusividade apenas do Brasil, mas um desafio global. Assim, torna-se fundamental estabelecer uma adequada gestão de cuidados, incluindo um plano conjunto de manejo entre equipes, para que possamos avançar nos CP domiciliares.

Referências

1. World Health Organization. Palliative Care Cancer control: knowledge into action: WHO guide for effective programs. Module 05. Genève, 2007
2. Asociación Latinoamericana de Cuidados Paliativos. XI Congresso Latino-americano de Cuidados Paliativos. Colômbia, Cartagena: ALCP, 2024.
3. Ministério da Saúde (BR). Cadastro Nacional de Estabelecimentos de Saúde. [Internet]. Brasília: MS [Cited: 16 mar 2024]. Available from: https://cnes.datasus.gov.br/pages/consultas.jsp.
4. Ministério da Saúde (Brasil). Painéis de Indicadores - Atenção Primária à Saúde. Website. Disponível em https://sisaps.saude.gov.br/painelsaps/saude-familia. Acesso em 10/03/2024.
5. Knaul FM, Farmer PE, Krakauer EL, De Lima L, Bhadelia A, Jiang Kwete X, Arreola-Ornelas H, Gómez-Dantés O, Rodriguez NM, Alleyne GAO, Connor SR, Hunter DJ, Lohman D, Radbruch L, Del Rocío Sáenz Madrigal M, Atun R, Foley KM, Frenk J, Jamison DT, Rajagopal MR; Lancet Commission on Palliative Care and Pain Relief Study Group. Alleviating the access abyss in palliative care and pain relief-an imperative of universal health coverage: the Lancet Commission report. Lancet. 2018 Apr 7;391(10128):1391-1454. doi: 10.1016/S0140-6736(17)32513-8. Epub 2017 Oct 12. Erratum in: Lancet. 2018 Jun 2;391(10136):2212. doi: 10.1016/S0140-6736(18)30616-0. PMID: 29032993.
6. Smith S, Brick A, Johnston B, Ryan K, McQuillan R, O'Hara S, May P, Droog E, Daveson B, Morrison RS, Higginson IJ, Normand C. Place of Death for Adults Receiving Specialist Palliative Care in Their Last 3 Months of Life: Factors Associated With Preferred Place, Actual Place, and Place of Death Congruence. J Palliat Care. 2024 Jul;39(3):184-193. doi: 10.1177/08258597241231042. Epub 2024 Feb 25. PMID: 38404130; PMCID: PMC11097611.
7. Pinto S, Lopes S, de Sousa AB, Delalibera M, Gomes B. Patient and Family Preferences About Place of End-of-Life Care and Death: An Umbrella Review. J Pain Symptom Manage. 2024 May;67(5):e439-e452. doi: 10.1016/j.jpainsymman.2024.01.014. Epub 2024 Jan 17. PMID: 38237790.
8. Higginson IJ, Daveson BA, Morrison RS, Yi D, Meier D, Smith M, Ryan K, McQuillan R, Johnston BM, Normand C; BuildCARE. Social and clinical determinants of preferences and their achievement at the end of life: prospective cohort study of older adults receiving palliative care in three countries. BMC Geriatr. 2017 Nov 23;17(1):271. doi: 10.1186/s12877-017-0648-4. PMID: 29169346; PMCID: PMC5701500.

9. Rietjens JAC, Sudore RL, Connolly M, van Delden JJ, Drickamer MA, Droger M, van der Heide A, Heyland DK, Houttekier D, Janssen DJA, Orsi L, Payne S, Seymour J, Jox RJ, Korfage IJ; European Association for Palliative Care. Definition and recommendations for advance care planning: an international consensus supported by the European Association for Palliative Care. Lancet Oncol. 2017 Sep;18(9):e543-e551. doi: 10.1016/S1470-2045(17)30582-X. PMID: 28884703.
10. Hoare S, Antunes B, Kelly MP, Barclay S. End-of-life care quality measures: beyond place of death. BMJ Support Palliat Care. 2022 Jul 20:spcare-2022-003841. doi: 10.1136/spcare-2022-003841. Epub ahead of print. PMID: 35859151.
11. Paiva CF, Santos TCF, Costa, LMC, Almeida-Filho AJ. Trajetória dos Cuidados Paliativos no mundo e no Brasil. In: Peres MAA, Padilha MI, Santos TCF, Almeida Filho AJ, (Orgs.) Potencial interdisciplinar da enfermagem: histórias para refletir sobre o tempo presente. Brasilia, DF: Editora ABen; 2022. p. 41 a 49 https://doi.org/10.51234/aben.22.e09.c04
12. Academia Nacional de Cuidados Paliativos. Atlas dos cuidados paliativos no Brasil 2019 Santos AF, Ferreira EA, Guirro UB. São Paulo: ANCP; 2020. 54 p. Disponível em: https://api-wordpress.paliativo.org.br/wp-content/uploads/2020/05/ATLAS_2019_final_compressed.pdf. Acesso em 15 mar 2024.
13. Ministério da Saúde (Brasil). Secretaria de Atenção Especializada à Saúde/SAES Departamento de Atenção Hospitalar, Domiciliar e de Urgência/DAHU Coordenação Geral de Atenção Hospitalar e Domiciliar/CGAHD. Manual de cuidados paliativos / Maria Perez Soares D'Alessandro (ed.) ... [et al.]. – 2. ed. São Paulo: Hospital Sírio-Libanês; Ministério da Saúde, 2023. 424p. E-book.
14. Comissão Intergestores Tripartite (Brasil). Resolução que dispõe sobre as diretrizes para a organização dos cuidados paliativos, à luz dos cuidados continuados integrados, no âmbito Sistema Único de Saúde (SUS). Resolução CIT n. 41, de 31 de outubro de 2018
15. Câmara dos Deputados (Brasil). Eventos: I Conferência Livre Nacional de Cuidados Paliativos: "Cuidados Paliativos: um direito humano - Políticas Públicas Já!". Brasília: Câmara dos Deputados, 2023. Disponível em: https://www.camara.leg.br/eventos-divulgacao/evento?id=98552#:~:text=A%20%22Frente%20PaliATIVISTAS%20%2D%20Cuidados%20Paliativos,a%205%20de%20julho%20de . Acesso em 15 mar 23.
16. Gabinete da Presidência (Brasil). Brasil Participativo. Proposta 1738 - Implementar a Política Nacional de Cuidados Paliativos integrada às RAS e como componente de Cuidado na APS, com garantia de financiamento. Disponível em https://brasilparticipativo.presidencia.gov.br/processes/programas/f/2/proposals/1738 Acesso 16/03/2024.
17. Ministério da Saúde (Brasil). Conselho Nacional de Saúde. Aprova a Política Nacional de Cuidados Paliativos no âmbito do SUS (PNCP) Resolução nº 729, de 07 de dezembro de 2023. Brasília: Diário Oficial da União de 15/01/2024, 10a Ed, Seção 1, p. 46.
18. Giovanella L, Almeida PF. Atenção primária integral e sistemas segmentados de saúde na América do Sul. Cadernos de Saúde Pública 2017; 33(14):e00118816 doi: 10.1590/0102-311x00118816.
19. PlanificaSUS: Manual de Cuidados Paliativos na Atenção Primária à Saúde/Hospital Israelita Albert Einstein: Diretoria de Atenção Primária e Redes Assistenciais: São Paulo. Ministério da Saúde, 2023.119 p.: il.
20. Gomes, B., Calanzani, N., Gysels, M. et al. Heterogeneity and changes in preferences for dying at home: a systematic review. BMC Palliat Care 12, 7 (2013). https://doi.org/10.1186/1472-684X-12-7
21. Ministério da Saúde (Brasil). Secretaria de Atenção à Saúde. Departamento de Atenção Básica. Caderno de atenção domiciliar / Ministério da Saúde, Secretaria de Atenção à Saúde, Departamento de Atenção Básica. – Brasília : Ministério da Saúde, 2013.
22. Ministério da Saúde (Brasil). Portaria MS/GM nº 2.529 de 27 de outubro de 2011. [Redefine a atenção domiciliar no âmbito do Sistema Único de Saúde (SUS)]. Diário Oficial da União 208, de 28 out. 2011. Seção 1. p. 44.
23. Ministério da Saúde (Brasil). Portaria GM/MS nº 3.005, de 2 de janeiro de 2024. Altera as Portarias de Consolidação nºs 5 e 6, de 28 de setembro de 2017, para atualizar as regras do Serviço de Atenção Domiciliar (SAD) e do Programa Melhor em Casa (PMeC). Brasília: DOU, 05/01/2024. Diário Oficial da União 4, de 05 jan. 2024. Seção 1, p. 56.

5

Cuidados Paliativos na Atenção Domiciliar na Saúde Suplementar

Adriell Ramalho Santana
Karine Zancanaro Reys

Introdução

A Atenção Domiciliar (AD) abrange uma ampla gama de serviços prestados a indivíduos e famílias de todas as idades, com diferentes condições de saúde e com heterogêneas concepções de seus processos de saúde-doença-cuidado.[1] Os objetivos dos serviços de AD incluem o cuidado de curto prazo para reabilitação ou convalescência de quadros agudos, cuidados de médio ou longo prazo para manutenção de estabilidade, funcionalidade ou prevenção de complicações e assistência a pessoas com doenças avançadas ou em fim de vida. A resolução RDC nº 11, de 26 de janeiro de 2006, da Agência Nacional de Vigilância Sanitária (ANVISA) dispõe sobre o regulamento técnico de funcionamento de serviços que prestam Atenção Domiciliar.[2]

O rol de procedimentos e eventos em saúde da Agência Nacional de Saúde Suplementar (ANS),[3] regulamentação que estabelece a cobertura assistencial mínima obrigatória a ser garantida pelas operadoras e seguradoras de saúde suplementar, não contempla serviços de AD, portanto, o atendimento parte da deliberação de cada operadora ou seguradora de saúde. Não obstante, a condição clínica do paciente e suas necessidades de cuidado, quando não requerem a complexidade hospitalar, mas exigem serviços que não possam ser executados em rede ambulatorial, abrem espaço para oportunidades de bom uso da assistência domiciliar.[1]

A implementação da AD como estratégia inovadora e de impacto necessita da ponderação sobre concepções de saúde e de cuidado que sustentam a organização das práticas no domicílio, considerando a articulação com demais serviços de saúde, a integralidade do cuidado, a racionalidade econômico-financeira e os sujeitos do cuidado.[4,5] A transição entre modelos assistenciais com a transferência dos cuidados hospitalares para o domicílio, em processos de desospitalização, revela a pertinência de boas práticas na gestão do cuidado.

Considerando estratégias populacionais de atendimento à cronicidade avançada, a incorporação dos cuidados paliativos na AD demonstrou consistentemente sua eficácia em termos financeiros, principalmente quando comparados à condução do fim de vida em hospitais, geralmente em Unidades de Terapia Intensiva. Ao permitir que os pacientes permaneçam em casa, os custos associados a internações hospitalares frequentes são significativamente reduzidos.

Além disso, a oportunidade de estar no seu lar, cercado pelo seu círculo social significativo e em contato com o que é mais importante para si, pode tornar o processo de cuidado mais confortável e satisfatório ao paciente, desde que amparados por uma boa equipe.

Diante disso, os serviços de cuidados paliativos da AD têm se mostrado cada vez mais necessários.[6]

Organizando o cuidado

As experiências de serviços de cuidados paliativos na AD embora tímidas, têm ganhado mais destaque nos últimos anos, com o surgimento de Serviços de Atenção Domiciliar (SAD) especializados em cuidados paliativos. No entanto, o sucesso de tais iniciativas requer uma rede de atendimento em cuidados paliativos em diferentes complexidades e tipologias de assistência (Figura 5.1), permitindo interação entre as modalidades e garantindo segurança e continuidade dos cuidados (consulte o Capítulo 10).

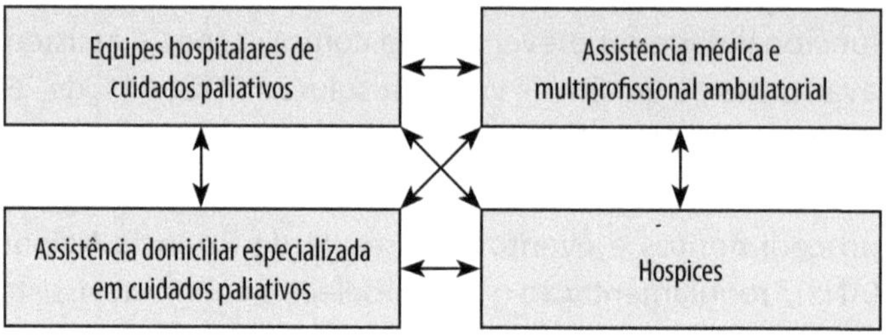

Figura 5.1. Modelo integrado de rede de Cuidados Paliativos na saúde suplementar. *Fonte: Elaborado pelos autores.*

A cooperação entre Serviços de Atenção Domiciliar (SAD) especializados em Cuidados Paliativos e operadoras e seguradoras de saúde costuma ter início no planejamento da desospitalização. É preciso ter clareza sobre a rede de suporte, orientando assim a família e cuidadores sobre suas responsabilidades e funções no cuidado da vida diária do paciente e os objetivos da assistência no domicílio.

A comunicação efetiva no momento da alta hospitalar está significativamente associada a menos readmissões hospitalares, maior adesão ao tratamento e maior satisfação do cliente e, portanto, são importantes para facilitar a transição do cuidado.[7-9] Os objetivos e metas do Plano de Atenção Domiciliar (PAD) para pacientes com doenças avançadas ou em fim de vida devem ser coerentes com os valores e preferências dos pacientes e famílias, priorizando o controle da dor e dos demais sintomas desconfortáveis, pela antecipação e prevenção de prováveis intercorrências e pela integração dos aspectos psicológicos, sociais e espirituais ao aspecto clínico de cuidado do paciente[10] (consulte o Capítulo 11).

Para além do momento de desospitalização, estratégias populacionais de identificação de pessoas com necessidades paliativas podem ser adotadas através de programas de saúde que costumam ser práticas da APS nas operadoras de saúde. No entanto, a escassez de dados clínicos e a dificuldade de integração com serviços ambulatoriais, como de oncologia, neurologia ou geriatria, podem se constituir como barreiras nesse processo. Na experiência dos autores deste capítulo, tem sido mais viável em termos operacionais a assistência especializada em Cuidados Paliativos na saúde suplementar principalmente para pessoas em fim de vida, dada a escassez de profissionais especializados na Atenção Domiciliar e os custos assistenciais mais elevados quando comparados aos serviços não especializados.

Na avaliação de elegibilidade para receber Cuidados Paliativos na Atenção Domiciliar, podem ser aplicadas escalas de identificação de necessidades paliativas, como SPICT[11,12] e NECPAL[13,14], assim como avaliação do prognóstico de acordo com o diagnóstico principal. O diálogo com as equipes assistentes hospitalares é fundamental, principalmente para a pactuação da condução domiciliar de possíveis intercorrências. Além dessas, o domicílio precisa ter condições mínimas para a prestação dos cuidados e os pacientes precisam ter cuidadores aptos, formais ou informais.

Diferentes complexidades de atendimento podem ser prestadas no domicílio. A RDC 11 define duas principais:

- Assistência domiciliar: conjunto de atividades de caráter ambulatorial, programadas e continuadas desenvolvidas em domicílio.
- Internação Domiciliar: conjunto de atividades prestadas no domicílio, caracterizadas pela atenção em tempo integral ao paciente com quadro clínico mais complexo e com necessidade de tecnologia especializada.[2]

Em termos práticos, a Internação Domiciliar (ID) se caracteriza pela presença de técnicos ou auxiliares de enfermagem no domicílio durante 6, 12 ou 24 horas. Aqui temos uma importante diferença em relação a serviços de Atenção Domiciliar não especializados em Cuidados Paliativos: historicamente, operadoras e seguradoras utilizam escalas para avaliação de necessidade de ID, como as tabelas criadas pelo NEAD[15] e pela ABEMID[16] (Núcleo Nacional das Empresas de Serviços de Atenção Domiciliar e Associação Brasileira de Empresas de Medicina Domiciliar, respectivamente), entidades que representam os serviços de Atenção Domiciliar. No entanto, o uso dessas escalas pode subestimar a necessidade de ID para pacientes e famílias com necessidades paliativas.

A prestação dos atendimentos deve ser personalizada para as necessidades paliativas de cada paciente e família, contemplando toda equipe multiprofissional: médicos, enfermeiros, psicólogos, nutricionistas, fisioterapeutas, fonoaudiólogos, terapeutas ocupacionais, cirurgiões dentistas, capelães e assim por diante. No entanto, quatro obstáculos podem surgir:

- Dificuldade na remuneração de capelães ou conselheiros espirituais, por serem profissionais não contemplados pelos planos de saúde.
- Dificuldade na remuneração de cirurgiões dentistas, por serem profissionais geralmente contemplados apenas em planos odontológicos.
- Dificuldade de prestação de serviços às famílias, principalmente de psicologia, quando os familiares não são beneficiários ou segurados do plano de saúde.
- Impossibilidade da prestação de serviços de suporte ao luto, uma vez que os planos passam a ser inativos.

A participação ativa de seguradoras e operadoras de saúde na construção conjunta de linhas de cuidado para pacientes e famílias com necessidades paliativas é fundamental para a superação dessas barreiras.

Conclusão

A gestão compartilhada entre operadoras e prestadores é imprescindível em uma coordenação do cuidado que permita adequados direcionamentos para pacientes e famílias com necessidade de cuidados paliativos domiciliares.

A interação de SADs com demais aparatos dos ecossistemas de saúde das operadoras garante trajetórias e jornadas harmônicas com os desejos e os valores de pacientes e famílias. SADs especializados em cuidados paliativos devem ser integrados efetivamente como mais um dos diversos componentes de linhas de cuidado de pacientes na saúde suplementar.

As interfaces que se estabelecem entre prestadores de serviços e operadoras e seguradoras são múltiplas e devem ser pautadas pela excelência assistencial e operacional, pela colaboração mútua, pela coordenação com o sistema de saúde como um todo e por modelos de cuidados centrados na pessoa.

Temos percebido iniciativas de aprofundar a assistência de cuidados paliativos domiciliares em algumas operadoras de saúde, mas a cultura hospitalocêntrica, os custos assistenciais de equipes domiciliares especializadas e a baixa integração entre os serviços de diferentes complexidades ainda são desafios importantes.

A construção conjunta de estratégias de gestão de cuidado que contemplem os cuidados paliativos na AD pode trazer benefícios em termos de experiência e satisfação de clientes, melhoria de desfechos em saúde e colaborar para a sustentabilidade econômica na saúde suplementar.

Referências

1. Associação Nacional de Hospitais Privados (ANHP). Manual de atendimento domiciliar [Internet]. São Paulo: ANHP; 2022 [citado 2024 maio 27]. Disponível em: https://www.anahp.com.br/wp-content/uploads/2022/12/Manual_de_Atendimento_Domiciliar_versaofinal

2. Brasil. Agência Nacional de Vigilância Sanitária. Resolução RDC nº 11, de 26 de janeiro de 2006.
3. Brasil. Agência Nacional de Saúde Suplementar. Rol de Procedimentos e Eventos em Saúde: Anexo I - RN 465/2021, RN 473/2021 [Internet]. [citado 2024 maio 27]. Disponível em: https://www.gov.br/ans/pt-br/arquivos/assuntos/consumidor/o-que-seu-plano-deve-cobrir/Anexo_I_Rol_2021RN_465.2021_RN473.pdf.
4. Silva KL, de Sena RR, Seixas CT, Feuerwerker LC, Merhy EE. Home care as change of the technical-assistance model. Rev Saude Publica. 2010 Feb;44(1):166-76. English, Portuguese. doi: 10.1590/s0034-89102010000100018. PMID: 20140341.
5. Xavier GTO, Nascimento VB, Carneiro JN. The contribution of home care to the construction of health care networks from the perspective of health professionals and elderly users. Rev Bras Geriatr Gerontol. 2019;22(2):e180151. doi: 10.1590/1981-22562019022.180151
6. Shepperd S, Gonçalves-Bradley DC, Straus SE, Wee B. Hospital at home: home-based end-of-life care. Cochrane Database Syst Rev. 2021 Mar 16;3(3):CD009231. doi: 10.1002/14651858.CD009231.pub3. PMID: 33721912; PMCID: PMC8092626.
7. Becker C, Zumbrunn S, Beck K, Vincent A, Loretz N, Müller J, Amacher SA, Schaefert R, Hunziker S. Interventions to Improve Communication at Hospital Discharge and Rates of Readmission: A Systematic Review and Meta-analysis. JAMA Netw Open. 2021 Aug 2;4(8):e2119346. doi: 10.1001/jamanetworkopen.2021.19346. PMID: 34448868; PMCID: PMC8397933.
8. Coleman EA, Min SJ, Chomiak A, Kramer AM. Posthospital care transitions: patterns, complications, andriskidentification.HealthServRes.2004Oct;39(5):1449-65.doi:10.1111/j.1475-6773.2004.00298.x. PMID: 15333117; PMCID: PMC1361078.
9. Klunder JH, Bordonis V, Heymans MW, van der Roest HG, Declercq A, Smit JH, Garms-Homolova V, Jónsson PV, Finne-Soveri H, Onder G, Joling KJ, Maarsingh OR, van Hout HPJ. Predicting unplanned hospital visits in older home care recipients: a cross-country external validation study. BMC Geriatr. 2021 Oct 14;21(1):551. doi: 10.1186/s12877-021-02521-2. PMID: 34649526; PMCID: PMC8515741.
10. Fernandes CS, Angelo M. Family caregivers: what do they need? An integrative review. Rev Esc Enferm USP. 2016;50(4):675-82. doi: 10.1590/S0080-623420160000500019
11. Highet G, Crawford D, Murray AS, Boyd K. Development and evaluation of the supportive and palliative care indicators tool (SPICT): a mixed-methods study. BJM [Internet]. 2014 [cited 2023 Jul 4];4(3). Available from: https://spcare.bmj.com/content/4/3/285
12. Corrêa S. SPICT-BRTM: Uma ferramenta para auxílio na identificação de pacientes que podem precisar de cuidados paliativos. SPICTTM Supportive and Palliative Care Indicators Tool [Internet].Edinburgh: University of Edinburgh; 2016 [cited 2023 Feb 25]. Available from: https://www.spict.org.uk/the-spict/spict-br/
13. Gómez-Batiste X, Martínez-Muñoz M, Blay C, Amblàs J, Vila L, Costa X, et al. Utility of the NECPAL CCOMS-ICO© tool and the surprise question as screening tools for early palliative care and to predict mortality in patients with advanced chronic conditions: A cohort study, Palliat. Med [Internet]. 2017 [cited 2023 Jul 4];31(8). Available from: https://journals.sagepub.com/doi/10.1177/0269216316676647?url_ver=Z39.882003&rfr_id=ori:rid:crossref.org&rfr_dat=cr_pub%20%200pubmed
14. Santana MT. Adaptação transcultural e validação semântica do instrumento NECPAL CCOMS-ICO© para a Língua Portuguesa [masther's thesis]. São Paulo: Universidade Federal de São Paulo, Escola Paulista de Enfermagem [Internet]. 2018 [cited 2023 Aug 15]. Available from: https://repositorio.unifesp.br/bitstream/handle/11600/52986/ INSTRUMENTO%20NECPAL-BR.pdf?sequence=2&isAllowed=y.
15. Núcleo Nacional das Empresas de Serviços de Atenção Domiciliar (NEAD). Tabela de avaliação para planejamento de atenção domiciliar NEAD. 2017. Disponível em:<https://www.neadsaude.org.br/pdfs/5-FINAL-SITE.pdf>.
16. Dal Ben LW, Gaidzinski RR. Sistema de Classificação de pacientes em assistência domiciliar. Acta Paul Enferm 2006;19(1):100-8. Disponível em: <https://www.scielo.br/j/ape/a/byGQvQFGwZpvx6793gw5LJN/?format=pdf&lang=pt.

6

Estruturação da Visita Domiciliar

Kamila Vieira Silva
Leonardo Cançado Monteiro Savassi
Renata Maximiano Meiga Charruf

Introdução

A Visita Domiciliar (VD) é um episódio de cuidado no qual o atendimento é realizado no domicílio, podendo ser ou não assistencial, motivado por uma demanda específica ou parte de um atendimento prolongado.[1] No caso específico dos Cuidados Paliativos (CP), a VD em geral é parte de um processo de cuidado que tem início quando os CP não são ainda predominantes e se estende até os cuidados de fim de vida, incluindo o acompanhamento da família após o óbito.[2]

Essa modalidade de cuidado está dentro dos serviços disponibilizados pela Atenção Primária à Saúde (APS), para os casos de menor densidade tecnológica, ou em atendimentos específicos como Serviço de Atenção Domiciliar (SAD), seja na saúde suplementar ou pelo Sistema Único de Saúde (SUS).[3] Para que se exerça o máximo de efetividade possível, toda e qualquer VD deve ser previamente planejada. Uma visita não planejada pode acabar se tornando uma mera visita social.

O planejamento, em geral, tem início em uma reunião com a equipe de Atenção Domiciliar (AD), programando as tarefas e os profissionais necessários ou mais pertinentes para o cuidado naquele momento, as estratégias e intervenções a serem realizadas, bem como os desfechos esperados. É o momento de se estabelecerem expectativas, redesenhar o projeto terapêutico e rever o plano de cuidados, procurando compartilhar informações entre os membros da equipe para favorecer uma adequada coordenação do cuidado e homogeneizar conhecimentos.[2]

Algumas ferramentas da APS ajudam a definir quais pessoas necessitam de atendimento domiciliar, porém entende-se que os cuidados predominantemente paliativos já são um critério de inclusão, restando a definição sobre a periodicidade do acompanhamento que deve ser individualizada para cada pessoa e estrutura de apoio familiar, embora seja relevante sistematizar as comorbidades, bem como a vulnerabilidade familiar para planejar melhor esse cuidado.

Organizando o cuidado

Após o planejamento e definição da equipe que fará a visita, será necessário organizar o atendimento a ser realizado em casa, como veremos a seguir.

Ao realizar a visita, deve-se estar atento a:[4]

- Centrar o cuidado no paciente de forma ampla.
- Garantir a presença do cuidador.
- Rotina de vida, identificando os melhores horários para visita e necessidades de adaptações das orientações à realidade.
- Organização e armazenamento dos insumos.
- Avaliação da moradia (local de cuidado).
- Abordagem familiar.

Elegibilidade para a visita (consulte o Capítulo 1)

Na organização e planejamento da assistência, o primeiro passo é compreender os critérios de elegibilidade para a visita domiciliar, se ela será efetiva ao cuidado, se há necessidade de uma visita em casa ou se seria possível fazê-la ambulatorial ou por teleconsulta. Assim como, avaliar a viabilidade do domicílio como local adequado para atendimento. Para essa sistematização, a Associação Mineira de Medicina de Família e Comunidade (AMMFC) sugere cinco passos:[5]

- Avaliação da resolutividade da VD: avaliar se a VD terá o potencial de resolver a situação assistencial (ou outra) pelos profissionais de saúde disponíveis.
- Avaliação da razoabilidade da VD: avaliar se a VD será dentre as opções de abordagem aquela que resolverá da melhor forma a situação (A VD é a melhor alternativa).
- Adesão do usuário e sua família ao acompanhamento: sem adesão dos familiares (ou seja, engajamento e corresponsabilização), o cuidado será inefetivo.
- Autorização do usuário e da família: termo de consentimento com formalização do entendimento do papel da equipe e dos familiares é necessário, e desejável.
- Análise da infraestrutura domiciliar: somente após os passos anteriores a equipe deve avaliar a situação domiciliar, e classificar o cuidado de acordo com os níveis de atenção e determinar o plano de cuidados.

Objetivos da visita domiciliar

A VD, pode abranger um ou mais objetivos (Quadro 6.1).

Quadro 6.1. Objetivos da VD

❑ Conhecer o domicílio e suas características ambientais, socioeconômicas e culturais
❑ Verificar a estrutura, a funcionalidade e a dinâmica familiar
❑ Identificar fatores de risco e de vulnerabilidade individuais e familiares
❑ Realizar educação para a saúde nos níveis individual, para o cuidador, e familiar
❑ Prestar assistência ao paciente no seu próprio domicílio, especialmente em caso de pessoas com perda de funcionalidade
❑ Avaliar funcionalmente o cuidador quanto à sobrecarga e à situação de saúde
❑ Auxiliar no controle e na prevenção de doenças transmissíveis, agravos e doenças não transmissíveis, estimulando a adesão ao tratamento
❑ Promover a saúde, incentivando a mudança de estilo de vida
❑ Prevenir agravos de acordo com o ciclo de vida abordado
❑ Avaliar o domicílio para prevenção de riscos
❑ Propiciar ao indivíduo e à família a participação ativa no processo saúde-doença
❑ Adequar o atendimento às necessidades, expectativas do indivíduo e de seus familiares
❑ Intervir precocemente na evolução para complicações e internações hospitalares
❑ Estimular a independência e a autonomia do indivíduo e de sua família, incentivando práticas para o autocuidado
❑ Aperfeiçoar recursos disponíveis, no que tange à saúde pública, promoção social e participação comunitária
❑ Realização de procedimentos, coleta de exames e medicações
❑ Visita para a família pós-óbito

Fonte: Adaptado de Savassi & Cunha 2017.[5]

Planejamento da visita domiciliar

Agendamento com antecedência

Há situações em que é importante conhecer a família em sua espontaneidade, porém, nos CP, o agendamento prévio da visita, bem como o consentimento prévio dos moradores, são fundamentais para que ela aconteça. Isso permite que a família se prepare para receber a equipe, organize as informações e disponibilize cuidadores, curadores e demais responsáveis para estarem presentes no atendimento, participando das definições do plano de cuidados e orientações.[4,6]

Profissionais necessários na visita

O perfil do profissional de saúde que estará na visita é fundamental. Sua definição está intimamente ligada aos objetivos daquele episódio de cuidado.[4] Por exemplo, é importante que um profissional da enfermagem esteja disponível caso um dos objetivos seja avaliação de uma lesão por pressão (LP) em uma pessoa acamada. Da mesma forma, a avaliação da reabilitação deve ser realizada pelo fisioterapeuta ou terapeuta ocupacional.

Por outro lado, é necessário entender qual o vínculo que os membros dessa equipe têm, respectivamente, com a pessoa e seus cuidadores. Frequentemente, algumas abordagens mais específicas, como definir as Diretivas Antecipadas de Vontade (DAV), ou determinar qual será o cuidador ou curador, ou responsável pela definição do plano de cuidados, exigirão não somente um perfil adequado, mas principalmente um profissional que estabeleceu melhor essa conexão.

Gestão de recurso

Dessa forma, através de um planejamento adequado, a equipe irá avaliar todas as necessidades a serem despendidas de acordo com os objetivos do atendimento. Essas ações promovem uma boa gestão de recursos e de tempo, aumentando a resolutividade da equipe, proporcionando cuidado continuado adequado.[4]

A gestão deve envolver desde o itinerário a ser percorrido no dia até os recursos humanos, insumos e materiais necessários. Por exemplo, é importante prever insumos e medicamentos utilizados para tratamentos de feridas/estomias; para realizar analgesia ou lavagem intestinal; para iniciar uma internação domiciliar, entre outros.[7]

Recursos materiais

Nomeamos aqui de "maleta para VD" todos os materiais e insumos indispensáveis para que o profissional disponha de tudo o que necessita para garantir o melhor atendimento, com organização e preparo da equipe (Quadro 6.2).

Quadro 6.2. A "maleta para VD": o que deve ser levado na visita de Cuidados Paliativos

❑ Folha de rosto/folha de resumo de caso/folha do PTS (lembrando que dependendo do serviço, o prontuário pode ser eletrônico)
❑ Duas vias do prontuário do(s) usuário(s): a via que ficará na Unidade e a via que fica no domicílio. (A RDC nº 11,[8] da Agência Nacional de Vigilância Sanitária (ANVISA) define a necessidade de haver um prontuário domiciliar, que fique de posse do paciente para ser preenchido pela equipe)
❑ Material de papelaria: bloco de receituário (comum, especial, controlada e restrita), folha de relatórios, bloco de pedido de exames (comum e alto custo)
❑ Papel, lápis e caneta (prancheta)
❑ Estetoscópio
❑ Esfigmomanômetro
❑ Oxímetro
❑ Termômetro
❑ Glicosímetro com fitas e lancetas
❑ Lanterna
❑ Fita métrica
❑ Abaixador de língua
❑ Pequeno espelho para orientação de higiene oral
❑ Luvas de procedimento e estéreis
❑ Pacote de curativos
❑ Material relativo a DAV: relatórios, folhas de registro e baralho de cartas na mesa
❑ Medicamentos previstos para o uso em domicílio (incluindo medicamentos para alívio de sintomas e, quando pertinente, de uso no processo de fim de vida)
❑ Insumos em geral para a realização de procedimentos específicos
❑ Material educativo
❑ Escalas de avaliação específicas dos CP (funcionalidade, sintomas, outros)

Fonte: Adaptado de (Savassi e Cunha, 2017).[5]

A visita domiciliar

Ao chegar à casa do paciente, é importante nos prepararmos antes de adentrá-la como forma de respeitar os hábitos, culturas e valores dessa família. Devemos paramentar-nos, usar uma forma de identificação e apresentar-nos ao paciente, aos cuidadores e a outros presentes na residência. Também é preciso higienizar as mãos, ou levar consigo álcool em gel ou líquido, já que nem sempre o domicílio terá a estrutura necessária para garantir a biossegurança, retirar os sapatos ou colocar propé, perguntar onde você pode se sentar e onde pode depositar sua "maleta". Nesse momento, garantir a presença do cuidador e/ou familiar responsável pelo paciente é essencial, identificando quem cuida, quem administra medicações, quem possui melhor vínculo e quem organiza o cuidado.

Caso você seja de uma equipe de Atenção Primária/Saúde da Família, o Agente Comunitário de Saúde (ACS) deve liderar a equipe, conferindo legitimidade e reconhecimento por parte dos demais profissionais frente à família.[6]

Pronto, agora você está com atenção plena e centrada no doente, cuidadores e familiares, elencamos a seguir, tópicos a serem abordados na consulta. Caso o paciente esteja muito debilitado ou com muita carga de sintomas, essas informações podem ser colhidas com cuidadores, familiares ou mesmo em encontros futuros.

A anamnese em CP implica em itens importantes a serem abordados ao longo das VD (Quadro 6.3).

Quadro 6.3. Itens fundamentais para abordar na anamnese dos CP

❑ Biografia: identificação, idade, profissão, se tem filhos, religião, naturalidade e procedência, além das especificidades dessa biografia
❑ Aspectos sociais: quem é responsável pelo cuidado, curador, com quem reside, renda familiar, benefícios recebidos, vulnerabilidade social
❑ Espiritualidade: abordagem espiritual, incluindo religiosidade e crenças (consulte o Capítulo 51)
❑ Informações familiares: estrutura e configuração familiar, divisões de responsabilidades dentro do cuidado, hábitos da família, vulnerabilidade, função social do paciente nessa família. Inclui instrumentos de representação, classificação, avaliação e abordagem familiar
❑ Tratamento farmacológico: dose, posologia e indicação, medicações já usadas previamente. Verificar segurança e responsabilidade pela administração e registro das técnicas usadas para garantir a segurança
❑ Reconciliação medicamentosa: desprescrição, redução de iatrogenias e avaliação de polifarmácia
❑ Análise de sintomas: utilização de instrumentos que auxiliam na monitorização, como a escala *Edmonton Symptom Assessment System* (ESAS), escalas de avaliação de dor, assim como o uso de escalas adaptadas para pacientes com dificuldade de comunicação, como nas demências
❑ Funcionalidade: avaliação de atividades de vida e de funcionalidade, uso de instrumentos que auxiliam no monitoramento e avaliação (consulte o Capítulo 12)
❑ Definição de Diretivas Antecipadas de Vontade (DAV) (consulte o Capítulo 11)
❑ Plano de cuidado: definição de planos terapêutico, propedêutico, terapêutico não medicamentoso e *follow-up* multiprofissional do cuidado (consulte o Capítulo 11)
❑ Peculiaridades dos ciclos de vida: Avaliação Geriátrica Ampla (AGA) para o idoso, uso de instrumentos específicos na faixa etária da criança

Fonte: Elaborado pelos autores.[9]

Durante a consulta, é importante buscar um momento de privacidade com o paciente, para que ele possa expressar questões pessoais de sofrimento e angústias, e identificar se o paciente apresenta liberdade para viver sua vida e sua intimidade.

Garantir a privacidade exige, muitas vezes, que a equipe esteja em sintonia, com um membro levando cuidadores e/ou familiares para outros cômodos, ou pelo menos para longe do alcance dos ouvidos, a fim de garantir o sigilo das informações que a pessoa sob cuidados precisa fornecer durante a visita. Isso ocorrerá principalmente de acordo com o grau de autonomia dessa pessoa. No entanto, a anamnese em dois tempos é importante para permitir o relato de situações comuns a serem investigadas, como solidão, tristeza, maus-tratos, entre outras que possam ser identificadas na visita.[10]

A visita domiciliar pode ser um momento para a educação em saúde dos cuidadores, além de proporcionar a educação continuada dos profissionais que compõem a equipe, assim como promover o alinhamento dos processos de trabalho. Portanto, reuniões recorrentes, com avaliação interna da equipe e dos atendimentos realizados, são de suma importância para que os integrantes possam identificar fragilidades na gestão do cuidado a serem melhoradas.[7]

Oportunizar o aprendizado da equipe diante de situações em que um dos integrantes tenha maior experiência será fundamental. Por exemplo, o acompanhamento do fim de vida, identificando e nomeando, no momento oportuno, sinais do processo ativo de morte; a técnica de tamponamento em casos de sangramento ativo; a identificação de sofrimento e de sintomas não controlados; o reconhecimento do familiar que sofre; a sobrecarga do cuidador; assim como a identificação de sinais de alarme e de situações de emergências que exigem resposta rápida.

Segurança do paciente

Cuidar em casa implica em garantir que o domicílio é um ambiente seguro para a atenção. Assim, a VD é também o momento de avaliar se esse requisito se cumpre.

O momento da visita é oportuno para avaliar a moradia, verificar se o ambiente é adequado para o cuidado, se há necessidade de adaptações a serem realizadas para redução de riscos e melhoria do cuidado, como orientar a instalação de apoio para o banho ou a retirada de tapetes, por exemplo. Também possibilita conhecer rotinas e hábitos familiares, identificando o horário das refeições e o melhor horário para visita, adaptando orientações à realidade. Da mesma maneira, é importante avaliar como insumos e medicamentos são armazenados, utilizando um *checklist* de segurança do paciente.[11,12]

No Capítulo 10, *Segurança do Paciente em Cuidados Paliativos no Domicílio*, as autoras sugeriram um *checklist* adaptado de Brasil (2016).[12]

Conclusão

A adequada gestão do cuidado no domicílio depende de uma postura ética do profissional, em particular de como ele concebe aqueles que necessitam de seus cuidados; da competência com que o trabalhador opera o seu "núcleo" de saber, o que nos remete ao maior ou menor domínio técnico-científico para buscar as melhores respostas para o problema apresentado pelo paciente; e da capacidade de criação de um bom vínculo profissional-paciente.

O acolhimento à pessoa sob CP será feito por aquela equipe que realizará a avaliação do prognóstico da doença, podendo estar em vários pontos do sistema de saúde. A partir de então, a definição do local do cuidado definirá, na maioria das situações, o domicílio como espaço privilegiado, o que deve implicar em uma equipe de AD responsável pela longitudinalidade da atenção. Para isso, é fundamental que a Rede de Atenção à Saúde (RAS) trabalhe uma adequada transição do cuidado.

Contar com uma **clínica ampliada** e **apoio matricial** são estratégias que as RAS podem estabelecer para potencializar a atenção à pessoa em CP. Isso é totalmente dependente de qual rede está disponibilizada localmente e sua estruturação é parte do estabelecimento de caminhos para o cuidado.

Em vários cenários do nosso país é muito comum que haja apenas um profissional para manejar todas as demandas multiprofissionais, o que não é a condição adequada para o CP. Sabe-se da limitação da competência profissional e dos atos corporativos de abordagem para cada profissão e especialidade, mas espera-se que com os recursos disponibilizados, reduzam-se os potenciais danos causados pela falta de especialistas em CP, proporcionando um cuidado melhor ao paciente.

Referências

1. Savassi L. Conceitos Fundamentais em atenção domiciliar. In: Savassi LCM, Melo CGL, Dias MB, Ribeiro MTAM, Zachi MLR. Tratado de Atenção Domiciliar. 1. ed. Santana do Parnaíba-SP: Manole, 2022. v. 1. Capítulo 1. pag 2-6.
2. Brasil. Ministério da Saúde. Caderno de Atenção Domiciliar. Vol 2. Brasília, DF: Ministério da Saúde, 2013.
3. Brasil. Ministério da Saúde. Portaria nº 963, de 27 de maio de 2013. Redefine a atenção domiciliar no âmbito do Sistema Único de Saúde (SUS). Diário Oficial da União, Brasília, DF, maio de 2013.
4. Mendes AO, Guimarães FG, Maranhão J. Visitas Domiciliares. In: Savassi LCM, Melo CGL, Dias MB, Ribeiro MTAM, Zachi MLR. Tratado de Atenção Domiciliar. 1. ed. Santana do Parnaíba-SP: Manole, 2022. v. 1. p.27-31.
5. Savassi LCM; Cunha CLF. Atenção Domiciliária como estratégia do cuidado na Atenção Primária à Saúde. In: Cunha CLF, Souza IL. (Org.). Guia de Trabalho para o Enfermeiro na Atenção Primária à Saúde. 1.ed. Curitiba-PR: Editora CRV Ltda, 2017, v. 1, p. 287-310.
6. Coelho FLG, Savassi LCM. Aplicação de Escala de Risco Familiar como instrumento de priorização das Visitas Domiciliares. Rev Bras Med Fam Comunidade [Internet]. 17 de novembro de 2004 [citado 28 de março de 2024];1(2):19-26. Disponível em: https://rbmfc.org.br/rbmfc/article/view/104.
7. Brasil. Ministério da Saúde. Caderno de Atenção Domiciliar. Vol 1. Brasília, DF: Ministério da Saúde, 2012.
8. Agência Nacional de Vigilância Sanitária. Resolução da Diretoria Colegiada - RDC nº 11, de 26 de janeiro de 2006 [Internet]. Brasília: Ministério da Saúde; 2006. Disponível em: https://bvsms.

saude.gov.br/bvs/saudelegis/anvisa/2006/res0011_26_01_2006.html. Acesso em: 30 de março de 2024.
9. Ficha de atendimento domiciliar. Colo saúde.
10. Fernandes CLC, Pereira ML, Chaves R, Oliveira TMCM. Violência Intradomiciliar. Seção 12. Cap 1. Pag 1106-1113. In: Tratado de Atenção Domiciliar. 1. ed. Santana do Parnaíba-SP: Manole, 2022. v. 1.
11. Dias MB, Zachi MLR, Lagni VB, Rizzo S, Melo CGL. Segurança do Paciente no domicílio. Cap 3, seção 3. Pag 132-138. In: In: Tratado de Atenção Domiciliar. 1. ed. Santana do Parnaíba-SP: Manole, 2022. v. 1.
12. BRASIL. Ministério da Saúde. Segurança do paciente no domicílio / Ministério da Saúde, Secretaria de Atenção à Saúde, Departamento de Atenção Hospitalar e de Urgência. – Brasília: Ministério da Saúde, 2016.

Seção 2 Gestão de Serviços em CP na AD

Introdução

"O lar fornece o contexto físico e social da experiência de vida, enterra-se na realidade material das memórias, fornece um senso de identidade, um local de segurança e um ponto de centralização e orientação em relação ao mundo caótico" (Chaudhury; Rowles, 2005).

O domicílio como espaço de cuidado apresenta diversas especificidades, portanto, a gestão dos serviços de Atenção Domiciliar precisa ser ajustada à esta realidade.

A implantação e monitoramento de indicadores, o conhecimento de estratégias para uma transição de cuidados alinhada, de modo a garantir a segurança do paciente no domicílio, bem como o conhecimento quanto às etapas necessárias para um bom planejamento de cuidados de pessoas com necessidades paliativas é fundamental para consolidar e fortalecer cada vez mais os Cuidados Paliativos Domiciliares. Portanto, tais temas compõem esta seção.

7

Como Montar um Serviço de Cuidados Paliativos na Atenção Domiciliar

Renata Maximiano Meiga Charruf
Tammy Maximiano de Almeida

Introdução

Estruturar um Serviço de Atenção Domiciliar (SAD) especializado em cuidados paliativos no Brasil, tanto no SUS como na saúde suplementar, ainda é um verdadeiro desafio devido à falta de regulamentação específica na área, gerando a escassez de garantia e fiscalização das especificidades que esse tipo de cuidado necessita.[1]

A regulamentação é a mesma para qualquer tipo de SAD, baseada em resoluções no âmbito da Agência Nacional de Vigilância Sanitária (ANVISA) bem como dos conselhos de classe envolvidos na multidisciplinaridade do serviço.

Em 15 de abril de 2002, foi promulgada pelo Presidente da República a Lei Complementar nº 10.424 que criou no âmbito do Sistema Único de Saúde o atendimento domiciliar e a internação domiciliar.[2] Em 2002, o Conselho Federal de Enfermagem (COFEN) publicou a Resolução nº 270/2002, que regulamenta as empresas que prestam serviços de enfermagem domiciliar no Brasil.[3] Também em 2002, o Conselho Federal de Farmácia (CFF) emitiu a Resolução nº 386, que dispõe sobre as atribuições do farmacêutico no âmbito de assistência domiciliar em equipes multidisciplinares.[4]

No ano seguinte, em maio de 2003, o Conselho Federal de Medicina (CFM) aprovou a Resolução nº 1.668/2003, que estabeleceu normas técnicas necessárias à assistência domiciliar de paciente, definindo as responsabilidades do médico, do hospital, de empresas públicas e privadas; e a interface multiprofissional nesse tipo de assistência.[5]

A Agência Nacional de Vigilância Sanitária (ANVISA) passou a regulamentar o funcionamento dos serviços, por meio da Resolução da Diretoria Colegiada (RDC) nº 11, publicada em de 26 de janeiro de 2006. Essa resolução é aplicável a todo serviço de Atenção Domiciliar, público ou privado, que oferece assistência e/ou internação domiciliar.[6]

Organização para abertura do serviço

O objetivo deste capítulo é auxiliar o leitor a entender o passo a passo para organizar um SAD na saúde suplementar. Aqui estão os pontos básicos para iniciar esse processo:

- Registro da empresa: abrir uma empresa, escolhendo o tipo societário mais adequado, como Microempresa (ME), Empresa Individual de Responsabilidade Limitada (EIRELI) e Sociedade Limitada (LTDA) e registrá-la na Junta Comercial do seu estado.
- Registro no Cadastro Nacional de Estabelecimentos de Saúde (CNES): fazer o registro da empresa e do serviço de home care no (CNES), que é obrigatório para prestadores de serviços de saúde no Brasil.
- Alvará de funcionamento: solicitar o alvará de funcionamento na prefeitura da sua cidade, comprovando que o local onde serão prestados os serviços está de acordo com as normas municipais.
- Cadastro Nacional de Pessoa Jurídica (CNPJ): obtenção do CNPJ da empresa, necessário para a emissão de notas fiscais e cumprimento das obrigações tributárias.
- Contratação da equipe: selecionar profissionais qualificados para compor a equipe multidisciplinar necessária para a prestação dos serviços de Atenção Domiciliar, como médicos, enfermeiros, fisioterapeutas, entre outros, de acordo com a demanda prevista.
- Estruturação do serviço: aquisição dos equipamentos e materiais necessários para a prestação dos serviços, materiais de enfermagem, medicamentos, entre outros.
- Regularização junto aos órgãos reguladores: autorização ou registro em órgãos reguladores específicos, como a Agência Nacional de Vigilância Sanitária (ANVISA) ou a Agência Nacional de Saúde Suplementar (ANS), dependendo do tipo de serviço a ser prestado.
- Contratos e documentação legal: elaboração dos contratos de prestação de serviços, termos de consentimento e demais documentos necessários para formalizar a relação com os clientes e garantir a segurança jurídica da empresa.
- Licença sanitária: nenhum serviço de Atenção Domiciliar pode iniciar seu funcionamento sem estar licenciado pela autoridade sanitária local, atendendo aos requisitos do regulamento técnico e demais legislações pertinentes.

Existem outras inúmeras exigências regulatórias da ANVISA (no âmbito documental, quanto a indicação e planejamento da assistência, prontuário domiciliar, quanto ao funcionamento em condições gerais e específicas, quanto aos recursos humanos, infraestrutura da sede do SAD, quanto a equipamentos, medicamentos e materiais e quanto ao suporte técnico e a avaliação da assistência domiciliar) que se encontram na RDC nº 11, publicada em de 26 de janeiro de 2006.[6]

Planejamento estratégico para um SAD na saúde suplementar

Quando o planejamento para montar um SAD está no contexto da saúde suplementar (seja por uma operadora de saúde ou um serviço particular), outros pontos devem ser pensados antes mesmo da abertura da empresa. São eles:

- Pesquisa de mercado: entender se há relevância e pertinência para o local a instalação desse tipo de serviço. Para isso é possível encomendar pesquisas com empresas especializadas.
- Avaliação de fatores externos: avaliar o contexto global como fatores políticos, econômicos, sociais, tecnológicos, ambientais e legais.[7]
- Avaliação de fatores locais: avaliar o contexto de mercado local como tipo de cliente, população local, fontes pagadoras, concorrentes, organização de desospitalização, novos entrantes (ou seja, novos possíveis modelos de cuidado, como telemedicina ou clínica de retaguarda, por exemplo) e fornecedores.[8]
- Avaliação de fatores intrínsecos ao serviço: avaliar pontos fortes e fracos do SAD que está sendo proposto, criando um plano de ação para reduzir riscos e aumentar as chances de sucesso do negócio.[9]
- Desenvolvimento da cadeia de valor da empresa: recurso financeiro, processos, segmentação de clientes, portfólio, tecnologia, capital humano, cultura, valor da marca, capacidade de inovação, capacidade de gestão, desempenho histórico e atual.
- Modelo de remuneração proposto: *fee for service, fee for performance,* diária, *capitation,* orçamento, *diagnosis related groupings (DRG),* assalariamento, *bundle, per day,* pacote.[10]

Fluxos e processos

É importante ressaltar que todos os fluxos, processos, protocolos, Procedimentos Operacionais Padrão (POPs), entre outros documentos assistenciais e gerenciais devem ser estruturados respeitando as particularidades do perfil epidemiológico a ser atendido. A seguir algumas dicas:

- Criar linhas de cuidados pode ser uma alternativa para a organização do serviço e dos processos, visto que cada perfil a ser atendido apresenta necessidades específicas. Por exemplo, se o serviço pretende atender pessoas com doenças ameaçadoras da vida no fim da vida e possibilitar o óbito domiciliar, os fluxos de implantação do paciente, atendimento de intercorrências, bem como de suporte ao familiar/cuidador devem ser específicos e contemplar um tempo de resposta menor do que em implantações de pessoas com condições crônicas estáveis.
- A criação de "*kits* de emergência paliativa" pode ser uma boa opção, facilitando e agilizando o atendimento das intercorrências, minimizando o sofrimento do paciente e dos familiares e possibilitando que o óbito possa ocorrer no domicílio com segurança e qualidade.

- Os fluxos, processos e protocolos assistenciais devem ser ajustados de acordo com a linha de cuidados e com a fase da doença que o paciente se encontra, o que expõe a importância de um recurso humano qualificado e especializado para tal identificação.
- Outro aspecto de fundamental importância é que o serviço deve contar com uma cultura organizacional de prevenção, pois dessa forma, os profissionais são capacitados para prever problemas e se antecipar na resolução dos mesmos.

Implantação e gestão do cuidado

Uma vez estabelecido o SAD, cada paciente deve ter seu cuidado individualmente planejado e estruturado dentro de um Plano de Atenção Domiciliar (PAD) e o mesmo deve atender os critérios mínimos propostos pela Agência Nacional de Vigilância Sanitária (ANVISA):

- A prescrição da assistência clínico-terapêutica e psicossocial para o paciente.
- Requisitos de infraestrutura do domicílio do paciente, necessidade de recursos humanos, materiais, medicamentos, equipamentos, retaguarda de serviços de saúde, cronograma de atividades dos profissionais e logística de atendimento.
- O tempo estimado de permanência do paciente no serviço.
- A periodicidade dos relatórios de evolução e acompanhamento.

O PAD deve ser revisado de acordo com a evolução e acompanhamento do paciente e a gravidade do caso e deve conter data, assinatura do profissional de saúde que acompanha o paciente e do responsável técnico da instituição.[6]

Dentro do âmbito do cuidado paliativo na assistência domiciliar também pode ser utilizado o modelo referenciado pelo Ministério da Saúde amplamente utilizado na Atenção Primária à Saúde, o Projeto Terapêutico Singular (PTS) ou Diagrama de Abordagem Multidimensional (DAM)[11,12] (consulte o Capítulo 11).

O PAD também deve contemplar medidas que garantam a segurança do paciente no domicílio (consulte o Capítulo 10).

Indicadores

- Indicadores gerais: tempo do início do sintoma a acionamento da equipe, taxa de reinternação, taxa de idas ao pronto socorro, *Net Promoter Score* (NPS) da equipe, tempo do acionamento da medicação.
- Indicadores de aspecto físico: dor, náusea, vômito, dispneia, constipação, prurido, insônia, hipersonia, agitação, *delirium*, depressão, ansiedade, fadiga, sarcopenia, caquexia, cuidados com a pele, cuidados com olho, cuidados com a boca, saúde bucal.
- Indicadores de aspecto psicológico: necessidades emocionais, abordagem da família enlutada, apoio ao cuidador, stress do cuidador.

- Indicadores de aspecto social: obtenção de benefícios, documentação de preferência de tratamento, orientação sobre cuidados funerários, localização de preferência de morte, transição de cuidado para domicílio/instituição.
- Indicadores de aspecto espiritual: liberação de líderes religiosos, liberação de visitas, liberação de rituais de passagem, infraestrutura para realização de desejos do paciente e família.
- Indicadores de equipe: trabalho multidisciplinar, interação adequada com outras equipes, sofrimento de equipe, adequabilidade de material, adequabilidade de ambiente de trabalho.
- Indicadores de estrutura: treinamentos, protocolos de farmácia clínica, disponibilidade de opioide, plano de prevenção de *burnout*, disponibilidade para consultas urgentes, reunião de equipe, programa de apoio ao luto, comissão ética para avaliação de conflitos éticos no fim da vida, presença de trabalho interdisciplinar, presença de profissionais especialistas em cuidados paliativos.
- Indicadores de processo: processo clínico interdisciplinar, avaliação inicial em até 24 horas, plano terapêutico multidisciplinar, reunião familiar, treinamento de cuidadores, registro de objetivos de cuidados nas primeiras 72 horas, identificação de cuidador principal, avaliação psicossocial, disponibilização de suporte espiritual, avaliação cultural/valores, apoio pós-morte.
- Indicadores de resultado: satisfação do paciente, dos familiares e da equipe, controle de sintomas, resolução de demandas/necessidades, satisfação quanto a estrutura, satisfação quanto a tempo de atendimento, disponibilidades da equipe para falar com paciente, comunicação adequada, manutenção da atualização sobre informações clínicas, respeito pela preferência terapêutica, coordenação do cuidado, tempo de espera para consulta/ admissão, presença da família no momento da morte.[13]

Conclusão

A organização de um SAD especializado em cuidados paliativos depende de inúmeros fatores, sejam eles organizacionais, regulatórios, burocráticos, assistenciais ou qualidade. Devido à falta de especificidade para a área é muito importante atentar-se aos indicadores específicos de cuidados paliativos, bem como criar uma cultura sistêmica com operadoras, hospitais e clínicas de transição para que a atenção e/ou internação domiciliar façam parte do sistema e seja inclusive vista como prioritária para pacientes em terminalidade.

Essa medida, a médio prazo, gera uma alocação mais eficiente do recurso (seja público ou privado), organização mais estruturada dos níveis de atenção à saúde, bem como aumenta o valor assistencial agregado. Para isso é importante que a rede de saúde se comunique de maneira eficaz, garantindo assim o cuidado certo, na hora certa, no local mais adequado.[14]

Referências

1. Associação Nacional de Hospitais Privados (ANAHP). Núcleo nacional das empresas de serviços de atenção domiciliar (NEAD). Manual de Atenção Domiciliar. São Paulo, 2022.
2. Brasil. Lei Complementar nº 10.424, de 16 de abril de 2002. Dispõe sobre o Estatuto da Cidade e dá outras providências. Diário Oficial da União, Brasília, DF, 2002.
3. Conselho Federal de Enfermagem (COFEN). Resolução nº 270, de 13 de agosto de 2002. Dispõe sobre a Sistematização da Assistência de Enfermagem – SAE – nas Instituições de Saúde Brasileiras. Diário Oficial da União, Brasília, DF, 2002.
4. Conselho Federal de Farmácia (CFF). Resolução nº 386, de 3 de dezembro de 2002. Dispõe sobre a regularização das atribuições do farmacêutico no âmbito de assistência domiciliar em equipes multidisciplinares e dá outras providências. Diário Oficial da União, Brasília, DF, 2002.
5. Conselho Federal de Medicina (CFM). Resolução CFM nº 1.668, de 13 de maio de 2003. Diário Oficial da União, Brasília, DF, 2003.
6. Ministério da Saúde. Agência Nacional de Vigilância Sanitária. resolução RDC No 11 - Dispõe sobre o Regulamento Técnico de Funcionamento de Serviços que prestam Atenção Domiciliar. Brasília, 2006
7. Akbalik M. Çitilci T The importance of Pestel Analysis for environmental scanning process. Turkey, 2019
8. Kaplan, Robert S. – A execução premium: a obtenção de vantagem competitiva através do vinculo da estratégia com as operações do negócio/ Robert S. Kaplan e David P. Norton- Rio de Janeiro: Elsevier, 2008.
9. Teoli D, Sanvictores T, An J. SWOT Analysis. In: StatPearls. Treasure Island (FL): StatPearls Publishing; September 4, 2023.
10. Agência Nacional de Saude Suplementar (ANS). Guia para implementação de modelos de remuneração baseados em valor - Rio de Janeiro, 2019.
11. Oliveira GN. O Projeto terapêutico como contribuição para a mudança das práticas de saúde - Campinas, SP.
12. D'Alessandro MPS. Manual de cuidados paliativos- Hospital Sírio-Libanês; Ministério da Saúde, 2. ed. São Paulo: 2023.
13. Capelas ML, Simões AS, Teves C, Durão S, Coelho S, da Silva SC, Silva A, Afonso T. Indicadores de qualidade prioritários para os serviços de cuidados paliativos em Portugal, 2018.
14. Brasil. Ministério da Saúde. Secretaria de Atenção à Saúde. Departamento de Atenção Básica. Coordenação-Geral de Atenção Domiciliar. Melhor em casa – a segurança do hospital no conforto do seu lar. Caderno de Atenção Domiciliar Volume 2. Brasília-DF; 2012.

8

Indicadores Gerenciais de Cuidados Paliativos na Atenção Domiciliar

Douglas Henrique Crispim
Gabriela Alves de Oliveira Hidalgo
Renata Maximiano Meiga Charruf

Com a carência de leitos hospitalares no Brasil, tanto no setor público, quanto no privado, o seguimento de Atenção Domiciliar (AD) vem crescendo como alternativa para suprir essa falta. Diante desse cenário, tantos os Serviços de Atenção Domiciliar (SAD) do SUS quanto os *home care* têm buscado estratégias de desenvolvimento, sendo primordial para esse processo, a adoção de indicadores que auxiliem nessa tarefa. Esses são agentes tradutores da informação, auxiliam nas decisões estratégicas, mensuram os resultados dos processos, antecipam resultados desfavoráveis, evidenciam mudança no cenário, expõe fragilidades no processo, entre outros, direcionando a tomada de decisão.[1]

O primeiro passo para um serviço é parametrizar quais indicadores serão mensurados. Os **indicadores estratégicos** devem ser determinados pelo planejamento estratégico definido pela empresa. Já os **indicadores táticos e operacionais** são definidos pelas áreas ou setores responsáveis e mensuram o desempenho ou um processo específico. Um ponto importante, que deve ser levado em consideração para clareza dos indicadores no seguimento de Atenção Domiciliar, são as definições estabelecidas na RDC nº 11/2006, que regulamentam o funcionamento dos serviços para que não haja interpretações divergentes e, consequentemente, interfira nos resultados (consulte o Capítulo 7).[1] Os **indicadores administrativos** permitem o gerenciamento das diversas variantes nos processos internos e externos, por observarem o desempenho de cada etapa desses processos, que estabelecem o negócio central da instituição.

No caso da AD, a RDC nº 11/2006 preconiza cinco indicadores assistenciais relacionados ao processo clínico:

- Taxa de mortalidade para a modalidade internação domiciliar.
- Taxa de internação após Atenção Domiciliar.

- Taxa de infecção para a modalidade internação domiciliar.
- Taxa de alta da modalidade assistência domiciliar.
- Taxa de alta da modalidade internação domiciliar.[2]

No contexto dos Cuidados Paliativos (CP), as iniciativas de medição e melhoria da qualidade dos serviços são essenciais para que os serviços ofereçam cuidados eficazes centrados na pessoa e família.[3,4]

A Organização Mundial da Saúde (OMS) recomenda a implantação de indicadores de qualidade e acesso a cuidados paliativos, desde o início de suas atividades, com o objetivo de determinar o valor monetário dos cuidados paliativos para o sistema nacional de saúde e sobretudo, garantir acesso a cuidados paliativos de qualidade.[4,5]

Dessa maneira, o seguimento de indicadores gerenciais tem como principal finalidade a caracterização clínica e sociodemográfica dos usuários e famílias em cuidados paliativos, permitindo a aproximação dos dados aos processos de planejamento em saúde quanto a demandas paliativas.

Além dessa finalidade, os indicadores específicos em CP trazem um diagnóstico processual de toda a jornada do paciente, sendo de extrema importância para medir o serviço, bem como fazer melhorias processuais contínuas, tanto na assistência, como na gestão.

A criação de serviço de cuidados paliativos baseado na comunidade é um dos norteadores da OMS para a implementação sustentável da assistência em cuidados paliativos em saúde pública.[4]

Os cuidados paliativos domiciliares desempenham um papel crucial na prestação de assistência compassiva e abrangente a pacientes com doenças graves e suas famílias no conforto de seus lares. Medir o desempenho desses serviços é essencial para garantir a qualidade, eficácia e eficiência dos cuidados prestados.

Indicadores gerais

A seguir, alguns dos principais indicadores gerais para o cenário de CP na Atenção Primária à Saúde (APS) e domicílio:[6]

Perfil dos pacientes atendidos em domicílio

Um indicador fundamental para os cuidados paliativos domiciliares é a proporção de pacientes que receberam assistência nesse ambiente em relação ao total de pacientes atendidos.[6] Essa métrica reflete a utilização e alcance dos cuidados paliativos domiciliares, fornecendo reflexões importantes sobre esse perfil de pacientes e a eficácia do serviço em atender às necessidades da comunidade, incluindo a estratificação em AD1, AD2 e AD3 (Consulte o Capítulo 1).

Além disso, a qualificação demográfica é um aspecto importante para o raciocínio e epidemiologia clínica, considerando dados demográficos como gênero, raça, etnia, idade e diagnóstico primário.[6,7]

Perfil dos encaminhamentos, tempo para primeira avaliação e admissões

Quando pensamos em encaminhamentos oportunos, a rapidez no encaminhamento de pacientes para cuidados paliativos domiciliares após o diagnóstico é fundamental para garantir um acesso precoce e eficaz aos serviços. Monitorar a proporção de pacientes encaminhados em um prazo específico pode indicar a eficácia do sistema de referência e a prontidão da equipe em iniciar os cuidados, proporcionando benefícios significativos aos pacientes e suas famílias. Logo, é importante quantificar o número de encaminhamentos ao serviço, tempo transcorrido para primeira avaliação, perfil de aceites e recusas, assim como o número de admissões por mês.[6,7]

Número de visitas domiciliares totais e por paciente

A frequência e a programação prevista das visitas domiciliares são indicadores importantes do envolvimento da equipe de cuidados paliativos com os pacientes. Monitorar o número de visitas por paciente em um determinado período de tempo pode ajudar a garantir uma prestação de cuidados adequada e personalizada, adaptada às necessidades individuais de cada paciente conforme estratificação de risco, como a sugerida para a APS no Anexo 8.1.[6-8]

Documentação de planejamento antecipado de cuidados e diretivas antecipadas de vontade

É essencial que as preferências de tratamento e metas de cuidados dos pacientes sejam documentadas adequadamente nos cuidados paliativos domiciliares. Esse indicador garante que a equipe esteja alinhada com os desejos e necessidades dos pacientes, promovendo uma abordagem centrada no paciente e respeitosa.[6]

Controle de sintomas dos pacientes

A eficácia do controle de sintomas e do manejo da dor no ambiente domiciliar é crucial para a qualidade dos cuidados paliativos. A avaliação da taxa de controle de sintomas dos pacientes pode indicar a eficácia das intervenções realizadas pela equipe, garantindo o conforto e bem-estar dos pacientes em cuidados paliativos domiciliares.[6]

Nesse ponto, é muito importante que o serviço de AD padronize escalas para avaliação dos sintomas a cada atendimento, possibilitando a avaliação de efetividade no controle de sintomas, bem como a mensuração do tempo necessário para tal (consulte o Capítulo 12).

Tempo de resposta a chamadas de pacientes

A prontidão e eficiência da equipe em responder às chamadas de pacientes e familiares é um indicador de extrema importância para os cuidados paliativos domiciliares. O tempo médio de resposta reflete a disponibilidade e comprometimento da equipe em atender prontamente às necessidades e preocupações dos pacientes, promovendo uma assistência ágil e eficaz.[6,7]

Taxa de satisfação dos pacientes e familiares

A satisfação dos pacientes e familiares com os cuidados recebidos em casa é um indicador crítico de qualidade. Avaliar a experiência do paciente e da família pode fornecer informações essenciais sobre a eficácia da comunicação, o suporte emocional oferecido e a qualidade da assistência prestada, contribuindo para a melhoria contínua dos serviços.[6,7]

Dados relativos a acesso a cuidados paliativos no momento do óbito e local

A intenção é analisar no território entre os óbitos notificados, o número de usuários que receberam cuidados paliativos, bem como, os que morreram no domicílio de maneira programada. Assim, qualifica-se não só qualidade de vida, mas também qualidade de morte.[4,5]

No Anexo 8.2, estão listados os indicadores sugeridos para as equipes do Melhor em Casa.[9]

Indicadores específicos

Após a definição dos indicadores gerais, como dito anteriormente, é importante definir os indicadores estratégicos, táticos, operacionais e administrativos. Na Tabela 8.1, apresentaremos os principais indicadores para montar e mensurar um serviço de CP na APS e AD.

Tabela 8.1. Indicadores para cuidados paliativos na APS/AD

Indicadores gerais	❑ Tempo do início do sintoma a acionamento da equipe ❑ Taxa de reinternação ❑ Taxa de idas ao PS ❑ NPS equipe ❑ Tempo do acionamento da medicação
Indicadores de aspecto físico	❑ ESAS/IPOS ❑ Saúde bucal
Indicadores de aspecto psicológico	❑ Necessidades emocionais ❑ Abordagem da família enlutada ❑ Apoio ao cuidador ❑ Stress do cuidador
Indicadores de aspecto social	❑ Documentação de preferência de tratamento ❑ Orientação sobre cuidados funerários ❑ Localização de preferência de morte ❑ Transição de cuidado para domicílio/instituição
Indicadores de aspecto espiritual	❑ Liberação de líderes religiosos ❑ Liberação de visitas ❑ Liberação de rituais de passagem ❑ Infraestrutura para realização de desejos do paciente e família
Indicadores de equipe	❑ Trabalho multidisciplinar ❑ Interação adequada com outras equipes ❑ Sofrimento de equipe ❑ Adequabilidade de material ❑ Adequabilidade de ambiente de trabalho

Continua...

Tabela 8.1. Indicadores para cuidados paliativos na APS/AD – continuação

Indicadores de estrutura	❑ Treinamentos ❑ Protocolos de farmácia clínica ❑ Disponibilidade de opioide ❑ Plano de prevenção de *Burnout* ❑ Disponibilidade para consultas urgentes ❑ Enfermaria própria ❑ Ambulatório próprio ❑ Serviço de interconsulta ❑ Reunião de equipe ❑ Programa de apoio ao luto ❑ Comissão ética para avaliação de conflitos éticos no fim da vida ❑ Presença de trabalho interdisciplinar ❑ Presença de profissionais especialistas em cuidados paliativos
Indicadores de processo	❑ Processo clínico interdisciplinar ❑ Avaliação inicial em até 24 horas ❑ Plano terapêutico multidisciplinar ❑ Reunião familiar ❑ Treinamento de cuidadores ❑ Registro de objetivos de cuidados nas primeiras 72 horas ❑ Identificação de cuidador principal ❑ Avaliação psicossocial ❑ Disponibilização de suporte espiritual ❑ Avaliação cultural/valores ❑ Apoio pós-morte
Indicadores de resultado	❑ Satisfação do paciente ❑ Satisfação dos familiares ❑ Satisfação da equipe ❑ Controle de sintomas ❑ Resolução de demandas/necessidades ❑ Satisfação quanto a estrutura ❑ Satisfação quanto a tempo de atendimento ❑ Disponibilidades da equipe para falar com paciente ❑ Comunicação adequada ❑ Manutenção da atualização sobre informações clínicas ❑ Respeito pela preferência terapêutica ❑ Coordenação do cuidado ❑ Presença da família no momento da morte ❑ Tempo de espera para consulta/admissão

Fonte: Adaptada de Capelas et al., 2018.[10]

Qualidade e segurança

Para definição e avaliação de indicadores, é importante que haja um setor de qualidade e segurança em todos os serviços de CP. Na ausência dele, algum profissional deve ficar responsável pela avaliação e desenvolvimento frequente das estratégias e resultados.

Outro ponto a ser pensado, sempre que possível para a realidade do serviço é a possibilidade de obtenção de acreditação. A acreditação é a metodologia que certifica a excelência nos processos de qualidade assistencial das instituições de saúde. São diversas as instituições certificadoras que, através de metodologias específicas, avaliam, acompanham e atestam as práticas de qualidade e segurança. As principais são: *Joint Commission International* (JCI), *Accreditation Canada Internacional* (ACI) *QMentum* e a Organização Nacional de Acreditação (ONA).[1]

Conclusão

O uso estratégico de indicadores, como os sugeridos neste capítulo, pode fornecer uma estrutura para a qualidade e assistência ofertada no domicílio, para articular melhorias às partes interessadas e monitorar a confiabilidade dos processos.

Ao adotar uma abordagem baseada em indicadores de desempenho, os cuidados paliativos domiciliares podem aprimorar a eficácia e eficiência dos serviços prestados, garantindo uma assistência centrada no paciente e de alta qualidade, com excelência do cuidado sendo oferecido no espaço de vida da pessoa: seu lar.

Anexo 8.1. Escala de definição do nível de Cuidados Domiciliares

Na APS, a Escala de Definição do Nível de Cuidados Domiciliares pode ser aplicada sempre que necessário pelo enfermeiro ou médico e tem o objetivo de sistematizar a classificação individual de níveis de cuidados e ofertar AD de acordo com as necessidades em saúde do usuário.[6]

Escala de definição do nível de cuidados domiciliares

Critérios de avaliação	0	1	2	3
AVDB*	Independente para todas as AVDB (escore 6)	Dependente para até 2 AVDB (escore 4-5)	Dependente para até 4 AVDB (escore 2-3)	Dependência para 5 ou 6 AVDB (escore 0-1)
AVDI**	Sai de casa sem ajuda para realizar atividades sociais e controlar as finanças	Necessita de ajuda para sair de casa e para realizar as atividades sociais e controlar as finanças	Não sai de casa, mas realiza as tarefas de casa sem ajuda/ ou controla suas finanças	Não tem nenhuma Autonomia
Função cognitiva (MEEM***)/ audição, visão e fala	Sem alterações cognitivas e sensoriais	Alterações cognitivas ou sensoriais	Alterações cognitivas e sensoriais	Sem total funcionalidade cognitiva (vida vegetativa)
Escore de Framingham	Baixo risco < 10%	Risco moderado 10% a 20%	Alto risco > 20%	-
Presença de úlcera de pele	Ausente e sem fatores de risco	Ausente e com fatores de risco	Presente	-
Estado Nutricional (IMC****)	Eutrófico IMC entre 22 e 27	Baixo peso (IMC < 20) ou sobrepeso (IMC ≥ 30)	Perda de peso acentuada (> 5% em 1 mês ou > 10% em 6 meses)	Caquexia ou obesidade mórbida que impeça deambulação
Incontinência Urinária	Ausente	Incontinência transitória	Incontinência de estresse, urgência ou sobrefluxo	Incontinência funcional
Avaliação do humor	Sem alterações no humor	Presença de fatores de risco ou indícios de depressão	Depressão clínica ou escores sugestivos de gravidade	Depressão clínica associado a risco de suicídio
Funcionalidade familiar	Família funcional	Boa funcionalidade familiar, mas pouco recurso	Família disfuncional	Mora sozinho e sem auxílio familiar

*Fonte: Savassi, 2012. *Atividades de vida diária básicas; ** Atividades de vida diária instrumentais; ***Miniexame do Estado Mental; ****Índice de Massa Corporal.*

Nível de cuidados e suporte oferecido pela equipe

Nível de cuidados	Suporte oferecido pela equipe
Pontuação de 0 a 3	Paciente com sua capacidade funcional preservada e baixo risco de agravos à saúde, sem indicação para assistência domiciliar. Acompanhamento habitual da APS.
Pontuação de 4 a 6 (nível 1)	Visita mensal da ACS Visita da enfermagem trimestral Atendimento médico semestral (ou pelo tempo máximo pertinente à prescrição médica) e em casos de intercorrências
Pontuação de 7 a 18 (nível 2)	Visita mensal da ACS Visita da enfermagem bimestral e atendimento em casos de intercorrências Atendimento médico quadrimestral e atendimento em casos de intercorrências Atendimento do técnico de enfermagem ou enfermeiro quando indicado e prescrito pela equipe (exemplo: cobertura para úlceras de membros) Acionar a EMAD em casos extremos, quando a necessidade de atenção superar a capacidade de oferta da APS
Pontuação maior que 19 (nível 3)	Visita mensal da ACS Visita da enfermagem mensal e atendimento em casos de intercorrências Atendimento médico bimestral e atendimento em casos de intercorrências Atendimento do técnico de enfermagem ou enfermeiro quando indicado e prescrito pela equipe Atendimento do Serviço Social de suporte se necessário Acionar a EMAD em caso de necessidade de atenção superar a capacidade de oferta da APS

Fonte: Savassi, 2012. Conteúdo disponível em QR Code - ver pág. XLIX.

Anexo 8.2. Indicadores principais sugeridos para as equipes do Programa Melhor em Casa

Indicadores principais sugeridos para as equipes do Melhor em Casa

Indicador	Periodicidade	Descrição	Método de cálculo	Fonte
1.1 – Média de permanência geral	Semestral	Tempo médio de permanência dos usuários no SAD	Total de dias de permanência dos usuários que tiveram alta do SAD no período/total de usuários que tiveram alta do SAD no mesmo período	RAAS, e-SUS e registro local
1.2 – Média de permanência por agravo	Semestral	Tempo médio de permanência dos usuários no SAD por agravo específico	Total de dias de permanência dos usuários por agravo que tiveram alta do SAD no período/total de usuários com o mesmo agravo que tiveram alta do SAD no mesmo período	e-SUS e registro local
2 – Percentual dos usuários classificados como AD1, AD2 e AD3 na admissão	Trimestral	Percentual de usuários admitidos classificados em cada modalidade (AD1, AD2 e AD3) em relação ao total de usuários admitidos no SAD	Total de usuários classificados em cada modalidade no momento da admissão no período/total de usuários admitidos em AD no mesmo período (× 100)	e-SUS e registro local
3 – Percentual de usuários por serviço de origem (procedência)	Trimestral	Percentual de usuários oriundos de cada tipo de serviço (atenção básica, urgência e emergência, centro oncológico, entre outros) em relação ao total de usuários admitidos no SAD	Total de usuários procedentes de cada serviço no período/total de usuários admitidos no mesmo período (× 100)	RAAS, e-SUS e registro local
4 – Percentual de usuários por conduta/motivo de saída (desfecho)	Trimestral	Percentual de usuários por desfecho (alta administrativa da AD, alta clínica da AD, encaminhamento para AB, internação hospitalar, entre outros) em relação ao total de usuários que saíram do SAD	Total de usuários que saíram do SAD por cada desfecho no período/total de usuários que saíram do SAD no mesmo período (× 100)	RAAS, e-SUS e registro local
5 – Percentual de usuários em AD por agravo/condição avaliada	Trimestral	Percentual de usuários por agravo/condição avaliada, em determinado período	Total de usuários por agravo ou condição avaliada no período/total de usuários no SAD no mesmo período (× 100)	e-SUS e registro local

Continua...

Indicadores principais sugeridos para as equipes do Melhor em Casa – continuação

Indicador	Periodicidade	Descrição	Método de cálculo	Fonte
6 – Capacidade de atendimentos do SAD	Mensal	Total de usuários em acompanhamento pelo SAD durante um mês	Total de usuários que permaneceram desde o mês anterior + total de usuários admitidos no mês corrente	RAAS, e-SUS e registro local
7 – Percentual de alta do SAD	Mensal	Percentual de usuários que tiveram alta do SAD	Total de usuários que tiveram alta do SAD no período/total de usuários do SAD no mesmo período (× 100)	RAAS, e-SUS e registro local
8 – Percentual de acompanhamento pós-óbito	Anual	Percentual de acompanhamento pós-óbito em relação ao total de óbitos ocorridos no domicílio	Total de famílias ou cuidadores com acompanhamento pós-óbito no período/total de óbitos no mesmo período (× 100)	e-SUS e registro local
9 – Percentual de usuários por sexo	Anual	Percentual de usuários por sexo	Total de usuários por sexo/ total de usuários no SAD (× 100)	RAAS, e-SUS e registro local
10 – Percentual de encaminhamentos para internação hospitalar ou serviços de urgência por grupo de CID	Semestral	Percentual de usuários encaminhados para internação hospitalar ou serviços de urgência por grupo de CID	Total de usuários encaminhados para internação hospitalar ou serviços de urgência por grupo de CID no período/total de usuários com o mesmo grupo de CID no mesmo período (×100)	e-SUS e registro local
11 – Proporção de atendimentos realizados por categoria profissional	Semestral	Proporção de atendimentos realizados por cada categoria profissional das equipes de EMAD e EMAP	Total de atendimentos por CBO no período/total de atendimentos do SAD ou equipe no mesmo período	e-SUS e registro local
12 – Percentual de óbitos declarados no domicílio	Anual	Percentual de usuários do SAD que vieram a óbito no domicílio com declaração de óbito emitida pelo médico da EMAD	Total de declarações de óbito emitidas pelo médico da EMAD no período/total de óbitos de usuários do SAD ocorridos no domicílio no mesmo período (× 100)	e-SUS e registro local
13 – Percentual de usuários por faixa etária	Semestral	Percentual de usuários por faixa etária em relação ao total de usuários do SAD	Total de usuários por faixa etária no período/total de usuários do SAD no mesmo período (× 100)	RAAS, e-SUS e registro local

Continua...

Indicadores principais sugeridos para as equipes do Melhor em Casa – continuação

Indicador	Periodicidade	Descrição	Método de cálculo	Fonte
14 – Média de visitas por usuário	Mensal	Média de visitas recebidas por usuário do SAD	Total de visitas realizadas pelo SAD no período/total de usuários do SAD no mesmo período	RAAS, e-SUS e registro local
15 – Média de visitas por equipe (no caso de SADs com mais de uma EMAD)	Mensal	Média de visitas realizadas por equipe em determinado período	Total de visitas realizadas pelas equipes no período/ total de equipes no mesmo período	e-SUS e registro local
16 – Percentual de usuários por grupo de CID identificado na admissão no SAD	Semestral	Percentual de usuários por grupo de CID motivador da admissão	Total de usuários por grupo de CID no período/total de usuários no mesmo período (× 100)	RAAS, e-SUS e registro local
17 – Percentual de admissão em AD no período	Mensal	Percentual de usuários em AD admitidos no período	Total de usuários admitidos no SAD no período/total de usuários do SAD no mesmo período (× 100)	RAAS, e-SUS e registro local

Fonte: DAHU/SAS/MS. Conteúdo disponível em QR Code - ver pág. XLIX.

Referências

1. Associação Nacional de Hospitais Privados (ANAHP); Núcleo Nacional das Empresas de Serviços de Atenção Domiciliar (NEAD). Manual de Atenção Domiciliar. 2022. Disponível em: https://www.anahp.com.br/wpcontent/uploads/2022/12/Manual_de_Atendimento_Domiciliar_versaofinal.pdf
2. Ministério da Saúde. Agência Nacional de Vigilância Sanitária. resolução RDC No 11 - Dispõe sobre o Regulamento Técnico de Funcionamento de Serviços que prestam Atenção Domiciliar. Brasília, 2006.
3. DY, M Sydney; Sharma, Rute; Kuchinad, K; et al. Evaluation of the Measuring and Improving Quality in Palliative Care Survey. J Oncol Pract. 2018 Dec;14(12):e834-e843. doi: 10.1200/JOP.18.00405. PMID: 30537461; PMCID: PMC6291741.
4. World Health Organization et al. Planning and implementing palliative care services: a guide for programme managers. 2016. Disponível em: https://apps.who.int/iris/handle/10665/250584.
5. World Health Organization. Integrating palliative care and symptom relief into primary health care: a WHO guide for planners, implementers and managers. 2018. Disponível em: https://apps.who.int/iris/bitstream/handle/10665/274559/9789241514477-
6. eng.pdf?sequence=1&isAllowed=y.
7. Center to advance palliative care (CAPC). CAPC measurement guide. 2022. Disponível em: https://www.capc.org/documents/239/?clickthrough_doc_id=core.cmsdocument.239&clickthrough_req_id=TPEz2VukSXuo5Q0plPRCIA&clickthrough_query=measurement
8. Núcleo Nacional das Empresas de Serviços de Atenção Domiciliar (NEAD). Caderno de Boas Práticas: Indicadores e protocolos na atenção domiciliar. Fascículo 4. Núcleo Nacional das Empresas de Serviços de Atenção Domiciliar. 2024. Disponível em: https://www.neadsaude.org.br/caderno-de-boas-praticas/
9. Savassi LCM, et al. Proposta de protocolo de classificação de risco para o atendimento domiciliar individual na atenção primária. JMPHC| Journal of Management & Primary Health Care| ISSN 2179-6750, v. 3, n. 2, p. 151-157, 2012.
10. Brasil. Ministério da Saúde. Secretaria de Atenção à Saúde. Departamento de Atenção Básica, Departamento de Atenção Hospitalar e de Urgência. Manual de monitoramento e avaliação: Programa Melhor em Casa / Ministério da Saúde, Secretaria de Atenção à Saúde, Departamento de Atenção Básica, Departamento de Atenção Hospitalar e de Urgência – Brasília: Ministério da Saúde, 2016.
11. Capelas, M. L., Simões, A. S., Teves, C., Durão, S., Coelho, S., da Silva, S. C., Silva, A., & Afonso, T. (2018). Indicadores de qualidade prioritários para os serviços de cuidados paliativos em Portugal. Cadernos de Saúde, 10(2), 11-24. https://doi.org/10.34632/cadernosdesaude.2018.7245.

9

Cuidados de Transição para uma Alta Segura

Caroline Cruz da Silveira
Elidia da Silva Rezende
Fernanda Cipola Augusto

Introdução

No cenário atual do Brasil, a longevidade está em ascensão, resultado da diminuição expressiva da taxa de fecundidade e aumento da expectativa de vida. Com isso, a organização familiar e comunidades também estão em processo de envelhecimento, adoecimento e perda de funcionalidade.[1-3]

Observando esse contexto, cabe aos profissionais atentarem-se aos grupos com doenças sem proposta de tratamento modificador e com dependência total de cuidados. O envelhecimento e as condições crônicas, em algum período do tempo, irão acionar todos os níveis de assistência. Cerca de 80% das hospitalizações são decorrentes de situações que necessitam ou necessitarão de cuidados continuados.[1-3]

Para a manutenção de um sistema de despesas de grande porte, é imprescindível a organização de redes assistenciais inteligentes que suportem a evolução do perfil demográfico e epidemiológico dos brasileiros, promovendo estruturas que garantam a continuidade dos cuidados de saúde e redução de desperdícios de recursos.[2,3] Nesse sentido, compreende-se que os arranjos da Rede de Atenção à Saúde (RAS) devem ser pensados para além do ambiente hospitalar, contemplando a transição do cuidado para o ambiente domiciliar.[4]

No caso dos pacientes com necessidades paliativas, a transição de cuidados deve ser realizada garantindo o olhar multidimensional e o respeito ao que faz sentido a eles, visto que o planejamento de cuidados deve ser com base em decisões compartilhadas (consulte o Capítulo 11). Para tanto, é de fundamental importância que os serviços de todos os níveis de atenção estejam alinhados e sejam capacitados quanto à identificação de necessidades paliativas e ações que as atendam.[4]

Pensando nisso, neste capítulo serão abordados aspectos importantes durante a desospitalização e transição de cuidados, com o intuito de fornecer cuidados continuados e garantir uma alta segura às pessoas com doenças ameaçadoras da vida nas suas diferentes fases de evolução atendidas em serviços de Atenção Primária ou Domiciliar no Sistema Único de Saúde (SUS) ou na Saúde Suplementar.

A desospitalização e a importância da transição de cuidados

Desospitalizar é um processo desafiador, onde as potencialidades dos envolvidos (família, território, equipe de assistência, equipe de transporte, hospital de referência, dinâmica do SUS e da saúde suplementar) devem ser analisados e considerados com a mesma relevância do quadro clínico do paciente.[5]

A Transição de Cuidados (TC) é um conjunto de ações que garantem a continuidade da atenção à saúde na transferência de pacientes entre os diferentes serviços (hospitais, atenção primária, atenção domiciliar, ambulatórios, clínicas) ou níveis de atenção em uma mesma instituição (unidades de internação, unidade de terapia intensiva, pronto atendimento).[6]

Esse fluxo tem início quando o paciente internado não necessita mais de uma estrutura de alta complexidade, mas sim de cuidados específicos, podendo ser direcionado à assistência que a ele melhor se aplica. A continuidade de cuidados entre os diferentes serviços que compõem a RAS é essencial para a implementação e boa gestão do plano de cuidados do paciente[6] (Figura 9.1).

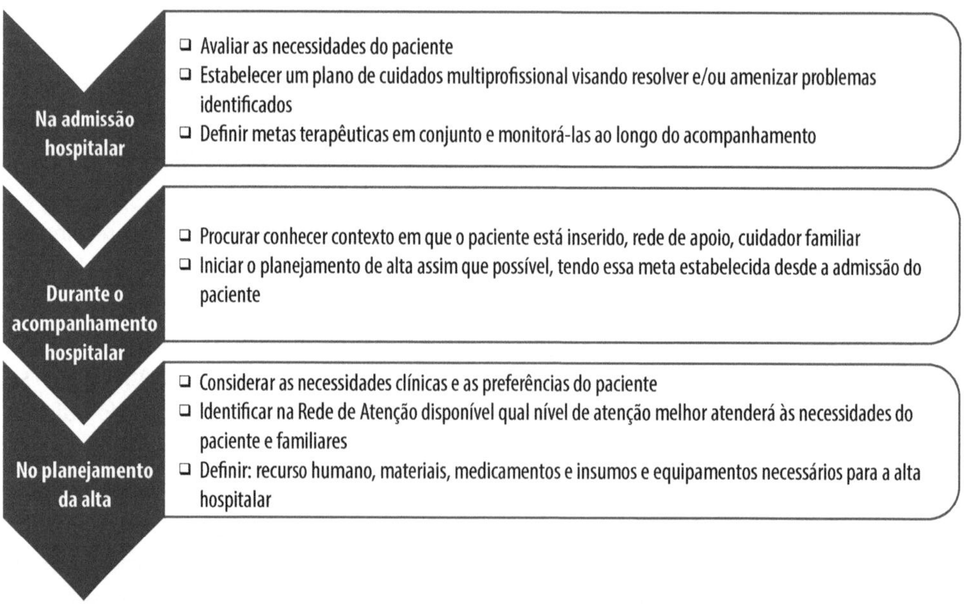

Figura 9.1. Pontos a serem considerados nas diferentes fases da internação hospitalar de pessoas com doenças ameaçadoras da vida. *Fonte: Elaborada pelas autoras.*

Nesse sentido, é importante a articulação dos serviços de saúde com os Núcleos Internos de Regulação (NIR) existentes na RAS, já que esses utilizam ferramentas de gestão clínica para a padronização da transição de cuidados entre as unidades.[6]

Cabe ressaltar que, diante desse cenário, algumas instituições hospitalares possuem uma equipe própria para a gestão da desospitalização, geralmente composta por, pelo menos: médico, enfermeiro e assistente social. Além disso, os Serviços de Atenção Domiciliar (SAD) no âmbito do SUS, da saúde suplementar ou privado costumam apresentar uma equipe de profissionais avaliadores, composta por médico e/ou enfermeiro, que são responsáveis por avaliar o paciente e o domicílio antes da alta hospitalar.

Na Tabela 9.1, dispusemos de modo resumido, as atribuições dos profissionais que compõem as equipes de desospitalização e avaliadores na transição de cuidados de pessoas com doenças ameaçadoras da vida. Nesse ponto, cabe ressaltar que sempre que possível a avaliação do paciente, família e suas necessidades devem ser realizadas por mais profissionais da equipe multiprofissional.

A desospitalização é um cuidado refinado e individualizado, ainda que engessado aos limites institucionais, a partir da ótica multidisciplinar e da visão global do cuidado, que produz um ajuste fino à necessidade da demanda assistida. Assim, a equipe multiprofissional tem papel fundamental para avaliação e planejamento do processo de desospitalização desde o início da internação.[5,7]

Tabela 9.1. Resumo das atribuições dos profissionais na TC de pessoas com doenças ameaçadoras da vida

Profissional	Atribuições
Assistente Social	❑ Garantir os direitos dos pacientes frente às operadoras de saúde ou no SUS ❑ Conhecer equipamentos de saúde e assistência social disponíveis no território e orientar equipe, família e paciente quanto às possibilidades ❑ Identificar, através da anamnese social, a rede de apoio disponível, sinais de vulnerabilidade, cuidadores e outros fatores de risco ou sofrimento social ❑ Orientar quanto à disponibilidade de auxílios e benefícios diante de cada cenário
Médico	❑ Avaliar quadro clínico e identificar necessidades do paciente considerando diagnóstico, fase da doença, funcionalidade e prognóstico ❑ Rever prescrição médica realizando conciliação medicamentosa, sempre que necessário ❑ Identificar a presença de sinais e sintomas e descartar causas reversíveis, além de tratar os desconfortos ❑ Verificar se foram definidas as Diretivas Antecipadas de Vontade (DAV) do paciente. Caso ainda não tenham sido definidas, incluir tal demanda para abordagem da equipe de Atenção Domiciliar
Enfermeiro	❑ Identificar as necessidades de cuidados do paciente ❑ Avaliar a presença e/ou risco de lesões de pele ❑ Identificar a presença de outros riscos, como: broncoaspiração e quedas ❑ Observar a presença de dispositivos que possam demandar a necessidade de cuidados e insumos específicos, como: cateter nasoenteral, cateter vesical de demora, necessidade de cateterismo vesical intermitente, presença de estomias, drenos, cateteres venosos de longa permanência etc. ❑ Verificar o perfil do familiar cuidador e perceber necessidade de orientação quanto aos cuidados que deverão ser prestados, estabelecendo um planejamento de atendimentos para orientação e capacitação do mesmo ❑ Realizar avaliação do domicílio, orientando adaptações necessárias para garantir a segurança do paciente (consulte o Capítulo 10)

Fonte: Elaborada pelas autoras.

Identificar precocemente as necessidades do paciente e da família, são essenciais para a promoção da qualidade de vida dos envolvidos e necessários para a boa prática da gestão de leitos. Apesar de ser permeado por objetivos positivos, a desospitalização nem sempre ocorre sem estresse, pois comumente fatores sociais, psicológicos e econômicos do paciente e família podem gerar dificuldades que impactam o processo, principalmente quando se fala na perda de funcionalidade do paciente durante a internação.[5-8]

Cabe ressaltar que esse contato próximo e entendimento do contexto em que o paciente está inserido é fundamental durante a hospitalização, pois isso facilitará a percepção da equipe quanto a que modalidade assistencial será mais adequada a transferência do paciente.

Por exemplo, em situações em que o paciente perdeu funcionalidade e encontra-se mais dependente para os cuidados, e existe apenas um familiar cuidador que será responsável por manter os cuidados no domicílio, é mais adequado que o mesmo seja transferido para um hospital de retaguarda ou de transição, se possível, onde o familiar será capacitado para a prestação de cuidados de forma segura na residência. Caso não exista essa possibilidade, a capacitação do familiar cuidador deve ocorrer de forma mais aprofundada no hospital mesmo.

Um processo de transição mal planejado pode ocasionar re-hospitalizações frequentes e potencialmente evitáveis, desorganização do tratamento, ausência de reconciliação medicamentosa e perda do acompanhamento regular com a equipe de saúde de referência.[4-7]

Alta segura

A Política Nacional de Atenção Hospitalar (PNHOSP), tem como uma de suas diretrizes a garantia de continuidade do cuidado, por meio da articulação do hospital com os demais pontos de atenção da RAS.[9] Essa articulação com os demais serviços da RAS é um dos fatores fundamentais para alcançar a alta segura de pessoas com doenças ameaçadoras da vida.

A obtenção de uma alta segura tem início no planejamento realizado durante a internação hospitalar e na organização dos recursos necessários antes da chegada do paciente no domicílio, bem como na transferência para a casa e a admissão do mesmo pelo SAD ou pelo outro nível de atenção para o qual o paciente foi referenciado.

O principal pilar estratégico para a alta segura é a governança clínica. Ela engloba uma série de práticas desenvolvidas para melhorar continuamente os serviços de saúde através de estratégias de gestão fundamentadas na geração de valor ao paciente.[10]

Essa gestão de risco reduz possíveis desfechos negativos e identifica situações que aumentem o risco de reinternações hospitalares. Assim como auditorias clínicas devem ser realizadas para averiguar a concordância aos padrões de excelência e identificar lacunas nas linhas de cuidado.[10,11] O plano de alta deve dispor de protocolos fundamentados, com padrões acordados entre as gestões de saúde que cuidam e que cuidarão do paciente.

É preciso minimizar os riscos de reinternação precoce e eventos adversos, oferecendo informações adequadas para que o paciente possa seguir seus cuidados em casa.[10,11]

No contexto dos cuidados paliativos, podemos abordar também a alta segura como um importante recurso da manutenção dos valores e desejos do paciente e do eficaz controle de sintomas e sofrimentos de um modo geral.

Na Tabela 9.2, encontram-se alguns aspectos fundamentais e que devem ser avaliados e valorizados para garantir uma alta segura.

Tabela 9.2. Aspectos que devem ser considerados para oferecer uma alta segura

O que avaliar	Descrição
Avaliação clínica	❑ Situação atual, diagnóstico, funcionalidade, prognóstico, presença de sintomas (consulte o Capítulo 12) ❑ Identificar necessidades paliativas (consulte o Capítulo 1)
Domicílio	❑ Avaliar as condições de higiene, saneamento básico, fornecimento de água e de energia elétrica, ventilação, iluminação ❑ Acesso à casa: presença de obstáculos, possibilidade de passagem de carros, ambulância etc. ❑ Estrutura da casa e disposição dos cômodos, presença de degraus, escadas, estrutura do banheiro. Identificar a necessidade de adaptações e orientar a realização antes da alta, de preferência
Rede de Apoio	❑ Compreender dinâmica familiar, identificar principal cuidador, qual grau de instrução, avaliar a presença de sobrecarga ou estresse do cuidador ❑ Serviços de saúde, suporte e assistência social disponíveis que possam complementar a assistência prestada
Capacitação do cuidador/familiar	❑ Orientar os familiares cuidadores quanto às necessidades de cuidados do paciente. Demonstrar e instruir quanto à realização de procedimentos necessários e fornecer orientações por escrito, sempre que possível
Insumos, medicamentos e equipamentos	❑ Organização de acesso a insumos, medicamento e equipamentos necessários, conforme os fluxos locais e/ou institucionais ❑ Identificar em conjunto com a família alternativas possíveis para a obtenção de insumos, medicamentos ou equipamentos que não são fornecidos pelo convênio ou pelo serviço do SUS. Em alguns locais, existem ONGs e projetos que auxiliam nesse processo, quando a família não possui recurso financeiro suficiente para tal
Equipe multiprofissional	❑ Definir um plano de cuidados, incluindo quais profissionais deverão acompanhar o paciente e a frequência de atendimentos necessários para o atendimento às necessidades dele
Encaminhamentos	❑ Realizar o encaminhamento para os serviços da RAS, se necessário. Por exemplo, caso o paciente tenha indicação de acompanhamento ambulatorial, orientar quanto à necessidade de agendamento ou já fornecer data de consulta, se possível
Transferência do hospital para a residência	❑ Avaliar a necessidade de ambulância, acompanhamento de profissionais de saúde, disponibilização de suporte ventilatório ou outros recursos para a realização da transferência até a residência do paciente

Fonte: Elaborada pelas autoras. Adaptada de Silva, et al.[5]; Heinzelmann, Machado, Pereira[6]; Brasil[7,8].

De um modo geral, é necessária uma comunicação clara e assertiva com o paciente, familiares e entre os serviços de saúde para que a transição de cuidados ocorra de forma tranquila e alinhada. É de suma importância o fornecimento de um resumo de alta bem descrito, contendo diagnósticos de alta, comorbidades, tratamentos realizados, resultados de exames laboratoriais e de imagem, medicamentos em uso e a programação de seguimento ambulatorial.[7]

Além disso, todo o planejamento de alta deve integrar os cuidados de modo a garantir a segurança do paciente no domicílio (consulte o Capítulo 10).

Transição de cuidados: do hospital para a atenção domiciliar na saúde suplementar

A solicitação de atendimento domiciliar através dos convênios ou operadoras de saúde, em geral, ocorre por meio do envio de: Relatório Médico para Desospitalização[12] e o preenchimento da Tabela de Avaliação para Planejamento de Atenção Domiciliar NEAD[13] e, em alguns casos, da Tabela de Avaliação de Complexidade Assistencial ABEMID.[14]

O Relatório Médico para Desospitalização é um documento gerado pela colaboração e parceria técnica entre a Associação Nacional de Hospitais Privados (ANAHP) e o Núcleo Nacional das Empresas de Serviços de Atenção Domiciliar (NEAD). Deve conter:[12,15]

- Dados gerais do paciente, endereço para o atendimento, cuidado domiciliar prévio com nome da empresa, tempo previsto para o Atendimento Domiciliar, data da alta hospitalar e identificação do cuidador.
- Diagnóstico, antecedentes, estado clínico, grau de atividade de vida diária, recursos humanos sugeridos.
- Suporte terapêutico (relevantes para continuidade do cuidado), ventilatório, nutricional.
- Necessidade de remoção.

Já a tabela NEAD, é uma ferramenta desenvolvida para avaliação de critérios técnicos para indicação de atendimento domiciliar na modalidade Internação Domiciliar, de acordo com o número de horas de assistência de enfermagem (12 e 24 horas), ou na modalidade de procedimento pontuais específicos, como: medicações parenterais, curativos ou outros programas. É dividido em três grupos: elegibilidade, critérios para indicação imediata de internação domiciliar e critérios de apoio para indicação de PAD.[13]

A Tabela da Associação Brasileira de Empresas de Medicina Domiciliar (ABEMID) é um instrumento importante na gestão da saúde usada para determinar indicações criteriosas para internação hospitalar, como artifícios, prescrição de terapias e grau de autonomia do paciente.[14]

Esses documentos devem ser preenchidos, carimbados e assinados pelo médico responsável [15], porém, cabe ressaltar que todo o planejamento de cuidados deve ser realizado em conjunto com a equipe multiprofissional, com o objetivo de elaborá-lo por meio de uma perspectiva multidimensional do paciente e sua família.

Nenhuma das ferramentas acima citadas contempla as especificidades dos cuidados paliativos, sendo altamente recomendável a pactuação com as operadoras de saúde sobre o uso de instrumentos adicionais que visam a identificação de demandas paliativas (consulte os Capítulo 1 e 5).

A avaliação do paciente, por um profissional da instituição prestadora de serviços domiciliares, para a elaboração do Plano de Atenção Domiciliar (PAD), é parte obrigatória, a partir da solicitação médica. A expectativa frente a solicitação médica é que essa propicie clareza nas informações, fomentada nos critérios técnicos entre todos os segmentos do processo.[15]

Transição de cuidados: do hospital para a atenção domiciliar no SUS

A Portaria GM/MS nº 3.005, de 2024, descreve que:

> *"A Atenção Domiciliar (AD) é indicada para pessoas que necessitam de atenção à saúde e que estejam em situação de restrição ao leito ou lar ou em condição clínica ou de vulnerabilidade, de forma temporária ou permanente, na qual a atenção domiciliar é considerada a oferta mais oportuna para tratamento, paliação, reabilitação e prevenção de agravos. (Art. 535).*[16]

Os serviços da RAS devem manter uma comunicação efetiva e alinhada, sendo que as equipes hospitalares devem ser orientadas quanto aos critérios de elegibilidade para a AD no SUS e os fluxos para acionamento das equipes dos SADs ou Programa Melhor em Casa.

A AD no SUS é dividida em três modalidades, sendo os casos de AD1, de responsabilidade das equipes de Atenção Primária à Saúde (APS) ou Estratégia Saúde da Família (ESF) e os casos de AD2 ou AD3, de responsabilidade das equipes dos Serviços de Atenção Domiciliar (SAD) ou Programa Melhor em Casa.[16]

A Portaria acima mencionada atualizou os critérios de inclusão nas modalidades de AD no SUS, incluindo necessidades paliativas, sendo que:

- São elegíveis para a modalidade AD2: pessoas com condições crônicas de saúde agudizadas, com necessidade de cuidados frequentes, tratamentos parenterais ou reabilitação para ganho e/ou recuperação de funcionalidade; ou pessoas que demandem cuidados paliativos, com sintomas exacerbados e/ou não controlados, que exigem visitas frequentes, entre outros critérios.[16]
- São elegíveis para a modalidade AD3: pessoas na fase final de vida ou com condições crônico-degenerativas progressivas com necessidade de procedimentos sistemáticos em domicílio, entre outros critérios[16] (consulte os Capítulos 1 e 4).

A solicitação de avaliação deve acontecer através do preenchimento e envio de formulário de Referência/Contrarreferência pela equipe hospitalar, contendo:

- Dados gerais do paciente, endereço para o atendimento, data prevista para a alta hospitalar.
- Diagnóstico, antecedentes, estado clínico, funcionalidade e grau de dependência para os cuidados.
- Necessidade de insumos, medicamentos, equipamentos e procedimentos.

Em seguida, a equipe de avaliadores do SAD agenda e realiza uma avaliação do paciente, preenchendo o Instrumento de avaliação de elegibilidade e complexidade na Atenção Domiciliar (IAEC-AD) para os casos elegíveis para a AD2 e AD3.[16]

No caso de pacientes com recomendação de acompanhamento domiciliar pela Atenção Primária à Saúde (APS) ou Estratégia de Saúde da Família (ESF) (AD1), a equipe hospitalar deve verificar se o paciente já era acompanhado pela Unidade Básica de Saúde (UBS) de referência. Caso não, orientar e encaminhar o familiar para cadastro do usuário na unidade, bem como entrar em contato com a equipe da APS para informar sobre a hospitalização do paciente, diagnóstico, estado clínico, necessidades de cuidados e data de alta prevista.[7]

Nesse ponto, cabe reforçar que a comunicação entre os serviços da RAS que acompanham o paciente deve ser clara e efetiva, sendo que o planejamento de cuidados deve ser construído por todos os níveis de atenção que contribuem no cuidado. O objetivo do plano de cuidados compartilhado entre os diferentes serviços da rede é garantir que todos definam os mesmos objetivos.[7]

Outro aspecto relevante é que, mesmo quando os pacientes são elegíveis para acompanhamento na modalidade AD2 ou AD3, as equipes dos SADs devem manter uma comunicação alinhada e compartilhar atualizações da condição clínica dos pacientes com a equipe da APS, que são as coordenadoras do cuidado dos usuários do território pelo qual são responsáveis.[5-7]

Conclusão

As estratégias e políticas de cuidados desenvolvidas no processo de alta, desospitalização e admissão no domicílio devem promover a qualidade de vida dos pacientes até o fim de suas vidas, melhorar a participação dos familiares no cuidado e promover a sensação de conforto com a situação, momentaneamente desfavorável.

O adoecimento, o cuidado e o morrer são processos que alteram a organização familiar, comunitária e social, sendo a presença de profissionais que produzem a adaptabilidade dos envolvidos necessária.

Definir e elencar os atores na promoção dos cuidados, reconhecendo os limites institucionais, os recursos do território e modo de organização familiar é imprescindível para a obtenção dos melhores índices na experiência do paciente e familiar, bem como na assistência.

A instrumentalização e apoio do paciente e da família, além da comunicação efetiva com os mesmos e entre os serviços da RAS são de fundamental relevância no processo de transição de cuidados.

Referências

1. Ouverney AM, Noronha JC. Modelos de organização e gestão da atenção à saúde: redes locais, regionais e nacionais. In Fundação Oswaldo Cruz. A saúde no Brasil em 2030 - prospecção estratégica do sistema de saúde brasileiro: organização e gestão do sistema de saúde. Rio de Janeiro: Fiocruz/Ipea/Ministério da Saúde/Secretaria de Assuntos Estratégicos da Presidência da República, 2013. Vol.3. pg143-182.
2. Mendes EV. O cuidado das condições crônicas na atenção primária à saúde: o imperativo da consolidação da estratégia da saúde da família. Brasília: Organização Pan-Americana da Saúde, 2012.
3. Instituto Brasileiro de Geografia e Estatística (IBGE). Relações entre as alterações históricas na dinâmica demográfica brasileira e os impactos decorrentes do processo de envelhecimento da população. Rio de Janeiro: IBGE, Coordenação de População e Indicadores Sociais, 2016.
4. Olario PS, *et al*. Desospitalização e cuidados paliativos: reflexões para o cuidado pautado na cidadania Brasil. In: Ministério da Saúde. Secretaria-Executiva. Superintendência Estadual do Ministério da Saúde no Rio de Janeiro. Desospitalização: reflexões para o cuidado em saúde e atuação multiprofissional. Brasília: Ministério da Saúde, 2020. p.43-58.
5. Silva AE, *et al*. Desospitalização como ferramenta para a gestão do cuidado e otimização de recursos em saúde. In: Ministério da Saúde. Secretaria-Executiva. Superintendência Estadual do Ministério da Saúde no Rio de Janeiro. Desospitalização: reflexões para o cuidado em saúde e atuação multiprofissional. Brasília: Ministério da Saúde, 2020. p.92-98.
6. Heinzelmann RS, Machado DO, Pereira EGB. Transição de cuidados. In: Savassi LCM *et al*. Tratado de atenção domiciliar. Santana de Parnaíba [SP]: Manole, 2022. p.175-179.
7. Brasil. Ministério da Saúde. Secretaria de Atenção Especializada à Saúde. Departamento de Atenção Hospitalar, Domiciliar e de Urgência. Transição do Cuidado (TC). In: Ministério da Saúde, Secretaria de Atenção Especializada à Saúde, Departamento de Atenção Hospitalar, Domiciliar e de Urgência. Atenção Domiciliar na Atenção Primária à Saúde [recurso eletrônico]. Brasília: Ministério da Saúde, 2020. p.51-57.
8. Brasil. Ministério da Saúde. Secretaria de Atenção à Saúde. Departamento de Atenção Hospitalar e de Urgência. Garantia da continuidade de cuidado. In: Ministério da Saúde. Secretaria de Atenção à Saúde. Departamento de Atenção Hospitalar e de Urgência. Segurança do paciente no domicílio. Brasília: Ministério da Saúde, 2016.p. 13-14. Disponível em: <https://bvsms.saude.gov.br/bvs/publicacoes/seguranca_paciente_domicilio.pdf>.
9. Brasil. Portaria n. 3390 de 30 de dezembro de 2013. Institui a Política Nacional de Atenção Hospitalar (PNHOSP) no âmbito do Sistema Único de Saúde (SUS), estabelecendo- se as diretrizes para a organização do componente hospitalar da Rede de Atenção à Saúde (RAS). Disponível em: <https://bvsms.saude.gov.br/bvs/saudelegis/gm/2013/prt3390_30_12_2013.htm>.
10. DRG Brasil. Confira um checklist completo para a alta hospitalar segura. In: Blog Valor em Saúde. 2023. Disponível em: <https://www.drgbrasil.com.br/valoremsaude/alta-hospitalar/>.
11. Freitas TB, Costa MMG. Governança clínica como modelo de gestão para a assistência domiciliar. São Paulo, v.10, n.1, p. 202-227, jan/2020. Disponível em: <www.italo.com.br/portal/cepep/revista eletrônica.html>.
12. ANAHP. NEAD. Relatório médico para desospitalização. Associação Nacional de Hospitais Privados (ANAHP). Núcleo Nacional das Empresas de Serviços de Atenção Domiciliar (NEAD). 2017. Disponível em: <https://www.neadsaude.org.br/pdfs/Rel-Medico-Desospitalizacao.pdf>.

13. Núcleo Nacional das Empresas de Serviços de Atenção Domiciliar (NEAD). Tabela de avaliação para planejamento de atenção domiciliar NEAD. 2017. Disponível em:<https://www.neadsaude.org.br/pdfs/5-FINAL-SITE.pdf>.
14. Dal Ben LW, Gaidzinski RR. Sistema de Classificação de pacientes em assistência domiciliar. Acta Paul Enferm 2006;19(1):100-8. Disponível em: <https://www.scielo.br/j/ape/a/byGQvQFGwZpvx6793gw5LJN/?format=pdf&lang=pt>.
15. Associação Nacional de Hospitais Privados (ANAHP). Núcleo Nacional das Empresas de Serviços de Atenção Domiciliar (NEAD). Manual de Atenção Domiciliar. 2017. Disponível em: < https://www.anahp.com.br/wp-content/uploads/2022/12/Manual_de_Atendimento_Domiciliar_versaofinal.pdf>.
16. Brasil. Portaria GM/MS nº 3.005 de 02 de janeiro de 2024.Atualiza as regras do Serviço de Atenção Domiciliar (SAD) e do Programa Melhor em Casa (PMeC). Disponível em: < https://www.in.gov.br/en/web/dou/-/portaria-gm/ms-n-3.005-de-2-de-janeiro-de-2024-535816012>.

10

Segurança do Paciente em Cuidados Paliativos no Domicílio

Caroline Cruz da Silveira
Verlaine Balzan Lagni

Introdução

Segundo a Organização Mundial da Saúde (OMS), a segurança do paciente é definida como a redução dos riscos e/ou danos desnecessários ocasionados em decorrência da prestação de cuidados de saúde.[1,2]

No Brasil, em 2013, foi instituído o Programa Nacional de Segurança do Paciente (PNSP), através da Portaria GM/MS nº 529, de 1° de abril de 2013, que visou amparar os serviços de saúde para o fortalecimento de uma assistência segura e com prevenção de danos através da orientação para a elaboração de manuais, protocolos e guias, a capacitação de gestores e equipes de saúde, instituição de metas e indicadores a serem monitorados e reportados, além do estímulo à inserção do tema nos currículos dos cursos de nível técnico, superior e pós-graduação.[2,3]

Pensando na Atenção Domiciliar como uma modalidade que compõe a Rede de Atenção à Saúde (RAS), devemos considerar o domicílio como um espaço de cuidado que também exige atenção quanto às medidas para garantir a segurança do paciente ali assistido e a qualidade da assistência prestada.[4,5]

Diferente dos serviços de saúde, o domicílio é o espaço íntimo em que vivem o paciente e seus familiares tornando-se um cenário único e, por esse motivo, é capaz de fornecer aos profissionais de saúde uma perspectiva completamente diferente do ambiente hospitalar.[1,2]

Considera-se que a casa do paciente é um ambiente não controlado pelos profissionais e que merece respeito à sua dinâmica própria. Dessa forma, é importante construir a sistematização de uma abordagem compartilhada com a família, utilizando procedimentos particularmente adaptados à realidade de cada casa para garantir segurança e efetividade no cuidado e evitar danos.[1]

Quando o assunto é o cuidado de uma pessoa com doença ameaçadora da vida no domicílio, há muitas questões relativas à segurança do paciente a serem consideradas e ajustadas de acordo com a evolução da doença, como: a aproximação da casa, atenção aos pequenos detalhes da assistência, os sentimentos envolvidos nas relações dos familiares e pacientes, principalmente nos momentos de fim de vida, o conhecimento quanto às crenças e hábitos do contexto em que o paciente está inserido, a avaliação da sobrecarga e nível de estresse dos cuidadores, comunicação efetiva entre todos os envolvidos no cuidado, o respeito às Diretivas Antecipadas de Vontade (DAV) definidas com o paciente e/ou familiares, bem como o tratamento de desconfortos e a prevenção de problemas.

Desse modo, este capítulo pretende fornecer orientações para a redução de danos associados à assistência domiciliar ao paciente em Cuidados Paliativos.

Aspectos importantes para garantir a segurança do paciente em Cuidados Paliativos no domicílio

A seguir descreveremos aspectos a serem avaliados e considerados com o intuito de garantir a segurança do paciente com doença ameaçadora da vida no domicílio, além de propor o uso de instrumentos e/ou escalas que possam contribuir na sistematização da avaliação, registro e interpretação dos resultados obtidos por todos os membros da equipe.

Descreveremos quatro aspectos para garantir uma assistência com menos riscos possíveis ao paciente em Cuidados Paliativos no domicílio, sendo a comunicação efetiva um elemento que deverá acompanhar todas as etapas (Figura 10.1).

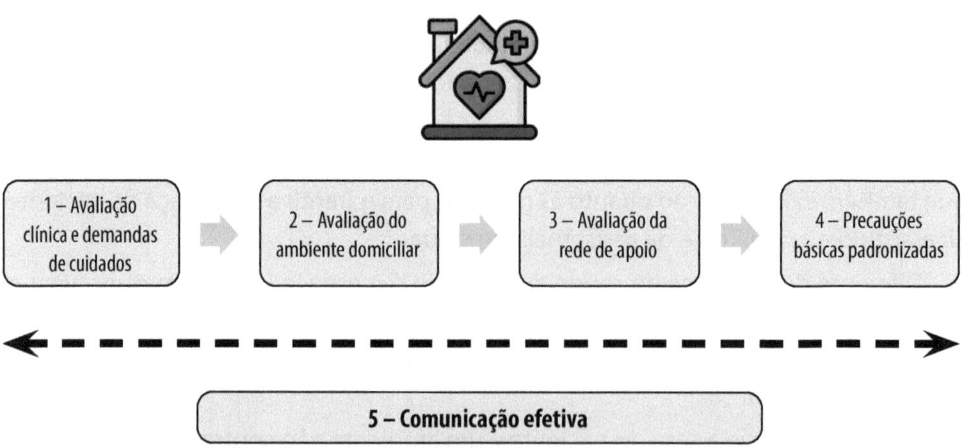

Figura 10.1. Aspectos importantes para a segurança do paciente no domicílio. *Fonte: Elaborada pelas autoras.*

Avaliação clínica e demandas de cuidados: promovendo conforto e evitando agravos

- Considerar diagnóstico e fase da doença: compreender o quadro clínico, fase atual da doença, prever possíveis complicações e necessidades clínicas. Adotar o uso de escalas como o PPS (*Palliative Performance Scale*) para acompanhamento do *status* funcional do paciente[6] ou outras escalas específicas para cada diagnóstico, conforme necessário.
- Necessidades e demandas de cuidado: estar atento à presença de sintomas e sofrimentos (paciente e familiares/cuidadores), adotar o uso de escalas para avaliação de sintomas como a IPOS (*Integrated Palliative Care Autcome Scale*)[7] ou a ESAS (*Edmonton Symptom Assessment System*).[8] Identificar o uso de dispositivos que requeiram orientações de cuidados específicos como: cateter nasoenteral (CNE), drenos, cateter vesical de demora (CVD), entre outros. Entender as necessidades reais de cuidados dos pacientes é o primeiro passo para identificar os riscos e ações necessárias para minimizá-los (consulte o Capítulo 12).

Avaliação criteriosa do ambiente domiciliar

- Acesso ao domicílio: verificar a localização, se é possível a aproximação de carros e ambulâncias, se há algum obstáculo geográfico – pontes frágeis, escadas, rampas etc. – que possam dificultar o acesso da equipe, da entrega de materiais (cilindros de oxigênio, por exemplo), dos serviços de transporte e emergência. Entender a dinâmica da vizinhança e as relações de violência urbana em torno do domicílio para proteger a equipe e outros prestadores.[2,5,9]
- Condições ambientais: checar a regularidade da rede elétrica, o fornecimento de água e a rede pluvial e condições de saneamento básico de um modo geral, sobretudo em casos em que se pense instaurar ventilação mecânica domiciliar.[2,5,9]
- Ambiente interno: verificar a quantidade, tamanho e distância entre os cômodos – sobretudo aquele em que ficará o paciente, o espaço do banheiro, a presença de degraus, os diferentes pavimentos e outros desnivelamentos, condições de ventilação e iluminação da casa, a disposição do mobiliário e tapetes, possíveis locais para armazenamento de materiais (dietas, aspiradores portáteis, medicamentos, curativos especiais) de uso no cuidado, a presença de animais de estimação, a necessidade de dispositivos auxiliares de marcha, barras de apoio, cadeiras de rodas e banho. Lembrar que hábitos, condições de organização e limpeza do domicílio só devem ser modificados na medida em que ofereçam algum risco à segurança do paciente e não por serem diferentes das expectativas da equipe.[2,5,9]

Avaliação da rede de apoio: quem cuida?

- Rede de apoio: verificar quem será o principal cuidador, quem mais estará disponível para auxiliar nas atividades diárias e como o cuidado será organizado. Atentar-se aos sinais de sobrecarga e/ou estresse do cuidador. Recomenda-se que esse aspecto seja avaliado com frequência, principalmente nos casos de pacientes com maior grau de dependência e consequente maior necessidade de cuidados e quando há rede de apoio frágil. Uma maneira de sistematizar essa avaliação é a adoção da escala de Zarit.[10]

- Perfil do cuidador: identificar se quem cuida trata-se de um cuidador formal ou informal, atentar-se ao grau de compreensão, suas condições intelectuais e físicas para promover os cuidados.[11]

Precauções básicas padronizadas

- Higiene das mãos: mesmo em ambientes extra-hospitalares, a lavagem correta das mãos é um aspecto de fundamental importância para a prevenção de infecções e proteção do paciente, seus familiares, cuidadores e profissionais. A lavagem das mãos na técnica adequada, conforme preconizado pela Agência Nacional de Vigilância Sanitária, Ministério da Saúde e Organização Mundial da Saúde, deve ocorrer em cinco momentos: 1 – antes de tocar no paciente; 2 – antes de realizar um procedimento com técnica limpa ou asséptica; 3 – após risco de exposição a fluidos corporais; 4 – após tocar o paciente; e 5 – após tocar superfícies próximas ao paciente.[12]
- Segurança no armazenamento, manejo e administração de medicamentos: orientar os pacientes, familiares e/ou cuidadores a manter as medicações armazenadas em locais onde não haja exposição ao sol e calor excessivos, bem limpos e fechados e mantidos em suas embalagens originais; transcrever a prescrição médica em tabelas com os horários definidos, utilizando sistemas alternativos em caso de cuidadores com menor grau de instrução, como: etiquetas com cores ou imagens que representem os diferentes momentos do dia; orientar também sobre a atenção quanto à data de validade. Em casos em que for necessário o fracionamento do comprimido, orientar a realizar uma vez ao dia, evitando manipular os comprimidos dos dias seguintes de uma vez só; fornecer orientação quanto às técnicas específicas para maceração das medicações, uso de espessante, diluição etc., quando necessário, bem como sobre as diferentes formas de administração das medicações (consulte o Capítulo 45).
- Prevenção de lesão por pressão (LP): adotar o uso de escalas validadas para acompanhamento do risco de desenvolver LPs, como a escala de Braden[13], que além de ser validada para uso no Brasil apresenta também a versão adaptada para aplicação em crianças.[14] É recomendado que esse aspecto seja reavaliado pelo menos uma vez por mês. Os cuidados padronizados para a prevenção da ocorrência de LP[15], como: mudança de decúbito, uso de superfícies de apoio apropriadas (colchões e almofadas), hidratação da pele, avaliação do estado nutricional, entre outros, devem ser ajustados e adaptados de acordo com cada realidade. É de extrema importância que os profissionais considerem a fase da doença que o paciente está vivenciando, para que seja possível ajustar

os cuidados. Por exemplo, é comum que pessoas no fim da vida apresentem lesões de pele que caracterizem falência cutânea ou outras lesões específicas dessa fase da doença e essa por se tratar de lesões inevitáveis, como o próprio termo diz, não poderão ser evitadas e, portanto, não devem ser notificadas como LP (consulte o Capítulo 60).

- Prevenção de quedas: as quedas estão entre os principais eventos adversos que podem causar danos físicos e emocionais ao paciente e cuidadores. É aconselhável o uso de instrumentos objetivos como a MIF (Medida de Independência Funcional)[16] ou índice de Barthel[17] para avaliar a funcionalidade e a escala de Morse[18] para avaliar risco de quedas (mais recomendadas na literatura). Considerar também a capacidade dos cuidadores em entender e executar os cuidados de mobilização, retirada do leito e transporte. É importante avaliar o ambiente interno e externo com o intuito de identificar possíveis riscos e ajustes necessários. Assim como, avaliar a necessidade do uso de dispositivos auxiliares de marcha. Fornecer orientações como: retirar tapetes e móveis dos trajetos realizados pelo paciente, mantendo-o livre; estimular o paciente a permanecer sentado na cama, por pelo menos 5 minutos, antes de se levantar ou andar para evitar hipotensão postural; manter uma luz acesa (abajur, luminária, lâmpada do corredor ou do próprio banheiro) durante a noite, caso o paciente costume levantar; indicar o uso de roupas com tamanho adequado, evitando excesso de tecido em barras e bainhas; escolher o uso de sapatos de tamanho adequado, com solados antiderrapantes e que permaneçam bem presos aos pés; indicar a instalação de barras de apoio ao lado da cama, banheiro ou mesmo no trajeto que o paciente tenha que fazer para deixá-lo mais seguro; e adaptar protetores com lençóis e almofadas para evitar quedas durante a permanência do paciente em cadeiras ou poltronas. Cabe ressaltar que, com a evolução das doenças, é esperado que o paciente se mantenha menos ativo e mais acamado, sendo a equipe responsável por orientar a família e/ou cuidadores quanto a contraindicação de retirar o paciente do leito, ajustando as orientações e cuidados.[2,5,9,10]
- Prevenção de broncoaspiração: avaliar a cada atendimento a presença de engasgos ou dificuldade de deglutição do paciente, compartilhando a informação com a equipe caso identifique alterações que exijam adaptação da dieta; estimular a sedestação fora do leito para realizar as refeições, sempre que possível ou a elevação da cabeceira a 90 graus para diminuir o risco de broncoaspiração; orientar a inspeção da cavidade oral após a oferta das refeições, a fim de evitar que haja resíduos alimentares acumulados, principalmente em pacientes com deglutição mais lenta ou prejudicada; manter o paciente sentado pelo menos 60 minutos após a ingestão alimentar para evitar refluxo gastroesofágico; estimular a realização da higiene oral e a escovação dos dentes e língua, diariamente pelo menos três vezes ao dia; recomendar que, em casos de tosse ou vômitos, se mantenha a cabeceira elevada e o paciente em decúbito lateral; reforçar a importância de evitar a oferta de grandes vo-

lumes alimentares ou de líquidos muito perto do horário de dormir, para evitar desconforto gastroesofágico no período noturno. Compartilhar com a equipe caso identifique a presença de sialorreia intensa, tosse durante ou após as refeições ou outros sinais que possam caracterizar maior risco de broncoaspiração.[2,5,10]

A comunicação como ferramenta essencial para a segurança do cuidado domiciliar

A comunicação efetiva é um aspecto transversal, que deve acompanhar todas as etapas do processo de cuidado e, portanto, todos os aspectos que objetivam oferecer uma assistência segura e deve incluir:

- Comunicação clara com o paciente, família e cuidadores:[2,5,10] incluí-los na elaboração do plano de cuidados é essencial para um cuidado adequado e seguro. As orientações fornecidas devem se pautar em uma linguagem clara e acessível para a realidade das pessoas envolvidas, respeitando seus hábitos, aspectos socioculturais e nível intelectual. Evitar o uso de termos técnicos ou em outros idiomas e sempre buscar validar a compreensão do paciente, familiar e/ou cuidador. É recomendável designar uma pessoa responsável em receber e transmitir as informações e combinados com a equipe (consulte o Capítulo 11).
- Comunicação alinhada entre os membros da equipe:[2,5,10] outro aspecto de vital importância para garantir um cuidado seguro é o alinhamento entre os membros da equipe. Sugere-se a realização de reuniões entre a equipe para discussão dos casos e alinhamento das percepções quanto às necessidades identificadas e estratégias traçadas. É fundamental que todos os profissionais que acompanham o paciente e a família conheçam as DAV estabelecidas para que essas sejam respeitadas.
- Comunicação efetiva com a RAS:[2,5,10] manter a comunicação alinhada com outros serviços que estejam contribuindo no cuidado do paciente e familiares é fundamental para garantir a continuidade de um cuidado adequado e seguro. Reuniões para matriciamento dos casos em conjunto com a Unidade Básica de Saúde (UBS) de referência são recomendadas, sempre que necessário.

Para auxiliar o profissional a lembrar dos itens importantes para garantir a segurança do paciente nos cuidados paliativos domiciliares, adaptamos o *checklist* disponibilizado pelo Ministério da Saúde[2] (Anexo 10.1).

Conclusão

Como discutido neste capítulo, são necessárias várias medidas para garantir a segurança do paciente em Cuidados Paliativos no domicílio. Em geral, os riscos para a ocorrência de danos relacionados à assistência em saúde são multifatoriais, portanto, exigem ações de todos os envolvidos no processo de cuidado para serem evitados, incluindo os familiares e cuidadores.

Outro aspecto extremamente relevante é a necessidade de a equipe estar alinhada e ser capaz de identificar as diferentes fases das doenças, pois as ações para garantir a segurança dos pacientes devem ser ajustadas em cada uma delas.

No fim da vida, a maior parte das precauções básicas padronizadas não são adequadas, sendo necessário adaptá-las para a realidade de cada paciente.

Enxergar e considerar o ambiente em que o paciente está inserido, a estrutura da residência, bem como sua condição socioeconômica, o acesso à RAS e a rede de apoio disponível para o cuidado são fatores que interferem diretamente na forma como as medidas de precaução serão adotadas no ambiente domiciliar.

Cabe ressaltar que outras precauções básicas padronizadas podem ser aplicadas a depender do perfil epidemiológico atendido e das necessidades e riscos identificados em cada Serviço de Atenção Domiciliar. Protocolos com relação à prevenção de eventos tromboembólicos e infecção podem ser necessários também.

Além disso, é fundamental que toda a avaliação que envolve o domicílio, a estrutura, condições de higiene e organização da residência, bem como a orientação da rotina de cuidados deve respeitar os hábitos, cultura e valores do paciente e seus familiares, não devendo de modo algum partir do ponto de vista e expectativas dos membros da equipe.

Do ponto de vista administrativo gerencial, é importante que os Serviços de Atenção Domiciliar desenvolvam guias, protocolos e manuais contemplando ações e as precauções padronizadas para garantir a segurança do paciente, além de estabelecer indicadores que monitorem a ocorrência de eventos adversos relacionados à assistência prestada, incluindo indicadores específicos, que contemplem a avaliação e monitoramento quanto ao controle de sintomas, ocorrência de lesões de pele inevitáveis, o uso de vias alternativas para a administração de medicamentos, entre outras situações corriqueiras no acompanhamento do paciente em Cuidados Paliativos.

Anexo 10.1. *Checklist* para verificação de aspectos relacionados à segurança do paciente em cuidados paliativos no domicílio

	Ação	Descrição	Realizada			Observações
			Sim	Não	N/A	
1	Avaliação de elegibilidade para a AD	Verificar se paciente apresenta critérios de elegibilidade para a AD e para qual nível (AD1, AD2 ou AD3)				
2	Assinatura do termo de consentimento	Orientar paciente e/ou familiar quantos aos critérios para acompanhamento pela equipe de AD, corresponsabilidade no processo de cuidado. Entregar e explicar o termo de consentimento antes da assinatura				
3	Disponibilização de telefones úteis para atendimento e orientação	Disponibilizar e orientar sobre formas de contato com a equipe, o serviço de AD, bem como qual o fluxo a ser seguido em casos de intercorrências, urgências ou alterações				
4	**Avaliação clínica e demandas de cuidados**					
4.1	Diagnóstico e fase da doença	Identificar o(s) diagnóstico(s) que o paciente apresenta e a fase da doença em que se encontra. Uso de escalas específicas para a doença, avaliação de funcionalidade e grau de dependência				
4.2	Necessidades identificadas	Uso de escalas para avaliação de sintomas e/ou sofrimentos, identificação de demandas, estabelecimento de metas e prioridades e construção de plano de cuidados multiprofissional compartilhado com o paciente e/ou familiares				
5	**Avaliação criteriosa do ambiente domiciliar**					
5.1	Acesso ao domicílio	Verificar a localização, se é possível a aproximação de carros e ambulâncias, se há algum obstáculo geográfico – pontes frágeis, escadas, rampas etc. – que possam dificultar o acesso da equipe, ambulância, entrega de materiais e suprimentos				

Continua...

5.2	Condições ambientais e sanitárias	Checar se há saneamento básico, água encanada, esgoto, se o fornecimento de energia elétrica é regular, se há coleta de lixo etc.				
5.3	Ambiente interno	Atentar quanto ao número, tamanho e distância entre os cômodos, se há degraus, organização do ambiente onde o paciente permanece a maior parte do tempo. Avaliar se o banheiro, local onde o paciente dorme e transita são seguros				
6	**Avaliação da rede de apoio**					
6.1	Cuidador principal e rede de apoio disponível	Reconhecer o familiar cuidador de referência e a presença de demais pessoas para compartilhar o cuidado, principalmente nos casos de pacientes com doenças avançadas e/ou com maior grau de dependência para os cuidados				
6.2	Perfil do cuidador	Avaliar as condições físicas, emocionais e intelectuais do cuidador para prestar os cuidados necessários ao paciente. Utilizar a escala de Zarit para identificar sinais de sobrecarga do cuidador				
7	**Precauções básicas padronizadas**					
7.1	Higienização das mãos	Orientar quanto à técnica e momentos indicados para a higienização das mãos durante a prestação de cuidados ao paciente. Vale ressaltar que todos os membros da equipe devem adotar essa precaução padrão				
7.2	Segurança no armazenamento, manejo e administração de medicamentos	Verificar como as medicações são armazenadas, identificadas e administradas. A partir disso, orientar estratégias para garantir um armazenamento adequado e a administração segura dos medicamentos				
7.3	Prevenção de lesões por pressão	Avaliar o risco de lesão por pressão, pelo menos uma vez por mês, através da escala de Braden e orientar estratégias para preveni-las adaptando para a realidade e necessidade de cada domicílio e paciente				
7.4	Prevenção de quedas	Avaliar o risco de quedas, pelo menos uma vez por mês, através da escala de Morse e orientar estratégias para preveni-las adaptando para a realidade e necessidade de cada domicílio e paciente				
7.5	Prevenção de broncoaspiração	Avaliar o risco de broncoaspiração, pelo menos uma vez por mês e orientar estratégias para preveni-la adaptando para a realidade e necessidade de cada domicílio e paciente				

Continua...

8	Comunicação efetiva						
8.1	Comunicação com o paciente e/ou familiares	Abordagem de Diretivas Antecipadas de Vontade (DAV), inclusão do paciente e familiares na construção do plano de cuidados, uso de linguagem simples e clara					
8.2	Comunicação entre os membros da equipe	Discussão do caso e alinhamento de metas do cuidado com todos os membros da equipe					
8.3	Comunicação com a RAS	Manter a comunicação alinhada com outros serviços que estejam contribuindo no cuidado do paciente e familiares e realizar reuniões para matriciamento dos casos em conjunto com a Unidade Básica de Saúde (UBS)					

Fonte: Adaptada pelas autoras (2024). Brasil, 2016.[2] Conteúdo disponível em QR Code - ver pág. XLIX.

Referências

1. Runciman W, Hibbert P, Thomson R, Van Der Schaaf T, Sherman H, Lewalle P. Towards an International Classification for Patient Safety: key concepts and terms. Int J Qual Health Care. 2009 [acesso em: março 24];21(1):18-26. Disponível em: <https://www.doi:10.1093/intqhc/mzn057>. PMID: 19147597; PMCID: PMC2638755.
2. Brasil. Ministério da Saúde. Secretaria de Atenção à Saúde. Departamento de Atenção Hospitalar e de Urgência. Segurança do paciente no domicílio. Brasília: Ministério da Saúde, 2016. Disponível em: <https://bvsms.saude.gov.br/bvs/publicacoes/seguranca_paciente_domicilio.pdf>.
3. Ministério da Saúde. Portaria nº 529 de 01 de abril de 2013. Institui o Programa Nacional de Segurança do Paciente (PNSP) [Internet]. Brasil; 2013 [acesso em março 24]. Disponível em: <https://bvsms.saude.gov.br/bvs/saudelegis/gm/2013/prt0529_01_04_2013.htm>
4. Ministério da Saúde. Portaria nº 825 de 25 de abril de 2016. Redefine a Atenção Domiciliar no âmbito do Sistema Único de Saúde (SUS) e atualiza as equipes habilitadas [Internet]. Brasil; 2016 [acesso em março 24]. Disponível em: <https://bvsms.saude.gov.br/bvs/saudelegis/gm/2016/prt0825_25_04_2016.html>.
5. Brasil. Ministério da Saúde. Secretaria de Atenção à Saúde. Departamento de Atenção Básica. Caderno de Atenção Domiciliar, v.1. Brasília: Ministério da Saúde, 2012 [Acesso em: março 2024]. Disponível em: < http://189.28.128.100/dab/docs/publicacoes/geral/cad_vol1.pdf>.
6. PPS Victoria Hospice Society. Palliative Performance Scale (PPSv2). Traduzido para português por Maciel MGS, Carvalho RT. São Paulo, 2009 [acesso em: março 24]. Disponível em: <https://victoriahospice.org/wp-content/uploads/2019/07/pps_-_portuguese_brazilian_-_sample.pdf>.
7. IPOS (*Integrated Palliative Care Autcome Scale*). Disponível em: < https://pos-pal.org/maix/ipos-translations.php#portuguese>.
8. Paiva CE, Manfredini LL, Paiva BS, Hui D, Bruera E. The Brazilian Version of the Edmonton Symptom Assessment System (ESAS) Is a Feasible, Valid and Reliable Instrument for the Measurement of Symptoms in Advanced Cancer Patients. [internet]. 2015 [acesso em: abril 24];10(7):e0132073. Disponível em: <http://doi: 10.1371/journal.pone.0132073>. PMID: 26154288; PMCID: PMC4496067.
9. Brasil, ANVISA. Assistência Segura: Uma Reflexão Teórica Aplicada à Prática [Internet]. Assistência segura: uma reflexão teórica aplica à prática. Brasília-DF; 2017. 168 p. Disponível em: <http://portal.anvisa.gov.br/documents/33852/3507912/Caderno+1+-+Assistência+Segura+-+Uma+Reflexão+Teórica+Aplicada+à+Prática/97881798-cea0-4974-9d9b-077528ea1573>.
10. Scazufca M. Brazilian version of the Burden Interview scale for the assessment of burden of care in carers of people with mental illnesses [internet]. 2002 [acesso em março 23]; 24(1):12-7. Disponível em: <https://doi.org/10.1590/S1516-44462002000100006>.
11. Brasil. Ministério da Saúde. Fundação Oswaldo Cruz. Agência Nacional de Vigilância Sanitária. Documento de referência para o Programa Nacional de Segurança do Paciente. Brasília: Ministério da Saúde, 2014.Disponível em: <https://bvsms.saude.gov.br/bvs/publicacoes/documento_referencia_programa_nacional_seguranca.pdf>.
12. Organização Mundial da Saúde. Higiene das Mãos na Assistência à Saúde Extra-hospitalar e Domiciliar e nas Instituições de Longa Permanência - Um Guia para a Implementação da Estratégia Multimodal da OMS para a Melhoria da Higiene das Mãos e da Abordagem "Meus 5 Momentos para a Higiene das Mãos"; tradução de OPAS – Brasília: Organização Pan-Americana da Saúde; Agência Nacional de Vigilância Sanitária, 2014. 73 p. Disponível em: <https://www.gov.br/anvisa/pt-br/centraisdeconteudo/publicacoes/servicosdesaude/publicacoes/manual_higiene_saude.pdf/view>.
13. Paranhos WY. Avaliação de risco para úlceras de pressão por meio da escala de Braden, na língua portuguesa [dissertação]. São Paulo: Escola de Enfermagem da Universidade de São Paulo; 1999. 78p. [acesso em: abril 24]

14. Maia ACAR, Pellegrino DMS, Blanes L, Dini GM, Ferreira LM. Tradução para a língua portuguesa e validação da escala de Braden Q para avaliar o risco de úlcera por pressão em crianças. Rev Paul Pediatr, 2011 [Acesso em abril 24];29(3):406-14. Disponível em: <https://www.scielo.br/j/rpp/a/kcWh5sz6wThsSdsXDQVrygb/?format=pdf&lang=pt>.
15. European Pressure Ulcer Advisory Panel, National Pressure Injury Advisory Panel and Pan Pacific Pressure Injury Alliance. Prevenção e tratamento de lesões / úlceras por pressão. Guía de consulta rápida. (edição em português). Emily Haesler (Ed.). EPUAP/NPIAP/PPPIA: 2019.
16. Riberto M, Miyazaki MH, Jucá SSH, Sakamoto H, Pinto PPN, Battistella LR. Validação da Versão Brasileira da Medida de Independência Funcional. Acta Fisiatr 2004 [acesso em março 24]; 11(2): 72-76. Disponível em: <http://doi: 10.5935/0104-7795.20040003>.
17. Minosso JSM, Amendola F, Alvarenga MRM, Oliveira MAC. Validação, no Brasil, do Índice de Barthel em idosos atendidos em ambulatórios. Acta Paul Enferm 2010 [acesso em: março 24];23(2):218-23. Disponível em: <https://www.scielo.br/j/ape/a/7n8WhRb6Wvcs3QdrWx3ywJn/?format=pdf&lang=pt>.
18. Urbanetto JS, Creutzberg M, Franz F, Ojeda BS, Gustavo AS, Bittencourt HR, et al. Morse Fall Scale: tradução e adaptação transcultural para a língua portuguesa. Rev Esc Enferm USP 2013 [acesso em: março 2024]; 47(3):569-75. Disponível em: < https://doi.org/10.1590/S0080-623420130000300007>.

11

Plano de Cuidados e Acompanhamento na Atenção Domiciliar

Beatriz Zampar
Caroline Cruz da Silveira

Introdução

O plano de cuidados é uma ferramenta utilizada com o intuito de planejar as intervenções a serem adotadas para a resolução de problemas, alterações ou sofrimentos de um paciente e seus familiares, a partir de uma avaliação multidimensional e individualizada, que, portanto, deve ser realizada por uma equipe interdisciplinar.[1-4]

Essa ferramenta visa manter a comunicação alinhada entre todos os envolvidos no processo de cuidar (profissionais, equipes, serviços, pacientes e familiares), garantir a continuidade dos cuidados e nortear a atuação das equipes, independentemente de qual nível de atenção o paciente esteja sendo assistido.[1-4]

Deve ser utilizada a partir de uma avaliação ampla das necessidades do paciente e seus familiares, o estabelecimento de prioridades diante de todas as demandas identificadas e da definição de metas terapêuticas, de modo que a construção do planejamento de cuidados deve ser um processo cíclico e dinâmico, onde todos os sofrimentos e intervenções precisam ser reavaliados e ajustados conforme a evolução da doença, mudanças no quadro clínico e alteração das necessidades apresentadas.[1-4]

Na Atenção Domiciliar (AD) existem instrumentos já consolidados e utilizados com o intuito de favorecer o planejamento de cuidados, dentre eles estão: o Projeto Terapêutico Singular (PTS)[5] adotado pelas equipes de Atenção Primária à Saúde (APS) e Estratégia Saúde da Família (ESF) e o Plano de Atenção Domiciliar (PAD)[6,7] utilizado pelas Equipes Multiprofissionais de Atendimento Domiciliar (EMAD) e pelas empresas de *home care* na saúde privada e suplementar.

No caso dos Cuidados Paliativos, muito se fala sobre Planejamento Avançado ou Antecipado de Cuidados (PAC),[8-10] como uma maneira de garantir que o plano de cuidados aconteça com base em decisões compartilhadas entre as equipes, pacientes e familiares incluindo as Diretivas Antecipadas de Vontade (DAV)[11,12] e garantindo que os desejos, biografia e valores pessoais de quem está sendo cuidado sejam considerados nesse processo.

Neste capítulo, abordaremos as especificidades do PTS, PAD e do PAC para pacientes em cuidados paliativos domiciliares, chamando a atenção para a importância da incorporação de competências paliativistas na elaboração de um planejamento de cuidados, independentemente de qual instrumento utilize ou de qual nível de Atenção Domiciliar atue.

Projeto Terapêutico Singular (PTS)

É um modelo de elaboração de Plano de Cuidado, muito utilizado na APS e na ESF. Tem suas origens com as equipes de saúde mental e posteriormente teve seu uso ampliado para outros contextos em que o trabalho em equipe é a base do cuidado. Resumidamente, ele é um conjunto de propostas de condutas terapêuticas articuladas, sendo esse conjunto um produto da discussão coletiva de uma equipe interdisciplinar. Costuma ser utilizado em situações mais complexas e pode ser usado em qualquer equipe para discussão e responsabilização de problemas complexos.[13,14]

O elemento central de um PTS é a *singularidade*. Deve ser individualizado, pensado cuidadosamente para cada realidade, expectativas, sentimentos e histórias. Objetiva-se atender as especificidades de cada sujeito e cada demanda, por isso é denominado singular. Ele pode ser elaborado para sujeitos, famílias, comunidades ou mesmo intervenções para territórios. A elaboração de um PTS compartilhado promove e incentiva a autonomia do sujeito colaborando para maior adesão ao tratamento, potencializando o cuidado e a assistência à saúde como um todo.[14,15]

Em geral, o PTS é formado por quatro etapas principais: definir diagnósticos; definição de metas; divisão de responsabilidades; e reavaliação:[16]

- Diagnósticos: nessa etapa a equipe deve delinear a situação problema, identificando os aspectos sociais, psicológicos e orgânicos que influenciam no caso. É importante identificar os sujeitos envolvidos, as vulnerabilidades e a rede de apoio existente, e não apenas os aspectos clínicos do caso. Algumas ferramentas de abordagem familiar podem auxiliar nessa construção como o genograma e o ecomapa, por exemplo (consulte o Capítulo 36).
- Definição de metas: após o levantamento dos pontos a serem trabalhados, é importante que a equipe trabalhe com metas e objetivos de cuidado a serem alcançadas. Tudo deve ser discutido e pactuado com o indivíduo central do PTS e com os membros da equipe. É importante sinalizar quais são as metas prioritárias, as de médio e as de longo prazo.
- Divisão de responsabilidades: as metas de cuidados devem ser claras, incluindo sempre o sujeito central do PTS: o paciente. Nessa fase é importante definir qual será o profissional da equipe responsável pelo maior contato entre o pa-

ciente e a equipe de saúde - em geral, aquele que o paciente mais confia ou tem mais vínculo. Essa estratégia facilita a continuidade da assistência, além de abrir a possibilidade de reavaliação e reformulação de ações do PTS sempre que necessário. É importante deixar responsáveis por cada meta de cuidado, para que nenhuma se perca durante o processo.

- Reavaliação: momento em que a equipe fará a discussão do caso, verificando o que teve êxito e o que precisa ser reformulado para ter melhor resposta, sempre levando em consideração a experiência do paciente. A periodicidade da reavaliação deve ser definida pela equipe interdisciplinar no planejamento das ações. Etapa essencial para dar longitudinalidade ao cuidado.

Plano de Atenção Domiciliar (PAD)

Trata-se de um documento que contempla o conjunto de ações para orientar todos os profissionais da equipe desde a primeira avaliação, durante a implantação e o acompanhamento do paciente até o momento da alta.[5,6]

Na saúde suplementar, na rede privada e nos Serviços de Atenção Domiciliar (SAD) do Sistema Único de Saúde (SUS), o PAD é construído na primeira avaliação pela equipe de avaliadores (geralmente enfermeiros e/ou médicos, mas sempre que possível, deve envolver outros membros da equipe multiprofissional).[5,6]

É o momento onde são realizados, além da avaliação clínica e critérios de elegibilidade para a AD, avaliação do domicílio (estrutura física, número e disposição de cômodos, acesso, saneamento básico, ventilação, limpeza, acesso a rede elétrica e fornecimento de água potável estáveis, por exemplo), identificação de recursos materiais necessários (equipamentos, materiais e medicamentos) e recomendação do recurso humano para atendimento às demandas identificadas (profissionais da equipe multiprofissional, incluindo a frequência de atendimentos).

Nos casos de desospitalização, o ideal é que toda a avaliação e organização dos recursos necessários para o cuidado domiciliar sejam realizados antes da alta hospitalar, sendo de extrema importância que o PAD estabelecido possibilite a continuidade dos cuidados prestados durante a internação hospitalar[5,6,17] (consulte o Capítulo 9).

Cabe ressaltar que, após a implantação do paciente sob atendimento domiciliar, ao longo do acompanhamento deve-se ajustar o PAD de acordo com as novas necessidades identificadas.

Planejamento Avançado/Antecipado de Cuidados (PAC)

Apesar de não haver um consenso quanto à sua definição, sabe-se que o planejamento avançado ou antecipado de cuidados é uma maneira de possibilitar aos pacientes que planejem seus cuidados futuros e que tem grande relevância em contextos de cuidados paliativos devido à incidência crescente de condições graves e progressivas e ao risco de perda de capacidade de tomar decisões.[3,8-10]

É fundamental que esse seja realizado com base em decisões compartilhadas, onde a equipe deve ter uma escuta ativa e qualificada para perceber qual a compreensão do paciente e seus familiares quanto à sua doença, evolução, quais suas expectativas, história, valores e crenças orientando sobre as possibilidades terapêuticas existentes e decisões técnicas possíveis para cada contexto.[3,8-10]

Outro aspecto de grande importância é que o planejamento avançado de cuidados deve incluir uma avaliação ampla que extrapola o aspecto físico, incluindo cuidados com os aspectos psicológicos, sociais e espirituais do paciente e seus familiares.[3,8-10]

Nesse tipo de planejamento é importante incluir as Diretivas Antecipadas de Vontade (DAV) do paciente, que é um gênero de manifestação de vontade para tratamento médico, da qual são espécies o testamento vital e o mandato duradouro. Quando as DAV incluem os desejos manifestados pelo próprio paciente e a nomeação de um procurador que possa representá-lo, caso esse encontre-se incapacitado de responder por si, englobam ambos os modelos.[11,12]

Diagrama de Avaliação Multidimensional (DAM)

O Diagrama de Abordagem Multidimensional (DAM) é uma ferramenta didática para discussão multiprofissional desenvolvida por Saporetti *et al.*[18] Tendo em vista a complexidade do sofrimento humano e a necessidade de ter metas claras e objetivas na construção do plano de cuidado, o DAM sistematiza o raciocínio da equipe. Está dividido em quatro quadrantes, representando as quatro dimensões do sofrimento: social-familiar, psicológica, física e espiritual (Figura 11.1).

No centro do círculo, estão as características do paciente nas respectivas dimensões. Na esfera a seguir, são colocados os sofrimentos, e, na próxima, as atitudes a serem tomadas diante dos sofrimentos identificados. Na parte externa, encontram-se os objetivos gerais a serem buscados.

O DAM permite notar o quanto alguns sofrimentos se refletem em outras dimensões e diferenciar aspectos que ficam "misturados", levando a equipe a atitudes não produtivas. Essa ferramenta pode ser repactuada conforme as necessidades do paciente e sua família, as mudanças de contexto ou as possibilidades da equipe multiprofissional.[19]

Como elaborar um plano de cuidados paliativos domiciliares?

Independentemente de qual nível de atenção ou modalidade de AD o paciente está sendo acompanhado, alguns aspectos devem ser considerados e incluídos na elaboração do plano de cuidados, conforme esquema a seguir (Figura 10.2).

- Avaliação: é o momento em que se deve avaliar o paciente e seus familiares de forma individualizada e multidimensional, incluindo a avaliação do ambiente e contexto em que estão inseridos. Na primeira avaliação também são avaliados os critérios de elegibilidade para a Atenção Domiciliar (consulte o Capítulo 1). Para uma avaliação ampla e completa é importante que essa seja realizada pela

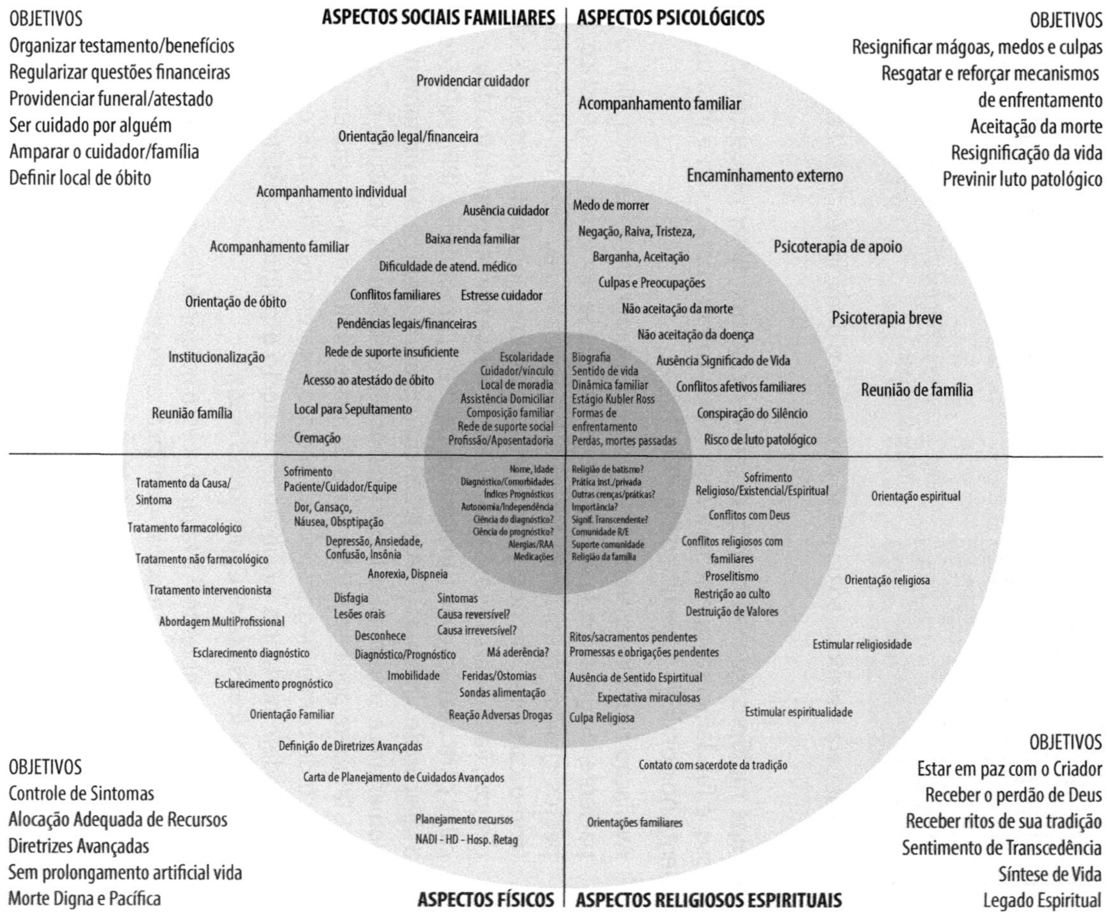

Figura 11.1. Diagrama de Abordagem Multidimensional (DAM). *Fonte: Saporetti et al.,2012.*[18]

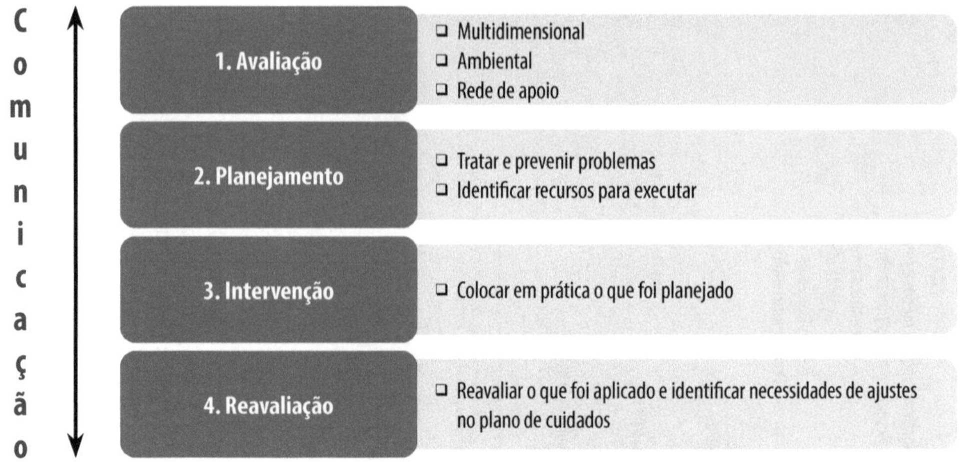

Figura 10.2. Etapas para a elaboração do plano de cuidados domiciliares. *Fonte: Elaborado pelas autoras.*

equipe multiprofissional, com o objetivo de compartilhar percepções. Além disso, é fundamental que se tenha um olhar voltado para a segurança do paciente no domicílio (consulte o Capítulo 10).

- Avaliação multidimensional:[1,2,4] conhecer a biografia e histórico clínico do paciente, diagnóstico, fase da doença em que se encontra, prognóstico, aspectos clínicos, medicamentos que faz uso, alergias, uso de dispositivos (como cateteres, drenos, sondas etc.), estado emocional, contexto social, crenças, valores, anamnese espiritual etc. Nesse primeiro contato, utilizar escalas para avaliação de funcionalidade (PPS), prognóstico (PPI, PaPi Score), avaliação de sintomas (ESAS, IPOS) ou o próprio DAM para levantamento de demandas e sofrimentos biopsicossociais e espirituais (consulte o Capítulo 12). Também pode-se adotar o uso de instrumentos de avaliação disponíveis de acordo com o diagnóstico. Além disso, existem questionários específicos que podem nortear a avaliação do aspecto espiritual (consulte o Capítulo 51) e social (consulte os Capítulos 55 e 56).
- Avaliação do ambiente:[17] avaliar o acesso ao domicílio, estrutura da residência, disposição dos cômodos, identificar a presença de riscos ambientais e a necessidade de adaptações na estrutura da casa e mobiliários, por exemplo, identificar a presença de rede elétrica estável, fornecimento de água potável, presença de saneamento básico (video Capítulo 40).
- Rede apoio:[17] identificar a presença do familiar de referência, cuidadores formais ou informais, rede de suporte, qual o grau de compreensão do cuidador, sinais de estresse e/ou sobrecarga do cuidador etc.

▪ Planejamento:[1,2,4] é a etapa que sucede a avaliação e o momento em que o cuidado deve ser planejado visando atender às demandas identificadas, aliviar sofrimentos existentes e prevenir problemas, considerando os recursos necessários para a sua execução. A decisão compartilhada entre os profissionais, paciente (sempre que possível) e familiares deve ser a base para esse momento. Deve-se:

- Tratar e prevenir problemas: estabelecer metas terapêuticas e delinear ações que visam tratar sofrimentos já estabelecidos. Nessa etapa é muito importante estabelecer as prioridades, pois é muito comum que durante a avaliação multidimensional sejam identificadas múltiplas demandas. Por exemplo, se um paciente se queixou de dor ESAS 9 e ansiedade ESAS 3, as medidas iniciais devem visar o controle álgico o mais rápido possível, pois com dor intensa dificilmente um paciente conseguirá receber uma intervenção psicoterapêutica. Além disso, cabe considerar que a própria dor intensa pode exacerbar a ansiedade (ou vice-versa).

Outro ponto de extrema relevância é se atentar para os sofrimentos que possam ocorrer e buscar se antecipar e preveni-los sempre que possível. Por exemplo, em um paciente que tem possibilidade de apresentar sangramento, é importante deixar materiais disponíveis e orientações de como agir, caso ocorra.

Na etapa de planejamento, sempre que for possível realizar a abordagem sobre a preferência quanto ao local para o óbito e orientação de questões burocráticas no pós-óbito. Nos casos de pessoas no fim da vida, orientar quanto às alterações esperadas (sinais e sintomas que podem surgir, alterações nos sinais vitais, na pele etc.).

Conhecer a Rede de Atenção à Saúde (RAS), serviços de referência para o paciente e ter sempre um "Plano B e C", caso o que foi pensado inicialmente não seja possível de ser executado também é essencial.

- Identificar os recursos disponíveis: ao estabelecer um planejamento de cuidados, é importante avaliar: quem executará o que foi proposto (recurso humano qualificado); quais os materiais, insumos, medicamentos e equipamentos serão necessários para a sua execução; conhecimento quanto aos fluxos e processos internos, bem como protocolos e políticas institucionais existentes no serviço que atua para compreender qual a melhor maneira de colocar em prática o que será proposto.

- Intervenção:[1,2,4] é o momento em que tudo o que foi planejado será executado. Para que isso ocorra da melhor maneira possível é essencial que a equipe multiprofissional tenha sido inserida na construção do plano de cuidados e no estabelecimento das metas terapêuticas. O alinhamento das percepções dos membros da equipe quanto às necessidades do paciente e seus familiares, bem como qual fase da doença ele se encontra e as particularidades notadas é de fundamental importância para a execução do plano de cuidados. Uma comunicação clara e efetiva com o paciente, familiares e cuidadores e com demais serviços da RAS é providencial na execução do plano de cuidados.
- Reavaliação:[1,2,4] após a execução das intervenções propostas, é essencial que haja uma reavaliação para identificar se as medidas foram efetivas ou se as condutas precisam ser ajustadas. Para isso, deve-se retomar às etapas de avaliação,

planejamento e intervenção, o que torna o planejamento de cuidados paliativos domiciliares um processo cíclico e dinâmico.

No Apêndice 11.1 é possível ter acesso a um exemplo de caso clínico e o planejamento de cuidados seguindo as etapas expostas acima.

Comunicação em Cuidados Paliativos: um aspecto essencial e transversal

Um aspecto de grande relevância é que a comunicação efetiva deve permear todo o processo de planejamento de cuidados, o que denota a necessidade do desenvolvimento de boas habilidades comunicativas por parte dos profissionais.[20]

Essas envolvem duas dimensões:[21]

- Verbal: ocorre por meio de palavras, através de linguagem escrita ou falada. Para ser efetiva precisa ser clara, assertiva, com linguagem adaptada de modo que garanta o entendimento do receptor, de forma cortês e cuidadosa.
- Não verbal: manifestada por gestos, expressões faciais, olhares, tom de voz, postura e pela distância física que as pessoas mantêm umas das outras durante a comunicação. É ela que qualifica a linguagem verbal.

Sendo assim, pode-se afirmar que ambas se complementam e devem estar alinhadas. Não é possível demonstrar empatia, compaixão ou conexão quando se afirma verbalmente algo, enquanto os aspectos não verbais demonstram o contrário.[21]

Essas habilidades devem ser adotadas na comunicação com o paciente e seus familiares; entre os membros da equipe multiprofissional; e entre os diferentes serviços da RAS que compartilham o cuidado, conforme descrito a seguir:

Comunicação com o paciente e família

Perguntas abertas, escuta ativa e cuidadosa e empatia são os principais aspectos a serem utilizados durante conversas difíceis (consulte o Capítulo 36).[21]

A comunicação adequada deve incluir a troca de informações, facilitar a tomada de decisões compartilhadas e promover uma relação de cuidado empática.[22]

De um modo geral, uma boa comunicação em cuidados paliativos e que seja centrada no paciente envolve quatro principais aspectos: 1 – iniciar a abordagem a partir da perspectiva do paciente; 2 – compreender o seu contexto psicossocial; 3 – alcançar uma compreensão compartilhada dos problemas e dos tratamentos recomendados para ele; 4 – envolvê-lo ativamente na tomada de decisões.[23]

Nesse ponto, cabe ressaltar que habilidades comunicativas não são possíveis de serem adquiridas baseando-se apenas em protocolos de comunicação de más notícias, pois esses não são capazes de captar a complexidade existente no processo de comunicação com pessoas com doenças ameaçadoras da vida e seus familiares. Instrumentos como o protocolo "SPIKES"[24], podem auxiliar profissionais menos experientes e devem ser vistos como um norteador, mas, jamais como um instrumento que, por si só, seja capaz de torná-los bons comunicadores.[21]

Quando questionados, em estudo realizado por Engel, Kars e Teunissen (2020)[22], a maior parte dos pacientes e familiares referiu valorizar que os profissionais estejam atentos não somente às questões clínicas, mas percebam quem são e acolham o processo pelo qual estão passando.

A comunicação em cuidados paliativos é muito mais ampla e exige um olhar atento e compassivo ao paciente e sua família, com o objetivo de compreender o que faz sentido a eles e traçar todo o planejamento de cuidados com base nisso, sendo que tal abordagem é importante durante todo o processo de cuidado, em todas as fases das doenças, inclusive na terminalidade e no fim da vida.[21,25]

Comunicação efetiva entre os membros da equipe multiprofissional

Uma equipe alinhada e em sintonia é essencial para uma prestação de cuidados adequados. A existência de canais de comunicação entre todos os profissionais é de extrema relevância.

Reuniões para discussão dos casos e alinhamentos das percepções, a promoção de espaços seguros para manifestação de dúvidas, angústias ou sofrimentos e a realização de conversas e reuniões informais são fatores significativos para o fortalecimento de toda a equipe.[26]

O modelo de cuidado centrado na pessoa é uma habilidade que os profissionais paliativistas desenvolvem durante a sua formação e prática.[26] Também faz parte da rotina de grande parte dos profissionais da APS.[27]

Apesar disso, nem todos os membros da equipe terão esse olhar e formação, sendo necessário uma comunicação de abordagem colaborativa visando alcançar o máximo de alinhamento possível entre todos os profissionais.[26]

Tal abordagem colaborativa dá espaço para que todos os profissionais e especialidades, incluindo técnicos de enfermagem e Agentes Comunitários de Saúde (ACS) participem da tomada de decisões e implementação de medidas terapêuticas com foco no cuidado integrado.[26,28]

Sabe-se que quanto mais alinhada for a comunicação entre a equipe, menor o risco de erros e desfechos insatisfatórios e maior a satisfação e segurança por parte dos pacientes e familiares.[27,28]

Comunicação alinhada entre os serviços da Rede de Atenção à Saúde (RAS)

O alinhamento de fluxos e de documentos no que se refere à comunicação com os demais serviços da RAS também é fundamental, pois a falta de alinhamento quanto ao que foi definido em conjunto com o paciente e familiares entre os serviços que compartilham o cuidado deles é que, muitas vezes, pode levar a intervenções desalinhadas ou mesmo opostas entre os diferentes profissionais. Por exemplo, ao longo do acompanhamento a equipe de AD definiu com o paciente e seus familiares a limitação de medidas invasivas. Diante de um quadro de desconforto respiratório pelo avançar da doença durante o período noturno, a família aciona o SAMU, que ao atender o paciente realiza a intubação orotraqueal.[29]

Esses desencontros no tratamento dos pacientes e familiares podem ser minimizados através de uma boa comunicação entre os serviços, pactuação de fluxos e processos no que diz respeito ao cuidado do paciente com doença ameaçadora da vida em fase avançada e elaboração de prontuários domiciliares com registro de informações de forma clara, por exemplo, a descrição das DAVs definidas em folhas coloridas para chamar a atenção anexada no início do prontuário, inclusão de sugestão de prescrição médica para a abordagem dos sintomas mais esperados para o quadro clínico do paciente, bem como o destaque de especificidades que sejam significativas ao paciente e sua família para evitar desrespeito à crenças e ao que faz sentido a quem está sendo cuidado.[27,29]

Conclusão

Na prática, para elaborar um Plano de Cuidado, independentemente do modelo que a equipe opte por seguir, é necessária a participação ativa de todos os membros da equipe, decisão compartilhada e, principalmente, individualizar e colocar o paciente no centro dos cuidados, afinal, um Plano de Cuidado só existe por e para uma pessoa. Levar em consideração o olhar de cada membro da equipe e de cada esfera da vida (física, social e familiar, espiritual e emocional) do paciente são pontos-chave nesse processo.

Dispositivos como a reunião de equipe são momentos essenciais para colocar em prática a elaboração de um Plano de Cuidado. Todos os membros da equipe devem participar e ter a oportunidade de serem ouvidos. Importante destacar o papel do Técnico de Enfermagem e do Agente Comunitário de Saúde, que, em geral, são os membros da equipe que estão mais próximos da realidade dos pacientes da Atenção Primária e Domiciliar, e, portanto, devem estar presentes nas reuniões e nas elaborações dos Planos de Cuidado.

Habilidades comunicativas bem desenvolvidas são fundamentais nesse processo tanto para garantir uma comunicação compassiva com o paciente e seus familiares, quanto para obter uma comunicação efetiva entre os membros da equipe e os serviços que compartilham os cuidados ao paciente.

Apêndice 11.1. Como elaborar um plano de cuidados na prática?

A seguir descreveremos um caso clínico e o processo de planejamento de cuidados seguindo as etapas acima expostas (1 – avaliação; 2 – planejamento; 3 – intervenção; 4 – reavaliação).

Caso clínico

Sr. Onofre, 90 anos, hipertenso há mais de 20 anos, má aderente ao tratamento, tabagista. Reside em área rural no interior do Pará, é assistido pela ESF que está alocada há cerca de 35 km, sendo 25 km de estrada de terra em ruim estado de conservação. Único transporte público ofertado fica a 25 km da residência.

Reside em casa com sua esposa, a Sra. Marina, 85 anos, recebe apoio de uma das filhas, Joana, que reside ao lado, única cuidadora. As outras duas filhas moram em outras cidades e têm pouco contato com os pais devido a antigos conflitos de relacionamento familiar. Poucos recursos financeiros. Católico praticante, gosta de assistir a TV Aparecida e outros programas que transmitem a missa.

Histórico de internações anteriores traumáticas, inclusive em UTI. Perfil de personalidade ansioso e rígido. Histórico de perdas significativas por doença grave, não elaboradas.

Em última visita domiciliar da equipe, há 1 ano, paciente encontrava-se em com regular aspecto de saúde, sem queixas específicas, mantinha ABVDs, mas incapaz para qualquer atividade laboral ou hobbies. Má aderente ao tratamento anti-hipertensivo, na ocasião, PA 160/90 mmHg, com resultado laboratorial mostrando CR 1,73 e Ur 30. PPS: 50%. Na ocasião foi orientado a repetir os exames para maior investigação diagnóstica, por suspeita de insuficiência cardíaca congestiva (ICC) e hiperplasia prostática benigna (HPB), porém, o paciente não aceitou. Parou de fumar há 20 anos, e fumou da adolescência até os 70 anos.

Equipe tentou realizar novas visitas, porém paciente se recusou a recebê-los. Após um ano, a Sra. Marina liga na UBS solicitando agendamento urgente de Visita Domiciliar, pois o sr. Onofre não estava se sentindo bem e não aceitava ir para o hospital. Realizou exames de sangue há 6 meses, quando começou a piorar, porém não quis realizar exames de imagem.

Ao realizar nova avaliação, equipe identificou:

Prontuário - SOAP

S1 – Incontinência urinária de urgência, ortopneia e dispneia aos pequenos esforços, associado a edema e prurido em membros inferiores.

S2 – Redução da ingesta oral e perda de peso não mensurada.

O – Ao exame, regular estado geral, alerta, contactuante, lúcido e orientado no tempo e no espaço, PA 190/100 mmHg, FC 73 bpm, $SatO_2$ 91% (AA), FR 29 irpm, padrão respiratório tipo Cheyne-Stokes.

ACV: RCR2T, com SS ++++/6+ com epicentro em FA.

AR: padrão respiratório alternando momentos de hiperventilação com períodos de apneia prolongada, MV reduzido globalmente.

ABD: RHA+, timpânico, Traube livre, ausência de massas à palpação.

EXT: edema e prurido em MMII, frio, com cacifo até 1/3 superior da perna.

Marcha lentificada, com passos curtos, quase sem andar, passando a maior parte do tempo deitado. PPS: 40%.

ABVDs – necessitando de assistência para a maior parte delas (por fadiga e dispneia), porém nem sempre aceita auxílio para tomar banho, se higienizar e caminhar.

ESAS – dor 0/10; cansaço 10/10, náusea 0/10; depressão 6/10; ansiedade 8/10; sonolência 0/10; apetite 5/10; falta de ar 9/10; bem-estar 8/10.

Exames laboratoriais (6 meses atrás): alterados – CR 2,7; Ur 46, PSA total 7,4.

IPSS = 25 (sintomas urinários graves).

(TFG) CKDEPI - 22 mL/min/1,73 m^2 (Estágio IV).

A – HAS não controlada; provável Insuficiência Cardíaca Congestiva (ICC).

Provável hiperplasia prostática benigna (HPB).

Doença renal crônica (pós-renal e intrínseca).

Doença pulmonar obstrutiva crônica (DPOC).

P – Em conversa com o paciente, o mesmo informa não querer ir para o hospital, que não vê sentido em ser submetido a medidas invasivas. Diz que "já viveu tudo o que tinha para viver, que já conversou com Deus e pediu para que ele o levasse", principalmente porque não quer mais dar trabalho para ninguém. Já está cansado e viver com falta de ar não é vida para ele.

Em conversa com a esposa e filha cuidadora, ambas demonstraram muito desgaste relacionado aos cuidados prestados ao Sr. Onofre, principalmente por vê-lo sofrer. Afirmam que gostariam de atender ao seu desejo de permanecer em casa até o fim, desde que ele possa ficar mais confortável.

Avaliação

■ Avaliação multidimensional

Identificação de sofrimentos:

- Aspecto físico: doença renal crônica (pós-renal e intrínseca). Suspeita de diagnósticos que não foram confirmados por recusa do paciente em realizar exames: ICC, HPB. PPS: 40%; ESAS: cansaço 10/10; falta de ar 9/10;

ansiedade 8/10; bem-estar 8/10; depressão 6/10; apetite 5/10. Sintomas urinários graves. Edema e prurido em MMII.

- Aspecto psíquico: ansiedade e tristeza pontuados pelo paciente como de alta intensidade. Esposa e filha cuidadora desgastadas, sobrecarregadas e preocupadas com o sofrimento do Sr. Onofre.
- Social: rede de apoio limitada, poucos recursos financeiros (esposa aposentada – 1 salário-mínimo), filha parou de trabalhar há 6 meses, sem outras fontes de renda no momento.
- Espiritual: católico, gosta de assistir à missa. Afirma acreditar em Deus e ao longo da conversa, cita algumas de suas "conversas" com ele. *Coping* religioso positivo, que pode ser reforçado.

Avaliação do ambiente

Acesso à residência difícil e limitado, presença de 25 km de estrada de terra com condições ruins. Casa térrea com 3 cômodos (1 quarto, sala e cozinha conjugados e 1 banheiro pequeno). Espaços ventilados, com boa iluminação e boas condições de higiene. Presença de tapetes na cozinha, sala e banheiro, todos soltos. Sem degraus. Sem animais de estimação.

Rede apoio

O Sr. Onofre reside com sua esposa, a Sra. Marina, também idosa e com limitações físicas para auxiliar nos cuidados. Filha, Joana, deixou de trabalhar há 6 meses para cuidar do pai integralmente, visto que o mesmo vem necessitando de maior auxílio para a realização de suas ABVDs.

Planejamento

Tratar e prevenir problemas e identificar os recursos disponíveis

Aspecto físico

- ESAS: cansaço 10/10; falta de ar 9/10; ansiedade 8/10; bem-estar 8/10; depressão 6/10; apetite 5/10. Insuficiência renal. Edema e prurido em MMII.
- Objetivo: a prioridade nesse caso é iniciar o tratamento da falta de ar, que ao ser melhor controlada poderá reduzir o cansaço, ansiedade, mal-estar, depressão e inapetência.
- Sugestão de prescrição médica:
  - Otimizar diuréticos, exemplo: furosemida 40 mg, 2 comprimidos ao dia.
  - Controle de dispneia: inalação com beta-2-agonista de curta duração e opioide para conforto respiratório. Opções: doses baixas de morfina

com maior intervalo entre as doses devido à função renal ou considerar metadona.

- Após controle da dispneia, avaliar fadiga, com possibilidade de prescrição de corticoide (ex.: dexametasona 4 mg, 1 ×/dia).
- Considerar ansiolítico (exemplo: benzodiazepínico de curta duração, útil tanto para ansiedade nesse estágio da doença devido rápido início de efeito terapêutico quanto para controle adjuvante na dispneia) e antidepressivo.

▪ Sugestão de cuidados não farmacológicos

- Orientar técnicas para conservação de energia, visando amenizar cansaço e dispneia aos esforços.
- Instruir quanto a formas para manter decúbito mais elevado, fazendo uso de travesseiros ou mesmo instalando calços nos pés da cama para manter a região da cabeceira um pouco mais elevada.
- Orientar hidratação da pele e posicionamento de estruturas corporais para evitar lesões.
- Cuidar da higiene oral, hidratação dos lábios (protetor labial) e olhos (lágrima artificial).
- Manter as unhas das mãos curtas e limpas para evitar infecção ou lesões quando se coçar, devido ao prurido.
- Reforçar técnicas para cuidados de higiene e mobilização na cama, visando facilitar a prestação dos mesmos e reduzir o impacto físico à esposa e filha.
- Sugerir a retirada dos tapetes ou prendê-los ao chão com fita adesiva para evitar quedas.

É fundamental orientar que essas medidas visam o controle de sintomas que as doenças de base podem estar causando, porém pode ser que essas intercorrências sejam por evolução das doenças e, proximidade do momento final.

♦ *Aspecto psíquico*

▪ Objetivo: acolhimento do paciente e família.

- Manter escuta ativa durante os atendimentos, buscando permitir que tanto o paciente, quanto a família possam expressar suas emoções, dúvidas e dificuldades.
- Agendar atendimento do psicólogo da equipe para intervenções psicoterapêuticas para minimizar ou auxiliar a gerenciar a ansiedade, tristeza e medos de ambos.

- *Social*
  - Objetivo: conhecer a rede de serviços e apoio disponíveis, visando ampliar recursos financeiros e auxílio nos cuidados diários.
    - Agendar atendimento de assistente social.
    - Verificar se paciente tem direito a algum benefício ou mesmo à aposentadoria e orientar quanto aos trâmites necessários.
    - Verificar com auxílio da família se há algum vizinho ou membro da igreja que possa auxiliar em algumas atividades do dia a dia.
- *Espiritual*
  - Objetivo: incentivar a manutenção e exercício da fé, uma vez que o paciente demonstrou se tratar de algo importante para lidar com os desafios da vida.
    - Questionar ao paciente se gostaria de receber visita do líder religioso da igreja que costumava frequentar. Se sim, auxiliar na organização da visita.
    - Estimular que mantenha o hábito de assistir às missas e realizar suas orações.

Intervenção

Além dos cuidados descritos no item acima (planejamento), é fundamental que a equipe se organize para realizar visitas mais frequentes, visto que paciente se encontra com sintomas exacerbados e a família está em sofrimento.

Ao longo do acompanhamento, orientar quanto aos sinais que paciente pode apresentar conforme as doenças evoluem e quanto a possibilidade de óbito domiciliar, reforçando como devem proceder caso o óbito ocorra. Disponibilizar o contato da UBS, horários de funcionamento, bem como quais passos devem seguir caso o Sr. Onofre apresente piora ou intercorrência fora do horário de funcionamento da equipe (Acionar SAMU? Levar ao PS? Qual o hospital de referência?). Também buscar abordar como paciente deseja que aconteça os rituais funerários, se deseja ser cremado ou sepultado.

Manter prontuário domiciliar atualizado e sinalizado quanto aos cuidados que estão sendo prestados e ao que foi pactuado com paciente e familiares (limitação de medidas invasivas, priorização de cuidados de conforto, estratégias para gerenciamento dos desconfortos apresentados).

Reavaliação

Alternar a visita dos profissionais, garantindo que o paciente seja assistido o máximo possível ao longo dos dias, sendo que a reavaliação deve ser feita a cada visita, de preferência utilizando a escala ESAS em cada encontro, visando identificar a necessidade de ajustar o plano de cuidados estabelecido inicialmente.

Conteúdo disponível em QR Code - ver pág. XLIX.

Referências

1. Fachardo MHN. Plano de Cuidados. IN: Carvalho RT. et al. Manual de Residência de Cuidados Paliativos: Abordagem Multidisciplinar. São Paulo: Manole, 2018. p. 611-614.
2. Franck EM. Avaliação do paciente e plano de cuidados. In: Tavares RT. et al. Cuidados Paliativos: Falências Orgânicas. Rio de Janeiro: Atheneu, 2019. P.33-45.
3. Alessandro MPS, Pires CT, Forte DN. Diretivas Antecipadas de Vontade e Planejamento Avançado de Cuidados. In: Alessandro MPS, Pires CT, Forte DN. Manual de Cuidados Paliativos. São Paulo: Hospital Sírio Libanês, Ministério da Saúde. 2020. p.93-98. Disponível em: <https://antigo.saude.gov.br/images/pdf/2020/September/17/Manual-CuidadosPaliativos-vers--o-final.pdf>.
4. Brasil. Instituto Nacional de Câncer (INCA). Plano de cuidados interdisciplinar: como fazer? In: Instituto Nacional de Câncer (INCA). A avaliação do paciente em cuidados paliativos. Rio de Janeiro: INCA, 2022. p.240-245.
5. Brasil. Ministério da Saúde. Secretaria de Atenção Especializada à Saúde. Departamento de Atenção Hospitalar, Domiciliar e de Urgência. Projeto Terapêutico Singular (PTS). In: Ministério da Saúde, Secretaria de Atenção Especializada à Saúde, Departamento de Atenção Hospitalar, Domiciliar e de Urgência. Atenção Domiciliar na Atenção Primária à Saúde [recurso eletrônico]. Brasília : Ministério da Saúde, 2020. p.48-50.
6. Associação Nacional de Hospitais Privados (ANHP). Manual de atendimento domiciliar [Internet]. São Paulo: ANHP; 2022. Disponível em: https://www.anahp.com.br/wp-content/uploads/2022/12/Manual_de_Atendimento_Domiciliar_versaofinal
7. Brasil. Agência Nacional de Vigilância Sanitária. Resolução RDC nº 11, de 26 de janeiro de 2006. Dispõe sobre o Regulamento Técnico de Funcionamento de Serviços que prestam Atenção Domiciliar.2006. Disponível em: < https://bvsms.saude.gov.br/bvs/saudelegis/anvisa/2006/res0011_26_01_2006.html>.
8. Rietjens JAC. et al. Definition and recommendations for advance care planning: an international consensus supported by the European Association for Palliative Care. Lancet Oncol., v. 18, n.9, p. 543-551, 2017. Disponível em: <https://www.thelancet.com/journals/lanonc/article/PIIS-1470-2045(17)30582-X/fulltext>.
9. Sudore RL. et al. Defining Advance Care Planning for Adults: A Consensus Definition from a Multidisciplinary Delphi Panel. J Pain Symptom Manage, v.53, n.05, p. 821-832, 2017. Disponível em: <https://www.ncbi.nlm.nih.gov/pmc/articles/PMC5728651/>.
10. Detering K, Silveira MJ. Advance care planning and advance directives. Arnold RM, Givens J. (ed.). UpToDate. Waltham MA: UpToDate Inc., 2020. Disponível em: <https://www.uptodate.com/contents/advancecare-planning-and-advance-directives>.
11. Dadalto L, Tupinampás U, Greco DB. Diretivas antecipadas de vontade: um modelo brasileiro. Rev. bioét., v. 21, n. 3, p. 463-476, 2013. Disponível em: http://www.scielo.br/pdf/bioet/v21n3/a11v21n3.pdf.
12. Dadalto L. Diretivas Antecipadas de Vontade/ Testamento Vital. In: Castilho RK, Silva VCS, Pinto CS. Manual de Cuidados Paliativos da Academia Nacional de Cuidados Paliativos (ANCP). Rio de Janeiro: Atheneu, 3.ed. 2021. P.298-301.
13. Oliveira GN. O projeto Terapêutico Singular. In: Cunha GT. A construção da clínica ampliada na atenção básica. 3ª Ed. São Paulo. Hucitec, 2010.
14. Kronka ARSG, Vilela LO, Heinzelmann RS. Projeto Terapêutico Singular (PTS). In:Savassi LCM, Melo CGL, Dias MB, Ribeiro MTAM, Zach MLR. Tratado de atenção domiciliar. 1. ed. Santana de Parnaíba [SP] : Manole, 2022. p.217-222.
15. Secretaria Estadual de Saúde - Rio Grande do Sul. Projeto Terapêutico Singular na Atenção Primária à Saúde. Divisão de Atenção Primária à Saúde - Porto Alegre: Secretaria da Saúde do Rio Grande do Sul, 2022. Disponível em: <admin.atencaobasica.rs.gov.br/upload/arquivos/202207/05102205-07101125-pts-1.pdf>.

16. Núcleo de Telessaúde Mato Grosso do Sul. Quais são os passos para o desenvolvimento de um Projeto Terapêutico Singular na APS? 2021. Disponível em: <https://aps-repo.bvs.br/aps/quais--sao-os-passos-para-o-desenvolvimento-de-um-projeto-terapeutico-singular-na-aps/>.
17. Brasil. Ministério da Saúde. Secretaria de Atenção Especializada à Saúde. Departamento de Atenção Hospitalar, Domiciliar e de Urgência. Transição do Cuidado. In: Ministério da Saúde, Secretaria de Atenção Especializada à Saúde, Departamento de Atenção Hospitalar, Domiciliar e de Urgência. Atenção Domiciliar na Atenção Primária à Saúde [recurso eletrônico]. Brasília : Ministério da Saúde, 2020. p.51-54.
18. Saporetti LA, Andrade L, Sachs MFA, Guimarães TVV. Diagnóstico e abordagem do sofrimento humano. In: Carvalho RT, Parsons HA, organizadores. Manual de cuidados paliativos ANCP. 2. ed. São Paulo: ANCP; 2012. p. 42–55. Disponível em: http://biblioteca.cofen.gov.br/wp-content/uploads/2017/05/Manual-de-cuidados-paliativos-ANCP.pdf
19. Zampar B. Controle sintomático em cuidados paliativos na atenção primária à saúde. In: Sociedade Brasileira de Medicina de Família e Comunidade; Sassi AP, Fiuza TM, Dias RB, organizadores. PROMEF Programa de Atualização em Medicina de Família e Comunidade: Ciclo 17. Porto Alegre: Artmed Panamericana; 2023. p. 77–116 (Sistema de Educação Continuada a Distância, v. 4). https://doi.org/10.5935/978-65-5848-914-6.C0002
20. Guimarães MEB, Sousa MVTB, Franco C, Leite L. Comunicação na Atenção Domiciliar. In: Savassi LCM, Melo CGL, Dias MB, Ribeiro MTAM, Zachi MLR. Tratado de atenção domiciliar. 1. ed. Santana de Parnaíba [SP] : Manole, 2022. p.187-194.
21. Trovo MM, Silva SMA. Competência Comunicacional em Cuidados Paliativos. IN: Castilho RK, Silva VCS, Pinto CS. Manual de Cuidados Paliativos da Academia Nacional de Cuidados Paliativos (ANCP). Rio de Janeiro: Atheneu, 3.ed. 2021. p.39-42.
22. Engel M, Kars MC, Teunissen SCCM, van der Heide A. Effective communication in palliative care from the perspectives of patients and relatives: A systematic review. Palliat Support Care. 2023 Oct;21(5):890-913. doi: 10.1017/S1478951523001165. PMID: 37646464.
23. LeBlanc TW, Tulsky J. Communication with the patient and family. In: Cherny NI, et al. Oxford Textbook of Palliative Medicine. United Kingdom: Oxford university press, Sixth edition. 2021.p.267-276.
24. Cruz CO, Riera R. Comunicando más notícias: o protocolo SPIKES: diagnóstico e tratamento. 2016;21(3):106-8.
25. Ferrell BR, Buller H. Palliative Care Communication: On Deeper Reflection. J Palliat Med. 2020 Mar;23(3):304-305. Disponível em: <http://doi:10.1089/jpm.2019.0636>. PMID: 32105558.
26. Genezini D, Souza MRB, Karam VB. Comunicação entre equipes. In: Castilho RK, Silva VCS, Pinto CS. Manual de Cuidados Paliativos da Academia Nacional de Cuidados Paliativos (ANCP). Rio de Janeiro: Atheneu, 3.ed. 2021. p.43-47.
27. Nascente APM, Katz DV, Hidalgo GAO, Agrizz LM. Planejamento Antecipado de Cuidados. In: Sociedade Beneficente Israelita Brasileira Albert Einstein. Planifica SUS: Manual de Cuidados Paliativos na Atenção Primária à Saúde/Hospital Israelita Albert Einstein: Diretoria de Atenção Primária e Redes Assistenciais: São Paulo. Ministério da Saúde, 2023.p.46-49.
28. Alessandro MPS, Pires CT, Forte DN. Comunicação de Más Notícias: Como abordar este desafio. In: Alessandro MPS, Pires CT, Forte DN. Manual de Cuidados Paliativos. São Paulo: Hospital Sírio Libanês, Ministério da Saúde. 2020. p.81-84. Disponível em: <https://antigo.saude.gov.br/images/pdf/2020/September/17/Manual-CuidadosPaliativos-vers--o-final.pdf>.
29. Brasil. Ministério da Saúde. Secretaria de Atenção Especializada à Saúde. Departamento de Atenção Hospitalar, Domiciliar e de Urgência. Comunicação em Cuidados Paliativos. In: Ministério da Saúde, Secretaria de Atenção Especializada à Saúde, Departamento de Atenção Hospitalar, Domiciliar e de Urgência. Atenção Domiciliar na Atenção Primária à Saúde [recurso eletrônico]. Brasília : Ministério da Saúde, 2020. p.70-73.

Seção 3 | Manejo de Situações Clínicas Comuns na AD

Introdução

"O morrer pode vir acompanhado de dores, humilhações, aparelhos e tubos enfiados no meu corpo, contra a minha vontade, sem que eu nada possa fazer, porque já não sou mais dono de mim mesmo; solidão, ninguém tem coragem ou palavras para, de mãos dadas comigo, falar sobre a minha morte, medo de que a passagem seja demorada. Bom seria se, depois de anunciada, ela acontecesse de forma mansa e sem dores, longe dos hospitais, em meio às pessoas que se ama, em meio a visões de beleza. Mas a medicina não entende." (Rubem Alves, 2003)

Nesta seção serão abordados aspectos teóricos e práticos para a identificação, classificação e manejo das situações clínicas que mais frequentemente acometem as pessoas com doenças ameaçadoras da vida, além de destacar instrumentos e escalas específicos que auxiliam na sua avaliação.

Adiantamos que, nem sempre o cuidar em casa é possível, por diversos motivos, porém em muitas situações, o principal fator impeditivo é a falta de conhecimento quanto ao gerenciamento de sintomas e sofrimentos.

Nos capítulos a seguir você terá acesso a estratégias possíveis de serem realizadas no domicílio com o objetivo de ofertar conforto e qualidade de vida aos que sofrem.

12

Avaliação do Paciente em Cuidados Paliativos na Atenção Domiciliar

Caroline Cruz da Silveira
Érika Aguiar Lara Pereira
Fabíola Barbosa Cardoso
Mariana Sarmet Smiderle Mendes
Rudval Souza da Silva

Os Cuidados Paliativos (CP) domiciliares são destinados a pacientes em qualquer fase de uma doença grave. Eles oferecem uma alternativa ao tratamento hospitalar, permitindo que o paciente permaneça em um ambiente familiar, o que pode proporcionar maior conforto emocional e psicológico. Uma das principais vantagens da assistência domiciliar é a capacidade de personalizar o cuidado de acordo com as preferências e necessidades do paciente e da família, além de promover uma maior autonomia do paciente em seus cuidados.[1-3]

Além disso, essa abordagem reduz a necessidade de hospitalizações frequentes e procedimentos médicos invasivos, que muitas vezes são estressantes e onerosos para pacientes e seus familiares.[1] A Atenção Domiciliar (AD) pode não apenas melhorar a qualidade de vida dos pacientes, mas também prolongá-la, desafiando a noção de que cuidados paliativos são sinônimo de desistência ou de fim da vida.

É importante salientar que antes de ser um espaço para produção do cuidado, o domicílio é um lugar privado e único, onde as pessoas constituem suas histórias e relações, sendo que cada casa apresenta a sua dinâmica baseada em crenças, culturas, hábitos e valores pessoais. Desse modo, é um espaço onde os papéis são invertidos, pois nele as normas são estabelecidas pelo próprio paciente e sua família e essas devem ser valorizadas e respeitadas pela equipe de saúde.[1]

Além do controle de sintomas físicos, a assistência domiciliar também inclui o suporte emocional, social e espiritual, considerando o paciente e sua família como uma unidade de cuidado. Isso é essencial, pois a doença grave e o processo de cuidar até o fim da vida podem causar significativo estresse emocional e psicológico. A equipe de cuidados paliativos trabalha para aliviar esses fardos, fornecendo um suporte holístico que abrange os aspectos multidimensionais do sofrimento.[1-3]

A comunicação é outro aspecto crucial da assistência domiciliar nos cuidados paliativos. A equipe de cuidados facilita discussões abertas e honestas sobre as expectativas de tratamento, preferências de cuidado no final da vida, e questões legais e éticas, como testamentos vital e Diretivas Antecipadas de Vontade[4] (consulte o Capítulo 11).

Existem critérios já estabelecidos para compreender qual o nível ou classificação de atendimento domiciliar cada paciente precisa em serviços do SUS[5] ou da saúde suplementar[6,7] (consulte o Capítulo 1). Uma vez que os critérios de elegibilidade e as demandas paliativas foram identificados, passa a ser necessário a avaliação multidimensional do paciente e seus familiares para o estabelecimento do plano de cuidados.

Nesse sentido, alguns instrumentos específicos podem ser adotados visando alinhar a comunicação entre as equipes, sistematizar a avaliação e o registro da mesma.[8] Pensando nisso, neste capítulo abordaremos sobre alguns deles, como: o Diagrama de Abordagem Multidimensional (DAM)[9] que possibilita a avaliação multidimensional dos pacientes, *Edmonton Symptom Assessment System* (ESAS)[10] e *Integrated Palliative care Outcome Scale* (IPOS)[11,12] para avaliação de sintomas e sofrimentos, *Palliative Performance Scale* (PPS)[13] para avaliação da funcionalidade do paciente, *Palliative Prognostic Index* (PPI)[14] e *Palliative Prognostic Score* (PAP-Score)[15] para avaliação prognóstica.

Diagrama de Abordagem Multidimensional (DAM)

O DAM visa oferecer uma visão integrada das diversas dimensões do paciente em cuidados paliativos, dividindo os aspectos físicos, emocionais, sociais, culturais e espirituais em quadrantes com objetivos predeterminados para nortear a construção de cada um deles[9] (Anexo 12.1).

Cada quadrante apresenta três esferas: a esfera central, a segunda esfera e a terceira esfera, que serão descritas a seguir.

Essa ferramenta é acessível a todos os membros de uma equipe multiprofissional e através dela, todos podem identificar de maneira estruturada as necessidades prioritárias do paciente e suas preferências em relação aos cuidados desejados. Com base nessas informações, os profissionais de saúde desenvolvem planos de cuidados personalizados que abordam todas as dimensões relevantes do paciente, assegurando que os cuidados paliativos sejam centrados no paciente e adaptados às suas necessidades específicas.

Esse diagrama também serve como uma eficaz ferramenta de comunicação entre os membros da equipe multiprofissional, promovendo uma compreensão compartilhada das diferentes dimensões do cuidado e das estratégias necessárias para atender de forma holística às necessidades do paciente.

Como construir o DAM?

- Identificação das características dos pacientes: no círculo ou esfera central, deve-se descrever as características do paciente nas quatro dimensões, conforme exposto na Figura 12.1.

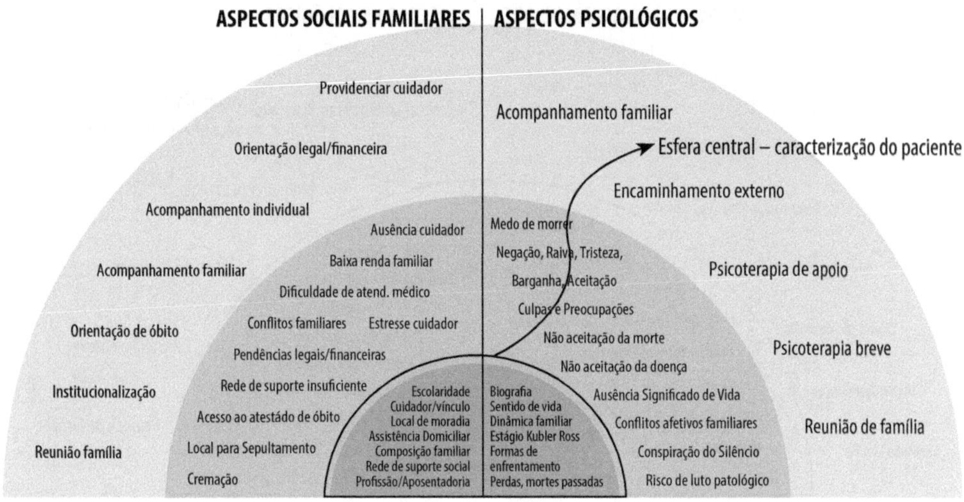

Figura 12.1. Demonstração da esfera central do DAM. *Fonte: Adaptada de Saporetti, Andrade, Sachs e Guimarães, 2012.*[9]

A seguir algumas informações que podem compor a esfera central nos diferentes aspectos:

- Aspectos sociais e familiares: foca sempre o binômio: paciente-família e deve incluir a anamnese social: obtenção de dados socioeconômicos sobre paciente e família no que se refere à composição familiar, escolaridade, profissão e situação previdenciária (se aposentado, pensionista ou em auxílio-doença) e local de moradia.
- Aspectos psicológicos: deve-se considerar o que é dito e sentido não somente em relação ao adoecimento e finitude, mas também a rotina de vida, razão de viver, valores pessoais, experiências anteriores de perdas sofridas e formas de superação, buscando-se acima de tudo, a compreensão do sentido existencial atribuído às experiências de sofrimento e à própria vida, a despeito de valores e julgamentos.
- Aspectos físicos: deve-se descrever: dados obtidos através de anamneses, identificação do paciente, diagnósticos, medicações utilizadas, funcionalidade, riscos identificados (lesão por pressão, broncoaspiração, eventos tromboembólicos, queda etc.), alergias referidas, entre outros.
- Aspectos espirituais e religiosos: deve ser composto pela anamnese religiosa espiritual: religião, rituais e crenças significativas, perguntas como "Você se considera uma pessoa espiritualizada? Ou religiosa? Quão importante é isso em sua vida?", bem como o uso de instrumentos específicos podem auxiliar nessa abordagem (consulte o Capítulo 51).

- Reconhecimento dos sofrimentos multidimensionais: na segunda esfera devem ser descritos os sofrimentos/sintomas relacionados à cada dimensão (Figura 12.2).

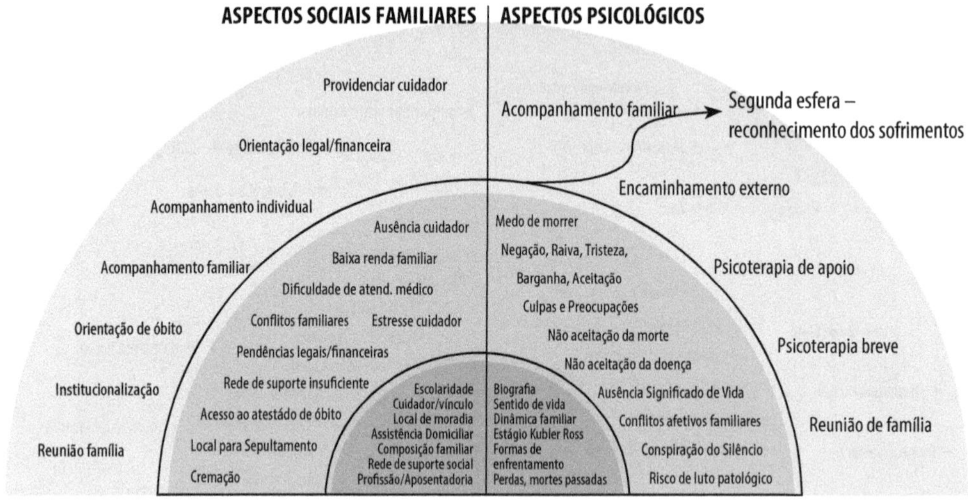

Figura 12.2. Demonstração da segunda esfera do DAM. *Fonte: Adaptada de Saporetti, Andrade, Sachs e Guimarães, 2012.*[9]

A seguir alguns exemplos de sofrimentos possíveis de serem identificados em cada um dos quadrantes:

- Aspectos sociais e familiares: pendências legais e previdenciárias, inexistência de rede de suporte social e conflitos familiares podem ser fontes de sofrimento social.
- Aspectos psicológicos: sofrimentos como ansiedade, depressão, conspiração do silêncio, negação, culpa, medo, isolamento social, solidão estão relacionados ao sofrimento psíquico.
- Aspectos físicos: o primeiro passo é identificar quem está sofrendo (paciente, cuidador e/ou familiar). Descrever sintomas e suas causas (investigação clínica e/ou diagnóstica). Adotar o uso de escalas para avaliação de sintomas.
- Aspectos espirituais e religiosos: culpa religiosa, "violência religiosa", expectativas de milagres, falta de sentido na vida terrena (sofrimento existencial), fragilidade da fé, falta de conexão com o transcendente.

▪ Atitudes da equipe: na terceira e última esfera devem constar as ações e intervenções determinadas em conjunto pela equipe multiprofissional voltadas para a resolução dos sofrimentos de cada uma das dimensões do ser humano (Figura 12.3).

Alguns cuidados podem ser adotados diante de determinados sofrimentos identificados em cada dimensão do paciente e familiares:

- Aspectos sociais e familiares: agilizar formulação de relatórios e organização de documentos com vistas à obtenção de benefícios condizentes aos direitos adquiridos pelo paciente e abordar questões ainda não resolvidas e que, aparentemente, causam angústia para paciente e/ou familiares (testamentos, guarda de filhos, formalização de uniões etc.).

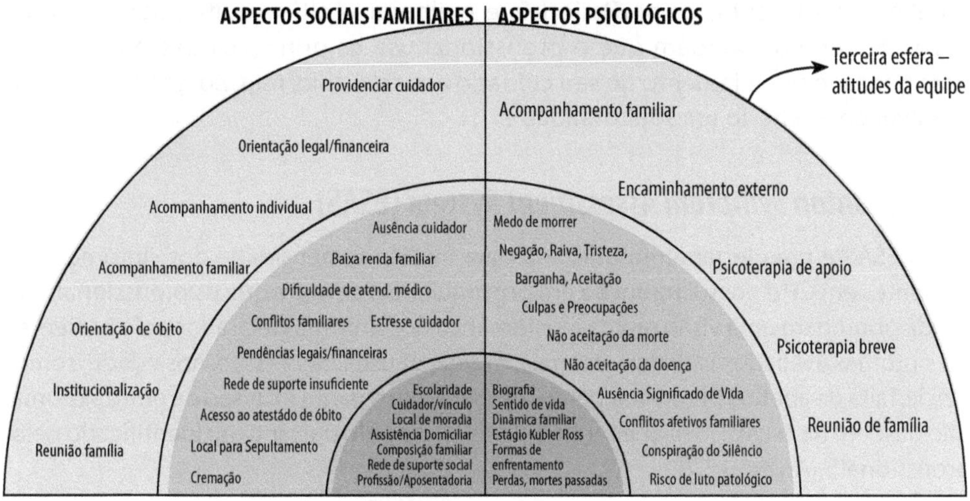

Figura 12.3. Demonstração da terceira esfera do DAM. *Fonte: Adaptada de Saporetti, Andrade, Sachs e Guimarães, 2012.*[9]

- Aspectos psicológicos: orientar a equipe quanto a dinâmica afetivo-emocional do paciente e familiar, reuniões familiares, grupos de apoios, intervenções psicoterapêuticas individuais, apoio a equipe.
- Aspectos físicos: envolvem as condutas adotadas para o manejo das causas, quando reversível ou para o controle de sintomas. Deve-se considerar Diretivas Antecipadas de Vontade, status funcional, fase da doença para a sua definição.
- Aspectos espirituais e religiosos: incluir a abordagem e valorização do que faz sentido ao paciente e sua família, permitir e estimular aproximação dentro do que for possível dos rituais importantes ao paciente, ouvir ativamente sem julgamentos, solicitar auxílio e intervenções de líderes religiosos se for importante ao paciente.

- Análise e planejamento de cuidados: analise as interações entre as diferentes dimensões com a equipe multidisciplinar para desenvolver um plano de cuidados integrado que aborde todas as áreas identificadas no diagrama. Faça ajustes contínuos conforme necessário para acompanhar as mudanças nas necessidades do paciente. É importante que diante da identificação de múltiplas demandas, sejam estabelecidas prioridades para que o cuidado prestado seja efetivo e resolutivo (consulte o Capítulo 11).

Nem sempre as equipes apresentam tempo hábil para utilizar o DAM em todos os pacientes acompanhados, visto que sua construção demanda disponibilidade de tempo e reunião dos membros da equipe multiprofissional para discussão aprofundada dos casos. Nessas situações, sugerimos que a equipe escolha pelo menos um caso por mês para utilizar essa ferramenta, pois a mesma pode auxiliar no alinhamento entre os profissionais e melhorar o olhar multidimensional de todos. Sugerimos também que o profissional use os princípios desse diagrama para pensar o planejamento de seu cuidado em domicílio, mesmo quando não for possível preenchê-lo em sua totalidade.

Edmonton Symptom Assessment System (ESAS)

O ESAS é uma ferramenta utilizada para avaliar a intensidade dos sintomas em pacientes em CP e possui tradução em português. Ela permite que os profissionais de saúde obtenham uma visão rápida e sistemática dos sintomas relatados pelo paciente. Os sintomas avaliados são: dor, dispneia, fadiga, náusea, depressão, ansiedade, sonolência, falta de apetite, bem-estar geral e possui espaço para a inclusão de outro sintoma não descrito na escala, mas que tenha sido relatado pelo paciente ou identificado pelo profissional[10] (Anexo 12.2).

A severidade de cada sintoma pode ser pontuada de 0 a 10, sendo 0, a ausência do desconforto e 10, o pior sintoma possível.[10]

Originalmente, o ESAS foi criado para ser uma escala de preenchimento pelo próprio paciente, porém é frequente que o profissional vá perguntando sobre a presença de cada sintoma e preencha o instrumento de acordo com a resposta do paciente ou do cuidador nos casos em que o paciente não possui condições de responder ou quando apresenta comprometimento cognitivo que dificulte seu entendimento (nos casos de pessoas com demência, por exemplo).[10]

Pode ser aplicado por diferentes profissionais da equipe multiprofissional, incluindo Agentes Comunitários de Saúde (ACS), desde que sejam capacitados para isso.

Como aplicar o ESAS?

- Oriente sobre o objetivo dos questionamentos: explique ao paciente o objetivo do ESAS e como ele será utilizado para ajudar na gestão de seus sintomas. Certifique-se de que o paciente ou o cuidador compreenda que não há respostas certas ou erradas, apenas suas percepções pessoais.
- Preencha o questionário: peça ao paciente que avalie cada sintoma em uma escala de 0 a 10, onde 0, significa ausência do sintoma e 10, representa a pior intensidade possível do desconforto.
- Registro: registre as respostas do paciente para cada sintoma no ESAS. Isso pode ser feito em um formulário ou diretamente em um sistema eletrônico de saúde, dependendo das práticas da instituição.
- Análise: após o preenchimento, analise os resultados para identificar os sintomas presentes e suas intensidades. Isso ajuda na priorização dos cuidados e na elaboração de um plano de manejo dos sintomas.
- Intervenção e acompanhamento: com base nos resultados do ESAS, implemente intervenções apropriadas para gerenciar os sintomas identificados. Isso

pode incluir ajustes na medicação, terapias de suporte, cuidados adicionais de enfermagem, suporte psicológico, entre outros.

- Monitoramento contínuo: realize avaliações periódicas com o ESAS para monitorar a evolução dos sintomas ao longo do tempo e ajustar o plano de cuidados conforme necessário. Isso é fundamental para garantir que o paciente receba cuidados eficazes e personalizados durante todo o curso dos cuidados paliativos. Ele pode ser aplicado a cada atendimento domiciliar.

O ESAS é uma excelente ferramenta para a avaliação dos sintomas porque ele propõe uma padronização, facilita a comunicação entre os pacientes e profissionais de saúde, permitindo uma compreensão mais clara das necessidades do paciente e melhorando a gestão dos sofrimentos ao priorizar qual será a intervenção mais urgente.[8]

Integrated Palliative Care Outcome Scale (IPOS)

O IPOS é uma escala integrada de necessidades paliativas desenvolvida para avaliar e monitorar os sintomas físicos, psicológicos e possíveis questões sociais e espirituais.[11,12]

Apresenta duas versões em português, um recordatório de sintomas dos três últimos dias ou da última semana, que podem ser preenchidos pelo próprio paciente, familiar ou pelo profissional de saúde.[11,12]

Como aplicar o IPOS?

- Explicar: explique ao paciente o propósito do IPOS e como ele será usado para ajudar na melhoria de seus cuidados e na compreensão de suas necessidades. Garanta que o paciente se sinta confortável e compreenda que não há certo ou errado nas respostas dadas. O questionário apresenta 10 perguntas e pode ser respondido pelo próprio paciente, com ajuda de um familiar, amigo ou membro da equipe multiprofissional.
- Preenchimento do questionário: são 10 questões estruturadas que abordam diferentes aspectos de sua qualidade de vida e sintomas. As respostas geralmente são dadas em uma escala de Likert (0 a 4 – nunca, ocasionalmente, às vezes, a maior parte do tempo, sempre) e a última pergunta é aberta para o paciente relatar seus principais problemas nos últimos três dias ou última semana em geral.
- Registro e análise das respostas: analise as respostas para identificar áreas de preocupação ou necessidades não atendidas. Quanto maior o escore de cada pergunta, maior é a insatisfação ou o incômodo com o sintoma/situação. Registre as respostas do paciente de maneira apropriada no prontuário ou sistema de saúde eletrônico.
- Discussão e planejamento de cuidados: com base nas respostas, discuta com o paciente e sua família as principais preocupações identificadas. Desenvolva um plano de cuidados que aborde de forma eficaz os sintomas e as questões relatadas.

- Acompanhamento e reavaliação: realize avaliações regulares usando o IPOS para monitorar o progresso do paciente e ajustar o plano de cuidados conforme necessário.

O IPOS identifica os sofrimentos mais comumente vivenciados por pacientes em CP e prioriza os sintomas mais atuais dos últimos três dias ou última semana vividos e é uma ferramenta interessante para avaliar a qualidade de vida e os cuidados prestados aos pacientes em CP.[12]

Os serviços mais recentes de Cuidados Paliativos no Brasil têm inserido essa escala na prática clínica dos profissionais, pois diferente do ESAS, além dos sintomas físicos, contempla a investigação de sofrimentos ou preocupações emocionais, sociais e espirituais.

Para ter acesso à escala, acesse: https://pos-pal.org/maix/ipos-translations.php#portuguese, realize o seu cadastro e baixe o instrumento na versão em português.[11]

Palliative Performance Scale (PPS)

O PPS é uma ferramenta de avaliação funcional utilizada em CP para medir o nível de independência e capacidade funcional dos pacientes (Anexo 12.3). Ela fornece uma maneira sistemática de avaliar o estado funcional do paciente, ajudando na determinação do prognóstico e na elaboração de planos de cuidados adequados.[13]

Essa escala divide o estado funcional do paciente em diferentes níveis, variando de 0% a 100%, com intervalos de 10%. Cada nível é associado a uma descrição específica da capacidade funcional do paciente. A pontuação de 100% significa totalmente independente e com autonomia, enquanto 0% é óbito. Ela é amplamente utilizada porque oferece uma avaliação rápida e simples, permitindo uma comunicação clara entre os profissionais de saúde e uma compreensão compartilhada do estado funcional do paciente.[13]

Como aplicar o PPS?

- Observação clínica: observe o paciente de acordo com a sua deambulação, atividade de evidência da doença, autocuidado, ingesta e nível de consciência (exatamente nessa ordem).
- Atribuição da pontuação: atribua uma pontuação de PPS lendo a tabela da esquerda para direita a partir da primeira linha até encontrar o nível ou característica que melhor se adequa ao paciente que está sendo avaliado.

Por exemplo:

Se o paciente deambula de forma reduzida, é incapaz de realizar o seu trabalho devido a atividade da doença, mas consegue manter seu autocuidado de forma independente, mantém sua ingesta oral e o nível de consciência é normal, o PPS atribuído será 70%.

No entanto, se o paciente é acamado, incapaz de realizar qualquer atividade, dependente para o autocuidado, só mantém cuidados orais de conforto, pois apresenta mais ingesta oral e a maior parte do tempo está sonolento ou em coma, o PPS será 10%.

- Documentação: registre a pontuação do PPS no prontuário do paciente e compartilhe essas informações com a equipe de CP. Isso ajudará na formulação de planos de cuidados individualizados.
- Monitoramento contínuo: reavalie regularmente o PPS conforme o estado de saúde do paciente evolui. Isso é essencial para ajustar os cuidados paliativos de acordo com as necessidades em mudança do paciente.

O PPS oferece uma maneira rápida e sistemática de avaliar o estado funcional do paciente, facilita a comunicação clara entre os profissionais de saúde sobre o estado do paciente e suas necessidades de cuidados, ajuda na formulação de planos de cuidados personalizados e na tomada de decisões relacionadas ao manejo dos sintomas e ao suporte necessário.[8]

O PPS é como uma "foto" do paciente no momento em que foi examinado. Para se ter uma ideia melhor da funcionalidade desse paciente, idealmente, avalia-se o PPS de vários dias consecutivos.

Palliative Prognostic Index (PPI)

O PPI é uma ferramenta projetada para estimar a sobrevida de pacientes em CP. (Anexo 12.4). Ele foi desenvolvido para ajudar os profissionais de saúde a identificarem o prognóstico do paciente, o que é crucial para o planejamento de cuidados e tomada de decisões clínicas.[14]

Como aplicar o PPI?

Coleta de dados e atribuição das pontuações

Os dados necessários para calcular o PPI incluem:

- *Palliative Performance Scale* (avalia a capacidade funcional):
  - 10-20: 4 pontos.
  - 30-50: 2,5 pontos.
  - > 60: 0 pontos.
- Ingesta oral:
  - Muito reduzida: 2,5 pontos.
  - Reduzida: 1 ponto.
  - Presente: 0 pontos.
- *Delirium:*
  - Presente: 4 pontos.
  - Ausente: 0 pontos.
- Dispneia em repouso:
  - Presente: 3,5 pontos.
  - Ausente: 0 pontos.

- Edema:
  - Presente: 1 ponto.
  - Ausente: 0 pontos.

Cálculo do PPI e interpretação do resultado

Após atribuir as pontuações para cada fator, o PPI é calculado somando as pontuações individuais. Quanto maior a pontuação total, pior é a sobrevida esperada do paciente.

- PPI score > 6 = sobrevida menor que 3 semanas.
- PPI score > 4 = sobrevida menor que 6 semanas.
- PPI score < 4 = sobrevida maior que 6 semanas.

O PPI fornece uma estimativa prognóstica baseada em evidências, auxiliando a comunicação com pacientes e familiares.[14] Além disso, auxilia no planejamento antecipado de cuidados, permitindo ajustes precoces nas estratégias de tratamento e cuidados paliativos.

Palliative Prognostic Score (PAP-Score)

O PAP-Score é uma ferramenta prognóstica também utilizada em cuidados paliativos. Ela foi validada em estudos prospectivos e possibilita identificar pacientes com câncer avançado considerando a probabilidade de sobrevida em 30 dias.[8,15]

Como aplicar o PAP-Score?

Coleta de dados e atribuição das pontuações

Os dados necessários para calcular o PAP-Score incluem:

- Dispneia:
  - Não: 0 ponto.
  - Sim: 1 ponto.
- Anorexia:
  - Não: 0 ponto.
  - Sim: 1,5 pontos.
- KPS (*Karnofsky Performance Status*):
  - > 30%: 0 ponto.
  - 10%-20%: 2,5 pontos.
- Predição clínica de sobrevida (em semanas):
  - > 12: 0 ponto.
  - 11-12: 2 pontos.

- 7-10: 2,5 pontos.
- 5-6: 4,5 pontos.
- 3-4: 6 pontos.
- 1-2: 8,5 pontos.

▪ Contagem leucocitária total:
  - Normal (4.600-10.200/mm^3): 0 ponto.
  - Alta (> 10.200 e < 15.000/mm^3): 0,5 pontos.
  - Muito alta (> 15.000/mm^3): 1,5 pontos.

▪ Porcentagem linfocitária:
  - Normal (20%-40%): 0 ponto.
  - Baixa (12%-19,9%): 1 ponto.
  - Muito baixa (< 12%): 2,5 pontos.

Cálculo do PAP-Score e interpretação do resultado

Após atribuir as pontuações para cada fator, o PAP-Score é calculado somando as pontuações individuais. Quanto maior a pontuação total, pior é a sobrevida esperada do paciente.

- Grupos de risco A: pontuação total de 0-5,5 pontos: possibilidade de sobrevida em 30 dias de > 70%
- Grupos de risco B: pontuação total de 5,6-11 pontos: possibilidade de sobrevida em 30 dias de 30%-70%
- Grupos de risco C: pontuação total de 11,1-17,5 pontos: possibilidade de sobrevida em 30 dias de < 30%

O PAP-Score fornece uma estimativa prognóstica importante para o planejamento da equipe e comunicação com o paciente e familiares.[15]

O fato de levar em consideração resultados de exames laboratoriais para o seu cálculo pode dificultar o uso em pacientes com doença avançada no domicílio, já que nem sempre o acesso à realização de exames domiciliares é tão simples, dependendo da estrutura que o serviço de Atenção Primária ou Domiciliar possui.

Conclusão

É fundamental que todos os membros da equipe de saúde conheçam os instrumentos abordados neste capítulo, pois trata-se de ferramentas muito úteis para sistematizar o registro das informações obtidas e alinhar a comunicação e compreensão dos profissionais com relação ao estado de saúde do paciente e às necessidades que apresenta.

Com exceção dos instrumentos que visam fornecer avaliação prognóstica, que são de uso médico, os demais podem e devem ser utilizados por todos os membros da equipe de saúde.

Eles complementam a avaliação clínica individual realizada por cada profissional da equipe, seguindo protocolos e diretrizes específicas de suas respectivas áreas. Após as avaliações individuais, todas as informações devem ser discutidas em reuniões de equipe para elaboração de um plano de cuidados personalizado para cada paciente.

De um modo geral, a avaliação multidimensional da pessoa com doença ameaçadora da vida é o primeiro passo na construção de um plano de cuidados assertivo, sendo, portanto, uma etapa de extrema relevância.

Anexo 12.1. Ambulatório de Cuidado Paliativo Geriátrico

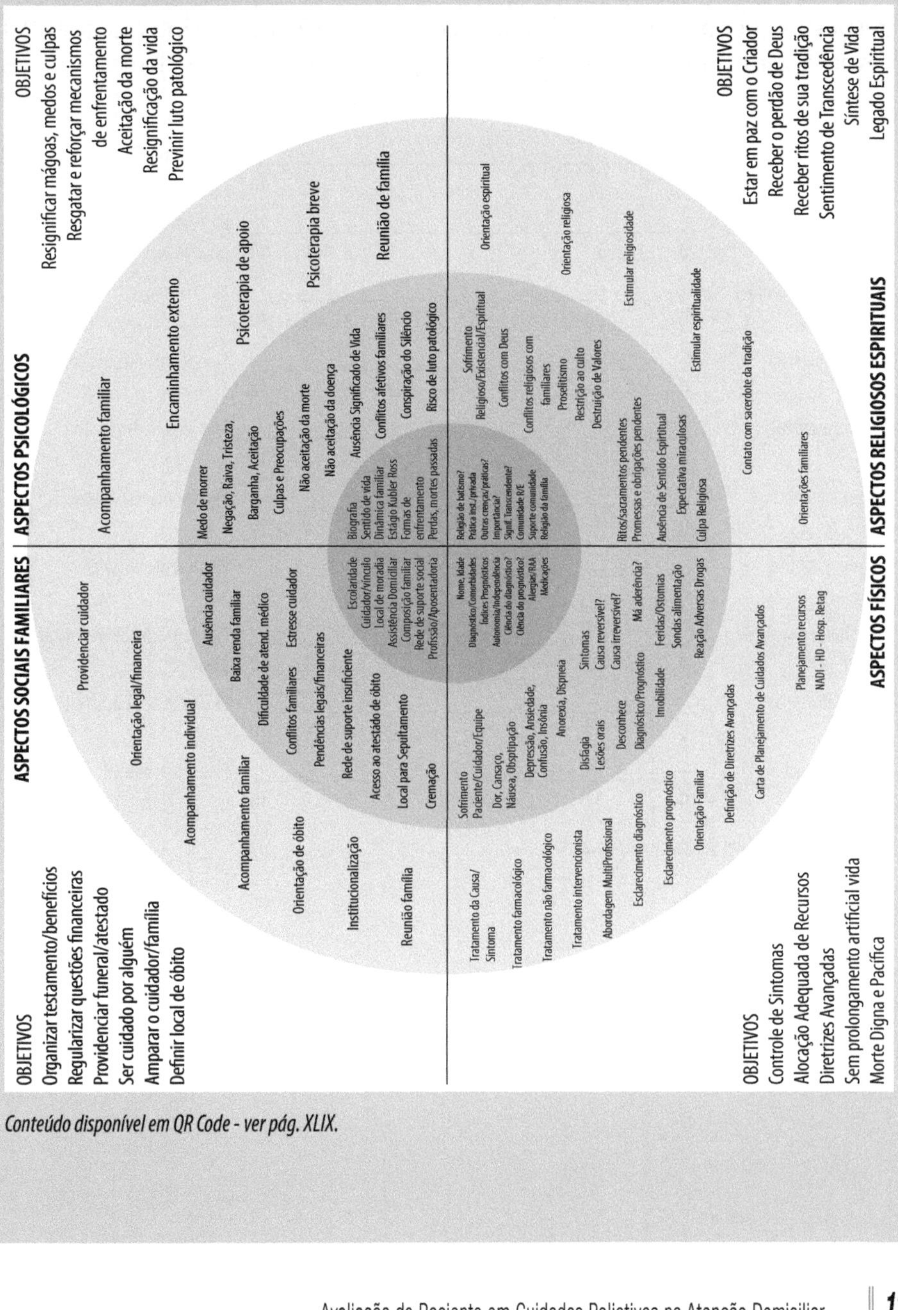

Conteúdo disponível em QR Code - ver pág. XLIX.

Anexo 12.2. Escala de Avaliação de Sintomas de Edmonton (ESAS-Br)

Essa é uma escala de avaliação de sintomas. Você responderá a 10 itens com respostas que variam de 0 (mínima intensidade) a 10 (máxima intensidade). Por favor, circule o número que melhor descreve os seus sintomas nas últimas 24 horas:

Sem dor	0 1 2 3 4 5 6 7 8 9 10	Pior dor possível
Sem cansaço (fraqueza)	0 1 2 3 4 5 6 7 8 9 10	Pior cansaço (fraqueza) possível
Sem náusea (enjoo)	0 1 2 3 4 5 6 7 8 9 10	Pior náusea (enjoo) possível
Sem depressão	0 1 2 3 4 5 6 7 8 9 10	Pior depressão possível
Sem ansiedade	0 1 2 3 4 5 6 7 8 9 10	Pior ansiedade possível
Sem sonolência	0 1 2 3 4 5 6 7 8 9 10	Pior sonolência possível
Melhor apetite	0 1 2 3 4 5 6 7 8 9 10	Pior apetite possível
Melhor sensação de bem-estar	0 1 2 3 4 5 6 7 8 9 10	Pior sensação de mal-estar possível
Sem falta de ar	0 1 2 3 4 5 6 7 8 9 10	Pior falta de ar possível
Melhor sono	0 1 2 3 4 5 6 7 8 9 10	Pior sono possível

Conteúdo disponível em QR Code - ver pág. XLIX.

Anexo 12.3. *Palliative Performance Scale* (PPS)

%	Deambulação	Atividade e evidência de doença	Autocuidado	Ingestão	Nível de consciência
100	Completa	Normal, sem evidência da doença	Completo	Normal	Completo
90	Completa	Normal, alguma evidência da doença	Completo	Normal	Completo
80	Completa	Com esforço, alguma evidência da doença	Completo	Normal	Completo
70	Reduzida	Incapaz para o trabalho, alguma evidência da doença	Completo	Normal ou reduzida	Completo
60	Reduzida	Incapaz de realizar *hobbies*, doença significativa	Assistência ocasional	Normal ou reduzida	Completo ou com períodos de confusão
50	Sentado ou deitado	Incapacitado para qualquer trabalho, doença extensa	Assistência considerável	Normal ou reduzida	Completo ou com períodos de confusão
40	Acamado	Idem	Assistência quase completa	Normal ou reduzida	Completo ou com períodos de confusão
30	Acamado	Idem	Dependência completa	Reduzida	Completo ou com períodos de confusão
20	Acamado	Idem	Idem	Ingestão limitada acolheradas	Completo ou com períodos de confusão
10	Acamado	Idem	Idem	Cuidados com a boca	Confuso ou em coma
0	Morte	-	-	-	-

Fonte: PPS Victoria Hospice Society. Traduzido para português por Maciel MGS, Carvalho RT. São Paulo, 2009.[13] Conteúdo disponível em QR Code - ver pág. XLIX.

Anexo 12.4. *Palliative Prognostic Index* (PPI)

Cálculo do *Palliative Prognostic Index* (PPI)	
Fator	**Escore parcial**
PPS 10-20%	4
PPS 30-50%	2,5
PPS >50%	0
Delirium	4
Dispneia em repouso	3,5
Ingesta oral em pequenos bocados ou menos	2,5
Ingesta oral reduzida, mas mais que em pequenos bocados	1
Ingesta oral normal	0
Edema	1
Nota PPI ________________	

ESCORE TOTAL (soma dos escores parciais) e SOBREVIDA ESPERADA

- ☐ Grupo A (pontuação total < 2,0): > 6 semanas
- ☐ Grupo B (pontuação total 2,0 – 4,0): 3 - 6 semanas
- ☐ Grupo C (pontuação total > 4,0): < 3 semanas

Conteúdo disponível em QR Code - ver pág. XLIX.

Referências

1. Brasil. Ministério da Saúde. Secretaria de Atenção Especializada à Saúde. Departamento de Atenção Hospitalar, Domiciliar e de Urgência. Avaliação das Necessidades de Atendimento Domiciliar. In: Ministério da Saúde, Secretaria de Atenção Especializada à Saúde, Departamento de Atenção Hospitalar, Domiciliar e de Urgência. Atenção Domiciliar na Atenção Primária à Saúde [recurso eletrônico]. Brasília: Ministério da Saúde, 2020. p.13-14.
2. Mendonça MF. Princípios dos cuidados paliativos na atenção domiciliar. In: Savassi LCM et al. Tratado de atenção domiciliar. Santana de Parnaíba [SP]: Manole, 2022. p.1385-1387.
3. Hidalgo GAO, Agrizzi LM, Elias WF. A construção social da APS e os cuidados paliativos. In: Sociedade Beneficente Israelita Brasileira Albert Einstein. Planifica SUS: Manual de Cuidados Paliativos na Atenção Primária à Saúde/Hospital Israelita Albert Einstein: Diretoria de Atenção Primária e Redes Assistenciais: São Paulo. Ministério da Saúde, 2023.p.17-23.
4. Engel M, Kars MC, Teunissen SCCM, van der Heide A. Effective communication in palliative care from the perspectives of patients and relatives: A systematic review. Palliat Support Care. 2023 Oct;21(5):890-913. doi: 10.1017/S1478951523001165. PMID: 37646464.
5. Ministério da Saúde (BR) Portaria GM/MS nº 3.005, de 02 de janeiro de 2024-Altera as Portarias de Consolidação nºs 5 e 6, de 28 de setembro de 2017, para atualizar as regras do Serviço de Atenção Domiciliar (SAD) e do Programa Melhor em Casa (PMeC). Diário Oficial da União, Seção 1,nº4 de 05/01/2024 - pag 56.
6. Dal Ben LW, Gaidzinski RR. Sistema de Classificação de pacientes em assistência domiciliar. Acta Paul Enferm 2006;19(1):100-8. Disponível em: <https://www.scielo.br/j/ape/a/byGQvQFGwZpvx6793gw5LJN/?format=pdf&lang=pt>.
7. Núcleo Nacional das Empresas de Serviços de Atenção Domiciliar (NEAD). Tabela de avaliação para planejamento de atenção domiciliar NEAD. 2017. Disponível em:<https://www.neadsaude.org.br/pdfs/5-FINAL-SITE.pdf>.
8. Instituto Nacional de Câncer (Brasil). Principais escalas e ferramentas de avaliação em Cuidados Paliativos e seu uso no dia a dia. In: INCA. A avaliação do paciente em cuidados paliativos. Rio de Janeiro : INCA, 2022.p.39-50.
9. Saporetti LA, Andrade L, Sachs MFA e Guimarães TVV. Diagnóstico e abordagem do sofrimento humano. In: Carvalho RT, Parsons HA. Manual de Cuidados Paliativos ANCP.2 ed. Porto Alegre: Sulina, 2012.p.42-55.
10. Paiva CE, Manfredini LL, Paiva BS, Hui D, Bruera E. The Brazilian Version of the Edmonton Symptom Assessment System (ESAS) Is a Feasible, Valid and Reliable Instrument for the Measurement of Symptoms in Advanced Cancer Patients. [internet]. 2015 [acesso em: abril 24];10(7):e0132073. Disponível em: <http://doi: 10.1371/journal.pone.0132073>. PMID: 26154288; PMCID: PMC4496067.
11. Integrated Palliative Care Autcome Scale (IPOS). Disponível em: < https://pos-pal.org/maix/ipos-translations.php#portuguese>.
12. Rugno, Fernanda Capella. Validação da versão adaptada para o português do Brasil da Palliative care Outcome Scale (POS) [tese]. Ribeirão Preto: , Escola de Enfermagem de Ribeirão Preto; 2017 [citado 2024-06-25]. doi:10.11606/T.22.2018.tde-25012018-102923.
13. PPS Victoria Hospice Society. Palliative Performance Scale (PPSv2). Traduzido para português por Maciel MGS, Carvalho RT. São Paulo, 2009 [acesso em: março 24]. Disponível em: <https://victoriahospice.org/wp-content/uploads/2019/07/pps_-_portuguese_brazilian_-_sample.pdf>.
14. Morita T, Tsunoda J, Inoue S, Chihara S. The Palliative Prognostic Index: a scoring system for survival prediction of terminally ill cancer patients. Support Care Cancer. 1999 May;7(3):128-33. doi: 10.1007/s005200050242. PMID: 10335930.
15. Maltoni M. et al. Successful validation of the palliative prognostic score in terminally Ill cancer patients. Journal of Pain and Symptom Management, [Madison], v. 17, n. 4, p. 240-247, Apr. 1999. DOI 10.1016/s0885- 3924(98)00146-8.

13

Falências Orgânicas

Ana Paula de Souza Borges
João Guilherme Pontes Lima Assy
Kamila Vieira Silva
Mayra de Almeida Frutig
Renata Maximiano Meiga Charruf

Insuficiência cardíaca

Apesar dos avanços terapêuticos, a insuficiência cardíaca (IC) continua sendo uma doença progressiva, altamente sintomática e incurável. Os cuidados paliativos (CP) desempenham papel em todos os estágios, intensificando-se na fase terminal, até o luto do cuidador. Segundo a OMS, as doenças cardiovasculares compõem a principal causa de terminalidade, apesar da dificuldade em serem reconhecidas, chegando a quase 40% dos casos, com mortalidade maior do que as neoplasias.[1]

A IC é uma doença crônica com sobrevida média de 2,1 anos após o diagnóstico.[2] Os pacientes normalmente apresentam declínio progressivo no funcionamento físico e aumento gradual na gravidade dos sintomas até atingirem a terminalidade, quando mantém dispneia e fadiga em repouso, mesmo com tratamento clínico otimizado.[3] Nesse estágio, há baixa qualidade de vida, alta carga de sintomas e a expectativa de vida é de apenas 6 a 12 meses.[4]

Os últimos meses de um paciente com IC são caracterizados por frequentes internações hospitalares, com elevados custos para o sistema de saúde. Na fase avançada da doença, procedimentos invasivos e cuidados intensivos muitas vezes não apresentam benefício clínico, culminando em morte hospitalar[5,6], apesar da maioria dos pacientes com IC expressar preferência por morrer em casa, desejando cuidados menos invasivos no final da vida.[7,8]

Classificação e prognóstico

Estimar o prognóstico em pacientes com IC é importante para o planejamento e tomada de decisão compartilhada. A Tabela 13.1 traz classificações utilizadas na prática clínica, enquanto a Figura 13.1 apresenta sinais de alerta para revisão do plano de cuidados com rediscussões sobre metas do tratamento, respeitando as preferências do paciente, de acordo com a fase evolutiva da falência orgânica.

Tabela 13.1. Classificação da IC conforme evolução clínica

Palliative performance scale	*American Heart Association*	*New York Heart Association*	Prognóstico
PPS	Estágio	Classe	Sobrevida (em 1 ano)
≥ 80%	A: fatores de risco	I: dispneia aos esforços extra-habituais	> 95%
≥ 70%	B: assintomático com alteração estrutural	II: intolerância a esforços moderados/ atividades comuns	80%-90%
≥ 50%	C: sintomático com alteração estrutural	III: sintomas aos pequenos esforços, incluindo autocuidado	50%-65%
≤ 40%	D: IC avançada/ refratariedade clínica	IV: sintomas ao repouso	5%-15%

Fonte: Adaptada de ACCF/AHA guideline for the management of heart failure, 2013.[9]

- ❑ Necessidade de hospitalizações recorrentes apesar do uso de tratamento clínico otimizado
- ❑ Outras comorbidades importantes (p. ex.: câncer, piora da função renal)
- ❑ Peptídeo natriurético constantemente alto
- ❑ Caquexia cardíaca, albumina < 2,5 g/L e sódio < 130 mEq/L

- ❑ Aumento da carga de sintomas e/ou queda da qualidade de vida, capacidade funcional e risco de quedas
- ❑ Arritmias (p. ex.: taquicardia ventricular) com necessidade de choques recorrentes de CDI
- ❑ Necessidade de aumentos da dose de diurético por congestão refratária

- ❑ Hipotensão sintomática e outras limitações circulatórias/renais com o tratamento medicamentoso
- ❑ Consideração sobre benefício de inotrópico
- ❑ Transplante ou suporte mecânico descartados

Figura 13.1. Sinais de alerta para revisão do objetivo e plano de cuidados. *Fonte: Adaptada de American Heart Association. Circulation, 2012.*[5]

Abordagem terapêutica

O manejo detalhado dos sintomas está descrito nos capítulos específicos. As principais queixas na descompensação da IC são dispneia/ortopneia (Capítulo 17), fadiga (Capítulo 27), dor (Capítulo 14), edema, ansiedade e depressão (Capítulo 26), distúrbios do sono (Capítulo 25) e sintoma gastrointestinais como sede, anorexia, constipação, náusea e vômitos (Capítulos 19, 20 e 22). O Quadro 13.1 apresenta particularidades no manejo de alguns sintomas relacionados a IC.

Nos últimos dias de vida, indica-se a suspensão dos medicamentos utilizados para IC desde os estágios iniciais, como betabloqueadores, inibidores da enzima conversora

Quadro 13.1. Manejo da dispneia específico para IC

Particularidades do manejo da dispneia/fadiga/edema em IC
•Evitar balanço hídrico positivo
•Orientação alimentar e restrição hídrica
•Associação de diuréticos
•Monitorização de peso
•Oxigenioterapia (se hipoxemia)
•Fisioterapia/posicionamento/técnicas de adaptação para poupar energia
•Avaliar benefício de drenagem pleural
•Abordagem sobre suportes invasivos: terapia de substituição renal, inotrópicos e CDI

Fonte: Adaptado de ACCF/AHA guideline for the management of heart failure, 2013.[4]

de angiotensina (ECA), espironolactona e vasodilatadores. O foco passa a ser o alívio do desconforto respiratório e da congestão pulmonar, evitando sobrecarga de volume, priorizando diureticoterapia, opioides, benzodiazepínicos e até sedação paliativa (consulte o Capítulo 57).[9] Ainda que o papel dos inotrópicos intravenosos seja tentar melhorar a qualidade de vida e controle de sintomas, há estudos que revelam aumento de mortalidade em pacientes com IC avançada (estágio D), sem indicação de transplante ou dispositivo ventricular.[10] A desativação de dispositivos cardíacos eletrônicos implantáveis evita dor e sofrimento desnecessários para pacientes e familiares no final da vida. Atentar para retirada do dispositivo (gerador e cabos) em caso de cremação.[11]

O desfecho da IC pode ser tanto morte súbita inesperada, por arritmia fatal, quanto por insuficiência progressiva da bomba cardíaca, marcada por episódios de descompensação aguda e sintomas congestivos graves que precedem a morte, exigindo diferentes considerações.[12] O manejo interdisciplinar dos sintomas inclui suporte psicossocial para tomada de decisões clínicas, com objetivo de alinhar planejamento antecipado de cuidados (Capítulo 11). Dessa forma, equipes especializadas em CP domiciliares podem evitar internações hospitalares promovendo, com controle adequado dos sintomas, a assistência nas fases mais avançadas de doença, até o seu desfecho.

Doença renal crônica

A doença renal crônica (DRC) é definida como a presença de dano renal (geralmente detectado como excreção urinária de albumina ≥ 30 mg/dia ou equivalente) ou diminuição da função renal (definida como taxa de filtração glomerular (TFG) estimada inferior a 60 mL/min/1,73 m^2) por três ou mais meses, independentemente da causa.[13] Nem todos os indivíduos vão apresentar perda progressiva da função renal, que irá variar de acordo com a doença subjacente, presença de comorbidades, tratamento, *status* socioeconômico, genética, etnia e episódios de lesão renal aguda (LRA), que poderão acelerar a progressão para doença renal terminal (DRT).[14]

Pacientes com DRC também apresentam maior risco de mortalidade associada a doenças cardiovasculares.[15]

Classificação e prognóstico

A Figura 13.2 resume as fases da DRC, com base na redução da TFG. A DRT ocorre no estágio 5, quando há falência da função renal, com redução da TFG para menos de 15 mL/min/1,73 m^2. Nesses casos, a depender do paciente, há indicação de terapia de substituição renal (TSR) por diálise (hemodiálise ou diálise peritoneal), transplante renal ou manejo conservador.[16]

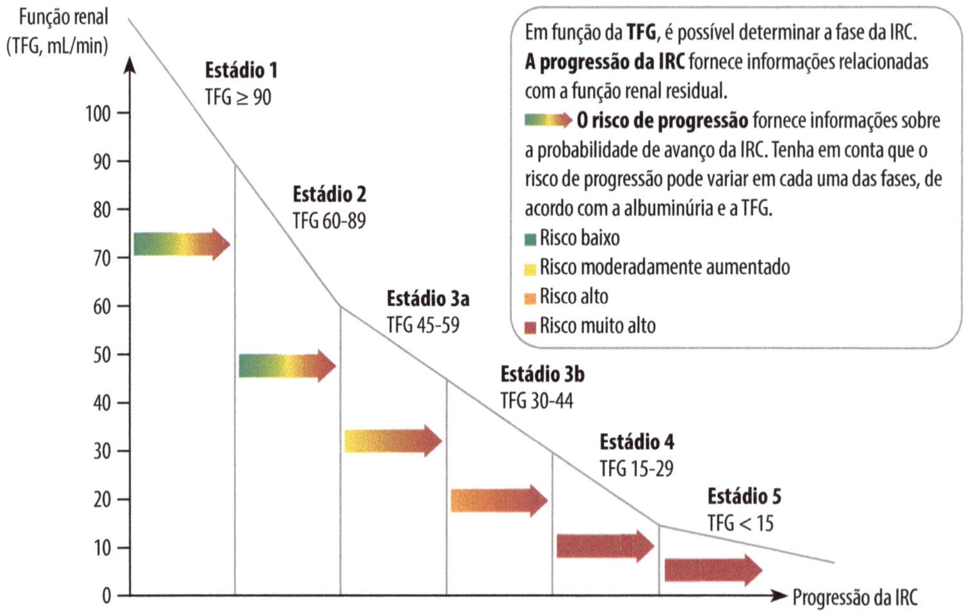

Figura 13.2. Classificação da IRC conforme evolução clínica. IRC: insuficiência renal crônica ou doença renal crônica; TFG: taxa de filtração glomerular. *Fonte: Adaptada de https://nephrocare.pt.*[17]

O declínio gradual da função renal é inicialmente assintomático, mas conforme a progressão da doença e evolução para DRT há alta carga de sintomas, que podem ser avaliados por meio da escala *Edmonton Symptom Assessment System-renal (*ESAS-r), conforme Figura 13.3. Nos pacientes tratados de forma conservadora, as queixas mais relatadas são fadiga, prurido, dor, dispneia e edema.

A uremia pode ocorrer na DRT, com complicações como sobrecarga de volume, hipercalemia, acidose metabólica, hipertensão, anemia e distúrbios minerais e ósseos.[18,19] As manifestações clínicas incluem anorexia, náuseas, vômitos, pericardite, neuropatia periférica e anormalidades do sistema nervoso central (variando de perda de concentração e letargia a convulsões, coma e morte), que influenciam na indicação de TSR ou transplante.

Por favor, circule o número que melhor descreve como você está se sentindo agora		
Sem dor	0 1 2 3 4 5 6 7 8 9 10	Pior dor possível
Sem cansaço Cansaço = falta de energia	0 1 2 3 4 5 6 7 8 9 10	Pior cansaço possível
Sem sonolência Sonolência = sentir-se com sono	0 1 2 3 4 5 6 7 8 9 10	Pior sonolência possível
Sem náusea	0 1 2 3 4 5 6 7 8 9 10	Pior náusea possível
Com apetite	0 1 2 3 4 5 6 7 8 9 10	Pior falta de apetite possível
Sem falta de ar	0 1 2 3 4 5 6 7 8 9 10	Pior falta de ar possível
Sem depressão Depressão = sentir-se triste	0 1 2 3 4 5 6 7 8 9 10	Pior depressão possível
Sem ansiedade Ansiedade = sentir-se nervoso	0 1 2 3 4 5 6 7 8 9 10	Pior ansiedade possível
Com bem-estar Bem-estar/mal-estar = como você se sente em geral	0 1 2 3 4 5 6 7 8 9 10	Pior mal-estar possível
Sem ______ Outro problema (por exemplo, prisão de ventre)	0 1 2 3 4 5 6 7 8 9 10	Pior ______ possível

Figura 13.3. Escala de Avaliação de Sintomas de Edmonton Renal (ESAS-r). *Fonte: Adaptada da Rev Gaúcha Enferm. 2013;34(2):163-171.*[19]

Manejo

O manejo conservador abrangente (MCA) é uma opção de tratamento viável para pacientes que não se beneficiarão de diálise, a partir de decisão compartilhada (ver Capítulo 11), pautado no prognóstico clínico somado às preferências e valores do paciente, com foco na melhoria da qualidade de vida e no gerenciamento de sintomas, incluindo suporte físico, psicológico, social, espiritual.[20-22]

Quadro 13.2. Manejo conservador abrangente para DRC Estádio V

Indicação da MCA
❑ Mais de 3 internações hospitalares no último ano
❑ Ausência ou falha de tratamento modificador de doença
❑ Não indicação de suporte avançado de vida
❑ Baixa performance *status*/fragilidade/comorbidades múltiplas
❑ Perda ponderal involuntária > 10% em 6 meses
❑ Albumina sérica ≤ 2,5 g/L
❑ Pacientes que optam por não serem submetidos à terapia de substituição renal (TRS)
❑ Pacientes com baixa tolerância a diálise com mudança de modalidade da TSR
❑ Sintomas renais específicos que não melhoram ou pioram com TRS
❑ Idosos com multimorbidades sem benefício de TSR

Fonte: Adaptado de Clin J Am Soc Nephrol 11: 1909-1914, 2016.[22]

O manejo dos principais sintomas pode ser visto nos capítulos específicos na Seção 3, sendo os mais comuns: dispneia, fadiga, dor, edema, ansiedade e depressão, *delirium*, prurido, distúrbios do sono e sintomas TGI: sede/anorexia/constipação/náusea/vômitos.

Não há dúvidas de que a TSR pode aumentar a sobrevida, a depender da faixa etária, porém reduz drasticamente a qualidade de vida em todas as idades. Os dados da literatura ainda são escassos e controversos, mas as evidências sugerem que, na população acima de 75 anos com multimorbidades e/ou incapacidade funcional, o impacto na expectativa de vida com a diálise reduz drasticamente.[23,24]

A discussão entre pacientes e médicos deve abordar o estado clínico, estimativas de prognóstico, valores e crenças dos pacientes e opções de tratamento apropriado para cada fase de doença. A retirada da TSR (Figura 13.4) é eticamente e clinicamente aceitável, após um processo de tomada de decisão compartilhada e inclui a documentação de diretrizes antecipadas de cuidados alinhados em uma conferência familiar (consulte os Capítulos 11 e 36).[25,26] A sobrevida em média é de 7 a 10 dias após a interrupção da diálise. No entanto, pacientes com débito urinário residual tendem a sobreviver por mais tempo.[27,28]

Paciente	Plano de cuidados
Capacidade decisória preservada	Que após ser devidamente esclarecido, opta em recusar ou suspender a TSR
Sem capacidade decisória	Que previamente já havia sinalizado por meio de valores e preferências o desejo de não se mantido vivo artificialmente
Sem capacidade decisória	Com representantes de saúde que compreendem ausência de benefício na manutenção da TSR previamente instituída.
Sem capacidade decisória	Com sinais de deterioração clínica e funcional a despeito da TSR representando refratariedade terapêutica.

Figura 13.4. Recomendações para discussão de interrupção de TSR. *Fonte: Adaptada da Davinson SN et al. Kidney Int. 2015.*[20]

A carga de sintomas parece relativamente estável para pacientes com DRC tratados de forma conservadora até os últimos dois meses antes da morte.[29,30] Pacientes e cuidadores experimentaram altos níveis de preocupações psicológicas, incluindo ansiedade e depressão, com aumento da necessidade de informações e discussão detalhada sobre os objetivos dos cuidados. Dessa maneira, uma equipe interdisciplinar especializada em CP se faz necessária.[31] A decisão de interromper a TSR acaba sendo motivada pela crescente conscientização sobre a importância das decisões de fim de vida entre pacientes e equipe de saúde, considerando o real benefício na qualidade de vida da diálise em uma população de pacientes que está envelhecendo com maior carga de comorbilidades.[32,33]

Por fim, pacientes podem sobreviver por uma quantidade significativa de tempo sem diálise se houver progressão lenta de taxa de filtração glomerular. Portanto, a capacidade de manter pequenas quantidades de função renal residual mostrou estar associada a uma melhor sobrevida e qualidade de vida.[34]

Doenças pulmonares – DPOC

A doença pulmonar obstrutiva crônica (DPOC) é uma das principais causas de mortalidade, tendo prevalência de 10% da população mundial[35,36], enquanto no Brasil, estima-se que aproximadamente 15% dos adultos tenham a doença. É caracterizada por acometimento das vias aéreas com limitação crônica do fluxo de ar, irreversível ou parcialmente reversível, associado a uma resposta inflamatória desencadeada por contato com agentes nocivos como tabagismo e poluição. A inflamação crônica leva a destruição do parênquima pulmonar[36], podendo evoluir de forma progressiva, com redução do volume expiratório forçado (VEF1) e comprometimento das trocas gasosas, ocorrendo hiperinsuflação pulmonar com aprisionamento de ar e incapacidade de expirar, acumulando CO_2 plasmático.[37,38] O tratamento objetiva controle de sintomas, qualidade de vida e redução da progressão da doença.[36,39]

Os principais sintomas respiratórios são dispneia crônica e progressiva; tosse crônica que pode ser diária e secretiva; sibilância; dor torácica; despertares noturnos devido à falta de ar ou tosse. Os principais sinais são tempo de expiração prolongado, aumento do diâmetro anteroposterior do tórax, baqueteamento digital, hipoxemia com cianose, pletora facial, edema de MMII e murmúrios vesiculares diminuídos.[37]

Além dos sintomas respiratórios, pacientes portadores de DPOC também relatam fadiga, depressão, ansiedade e alterações do sono.[38] Diante da complexidade e intensidade de sintomas, os CP objetiva melhorar a qualidade de vida e da funcionalidade, auxiliando na tomada de decisões sobre cuidados de fim de vida e fornecendo apoio emocional e espiritual aos pacientes e suas famílias.[40]

Classificação e prognóstico

O DPOC é classificado de acordo com obstrução presente no exame de espirometria, exame também realizado para diagnóstico da doença (Tabela 13.2).

A Tabela 13.3 traz a classificação do DPOC conforme sintomas e exacerbações, independentemente do nível de sintomas do paciente.[38]

Pacientes classificados como GOLD E, apresentam mais exacerbações, causando mais internações, com perda de qualidade de vida e de funcionalidade, até evolução para óbito por insuficiência respiratória ou complicações (Quadro 13.3).

Tabela 13.2. Classificação de DPOC (GOLD) de acordo com severidade da obstrução

Estádio	Espirometria VEF1/CVF inferior a 0,7
GOLD 1 (obstrução leve)	VEF1 ≥ 80% do previsto
GOLD 2 (obstrução moderada)	50% ≤ VEF1 < 80% do previsto
GOLD 3 (obstrução grave)	30% ≤ VEF1 < 50% do previsto
GOLD 4 (obstrução muito grave)	VEF1 < 30% do previsto

Fonte: Adaptada de Global Strategy for the Diagnosis, Management, and Prevention of Chronic Obstructive Pulmonary Disease. 2023.[38]

Tabela 13.3. Classificação de DPOC de acordo com sintomas e exacerbações

Grupo	Perfil de sintomas/exacerbações
Grupo A	Sintomas leves a moderados e baixa frequência de exacerbações
Grupo B	Sintomas moderados a graves, mas ainda têm baixa frequência de exacerbações. Eles podem ter redução da função pulmonar
Grupo E	Duas ou mais exacerbações moderadas no último ano, ou ao menos uma que tenha culminado em internação hospitalar, independentemente de seus sintomas, ou seja, sintomas moderados a graves e alta frequência de exacerbações

Fonte: Adaptada de Global Strategy for the Diagnosis, Management, and Prevention of Chronic Obstructive Pulmonary Disease, 2023.[38]

Quadro 13.3. Fatores de pior prognóstico

- ❑ GOLD E com mais de 3 internações no ano
- ❑ Presença de sarcopenia ou caquexia
- ❑ Presença de hipertensão pulmonar
- ❑ Perda de funcionalidade
- ❑ Outras comorbidades associadas

Em casos GOLD E, ou com outros fatores de mau prognóstico é importante definir objetivo de cuidado, de acordo com os valores dos pacientes e a classificação da doença, discutindo-se a limitação de medidas invasivas que possam ser fúteis e trazer mais sofrimento[37,38] (consulte o Capítulo 11).

Manejo

Pacientes evoluindo com deterioração clínica por múltiplas internações, piora da dispneia ou tosse refratária têm indicação de tratamento com opioide (consulta o capítulo 17). Em caso de falência terminal, pode-se instituir sedação paliativa (consulte o Capítulo 57).[37]

Tabela 13.4. Manejo clínico de DPOC

Farmacológico	Não farmacológico
Para todos os pacientes	
LAMA ou LABA inalatórios [terapia tripla LAMA + LABA + CI reduz mortalidade em pacientes sintomáticos com história de exacerbações frequentes (> 2) ou severas (com internação hospitalar)] GOLD A: SABA ou LABA ou LAMA GOLD B: LABA e LAMA GOLD E: LAMA + LABA + CI	Cessação do tabagismo
	Vacinação (*influenza*, SARS-CoV-2, uma dose da vacina pneumocócica conjugada 20-valente, vacina pneumocócica conjugada 15-valente (PCV15) seguida de vacina pneumocócica polissacarídica 23-valente (PPSV23), ou vacinação Tdap (DTaP/dTpa), e vacinação contra herpes-zóster para maiores de 50 anos)
	Educação para automanejo
	Atividade física
	Reabilitação pulmonar

Continua...

Tabela 13.4 continuação

Farmacológico	Não farmacológico
Para pacientes selecionados	
CI (fortemente recomendado – história de hospitalizações por exacerbações; ≥ 2 exacerbações de DPOC por ano; eosinofilia ≥ 300 cel/μL; história concomitante de asma). Evitar o uso em pneumonias repetidas; eosinófilos < 100 cel/μL; história de infecção por micobactéria)	Oxigenioterapia (pode ter benefício em pacientes com hipoxemia severa em repouso, aumentando sobrevida. $PaO_2 \leq$ 55 mmHg ou < 60 mmHg com *cor pulmonale* ou policitemia secundária
Inibidores da fosfodiesterase 4 (p. ex.: roflumilaste – reduzem inflamação, broncoconstrição e taxas de exacerbações e melhora função pulmonar, mas tem pouco efeito na qualidade de vida e muitos efeitos colaterais)	VNI – pode reduzir morbidade e mortalidade em pacientes com internação recente por exacerbação ou IRpA
Antibioticoprofilaxia (azitromicina – 250 mg/dia ou 500 mg, 3 ×/semana – ou eritromicina – 250 mg, 2 ×/dia vezes por dia – durante um ano em pacientes propensos a exacerbações reduziram o risco de exacerbações em comparação com os cuidados habituais)	Procedimentos cirúrgicos
Antibioticoterapia nas exacerbações	
Mucolíticos (N-acetilcisteína e carbocisteína podem reduzir exacerbações em pacientes que não recebem CI. Não devem ser utilizados rotineiramente)	

LAMA: antimuscarínico de longa duração; SAMA: antimuscarínico de curta duração; LABA beta-2-agonistas de longa duração; SABA: beta-2-agonista de curta duração; CI: corticoide inalatório; IRpA: insuficiência respiratória aguda; VNI: ventilação não invasiva.
Fonte: Elaborado pelos autores[37,38,40,41]

Doenças neurológicas

Quanto às neuropatias, as principais doenças com indicação de CP encontram-se na Tabela 13.5. Contudo, iremos nos aprofundar nas três principais: acidente vascular cerebral (AVC), esclerose lateral amiotrófica (ELA) e demência.

Existem inúmeras escalas de funcionalidade que podem nortear o prognóstico dos pacientes neurológicos, mas que não devem ser usadas de maneira isolada. É preciso definir o prognóstico com base nos critérios clínicos, mas levando em consideração os valores e condições do paciente, bem como sua autonomia e qualidade de vida.

Tabela 13.5 Principais doenças neurológicas com indicação de cuidados paliativos

Acidente vascular cerebral (AVC)	Hemorragia subaracnóidea (HSA)
Encefalite ou meningite	Esclerose lateral amiotrófica (ELA)
Glioblastoma	Doença de Huntington
Distrofias musculares	Esclerose múltipla
Demência	Doença de Parkinson
Estado vegetativo	Pós-AVC

Fonte: Elaborada pelos autores, adaptada de [42]

AVC

O AVC é a principal causa neurológica de morte.[43] Contudo, por ser um evento agudo que gera brusca queda de funcionalidade e muitas vezes perda de autonomia e comunicação, trata-se de uma das doenças mais desafiadoras para a coordenação de cuidado e proposição para diretivas antecipadas de vontade. Em uma grande quantidade de casos, quem decide sobre proporcionalidade de cuidados é a família. Prognosticar um paciente com AVC é importante para a obtenção de informações sobre risco de morte, riscos relacionados a procedimentos invasivos (por exemplo, a craniectomia), e a quais sequelas o paciente poderá ser exposto caso sobreviva à fase aguda.[42]

A principal escala utilizada no AVC é a escala NIHSS (Anexo 13.1), que quantifica o déficit neurológico. A escala possui 11 itens, com pontuações que variam em cada um. A pontuação total é de 0 a 42, e quanto maior a pontuação pior o déficit. Menos que 5 pontos reflete um comprometimento leve, e mais que 25, comprometimento expressivo.

Na Tabela 13.6, encontram-se os principais sintomas a paliar, bem como os indicadores de pior prognóstico para o AVC.

Esclerose lateral amiotrófica (ELA)

A ELA é certamente uma das doenças mais desafiadoras no contexto dos CP. Isso porque, apesar dos esforços no manejo dos sintomas, é bastante difícil fazer a manutenção da qualidade de vida do paciente com a progressão do quadro.[44] O tempo médio do início dos sintomas até a confirmação da doença é de aproximadamente 10 a 13 meses e o diagnóstico se baseia, principalmente, no exame clínico associado ao exame de eletromiografia e à ressonância magnética.[42] A maioria dos portadores de ELA morre em decorrência de falência ventilatória, decorrente de distúrbio ventilatório restritivo.[42]

A ALSSS, ou escala de gravidade de ELA (Egela) avalia a evolução clínica e funcional da doença, mensurando sua confiabilidade, relações entre suas dimensões e relações com o óbito do paciente. A escala contempla a função motora de extremidades superiores e inferiores durante as atividades de vida diária, bem como a fala e deglutição, o que a torna relevante para a avaliação multidisciplinar.[45] Na Tabela 13.6, encontram-se os principais sintomas a paliar, bem como os indicadores de pior prognóstico para ELA.

Demência

A demência engloba um grupo de moléstias representadas pela doença de Alzheimer (60% a 70% dos casos), seguidas pela demência vascular, demência por corpúsculos de Lewy e o grupo de demências ligadas à demência frontotemporal.[42]

É a patologia neurológica com maior possibilidade de coordenação do cuidado no contexto dos CP, sendo possível, quando manejada desde o início da sua instalação, antecipar os eventos futuros, definir a proporcionalidade de cuidado e diretivas antecipadas de vontade, conversando com o próprio paciente, para evitar condutas que levem a distanásia, como a colocação de sonda ou gastrostomia na fase avançada de doença.[46]

A principal escala funcional é a FAST, que avalia o declínio do normal (estágio 1) para o estágio grave (estágio 7), o último subdividido em sete situações (A a G) (Anexo 13.2). Na Tabela 13.6, encontram-se os principais sintomas a paliar, bem como os indicadores de pior prognóstico para demência.

Tabela 13.6. Características clínicas das principais doenças neurológicas

Doença	Principais sintomas	Indicadores de pior prognóstico	Observação
AVC	❑ Dor central ❑ Ombro doloroso ❑ Espasticidade ❑ Fadiga ❑ Incontinência urinária ❑ Disfunção sexual ❑ Depressão ❑ Ansiedade	❑ Idade avançada ❑ Capacidade funcional prévia comprometida ❑ Comprometimento nutricional (caquexia, perda de peso não intencional de mais de 10% do peso nos últimos 6 meses, hipoalbuminemia)[42] ❑ Comorbidades (ex.: anemia, fibrilação atrial, câncer, doença arterial coronária, demência, dependência, diabetes *mellitus*, hiperglicemia na entrada, insuficiência cardíaca, infarto miocárdico, insuficiência renal ou diálise e desnutrição, lesão cerebral prévia) ❑ Infecções de repetição ❑ Necessidade de IOT/VM ❑ Mecanismo do AVC ❑ AVC isquêmico (AVCi) de artéria basilar que se apresenta com coma e apneia ❑ AVCi maligno de artéria cerebral média ❑ Hemorragia intraparenquimatosa (HIP) ❑ Hemorragia subaracnóidea[47]	Principal escala funcional: NIHSS (Anexo 13.1).
ELA	❑ Dor ❑ Espasticidade ❑ Hiperreflexia ❑ Cãibras ❑ Sialorreia ❑ Depressão ❑ Distúrbios do sono ❑ Labilidade emocional ❑ Constipação intestinal ❑ Fraqueza assimétrica dos membros ❑ Atrofia muscular ❑ Fasciculações[44]	❑ Função ventilatória: distúrbio ventilatório restritivo com capacidade vital forçada (CVF) < 50%[15] ❑ Tipo de doença neuromuscular (DNM): os doentes com a forma bulbar e início com dispneia têm pior prognóstico, bem como associação com demência frontotemporal (DFT).[48] ❑ Idade ❑ Velocidade de queda da funcionalidade (escala ALSFRS-R) que deve ser aplicada periodicamente[45] ❑ Comprometimento nutricional: a perda de mais de 10% do peso corpóreo com queda rápida do IMC no início dos sintomas é associada a pior prognóstico ❑ Complicações clínicas: pneumonia aspirativa recorrente; infecção do trato urinário superior; sepse; febre recorrente após a terapia antibiótica[42]	❑ A colocação de gastrostomia é considerada segura quando o paciente ainda apresenta CVF > 50%, por técnica endoscópica, com sedação ❑ A ventilação não invasiva (VNI) é indicada na ELA quando há insuficiência respiratória com objetivo de aumentar a sobrevida e diminuir a velocidade de queda da CVF[49] ❑ Principal escala funcional é a ALSS (Anexo 13.2)

Continua...

Tabela 13.6. Características clínicas das principais doenças neurológicas – continuação

Doença	Principais sintomas	Indicadores de pior prognóstico	Observação
Demência	❑ Déficits profundos de memória ❑ Habilidades verbais mínimas ❑ Impossibilidade de deambular ❑ Impossibilidade de realizar atividades básicas de vida diária ❑ Incontinências urinária ❑ Incontinência fecal[50] ❑ Dor ❑ Dispneia ❑ Constipação ❑ Agitação ❑ Perda ponderal ❑ Lesões por pressão	❑ Escala FAST igual ou acima do estágio 7c, e apresentar todas as características do estágio 6ª ao 7c (dependente para atividades básicas de vida diária, incontinência urinária e fecal, incapaz de andar de forma independente) ❑ Ter apresentado pelo menos uma das complicações clínicas abaixo no último ano: pneumonia aspirativa pielonefrite ou outra infecção do trato urinário alto, úlceras por pressão múltiplas, no estágio 3 ou 4 ❑ Febre recorrente após uso de antibioticoterapia ❑ Alterações nutricionais, definidas como ingesta alimentar ou hídrica insuficiente para manutenção da vida (ex.: pacientes em uso de SNE ou gastrostomia, perda de mais de 10% do peso nos últimos 6 meses ou albumina sérica < 2,5 g/dL)[42]	❑ Principal escala funcional é a FAST (Anexo 13.3) ❑ Sua evolução se caracteriza pela deterioração clínica progressiva associada a diversos períodos críticos de intercorrências clínicas (principalmente infecções respiratórias ou urinárias de repetição), muitas delas com necessidade de hospitalização[42]

IOT: intubação orotraqueal; VM: ventilação mecânica; AVC: acidente vascular cerebral; SNE: sonda nasoenteral. Fonte: Elaborada pelos autores.

Doenças hepáticas

A falência hepática pode ser secundária a diversas etiologias (Tabela 13.7), em condições agudas graves ou crônicas, liderando as causas de óbito por doenças gastrointestinais.[51] A progressão da lesão tecidual por inflamação crônica e fibrose progressiva leva a distorções do parênquima hepático, distinguindo o quadro de cirrose, estágio final das hepatopatias crônicas. Por sua marcada irreversibilidade, o transplante hepático torna-se a única alternativa terapêutica curativa.[42]

Tabela 13.7. Etiologias da cirrose

Etiologias
Consumo de álcool em níveis danosos
Esteato-hepatite não alcoólica devido a diabetes *mellitus* ou síndrome metabólica
Infecção crônica por hepatite B ou C
Doenças hepáticas autoimunes (hepatite autoimune, colangite biliares primaria, colangite esclerosante primaria)
Condições genéticas (hemocromatose, doença de Wilson, deficiência de alfa-1-antitripsina)
Exposições prolongadas a produtos químicos ou medicações (amiodarona, metotrexato)
Síndrome de Budd-Chiari ou doença veno-oclusiva
Sarcoidose
Doença do armazenamento de glicogênio

Fonte: Adaptada de Nice, 2016, apud Manual de Falências orgânicas.[42]

A apresentação clínica da cirrose é caracterizada por duas fases: compensada e descompensada. A descompensação pode estar acompanhada ou não de hipertensão portal e tem como complicações ascite, encefalopatia hepática, infecções (sobretudo, peritonite bacteriana espontânea), icterícia, varizes gastroesofágicas, hepatocarcinoma, síndrome hepatorrenal ou hepatopulmonar, representando perda significativa da qualidade de vida e pior prognóstico.[42,52,53]

Classificação e prognóstico

A média de sobrevida em pacientes com cirrose hepática compensada é superior a 12 anos, enquanto na descompensada é de aproximadamente 2 anos.[53] Ainda não temos bem estabelecido na literatura, os critérios formais para encaminhamento aos CP relacionados a pacientes com doença hepática terminal, mas uma avaliação da severidade da doença com ferramentas preditivas (escores MELD e Child-Pugh), aliada ao declínio funcional, pode predizer resultados a longo prazo e guiar decisões terapêuticas.[42] O escore de Child-Turcotte-Pugh, conhecido como Child-Pugh, é utilizado para estabelecer a gravidade da cirrose, com base em um sistema de pontuação para critérios clínicos e laboratoriais, conforme Tabela 13.8.

Para melhor entendimento da severidade e expectativa de vida na doença hepática terminal há o escore MELD, que utiliza bilirrubina sérica, creatinina sérica e INR para predizerem mortalidade em 3 meses, sendo então utilizado como principal critério para lista de transplante hepático.[42,51] Quanto maior a pontuação, maior a mortalidade e, portanto, prioridade na lista de transplantes. Também pode predizer risco de infecção e de morrer por infecção.[53]

Tabela 13.8. Escore Child-Pugh, classificação e sobrevida estimada

	Pontuação		
Parâmetros	**1**	**2**	**3**
Ascite[a]	Ausente	Leve	Moderada
Encefalopatia	Ausente	1-2	3-4
Bilirrubinas	< 2	2-3	> 3
Albumina	> 3,5	2,8-3,5	< 2,8
Prolongamento do TP em relação ao controle do INR[b]	1-4 s ou INR < 1,7	5-6 s ou INR 1,7-2,3	> 6 s ou INR > 2,3
	Classificação		
	Bem compensada	**Significativo comprometimento funcional**	**Doença descompensada**
Classe	A	B	C
Escore total	5-6	7-9	10-15
Sobrevida estimada	90%-95% em 2 anos	80% em 1 ano	45% em 1 ano e 38% em 2 anos

[a] Pacientes com ascite controlada pelo uso de diuréticos devem receber 2 pontos nesse item.
[b] A pontuação do TP é dada em segundos acima do tempo-controle.
INR: índice normalizado internacional; TP> tempo de protrombina.
Fonte: Elaborada pelos autores.[42,51] Adaptada de Manual, Duncan, 2022.

Tabela 13.9. Escore MELD e mortalidade associada

Escore MELD	Mortalidade em 90 dias (90%)
≥ 40	71,3
30-39	52,6
20-29	19,6
10-19	6
≤ 9	1,9

Fonte: Tradução livre de Mechler K, Liantonio J.[56]

Manejo

Mesmo que o transplante hepático seja uma possibilidade, os pacientes necessitam de suporte e cuidados adequados tanto para melhorar o *status* clínico e manejo de complicações pré-transplante quanto para promover qualidade de vida e gerenciamento de sintomas. Visto que a carga sintomática da insuficiência hepática é intensa, as intervenções adequadas ajudam a reduzir internações hospitalares.[42,53] Ademais, a necessidade de transplante deve ser um indicador de diretiva antecipadas de vontade (DAV), dado que há alto risco de morte e possíveis desfechos desfavoráveis, com complicações relacionadas ao procedimento.[54]

Dessa forma, a indicação dos CP não se restringe àqueles pacientes que estão fora da possibilidade de tratamento curativo ou modificador de doença. O início precoce dos CP pode melhorar o controle de sintomas e a qualidade de vida[42,54,55], assim como possibilita a construção do plano de cuidados através da decisão compartilhada, respeitando os desejos e preferências do paciente. Quando instituído de forma precoce na doença avançada, viabiliza-se maior autonomia na tomada de decisão através de uma comunicação clara e consistente entre a equipe, paciente e familiares. É de extrema

Tabela 13.10. Indicações de Cuidados Paliativos em Falência hepática e barreiras

Barreiras no paciente para CP	Indicações de CP	Barreiras médicas para CP
Falta de conhecimento sobre a severidade da doença	Estresse emocional ou espiritual do paciente	Superestimativa de expectativa de vida
Incertezas sobre prognóstico	Paciente recusa ao tratamento curativo ou de manutenção da vida	Foco em intervenções prolongadoras da vida
Foco em intervenções prolongadoras da vida	Estresse emocional ou espiritual dos cuidadores/familiares	Percepção equivocada sobre CP
Desconfiança e percepção equivocada sobre CP	Conflitos familiares sobre objetivos de cuidado	Desconforto com discussões sobre a finitude da vida
	Aumento da necessidade de cuidados médicos e de hospitalizações	Má comunicação de prognostico com paciente
	Equipe de cuidados suspende tratamento curativo ou medidas prolongadoras de vida	Confusão quanto às indicações para encaminhamento para CP
	Sintomas físicos não controlados	

Fonte: Tradução livre pelos autores de Philip et al.[53]

importância que a abordagem inclua os possíveis desfechos e a possibilidade de declínio funcional, que podem eliminar a chance de transplante (consulte o Capítulo 11).

Esse cuidado primário, que objetiva alívio de sofrimento espiritual, emocional, físico e social, pode e deve ser promovido por médicos da atenção primária e médicos gastroenterologistas e hepatologistas.[42] Na cirrose, a carga de sintomas mais frequentemente relatada por pacientes incluem dor (faixa de prevalência 30%-79%), falta de ar (20%-88%), cãibras musculares (56%-68%), insônia (26%-77%), sonolência diurna (29,5%-71%), depressão (4,5%-64%) e ansiedade (14%-45%).[53] Na Tabela 13.11, abordamos as principais complicações, principalmente decorrentes da hipertensão portal, e as intervenções possíveis para seu manejo.

Tabela 13.11. Principais complicações na cirrose

Complicações	Observações	Intervenção
Ascite	Diagnóstico predominantemente clínico É indicador de pior prognóstico, sua presença reduz sobrevida de 80% para 30% em 5 anos Classificação: Grau 1 – leve (diagnóstico por imagem); Grau 2 – moderada (distensão abdominal sem sinais de tensão); Grau 3 – acentuada (distensão abdominal evidente e tensa)	Restrição de sódio da dieta 2 g/dia Diuréticos orais: iniciar com espironolactona 50 mg/dia + furosemida 20 mg/dia. Titular dose a cada 3-5 dias. Uma vez controlada, reduzir a dose para menor dose efetiva com menos efeito colateral Dose máx. 400 mg espironolactona/furosemida 160 mg Doses menores em pacientes consumidos 50 mg/20 mg (CI: hiponatremia grave (Na < 125 mmol/L; IR aguda, piora da encefalopatia ou cãibras musculares intensas) Paracentese[a] – em caso de paracentese volumosa (> 5 L) administrar 8 g de albumina por cada litro retirado (CI: paciente não colaborativo; infecção cutânea abdominal; gestação; coagulopatia grave; distensão abdominal grave). Complicações: vazamento, perfuração, peritonite e celulite no local da drenagem TIPS – indicação para ascite recorrente, melhora sobrevida. (CI: BT > 3 mg/dL, Plaq < 75 mil, encefalopatia grau ≥ 2 ou crônica, com infecção concomitante, IR progressiva, disfunção sistólica ou diastólica grave ou HP)
Peritonite bacteriana espontânea (PBE)	Diagnóstico: LA com > 250 cel PMN/mm^3; proteínas totais < 1,5 g/dL (risco para PBE) Sintomas: dor abdominal, vômito, diarreia, íleo, sinais de inflamação sistêmica (hiper ou hiponatremia, calafrios, taquicardia, taquipneia), piora da função renal, encefalopatia e sangramento digestivo	Cefalosporina 3ª geração – cefotaxima 4 g/dia 5-7 dias. Em caso de suspeita para alta taxa de resistência bacteriana: piperacilina/tazobactam ou carbapenêmicos Profilaxia – indicações: (alto risco) paciente com hemorragia GI aguda; PT baixa no LA sem história de PBE (profilaxia primária) ou pacientes com antecedente de PBE (profilaxia secundária) Norfloxacino 400 mg/dia está indicada para profilaxia primária em paciente Child-Pug > 9 e BT ≥ 3 mg/dL, com alteração da função renal ou hiponatremia

Continua...

Tabela 13.11. Principais complicações na cirrose – continuação

Complicações	Observações	Intervenção
Hemorragia varicosa	A EDA deve ser realizada nas primeiras 12 horas com o paciente estável, para realizar ligadura elástica. Antibioticoterapia profilática reduz risco de infecção bacteriana em 64%, taxa de ressangramento em 47% e mortalidade em 21%	Terlipressina – promove vasoconstrição esplênica. Ataque 1 a 2 mg, IV, 4/4 horas, por 48 horas. Manutenção: 1 mg, IV, 4/4 horas, 2-5 dias Somatostatina – ataque 250 µg em *bolus*. Manutenção: 250-500 µg, 2-5 dias Octreotide – ataque 50 µg. Manutenção: 50 µg/h em infusão contínua por 2 a 5 dias. Ceftriaxona – 1ª escolha para pacientes alto risco (ascite, PBE, icterícia e desnutrição) 1 g/dia, por 7 dias Norfloxacina – 400 mg 2 ×/dia, por 7 dias BBNS – drogas para profilaxia primária – propranolol 10-20 mg/dia 2 a 3 ×/dia. Parâmetro: FC 55-60 bpm. Nadolol 40 mg/dia – 1 ×/dia
Encefalopatia hepática (EH)	Fatores precipitantes: infecção, drogas (benzodiazepínicos, opioides, álcool e outros sedativos), constipação, desidratação, uremia, hipocalemia, hipoglicemia, anemia, hipóxia. Diagnóstico: alteração do estado mental associado a sinais extrapiramidais e asterix Classificação: em 5 estágios 0 a 4, sendo de 0-1 alterações sutis das funções psíquicas "oculta", para o diagnóstico são necessários exames específicos, como bateria breve. A partir do estágio 2, as alterações neurológicas são mais evidentes	Corrigir o corrigível Iniciar lactulose (15-30 mL/dia, VO, 1-3 ×/dia – alvo: até 2 evacuações amolecidas/dia) é o principal tratamento preventivo de todas as manifestações de EH Uso de antibióticos não absorvíveis como neomicina, rifaximina, metronidazol e vancomicina Dieta normoproteica, com ingesta de 35-40 kcal/kg/dia e 1,2-1,5 g de proteína/kg – refeições fracionadas, evitando jejum maior do que 3-6 horas, ao longo do dia
Prurido[b]	Generalizado ou localizado (palma das mãos e sola dos pés) e pode melhorar espontaneamente	Consulte o Capítulo 23
Câimbras		Alongamento do músculo afetado; andar ou mexer as pernas e elevá-las; massagem com gelo; banho quente com fluxo direcionado para a área afetada (5 mm) Complexo B e vitamina E, difenidramina (12,5-50 mg à noite); diltiazem (30 mg à noite); verapamil (120-180 mg à noite) ou gabapentina (300-900 mg/dia)
Síndrome hepatorrenal (SHR)	Critérios maiores: doença hepática crônica ou aguda e hipertensão portal; TFG < 40 mL/min ou Cr 1,5 mg/dL; ausência de choque, infecção bacteriana e tratamento atual ou recente com drogas nefrotóxicas; ausência de perdas de fluidos GI (sangramento ou diarreia) ou renais (perda de peso > 500 g/dia – sem edema periférico; > 1 kg/dia com edema de membros e ascite); sem melhora sustentada da FR após retirada de diurético e expansão do volume com albumina IV (1 g/kg de peso corporal, até máximo 100 g); proteinúria < 500 mg/dL e sem evidencia de doença renal parênquima Critérios menores: 1. Volume urinário < 500 mL/24 horas; 2. Concentração Na^+ na urina < 10 mEq/L; 3. Osmolalidade da urina maior do que a do plasma; 4. Glóbulos vermelhos na urina inferior a 50/campo; 5. Concentração sérica de Na < 130 mEq/L	Terlipressina (1mg, 4/4 horas ou 6/6 horas, IV *bolus*) associado a albumina (1 g/kg, máx. 100 g/dia, por 2 dias, seguindo 25-50 g, nos dias consecutivos) Transplante renal é a melhor opção terapêutica Indicação de TSR deve ser individualizada. Existem outras opções: norepinefrina EV; miododrina (7,5 mg VO 8/8 horas, máx. 15 mg, 3 ×/dia) + octreotida (50 mcg/h IV ou 100-200 mcg SC 3 ×/dia)

Continua...

Tabela 13.11. Principais complicações na cirrose – continuação

Complicações	Observações	Intervenção
Dor	Ver abordagem no Capítulo de dor[b]	Iniciar com dose baixa e estender intervalos das dosagens; Preferir drogas com meia vida curta; Vigilância em relação a precipitação a encefalopatia hepática e monitorar; Evitar drogas (AINES) e morfina em pessoas com disfunção renal. ❑ Anestésicos tópicos, como lidocaína, são boas opções ❑ Acetaminofeno (paracetamol) – dose segura até 2 g/dia
Outros:	Síndrome hepatopulmonar; coagulopatia, anorexia/caquexia, distúrbios do sono, transtornos do humor, disfunção sexual, fadiga[b]	

[a] *Ver Capítulo de Procedimentos em Cuidados Paliativos Domiciliares.*
[b] *Para detalhes sobre o manejo de sintomas, verificar capítulo correspondente na Seção 3 – Manejo de situações Clínicas na Atenção Domiciliar.*
SRAA: sistema renina-angiotensina-aldosterona; HP: hipertensão pulmonar; IR: insuficiência renal; BT: bilirrubina total; TIPS: desvios portossistêmicos intra-hepáticos (transjugular intrahepatic portosystemic shunts); LA: líquido ascítico; PT: proteínas totais; EH: encefalopatia hepática; GI: gastrointestinais; TSR: terapia substitutiva renal; BBNS: betabloqueador não seletivo; AINES: anti-inflamatórios não esteroidais; CI: contraindicação; FR: função renal; EV: endovenoso; VO: via oral.
Fonte: Elaborada pelos autores.[42,51,53,56-58]

Doenças infecciosas

Determinar a falência orgânica em doenças infecciosas pode ser um desafio e os cuidados paliativos raramente são abordados nas diretrizes de tratamento dessas moléstias, possivelmente, pela reversibilidade dos processos infecciosos constituir um paradigma. Há situações, entretanto, em que a fragilidade clínica do indivíduo, associado aos efeitos adversos dos antimicrobianos e às limitações terapêuticas de algumas infecções, impõe limites à intervenção dos profissionais de saúde, trazendo a reflexão sobre a proporcionalidade dos cuidados nesse contexto. Afinal, até onde devemos ir para combater uma infecção?[59,60]

Infecções agudas

As doenças infecciosas são uma das principais intercorrências em pessoas sob CP, sendo comumente o evento terminal que causa seu óbito. Verificou-se que até 90% desses pacientes são submetidos à terapia antimicrobiana nos últimos dias de vida, mesmo quando não há sinais clínicos evidentes de infecção bacteriana em atividade. Os sintomas podem ser inespecíficos e confundidos com etiologias não infecciosas, tornando o diagnóstico muitas vezes complexo e difícil.[61,62]

Ainda que o tratamento nessa circunstância seja controverso e a decisão de iniciar antibiótico nem sempre seja simples, há relativo consenso sobre seu uso exagerado na prática clínica, constituindo uma ameaça para a saúde individual e coletiva. A mera identificação de um agente infeccioso ou síndrome infecciosa não reflete indicação absoluta de terapia antimicrobiana. É preciso diferenciar quando há uma intercorrência aguda reversível do papel das infecções no processo natural de morte.[59,63]

Embora a administração de antimicrobianos seja encarada frequentemente como uma intervenção pouco invasiva, os riscos não devem ser subestimados, especialmente em pacientes em fim de vida. Os antibióticos podem desencadear efeitos adversos significativos, hospitalizações desnecessárias e infecção por *Clostridium difficile,* dentre outros desfechos indesejáveis que podem trazer sofrimento evitável ao paciente. Além disso, essa exposição é o principal fator associado à emergência de patógenos multirresistentes, com importante impacto para saúde coletiva.[59,64]

Em geral, o objetivo principal da terapia antimicrobiana é reduzir a mortalidade frente a um quadro infeccioso agudo, o que só ocorre em situações específicas. Embora não haja estudo clínico randomizado e controlado que avalie tal benefício em pessoas sob CP, em pelo menos um trabalho prospectivo se verificou maior sobrevida em indivíduos com demência avançada e pneumonia que receberam antibiótico, porém, apresentando maior desconforto. Também é plausível intuir que indivíduos com sepse bacteriana poderão apresentar menor mortalidade se tratados com antibióticos.[61,65]

Todavia, mesmo nesses casos em que a repercussão sistêmica de infecção bacteriana torne provável o benefício na sobrevida, deve-se avaliar outros parâmetros antes de iniciar o tratamento antimicrobiano. O prognóstico de curto prazo da doença de base, os objetivos e vontades do paciente e sua família, os possíveis efeitos colaterais e a necessidade de hospitalização são alguns dos fatores a serem considerados para essa decisão. Assim como ocorre com outras intervenções, como a intubação orotraqueal ou a diálise, é fundamental pesar riscos e benefícios dentro de um plano de cuidados previamente elaborado e constantemente revisado pela equipe assistente.[61,63]

Por outro lado, na ausência de sinais de sepse, o uso dos antimicrobianos torna-se ainda mais discutível, sendo a melhora dos sintomas frequentemente o principal motivo alegado para prescrição dos antimicrobianos no contexto dos CP. A maioria dos estudos realizados que avaliaram tal benefício foram observacionais e heterogêneos, sem grupo controle para comparação, apresentando resultados controversos. Ademais, sintomas como febre e *delirium* são atribuídos erroneamente à infecção com frequência, negligenciando-se diagnósticos diferenciais não infecciosos.[63,66]

Das síndromes clínicas, a infecção do trato urinário apresenta dados mais robustos de melhora dos sintomas com a terapia antimicrobiana. Também parece razoável indicar tratamento específico de infecções de mucosa, pele e partes moles, como candidíase oral, herpes-zóster ou celulite bacteriana, com objetivo de diminuição dos sintomas inflamatórios locais. Já outros sítios, como infecção de corrente sanguínea, foram menos associados a melhora sintomática.[60,64,66]

Outro fator a ser considerado é a via de aplicação. Sabe-se que alguns medicamentos só podem ser aplicados por via parenteral, o que pode necessitar hospitalização e procedimentos dolorosos, como cateterização de veias. A via oral, por outro lado, deve ser considerada por apresentar potencialmente menos desconforto, com eficácia similar, dependendo da situação.[61,65]

Tão importante quanto a decisão de iniciar a terapia com antibiótico é a avaliação periódica da resposta terapêutica e necessidade de sua manutenção. Geralmente deve ser realizada após 72 horas do tratamento, baseando-se no planejamento realizado e nos objetivos perseguidos. A ausência de resposta ou o surgimento de efeitos adversos relevantes devem suscitar reavaliação e eventual suspensão da terapia.[59]

As principais recomendações sobre o uso de antimicrobianos em pacientes sob cuidados paliativos encontram-se resumidas no Quadro 13.4.

Quadro 13.4. Recomendações de boas práticas para terapia antimicrobiana em cuidados paliativos

Instituir no plano de cuidados a decisão sobre prescrição de antimicrobianos
❑ Compartilhar a decisão com equipe multiprofissional, com o paciente e, quando adequado, seus familiares e cuidadores
❑ Entender quais são as prioridades e objetivos do paciente dentro do contexto da doença de base e seu prognóstico
❑ Discutir potenciais benefícios e riscos, incluindo aumento da sobrevida, necessidade de internação e via da terapia escolhida
❑ Documentar as decisões por escrito, definindo limites e objetivos. Para detalhes sobre elaboração de plano de cuidados, ver Capítulo 11
Definir objetivos e limites da terapia com antimicrobianos
❑ Revisar periodicamente a indicação da terapia, definindo critérios para resposta terapêutica
❑ Suspender tratamento quando se mostrar fútil, como infecção aguda grave sem resposta adequada em paciente em fim de vida ou na ausência de melhora dos sintomas que motivaram o seu uso
❑ Respeitar o desejo do paciente, se a qualquer momento quiser parar o tratamento
❑ Dar preferência a vias de administração menos invasivas, quando adequado
Considerar outros medicamentos como alternativa aos antimicrobianos, quando o objetivo for o alívio dos sintomas
❑ Deve-se avaliar o uso de mucolíticos, relaxantes musculares, analgésicos, antipiréticos e antitussígenos, além de medidas não farmacológicas, antes de iniciar os antimicrobianos
❑ Para medidas próprias de cada sintoma, ver nos capítulos específicos deste manual
Investigar outras causas para os sintomas atribuíveis a infecção
❑ Hipertermia ou febre podem ser causadas por medicamentos, trombose venosa profunda, neoplasia, entre outras causas não infecciosas
❑ *Delirium*
❑ Ponderar o uso de exames diagnósticos conforme plano de cuidados estabelecido, priorizando os métodos menos invasivos

Fonte: Elaborado pelo autor.

HIV

Nas últimas três décadas, houve uma revolução no tratamento das pessoas que vivem com HIV/AIDS (PVHA). Após o advento da terapia antirretroviral de alta potência (TARV), o HIV passou de doença com prognóstico reservado, de alta mortalidade no curto prazo, para uma condição crônica manejável. Embora, ainda seja considerada uma infecção incurável, a expectativa de vida da PVHA já é semelhante à da população geral.[67,68]

Essa mudança epidemiológica tem provocado o envelhecimento das PVHA e maior risco de doenças neoplásicas, cardiovasculares, inflamatórias e neurodegenerativas. Isso fez mudar o foco do cuidado desses pacientes, antes restrito ao HIV e suas infecções oportunistas, para o manejo complexo de múltiplas doenças crônicas, requerendo uma abordagem multidisciplinar.

Há situações que as PVHA irão evoluir com necessidade de CP, incluindo novas diretrizes avançadas para o fim de vida. As causas de falência orgânica nesses casos incluem o surgimento de uma ou mais infecções oportunistas graves, câncer avançado e, mais raramente, falência virológica por multirresistência do vírus. Ressalta-se, ainda, a prevalência maior de sintomas físicos e psicológicos nesses indivíduos.[69,70]

As classificações clínicas para estágio do HIV/AIDS historicamente mais utilizadas são da OMS e do CDC, criadas inicialmente com finalidade de vigilância epidemiológica, mas inadequadas para definição de falência orgânica. Sugere-se, portanto, adotar os critérios modificados de terminalidade para internação de Hospice utilizados pelo *Medicare*, conforme Tabela 13.12.

Tabela 13.12. Critérios modificados de terminalidade para PVHA

Critérios essenciais (tem que apresentar os dois critérios)
Contagem de CD4 < 25 células/mm³ ou carga viral > 100.000 cópias/mL, associado a uma das seguintes condições
❑ Linfoma primário do sistema nervoso central (SNC)
❑ Caquexia (perda de 33% da massa corporal magra) não tratada ou não responsiva ao tratamento
❑ Bacteremia por *Mycobacterium avium complex* (MAC) não tratada, não responsiva ao tratamento ou com tratamento recusado
❑ Leucoencefalopatia multifocal progressiva (LEMP)
❑ Sarcoma de Kaposi visceral, linfoma sistêmico e outras neoplasias sem resposta à terapia
❑ Insuficiência renal sem indicação de diálise
❑ Infecção por *Cryptosporidium* spp
❑ Toxoplasmose não responsiva à terapia antiparasitária
❑ Infecção por citomegalovírus (CMV)
Critérios adicionais: apoiam a elegibilidade para cuidados paliativos
Desempenho funcional reduzido na escala de Karnofsky (KPS) ≤ 50
❑ Diarreia crônica persistente por um ano
❑ Albumina sérica persistente < 2,5 g/dL
❑ Abuso concomitante e ativo de substâncias
❑ Idade > 50 anos
❑ Ausência de terapia antirretroviral, quimioterápica e de medicamentos profiláticos relacionados especificamente à doença do HIV
❑ Complexo de demência avançada por AIDS
❑ Toxoplasmose
❑ Insuficiência cardíaca congestiva, sintomática em repouso

Fonte: Modificado a partir de Tamsunkin, 2024.[69]

Uma das decisões mais difíceis no manejo terapêutico das PVHA em fim de vida é a necessidade de suspensão da TARV. Como as drogas mais recentes possuem bom perfil de tolerabilidade e segurança, costuma-se recomendar a manutenção do tratamento em pacientes sob CP, visando aumentar a quantidade e qualidade de vida, ao prevenir o surgimento de novas infecções oportunistas e complicações associadas à replicação viral. A TARV também pode atuar melhorando sintomas, como polineuropatia e encefalopatia.

Por outro lado, essa decisão deve ser individualizada dependendo do prognóstico do paciente, podendo suspender a TARV na presença de efeitos adversos significativos, ausência de resposta virológica, fase final de vida ou conforme desejo do paciente. É importante, quando possível, discutir riscos e benefícios com o paciente, dentro do contexto das diretrizes avançadas de fim de vida.[71,69]

Conclusão

Nas falências orgânicas e fragilidade pode ser mais desafiador o processo de decisão de quando proporcionar cuidados paliativos. Mas assim como nas doenças oncológicas, deve ser iniciado o mais precoce possível, a presença de eventos ou gatilhos na trajetória da doença, podem ser utilizados como mudança de uma abordagem de gestão de doença para uma abordagem proativa, de suporte e cuidados paliativos. Estabelecendo as metas de cuidado através da decisão compartilhada, garantindo a autonomia do paciente nesse processo. Portanto, as equipes de saúde assistentes devem ser capacitadas em cuidados paliativos primários e estarem atentas aos indicadores de pior prognostico específicos de cada patologia, e nos casos complexos encaminhar para as equipes especializadas em cuidados paliativos.

Anexo 13.1. Escala de AVC do National Institute of Health Stroke Scale (NIH)

N I H
STROKE
SCALE

Identificação do Paciente
Nome: ______________________________
Registro: _______________
Exame inicial: Data ____/____/____

Instrução	Definição da escala	Escore	Hora
1a. Nível de Consciência O investigador deve escolher uma resposta mesmo se uma avaliação completa é prejudicada por obstáculos como um tubo orotraqueal, barreiras de linguagem, trauma ou curativo orotraqueal. Um **3** é dado apenas se o paciente não faz nenhum movimento (outro além de postura reflexa) em resposta à estimulação dolorosa.	0 = Alerta; reponde com entusiasmo. 1 = Não alerta, mas ao ser acordado por mínima estimulação obedece, responde ou reage. 2 = Não alerta, requer repetida estimulação ou estimulação dolorosa para realizar movimentos (não estereotipados). 3 = Responde somente com reflexo motor ou reações autonômicas, ou totalmente irresponsivo, flácido e arreflexo.	____ ____ ____ ____	____ ____ ____ ____
1b. Perguntas de Nível de Consciência O paciente é questionado sobre o mês e sua idade. A resposta deve ser correta - não há nota parcial por chegar perto. Pacientes com afasia ou esturpor que não compreendem as perguntas irão receber **2**. Pacientes incapacitados de falar devido a intubação orotraqueal, trauma orotraqueal, disartria grave de qualquer causa, barreiras de linguagem ou qualquer outro problema não secundário a afasia receberão um **1**. É importante que somente a resposta inicial seja considerada e que o examinador não "ajude" o paciente com dicas verbais ou não verbais.	0 = Responde ambas as questões corretamente. 1 = Responde uma questão corretamente. 2 = Não responde nenhuma questão corretamente.	____ ____ ____ ____	____ ____ ____ ____
1c. Comandos de Nível de Consciência O paciente é solicitado a abrir e fechar os olhos e então abrir e fechar a mão não parética. Substitua por outro comando de um único passo se as mãos não podem ser utilizadas. É dado credito se uma tentativa inequívoca é feita, mas não completada devido à fraqueza. Se o paciente não responde ao comando, a tarefa deve ser demonstrada a ele (pantomima) e o resultado registrado (i.e., segue um, nenhum ou ambos os comandos). Aos pacientes com trauma, amputação ou outro impedimento físico devem ser dados comandos únicos compatíveis. Somente a primeira tentativa é registrada.	0 = Realiza ambas as tarefas corretamente. 1 = Realiza uma tarefa corretamente. 2 = Não realiza nenhuma tarefa corretamente.	____ ____ ____ ____	____ ____ ____ ____
2. Melhor olhar conjugado Somente os movimentos oculares horizontais são testados. Movimentos oculares voluntários ou reflexos (óculo-cefálico) recebem nota, mas a prova calórica não é usada. Se o paciente tem um desvio conjugado do olhar, que pode ser sobreposto por atividade voluntária ou reflexa, o escore será **1**. Se o paciente tem uma paresia de nervo periférica isolada (NC III, IV ou VI), marque **1**. O olhar é testado em todos os pacientes afásicos. Os pacientes com trauma ocular, curativos, cegueira preexistente ou outro distúrbio de acuidade ou campo visual devem ser testados com movimentos reflexos e a escolha feita pelo investigador. Estabelecer contato visual e, então, mover-se perto do paciente de um lado para outro, pode esclarecer a presença de paralisia do olhar.	0 = Normal. 1 = Paralisia parcial do olhar. Este escore é dado quando o olhar é anormal em um ou ambos os olhos, mas não há desvio forçado ou paresia total do olhar. 2 = Desvio forçado ou paralisia total do olhar que não podem ser vencidos pela manobra óculo-cefálica.	____ ____ ____ ____	____ ____ ____ ____

Instrução	Definição da escala	Escore	Hora
3. Visual OS campos visuais (quadrantes superiores e inferiores) são testados por confrontação, utilizando contagem de dedos ou ameaça visual, conforme apropriado. O paciente deve ser encorajado, mas se olha para o lado do movimento dos dedos, deve ser considerado como normal. Se houver cegueira unilateral ou enucleação, os campos visuais no olho restante são avaliados. Marque **1** somente se uma clara assimetria, incluindo quadrantanopsia, for encontrada. Se o paciente é cego por qualquer causa, marque **3**. Estimulação dupla simultânea é realizada neste momento. Se houver uma extinção, o paciente recebe 1 e os resultados são usados para responder a questão 11.	0 = Sem perda visual. 1 = Hemianopsia parcial. 2 = Hemianopsia completa. 3 = Hemianopsia bilateral (cego, incluindo cegueira cortical).	____ ____ ____ ____	____ ____ ____ ____
4. Paralisia Facial Pergunte ou use pantomima para encorajar o paciente a mostrar os dentes ou sorrir e fechar os olhos. Considere a simetria de contração facial em resposta a estímulo doloroso em paciente pouco responsivo ou incapaz de compreender. Na presença de trauma /curativo facial, tubo orotraqueal, esparadrapo ou outra barreira física que obscureça a face, estes devem ser removidos, tanto quanto possível.	0 = Movimentos normais simétricos. 1 = Paralisia facial leve (apagamento de prega nasolabial, assimetria no sorriso). 2 = Paralisia facial central evidente (paralisia facial total ou quase total da região inferior da face). 3 = Paralisia facial completa (ausência de movimentos faciais das regiões superior e inferior da face).	____ ____ ____ ____	____ ____ ____ ____
5. Motor para braços O braço é colocado na posição apropriada: extensão dos braços (palmas para baixo) a 90° (se sentado) ou a 45° (se deitado). É valorizada queda do braço se esta ocorre antes de 10 segundos. O paciente afásico é encorajado através de firmeza na voz e de pantomima, mas não com estimulação dolorosa. Cada membro é testado isoladamente, iniciando pelo braço não-parético. Somente em caso de amputação ou de fusão de articulação no ombro, o item deve ser considerado não-testável (**NT**), e uma explicação deve ser escrita para esta escolha.	0 = Sem queda; mantém o braço 90° (ou 45°) por 10 segundos completos. 1 = Queda; mantém o braço a 90° (ou 45°), porém este apresenta queda antes dos 10 segundos completos; não toca a cama ou outro suporte. 2 = Algum esforço contra a gravidade; o braço não atinge ou não mantém 90° (ou 45°), cai na cama, mas tem alguma força contra a gravidade. 3 = Nenhum esforço contra a gravidade; braço despenca. 4 = Nenhum movimento. NT = Amputação ou fusão articular, explique:__________ **5a. Braço esquerdo 5b. Braço direito**	____ ____ ____ ____	____ ____ ____ ____
6. Motor para pernas A perna é colocada na posição apropriada: extensão a 30° (sempre na posição supina). É valorizada queda do braço se esta ocorre antes de 5 segundos. O paciente afásico é encorajado através de firmeza na voz e de pantomima, mas não com estimulação dolorosa. Cada membro é testado isoladamente, iniciando pela perna não-parética. Somente em caso de amputação ou de fusão de articulação no quadril, o item deve ser considerado não-testável (**NT**), e uma explicação deve ser escrita para esta escolha.	0 = Sem queda; mantém a perna a 30° por 5 segundos completos. 1 = Queda; mantém a perna a 30°, porém esta apresenta queda antes dos 5 segundos completos; não toca a cama ou outro suporte. 2 = Algum esforço contra a gravidade; a perna não atinge ou não mantém 30°, cai na cama, mas tem alguma força contra a gravidade. 3 = Nenhum esforço contra a gravidade; perna despenca. 4 = Nenhum movimento. NT = Amputação ou fusão articular, explique:__________ **6a. Perna esquerda 6b. Perna direita**	____ ____ ____ ____	____ ____ ____ ____

2

Instrução	Definição da escala	Escore	Hora
7. Ataxia de membros Este item é avalia se existe evidência de uma lesão cerebelar unilateral. Teste com os olhos abertos. Em caso de defeito visual, assegure-se que o teste é feito no campo visual intacto. Os testes índex-nariz e calcanhar-joelho são realizados em ambos os lados e a ataxia é valorizada, somente, se for desproporcional á fraqueza. A ataxia é considerada ausente no paciente que não pode entender ou está hemiplégico. Somente em caso de amputação ou de fusão de articulações, o item deve ser considerado não-testável (**NT**), e uma explicação deve ser escrita para esta escolha. Em caso de cegueira, teste tocando o nariz, a partir de uma posição com os braços estendidos.	0 = Ausente. 1 = Presente em 1 membro. 2 = Presente em dois membros. NT = Amputação ou fusão articular, explique:____________________	____ ____ ____ ____	____ ____ ____ ____
8. Sensibilidade Avalie sensibilidade ou mímica facial ao beliscar ou retirada do estímulo doloroso em paciente torporoso ou afásico. Somente a perda de sensibilidade atribuída ao AVC é registrada como anormal e o examinador deve testar tantas áreas do corpo (braços [exceto mãos], pernas, tronco e face) quantas forem necessárias para checar acuradamente um perda hemisensitiva. Um escore de **2**, "grave ou total" deve ser dados somente quando uma perda grave ou total da sensibilidade pode ser claramente demonstrada. Portanto, pacientes em esturpor e afásicos irão receber provavelmente **1** ou **0**. O paciente com AVC de tronco que tem perda de sensibilidade bilateral recebe **2**. Se o paciente não responde e está quadriplégico, marque **2**. Pacientes em coma (item **1a=3**) recebem arbitrariamente **2** neste item.	0 = Normal; nenhuma perda. 1 = Perda sensitiva leve a moderada; a sensibilidade ao beliscar é menos aguda ou diminuída do lado afetado, ou há uma perda da dor superficial ao beliscar, mas o paciente está ciente de que está sendo tocado. 2 = Perda da sensibilidade grave ou total; o paciente não sente que estás sendo tocado.	____ ____ ____ ____	____ ____ ____ ____
9. Melhor linguagem Uma grande quantidade de informações acerca da compreensão pode obtida durante a aplicação dos itens precedentes do exame. O paciente é solicitado a descrever o que está acontecendo no quadro em anexo, a nomear os itens na lista de identificação anexa e a ler da lista de sentença anexa. A compreensão é julgada a partir destas respostas assim como das de todos os comandos no exame neurológico geral precedente. Se a perda visual interfere com os testes, peça ao paciente que identifique objetos colocados em sua mão, repita e produza falas. O paciente intubado deve ser incentivado a escrever. O paciente em coma (Item **1A=3**) receberá automaticamente **3** neste item. O examinador deve escolher um escore para pacientes em estupor ou pouco cooperativos, mas a pontuação **3** deve ser reservada ao paciente que está mudo e que não segue nenhum comando simples.	0 = Sem afasia; normal. 1 = Afasia leve a moderada; alguma perda óbvia da fluência ou dificuldade de compreensão, sem limitação significativa das idéias expressão ou forma de expressão. A redução do discurso e/ou compreensão, entretanto, dificultam ou impossibilitam a conversação sobre o material fornecido. Por exemplo, na conversa sobre o material fornecido, o examinador pode identi-ficar figuras ou item da lista de nomeação a partir da resposta do paciente. 2 = Afasia grave; toda a comunicação é feita através de expressões fragmentadas; grande necessidade de interferência, questionamento e adivinhação por parte do ouvinte. A quantidade de informação que pode ser trocada é limitada; o ouvinte carrega o fardo da comunicação. O examinador não consegue identificar itens do material fornecido a partir da resposta do paciente. 3 = Mudo, afasia global; nenhuma fala útil ou compreensão auditiva.	____ ____ ____ ____	____ ____ ____ ____

Instrução	Definição da escala	Escore	Hora
10. Disartria Se acredita que o paciente é normal, uma avaliação mais adequada é obtida, pedindo-se ao paciente que leia ou repita palavras da lista anexa. Se o paciente tem afasia grave, a clareza da articulação da fala espontânea pode ser graduada. Somente se o paciente estiver intubado ou tiver outras barreiras físicas a produção da fala, este item deverá ser considerado não testável (NT). Não diga ao paciente por que ele está sendo testado.	0 = Normal. 1 = Disartria leve a moderada; paciente arrasta pelo menos algumas palavras, e na pior das hipóteses, pode ser entendido, com alguma dificuldade. 2 = Disartria grave; fala do paciente é tão empastada que chega a ser ininteligível, na ausência de disfasia ou com disfasia desproporcional, ou é mudo/anártrico. NT = Intubado ou outra barreira física; explique______________	____ ____ ____ ____	____ ____ ____ ____
11. Extinção ou Desatenção (antiga negligência) Informação suficiente para a identificação de negligência pode ter sido obtida durante os testes anteriores. Se o paciente tem perda visual grave, que impede o teste da estimulação visual dupla simultânea, e os estímulos cutâneos são normais, o escore é normal. Se o paciente tem afasia, mas parece atentar para ambos os lados, o escore é normal. A presença de negligência espacial visual ou anosagnosia pode também ser considerada como evidência de negligência. Como a anormalidade só é pontuada se presente, o item nunca é considerado não testável.	0 = Nenhuma anormalidade. 1 = Desatenção visual, tátil, auditiva, espacial ou pessoal, ou extinção à estimulação simultânea em uma das modalidades sensoriais. 2 = Profunda hemi-desatenção ou hemi-desatenção para mais de uma modalidade; não reconhece a própria mão e se orienta somente para um lado do espaço.	____ ____ ____ ____	____ ____ ____ ____

TABELA DE EVOLUÇÃO

DATA	HORA	ESCORE	EXAMINADOR

Tradução e adaptação:
Octávio Marques Pontes-Neto
Neurologia – HCFMRP - USP

Você sabe como fazer.

De volta pra casa.

Eu cheguei em casa do trabalho.

Próximo da mesa, na sala de jantar.

Eles ouviram o Pelé falar no rádio.

Sentenças para leitura no item 9. Melhor linguagem

Mamãe

Tic-Tac

Paralelo

Obrigado

Estrada de ferro

Jogador de futebol

Lista para item 10. Disatria

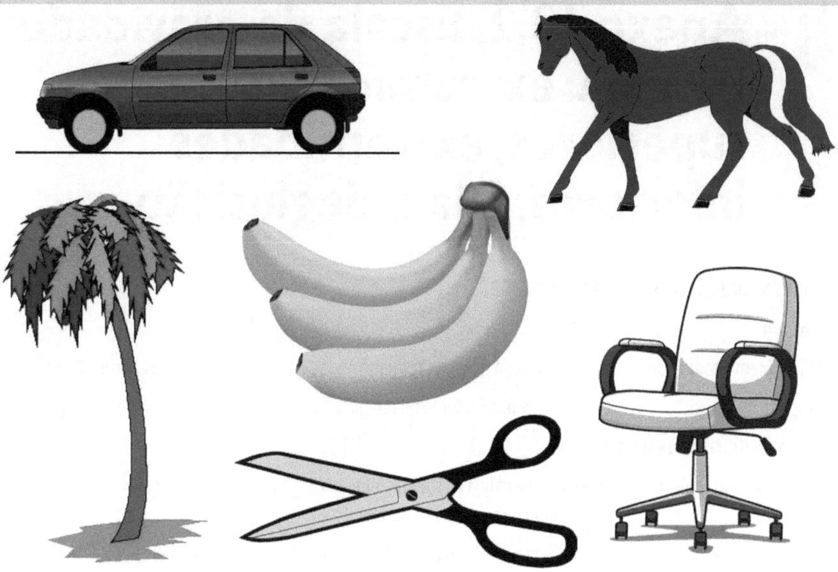

Lista para nomeação no item 9. Melhor linguagem

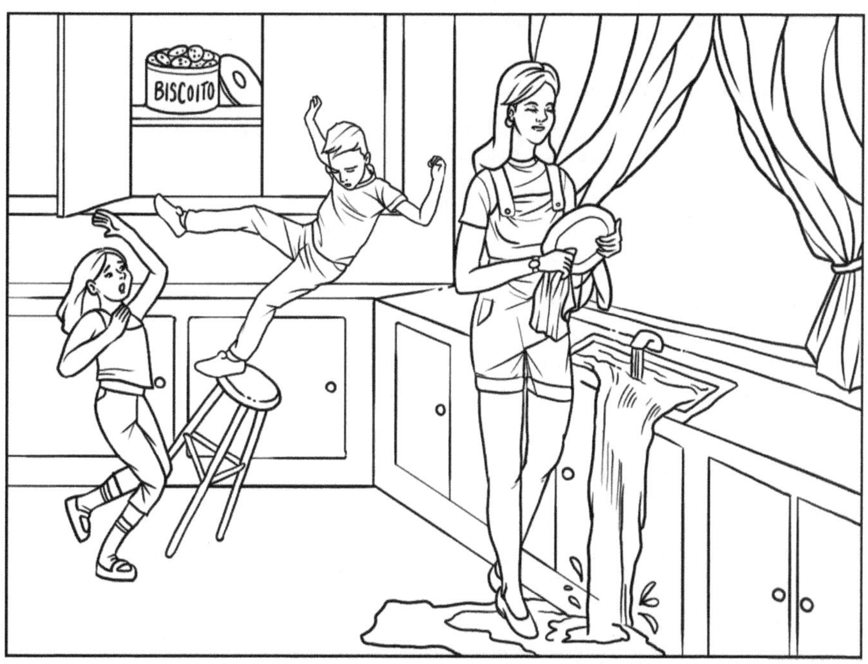

Figura para o item 9. Melhor linguagem

Conteúdo disponível em QR Code - ver pág. XLIX.

Anexo 13.2. Escala de gravidade de ELA: extremidades superiores, extremidades inferiores, fala e deglutição

	EXTREMIDADES INFERIORES (CAMINHAR)	
	Normal	
10	Marcha sem alterações	O paciente nega qualquer fraqueza ou fadiga; exame não detecta anormalidade
9	Suspeita de fadiga	O paciente refere fraqueza ou fadiga nos membros inferiores durante o esforço físico
	Início de dificuldade na marcha	
8	Dificuldade em terreno desnivelado	Dificuldade e fadiga ao caminhar longas distâncias, ao subir escadas e caminhar em chão irregular (ou carpete espesso)
7	Mudanças observadas na marcha	Mudança notável na marcha; apoio em corrimão ao subir escada; pode usar órtese para a perna
	Caminhada com ajuda	
6	Caminhada com dispositivo mecânico	Necessita ou usa bengala, andador ou assistência para caminhar; pode usar cadeira de rodas para locomoção comunitária
5	Caminhada com dispositivo mecânico e assistência (auxílio)	Não tenta caminhar sem ajuda de outra pessoa; caminhada limitada a aproximadamente 1.525 m; evita escadas
	Somente movimento funcional	
4	Capaz de suportar o próprio peso	No máximo, pode caminhar um pouco, arrastando os pés, com ajuda do cuidador para as transferências
3	Movimentos voluntários de membros inferiores	Incapaz de dar passos, mas pode posicionar as pernas para facilitar o trabalho do cuidador em transferências; move as pernas propositalmente para manter a mobilidade na cama
	Movimento da perna sem propósito	
2	Movimento mínimo	Movimento mínimo de uma ou ambas as pernas; não pode reposicionar as pernas independentemente
1	Paralisia	Paralisia flácida; não pode mover os membros inferiores (exceto, talvez, em inspeção minuciosa)
	EXTREMIDADES SUPERIORES (VESTIR-SE E FAZER HIGIENE PESSOAL)	
	Normal	
10	Função sem alterações	O paciente nega qualquer fraqueza ou fadiga incomum nos membros superiores; exame físico não demonstra anormalidade
9	Suspeita de fadiga	O paciente refere fadiga nos membros superiores durante esforço físico; não suporta trabalhar por períodos normais; atrofia não evidente ao exame

	Autocuidado independente e completo	
8	Autocuidado lento	Veste-se e faz a higiene mais lentamente do que o normal
7	Desempenho de autocuidado com esforço	Requer maior tempo (geralmente o dobro ou mais) e esforço para concluir o autocuidado; fraqueza evidente ao exame
	Assistência intermitente	
6	Independência na maior parte do tempo	Realiza muitas tarefas sozinho, como vestir-se e fazer sua higiene pessoal; adaptasse descansando, modificando hábitos (exemplos) ou evitando algumas tarefas; requer assistência para pequenas atividades motoras (p. ex., abotoar, amarrar)
5	Independência parcial	Lida com algumas tarefas sozinho, como vestir-se e fazer a higiene pessoal, entretanto, precisa de assistência para muitas tarefas como: maquiar-se, pentear-se, barbear-se
	Necessidade de ajuda para cuidados pessoais	
4	Assistência do cuidador	O cuidador deve estar presente para atividades como: vestir-se e fazer higiene pessoal; o paciente realiza a maioria das tarefas com a ajuda do cuidador
3	Paciente auxilia o cuidador	O cuidador conduz o paciente para quase todas as tarefas; o paciente se move de modo proposital para ajudar o cuidador; o paciente não inicia o autocuidado
	Dependência total	
2	Movimento mínimo	Movimento mínimo de um ou ambos os braços; incapaz de reposicionar os braços
1	Paralisia	Paralisia flácida; incapaz de mover os membros superiores (exceto, talvez, em inspeção minuciosa)
	FALA	
	Normal	
10	Fala sem alterações	Paciente nega qualquer dificuldade na fala; o exame não detecta anormalidade
9	Anormalidades na fala	Somente o paciente ou o cônjuge nota que a fala mudou; mantém a velocidade e o volume normais
	Distúrbio detectável no discurso	
8	Mudanças perceptíveis na fala	Mudanças no discurso são notadas por outras pessoas, principalmente em situação de fadiga ou estresse; a velocidade da fala permanece essencialmente normal
7	Anormalidades evidentes na fala	A fala é consistentemente deficiente; a velocidade, a articulação e a ressonância são afetadas; permanece compreensível
	Compreensível com repetição	
6	Repetição ocasional da mensagem	A velocidade é muito mais lenta, repete palavras específicas em ambientes com ruídos adversos; não limita a complexidade ou a extensão da mensagem
5	Repetição solicitada com frequência	A fala é lenta e trabalhosa; repetição ou "tradução" são geralmente necessárias, o paciente limita a complexidade ou extensão da mensagem
	Fala combinada a comunicação não verbal	
4	Fala e comunicação não verbal	A fala é utilizada em resposta a perguntas; mensagens incompreensíveis precisam ser resolvidas por escrito ou por meio de intérprete
3	Fala limitada a respostas monossilábicas	Vocaliza respostas de uma palavra, por meio de sim/não, todavia escreve ou usa intérprete; inicia a comunicação não verbal

	Perda do discurso útil	
2	Vocalização para expressão emocional	O paciente usa modulação vocal para expressar emoção, afirmação e negação
1	Não sonoro	A vocalização é feita com muito esforço, é limitada na duração e raramente é obtida; pode sonorizar para chorar ou expressar dor
	DEGLUTIÇÃO	
	Hábitos alimentares normais	
10	Deglutição sem alterações	O paciente nega qualquer dificuldade na mastigação ou deglutição; a avaliação não mostra alteração alguma
9	Queixa principal	Somente o paciente sente leves indicações, como discreto acúmulo de alimento na cavidade oral e na região laringofaríngea
	Problemas iniciais na alimentação	
8	Pequenos problemas na deglutição	O paciente queixa-se de alguma dificuldade na deglutição; mantém essencialmente uma dieta regular; episódios isolados de engasgos
7	Tempo de refeição aumentado/ingestão de alimentos em pequenos pedaços	O tempo de refeição aumentou significativamente, e é necessário cortar pedaços menores de alimento; deve concentrar-se em engolir líquidos ralos
	Mudanças na consistência da dieta	
6	Dieta leve	A alimentação está limitada a alimentos macios; a refeição necessita de alguma preparação especial.
5	Dieta líquida	Ingestão oral adequada; nutrição limitada primeiramente para líquidos; ingestão de líquidos ralos geralmente é um problema; o paciente "se obriga" a comer
	Necessidade de tubo para alimentação	
4	Tubos alimentares suplementares	Ingestão por via oral é insuficiente; paciente usa ou necessita de complementação nutricional por via alternativa; paciente ingere mais que 50% por via oral
3	Via alternativa de nutrição com nutrição oral ocasional	Maior parte da dieta administrada por via alternativa; recebe menos que 50% da dieta por via oral
	Nenhuma alimentação oral	
2	Manejo das secreções com aspirador e/ou medicação	O paciente não pode realizar qualquer ingestão oral com segurança; no manejo das secreções usa aspirador e/ou medicações; o paciente deglute reflexamente
1	Aspiração de secreções	As secreções são manipuladas de modo invasivo, exclusivo; o paciente deglute raramente

Conteúdo disponível em QR Code - ver pág. XLIX.

Anexo 13.3. FAST – Escala de estadiamento funcional demências/declínio cognitivo

Fase	Ações
1	Não tem dificuldades objetivas ou subjetivas
2	Tem queixas subjetivas de esquecimento
3	Diminuiu funcionalidade no trabalho, que é evidente para colegas, e dificuldade para viajar para novos locais
4	Diminuiu capacidade de realizar tarefas complexas, por exemplo, o planejamento de jantar para os hóspedes, finanças, manipulação
5	Requer ajuda para escolher roupas adequadas para o dia, estação ou ocasião
6A	Não é possível se vestir sem ajuda, ocasionalmente ou frequentemente
6B	Não é possível banhar-se sem assistência, ocasionalmente ou frequentemente
6C	Não é possível executar a mecânica de ir ao banheiro sem ajuda, ocasionalmente ou frequentemente
6D	É incontinente urinário, ocasionalmente ou frequentemente
6E	É incontinente fecal, ocasionalmente ou frequentemente
7A	Tem discurso limitado a menos de seis palavras inteligíveis durante um dia médio
7B	Tem discurso limitado a uma palavra inteligível durante um dia médio
7C	É incapaz de deambular de forma independente
7D	Não é possível sentar-se de forma independente
7E	Não é possível sorrir
7F	Não é possível mover a cabeça de forma independente

Conteúdo disponível em QR Code - ver pág. XLIX.

Referências

1. Kavalieratos D, et al. Comparing unmet needs between community-based palliative care patients with heart failure and patients with cancer.J Palliat Med. 2014;17(4):475.
2. Diop MS, et al. Palliative Care Interventions for Patients with Heart Failure: A Systematic Review and Meta-Analysis. J Palliat Med. 2017.
3. Allen LA, Stevenson LW, Grady KL, et al. Decision making in advanced heart failure: a scientific statement from the American Heart Association. Circulation 2012.
4. Yancy CW, Jessup M, Bozkurt B, et al. 2013 ACCF/AHA guideline for the management of heart failure: executive summary: a report of the American College of Cardiology Foundation/American Heart Association Task Force on practice guidelines. Circulation 2013; 128:1810.
5. Ponikowski P, Voors AA, Anker SD, et al. [2016 ESC Guidelines for the diagnosis and treatment of acute and chronic heart failure]. Kardiol Pol 2016; 74:1037.
6. Feldman D, Pamboukian SV, Teuteberg JJ, et al. The 2013 International Society for Heart and Lung Transplantation Guidelines for mechanical circulatory support: executive summary. J Heart Lung Transplant 2013; 32:157.
7. Braun LT, Grady KL, Kutner JS, et al. Palliative Care and Cardiovascular Disease and Stroke: A Policy Statement From the American Heart Association/American Stroke Association. Circulation 2016; 134:e198.
8. Whellan DJ, Goodlin SJ, Dickinson MG, et al. End-of-life care in patients with heart failure. J Card Fail 2014; 20:121.
9. Amy Gadoud, et al. Palliative care with heart failure: Summary of current evidence and future direction, Palliat Med 2013.
10. Tacon et al. Dobutamine for patients with severe heart failure: a systematic review and meta-analysis of randomised controlled trials. Intensive Care Med. 2012.
11. Tiny Jaarsma et al., Palliative care in heart failure: a position statement from the palliative care workshop of the Heart Failure Association of the European Society of Cardiology, Eur J Heart Fail 2009.
12. Goodlin SJ, Hauptman PJ, Arnold R, et al. Consensus statement: Palliative and supportive care in advanced heart failure. J Card Fail 2004.
13. Kathleen Mechler, et al. Palliative Care Approach to Chronic Diseases: End Stages of Heart Failure, Chronic Obstructive Pulmonary Disease, Liver Failure, and Renal Failure,Primary Care: Clinics in Office Practice,Volume 46, Issue 3,2019.
14. United States Renal Data System. 2022 USRDS Annual Data Report: Epidemiology of kidney disease in the United States. National Institutes of Health, National Institute of Diabetes and Digestive and Kidney Diseases, Bethesda, MD, 2022. Available at: https://usrds-adr.niddk.nih.gov/2022.
15. Hsu CY, Vittinghoff E, Lin F, Shlipak MG. The incidence of end-stage renal disease is increasing faster than the prevalence of chronic renal insufficiency. Ann Intern Med 2004; 141:95.
16. Eriksen BO, Ingebretsen OC. The progression of chronic kidney disease: a 10-year population--based study of the effects of gender and age. Kidney Int 2006; 69:375.
17. Os rins e a doença renal. Link: https://www.nephrocare.pt/doentes/os-rins-e-a-doenca-renal#pid=1. Acesso em 24 de julho de 2024.
18. Tavares APS, Santos CGS, Martins CT, Neto JB, Lotaif L, Souza JVL. Cuidados de Suporte Renal: uma atualização da situação atual dos cuidados paliativos em pacientes com DRC. JBN 2020.
19. Monteiro DR, Almeida MA, Kruse MHL. Tradução e adaptação transcultural do instrumento Edmonton Symptom Assessment System para uso em cuidados paliativos. Rev Gaúcha Enferm. 2013;34(2):163-171.
20. Davinson SN et al. Kidney Int. 2015;88(3):447-59.
21. Moss AH. Revised dialysis clinical practice guideline promotes more informed decision-making. Clin J Am Soc Nephrol 2010; 5:2380.
22. Fliss E.M. Murtagh. Clin J Am Soc Nephrol 11: 1909–1914, 2016.

23. Ladin K, Pandya R, Perrone RD, et al. Characterizing Approaches to Dialysis Decision Making with Older Adults: A Qualitative Study of Nephrologists. Clin J Am Soc Nephrol 2018; 13:1188.
24. Moss AH. Revised dialysis clinical practice guideline promotes more informed decision-making. Clin J Am Soc Nephrol 2010; 5:2380.
25. Klahr S. Rationing of health care and the end-stage renal disease program. Am J Kidney Dis 1990; 16:392.
26. Supportive Care: Comprehensive Conservative Care in End-Stage Kidney Disease. Fliss E.M. Murtagh. Clin J Am Soc Nephrol 11: 1909–1914, 2016.
27. Foote C, Kotwal S, Gallagher M, et al. Survival outcomes of supportive care versus dialysis therapies for elderly patients wit end-stage kidney disease: A systematic review and meta-analysis. Nephrology (Carlton) 2016; 21:241.
28. Verberne WR, Geers AB, Jellema WT, et al. Comparative Survival among Older Adults with Advanced Kidney Disease Managed Conservatively Versus with Dialysis. Clin J Am Soc Nephrol 2016; 11:633.
29. Murtagh FE, Addington-Hall JM, Edmonds PM, et al. Symptoms in advanced renal disease: a cross-sectional survey of symptom prevalence in stage 5 chronic kidney disease managed without dialysis. J Palliat Med 2007; 10:1266.
30. Almutary H, Bonner A, Douglas C. Symptom burden in chronic kidney disease: a review of recent literature. J Ren Care 2013; 39:140.
31. Wong SPY, Hebert PL, Laundry RJ, et al. Decisions about Renal Replacement Therapy in Patients with Advanced Kidney Disease in the US Department of Veterans Affairs, 2000-2011. Clin J Am Soc Nephrol 2016; 11:1825.
32. Yong DS, Kwok AO, Wong DM, et al. Symptom burden and quality of life in end-stage renal disease: a study of 179 patients on dialysis and palliative care. Palliat Med 2009; 23:111.
33. Abdel-Kader K, Unruh ML, Weisbord SD. Symptom. burden, depression, and quality of life in chronic and end-stage kidney disease. Clin J Am Soc Nephrol 2009; 4:1057.
34. Gyamlani G, Basu A, Geraci S, et al. Depression, screening and quality of life in chronic kidney disease. Am J Med Sci 2011; 342:186.
35. Halbert RJ, Natoli JL, Gano A, Badamgarav E, Buist AS, Mannino DM. Global burden of COPD: systematic review and meta-analysis. Eur Respir J 2006; 28(3): 523-32.
36. Al Wachami N, Guennouni M, Iderdar Y, Boumendil K, Arraji M, Mourajid Y, Bouchachi FZ, Barkaoui M, Louerdi ML, Hilali A, Chahboune M. Estimating the global prevalence of chronic obstructive pulmonary disease (COPD): a systematic review and meta-analysis. BMC Public Health. 2024 Jan 25;24(1):297. doi: 10.1186/s12889-024-17686-9. PMID: 38273271; PMCID: PMC10811845.
37. Cherny, Nathan I., and others (eds), Oxford Textbook of Palliative Medicine, 6 edn (Oxford, 2021; online edn, Oxford Academic, 1 Aug. 2021).
38. Global Strategy for the Diagnosis, Management, and Prevention of Chronic Obstructive Pulmonary Disease . 2023. https://goldcopd.org/2023-gold-report-2/
39. Halpin DMG, Celli BR, Criner GJ, et al. The GOLD Summit on chronic obstructive pulmonary disease in low- and middleincome countries. Int J Tuberc Lung Dis 2019; 23(11): 1131-41.
40. Janssen DJA, Reinke LF, Curtis JR. Advanced chronic obstructive pulmonary disease. In: Bruera E, Higginson I, Von Gunten CF, Morita T. Textbook of palliative medicine and supportive care. 3 ed. Boca Raton: CRC Press, 2021.
41. Lima MRAA, Berton DC, Junior JCP. Doença Pulmonar Obstrutiva Crônica. In: In: Duncan BB et al. Medicina ambulatorial: condutas de atenção primária baseadas em evidências [recurso eletrônico] – 5. ed. – Porto Alegre: Artmed, 2022.
42. Carvalho RT et al. Manual da residência de cuidados paliativos: abordagem multidisciplinar. 2. ed. - Santana de Parnaíba [SP]: Manole, 2022.
43. Feigin VL, Nichols E, Alam T, Bannick MS, Beghi E, Blake N, et al. Global, regional, and national burden of neurological disorders, 1990–2016: a systematic analysis for the Global Burden of Disease Study 2016. Lancet Neurol. 2019;18(5):459–80.

44. Carvalho RT, Rocha JA, Franck EM. Cuidados paliativos falências orgânicas - SMMR – HCFMUSP. São Paulo: Editora Atheneu. 2019.
45. Lima NMFV, Guerra CC, Teixeira L de Cássia, Silva LBC, et al. Tradução e validação da versão brasileira da escala de gravidade na esclerose lateral amiotrófica (Egela) Translation and validation of the amyotrophic lateral sclerosis severity scale (ALSSS). 316 Fisioter Pesq [Internet]. 2009;16(4). Available from: https://www.scielo.br/j/fp/a/q5S9RrpRygzttR3yXgX4S-5G/?format=p\8
46. Royal College of Physicians BSOG. Oral feeding difficulties and dilemmas. A guide to practical care, particularly towards the end of life. [Internet]. [acesso em: 2021 abr. 14] London: Royal College of Physicians; 2010. Disponível em: https://www.rcplondon.ac.uk/projects/outputs/oral-feeding- difficulties-and-dilemmas
47. Edwardson, M.A. Ischemic stroke prognosis in adults. Kasner, S.E.; Dashe, J.F. (ed.). UpToDate. Waltham, MA: UpToDate Inc., 2019. Disponível em: https://www.uptodate.com/contents/ischemicstroke-prognosis-in-adults?search=Ischemic%20stroke%20prognosis%20in%20adults&-source=search_ result&selectedTitle=1~150&usage_type=default&display_rank=1. Acesso em: 17 abr. 2020.
48. Swinnen B, Robberecht W. The phenotypic variability of amyotrophic lateral sclerosis. Nat Rev Neurol. 2014;10(11):661–70.
49. Miller RG, Jackson CE, Kasarskis EJ, England JD, Forshew D, Johnston W, et al. Practice parameter update: the care of the patient with amyotrophic lateral sclerosis: multidisciplinary care, symptom management, and cognitive/behavioral impairment (an evidence-based review): report of the Quality Standards Subcommittee of the American. Neurology. 2009;73(15):1227–33.
50. Mitchell SL. Advanced Dementia. N Engl J Med [Internet]. [acesso em: 2021 abr. 14] 2015;372(26):2533–40. Disponível em: http://www.nejm.org/doi/10.1056/NEJMcp1412652
51. Wolff FH et al. Icterícia, alterações de transaminases e outras manifestações de problemas hepáticos. In: Duncan BB et al. Medicina ambulatorial: condutas de atenção primária baseadas em evidências [recurso eletrônico] – 5. ed. – Porto Alegre: Artmed, 2022.
52. Mezzano G, Juanola A, Cardenas A, Mezey E, Hamilton JP, Pose E, Graupera I, Ginès P, Solà E, Hernaez R. Global burden of disease: acute-on-chronic liver failure, a systematic review and meta-analysis. Gut. 2022 Jan;71(1):148-155. doi: 10.1136/gutjnl-2020-322161. Epub 2021 Jan 12. PMID: 33436495.
53. Philips CA, Kedarisetty CK. Palliative Care for Patients with End-Stage Liver Disease. J Clin Exp Hepatol. 2023 Mar-Apr;13(2):319-328. doi: 10.1016/j.jceh.2022.08.003. Epub 2022 Aug 13. PMID: 36950499; PMCID: PMC10025682.
54. Baumann AJ, Wheeler DS, James M, Turner R, Siegel A, Navarro VJ. Benefit of early palliative care intervention in end-stage liver disease patients awaiting liver transplantation. J Pain Symptom Manage 2015.
55. Low JTS, Rohde G, Pittordou K, Candy B, Davis S, Marshall A, Stone P. Supportive and palliative care in people with cirrhosis: International systematic review of the perspective of patients, family members and health professionals. J Hepatol. 2018 Dec;69(6):1260-1273. doi: 10.1016/j.jhep.2018.08.028. Epub 2018 Sep 20. PMID: 30243996.
56. Mechler K, Liantonio J. Palliative Care Approach to Chronic Diseases: End Stages of Heart Failure, Chronic Obstructive Pulmonary Disease, Liver Failure, and Renal Failure. Prim Care. 2019 Sep;46(3):415-432. doi: 10.1016/j.pop.2019.05.008. Epub 2019 Jun 12. PMID: 31375190.
57. Cherny NI. Jaundice. In: Bruera E, Higginson I, Von Gunten CF, Morita T. Textbook of palliative medicine and supportive care. 3 ed. Boca Raton : CRC Press, 2021.
58. Shingina A, Larson AM. Jaundice, ascites, and encephalopathy. In: Cherny NI, Fallon MT, Kassa S, Portenoy RK, Currow DC. 6 ed. Oxford: Oxford University Press, 2021. pag. 545.
59. Crispim DH, da Silva IO, de Carvalho RT, Levin AS. End-of-life use of antibiotics: a survey on how doctors decide. Int J Infect Dis. 2022 Jan;114:219-225. doi: 10.1016/j.ijid.2021.10.026. Epub 2021 Oct 17. PMID: 34670142.

60. C Shekhar A. The Use of Antibiotics in Hospice and Palliative Care Settings. J Hosp Palliat Care. 2022 Mar 1;25(1):50-54. doi: 10.14475/jhpc.2022.25.1.50. PMID: 37674891; PMCID: PMC10180008.
61. Juthani-Mehta M, Malani PN, Mitchell SL. Antimicrobials at the End of Life: An Opportunity to Improve Palliative Care and Infection Management. JAMA. 2015 Nov 17;314(19):2017-8. doi: 10.1001/jama.2015.13080. PMID: 26426830; PMCID: PMC4675049.
62. Kim D, Kim S, Lee KH, Han SH. Use of antimicrobial agents in actively dying inpatients after suspension of life-sustaining treatments: Suggestion for antimicrobial stewardship. J Microbiol Immunol Infect. 2022 Aug;55(4):651-661. doi: 10.1016/j.jmii.2022.03.003. Epub 2022 Mar 23. PMID: 35365408.
63. Seaton RA, Cooper L, Fairweather J, Fenning S, Ferguson L, Galbraith S, Duffy T, Sneddon J. Antibiotic use towards the end of life: development of good practice recommendations. BMJ Support Palliat Care. 2021 Jan 19:bmjspcare-2020-002732. doi: 10.1136/bmjspcare-2020-002732. Epub ahead of print. PMID: 33468509.
64. Baghban A, Juthani-Mehta M. Antimicrobial Use at the End of Life. Infect Dis Clin North Am. 2017 Dec;31(4):639-647. doi: 10.1016/j.idc.2017.07.009. PMID: 29079153.
65. Givens JL, Jones RN, Shaffer ML, Kiely DK, Mitchell SL. Survival and comfort after treatment of pneumonia in advanced dementia. Arch Intern Med. 2010 Jul 12;170(13):1102-7. doi: 10.1001/archinternmed.2010.181. Erratum in: Arch Intern Med. 2011 Feb 14;171(3):217. PMID: 20625013; PMCID: PMC2914628.
66. Rosenberg JH, Albrecht JS, Fromme EK, Noble BN, McGregor JC, Comer AC, Furuno JP. Antimicrobial use for symptom management in patients receiving hospice and palliative care: a systematic review. J Palliat Med. 2013 Dec;16(12):1568-74. doi: 10.1089/jpm.2013.0276. Epub 2013 Oct 23. PMID:24151960; PMCID: PMC3868271.
67. Harding R. Palliative care as an essential component of the HIV care continuum. Lancet HIV. 2018 Sep;5(9):e524-e530. doi: 10.1016/S2352-3018(18)30110-3. Epub 2018 Jul 17. PMID: 30025682.
68. Trickey A, Sabin CA, Burkholder G, Crane H, d'Arminio Monforte A, Egger M, Gill MJ, Grabar S, Guest JL, Jarrin I, Lampe FC, Obel N, Reyes JM, Stephan C, Sterling TR, Teira R, Touloumi G, Wasmuth JC, Wit F, Wittkop L, Zangerle R, Silverberg MJ, Justice A, Sterne JAC. Life expectancy after 2015 of adults with HIV on long-term antiretroviral therapy in Europe and North America: a collaborative analysis of cohort studies. Lancet HIV. 2023 May;10(5):e295-e307. doi: 10.1016/S2352-3018(23)00028-0. Epub 2023 Mar 20. PMID: 36958365; PMCID: PMC10288029.
69. Tamsukhin PC, Bernardo RM, Eti S. Palliative care considerations for the older adults with HIV/AIDS: a clinical practice review. Ann Palliat Med. 2024 May 9:apm-23-550. doi: 10.21037/apm-23-550. Epub ahead of print. PMID: 38735688.
70. Moens K, Higginson IJ, Harding R; EURO IMPACT. Are there differences in the prevalence of palliative care-related problems in people living with advanced cancer and eight non-cancer conditions? A systematic review. J Pain Symptom Manage. 2014 Oct;48(4):660-77. doi: 10.1016/j.jpainsymman.2013.11.009. Epub 2014 May 5. PMID: 24801658.
71. Souza PN, Miranda EJ, Cruz R, Forte DN. Palliative care for patients with HIV/AIDS admitted to intensive care units. Rev Bras Ter Intensiva. 2016 Sep;28(3):301-309. doi: 10.5935/0103-507X.20160054. PMID: 27737420; PMCID: PMC5051189.

14

Dor

Fabiana Tomie Becker Chino dos Santos
Hellen Chagas
Kamila Vieira Silva
Luciana Pinto Saavedra
Renata Maximiano Meiga Charruf

"Dor não tem nada a ver com amargura. Acho que tudo o que acontece é feito pra gente aprender cada vez mais, é pra ensinar a gente a viver. Desdobrável. Cada dia mais rica de humanidade."

Adélia Prado

Introdução

A dor é definida, conforme a *International Association for the Study of Pain* (IASP), como "experiência sensitiva emocional, desagradável associada ou relacionada a lesão real ou potencial dos tecidos". E cada indivíduo aprende a utilizar esse termo através das suas experiências anteriores. Como a dor é subjetiva, não podemos mensurá-la através de exames, portanto a dor deve sempre ser considerada a intensidade que o indivíduo declara ter, independentemente de estar com uma atitude dolorosa ou não.

As regiões do cérebro responsáveis pela cognição e emoção (sistema límbico, tálamo, córtex, dentre outros) modulam positiva e negativamente a percepção e interpretação da dor nas pessoas, portanto torna-se essencial uma abordagem multidimensional para avaliar e prescrever a terapêutica nesses pacientes. A avaliação deve ser realizada através de entrevista e exame físico, com o objetivo de identificar o tipo de dor e compreender como isso afeta o indivíduo na esfera física, emocional, social e espiritual.[1]

Fisiopatologia e classificação

A seguir, nas Tabelas 14.1 e 14.2, a classificação da dor quanto ao tempo e mecanismos fisiológicos.

Tabela 14.1. Classificação da dor quanto ao tempo de instalação

Tipo de dor	Conceito
Aguda	Dura até 1 mês, após a lesão ser iniciada, com função de proteção e alarme
Subaguda	Entre 1 e 3 meses, fase em que há mudança na aferência da dor
Crônica	Inicia-se, geralmente, após 3 meses da lesão e não tem função de alarme, é frequentemente desproporcional e pode ocorrer sem o fator desencadeante Persiste depois do tempo esperado para cura ou cicatrização (normalmente em 3 ou 6 meses)

Fonte: Elaborada pelas autoras.

Tabela 14.2. Classificação da dor quanto ao mecanismo fisiológico

Tipo de dor	Conceito
Nociceptiva	As vias nociceptivas se encontram preservadas, sendo ativadas pelos nociceptores de tecidos cutâneos (dor somática) ou profundos (dor visceral), que estão localizados nas extremidades das vias aferentes primárias, compostas por fibras amielínicas do tipo C e A delta.[2] A dor nociceptiva tem características de dor aguda (bem localizada, constante, dolorosa e pulsátil) e é uma resposta inflamatória ou não inflamatória a um estímulo nocivo ou dano ao tecido. Essa dor surge através de um dano ao tecido, exceto no sistema nervoso central ou periférico. Decorre de um estado de excitação aumentada e prolongada do sistema somatossensitivo, ocasionando uma inflamação contínua e hipersensibilização periférica e central[3]
Neuropática	As vias nociceptivas apresentam alterações na estrutura e ou função, resultante de lesão seletiva do trato neoespinotalâmico (dor central) ou resultante de lesões no sistema nervoso periférico (dor periférica). Em alguns casos, a lesão original ocorre nos nervos periféricos, mas o mecanismo de dor ocorre primariamente no SNC. A dor neuropática é percebida como queimação, formigamento, choque e pode estar acompanhada de alodinia, hiperalgesia, parestesia e dor paroxística[3]
Disfuncional	Ocorre em síndromes dolorosas onde ocorre uma desregulação primária do SNC causando uma sensibilização central de estímulo doloroso, sem que tenha ocorrido uma lesão tecidual. Um dos exemplos é a fibromialgia, e como o lócus patológico não é bem identificado, as respostas a tratamentos medicamentosos e cirúrgicos geralmente são fracas[4]
Mista	Dor com características associadas de outras síndromes. Exemplo são os pacientes oncológicos, que apresentam a dor nociceptiva resultante do crescimento do tumor e das metástases e a dor neuropática resultante da compressão do tumor em estruturas neurais e consequência de alguns tratamentos oncológicos. Sendo assim, a dor oncológica é frequentemente considerada uma dor mista, e ao criarmos um plano terapêutico para ela, devemos abordar ambas se quisermos conseguir uma analgesia eficiente

Fonte: Elaborada pelas autoras.

Diferentemente de outras síndromes álgicas, a dor oncológica pode estar associada a uma dor intensa, de início súbito com pico em cinco minutos, conhecida como dor incidental ou tipo *breakthrough* (DTB). Essa prevalência parece aumentar com o avanço da doença e com a intensidade da dor basal. Ocorre em situações voluntárias (movimentação ou mudança de decúbito) e em situações involuntárias (defecar e urinar), portanto, é pouco tolerada pelos pacientes, e deve ser tratada imediatamente com medicações de resgate.[4]

Pode ocorrer associado ou de forma isolada síndromes dolorosas miofasciais. Essa dor tem origem no músculo e fáscias musculares, onde ocorrem bandas de tensão (pontos-gatilho) que podem causar sintomas que se confundem com dor neuropática e podem ocasionar limitações de amplitude articulares.[3]

Ao avaliarmos a dor de um paciente em cuidados paliativos devemos lembrar que nem sempre a queixa de dor está relacionada somente a sua patologia e ao seu tratamento. Existem dores prévias à patologia que podem permanecer ou se exacerbar, bem como situações vivenciadas durante o processo de tratamento que podem gerar crises álgicas. Nesses casos, a dor deve ser tratada através da resolução das causas dolorosas, e necessitam de uma avaliação e cuidado adequados. As situações dolorosas podem incluir: Constipação, Retenção Urinária, Ascite, Síndrome Dolorosa Miofascial, Imobilidade/Escaras, Dores Prévias, Infecções associadas, Tromboses, entre outras causas. [3,5]

Avaliação da dor

Para avaliar a dor é essencial identificar quatro aspectos básicos na sua evolução: a causa, o mecanismo, os fatores não físicos envolvidos com a expressão, e a discriminação detalhada da dor. A doença terminal é progressiva, individual e associada a múltiplos sintomas intensos e oscilantes, tendo cada indivíduo suas próprias vivências que induzem a uma subjetividade de resposta diante da expressão de dor, envolvendo respostas afetivas e cognitivas.[3]

A avaliação deve contemplar as seguintes informações, listadas na Tabela 14.3.

Tabela 14.3. Avaliação da dor

Localização	Profunda, superficial, bem localizada, espalhada, respeita dermátomo
Instalação	Como e quando começou, fatores desencadeantes
Tipo	Peso, facada, pontada, latejante, queimação, choque, cólica, pulsátil, agulhada, formigamento e aperto
Irradiação	Localização, tipo, sintomas associados
Sintomas associados	náuseas, vômitos, dispneia, sudorese, parestesia, febre, posição corporal preferencial, fascies, agitação psicomotora, ansiedade
Temporalidade	Duração, frequência, período do dia
Fatores de melhora ou piora	Posição corporal, respiração, resposta a medicações, repouso, controle ambiental
Intensidade	leve, moderada ou forte. Escalas visuais numéricas

Fonte: Elaborada pelas autoras.

É muito importante avaliar o impacto nas atividades diárias, na funcionalidade e na qualidade de vida de cada paciente. O exame físico neurológico e musculoesquelético deve ser realizado a cada encontro, pois a dor pode mudar suas características durante a progressão da doença.[4]

Embora existam inúmeras escalas para a avaliação da intensidade (escala visual numérica, escala categórica verbal, escala de faces), a mais comum é a escala visual analógica (Figura 14.1). Ela pode ser realizada pelo próprio paciente, sendo simples, reprodutível e universal, compreendida em distintas situações em que há diferenças culturais, intelectuais ou mesmo de linguagem do avaliador. Deve-se pedir para que o paciente atribua uma nota para sua dor, em uma escala de zero a dez. É importante ressaltar para o indivíduo que zero significa ausência de dor e, dez, a pior dor possível.[5]

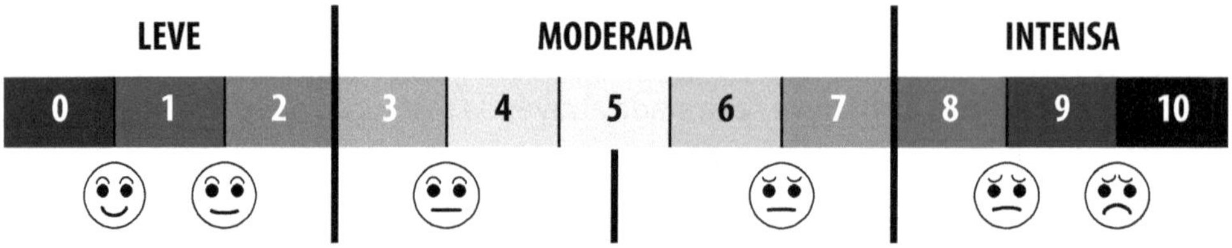

Figura 14.1. Escala visual analógica. *Fonte: Adaptada de Castilho, Silva, Pinto, 2021.*[5]

Quantos as complicações ocasionadas pela dor crônica, as principais estão listadas na Tabela 14.4.

Tabela 14.4. Complicações da dor crônica

Imobilidade	Distúrbio de sono
Diminuição do apetite	Depressão do sistema imune
Dependência de medicação	Dependência da família e cuidadores
Uso inapropriado ou excessivo do sistema de saúde	Isolamento social
Ansiedade e medo	Frustração, depressão e suicídio

Fonte: Elaborada pelas autoras.

Princípios no tratamento da dor

A Organização Mundial da Saúde (OMS) preconiza os seguintes princípios no tratamento de dor:[5]

- Pela boca: a via para administração de medicação deve ser a menos invasiva possível, portanto, quando houver condição para a via oral é a primeira escolha, seguida da transdérmica, hipodermóclise, endovenosa e subcutânea. Evitar a via intramuscular.
- Pelo relógio: os analgésicos devem ser prescritos de horário, de acordo com o tempo de ação de cada um. O objetivo não é apenas tratar a dor, mas também prevenir que ela apareça. Além das doses de horário, é recomendado deixar alguma medicação de resgate, para usar se necessário nos intervalos da dose de horário.
- Pela escada: a OMS desenvolveu uma ferramenta conhecida como "Escada Analgésica" (Figura 14.2) para guiar o tratamento farmacológico, associando a intensidade da dor com as classes de medicamentos indicadas para aquela situação (observação: embora essa escada seja amplamente difundida, para um melhor manejo de dor, com menos efeitos colaterais, é possível fazer doses

baixa de opioide fortes já na dor moderada, embora na escada se preconize usá-los na dor intensa).

- Pelo indivíduo: todo tratamento deve ser individualizado, levando-se em conta suas características e resposta à terapêutica instituída.
- Atenção aos detalhes: Atentar-se também para prevenção e tratamento de possíveis efeitos colaterais da terapia analgésica e perceber quais situações melhoram ou pioram a dor (não apenas fatores físicos, mas também emocionais, sociais, espirituais, ambientais).
- Avaliações contínuas: reavaliações devem ser feitas continuamente, para compreender como o paciente responde à terapia.
- Abordagem interdisciplinar.

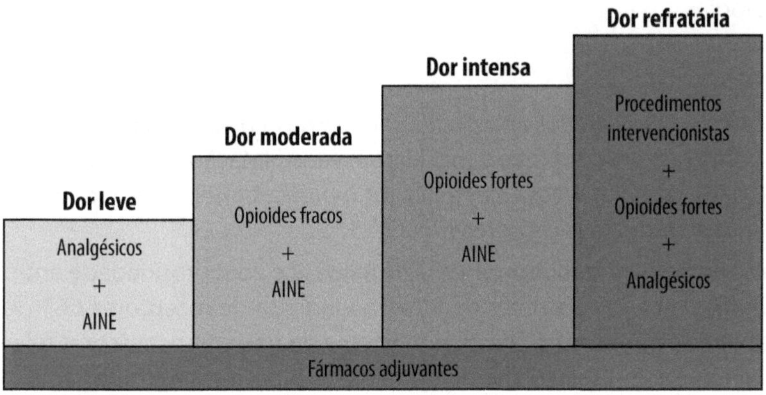

Figura 14.2. Escada analgésica. *Fonte: Adaptada de Ferrari e Limberger, 2021.*[6]

Abordagem farmacológica

O tratamento adequado da dor ocorre com o uso da analgesia multimodal que ocorre através do uso de várias medicações e técnicas analgésicas que atuam em diferentes mecanismos de ação no sistema nervoso periférico e/ou central, as quais podem também ser combinadas com intervenções não farmacológicas. A analgesia multimodal envolve efeitos aditivos ou sinérgicos que promovem um alívio mais eficaz da dor quando comparados com analgesias que agem em apenas um mecanismo fisiológico causador da dor.[3]

O monitoramento da dor realizado pela equipe de enfermagem é essencial para um controle adequado do tratamento realizado e adesão ao tratamento e deve ser organizado de acordo com as medicações prescritas, seu tempo de ação e efeitos colaterais.[3]

Anti-inflamatórios não hormonais (AINE)

São analgésicos que possuem ação predominantemente periférica, apesar de agirem no SNC por inibição da reação inflamatória espinhal que é mediada pela micróglia. Esse grupo terapêutico possui mecanismos de ação comum, caracterizados pela inibição da cicloxigenase (COX), seguido da inibição de síntese de endoperóxidos cíclicos, de prostaglandinas (PG) e de reação inflamatória PG-dependente, tanto nos tecidos periféricos quanto no SNC. São bastante utilizados apresentando excelente eficácia analgésica, podendo ser prescritos como monoterapia para dores leves a moderada viscerais, ósseas, musculares e articulares, que tenham origem inflamatória. Durante a utilização dos AINEs, devemos levar em consideração os fatores de risco que aumentam a incidência para ocorrência de úlcera péptica e podem causar declínio progressivo da função renal, por esse motivo, é uma medicação para ser usada preferencialmente em contexto de dor aguda, sendo evitada nos tratamentos de pacientes em Cuidados Paliativos. A associação de mais de um AINEs não é recomendada, por não gerar aumento de analgesia, e sim aumento de efeitos colaterais. Na Tabela 14.5 estão os principais tipos de AINEs, bem como suas posologias.

Analgésicos simples

O mecanismo de ação dos analgésicos ocorre na inibição da síntese de prostaglandinas, responsáveis pela dor leve e moderada, vasodilatação local e pelo aumento da permeabilidade vascular. Nessa classe temos o paracetamol e a dipirona como representantes que atuam em receptores da COX-3.[3,7]

O paracetamol (acetaminofeno) é um analgésico com propriedade antipirética, e seu mecanismo de ação é através da ativação indireta de receptores CB1 do sistema endocanabinoide que são um complexo sistema de neurotransmissores relacionados a balanço energético, alterações emocionais, dor, hipertermia e hiperfagia. Devemos lembrar que essa droga é hepatotóxica, não devendo ser utilizadas doses superiores a 4 g/24 horas.[3]

A dipirona (metamizol) têm sua atividade analgésica atribuída à depressão direta da atividade nociceptora, por conseguir diminuir o estado de hiperalgesia persistente por meio do bloqueio da entrada de cálcio e da diminuição dos níveis de AMP cíclico (AMPc) nas terminações nervosas. Recentemente evidenciou-se o mecanismo de ação da dipirona sobre receptores CB1 do sistema endocanabinoide. A dipirona pode causar agranulocitose, complicações gastrointestinais, anemia aplásica e anafilaxia.[3]

Na Tabela 14.5 estão os principais tipos de analgésicos simples, bem como suas posologias.

Relaxantes musculares

Os relaxantes musculares atuam inibindo o tônus muscular, atuando nos receptores GABA, deprimindo o SNC e reduzindo os neurotransmissores glutamato e aspartato. São indicados no tratamento da dor associado a síndromes dolorosas miofasciais onde temos espasmos musculares dolorosos.

Na Tabela 14.5 estão os principais tipos de relaxantes musculares, bem como suas posologias.

Tabela 14.5. AINEs, analgésicos simples e relaxante muscular

AINEs[7]	Posologia	Efeito adverso
Ibuprofeno	400-800 mg, 3-4 ×/dia (VO)	❑ Toxicidade gástrica ❑ Nefrotoxicidade e hipertensão ❑ Insuficiência cardíaca ❑ Doença coronariana ❑ Trombose
Nimesulida	50-100 mg, 2 ×/dia (VO)	
Diclofenaco	50-75 mg, 3 ×/dia (VO)	
Naproxeno	500 mg, 2 ×/dia (VO)	
Indometacina	25 mg, 2-3 ×/dia (VO)	
Cetorolaco	10 mg, 3 a 4 ×/dia (VO)	
Meloxicam	7,5-15 mg ao dia (VO)	
Piroxicam	40 mg/dia (VO)	
Tenoxican	20 a 40 mg/dia (VO)	
Cetoprofeno	50 a 300 mg ao dia, 1-2 ×/dia (VO)	
Celecoxibe	200-400 mg, 2 ×/dia (VO)	
Etoricoxibe	60-120 mg, 1 ×/dia (VO)	
Analgésico simples	**Posologia**	**Efeito adverso**
Paracetamol	500 mg, 3-4 ×/dia (VO)	❑ Hepatotoxicidade ❑ Reações cutâneas
Dipirona	500 mg, 4 ×/dia (VO)	
Relaxante muscular	**Posologia**	**Efeito adverso**
Ciclobenzaprina	10 mg, 2-4 ×/dia (VO)	❑ Sonolência ❑ Tontura ❑ Hipotensão ❑ Cefaleia
Carisoprodol	250 mg, até 4 ×/dia (VO)	
Baclofeno	5-10 mg, até 3 ×/dia (VO)	
Cloridrato de tizanidina[7]	2-4 mg, até 3 ×/dia (VO)	

Fonte: Elaborada pelas autoras.

Corticosteroides

Os corticoides são fármacos que podem ser utilizados de forma adjuvante no tratamento de dor associadas a lesões traumáticas, inflamatórias e neoplásicas do sistema nervoso, por infiltração ou compressão, cefaleia por hipertensão intracraniana e metástases ósseas.[3,5,8] Os corticoides podem ser de curta duração (hidrocortisona), média duração (prednisona, metilprednisolona, triancinolona, deflazacorte) e de longa duração (dexametasona e betametasona).[3,9]

Orienta-se administração pela manhã ou no início da tarde, quando a posologia é de duas vezes ao dia, para reduzir distúrbios de sono. Eles devem ser utilizados durante o menor período possível de tempo em decorrência de seus efeitos colaterais, sempre considerando a fase em que a patologia do paciente se encontra.[3]

Os efeitos colaterais incluem distúrbios do sono, hiperglicemia e hipertensão arterial e tendem a se agravar com uso prolongado. Contudo, no contexto de cuidados paliativos, os riscos são equilibrados com os benefícios para alívio sintomático. E nesse caso, damos preferência à dexametasona devido a longa meia vida e baixo efeito mineralocorticoide, levando a menor retenção hídrica.[9]

Tabela 14.6. Corticoides

Corticoides	Dose equivalente	Posologia	Efeitos colaterais
Dexametasona	4	Dose baixa: (oral, IV). Inicial: 0,75 a 1,5 mg, 1 ou 2 ×/dia; faixa de dose eficaz usual: 1 a 2 mg, IV ou VO, 2 ×/dia Dose alta: (oral, IV). Inicial: 8 a 10 mg, uma vez; se responsivo, pode-se considerar 4 mg, 2 ×/dia ou 8 mg, 1 ×/dia; usar a dose mais baixa que mantém o alívio da dor enquanto outros tratamentos analgésicos são adicionados, se indicado. Doses mais altas podem ser usadas em síndrome de compressão medular e edema cerebral sintomático	Agudamente, a toxicidade mais frequente é relacionada a distúrbios de humor e delírio. Enquanto, a longo prazo, podemos ter miopatias, sintomas cushingoides, diabetes, osteoporose e supressão da adrenal prolongada
Prednisona	25	Oral: 10 a 60 mg/dia administrados em dose única diária ou em 2 a 4 doses fracionadas; dose baixa: 2,5 a 10 mg/dia; dose alta: 1 a 1,5 mg/kg/dia (geralmente não excedendo 80 a 100 mg/dia)	
Prednisolona	25	Oral: 10 a 60 mg/dia administrados em dose única diária ou em 2 a 4 doses fracionadas; dose baixa: 2,5 a 10 mg/dia; Dose alta: 1 a 1,5 mg/kg/dia (geralmente não excedendo 80 a 100 mg/dia)	
Metilprednisolona	20	IV (succinato): 40 a 125 mg/dia administrados em dose única diária ou em doses fracionadas; raramente, para certas condições, pode ir até 1 a 2 mg/kg/dia Terapia inicial de "pulso" com altas doses para indicações selecionadas (por exemplo, distúrbios reumáticos sistêmicos graves): 7 a 15 mg/kg/dose (ou 500 mg a 1 g/dose) administrados uma vez ao dia durante 3 a 5 dias Oral: 16 a 64 mg/dia, uma vez ao dia ou em doses divididas IM (acetato ou succinato): 40 a 60 mg, em dose única.	
Hidrocortisona	100 mg	Dosagem: ajuste a dose dependendo da condição a ser tratada e da resposta do paciente. Utilize a menor dose possível para controlar o quadro; quando for possível reduzir a dose, reduza-a gradualmente. Em pacientes que tomam hidrocortisona oral crônica e que estão em situações de risco de vida, podem ser necessárias doses parenterais maiores que a dose oral	

Fonte: Elaborada pelas autoras.[7-11]

Opioides

Os opioides são o grupo de medicamentos mais utilizado no tratamento de dor moderada e intensa, principalmente nos casos de dor oncológica, mas tem uma maior eficiência no controle da dor quando associados à terapia multimodal. São designados receptores opioides: mu (μ), delta (δ) e kappa (κ), os quais são parte do sistema endógeno e tem ação em dor de origem nociceptiva. Os receptores estão dispostos em todo o SNC e no sistema nervoso periférico (SNP), tornando o alívio da dor relativamente seletivo.[4]

Diferentemente dos anti-inflamatórios, não existe dose máxima (dose-teto), podendo a dose ser aumentada de acordo com a intensidade da dor e com os efeitos adversos, que incluem: sedação, confusão mental, náuseas e vômitos, constipação, alterações hormonais, mioclonias, prurido, retenção urinária, efeitos cardiovasculares e depressão respiratória. Por isso o princípio básico de sua utilização clínica é a titulação da dose para cada paciente, até se atingir um nível aceitável de analgesia limitado pelos efeitos adversos concomitantes. Os opioides podem produzir alterações do humor, incluindo alívio da ansiedade, euforia e disforia.[5]

Nos opioides fracos temos a Codeína e o Tramadol. A codeína é uma pró-droga e não apresenta atividade analgésica se não for metabolizada no fígado em morfina. O tramadol tem ação em receptores NMDA que atuam no tratamento da dor crônica. O tapentadol é um fármaco opioide novo, que é capaz de exercer o papel de opioide fraco e forte através do ajuste da dose. Tem ação em receptor Mu e ação noradrenérgica que atua no tratamento de dor aguda e crônica, com uma ação próxima ao tramadol com menos efeitos colaterais.[5,7]

Nos opioides fortes temos a morfina, metadona, oxicodona, fentanil e buprenorfina. A morfina é o mais usado e seguro, tem pico de ação rápida, cerca de 10 a 30 minutos e duração analgésica de 4 horas. Em cuidados paliativos a dose total diária da morfina deve ser recalculada diariamente se forem utilizados mais de 3 resgates diários, que são de 10% da dose total diária. A metadona tem uma meia vida elevada, devido à deposição adiposa, podendo durar de 12 a 40 horas, por isso os ajustes de dose devem ser realizados a cada 3 dias para evitar intoxicação de opioide. A metadona age em receptor NMDA, por isso, tem ação em dor crônica. A oxicodona tem alto grau de dependência química e deve ser evitada em pneumopatas e etilistas. O fentanil e a buprenorfina são utilizados em adesivos transdérmicos, e o processo de atingir concentrações analgésicas é lento e pode durar de 8 a 12 horas.[3,5,7]

Para manejo desses efeitos 4 estratégias devem ser seguidas:

- Reduzir dose sistêmica do opioide.
- Terapias específicas para reduzir efeito adverso.
- Trocar opioide.
- Mudança da via de administração.[8]

Fármacos adjuvantes

As medicações adjuvantes são usadas como analgésicos apesar de terem outras ações como principais. Elas podem ser iniciadas em qualquer degrau da escada analgésica sendo fundamentais para o manejo das dores neuropáticas e dores crônicas, principalmente quando a dor não está controlada com o uso somente de opioide. Os analgésicos coadjuvantes pertencem às seguintes classes: antidepressivos, anticonvulsivantes, anestésicos locais, neurolépticos, bloqueadores de receptores NMDA. O uso de coadjuvantes pode ser indicado com o objetivo de aumentar o controle da dor, tratar dor refratária a outros medicamentos, reduzir a dose de analgésicos e de efeitos adversos dos fármacos associados. [3,5,7]

A escolha do coadjuvante requer conhecimento prévio sobre o paciente e sua dor, como características, funções hepática e renal, susceptibilidades individuais, patologias concomitantes, predominância da dor e seu impacto na qualidade de vida. [3,5,7]

Tabela 14.7. Fatores de conversão de equivalência oral em miligramas de morfina

Opioide	Via de administração	EOMM*
Morfina	VO	1
	EV/SC	3
Codeína	VO	0,1
Tramadol	VO	0,2
Tapentadol	VO	0,4
Oxicodona	VO	1,5
	SC ou EV	3
Hidromorfona	VO	5
Fentanil	EV	0,2
	STD	2,7
Buprenorfina	EV ou IM	75
	STD	2,2
Sufentanil	SL	0,5

VO: via oral; SC: subcutâneo; EV: endovenosa; IM: intramuscular; SL: sublingual; STD: sistema transdérmico.
**Equivalência oral em miligramas de morfina.*
Fonte: Adaptada de Nielsen, 2016.[12]

Tabela 14.8. Fatores de conversão de equivalência oral em miligramas de morfina (EOMM) para metadona*

EOMM (mg/dia)	Taxa de conversão aproximada
30-90	4:1
91-300	8:1
301- 600 mg	aproximadamente 10:1
601-800 mg	aproximadamente 12:1
801-1.000 mg	aproximadamente 15:1
> 1.000 mg	aproximadamente 20:1

**Dose inicial de metadona em pessoa com uso prévio de opioide: iniciar em uma dose cerca de 75%-90% menor que a equianalgesia calculada, na dose máxima de 30-40 mg/dia. Ajustes de 5 mg/dia e no máximo 10 mg/dia, semanalmente.*
Fonte: Adaptada de Kreutzwiser; Tawfic.[13]

Tabela 14.9. Principais efeitos adversos

Retenção urinária	Constipação	Náusea e vômitos
Hipotensão postural	Sonolência	Alteração cognitiva
Alucinações	Delirium	Mioclonias
Miose	Convulsões	Prurido
Sudorese	Diminuição do reflexo de tosse	Depressão respiratória
Hiperalgesia induzida por opioides	Rebaixamento do nível de consciência	

Fonte: Elaborada pelas autoras.

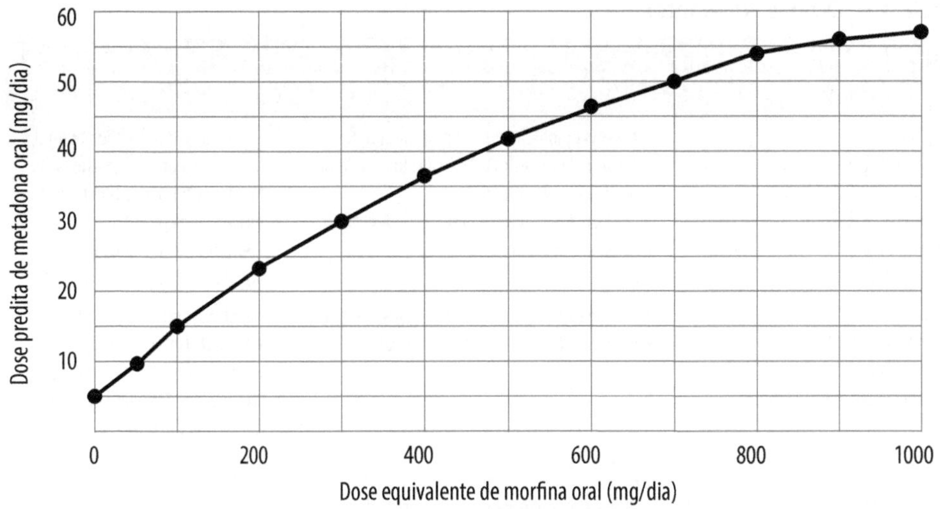

Figura 14.3. Nomograma de conversão de morfina oral para metadona oral. *Fonte: Adaptada de Toombs JD. Oral methadone dosing for chronic pain. A practitioner's guide. Pain treatment topics, 2008, Disponível em: http://paincommunity.org/blog/wp-content/uploads/OralMethadone Dosing.pdf.*

Tabela 14.10. Intoxicação por opioide

Sintomas	❑ Depressão respiratória ❑ Rebaixamento do nível de consciência ❑ Miose
Antídoto: Naloxona[8]	❑ Antagonista competitivo de receptores mu capaz de reverter os efeitos dos opioides ❑ Pode ser utilizada por via parenteral, nasal ou pulmonar ❑ Preferência para via parenteral ❑ Meia-vida: 30 a 80 minutos, podendo necessitar de doses mais altas para reverter os efeitos de opioides de meia-vida longa (como a metadona) ou de liberação prolongada ❑ administrar a naloxona em doses baixas com reavaliações imediatas ❑ deve-se iniciar com doses de 0,04 a 0,08 mg, com reavaliações a cada 30 a 60 segundos, no intuito de melhorar a frequência respiratória e diminuir risco de morte associada, porém sem causar rebote dos sintomas, uma vez que um novo patamar de conforto poderá demorar dias para ser alcançado ❑ Em caso de intoxicação com drogas de meia-vida mais longa (como a metadona) ou formulações de liberação prolongada, a realização de naloxona por infusão contínua pode ser necessária ❑ De dois terços da dose total necessária para reverter a intoxicação a cada hora ou 0,2 mg/h ❑ Em caso de inconsciência e parada respiratória, doses mais altas (0,4 a 2 mg) devem ser realizadas, associadas ao suporte ventilatório imediato

Fonte: Elaborada pelas autoras.

Abordagem não farmacológicas

As intervenções não farmacológicas têm um papel relevante, que envolve a equipe multiprofissional com o objetivo de promover um cuidado integral centralizado no paciente. Elas buscam promover o alívio necessário da dor para que os procedimentos diagnósticos e terapêuticos possam ser realizados e devem ser iniciadas logo que surjam as primeiras manifestações dolorosas, junto com as outras terapêuticas realizadas.

Tabela 14.11. Drogas adjuvantes

Medicações	Observações	Efeitos adversos
Antidepressivos		
Tricíclicos Amitriptilina 10-150 mg Imipramina 12,5-150 mg Doxepina 75-300 mg Nortriptilina 10-125 mg Clomipramina 10-150 mg	Agonismo opioidérgico, e noradrenérgico (adjuvância analgésica). Amitriptilina é a droga mais utilizada da categoria Cuidados: idosos, doença cardíaca, retenção urinária e convulsão	Sonolência, hipotensão postural, bloqueio cardíaco e arritmias. As aminas secundárias têm menor intensidade nos efeitos Contraindicação: glaucoma de ângulo estreito e infarto recente
IRSN Duloxetina 30-120 mg Venlafaxina 37,5-225 mg Desvenlafaxina 50-200 mg	Duloxetina e venlafaxina tem indicação de primeira linha para tratamento de dor neuropática	Náuseas, sonolência, disfunção sexual. Distúrbios do sono. Cuidados: hipertensão/convulsões ClCr < 30 mL/min ajustar dose de duloxetina (30 mg)
Anticonvulsivantes		
Carbamazepina: iniciar com 100 a 200 mg 2 × ao dia. Dose usual: 300 a 800 mg/dia, dividido em 2 ×/dia Oxcarbazepina: iniciar com 150 mg titular 150-300 mg a cada 3-5 dias. Dose usual: 150-600, dividido em 2 ×/dia	Carba e oxcarbamazepina são usadas na dor neuropática e principalmente neuralgia do trigêmeo Cuidados: insuficiência cardíaca, renal e hepática Monitorar leucócitos, plaquetas, função renal/hepática e sódio Evitar uso em idosos	Agranulocitose, fadiga, nistagmo Oxcarbamazepina, tem menos efeitos colaterais. Uso limitado por efeitos colaterais com outras drogas
Gabapentina: doses entre 300 e 1.800 mg, divididos em três doses, podendo-se utilizar até 3.600 mg/dia Pregabalina: doses entre 25 e 300 mg/dia, uma a duas vezes ao dia	Primeira escolha para dor neuropática, neuropatia induzida por quimioterapia e neuropatia diabética Iniciar com dose baixa em pacientes mais frágeis. Apresentam atividade anti-hiperálgica, anti-alodínico, ansiolítica, sedativa e moduladora do sono, além de potencializar a analgesia, atenuar a tolerância induzida por opioides e reduzir seu consumo	Gabapentinoides: sonolência, tontura, confusão mental, boca seca, ganho de peso e edema periférico Pregabalina: insuficiência cardíaca, cefaleia, ataxia
Antipsicóticos		
Clorpromazina: Dose de 10 a 300 mg, sempre iniciar em doses baixas	São relaxantes musculares e diminuem a percepção da dor	Constipação, náuseas, boca seca, retenção urinária, disfunções sexuais
Agonistas alfa-2 adrenérgicos		
Clonidina (dose não tem sido bem estabelecida)	Mais comum para tratamento de HAS Em forma transdérmica, para neuropatia diabética; e em infusão epidural, para pacientes oncológicos	Hipotensão e sonolência
Tizanidina (dor miofascial) 2-4 mg à noite inicialmente	Insônia associada ao quadro de dor	Hipotensão e sonolência
Agentes tópicos		
Capsaicina (0,02 -0,1% - usual iniciar com 0,75%)	Indicadas para poli e mononeuropatias. Neuralgia pós-herpética	Sensação de queimação e vermelhidão na pele, no local da aplicação
Lidocaína *patch* 5%, gel ou creme	Dor neuropática e osteoartrite. Neuralgia pós-herpética Até três adesivos tópicos podem ser aplicados ao mesmo tempo e os adesivos podem ser cortados	Reações na pele, no local da aplicação, bradicardia
Mistura 1:1 de lidocaína e prilocaína (EMLA)	Pode ser usado para alívio de dor em incisões e punções venosas, desbridamento de úlceras em perna	

Fonte: Elaborada pelas autoras.[2,3,8,9]

Para além de um estilo de vida equilibrado (alimentação anti-inflamatória, atividades físicas regulares, sono reparador, controle de estresse e controle do consumo de substâncias tóxicas), existe um vasto arsenal terapêutico não farmacológico que também podem auxiliar no controle da dor, listados na Tabela 14.12.

Tabela 14.12. Manejo não farmacológico da dor

Medicina Tradicional Chinesa	Medicina Ayurvédica	Medicina Antroposófica
Naturopatia	Homeopatia	Fitoterapia
Yoga	Relaxamento	Meditação
Manipulação quiroprática	Manipulação osteopática	Massagem
Terapia cognitiva comportamental	Arteterapia	Musicoterapia
Dançaterapia	Agulhamento seco	Acupuntura
Estimulação magnética transcraniana	Fotobiomodulação	Correntes elétricas: TENS FES
Hipnose	Aromaterapia	LED/laserterapia

Fonte: Elaborada pelas autoras.[3,5,7]

Dor total

Cicely Saunders ao estudar o controle de dor em pacientes oncológicos propôs o conceito de "Dor Total", que considera não somente a dor física, mas também que essa pode ser modulada por outras dores das esferas da vida humana: social, psíquica, espiritual, familiar e financeira. Todas essas dores estão articuladas e afetam o indivíduo em sua totalidade. [5,15]

Na esfera social, é frequente o sofrimento ser direcionado à perda do papel social exercido antes do adoecimento, isolamento social em decorrência da doença e da necessidade de cuidados, perda da autonomia e aumento da dependência. No que se refere à dor psíquica, pode-se destacar a angústia de morte, medo do sofrimento, raiva, revolta, perda de controle e desespero. A dor espiritual relaciona-se à necessidade de perdão, falta de sentido de vida, medo do pós-morte, culpas perante Deus e fragilidade da espiritualidade. Os pacientes em fase terminal experimentam sofrimentos e angústias comumente expressas como dor devido à dificuldade de identificá-los e de buscar auxílio direcionado para eles por se tratar de experiências singulares e individuais.[5,15]

A dor total não pode ser resolvida apenas com medicamentos, necessitando de uma abordagem multiprofissional, avaliando-a em toda a sua abrangência.[5,15]

Conclusão

A dor é o sintoma mais prevalente nos pacientes em Cuidados Paliativos, contudo apresenta alta taxa de subtratamento, gerando grande desconforto para essa população, sobretudo na fase final de vida.

É dever do profissional de saúde que cuida de um paciente com dor não só um acolhimento empático, mas entender sua etiologia, propor um tratamento direcionado a essa causa e reavaliação frequente para o manejo e titulação medicamentosa, bem como a adequada associação de medidas não farmacológicas, para garantir a esse paciente sua qualidade de vida, funcionalidade e o direito à autonomia para viver sua vida conforme seus desejos e valores.

Referências

1. Raja, SN; Carr DB, Cohen, M. Finnerup NB, Flor H, Gibson S et al. The revised International Association for The Study of Pain.2020; 161(9):1976-82.
2. Fonseca PRB, Posso IP, Rocha EA. Tratamento Farmacológico da dor crônica. Cap 07. Pag 81-88. In: Mattos SLL, Azevedo MP, Cardoso MGM, Nunes RR. Dor e Cuidados Paliativos. Rio de Janeiro: Sociedade Brasileira de Anestesiologia/SBA, 2018.
3. Teixeira MJ, Figueiro JB, Yeng LT, Andrade DC. Dor Manual para o Clínico 2ED. Atheneu, 2019.
4. Naime FF. Manual de tratamento da dor: dor aguda e dor de origem oncológica: tratamento não invasivo.2 ed. Barueri: Manole;2013.
5. Castilho RK, Silva VCS, Pinto CS. Manual de Cuidados Paliativos ANCP 3 ED. Atheneu, 2021.
6. Ferrari LM, Limberger JB. Medicamentos na prática clínica de pacientes oncológicos em cuidados paliativos. Disciplinarum Scientia - Ciências da Saúde, v. 22, n. 1, p. 315-332, 2021. Disponível em: https://doi.org/10.37777/dscs.v22n1-025. Acesso em: 9 jun. 2024.
7. Savassi, LCM; Melo CGL; Dias, MB; Ribeiro, MTAM; Zachi, MLR. Tratado de Atenção Domiciliar. Manole, 2023.
8. Carvalho LFGL, Branco TP. Tratamento farmacológico da dor: Analgésicos não opioides e drogas adjuvantes. Cap 13. In: Carvalho RT et al. Manual da residência de cuidados paliativos: abordagem multidisciplinar. 2. ed. - Santana de Parnaíba [SP]: Manole, 2022.
9. Geiger J. Adjuvant analgesic medications. In: Bruera E, Higginson I, Von Gunten CF, Morita T. Textbook of palliative medicine and supportive care. 3 ed. Boca Raton: CRC Press, 2021. pag 249
10. UpToDate Lexidrug Editorial. UpToDate. (Acessado em 14 de julho de 2024).
11. De Iaco, F et al. "Equianalgesia, opioid switch and opioid association in different clinical settings: a narrative review." European review for medical and pharmacological sciences vol. 26,6 (2022): 2000-2017. doi:10.26355/eurrev_202203_28349
12. Nielsen, S et al. "A synthesis of oral morphine equivalents (OME) for opioid utilization studies." Pharmacoepidemiology and drug safety vol. 25,6 (2016): 733-7. doi:10.1002/pds.3945
13. Kreutzwiser, D., & Tawfic, Q. A. (2020). Methadone for Pain Management: A Pharmacotherapeutic Review. CNS Drugs. doi:10.1007/s40263-020-00743-3
14. Portenoy RK, Ahmed E, Patel M. Adjuvant analgesics: principles of use. In: Cherny NI, Fallon MT, Kassa S, Portenoy RK, Currow DC. 6 ed. Oxford: Oxford University Press, 2021. pag. 433
15. Hanks G, Cherny NI, Christakis NA, Fallon M, Kaasa S, Portenoy RK. Oxford textbook of palliative medicine. 4.ed. Oxford: Oxford University Press, 2010.

15

Dor Orofacial e Distúrbios do Paladar

Karina Tamie Ichimura
Patrícia Domingues Vilas Boas
Sumatra Melo da Costa Pereira Jales

A dor orofacial nos pacientes domiciliares em cuidados paliativos

Implicação clínica

A dor continua sendo o principal motivo que leva o paciente a procurar a assistência à saúde, incluindo a odontologia. A prevalência de dor orofacial é alta no Brasil, principalmente a que pertence à área odontológica, sendo, portanto, uma questão de saúde pública.

A região orofacial tem características próprias, é toda revestida por pele e mucosa, com grande vascularização, e inervação trigeminal complexa devido a intensa convergência de informações ao sistema nervoso central, que facilita o fenômeno de dor referida, fato que justifica a grande sensibilidade dessa área, principalmente da boca.

Além disso, esse segmento é responsável pela realização de funções essenciais à vida, como a fala, a mastigação e a deglutição. Por essas razões, quando comprometida por um quadro doloroso agudo ou crônico, possui impacto físico, emocional e psicossocial, que afeta diretamente a qualidade de vida.

Epidemiologia

As dores crônicas são altamente prevalentes na população idosa e acometem cerca de 73% dessa faixa etária; as agudas, por sua vez, estão presentes em aproximadamente 50% dos pacientes idosos hospitalizados, sendo, em grande parte, subdiagnosticada e, portanto, pouco manejada, principalmente quando em instituições de longa permanência.[1]

A dor orofacial é prevalente em pacientes idosos; os números variam entre 6,7% e 18,5% para não demenciados,[2] e 7,4% e 21,7% em idosos com demência.[3]

Sua etiologia é multifatorial,[4] porém, as doenças bucais, como a cárie e a doença periodontal, são a principal causa de dor orofacial e tendem a aumentar com a idade.[5]

Em doenças ameaçadoras à vida, por sua vez, como a demência, conforme evoluem, é comum observar que os pacientes se tornam incapazes de cuidar da boca e, em estágios mais avançados, resistem a esse tipo de cuidado.[6] Portanto, isso contribui para a ocorrência de problemas bucais e, consequentemente, dor orofacial.[7]

Etiologia

A dor orofacial pode ser aguda ou crônica, primária ou secundária a uma doença de base ou condição adjacente e maligna ou benigna.

Nesse segmento pode ser classificada como: a) dor orofacial atribuída a distúrbios da estrutura dentoalveolar; b) dor orofacial miofascial; c) dor orofacial da articulação temporomandibular; d) dor orofacial atribuída a lesão ou doença dos nervos cranianos; e) dores orofaciais semelhantes a apresentações de cefaleias primárias; f) dor orofacial idiopática.[8]

Ao considerarmos esse sintoma no paciente em cuidados paliativos, na modalidade de atenção primária e domiciliar, observam-se, mais frequentemente, dores que afetam a mucosa oral e os dentes (Tabela 15.1).

Tabela 15.1. Etiologia das dores orofaciais

Distúrbios da estrutura dento-alveolar e adjacências	Mucosa oral 1. Traumatismo por próteses dentárias desadaptadas e dentes com bordos cortantes (fraturas e/ou desgastes) 2. Mordedura da mucosa oral e lábios por distúrbios do movimento (sucção, interposição dos lábios e língua entre as arcadas dentárias, bruxismo secundário etc. 3. Xerostomia e/ou hipossalivação 4. Infecções oportunistas (candidíase oral, CMV, HVS, EBS) 5. Mucosite oral 6. Úlcera aftosa 7. Tumores (principalmente câncer de cabeça e pescoço) 8. Pós-operatória	Dentes 1. Pulpite 2. Abscesso por foco odontogênico 3. Gengivite 4. Periodontite 5. Fratura dentária 6. Pulpalgia por traumatismo 7. Pericementite 8. Pós-operatória
Dor orofacial miofascial	1. Distúrbios do movimento mandibular (distonia, discinesia, bruxismo secundário, trismo/espasticidade) 2. Edentulismo	
Lesão ou doença dos nervos cranianos	1. Neuralgia do trigêmeo 2. Dor neuropática trigeminal atribuída ao herpes zoster 3. Dor trigeminal neuropática pós-traumática 4. Invasão tumoral	
Alteração da articulação temporomandibular	1. Osteoartrose 2. Tumores 3. Anquilose	
Dor orofacial idiopática persistente	1. Síndrome da ardência bucal	

CMV: Citomegalovírus, EBS: Vírus Epstein–Barr, HVS: Vírus do herpes simples.

A dor orofacial pode ser a manifestação inicial de doenças sistêmicas crônicas reumatológicas, hematológicas, neurológicas, entre outras, bem como sinal de urgência ou emergência médica, como no caso de infecções, tumores e doenças cardíacas (dor referida à face). Logo, o profissional deve estar atento à condição clínica do paciente que se queixa de dores orofaciais, principalmente em situações de emergência, em que a dor é recorrente ou persistente e são indispensáveis exames complementares para seu correto diagnóstico e tratamento.[9]

Abordagem clínica

A primeira e a mais importante etapa são a história clínica do paciente e da dor, e engloba: queixa principal e duração da dor, fatores desencadeantes (quando presentes), tratamentos anteriores, fatores de melhora ou piora, característica temporal, localização, frequência, qualidade e intensidade.[9]

Deve ser realizada uma avaliação orofacial minuciosa, através de uma metodologia de avaliação. Deve compreender as estruturas extrabucais, como os músculos mastigatórios e cervicais, articulações temporomandibulares e a sensibilidade da face; e as estruturas intrabucais, como dentes, periodonto, tecidos moles, língua, fluxo salivar e sensibilidade da mucosa.

As escalas de autorrelato da dor constituem padrão-ouro para a sua avaliação, porém é fundamental que o paciente seja capaz de compreendê-las. Nos pacientes com alterações neurológicas, se faz necessária a observação direta (reprodução da dor pelo exame físico). Pode também ser utilizada uma escala de dor orofacial para pacientes não verbais,[10] em repouso e durante a função mandibular.

Em pacientes não contactantes, a saúde bucal precária, a frequência da escovação, a qualidade de mastigação, a consistência do alimento e a higiene bucal são preditores significativos de dor orofacial.[11]

Nesse contexto, portanto, merece atenção redobrada pela dificuldade de diagnóstico, o que a torna subdiagnosticada e subtratada.

Abordagem terapêutica

Para que seja possível o diagnóstico correto, planejamento e tratamento adequados, é importante conhecer cada grupo de dor orofacial, os sinais e sintomas de cada doença e suas inter-relações, além do contínuo trabalho em conjunto com o restante da equipe multidisciplinar[9] (Tabela 15.2).

Considerações finais sobre a dor orofacial nos pacientes domiciliares em cuidados paliativos

O controle eficaz dos sintomas de ordem física, entre eles a dor orofacial, é essencial para que o paciente tenha uma maior qualidade de vida especialmente nos cuidados paliativos. Dessa maneira, passa a ser possível lidar com outras questões importantes no processo do adoecimento, nas dimensões psicológicas, sociais/familiares e espirituais.

Tabela 15.2. Tratamento odontológico das dores orofaciais mais comuns nos pacientes em cuidados paliativos

Diagnóstico de dor orofacial	Cuidados farmacológicos	Cuidados não farmacológicos
Traumatismo em tecidos moles/úlcera aftosa	Prescrição de analgésico, corticoide tópico, anestésico tópico Prescrição de clorexidina 0,12% (evitar infecção secundária)	Ajuste, reparo e/ou reembasamento da prótese Arredondamento dos bordos cortantes dos dentes Adaptação da dieta Fotobiomodulação (laserterapia)
Mordedura de tecidos moles por distúrbios do movimento	Prescrição de relaxante muscular, analgésico, anestésico tópico Aplicação de toxina botulínica em musculatura envolvida	Uso de abridores de boca confeccionados com palitos Métodos auxiliares de abertura bucal Fotobiomodulação (laserterapia)
Xerostomia e/ou hipossalivação	Prescrição de substitutos salivares (saliva artificial líquida ou gel), hidratantes labiais, antissépticos bucais e flúor	Orientação de dieta e hidratação Sucção de cubos de gelos Gomas de mascar sem açúcar Orientação de higiene bucal Fotobiomodulação (laserterapia)
Disgeusia	Prescrição de sulfato de zinco	Fotobiomodulação (laserterapia)
Infecções oportunistas (fúngicas, virais)	Prescrição de analgésicos, antifúngico tópico ou sistêmico, antiviral tópico ou sistêmico, anestésico tópico	Adaptação da consistência da dieta Higiene bucal e das próteses Terapia fotodinâmica – aPDT
Mucosite oral	Prescrição de analgésicos, corticoide tópico, anestésico tópico, clorexidina 0,12% (evitar infecção secundária)	Chá gelado de camomila Higiene bucal Fotobiomodulação (laserterapia)
Tumores (principalmente câncer de cabeça e pescoço)	Fármacos quimioterápicos e/ou radioterapia conforme conduta médica	Compressão com gaze, compressa gelada, (sangramento pequeno) Uso de máscaras e curativos (prevenção de miíase) Higiene oral e limpeza das feridas
Pós-operatória	Prescrição de analgésicos simples e/ou opioides fracos, analgesia tópica Digluconato de clorexidina 0,12% na ferida operatória (dor aguda) Antidepressivos tricíclicos, gabapentinoides e anticonvulsivantes (dor crônica)	Higiene bucal e da ferida operatória (dor aguda) Fotobiomodulação (laserterapia)
Pulpite, fratura dentária, pupalgia por traumatismo, pericementite	Prescrição de analgésicos Prescrição de AINES	Regularização de bordo cortante Acesso/tratamento endodôntico Exodontia Ajuste oclusal (infraoclusão)
Abscesso por foco odontogênico	Prescrição de analgésicos, antibióticos	Drenagem intraoral com ou sem colocação de dreno
Gengivite e periodontite	Prescrição de analgésicos, antibióticos, clorexidina 0,12%	Tratamento periodontal Orientação de higiene bucal (paciente e cuidadores) Terapia fotodinâmica – aPDT
Dor orofacial miofascial	Prescrição de analgésicos, anti-inflamatórios, relaxantes musculares	Medidas físicas (compressa e bochechos com água morna) Fotobiomodulação (laserterapia)

A alteração de paladar nos pacientes domiciliares em cuidados paliativos

Implicação clínica

O paladar é definido como "a percepção das moléculas químicas quando estimulam os receptores gustativos em áreas da língua, palato mole e região orofaríngea da cavidade oral para perceber as cinco qualidades gustativas básicas que compõem o paladar: doce, azedo, salgado, amargo e umami".[12] A percepção do paladar inclui sabor, cheiro, textura e temperatura.[13]

Assim, pode ter um grande impacto na experiência e no prazer associados a comer e beber, e pode gerar aversões a vários alimentos,[14] além de causar um grande impacto na ingestão de nutrientes, sendo um dos "sintomas de impacto nutricional" proeminentes em pacientes com câncer avançado.[15]

Além disso, o distúrbio do paladar pode estar associado à perda de peso e anorexia,[14] especialmente nos pacientes com caquexia refratária,[16] mau humor/depressão[17] e ao isolamento social.

Finalmente, esses distúrbios geram um prejuízo importante na qualidade de vida dos pacientes.[18] O paladar tem um significado autobiográfico, e, por participar da composição ambiental, transmite confiança e evoca memórias e, mesmo em situações de restrição da condição física, pode melhorar o bem-estar e até mesmo o nível de consciência do indivíduo.[19]

Epidemiologia

A prevalência dos distúrbios de olfato e paladar nos pacientes em cuidados paliativos nas diferentes doenças mostram uma variação de 60% a 86%.[20-22]

Em pacientes oncológicos, a prevalência de distúrbios do paladar varia de 27% a 93%.[23] Nesse contexto, geralmente é um sintoma persistente, de intensidade moderada a grave e, frequentemente, é associado a um sofrimento significativo. Os pacientes podem apresentar todos os distúrbios do paladar, sendo a disgeusia a mais prevalente. Podem frequentemente relatar mais de um tipo de distúrbio do paladar concomitante e afetar algumas ou todas as qualidades gustativas (ou seja, amargo, salgado, azedo e doce).[24]

Além disso, os distúrbios do paladar e do olfato geralmente ocorrem simultaneamente.[18,25] Isso se deve ao fato de que, na maioria das situações do dia a dia (por exemplo, comer ou beber), ocorre uma estimulação simultânea de duas ou das três modalidades de estimulação química (olfato, paladar e sistema somatossensorial).[26]

Etiologia

Existem várias etiologias para os distúrbios do paladar (Tabela 15.3). Depois de descartadas todas as causas possíveis, se nenhuma origem clara foi encontrada, considera-se um distúrbio idiopático do paladar.[26,27]

Tabela 15.3. Etiologia dos distúrbios do paladar

Fatores relacionados à cavidade oral	Fatores relacionados à doença sistêmica	Fatores relacionados ao tratamento de doenças
Doença periodontal	Infecção do trato respiratório superior	Anti-hipertensivos
Saburra na língua	Paralisia de Bell	Antimicrobianos
Síndrome da ardência bucal	Doenças neurodegenerativas	Antifúngicos
Xerostomia e/ou hipossalivação	Comorbidades (insuficiência renal, hepática, diabetes)	Amigdalectomia
Candidíase oral	Neoplasias e síndromes paraneoplásicas	Cirurgia otológica (ouvido médio)
Trauma relacionado a procedimentos odontológicos	Deficiências de zinco, vitamina B, ferro	Tratamento oncológico (radioterapia, quimioterapia)
	Senescência	
	Acidente vascular cerebral	
	Trauma na cabeça	

Fonte: Adaptada de Barasch e Epstein, 2022; Hsieh et al., 2022.

Esse sintoma é especialmente comum em pacientes com câncer[28] e pode ocorrer em diferentes etapas: no diagnóstico (pacientes sem tratamento prévio), durante o tratamento oncológico,[29] após o tratamento oncológico (efeito colateral crônico), na progressão da doença e na sobrevida do câncer.[30]

Há uma série de causas potenciais em oncologia, incluindo: efeitos diretos da doença, indiretos (ou seja, síndromes paraneoplásicas), adversos dos tratamentos oncológicos, adversos dos cuidados de suporte e comorbidades.[31] Em estudo de Pattison (1999)[32], as medidas psicofísicas mostraram diminuição da sensibilidade para doces e limiares de detecção gustativa significativamente mais baixos para sabores amargo, salgado e azedo em pacientes com câncer avançado do que seus controles.

Davies *et al.* (2021)[33] investigaram grupos de sintomas orais e encontraram uma associação entre a presença de distúrbio do paladar e a presença de "má higiene oral" e "saburra na língua", além de uma associação entre a frequência do distúrbio do paladar e a de "boca seca". Ademais, os distúrbios do paladar podem ser decorrentes de candidíase oral com cultura positiva para *Candida spp* em 78% dos casos.[22]

Abordagem clínica

O distúrbio do paladar não é avaliado regularmente na prática clínica e, atualmente, não existe uma ferramenta validada para avaliá-lo. Entre as são opções encontradas na literatura, estão: autoavaliações (subjetivas, relatadas pelo paciente); avaliações psicofísicas objetivas (medição da sensibilidade do paladar aos sabores);[34] formulário de paladar e olfato;[35] utilização de tiras e líquidos saborizados.[14]

Hutton *et al.*[18] distinguem grupos de pacientes com queixas quimiossensoriais leves, moderadas e graves. Alterações quimiossensoriais subjetivas são frequentemente descritas pelos pacientes como gosto ruim na boca, distorção do paladar, perda de todos os sabores dos alimentos, diminuição da sensibilidade ao doce e alteração do amargo e aumento da sensibilidade aos odores.

O distúrbio do paladar pode se apresentar de forma qualitativa, como uma distorção da sensação gustativa normal, disgeusia, por exemplo, e/ou quantitativa, como uma redução na sensação gustativa (hipogeusia), aumento da sensação gustativa (hipergeusia) ou como uma ausência de sensação gustativa (ageusia).[36]

Abordagem terapêutica

O distúrbio do paladar é passível de tratamento (Tabela 15.4) e de melhora do quadro clínico, o que pode resultar em melhora da ingesta oral, redução da morbidade e melhora da qualidade de vida. Além disso, pode prevenir a desnutrição.[37]

Tabela 15.4. Tratamento dos distúrbios do paladar

Cuidados não farmacológicos	Cuidados farmacológicos
Tratamento das doenças buco-dentais	Tratamento da candidíase oral
Orientação de higiene oral	Substitutos salivares
Hidratação da boca	Sulfato de zinco 220 mg (2 × /dia)
Ingestão de alimentos frescos e crus	Delta-9-tetrahidrocanabinol (THC)*
	Troca e/ou descontinuação de medicações relacionadas ao distúrbio (discussão com o médico responsável para conduta do mesmo)

**Pacientes com neoplasias. Fonte: Adaptada de Brisbois et al., 2011.*[21]

Os efeitos das alterações quimiossensoriais na ingestão alimentar de pacientes em cuidados paliativos só são relevantes se a ingestão nutricional limitada e a sensação gustativa influenciarem na qualidade de vida do paciente.[38]

A suplementação com altas doses de zinco é um tratamento eficaz para distúrbios do paladar em pacientes com deficiência de zinco ou distúrbio idiopático do paladar e em pacientes com distúrbios do paladar induzidos por insuficiência renal crônica.[39]

Como alguns pacientes adotam estratégias compensatórias, como temperar os alimentos na tentativa de torná-los palatáveis ou mudar seu comportamento, "assumindo o controle" de quando e o que comem,[40] é importante também o encaminhamento para um nutricionista para avaliação e tratamento especializado.

Considerações finais sobre a dor orofacial nos pacientes domiciliares em cuidados paliativos

A alteração da percepção do paladar é um sintoma prevalente nos pacientes em cuidados paliativos e está associada a uma morbidade significativa (devido à doença primária e às complicações associadas). Esse sintoma é negligenciado por parte dos pacientes, familiares e cuidadores, subdiagnosticado pela equipe de saúde, e, consequentemente subtratado, o que impacta negativamente a qualidade de vida dos pacientes.

Referências

1. Schofield P. Pain in Older Adults: Epidemiology, Impact and Barriers to Management. Rev Pain. 2007;1(1):12-14.
2. Ni Chroinin D, et al. Oral health status is associated with common medical comorbidities in older hospital inpatients. J Am Geriatr Soc. 2016;64(8): 1696-700. 15.
3. de Souza Rolim T, et al. Oral infections and orofacial pain in Alzheimer's disease: a case-control study. J Alzheimers Dis. 2014;38(4):823-9.
4. Lobbezoo F, Weijenberg RA, Scherder EJ. Topical review: orofacial pain in dementia patients. A diagnostic challenge. J Orofac Pain. 2011;25(1):6-14.
5. Delwel S, et al. Oral health and orofacial pain in older people with dementia: a systematic review with focus on dental hard tissues. Clin Oral Investig. 2017;21(1):17-32.
6. Rejnefelt I, Andersson P, Renvert S. Oral health status in individuals with dementia living in special facilities. Int J Dent Hyg. 2006;4(2):67-71.
7. Matsuo K, Watanabe R, Kanamori D, et al.: Associations between oral complications and days to death in palliative care patients. Support Care Cancer. 2015; 24(1):157-61.
8. International Classification of Orofacial Pain, 1st edition (ICOP). Cephalalgia. 2020;40(2):129-221.
9. Siqueira JTT, Teixeira MJ. Dores Orofaciais: Diagnóstico e Tratamento. In: Médicas A, editor. Dores Orofaciais: Diagnóstico e Tratamento. São Paulo: Artes Médicas; 2012.
10. van Kooten J, et al. Pain in dementia: prevalence and associated factors: protocol of a multidisciplinary study. BMC Geriatr. 2015;15:29.
11. van de Rijt LJM, Stoop CC, Weijenberg RAF, de Vries R, Feast AR, Sampson EL, Lobbezoo F. The Influence of Oral Health Factors on the Quality of Life in Older People: A Systematic Review. Gerontologist. 2020 Jul 15;60(5):e378-e394.
12. Breslin PA, Spector AC (2008) Mammalian taste perception. Curr Biol 18:R148–R155.
13. Boltong A, Keast R (2012) The influence of chemotherapy on taste perception and food hedonics: a systematic review. Cancer Treat Rev 38:152–163.
14. Mahmoud FA, Aktas A, Walsh D, Hullihen B (2011) A pilot study of taste changes among hospice inpatients with advanced can- cer. Am J Hosp Palliat Care 28:487-492.
15. Davies A, Buchanan A, Todd J, Gregory A, Batsari KM (2021) Oral symptoms in patients with advanced cancer: an observational study using a novel oral symptom assessment scale. Support Care Cancer 29:4357-4364.
16. Zhou T, Yang K, Thapa S, Liu H, Wang B, Yu S (2017) Differences in symptom burden among cancer patients with different stages of cachexia. J Pain Symptom Manage 53:919-926.
17. Rydholm M, Strang P (2002) Physical and psychosocial impact of xerostomia in palliative cancer care: a qualitative interview study. Int J Palliat Nurs 8:318–323.
18. Hutton JL, Baracos VE, Wismer WV (2007) Chemosensory dysfunction is a primary factor in the evolution of declining nutritional status and quality of life in patients with advanced cancer. J Pain Symptom Manage 33:156-165.
19. Heckel M, Stiel S, Ostgathe C. Smell and taste in palliative care: a systematic analysis of literature. Eur Arch Otorhinolaryngol. 2015 Feb;272(2):279-88.
20. Yakirevitch A, Bercovici M, Migirov L et al. (2006) Olfactory function in oncologic hospice patients. J Palliat Med 9:57-60.
21. Brisbois TD, De Kock IH, Watanabe SM et al. (2011) Delta- 9-tetrahydrocannabinol may palliate altered chemosensory perception in cancer patients: results of a randomized, double-blind, placebo-controlled pilot trial. Ann Oncol 22:2086–2093.
22. Alt-Epping B, Nejad RK, Jung K et al. (2012) Symptoms of the oral cavity and their association with local microbiological and clinical findings—a prospective survey in palliative care. Support Care Cancer 20:531–537.
23. McGettigan N, Dhuibhir PU, Barrett M, Sui J, Balding L, Higgins S, O'Leary N, Kennedy A, Walsh D (2019) Subjective and objective assessment of taste and smell sensation in advanced cancer. Am J Hosp Palliat Care 36:688–696.

24. Hannon M, Shaw A, Connolly M, Davies A. Taste disturbance in patients with advanced cancer: a scoping review of clinical features and complications. Support Care Cancer. 2023 Sep 6;31(10):562.
25. Henkin RI, Levy LM, Fordyce A (2013) Taste and smell function in chronic disease: a review of clinical and biochemical evaluations of taste and smell dysfunction in over 5000 patients at The Taste and Smell Clinic in Washington, DC. Am J Otolaryngol 34:477–489.
26. Hsieh, J.W., Daskalou, D., Macario, S. et al. How to Manage Taste Disorders. Curr Otorhinolaryngol Rep 10, 385–392 (2022).
27. Barasch A, Epstein JB (2022) Evaluation of taste disorders. BMJ Best Practice. https://bestpractice.bmj.com/topics/en-us/971.
28. Spotten LE, Corish CA, Lorton CM, Ui Dhuibhir PM, O'Donoghue NC, O'Connor B, Walsh TD (2017) Subjective and objective taste and smell changes in cancer. Ann Oncol 28:969– 984.
29. Ui Dhuibhir P, Barrett M, O'Donoghue N, Gillham C, El Beltagi N, Walsh D (2020) Self-reported and objective taste and smell evaluation in treatment-naive solid tumour patients. Support Care Cancer 28:2389–2396.
30. Epstein RM, Duberstein PR, Fenton JJ, Fiscella K, Hoerger M, Tancredi DJ, Xing G, Gramling R, Mohile S, Franks P, Kaesberg P, Plumb S, Cipri CS, Street RL Jr, Shields CG, Back AL, Butow P, Walczak A, Tattersall M, Venuti A, Sullivan P, Robinson M, Hoh B, Lewis L, Kravitz RL. Effect of a Patient-Centered Communication Intervention on Oncologist-Patient Communication, Quality of Life, and Health Care Utilization in Advanced Cancer: The VOICE Randomized Clinical Trial. JAMA Oncol. 2017 Jan 1;3(1):92-100.
31. Ripamonti C, Fulfaro F (2010) Taste disturbance. In: Davies AN, Epstein JB (eds) Oral complications of cancer and its management. Oxford University Press, Oxford, pp 225–232.
32. Pattison R (1999) Alteration in taste perception and its relationship with nutritional status and quality of life in patients with advanced cancer. Queen Margaret University College, Edinburgh, UK.
33. Davies AN, Broadley K, Beighton D (2001) Xerostomia in patients with advanced cancer. J Pain Symptom Manage 22:820– 825.
34. Hovan AJ, Williams PM, Stevenson-Moore P, Wahlin YB, Ohrn KE, Elting LS, Spijkervet FK, Brennan MT (2010) A systematic review of dysgeusia induced by cancer therapies. Support Care Cancer 18:1081–1087.
35. Chang VT, Hwang SS, Feuerman M, Kasimis BS, Thaler HT (2000) The memorial symptom assessment scale short form (MSAS-SF). Cancer 89:1162–1171.
36. Epstein JB, Barasch A (2010) Taste disorders in cancer patients: pathogenesis, and approach to assessment and management. Oral Oncol 46:77–81. https://doi.org/10.1016/j.oraloncology.2009.11. 008.
37. Alderman B, Allan L, Amano K, Bouleuc C, Davis M, Lister- Flynn S, Mukhopadhyay S, Davies A (2022) Multinational Association of Supportive Care in Cancer (MASCC) expert opinion/ guidance on the use of clinically assisted nutrition in patients with advanced cancer. Support Care Cancer 30:2983–2992.
38. Heckel M, Stiel S, Ostgathe C. Smell and taste in palliative care: a systematic analysis of literature. Eur Arch Otorhinolaryngol. 2015 Feb;272(2):279-88.
39. Mozaffar B, Ardavani A, Muzafar H, Idris I. The Effectiveness of Zinc Supplementation in Taste Disorder Treatment: A Systematic Review and Meta-Analysis of Randomized Controlled Trials. J Nutr Metab. 2023;2023:6711071. Published 2023 Mar 8.
40. Hopkinson JB (2007) How people with advanced cancer manage changing eating habits. J Adv Nurs 59:454–462.

16

Alteração do Fluxo Salivar

Ana Carolina de Andrade Buhatem Medeiros
Mariana Sarmet Smiderle Mendes
Naiana Nolasco de Lima Damasceno

Introdução

A saliva é uma mistura complexa de fluido biológico produzido no interior das glândulas salivares – uma secreção aquosa produzida pelas glândulas salivares maiores como parótidas, submandibulares e sublinguais (cerca de 90% do volume) e pelas glândulas salivares menores distribuídas ao longo da mucosa oral, presentes na língua, mucosa labial, bucal e palatina (10% do volume). Seu fluxo médio varia entre 1.000 e 1.500 mL/dia, e o pH em torno de 6 a 7.[1,2]

Contém aproximadamente 99,5% de água, 0,3% de proteínas variadas e 0,2% de substâncias inorgânicas e outras. A saliva natural é composta por vários eletrólitos, incluindo sódio, potássio, cálcio, magnésio, bicarbonato e fosfatos. Também se encontram na saliva inúmeras proteínas, como, mucinas, imunoglobulinas, enzimas e ainda produtos nitrogenados, como ureia e amônia.[1]

Os principais componentes químicos salivares são mucina, água, sais orgânicos e ptialina, existindo dois tipos de secreção: a) serosa, mais fluída e produzida pelas glândulas parótidas; b) mucosa, mais viscosa (alta concentração de mucina) produzida pelas glândulas submandibulares, sublinguais e as glândulas salivares menores.[1,3]

A saliva desempenha funções imprescindíveis à manutenção da saúde, como a lubrificação dos tecidos orais o que facilita a mastigação, deglutição, digestão do bolo alimentar e fala. Além de manter a integridade da mucosa, ajuda na modulação do pH oral neutro e fornece um reservatório de íons de cálcio e fosfato para remineralização dos dentes e autolimpeza.[3] Como solvente para substâncias com propriedade de sabor, a saliva também influencia na percepção desse sabor, como o doce, o salgado, o amargo, o ácido e o umami (consulte o Capítulo 15).

A saliva é importante, também, na defesa contra microrganismos virulentos que invadem a cavidade oral (ação antibacteriana), onde as substâncias antibacterianas de origem salivar mantêm o equilíbrio ecológico. Além de agente de neutralização de ácidos (capacidade tampão) que reequilibra e protege a mucosa oral, pode evitar a cárie dentária e outras doenças orais[4] (Figura 16.1).

- Ligeiramente ácido ph 6-7
- 500 a 1.500 mL de saliva por dia – em condições normais
- 90% secreção – glândulas salivares maiores
- 10% secreção – glândulas salivares menores (labial, bucal e palatina)
- Composição 99% água e 1% componentes orgânicos e inorgânicos
- Componentes orgânicos: proteínas e não proteínas
- Componentes inorgânicos: eletrólitos (potássio, sódio, cálcio, magnésio, fosfato e cloreto)
- Diagnóstico de doenças orais e sistêmicas
- Ações da saliva: autolimpeza da boca, lubrificação, remineralização dos dentes, neutralização dos ácidos bucais, percepção gustativa dos alimentos, excreção de toxinas, balanço hídrico sistémico, ajuda na digestão e efeitos antibacterianos e virais

Figura 16.1. Saliva – propriedades e funções salivares. *Fonte: Adaptada Khurshid et al., 2016.*[5]

Em Cuidados Paliativos (CP) é comum encontrar pacientes com disfunções de glândulas salivares ou com alterações bucais decorrentes da presença ou ausência de saliva. As disfunções das glândulas salivares podem ser qualitativas ou quantitativas, de condição persistente ou periódica. Elas também podem ser decorrentes da doença de base, medicamentos em uso ou momento da história natural da doença. Por exemplo, quanto mais próximo da fase final de vida mais intensa é a xerostomia e a hipossalivação (consulte o Capítulo 62).

É necessário esclarecer algumas condições relacionadas ao fluxo salivar de forma didática. A **hipossalivação**, ou hipossialia, refere-se à redução quantitativa do fluxo salivar, enquanto a **xerostomia** é a percepção subjetiva de boca seca, podendo ocorrer sem necessariamente uma diminuição no fluxo.[6]

Por outro lado, quando há um aumento quantitativo do fluxo salivar, denominamos de hipersalivação ou **sialorreia.** Quando a saliva se acumula na boca, caracterizamos como **sialoestase**, e o extravasamento além dos lábios inferiores é conhecido como *drooling* ou **babação**, devido a incapacidade de controlar o fluxo salivar decorrente da falta de coordenação da musculatura orofacial ou da disfagia.[7] A presença da sialoestase ou babação não está necessariamente vinculada com a presença da sialorreia.

É possível identificar o sinal de hipossalivação ou sialorreia através da sialometria enquanto a presença de xerostomia, sialoestase e babação são identificados a partir de exames clínicos e escalas. Ao longo deste capítulo, abordaremos a etiologia, métodos de diagnóstico e abordagens farmacológicas e não farmacológicas para cada uma dessas condições.

Hipossalivação e xerostomia

A boca seca é um sintoma altamente prevalente e significativo em pacientes com doenças progressivas avançadas[8-10] e pode ter um impacto negativo na qualidade de vida.

A xerostomia e hipossalivação ocorrem devido a uma combinação de fatores, como doenças sistêmicas, estresse crônico, desidratação, desequilíbrio metabólico, aos efeitos colaterais da radioterapia de cabeça e pescoço ou devido ao uso de medicamentos.[11-13] Com relação às condições sistêmicas, a hipossalivação pode ser encontrada em pacientes com doenças endócrinas, autoimune, infecciosas, granulomatosas e neurodegenerativas.[13] As principais doenças sistêmicas estão descritas na Tabela 16.1.

Tabela 16.1. Principais doenças que causam xerostomia/hipossalivação

Classificação	Doenças
Endócrinas	❑ Diabetes *mellitus* tipo 1 e 2 ❑ Doenças da tireoide (autoimune); doença de Graves, tireoidite de Hashimoto
Infecções virais	❑ HIV ❑ Vírus da Hepatite C ❑ Vírus de Epstein-Barr ❑ Citomegalovírus ❑ Vírus linfotrópico de células T humanas
Infecções bacterianas	❑ Actinomicose
Doenças autoimunes	❑ Artrite reumatoide ❑ Lúpus eritematoso sistêmico ❑ Cirrose biliar primária ❑ Esclerose sistêmica ou esclerodermia
Doenças granulomatosas	❑ Sarcoidose ❑ Tuberculose
Doenças de armazenamento	❑ Amiloidose ❑ Hemocromatose
Outras	❑ Doença do enxerto contra o hospedeiro ❑ Doença de Parkinson ❑ Displasia ectodérmica ❑ Doença renal em fase final

Fonte: Adaptada de Andrade, 2018[6]; Mortazavi et al., 2014.[14]

Os tratamentos instituídos para controle da doença sistêmica também podem causar hipossalivação, entre elas podemos citar diversas classes medicamentosas de ação antimuscarínicos/anticolinérgica e simpaticomiméticas[11,13] (Tabela 16.2).

Tabela 16.2. Principais medicamentos sistêmicos que causam hipossalivação/xerostomia

Efeito medicamentoso	Grupo farmacológico
Ação anticolinérgica	❑ Antidepressivo tricíclico ❑ Antipsicótico ❑ Antagonista de receptor muscarínico ❑ Antagonista alfa receptor ❑ Diuréticos ❑ Anti-histamínico ❑ Antiemético ❑ Droga antiparkinsoniana ❑ Antiespasmódico ❑ Broncodilatador ❑ Atropina e análogo
Ação simpaticomimética	❑ Antidepressivo ❑ Anti-hipertensivo ❑ Supressores de apetite ❑ Estimulantes do sistema nervoso central ❑ Descongestionante e antigripal ❑ Broncodilatador ❑ Relaxante muscular ❑ Medicamentos para migrânea
Ação sinérgica (simpaticomimética e anticolinérgica)	❑ Analgésicos opioides ❑ Benzodiazepínicos ❑ Abuso de drogas ❑ Hipnóticos não benzodiazepínicos
Outras	❑ Inibidores da bomba de prótons ❑ Anti-inflamatório não esteroidal ❑ Antibióticos ❑ Drogas citotóxicas ❑ Antirretrovirais ❑ Suplementos

Fonte: Adaptada de Andrade, 2018[6]; Han, Suarez-Durall, Mulligan, 2015.[15]

Os pacientes/cuidadores inicialmente podem não perceber a redução do fluxo salivar, a menos que apareçam algumas alterações bucais na cavidade oral (Tabela 16.3), como cáries cervicais, piora da condição periodontal, infecções oportunistas. Os sintomas geralmente relatados são secura bucal, sensação de sede, dificuldade no uso de próteses dentárias ou até sintomas como dor, queimação ou dificuldade para engolir.[16] No entanto, é comum o paciente confirmar a presença de xerostomia após o questionamento direcionado sobre "boca seca". Dentre diversas escalas existentes na literatura, o Inventário de Xerostomia Reduzido[17] (Tabela 16.4) é de fácil aplicação, além de auxiliar o profissional a identificar a presença da xerostomia e o quanto esse sintoma está afetando a qualidade de vida do paciente. Quanto maior a pontuação, maior a necessidade de medidas de hidratação, lubrificação e protocolo de higiene bucal individualizada.

Tabela 16.3. Principais sinais e sintomas orais decorrentes da hipossalivação e xerostomia.

Região	Sinais e sintomas da hipossalivação
Dentes	❑ Aumento da incidência de cárie dentária (cervical e incisal) ❑ A desmineralização do esmalte (manchas na região cervical dos dentes) ❑ Erosão do esmalte
Mucosa oral	❑ Estomatite ❑ Descamação da mucosa ❑ Mucosa atrófica ❑ Alergia, estomatite de contato, lesões liquenoides (principalmente se opondo restaurações metálicas) ❑ Candidíase oral recorrente ❑ Ulcerações traumáticas na borda da língua e/ou mucosa bucal ❑ Inflamação gengival não específica ❑ Eritema generalizado
Língua	❑ Secura, fissuras, lobulações ❑ Atrofia ❑ Eritema
Lábios	❑ Ressecados, rachaduras ❑ Descamação ❑ Fissura ❑ Queilite angular
Principais glândulas salivares	❑ Pouca secreção salivar ❑ Saliva espumosa ❑ Edema ou aumento das glândulas salivares ❑ Sialodenite recorrente em glândulas salivares maiores (parótida e submandibular)
Cavidade Oral	❑ Halitose ❑ Dificuldade para falar, mastigar ou deglutir ❑ Acúmulo de biofilme (placa bacteriana) ❑ Disgeusia (alteração do paladar) ❑ Aumento da retenção de alimentos e detritos sobre os dentes, língua ou ao longo das margens gengivais
Outros	❑ Deficiências nutricionais (que se manifesta como desidratação, perda de peso, aumento da sede, ou mudanças nas preferências alimentares) ❑ Ressecamento do olho acompanhado da secura bucal (síndrome de Sjögren)

Fonte: Adaptada de Andrade, 2018[6]; Plemons, Al-Hashimi, Marek, 2014.[18]

Tabela 16.4. Inventário de xerostomia reduzido – versão holandesa*

Perguntas referentes a 4 semanas atrás	Nunca	Ocasionalmente	Frequentemente
Sinto a boca seca quando me alimento	1	2	5
Sinto a boca seca	1	2	5
Tenho dificuldade em comer alimentos secos	1	2	5
Tenho dificuldade em engolir certos alimentos	1	2	5
Sinto os lábios secos	1	2	5
Pontuação total	=		

**Quanto maior a pontuação, maior a necessidade de medidas de hidratação, lubrificação e protocolo de higiene bucal individualizado.*

Fonte: Adaptada de Thomson et al., 2011.[17]

O manejo de pacientes com hipossalivação e xerostomia deve ser estabelecido após o correto diagnóstico.[19] Uma vez que um diagnóstico foi estabelecido e uma etiologia é identificada, o tratamento pode ser implementado, visando instituir medidas preventivas para aliviar os sintomas, tratar manifestações orais e melhorar a função salivar.[17] O tratamento pode consistir em medidas não farmacológicas, farmacológicas ou ação concomitantes de ambas dependendo da gravidade (Tabela 16.5). Existem diversos produtos disponíveis e fórmulas para manipulação com ações diferentes (substitutos

Tabela 16.5. Tipos de tratamento e abordagens para controle da hipossalivação/xerostomia

Tratamentos	Exemplos	Posologia/formulações/orientações
Não farmacológico	Hidratação oral	Água filtrada fria a gelada em pequenas quantidades sempre que necessário com *swab* ou gaze umedecida Sucção de cubos de gelo e bochechos com água Ingestão de pequena quantidade de líquido
	Higiene bucal	Realizar a higiene com escova macia, *swab* (esponja com haste flexível) ou gaze, no mínimo três vezes ao dia (de maneira adaptada e individualizada) Higienização das próteses dentárias
	Orientação de dieta	Evitar alimentos secos, condimentados, ácidos e com alto teor de açúcares Evitar café, refrigerantes
	Orientações sobre hábitos	Evitar uso de tabaco e bebidas alcóolicas
	Tratamento odontológico	Adequação do meio bucal
	Terapias complementares	Laser de baixa potência Acupuntura Estimulação neuroelétrica
Farmacológico	Substitutos salivares	Saliva artificial (carboximetilcelulose ou mucina) em solução/enxaguatórios bucais, *spray*, gel ou gotas Há opções disponíveis no mercado brasileiro (Biotène®, bioXtra®, Halicare®, Kin Hidrat®, OnCare®) ou pode ser manipulada.
	Lubrificantes orais	Loção oleosa de ácidos graxos essenciais com vitamina A e E Azeite de oliva
	Estimulantes salivares (tópicos)	Chupar balas, pastilhas e gomas de mascar sem adição de açúcar
	Estimulantes salivares (sistêmicos)	1. Pilocarpina Sugestão: 5 a 10 mg, 1 hora antes das refeições, três vezes ao dia por via oral. Início dos efeitos aos 30 minutos com duração entre 2 e 3 horas http://dailymed.nlm.nih.gov/dailymed/druglnfo.cfm?setid= Pode ser encontrada na forma de colírio, solução manipulada ou comprimido 2. Cloridrato de cevimelina* Sugestão: 30 mg, três vezes ao dia Em teoria, apresenta menos efeitos indesejados https://dailymed.nlm.nih.gov/dailymed/fda/fdaDrugXsl.cfm?setid=61dd5ee1-cf89-43ea-ada4-4e4a4d9d133b&type=display 3. Betanecol Sugestão: ingestão de 25 mg, três vezes ao dia ou ainda 50 mg, três vezes ao dia para os casos de hipossalivação grave

**Sem registro na ANVISA, não temos disponível no Brasil até a publicação deste capítulo.*
Fonte: Adaptada de Miranda-Rius et al., 2015[11]; von Bültzinglöwen, 2007[21]; Giafferis et al., 2017[22]; Jales et al., 2022.[23]

salivares, hidratantes e/ou antimicrobianos) que devem ser adaptados às necessidades dos pacientes com queixa de boca seca.

Sialorreia, babação e sialoestase

A sialorreia, babação e a sialoestase são fatores de risco para alteração na percepção gustativa e aumento do risco de infecções perilabiais oportunistas. Além disso, essas condições podem sobrecarregar os cuidadores, causar isolamento social do paciente e levar a complicações sistêmicas, como alterações na fala e pneumonia broncoaspirativa.

Essa condição pode surgir decorrente de efeitos colaterais de medicamentos sistêmicos, por doenças ou condições sistêmicas, alterações orais e/ou intoxicações. A seguir, tabela com as principais etiologias encontradas em pacientes sob CP (Tabela 16.6).

Tabela 16.6. Principais etiologias da sialorreia e babação

Etiologia	Exemplos
Medicamentos	❑ Antagonistas adrenérgicos (periférico) ❑ Antipsicóticos ❑ Colinérgicos direto/ agonistas muscarínicos ❑ Colinérgico indireto/ inibidores da acetilcolinesterase ❑ Sedativos
Doenças neurológicas	❑ Acidentes cerebrovasculares ❑ Convulsões ❑ Doença de Parkinson ❑ Doença do neurônio motor (ELA) ❑ Encefalite ❑ Encefalopatia hipóxia ❑ Hidrocefalia ❑ Miastenia grave ❑ Paralisia cerebral ❑ Paralisia facial ❑ Paralisia supra bulbar congênita ❑ Psicose ❑ Síndrome de Angleman ❑ Síndrome de Down ❑ Síndrome de Freeman-Sheldon ❑ Síndrome de Guillain-Barré ❑ Síndrome de Landau-Kleffner ❑ Síndrome de Mobius ❑ Tumores cerebrais
Condições sistêmicas	❑ Envenenamento por metais pesados ❑ Hiper-hidratação ❑ Obstrução nasal ❑ Patologias digestivas (Espasmos esofágicos, tumores e ulcerações, distúrbios gástricos acompanhada de náuseas e vômitos, pancreatite, infecções intestinais)
Condições orais	❑ Ausência de vedamento labial ❑ Dor oral (pulpite, periodontite, estomatite, faringite, inflamação tonsilar) ❑ Erupção de dente decíduo ❑ Presença de dispositivos intraorais ❑ Ulcerações de mucosas (Líquen plano, herpes, traumatismo)

Fonte: Adaptada de Jales, 2018[7]; Miranda-Rius et al., 2015[11]; Dias, Fernandes, Maia Filho, 2016.[24]

Os pacientes ou cuidadores podem inicialmente não relatar queixas de aumento do fluxo salivar, mas essa condição pode ser identificada por meio de uma avaliação clínica detalhada ou pela ocorrência de eventos de broncoaspiração. É importante ressaltar que a presença de babação nem sempre corresponde diretamente à sialorreia. Em alguns casos, o extravasamento de saliva além dos lábios inferiores pode ser causado por disfagia ou obstrução da região orofaríngea, e não necessariamente por um aumento no fluxo salivar. Ao examinar a cavidade oral de pacientes com sialoestase, é possível observar o acúmulo de saliva na região orofaríngea, o que pode predispor a eventos de broncoaspiração, além de fissuras labiais e infecções oportunistas ao redor dos lábios devido à umidade nas comissuras labiais.

No contexto de CP, é crucial determinar a frequência e a gravidade da babação para orientar o tratamento adequado aos pacientes. Dentre as escalas disponíveis na literatura, a escala de Thomas-Stonell e Greenberg[25] descrita na Tabela 16.7, destaca-se pela sua facilidade de aplicação e pela sua utilidade em auxiliar os profissionais de odontologia na definição do tratamento. Quanto maior a pontuação nessa escala, maior é o risco de complicações decorrentes da presença de babação, destacando a necessidade de um tratamento mais preciso e direcionado.

Tabela 16.7. Escala de Thomas-Stonell e Greenberg, 1988[25]

Babação	Escore*
Severidade	
Seco (nunca baba)	1
Leve (apenas os lábios molhados)	2
Moderado (lábios e queixos molhados)	3
Severo (roupas molhadas)	4
Profuso (roupas, mãos e objetos ao alcance)	5
Frequência	
Nunca baba	1
Ocasionalmente baba	2
Frequentemente baba	3
Constantemente baba	4

**Quanto maior o escore, maior a gravidade da babação.*
Fonte: Adaptada de escala para avaliação de babação Thomas-Stonell e Greenberg, 1988.[25]

O tratamento da babação, sialoestase e sialorreia é sempre determinado pelo impacto dessas condições na qualidade de vida do paciente. Assim, a abordagem terapêutica varia de acordo com a frequência e a gravidade dos sintomas. Podem ser adotadas medidas não farmacológicas, farmacológicas ou uma combinação de ambas, conforme necessário. No Tabela 16.8, os tratamentos são delineados em uma sequência que reflete a progressão dos casos, indo desde os menos graves até os mais severos, para orientar a oferta de cuidados ao paciente.

Tabela 16.8. Tipos de tratamento e abordagens para controle da sialorreia/babação

Tratamentos	Cuidados e prescrição medicamentosa
Orientações e medidas não farmacológicas	❑ Técnicas de reeducação neuromuscular ❑ Fisioterapia motora oral ❑ Treinamento para mudança comportamental (quando possível, estimular a deglutição) ❑ Reposicionamento da cabeça para paciente não responsivos
Medicamentos tópicos (antagonistas dos receptores muscarínicos – ação anticolinérgica)	❑ Atropina 0,5% ou 1% (via sublingual – secar a região antes da aplicação), ofertado de 4 a 8 horas, iniciando com 2 gotas (a dose máxima depende do peso) ❑ Escopolamina 1,5 mg (via transdérmica) ❑ Brometo de propantelina 10 mg/g (via transdérmica – aplicação gel manipulado ou adesivo na região pré-auricular, pós-auricular e submandibular bilateralmente)
Medicamentos sistêmicos Obs.: associar a terapia quando o medicamento tópico não for o suficiente	❑ Medicamentos de ação anticolinérgica ❑ Glicopirrolato 0,10 mg/kg, 2 ×/dia ❑ Antidepressivo tricíclico ❑ Escopolamina ❑ Diuréticos
Terapias minimamente invasivas	❑ Aplicação de toxina botulínica na glândula parótida e glândula submandibular ❑ Fotocoagulação dos ductos das glândulas salivares
Outros procedimentos (descritos na literatura, mas pouco utilizados)	❑ Acupuntura ❑ Radioterapia ❑ Neurectomia (seccionamento do nervo parassimpático) ❑ Procedimentos cirúrgicos no ducto ou glândula salivar

Fonte: Adaptada de Miranda-Rius et al., 2015[11]; Jales et al., 2022[23]; Dias, Fernandes, Maia Filho, 2016[24]; Brei, 2003[26]; Mier et al., 2000.[27]

Vale a pena ressaltar que os medicamentos tópicos e sistêmicos anticolinérgicos apresentam alguns efeitos colaterais, como dilatação pupilar, cicloplegia, diminuição do lacrimejamento, dilatação das vias aéreas pulmonares, taquicardia, diminuição das secreções do esôfago, constipação, diminuição da motilidade da bexiga e diminuição da transpiração. No entanto, a prática clínica mostra que os medicamentos tópicos, quando aplicados de maneira correta, diminui a chance de efeitos colaterais e aumenta a eficácia.

Considerações finais

Os pacientes em CP enfrentam desafios significativos quando se trata das disfunções das glândulas salivares e das alterações bucais associadas a essas disfunções, o que pode gerar grande desconforto e piora da qualidade de vida dos pacientes e sobrecarga dos cuidadores. Devido a isso, é extremamente importante a presença de um cirurgião dentista atuando em conjunto com a equipe multiprofissional de CP desde o diagnóstico de uma doença até os últimos momentos de vida.

Referências

1. Humphrey SP, Williamson RT. A review of saliva: normal composition, flow, and function. J Prosthet Dent. 2001 Feb;85(2):162-9. doi: 10.1067/mpr.2001.113778.
2. Uchida H, Ovitt CE. Novel impacts of saliva with regard to oral health. J Prosthet Dent. 2022 Mar;127(3):383-391. doi: 10.1016/j.prosdent.2021.05.009.
3. Löfgren CD, Wickström C, Sonesson M. et al. A systematic review of methods to diagnose oral dryness and salivary gland function. BMC Oral Health 12, 29 (2012). https://doi.org/10.1186/1472-6831-12-29.
4. Henz SL, Hashizume, LN; Athur RA. Tópicos em bioquímica e microbiologia bucais [recurso eletrônico] - coordenado pela SEAD/UFRGS. – 2. ed Porto Alegre: Editora da UFRGS, 2021. 321 p.
5. Khurshid Z, Zohaib S, Najeeb S, Zafar MS, Slowey PD, Almas K. Human Saliva Collection Devices for Proteomics: An Update. Int J Mol Sci. 2016 Jun 6;17(6):846. doi: 10.3390/ijms17060846. PMID: 27275816; PMCID: PMC4926380.
6. Andrade ACP. Xerostomia. In: Carvalho RT et al. Manual da residência de Cuidados Paliativos. Abordagem multidisciplinar. 1a ed. São Paulo; Manole; 2018. p. 324-36.
7. Jales SMCP. Sialorréia/Babação. In: Carvalho RT et al. Manual da residência de Cuidados Paliativos. Abordagem multidisciplinar. 1 a ed. São Paulo; Manole; 2018. Online.
8. Damasceno NNL. Avaliação de um protocolo de hidratação bucal para pacientes em cuidados paliativos. Série de casos. [Monografia]. São Paulo: Residência de Odontologia Hospitalar do Hospital das Clínicas da Faculdade de Medicina da Universidade de São Paulo; 2018.
9. Mendes MSSM. Estrutura da assistência odontológica em uma equipe multiprofissional em Cuidados Paliativos [Monografia]. São Paulo: Residência multiprofissional de Saúde do idoso em Cuidados Paliativos do Hospital das Clínicas da Faculdade de Medicina da Universidade de São Paulo; 2019.
10. Rocha, NDB. Avaliação da condição orofacial de pacientes cardiopatas em cuidados paliativos de um hospital quaternário. Modalidade de interconsulta. [Monografia]. São Paulo: Residência multiprofissional de Saúde do idoso em Cuidados Paliativos do Hospital das Clínicas da Faculdade de Medicina da Universidade de São Paulo; 2020.
11. Miranda-Rius J, Brunet-Llobet L, Lahor-Soler E, Farré M. Salivary Secretory Disorders, Inducing Drugs, and Clinical Management. Int J Med Sci. 2015 Sep 22;12(10):811-24. doi: 10.7150/ijms.12912.
12. Tanasiewicz M, Hildebrandt T, Obersztyn I. Xerostomia of Various Etiologies: A Review of the Literature. Adv Clin Exp Med. 2016 Jan-Feb;25(1):199-206. doi: 10.17219/acem/29375.
13. Millsop JW, Wang EA, Fazel N. Etiology, evaluation, and management of xerostomia. Clin Dermatol. 2017 Sep-Oct;35(5):468-476. doi: 10.1016/j.clindermatol.2017.06.010. Epub 2017 Jun 27.
14. Mortazavi H, Baharvand M, Movahhedian A, Mohammadi M, Khodadoustan A. Xerostomia due to systemic disease: a review of 20 conditions and mechanisms. Ann Med Health Sci Res. 2014 Jul;4(4):503-10. doi: 10.4103/2141-9248.139284.
15. Han P, Suarez-Durall P, Mulligan R. Dry mouth: a critical topic for older adult patients. J Prosthodont Res. 2015 Jan;59(1):6-19. doi: 10.1016/j.jpor.2014.11.001. Epub 2014 Dec 9.
16. Guggenheimer J, Moore PA. Xerostomia: etiology, recognition and treatment. J Am Dent Assoc. 2003 Jan;134(1):61-9; quiz 118-9. doi:10.14219/jada.archive.2003.0018.
17. Thomson WM, van der Putten GJ, de Baat C, Ikebe K, Matsuda K, Enoki K, Hopcraft MS, Ling GY. Shortening the xerostomia inventory. Oral Surg Oral Med Oral Pathol Oral Radiol Endod. 2011 Sep;112(3):322-7. doi: 10.1016/j.tripleo.2011.03.024. Epub 2011 Jul 16.
18. Plemons JM, Al-Hashimi I, Marek CL; American Dental Association Council on Scientific Affairs. Managing xerostomia and salivary gland hypofunction: executive summary of a report from the American Dental Association Council on Scientific Affairs. J Am Dent Assoc. 2014 Aug;145(8):867-73. doi: 10.14219/jada.2014.44.
19. Hopcraft MS, Tan C. Xerostomia: an update for clinicians. Aust Dent J. 2010 Sep;55(3):238-44; quiz 353. https://doi: 10.1111/j.1834-7819.2010.01229.x.

20. Kapourani A, Kontogiannopoulos KN, Manioudaki AE, Poulopoulos AK, Tsalikis L, Assimopoulou AN, Barmpalexis P. A Review on Xerostomia and Its Various Management Strategies: The Role of Advanced Polymeric Materials in the Treatment Approaches. Polymers (Basel). 2022 Feb 22;14(5):850. doi: 10.3390/polym14050850.
21. Von Bültzinglöwen I, Sollecito TP, Fox PC, Daniels T, Jonsson R, Lockhart PB, et al. Salivary dysfunction associated with systemic diseases: systematic review and clinical management recommendations. Oral Surg Oral Med Oral Pathol Oral Radiol Endod. 2007; 103 (Suppl): S57.e1-15.
22. Giafferis RBL, Soares Junior LAV, da Silva Santos PS, Chicrala GM. Estratégias terapêuticas disponíveis para xerostomia e hipossalivação em pacientes irradiados de cabeça e pescoço: manual para profissionais da saúde. Revista Uningá. 54, 1 (Dec. 2017). DOI:https://doi.org/10.46311/2318-0579.54.eUJ6.
23. Jales SMCP, Andrade ACP, Mendes MSS, Damasceno NNL. Interface da Odontologia com o Cuidado Paliativo. In: SANTOS PSS, SOARES JR, LAV. Medicina Bucal: A prática na odontologia hospitalar. 2. ed. São Paulo - SP: Santos Publicações Ltda, 2022. v. 1. Capítulo 19, p 361-374.
24. Dias BL, Fernandes AR, Maia Filho HS. Sialorrhea in children with cerebral palsy. J Pediatr (Rio J). 2016 Nov-Dec;92(6):549-558. doi: 10.1016/j.jped.2016.03.006. Epub 2016 Jun 6.
25. Thomas-Stonell N, Greenberg J. Three treatment approaches and clinical factors in the reduction of drooling. Dysphagia. 1988;3(2):73-8. doi: 10.1007/BF02412423.
26. Brei, T.J. Management of drooling. Semin Pediatr Neurol, vol. 10, n. 4, p. 265-70, 2003.
27. Mier RJ, Bachrach SJ, Lakin RC, Barker T, Childs J, Moran M. Treatment of sialorrhea with glycopyrrolate: A double-blind, dose-ranging study. Arch Pediatr Adolesc Med. 2000 Dec;154(12):1214-8. doi: 10.1001/archpedi.154.12.1214.

17

Dispneia

Beatriz Zampar
Camila Datt de Araujo
Guilherme Rafael Roque

Introdução

A dispneia foi definida pela *American Thoracic Society* como uma "experiência complexa subjetiva de desconforto/dificuldade respiratória, caracterizada por sensações qualitativamente distintas e com diferentes graus de intensidade".[1,2] Essa experiência surge da interação complexa entre diversos fatores, como os aspectos fisiológicos, psicológicos, sociais e ambientais. Essa interação pode desencadear respostas tanto fisiológicas quanto comportamentais secundárias.[1,3]

A dispneia é um dos sintomas mais frequentes relatados por pacientes com doenças avançadas e na fase final de vida, impactando na qualidade de vida. É identificada como a principal variável que influencia o desejo de viver em pacientes oncológicos, acometendo cerca de 65% dos doentes nas semanas que precedem a morte,[4,5] e também, a segunda razão mais frequente para iniciar sedação paliativa.[5]

Fisiopatologia e etiologias

Em pacientes com doenças graves, a dispneia pode estar relacionada com a doença de base, com outras condições patológicas associadas, com o próprio tratamento ou com a conjunção de dois ou mais fatores (Tabela 17.1).[3,6,7]

Abordagem clínica

É importante considerar a composição multidimensional da dispneia, também chamada "dispneia total", na qual fatores físicos, emocionais, espirituais e sociais podem contribuir em proporções variáveis para o início e manutenção do quadro.[5,8] Assim, a

Tabela 17.1. Principais causas de dispneia

Fisiopatologia	Mecanismo direto da dispneia	Etiologia
Necessidade de maior esforço respiratório	Obstrução de vias aéreas	Doença pulmonar obstrutiva crônica; broncoespasmo; secreções pulmonares; massas tumorais intratorácicas; tumores de laringe e faringe; estenose traqueal; malformações congênitas
Aumento na proporção de musculatura respiratória necessária para um suporte ventilatório adequado	Disfunções mecânicas da caixa torácica	Esclerose múltipla; fadiga neoplásica; caquexia/sarcopenia; fraturas patológicas vertebrais e/ou arcos costais
Aumento da necessidade ventilatória	Distúrbio de ventilação/perfusão	Infecções; anemia; tromboembolismo pulmonar; hipertensão pulmonar; falência cardíaca; edema pulmonar
Restrição Pulmonar	Perda da capacidade pulmonar	Esclerose lateral amiotrófica; fibrose pulmonar; derrames (pleural ou peritoneal); obesidade; hipercifose grave; massas tumorais abdominais; paralisia diafragmática
Fatores emocionais	-	Depressão; ansiedade; ataques de pânico

Fonte: Adaptada do Manual do Manual de Cuidados Paliativos, 2021.[3]

avaliação da dispneia em cuidados paliativos deve ser multiprofissional, e a possibilidade de mais de uma causa deve ser considerada, devendo compreender a intensidade, o sofrimento, o impacto de tal sintoma, o diagnóstico de fatores potencialmente reversíveis e o monitoramento de respostas às intervenções.[5,9]

A percepção da dispneia, também chamada de "dissociação neuromecânica", resulta de um desequilíbrio entre a necessidade de respirar e a capacidade de realizar a respiração.[10]

No exame físico, deve-se observar a frequência respiratória, uso de musculatura acessória, batimento de asa nasal, tiragem de fúrcula, alterações na coloração da pele (palidez, cianose), edema, ascite, sinais de sarcopenia e ausculta pulmonar alterada.[11]

O controle dos sintomas é uma das principais intervenções nos cuidados paliativos, portanto, é necessária uma avaliação minuciosa para identificar a origem dessa condição. A equipe deve identificar em que fase da doença o paciente se encontra e, com base nisso, definir quais as melhores medidas e intervenções necessárias para aquela condição.[10]

Para auxiliar essa avaliação, no contexto de Atenção Domiciliar e na atenção primária à saúde, a equipe pode utilizar sistemas de avaliação específicos, de fácil aplicação e já validados no país. Permitindo a identificação e mensuração objetiva dos sintomas, auxiliando na tomada de decisões sobre intervenções adequadas ao cuidado do paciente e monitoramento da resposta terapêutica. As escalas mais utilizadas incluem o sistema de avaliação de sintomas de Edmonton (ESAS), a escala visual analógica (EVA) (consulte o Capítulo 12) e a escala de Borg modificada (Tabela 17.2).

Tabela 17.1. Escala de Borg modificada

0	Nenhuma
0,5	Muito, muito leve
1	Muito leve
2	Leve
3	Moderada
4	Pouco intensa
5	Intensa
6	
7	Muito intensa
8	
9	Muito, muito intensa
10	Máxima

Fonte: Adaptada de avaliação do uso da escala modificada de Borg na crise asmática, 2005.[12]

Abordagem farmacológica

Na abordagem terapêutica da dispneia, devemos sempre identificar as possíveis causas do sintoma, corrigindo o que pode ser corrigido e instituindo, o mais precocemente possível, a terapêutica para alívio sintomático, incluindo medidas farmacológicas e não farmacológicas. Nos casos em que a etiologia é desconhecida, o foco será o controle de sintomas de modo impecável.[13]

A Tabela 17.3 mostra algumas opções terapêuticas farmacológicas de acordo com a etiologia da dispneia.

Tabela 17.3. Principais medidas farmacológicas para tratamento da dispneia

Causas	Manejo
Tromboembolismo pulmonar	Anticoagulação
Anemia	Ferro, sangue, eritropoetina, folato
Hipertensão pulmonar	Sildenafil
Congestão pulmonar	Diuréticos, dobutamina
Derrame pleural	Drenagem
Obstrução de via aérea	Radioterapia
Infecção respiratória	Antibióticos, antifúngicos
Linfangite carcinomatosa	Corticoides, diuréticos
Broncoespasmo	Broncodilatadores

Fonte: Adaptada do Manual de Residência da USP, 2022.[13]

Dentre as classes farmacológicas possíveis para o manejo da dispneia encontramos principalmente: opioides; benzodiazepínicos; corticosteroides; broncodilatadores; anticolinérgicos; diuréticos e antibióticos.

- Opioides: são a grande escolha do controle de dispneia por meio de redução da percepção de dispneia pelo sistema nervoso central através da modulação de atividade cortical, redução da frequência respiratória, redução da ansiedade associada à dispneia, redução da sensibilidade à hipercapnia, redução no consumo de oxigênio e melhora da função cardiovascular. Deve-se titular lentamente a dose e orientar que a maioria dos pacientes se torne farmacologicamente tolerante aos efeitos dos opioides em uma a duas semanas. As principais opções são:[13]
  - Morfina: dose de ataque: 1 a 2 mg IV/SC ou 5 a 10 mg VO a cada 30 minutos; dose de manutenção VO: 5 a 10 mg a cada 4 horas; dose de manutenção IV/SC: morfina 10 mg em infusão contínua (BIC) nas 24 horas; dose de resgate: 1/6 a 1/10 da dose total de 1/1 hora, se necessário. Em disfunção renal, utilizar metade (1/2) a um terço (1/3) da dose habitual. Droga de escolha no manejo da dispneia, que mais possui evidências científicas.
  - Metadona: dose inicial: 5 a 10 mg VO a cada 12 horas ou 5 a 10 mg IV em BIC nas 24 horas. Dose de resgate com morfina de ação curta. Meia-vida longa e imprevisível. Poucas evidências para controle de dispneia. Indicado em pacientes com insuficiência renal, dor óssea e neuropática.
  - Fentanil: dose recomendada: 12 a 70 mcg/h (1 mL = 50 mcg). Resgate com morfina de curta ação. Meia vida irregular, efeito acumulativo. Poucas evidências para o controle de dispneia. Indicado em insuficiência renal e pacientes em diálise. Algumas evidências em pacientes com câncer avançado.
  - Oxicodona: dose de 10 a 20 mg VO a cada 12 horas. Poucas evidências para o controle de dispneia.
  - Codeína: dose 30 mg VO de até 4/4 horas. Opção terapêutica em dispneia leve ou quando dispneia estiver associada a tosse.

Observação: em pacientes já em uso de opioide, deve-se aumentar a dose do opioide em 25% e titular. No caso de exacerbações da dispneia, doses de resgate de morfina de 10% a 15% da dose total diária podem ser realizadas em intervalos menores.[14]

- Benzodiazepínicos: indicados principalmente em associação com o opioide para controle de componente emocional da dispneia. Caso o sintoma seja refratário, indicação de terapia de sedação paliativa. Drogas mais utilizadas:[13]
  - Midazolam: 5 a 15 mg em 24 horas (VO, IV ou SC).
  - Lorazepam: 0,5 a 10 mg VO em 24 horas.
  - Diazepam: 5 a 10 mg VO de 12/12 horas.
  - Clonazepam: 0,25 mg a 4 mg VO em 24 horas.

- Corticosteroides: os inalatórios (CI) atuam na redução da inflamação e do edema nas vias aéreas. Os corticosteroides mostram-se benéficos na doença pulmonar obstrutiva crônica (DPOC), obstrução de vias aéreas induzida pelo câncer, condições inflamatórias pulmonares, linfangite carcinomatosa, pneumonite por radiação e síndrome de veia cava superior. A terapia combinada com corticosteroides inalatórios (budesonida, fluticasona) e LABAs (formoterol, salmeterol) provou ser eficaz na melhora da dispneia em pacientes com DPOC e asma.[13]
  - Dexametasona: dose de 4 a 16 mg por dia, VO/IV/SC.
  - Prednisona: 20 a 60 mg/dia, VO.[15]
- Broncodilatadores: a utilização combinada de broncodilatadores e opioides é uma estratégia terapêutica eficaz.
  - Fenoterol: inalação: 3-20 gotas de 4/4 horas (associado ou não a brometo de ipratrópio). No Brasil, a partir de 2019, muitos laboratórios descontinuaram sua produção, sendo então uma medicação pouco utilizada atualmente.
  - Salbutamol: inalatório em solução (5 mg/mL) 10-20 gotas em SF 0,9% ou *spray* inalante 100-200 mcg a cada 4/4 horas. Broncodilatadores em *spray* inalante ou pó inalante podem ser de difícil administração em pacientes com rebaixamento do nível de consciência.[13] Preferir a prescrição com espaçador.
  - Brometo de Ipratrópio: inalação: 10-40 gotas de 4/4 horas (associado ou não a fenoterol).
  - Terbutalina SC: 0,5 -1 mg 12/12 horas.[15]
- Anticolinérgicos: comumente utilizados para controle de hipersecreção oral e brônquica, que são fatores de piora da dispneia. Exemplos: hioscina, escopolamina, atropina colírio 1%, propantelina gel, ipratrópio (inalatório).[13]
- Diuréticos: os diuréticos de alça são os mais utilizados para manejo clínico de doenças que cursam com edema e disfunção renal, as quais levam à congestão pulmonar e piora da dispneia. Também são indicados na linfangite carcinomatosa ou nos pacientes com lesão de vasos linfáticos após irradiação.[13]
  - Furosemida: dose de 40 a 160 mg VO/IV/SC. Algumas evidências apontam a furosemida nebulizada, na dose de 20 mg 4 ×/dia, como boa opção em pacientes com dispneia refratária.
- Antibióticos: levar em consideração o plano de cuidados do paciente, carga sintomática e momento de vida em que a pessoa se encontra. Em geral, indicados para controle de sintomas.[13]

Abordagem não farmacológicas

Diversas medidas não farmacológicas podem ser implementadas, com níveis de comprovação variados, para complementar as abordagens farmacológicas e proporcionar alternativas de tratamento no controle da dispneia. Tais medidas poderiam oferecer cuidado apropriado e beneficiar aqueles cuja qualidade de vida pode ser seriamente prejudicada por sua condição.[16]

- Intervenções ambientais: ambientes bem arejados e uso de ventiladores portáteis direcionados para a face do paciente podem reduzir significativamente a intensidade da dispneia.[17,18]
- Técnicas de relaxamento (controle respiratório e meditação): podem promover melhora significativa da sensação de dispneia, da capacidade funcional, dos níveis de depressão e ansiedade, além de aumentar a capacidade de exercer atividades físicas.[5]
- Acupuntura: terapia potencial para reduzir a dispneia em pacientes com DPOC e câncer tem produzido resultados mistos, mas principalmente positivos em estudos clínicos.[5]
- Fisioterapia respiratória/reabilitação pulmonar: os benefícios da reabilitação pulmonar (controle clínico, educação e treino de exercício) são cada vez mais sustentados por uma crescente evidência científica, ajudando os doentes a interromperem o ciclo vicioso da dispneia e inatividade, contribuindo para a melhoria da qualidade de vida.[16,18,19]
- Posicionamento no leito: posicionamento em decúbito semi-*fowler* ou em decúbito lateral em semi-*fowler* (de acordo com a melhor tolerância da pessoa).[19]
- Exercício de posicionamento: a "posição de dispneia" (inclinação de tronco à frente) consiste em solicitar que o paciente fique ereto, inclinando-se ligeiramente para frente, deixando seus ombros e braços pendurados para frente, melhorando a frequência respiratória e diminuindo a sensação de falta de ar.[20]
- Técnicas de conservação de energia: modificação no nível de atividade, como evitar obstipação e refeições de difícil mastigação e no uso de auxiliares de locomoção podem manter ou mesmo aumentar a autonomia dos pacientes.[5,16]
- Elementos distratores: arteterapia, *pet* terapia, uso de brinquedos (no caso da pediatria).[3]
- Estímulos auditivos distrativos (música): a música é conhecida por ser uma estratégia eficaz para desviar a atenção, reduzindo a falta de ar durante o exercício.[16]
- Oxigenoterapia domiciliar e ventilação mecânica não invasiva: para mais informações sobre os temas, verificar Capítulo 49.

Conclusão

Entendendo que a dispneia é um sintoma com grande impacto, associado à mortalidade e a uma grande limitação nas atividades físicas e sociais, o seu controle torna-se imperativo para a equipe, como parte integrante do cuidado, com foco na qualidade de vida da pessoa. Isso ocorre através da identificação da causa e do direcionamento da terapêutica, seja ela farmacológica ou não farmacológica.

Referências

1. Parshall MB, Schwartzstein RM, Adams L, Banzett RB, Manning HL, Bourbeau J, et al. An official American Thoracic Society statement: Update on the mechanisms, assessment, and management of dyspnea. Am J Respir Crit Care Med. 2012;185(4):435–52.
2. Casimir G, Hanssens L e Mulier S. "Dyspnea - Mechanisms, assessment, and management: a consensus statement". Am J Respir Crit Care, 1999;159:321-40.
3. Arcuri JF, Anagusko SS, Ragazzo APS. Dispneia. In:Castilho RK, Silva VCS, Pinto CS. Manual de Cuidados Paliativos da Academia Nacional de Cuidados Paliativos (ANCP). 3ª ed. Rio de Janeiro: Atheneu; 2021.
4. Cruz Â, Oliveira C, Capelas ML. Instrumentos de avaliação da dispneia e tosse em Cuidados Paliativos: Revisão Sistemática da Literatura. Revista de Cuidados Paliativos. 2014;50(64):42-46.
5. Crombeen AM, Lilly EJ. Management of dyspnea in palliative care. Curr Oncol. 2020;27(3):142-145.
6. Kamal AH, Maguire JM, Wheeler JL, Currow DC, Abernethy AP. Dyspnea review for the palliative care professional: assessment, burdens, and etiologies. J palliat Med. 2011;14(10):1167-72.
7. Coradazzi AL, Santana MTEA, Caponero R. Cuidados Paliativos: diretrizes para melhores práticas. São Paulo: MG editores; 2019.
8. Abernethy AP, Wheeler JL, "Total dyspnea". Curr Opn Support Palliat Care. 2008;2(2):110-13.
9. Gonçalves A, Nunes L, Sapeta P. Controlo da Dispneia: estratégias, farmacológicas e não farmacológicas, para o seu alívio num contexto de Cuidados Paliativos - Revisão Sistemática da Literatura. Dissertação. Castelo Branco - Portugal, Instituto Politécnico de Castelo Branco, Escola Superior de Saúde Dr. Lopes Dias 2012. 25p.
10. Ambrosino N, Fracchia C. Strategies to relieve dyspnoea in patients with advanced chronic respiratory diseases. A narrative review.Soc. Portuguesa de Pneumologia. 2019; 25 (5): 289-298.
11. Martins MA et al. Manual do residente e clínica médica. 2ª ed. Barueri, SP: Manole; 2015.
12. Cavallazzi TGL, Cavallazzi RS, Cavalcanti TMC, Bettencourt ARC, Diccini S. Avaliação do uso da Escala Modificada de Borg na crise asmática. Acta Paul Enferm. 2005;18(1):39-45.
13. Rocha JA. Dispneia. In: Carvalho RT, Souza MRB, Franck EM. Manual da residência de cuidados paliativos: abordagem multidisciplinar. 2ª ed. Santana de Parnaíba, SP: Manole; 2022.
14. Maiello APMV, Cassefo G, Rolo DF, D'Alessandro MPS. Dispneia e outros sintomas respiratórios. In: D'Alessandro MPS, Pires CT, Forte DN, et al. Manual de cuidados paliativos. 2ª ed. São Paulo: Hospital Sírio Libanês, Ministério da Saúde, 2023.
15. Bersani ALF, Moraes NS. Dispneia em cuidados paliativos. In: Moraes NS, Tommaso ABGD, Nakaema KE, Pernambuco ACA. Cuidados paliativos com enfoque geriátrico: a assistência multidisciplinar. 1ª ed. São Paulo: Editora Atheneu; 2014.
16. Bausewein C, Booth S, Gysels M, Higginson IJ. Non-pharmacological interventions for breathlessness in advanced stages of malignant and non-malignant diseases. Cochrane Database Syst Rev. 2008;16(2):CD005623.
17. Galbraith S, Fagan P, Perkins P, Lynch A, Booth S. Does the Use of a Handheld Fan Improve Chronic Dyspnea? A Randomized, Controlled, Crossover Trial. J Pain Symptom Manage. 2010;39(4):831-838.
18. Bausewein C, Booth S, Gysels M, Kühnbach R, Higginson IJ. Effectiveness of a hand-held fan for breathlessness: a randomized phase II trial. BMC Palliat Care.2010;9:22.
19. Costa MAG. A intervenção dos enfermeiros no controlo da dispneia. Dissertação. Castelo Branco - Portugal, Instituto Politécnico de Viana de Castelo, Escola Superior de Saúde Dr. Lopes Dias 2016. 131p.
20. Mohamed SA. The effects of positioning and prsed-lip breathing exercise on dyspnea and anxiety status in patients with chronic obstructive pulmonary disease. Journal of Nursing Education and Practice. 2019;9(6):41.

18

Tosse

Camila Datt de Araujo
Stephanie Cella de Souza Franco

Introdução

Embora a tosse possa ser um sintoma desconfortável, é definida como um mecanismo fisiológico reflexo, sendo fundamental na defesa das vias aéreas, limpeza de secreções ou de corpo estranho, quando o mecanismo mucociliar de transporte se torna insuficiente para tal.[1,2] É um sintoma frequente em cenário clínico, especialmente em pacientes portadores de doenças que ameaçam a vida, podendo estar presente em até 80% dos pacientes em seus últimos dias ou últimas horas de vida.[3]

Na avaliação da tosse, importa conhecer sua durabilidade (aguda – até três semanas, subaguda – três a oito semanas, ou crônica – maior que oito semanas), seu tipo (seca ou produtiva), eficácia, fatores desencadeantes, padrão (diurna ou noturna), gravidade e seu impacto na qualidade de vida do paciente e seus familiares.[1,3,4]

A tosse intensa e prolongada pode ser nociva para o estado geral do doente, podendo causar agravamento de outros sintomas como dispneia, dor, vômitos, incontinência urinária entre outros, com concomitante agravamento da ansiedade.[5,6]

Fisiopatologia e etiologias

A efetivação da troca de gases requer uma ampla circulação de ar para dentro do sistema respiratório, resultando na inalação de partículas. Dependendo do tamanho dessas partículas, elas podem chegar a áreas cada vez mais profundas. Sabe-se que partículas com diâmetro entre 10 e 20 μm têm a capacidade de penetrar na traqueia, enquanto as menores que 2 μm podem alcançar os bronquíolos respiratórios e o tecido pulmonar.[4]

Existem dois mecanismos de depuração para proteção das vias aéreas com relação à entrada de partículas procedentes do meio externo. O primeiro é o *clearance* mucociliar, através do qual os movimentos ciliares impulsionam, no sentido cranial, uma fina camada de muco com partículas a serem depuradas. A tosse, ocorrendo por meio de ato reflexo, é o segundo mecanismo envolvido nesse sistema de proteção das vias aéreas inferiores, podendo ser voluntária ou involuntária.[4]

A fisiopatologia da tosse está intimamente ligada à estimulação química das fibras-C e à ativação por estímulos mecânicos dos receptores de adaptação rápida (RARs) e dos receptores de estiramento de adaptação lenta (SARs). O conhecimento desses mecanismos fisiopatológicos é importante para o manejo clínico de pacientes com esse sintoma e contribui para o entendimento do mecanismo de ação de antitussígenos que agem sobre esses receptores.[1]

Considerado um sintoma multifatorial, no cenário de pacientes em cuidados paliativos, a tosse pode estar relacionada com o efeito direto da doença de base ou com o seu tratamento (Tabela 18.1).[3]

Tabela 18.1. Principais causas de tosse

Causas		
Oncológicas		**Não oncológicas**
Efeitos diretos do tumor	Efeitos indiretos do tumor	Infecções do trato respiratório (gripe, laringite, bronquite, pneumonia, sinusite)
Obstrução intrínseca e extrínseca de vias aéreas	Derrame pleural	Exacerbação de doenças pulmonares (doença pulmonar obstrutiva crônica – DPOC, asma)
Síndrome de veia cava superior	Derrame pericárdico	Doença do refluxo esofágico
Atelectasia pulmonar	Aspiração	Insuficiência cardíaca
Linfangite carcinomatosa	Bronquiectasias	Uso de inibidores da enzima de conversão da angiotensina – IECA
Fístulas com trajeto para vias aéreas	Causas induzidas pelo tratamento como radioterapia	Doença intersticial pulmonar, derrame pleural
	Pneumonite associada à quimioterapia ou imunoterapia	Tabagismo
		Efeitos colaterais de medicações
		Estresse e ansiedade

Fonte: Adaptada do Manual do Manual de Cuidados Paliativos, 2021.[3]

Abordagem clínica

Dessa forma, uma história clínica detalhada e exame físico são fundamentais para buscar possíveis causas e instituir a terapêutica mais adequada. Identificando fatores desencadeantes, de melhora, de piora e efeitos colaterais de medicamentos, assim como, avaliar a necessidade de exames complementares.

Abordagem farmacológica

Os opioides são as drogas antitussígenas consideradas mais eficazes no manejo da tosse, especialmente no contexto oncológico. Atuam tanto a nível central pela inibição do centro de tosse, quanto perifericamente através do bloqueio dos receptores Mu das vias aéreas.[7]

Dentre os opioides, destaca-se a codeína, por sua variedade de apresentação: endovenosa, subcutânea e oral, sob a forma de xarope ou comprimido. A dose recomendada é de 10-20 mg a cada 4 ou 6 horas, sendo assim, apresenta efeito antitussígeno em doses inferiores às necessárias para analgesia, o que traz como vantagem menos efeitos colaterais como náusea e constipação.[8]

Opioides fortes, como a morfina e a metadona, podem ser considerados como substitutos à codeína, em caso de outros sintomas associados à tosse, como dor mal controlada e dispneia em repouso,[8] também em doses menores quando comparadas às de analgesia. No caso da morfina, pode-se utilizar dose oral inicial de 5 mg a cada 4 horas, enquanto para a metadona doses entre 2,5 e 10 mg/dia.[9] Entretanto, diferentemente da ação em casos de analgesia, doses maiores não parecem incrementar a eficácia sobre o manejo da tosse.[9]

Vários medicamentos para alívio da tosse, cuja venda não exige prescrição médica, são utilizados no contexto de automedicação.[10] Os antitussígenos como o dextrometorfano, o clobutinol, a dropropizina e a cloperastina costumam ser indicados para inibir tosse seca, enquanto os mucolíticos, como a acetilcisteína, a carbocisteína e a bromexina, bem como os expectorantes, como a guaifenesina e o ambroxol, geralmente são indicados para o tratamento da tosse produtiva.[11]

Entretanto, os estudos mostram resultados controversos quanto a efetividade desses medicamentos, ensaios clínicos comparativos que avaliaram o efeito de uma única dose dessas medicações não demonstraram superioridade em relação ao placebo.[12,13] O mesmo acontece quanto à maioria dos fitoterápicos destinados para o manejo da tosse e as pastilhas não farmacológicas, ambos carecem de evidências e estudos clínicos que justifiquem sua recomendação.[14,15]

Em pacientes oncológicos, é descrito como possibilidade de tratamento a inalação de anestésicos locais como a bupivacaína e lidocaína para manejo de tosse, contudo apresentam efeito temporário e estão associados à maior risco de broncoaspiração e broncoespasmo.[7]

Outras medicações têm sido estudadas no manejo de tosse, como a paroxetina, o baclofeno, a amitriptilina, a gabapentina, a talidomida e a carbamazepina, também com pouca evidência de eficácia.[8] De modo geral, há carência de estudos clínicos sobre o manejo farmacológico da tosse que tenham como público-alvo pacientes em cuidados paliativos.[8]

Abordagem não farmacológica

Como já citado, além de ser um sintoma de causa multifatorial, a tosse também é reconhecida como sendo multidimensional. Medidas simples não farmacológicas que possam proporcionar sensação de conforto e segurança ao doente devem ser consideradas,[5] mas vale ressaltar aqui que muitas dessas medidas não possuem evidência científica, mas na prática, especialmente na assistência domiciliar, apresentam bons resultados.

- Avaliação fonoaudiológica: pode ser necessária quanto a indicação de condutas específicas e personalizadas que possam ser associadas ao tratamento farmacológico.[16]
- Educação: diminuir ou parar o tabagismo.
- Nas crises: balas ou pastilhas: não recomendado no tratamento de crianças muito pequenas (uma vez que as pastilhas constituem um risco potencial de asfixia).[15]
- Fitoterapia:[15,17]
  - Tosse produtiva: chás de guaco, hortelã, agrião, eucalipto.
  - Tosse seca: chás de gengibre com limão, canela, amor perfeito, poejo.
  - Tosse alérgica: chás de urtiga, alteia.
- Mel: é demulcente e contém fenóis com ação antioxidante e antimicrobiana. Tratamento não são recomendados para crianças muito pequenas (pode causar botulismo infantil em crianças com menos de um ano de idade).[15]
- Inalações: a base de eucalipto, hortelã, menta e cânfora.
- Medidas ambientais:
  - Umidificar o ar.
  - Evitar irritantes das vias aéreas.
  - Posicionamento adequado.
- Hidratação: beber bastante água pode ajudar a hidratar as vias aéreas e facilitar a eliminação de secreções.
- Higiene brônquica.

Referências

1. Rodrigues MS, Galvão IM. Aspectos fisiopatológicos do reflexo da tosse: uma revisão de literatura. Revista de Medicina. 2017;96(3):172-176.
2. Vernon M, Leidy NK, Nacson A, Nelsen L. Measuring cough severity: Perspectives from the literature and from patients with chronic cough. Cough. 2009;19(5):5.
3. Duarte CS, Gava IA. Tosse, Hipersecreção e Xerostomia. In: Castilho RK, Silva VCS, Pinto CS. Manual de Cuidados Paliativos da Academia Nacional de Cuidados Paliativos (ANCP). 3ª ed. Rio de Janeiro: Atheneu; 2021.
4. Rodrigues MS, Galvão IM. II Diretrizes brasileiras no manejo da tosse crônica. J. bras. pneumol. 2006;32(Supl 6):S403-S446.
5. Cruz Â, Oliveira C, Capelas ML. Instrumentos de avaliação da dispneia e tosse em Cuidados Paliativos: Revisão Sistemática da Literatura. Revista de Cuidados Paliativos. 2014;50(64):42-46.

6. Morice AH, McGarvey L, Pavord I. Recommendations for the management of cough in adults. Thorax - BTS Guidelines. 2006;61 Suppl 1:i1–24.
7. Pupim CT, Pinto TC, Zoboli I. Tosse. In: Carvalho RT, Souza MRB, Franck EM. Manual da residência de cuidados paliativos: abordagem multidisciplinar. 2ª ed. Santana de Parnaíba, SP: Manole; 2022.
8. Homsi J, Walsh D, Nelson KA. Important drugs for cough in advanced cancer. Support Care in Cancer. 2001;9:565–574. https://doi.org/10.1007/s005200100252
9. Molassiotis A, Smith JA, Bennett MI et al. Clinical expert guidelines for the management of cough in lung cancer: report of a UK task group on cough. Cough. 2010;6(9). https://doi.org/10.1186/1745-9974-6-9
10. Agência Nacional de Vigilância Sanitária. Resolução RDC nº138, de 29 de maio de 2003. Dispõe sobre o enquadramento na categoria de venda de medicamentos. Diário Oficial da União, Poder Executivo, Brasília, DF, 6 jan. 2004.:4-4 p. 2003.
11. Smith SM, Schroeder K, Fahey T. Over-the-counter (OTC) medications for acute cough in children and adults in community settings. Cochrane Database of Systematic Reviews 2014, Issue 11. Art. No.: CD001831. DOI: 10.1002/14651858.CD001831.pub5. Accessed 18 April 2024.
12. Truven Health Analitycs. Cough Suppressants Expectorants Mucolytics and Nasal Decongestants. In: S., S. (Ed.). Martindale: The Complete Drug Reference: Thomson Micromedex, 2017a.
13. Schroeder K, Fahey T. Systematic review of randomised controlled trials of over the counter cough medicines for acute cough in adults. BMJ (Clinical research ed.) 2002;324:329-331.
14. Therapeutic Research Center. Natural Medicines®. Base de dados. 2017. Disponível em: https://naturalmedicines.therapeuticresearch.com/login.
15. Mulholland S, Chang AB. Honey and lozenges for children with non-specific cough. Cochrane Database of Systematic Reviews. 2009, Issue 2. Art. No.: CD007523. DOI: 10.1002/14651858.CD007523.pub2. Accessed 18 April 2024.
16. Balbani APS. Tosse: neurofisiologia, métodos de pesquisa, terapia farmacológica e fonoaudiológica. Int. Arch. Otorhinolaryngol. 2012;16 (2):https://doi.org/10.7162/S1809-97772012000200016.
17. Rezende HA, Cocco MIM. A utilização de fitoterapia no cotidiano de uma população rural. Rev. esc. enferm. USP. 2002;36 (3): https://doi.org/10.1590/S0080-62342002000300011.

19

Náuseas e Vômitos

Ana Flavia Martins Monteiro Furini
Kamila Vieira Silva
Raphael Lacerda Barbosa Nathasje

Introdução

Náuseas e vômitos estão entre os sintomas mais prevalentes em pacientes assistidos pelos cuidados paliativos. Náusea é uma sensação subjetiva desagradável, geralmente precedente aos vômitos, sendo uma expressão da estimulação autonômica. Vômito é uma experiência objetiva do paciente, envolvendo a eliminação forçada do conteúdo gástrico pela boca, através da contração vigorosa dos músculos abdominais e relaxamento do esfíncter esofágico inferior, mediado por nervos somáticos,[1,2] que pode ser precedido ou não por náuseas.

Ambos causam impacto negativo na qualidade de vida dos pacientes, podendo acarretar hiporexia, perda de peso, desidratação, internações hospitalares, perda de manutenção de medicações via oral, isolamento social e ansiedade.[1]

Fisiopatologia e causas

Compreender a fisiopatologia e as múltiplas vias de ativação de náuseas e do vômito é fundamental para selecionar a terapêutica mais adequada. Duas estruturas no sistema nervoso central são responsáveis pela geração e manutenção das náuseas e vômitos: centro do vômito (CV) e zona quimiorreceptora de gatilho (ZQG).[1] O CV fica na medula dorsal do tronco cerebral, no núcleo do trato solitário, e conecta o coração, sistemas respiratório e gastrointestinal com centros superiores no cérebro. Não é considerado uma estrutura anatômica distinta, mas um sistema neural interconectado que recebe informações aferentes de muitas áreas, incluindo os nervos glossofaríngeo e esplâncnico, córtex cerebral, tálamo, hipotálamo e sistema vestibular. Havendo ainda uma entrada na ZQG que só pode ser efetivada por meio do CV. Além disso, é estimulado pelo nervo vago que recebe estímulos de mecanorreceptores e ativação de receptores 5-HT3 no trato gastrointestinal (GI).[1,2]

Da mesma forma, a ZQG deve ser considerada uma rede neural interconectada que penetra no núcleo do trato solitário e não como uma área anatômica específica. Está localizada no assoalho do quarto ventrículo, fora da barreira hematoencefálica, e é estimulada por substâncias químicas, assim como aferentes vagais e vestibulares.[1]

Vários mediadores e receptores estão envolvidos nesse mecanismo: dopamina (D2), serotonina (5HT2, 5HT3, 5HT4), histamina (H1 e H2), acetilcolina (Ach-receptor muscarínico), neurocininas (NK1), motilina (MLN), somatostatina (SST), além do sistema GABA agonista.[3,4] O CV integra as informações sensoriais viscerais e está relacionada com os mediadores H1, 5HT2, NK1 e Ach-muscarínico.[1] Diversas causas podem desencadear esses mecanismos, ativando uma ou mais vias, descrevemos as principais causas e seus mediadores na Tabela 19.1.

Tabela 19.1. Causas desencadeadoras e mediadores envolvidos nos mecanismos de náuseas e vômitos

Causas	Mediadores
Gastrointestinais (alteração da motilidade, lesões em mucosa, esvaziamento gástrico retardado, hipersecreções)	5HT3, 5HT4, MLN, D2, neurocininas, H1 e H2, Ach-muscarínico, SST
Medicamentosas (opioides, quimioterápicos) e **tóxico-metabólicas** (uremia, hipercalcemia)	5HT3, NK1 e D2
Discinesias e outras alterações vestibulares	H1 e Ach-muscarínico
Córtex cerebral – sistema límbico (sensação de medo e ansiedade) **Córtex cerebral – ínsula**	Sistema GABA agonista e 5HT2 Sistema GABA e D2

SST: somatostatina; H1 e H2: histamina; 5HT3, 5HT4: serotonina; MLN: motilina; D2: dopamina; NK1: neurocinina.
Fonte: Elaborada pelos autores.[1,3,4]

Abordagem clínica

A avaliação cuidadosa dos sintomas no contexto de cuidados paliativos é um dos pilares para um plano de cuidados adequado, alinhando expectativas e desejo do paciente. Portanto, na abordagem de náuseas e vômitos, deve-se realizar uma anamnese minuciosa, que inclui:[1]

- Caracterização do sintoma, duração e intensidade – que pode ser aferida com escalas visuais analógicas, como a ESAS (consulte o Capítulo 12), que permitem quantificar a intensidade e auxilia na avaliação da resposta à intervenção.
- Frequência, horário do dia que apresenta maior intensidade, associação com atividades, como ingestão alimentar, uso de medicamentos, esforço físico. Verificar se há relação com outros sintomas, como caquexia, inapetência, perda de peso, dor não controlada, dentre outros.

- Identificar e buscar comorbidades associadas, distúrbios metabólicos (hiperglicemia, hipercalcemia) podem se apresentar com sintomas de náuseas e vômitos.
- Tratamentos vigentes e medicamentos em uso.
- Avaliação de aspectos emocionais.

O exame físico deve incluir, além do exame geral, a avaliação específica do aparelho abdominal, buscando por sinais e achados que podem contribuir com a origem dos sintomas, como obstrução intestinal, gastroparesia, processos inflamatórios e ascite.[1,2] Assim como avaliação neurológica se há suspeita de causa de origem central, como hipertensão intracraniana e efeito de massa tumoral.

Exames complementares serão indicados conforme a suspeita clínica e necessidade de investigação, seja com exames laboratoriais ou de imagem, considerando proporcionalidade e plano terapêutico.

Abordagem terapêutica

Tratamento não farmacológico

As medidas farmacológicas têm limitação no controle dos sintomas e devem ser acompanhadas de medidas não farmacológicas para maior resposta em relação aos eventos de náuseas e vômitos. Em geral, essas medidas envolvem ajustes alimentares, do ambiente e do comportamento, reforçando-se a importância da equipe multiprofissional em cuidados paliativos. No Quadro 19.1 resumimos as principais intervenções.

Quadro 19.1. Intervenções não farmacológicas

Alimentares
Dieta conforme a aceitação, em pequenas quantidades, com fracionamento da alimentação
Refeições leves
Alimentos gelados, frios ou em temperatura ambiente possuem melhor aceitação (ex.: picolé de limão, gengibre, gelatina e caldos)
Evitar excesso de líquidos durante as refeições
Consumir pequenas quantidades de líquidos frescos ou gelados ao longo do dia
Evitar consumir os alimentos preferidos quando sentir náuseas, para evitar repugnância a esses alimentos
Ambiente e comportamento
Manter um ambiente agradável, calmo, limpo e livre de odores
Manter bom controle da dor, utilizando-se os medicamentos prescritos de horário
Administrar os medicamentos antieméticos antes das refeições
Manter decúbito elevado após as refeições
Realizar boa higiene oral
Evitar trocas de curativo, drenagem de secreções ou limpeza de drenos e ostomias em horário próximo a refeições

Fonte: Elaborado pelos autores.

Tratamento farmacológico

Recomenda-se utilizar o modelo de **tratamento empírico baseado na fisiopatologia** como uma forma de direcionamento da decisão de escolha do fármaco a ser prescrito, especialmente pelas múltiplas possibilidades de condições clínicas que podem levar a sintomas de náuseas e vômitos em pacientes na atenção domiciliar. Os medicamentos para o controle de sintomas podem, em sua maioria, serem divididos em duas categorias:[5-8]

- Agentes direcionados à supressão de náuseas e prevenção de vômitos (antieméticos), que normalmente agem de forma central.
- Agentes direcionados à modulação da motilidade gastrointestinal (procinéticos).

Importante frisar que o uso de medicamentos, de forma individual ou em associação, é uma das principais causas de náuseas e vômitos por efeito adverso. Deve-se sempre avaliar a possibilidade de que os sintomas estejam sendo causados por efeito iatrogênico, ajustando-se o esquema ou descontinuando alguns medicamentos, quando possível. Exemplos a serem citados são fármacos que podem levar a constipação ou à indução direta de náuseas e vômitos, como a morfina e quimioterápicos.[6-8]

Propõe-se iniciar o tratamento em monoterapia e, em casos refratários, associar outros fármacos, priorizando-se a associação de classes farmacológicas diferentes.[6-8]

Em caso de vômitos por causas específicas, algumas intervenções terão maior benefício, incluindo procedimentos:[5-8]

- Sintomas causados por ascite: realização de paracentese.
- Tratamento de obstrução intestinal: antieméticos de maior potência, como o haloperidol.
- Constipação ou impactação fecal: laxativos, enema e/ou supositórios retais.
- Envolvimento do sistema nervoso central (como metástases cerebrais, radiação craniana ou neurocirurgias): corticosteroides.

Na Tabela 19.2 observa-se a classe de antieméticos de escolha para cada situação específica, com os receptores envolvidos.

Peculiaridades do manejo de náuseas e vômitos no cuidado domiciliar

O manejo de sintomas na atenção primaria apresenta a necessidade de certa adaptação do cuidado considerando a limitação de recursos materiais e humanos disponíveis em comparação ao ambiente hospitalar, como também de adaptações necessárias relacionadas ao ambiente, que pode variar grandemente entre as pessoas atendidas.[7,9] Dentro desse cenário, há diferentes modalidades de cuidado.

Equipe de nível de modalidade AD1 (atenção primária)

Nos atendimentos domiciliares providos por equipes da atenção primária no SUS, há maior limitação de disponibilidade de recursos para manejo de náuseas e vômitos.

Tabela 19.2. Abordagem farmacológica

Fármaco	Receptores	Uso usual	Doses
Metoclopramida	D2, 5HT4	Estase gástrica, motilidade reduzida	VO/SC/EV: 10 mg até de 6/6 horas
Domperidona	D2	Estase gástrica, motilidade reduzida	VO: 10 a 20 mg, a cada 4 a 8 horas
Bromoprida	D2	Estase gástrica, motilidade reduzida	VO: 10 mg, 3 ×/dia
Haloperidol	D2	Náusea induzida por drogas, toxinas, alterações metabólicas, obstrução intestinal	VO/EV/SC: 0,5 a 5 mg, 1 a 3 ×/dia Máximo 10 a 20 mg/24 horas
Clorpromazina/ prometazina	D2, AChm, H1	Irritação peritoneal, obstrução intestinal, hipertensão intracraniana, náusea de etiologia desconhecida	VO/ SC: 25 mg até de 6/6 horas
Ondansetrona	5HT3	Quimioterapia, radioterapia abdominal, pós-operatório	VO/SC/EV: 8 mg de 8/8 horas
Dimenidrinato	H1	Alterações no sistema vestibular	EV: 30 mg, 6/6 horas VO/SC: 50 mg, 8/8 horas Obs.: na via SC usar apenas o dimenidrinato sem associação com vitamina B6
Meclizina	H1	Sistema vestibular	VO: 25 a 100 mg, 12/12 horas
Escopolamina	AChm	Obstrução intestinal, irritação peritoneal	VO/SC/EV: 20 mg, 6/6 horas
Levomepromazina	5HT2, H1, D2	Obstrução intestinal, irritação peritoneal, hipertensão intracraniana	VO/SC: 5 a 12,5 mg a cada 24 horas (preferencialmente à noite)
Olanzapina	5HT3, H1, AChm	Quimioterapia	VO: 2,5 a 10 mg/dia
Mirtazapina	5HT3	Raros casos descritos de controle de náuseas	VO: 15 a 45 mg/dia
Dexametasona	desconhecido	Hipertensão intracraniana, obstrução intestinal	VO/SC/EV: 4 a 16 mg, preferencialmente 1 ×/dia, pela manhã. Obs.: associar com inibidor da bomba de prótons para prevenir sangramento digestivo
Octreotide	Inibe secreção endócrina e exócrina	Obstrução intestinal	SC/EV: 200-900 mcg/dia, dividido em 2 a 3 ×/dia
Benzodiazepínicos	GABA	Náusea antecipatória	VO/SC/EV: 5 a 10 mg/dia
Aprepitanto	Antagonista do receptor da Neurocinina-1 (NK-1)	Quimioterapia	125 mg, VO, 1 hora antes da quimioterapia (1º dia) e 80 mg/dia, VO, na manhã do 2º e do 3º dia
Fosaprepitanto	Antagonista do receptor da Neurocinina-1 (NK-1)	Quimioterapia	150 mg, intravenoso, 30 min. antes da quimioterapia

VO: via oral; EV: endovenoso; SC: subcutâneo; D2: dopamina; 5HT4 e 5HT3: receptores de serotonina; AChm: acetilcolina receptor muscarínico; H1 e H2: histamina; GABA: receptores ácido gama-aminobutírico. Fonte: Elaborada pelos autores.[5-8]

Especificamente em relação ao manejo farmacológico, considerando a relação municipal de medicamentos essenciais, os profissionais terão em sua maioria medicamentos para administração em formulações para administração via oral (cápsula/comprimido/solução/suspensão). Em cenário de dificuldade de deglutição de comprimidos ou cápsulas, avaliar a possibilidade de maceração do medicamento, formulação em solução ou suspensão (quando disponível), administração pelas vias alternativas em pacientes com uso de sonda nasoenteral, gastrostomia ou jejunostomias e, excepcionalmente, a via sublingual *off label* dos fármacos em solução (gotas), quando não há outra via alternativa para administração:[7,9]

- Clorpromazina 40 mg/mL solução oral.
- Clorpromazina 25 mg e 100 mg comprimido.
- Clonazepam 2,5 mg/mL solução oral.
- Dimenidrinato 25 mg/5mL solução oral.
- Haloperidol 2 mg/mL solução oral.
- Haloperidol 1 mg e 5 mg comprimido.
- Metoclopramida 10 mg comprimido.
- Metoclopramida 4 mg/mL solução oral.
- Prednisolona 3 mg/mL solução oral.
- Prednisona 5 mg e 20 mg comprimido.
- Prometazina 25 mg comprimido.

Há variações entre os municípios e, por vezes, há disponibilidade de medicamentos de urgência e emergência na atenção primária, podendo-se ter a disponibilidade de alguns medicamentos injetáveis, sendo o mais provável metoclopramida 5 mg/mL solução injetável. As medidas não farmacológicas devem ser reforçadas e estimuladas.[7,9]

Equipe de nível de modalidade AD2 e AD3 (Serviço de Atenção Domiciliar/Melhor em Casa/Home Care)

Parte dos pacientes terão maior grau de complexidade clínica, com necessidade ou possibilidade de serviço especializado em atenção domiciliar, aumentando-se as possibilidades medicamentosas injetáveis e de intervenções, como paracentese. Nesse cenário há maior número de profissionais envolvidos no cuidado e por mais tempo no domicílio para auxílio no controle de sintomas (na saúde suplementar, podendo estar em regime de internação domiciliar). Medicamentos injetáveis podem ser utilizados com maior facilidade, tendo a via subcutânea como importante via possível de uso no domicílio, com possibilidade de treinamento de familiares. Essas medidas possibilitam um dos principais objetivos do cuidado domiciliar: evitar internações hospitalares e permitir o seguimento do cuidado no domicílio da pessoa.[7,9]

Conclusão

A náusea e vômitos são sintomas muito prevalentes em cenário de cuidados paliativos, principalmente nas fases mais avançadas de doença, gerando prejuízo na qualidade de vida dos pacientes se mal manejado, além de outros sintomas secundários como inapetência e perda ponderal.

A partir deste capítulo, esperamos que o profissional de saúde consiga, antes de tratar o sintoma, entender as inúmeras possibilidades etiológicas advindas desses sintomas, a fim de trazer o tratamento mais adequado e consequentemente, mais efetivo.

Referências

1. Cherny, N., *et al.* Oxford Textbook of Palliative Medicine. 6th ed. Oxford: Oxford University Press, 2021. p. 534-544.
2. Bruera, E., Higginson, I., Gunten, C. F. von, Morita, T. Textbook of Palliative Medicine and Supportive Care. 3rd ed. CRC Press, 2021. p. 357-364.
3. Glare P, Miller J, Nikolova, Tickoo. Treating nausea and vomiting in palliative care: a review. Clin Interv Aging. 2011;6:243-259. https://doi.org/10.2147/CIA.S13109.
4. Singh P, Yoon SS, Kuo B. Nausea: a review of pathophysiology and therapeutics. *Therap Adv Gastroenterol.* 2016;9(1):98-112. doi:10.1177/1756283X15618131.
5. Wilcock A, Howard P, Charlesworth S. Palliative Care Formulary PCF7. 7th ed. Pharmaceutical Press, London, 2020.
6. Furini AFMM, Fiamoncini GM, Wondollinger RCS. Náuseas e vômitos. In: Tratado de atenção domiciliar / editores Leonardo Cançado Monteiro Savassi ... [*et al*]. - 1 ed. - Santana de Parnaíba [SP] : Manole, 2022.
7. Brasil. Ministério da Saúde. Secretaria de Atenção à Saúde. Departamento de Atenção Básica. Caderno de atenção domiciliar / Ministério da Saúde, Secretaria de Atenção à Saúde, Departamento de Atenção Básica. – Brasília : Ministério da Saúde, 2013.
8. Murakami C, Kakuta N, Satomi S, Nakamura R, Miyoshi H, Morio A, Saeki N, Kato T, Ohshita N, Tanaka K, Tsutsumi YM. Antagonistas do receptor da neurocinina-1 no tratamento de náusea e vômito no pós-operatório: Revisão sistemática e meta-análise [Neurokinin-1 receptor antagonists for postoperative nausea and vomiting: a systematic review and meta-analysis]. Braz J Anesthesiol. 2020 Sep-Oct;70(5):508-519. doi: 10.1016/j.bjan.2020.04.005. Epub 2020 Jul 7. PMID: 32753114; PMCID: PMC9373091.
9. Relação municipal de medicamentos essenciais de Porto Alegre - REMUME 2024. Prefeitura de Porto Alegre - Secretaria Municipal de Saúde. Porto Alegre, 01 de jan. 2024. Disponível em: https://prefeitura.poa.br/sites/default/files/usu_doc/cartadeservicos/REMUME%202024.pdf

20

Constipação e Diarreia

Kamila Vieira Silva
Luiz Filipe Gottgtroy Lopes de Carvalho
Marina Bouças Pinto

Constipação

A constipação é definida como sintoma e não como doença, caracterizada por movimento lento das fezes através do intestino grosso, resultando em irregularidade na frequência das evacuações e na passagem de fezes ressecadas e endurecidas.[1,2]

Segundo Carvalho *et al.* (2022), não há descrição bem estabelecida na literatura para definir constipação em cuidados paliativos, mas sugere quatro condições para o diagnóstico:[3]

- Histórico de constipação utilizando os critérios de Roma IV (Quadro 20.1).
- Avaliação de condições clínicas recentes que possam determinar ou agravar a obstipação.

Quadro 20.1. Critérios de Roma IV*

Dois ou mais dos seguintes sintomas presentes por pelo menos 3 meses, nos últimos 6 meses:
❑ Esforço evacuatório em mais de 25% das evacuações
❑ Fezes irregulares, endurecidas ou em cíbalos em 25% das evacuações
❑ Sensação de evacuação incompleta em mais de 25% das evacuações
❑ Sensação de obstrução anorretal em mais de 25% das evacuações
❑ Manobras manuais facilitadoras de evacuação em mais de 25% das evacuações
❑ Menos de 3 evacuações espontâneas por semana
❑ Fezes moles raramente estão presentes sem o uso de laxantes
❑ Critérios insuficientes para síndrome do intestino irritável

**Define constipação crônica/funcional.*
Fonte: Adaptado de Cassefo G, Nakaema KE.[3]

- Sensação subjetiva de obstipação: como sensação de evacuação incompleta ou plenitude retal ou dificuldade na eliminação das fezes.
- Alterações objetivas (por ex., frequência inferior a 3 vezes por semana, última evacuação há mais de 2 dias, consistência das fezes).

Causas e fisiopatologia

No contexto de CP, constipação é um sintoma muito frequente acometendo entre 30% e 90% dos pacientes, seja pela própria doença de base, disfunção funcional ou pelo uso de medicações associadas ao tratamento.[3,4] Para auxiliar na abordagem terapêutica, iremos diferenciar a constipação em dois tipos: primária/funcional/idiopática (Quadro 20.2) e secundária,[5,6] que é desencadeada ou favorecida por algum fator. No Quadro 20.3 destacamos os principais que podem levar a constipação no contexto de CP.[5,6]

Quadro 20.2. Tipos de constipação primária

Constipação de trânsito normal (CTN)	É a mais comum, caracterizadas por fezes endurecidas ou dificuldade de evacuação completa
Constipação de trânsito lento (CTL)	Movimentos intestinais lentos com trânsito fecal prolongado no cólon, levando a esforço ou urgência para defecar pequenas quantidades devido a alterações na contratilidade da musculatura do reto e do sigmoide e na liberação de neurotransmissores
Disfunção do assoalho pélvico (anismo ou dissinergia do assoalho pélvico)	Trata-se de distúrbio da defecação com perda parcial da contratilidade da musculatura lisa retal ou incapacidade do relaxamento dos músculos da defecação, levando a descoordenação dos músculos do assoalho pélvico durante a evacuação

Fonte: Elaborado pelos autores.[5,6]

Quadro 20.3. Causas de constipação

Fatores funcionais	Atividade funcional reduzida, imobilismo
	Fatores ambientais como falta de privacidade, falta de tempo, dificuldade de acesso ao vaso sanitário/ uso de fraldas
	Baixa ingestão oral (alimentar e de líquidos), dieta pobre em fibras
Fatores orgânicos	Caquexia, diminuição da força de preensão abdominal e fraqueza
	Dor: dor oncológica, dor óssea, dor anorretal (à evacuação, presença de fissuras anais ou hemorroidas)
	Causas metabólicas: desidratação, uremia, hipotireoidismo, diabetes, hipocalemia e hipercalcemia
	Medicamentos: analgésicos opioides, diuréticos, antiácidos, bloqueadores dos canais de cálcio, antidepressivos tricíclicos, escopolamina, antieméticos antagonistas seletivos de receptores de serotonina (p. ex.: ondansetrona), análogos da somatostatina (p. ex.: octreotide), antidepressivos, agentes quimioterápicos e antibióticos
	Causas mecânicas: obstrução intestinal (por ex., tumores), volvo, fissura ou estenose anal, fibrose de radioterapia, retocele, doença diverticular, colite
	Outras condições: disfunção autonômica, danos neurológicos – síndrome de compressão medular (SCM), miopatias, medo de diarreia, depressão, entre outras
	caquexia, diminuição da força de preensão abdominal e fraqueza

Fonte: Elaborado pelos autores.[1,3,4]

Contudo, sabemos que em pacientes com doenças avançadas ou multimorbidades o processo patológico é multifatorial. Por exemplo, em pacientes com doença de Parkinson (DP), a obstipação é o sintoma não motor e a manifestação gastrointestinal mais frequente, derivados de um processo neurodegenerativo que envolve o sistema entérico e a discinesia do assoalho pélvico, associado ao efeito colateral de alguns tratamentos específicos da doença, como agonistas dopaminérgicos e anticolinérgicos.[4,7] Da mesma forma, também é prevalente em cerca de 20% dos pacientes pós-acidente vascular cerebral, sendo um dos sintomas mais prevalentes.[3]

Em pacientes com câncer avançado, o principal fator desencadeante é o uso de analgésicos opioides (constipação induzida por opioides – CIO), acometendo 40% a 80% dos pacientes. Os opioides provocam alteração da motilidade normal do trato gastrointestinal, quando se ligam aos receptores μ (mu) locais, através do atraso do trânsito, estimulando a motilidade não propulsiva além de aumentar o tônus da região pilórica e do esfíncter ileocecal. Aumentando assim, o tempo de absorção de fluidos e dificultando a evacuação. Há alguma evidência que metadona e fentanil transdérmico são menos obstipantes que outros opioide. O diagnóstico de CIO se dá através da relação temporal do início da medicação e a alteração do hábito intestinal.[1,4,7-9]

Importante lembrar que com o envelhecimento há alterações dos receptores retais, reduzindo a sensação de evacuar, o que leva ao acúmulo de fezes e eventual fecaloma.[10]

Abordagem clínica

Trata-se de um sintoma que pode impactar muito a qualidade de vida do indivíduo, com consequências e sequelas[3,5,6,11] (Quadro 20.4).

Quadro 20.4. Sinais e sintomas associados à constipação

Sinais e sintomas
Redução do consumo alimentar/sensação de saciedade precoce, perda de apetite
Dor, cólicas e distensão abdominal
Impactação fecal
Alterações de humor
Náuseas, vômitos e refluxo de dieta enteral
Confusão mental ou *delirium*
Diarreia paradoxal (por transbordamento)
Dermatite de contato e/ou química ocasionada pelo vazamento de conteúdo gástrico periestomia em pacientes gastrostomizados (em razão do aumento da pressão intragástrica ocasionada pelo retardo no esvaziamento gástrico)
Hemorroidas, fissuras anais

Fonte: Elaborado pelos autores.[3-5,11,12]

Portanto, é de fundamental importância que a avaliação da constipação seja realizada de maneira impecável, pois determinando as condições associadas à alteração do hábito intestinal, a terapêutica será mais bem direcionada:

- História clínica e nutricional:
  - Hábito intestinal prévio e atual:
    - Frequência, quantidade e consistência – escala de Bristol (Figura 20.1) apresenta descrições e imagens de fácil reconhecimento.
    - Presença de cólicas, dor ou desconforto abdominal.
    - Presença exacerbada de flatos e de sensação de evacuação incompleta.
    - Uso de medicações laxativas.
  - Anamnese alimentar habitual:
    - Investigar consumo de alimentos ricos em fibras, consistência da dieta e sobre alimentos que geralmente melhoram hábito intestinal individualmente; também se fazia uso de estratégias regulares como consumo de probióticos.
    - Ingestão hídrica habitual e atual.
    - Uso de medicações de forma geral.
- Exame físico: é importante focar no exame de cavidade oral, ajuste de próteses dentárias, exame cervical (tireoidopatias), exame abdominal e exame digital retal – fundamental para diagnósticos diferenciais (fecaloma, por exemplo) e identificação impactação fecal.
- Exames complementares: a realização de exames laboratoriais e de imagem, como radiografia simples do abdome e tomografia abdominal, pode ser necessária para o diagnóstico diferencial, como distúrbios metabólicos, fecaloma, obstrução intestinal maligna, volvo, entre outros.

TIPO 1	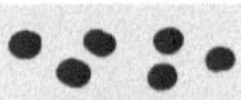	Pequenas bolinhas duras, separadas como coquinhos (difícil para sair)
TIPO 2	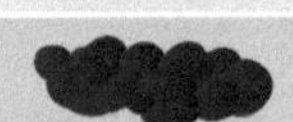	Formato de linguiça encaroçada, com pequenas bolinhas grudadas
TIPO 3		Formato de linguiça com rachaduras na superfície
TIPO 4		Alongada com formato de salsicha ou cobra, lisa e macia
TIPO 5	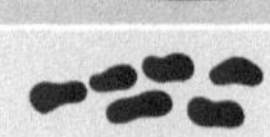	Pedaços macios e separados, com bordas bem definidas (fáceis de sair)
TIPO 6		Massa pastosa e fofa, com bordas irregulares
TIPO 7	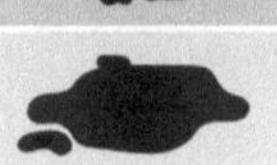	Totalmente líquida, sem pedaços sólidos

Figura 20.1. Escala de Bristol.

- Abordagem terapêutica: o manejo terapêutico da constipação consiste na associação de intervenções não farmacológicas e farmacológicas. Um dos pilares do tratamento da constipação é garantir a ingesta hídrica e de fibras alimentares,[5] contudo muitos pacientes em cuidados paliativos apresentam algum grau de anorexia/hiporexia, reduzindo a ingesta alimentar total e consequentemente de fibras e, também, da ingesta hídrica. Dessa forma, no contexto de CP, seria inadequado pautarmos nossa prática na recomendação de ingesta de fibras e água,[13,14] mas sim na identificação precoce da alteração do padrão intestinal e dos fatores precipitantes/predisponentes. A intervenção necessária deve ser determinada com base no estado e na preferência do paciente, onde ele se encontra na trajetória da doença e na quantidade de sofrimento que o sintoma está causando.[13,15]

Manejo nutricional

- Estimular a ingestão hídrica e de líquidos em geral - pode ser por meio do consumo de preparações e alimentos com maior teor hídrico (preparações com molho, úmidas, frutas e sucos, caldos e sopas). Atentar para presença de edemas.[1,3,11] Alvo: 2.000 mL/dia.
- Estimular o consumo de alimentos laxativos que o paciente já utilizava habitualmente.
- Estimular o consumo de alimentos e preparações ricos em fibras (solúveis e insolúveis) e com característica laxativa: se bem tolerado pelo paciente, legumes e verduras preferencialmente crus, alimentos integrais, leguminosas, frutas com casca e bagaço e maior teor laxativo como abacaxi, laranja, mamão e ameixa.[3,5,11,16] Alvo de ingesta diária de fibra: 14 g/dia.
- Fracionar as refeições, dependendo da aceitação alimentar.[3]
- Considerar a adição de módulo de fibras (mix de fibras solúveis e insolúveis) na dieta oral ou enteral.[1]

Para mais informações nutricionais, consulte o Capítulo 43.

Na prática clínica, tem-se observado o uso de probióticos para manejo de efeitos gastrintestinais com respostas positivas desde melhora na consistência das fezes, aumento no número de evacuações completas e redução no uso de laxantes, apesar da falta de evidências robustas para estabelecer dose para cada tipo de cepa e a sua utilização segura de maneira sistemática principalmente em pacientes com doenças avançadas e imunocomprometidos.[17]

Não farmacológico[3]

- Estimular atividade física e mobilidade se possível e se não houver contraindicação médica.
- Estimular idas ao vaso sanitário quando possível em ambiente tranquilo e privativo.
- Movimentar os membros inferiores.
- Realizar massagem abdominal no sentido horário.

Farmacológico

Para uma escolha adequada da medicação deve-se considerar alguns fatores, listamos no Quadro 20.5.

Quadro 20.5. Recomendações para a escolha do medicamento

Dar preferência para formulações orais
Palatável
Efeitos mínimos toleráveis nas doses recomendáveis, principalmente dor em cólica
Potente o suficiente para ter efeito, mas não tão potente a ponto de acarretar um alto risco de induzir diarreia
Número total de comprimidos ou volume total de medicamento líquido em nível aceitável para o paciente

Fonte: Adaptado de Larkin et al.[13]

Os principais tratamentos farmacológicos disponíveis (Tabela 20.1) estão listados a seguir; lembrar que o conceito de "laxativo forte" ou "laxativo fraco" depende de diversos fatores, como dose utilizada, estado clínico-funcional, doença de base; portanto, mesmo medicações ditas fracas podem causar um quadro intenso de diarreia e medicações fortes podem ser insuficientes para garantir uma evacuação confortável.

Recomenda-se tentar iniciar por uma classe de laxativo e, se necessário, subir a dose e/ou associar outra classe, muitas vezes é necessário associar um emoliente e um estimulante.[4] Sempre monitore e revise o uso de laxativos – é a principal causa de diarreia em pacientes recebendo Cuidado Paliativo.

No caso das CIO, há novas terapias direcionadas para CIO refratárias às terapias laxativas convencionais, chamadas PAMORAs, com bom nível de evidência,[4] são elas metilnatrexona, naldemedina, naloxegol e a combinação oxicodona/naloxona de liberação controlada, com mínimos efeitos adversos. Naldemedina e naloxegol têm demonstrado eficácia no controle da constipação, com poucos efeitos colaterais e sem prejudicar a analgesia, além da vantagem de ser administrada via oral, porém ainda não estão disponíveis no Brasil.[3,6,18]

Diarreia

Diarreia é definida como evacuações frequentes de fezes amolecidas ou líquidas (ou mais frequente que o habitual). A definição pode ser subjetiva e variada para cada paciente, portanto há necessidade de adequada avaliação pela equipe de saúde.[3,19]

A duração dos episódios é importante para o diagnóstico, pois será denominada diarreia aguda se a duração for < 2 semanas, persistente se for de 2 a 4 semanas, e crônica se durar mais de 4 semanas.[3]

Tem uma prevalência de 7%-10% em pacientes com câncer avançado e de 27% em pacientes com HIV.[19,20]

Tabela 20.1. Principais tratamentos farmacológicos para constipação

Categorias	Mecanismo de ação	Drogas	Posologia	Efeitos adversos e cuidados	Contraindicação
Laxativos orais					
Formadores de "bolo fecal"	Aumenta o volume fecal e do líquido retido na luz intestinal. Aumenta o tempo de trânsito através do cólon	Psílio (Psyllium plantago) (bom grau de evidência)	3,5 g/pó efervescente 5 g. Um envelope dissolvido em água, 1 a 3 ×/dia durante ou após as refeições. Pode ser administrado via SNE/GTT	Efeito inicia em 24 a 72 h	Não recomendado em pacientes debilitados e acamados devido à necessidade de água extra, podendo levar a obstrução intestinal
		Policarbofila cálcica	1 a 2 comprimidos a cada 12 horas após as refeições		
Osmóticos	Promove um meio hiperosmolar, atraindo a água do intestino, aumenta bolo fecal e diminui sua consistência, determinando aumento do peristaltismo por distensão mecânica	Lactulose	15-30 mL 2 a 3 ×/dia (início em 24-48 h)	Lactulose – excesso de gases, distensão e desconforto abdominal. Sabor muito adocicado e pode não ser tolerável	Galactosemia e obstrução intestinal
		Polietilenoglicol (PEG)/ macrogol – 1 envelope (3.350 ou 4.000) 1 ×/por dia	1-2 saches por dia pela manhã. Estudos recentes favorecem o PEG como primeira escolha. Custo elevado	Distensão e dor abdominal, borborigmo, náusea, diarreia leve. PEG pode ser misturado em bebidas da preferência do paciente	
		Hidróxido de magnésio	2-4 col. de sopa (30-60 mL) por dia. Uso máximo por 3 dias consecutivos (início 1-6 h)		Em doses elevadas pode causas hipermagnesemia e deve ser usado com cautela na DRC e cardiopatia
Irritativos/ estimulantes	Agem estimulando receptores nervosos na parede intestinal, estimulando o plexo mientérico aumenta a motilidade do trânsito gastrintestinal e acelera o trânsito colônico	Bisacodil	5 mg – comprimido revestido (início 10-12 h). Dose: 5-20 mg à noite (comprimido não pode ser macerado)	Diarreia aquosa, pode causar cólicas abdominais, desequilíbrio eletrolítico, dermatite	
		Picossulfato de sódio	Solução oral 7,5 mg/mL: 05-20 gotas à noite; pérola gelatinosa 2,5 mg: dose: 2-4 pérolas gelatinosas; início de ação: 6-12 horas		
		Preparações a base de Sene (Senna Alexandrina Miller, Cassia Angustifolia ou Cassia Senna) – utilizar conforme orientação em bula	1-2 capsulas à noite. Atenção no uso da sene – por ser natural, algumas pessoas podem tomar doses maiores que o recomendado	Diarreia aquosa	Dor abdominal, obstrução intestinal, náusea ou vômito

Continua...

Tabela 20.1. Principais tratamentos farmacológicos para constipação – continuação

Categorias	Mecanismo de ação	Drogas	Posologia	Efeitos adversos e cuidados	Contraindicação
Surfactantes/ lubrificantes	Aumentam a incorporação de água pelo bolo fecal	Docusato de sódio	No Brasil, temos apenas associação com Bisacodil. Dose: Bisacodil + Docusato de sódio (5 + 60 mg) 1-2 drágeas VO ao deitar	Diarreia, náusea, cólicas abdominais ou erupção cutânea. Não mastigar e não administrar concomitante a diuréticos, antibióticos ou leite 1 a 2 horas antes, ou depois	Dor abdominal, náusea, vômito ou obstrução intestinal. Antecedente de intolerância à frutose
	Lubrificação das fezes	Óleo mineral	1 a 2 colheres de sopa por dia	Risco de broncoaspiração em pacientes com disfagia, podendo levar a pneumonia lipídica	
Novos					
Agonista do receptor de Serotonina 5-HT4	Aumenta o peristaltismo	Prucaloprida	1 mg/comprimido. Dose: 2 mg/dia. Alto custo	Efeitos mais comuns: cefaleia, náusea, diarreia, dor abdominal. Redução do apetite, tontura, vômitos, dispepsia, flatulência, ruídos gastrointestinais anormais, fadiga. Cuidados: DRC TFG < 30 mL/min/1,73 m^2: 1 mg 1 ×/dia. Não é necessário ajustar a dose para pacientes com DRC leve a moderada. IH: Child-Pugh classe C: 1 mg 2 ×/dia. Não é necessário ajustar a dose para pacientes com IH leve a moderada.	Perfuração ou obstrução intestinal devido às alterações estruturais, ou funcionais da parede do intestino, íleo obstrutivo, condições inflamatórias graves do trato intestinal, tal como doença de Crohn, e colite ulcerativa e megacólon/ megarreto tóxico
Ativador de canal de cloreto tipo 2	Aumenta secreção intraluminal	Lubiprostona	8 mcg 2 ×/dia (leve) ou 24 mcg 2 ×/dia (constipação por opioide). Alto custo	Indicação: constipação idiopática crônica (CIC), síndrome do intestino irritável com constipação predominante (IBS-C) e constipação induzida por opioides (OIC)	Náuseas

Continua...

Tabela 20.1. Principais tratamentos farmacológicos para constipação – continuação

Categorias	Mecanismo de ação	Drogas	Posologia	Efeitos adversos e cuidados	Contraindicação
PAMORAs					
Antagonista receptor mu (μ) periférico no trato gastrointestinal	Não ultrapassa a barreira hematoencefálica, mantendo analgesia sem necessidade do aumento de doses	Metilnaltrexona	Dose única diária. 38-60 kg: 8 mg; > 61 kg: 12 mg SC (ampola de 0,6 mL com 12 mg de metilnaltrexona). Alto custo		
		Oxicodona + Naloxona (5 + 2,5 mg, 10 + 5 mg, 20 + 10 mg e 40 + 20 mg)	1 comprimido de 12 em 12 horas. Alto custo	Obs.: No Brasil, em 2024, existe apenas essa associação com opioide. Indicação: pacientes com necessidade de uso de opioide e constipação importante associada. Não são indicados para tratamento de constipação sem a necessidade de analgesia	
Categorias	**Mecanismo de ação**	**Nome**	**Posologia**	**Cuidados e efeitos adversos**	
Laxativos retais					
Laxativo osmótico		Supositório de glicerina	Via retal, 1 a 2 ×/dia. Início em 15-60 min	Irritação local	
Laxativos salinos	Aumenta secreção intraluminal de água e peristalse	Microenema (sorbitol + laurilsulfato de sódio)	1 bisnaga de 14 g de 1-2 ×/dia		
		Enema/Fleet (fosfato de sódio dibásico + monobásico)	1 frasco de 130 mL por dia, infusão rápida		
		Clister/enteroclisma	Solução de glicerina 12% 500 mL – 1 aplicação por dia, infusão lenta	Sugerimos que o procedimento seja feito sob supervisão de profissional	

DRC: doença renal crônica; IH: insuficiência hepática; GTT: gastrostomia; SNE: sonda nasoenteral. Fonte: Elaborado pelos autores.[3-6,8-10,12-14,16,18,20]

Abordagem clínica

A avaliação assemelha-se àquela da constipação, tendo como foco a identificação da história evacuatória prévia do paciente, além de entender o processo alimentar; no exame clínico, adiciona-se perguntas direcionadas à presença de produtos patológicos nas fezes (sangue, muco etc.). Em termos de exames complementares, nos casos em que é proporcional seu uso, recomenda-se algumas pesquisas específicas nos exames de fezes (leucócitos, PPF, toxina A, gordura nas fezes, coproculturas).[4,5,22]

A diarreia apresenta causas multifatoriais diversas: uso de laxativos, má-absorção (ressecções do pâncreas, estômago, intestino), infecção, impactação fecal (fecaloma causando diarreia líquida por extravasamento), medicações, dieta, quimioterapia, radioterapia, imunoterapia, doença enxerto contra hospedeiro aguda (A-GVHD), infecções por Clostridium etc.[4,5,22]

Manejo nutricional

- Aumentar a ingestão hídrica, ingerindo líquidos várias vezes ao dia, em pequenos volumes, dependendo da aceitação.
- Evitar o consumo de alimentos com elevado teor de fibras insolúveis, como verduras (cruas ou cozidas) e frutas, especialmente com casca, e adequar a ingestão de fibras solúveis.[3,12]
- Fracionar as refeições, dependendo da aceitação alimentar.[3]
  - Evitar consumo de leite e derivados.
  - Evitar alimentos e preparações gordurosas e condimentadas.
  - Em caso de uso de dieta enteral, checar velocidade de infusão e volume da dieta – redução da velocidade e do volume podem regular o hábito intestinal; analisar se houve mudança da dieta enteral, introdução de nova dieta e/ou alimento/preparação, e em caso positivo, reverter ou adaptar.
  - Discutir com a equipe possibilidade da introdução de probióticos para recuperação microbiota intestinal.[17]

Tratamento farmacológico

O tratamento se divide em 3 partes:[19,20]

- Reidratação hidroeletrolítica: realizada por via oral em casos leves e endovenosa em casos graves; não há necessidade de hiperidratação do paciente, apenas uma reposição do volume perdido.
- Tratamento específico: medicações específicas para a causa desencadeadora da diarreia, quando presente.
- Tratamento constipante: ação local no intestino, para diminuição da diarreia; geralmente iniciamos após o início do tratamento da causa desencadeante (antibiótico para infecção, por exemplo), visando um maior conforto e redução das evacuações.

Quadro 20.6. Causas e características de diarreias com tratamentos específicos

Causa	Característica	Tratamento
Insuficiência pancreática, gastrectomia, síndrome do intestino curto	Evacuação gordurosa e fétida	Enzima pancrease – pancreatina 2 a 4 cp/refeição
Ressecção de íleo	Evacuações aquosas em grande quantidade	Colestiramina, 4-16 g/dia
Radioterapia	Pico na segunda ou terceira semana pós-terapia	Sulfassalazina 500 mg/comprimido 12/12 horas Profilaxia: sulfassalazina Tratamento: AAS + mesalazina
Colite pseudomembranosa	Coprocultura *Clostridium difficile*	Moderada: metronidazol VO Grave: vancomicina VO
Tumor carcinoide (síndrome carcinoide)		Antidiarreico: loperamida, difenoxilato ou codeína Antagonista da serotonina: metisergida, ciproeptadina
Colite ulcerativa/Doença de Crohn		Sulfassalazina/mesalazina
Tumores funcionais endócrinos gastroenteropancreáticos		Octreotida
Quimioterapia	Febre, fezes com sangue, enterocolite neutropênica grave (< 500 neutrófilos)	Granulokine: 0,5 MU/kg/dia Opioides específicos: (loperamida 4 mg, seguida de 2 mg, a cada evacuação diarreica até 16 mg, ao dia ou difenoxilato 5 mg, 3 ×/dia ou codeína 30 mg, 4 ×/dia) Octreotide (se falha de opioides) 100 a 150 µg, SC, a cada 8 horas ou IV 25-50 µg/h (até 1.500 µg/24 horas) Antibiótico: empírico de amplo espectro

Fonte: Elaborado pelos autores.[4,6,22,23]

Quadro 20.7. Manejo medicamentoso sintomático da diarreia

Medicações	Dose inicial sugerida (adultos)	Observações
Opioides: atuam retardando a peristalse e reduzindo secreção intraluminal	❑ Loperamida 2 mg, VO, 1-2 cp inicialmente + 1 cp após cada episódio de diarreia, até o máximo de 8 cp/dia	A loperamida tem atuação quase que inteiramente no TGI, sendo infrequentes sintomas neurológicos
Agentes absorventes: absorvem água da luz intestinal	❑ Carbonato de Cálcio 500 mg, VO, 1-2 ×/dia ❑ Hidróxido de Alumínio 60 mg/mL, VO, 10 mL, 2 ×/dia	Geralmente utiliza-se o efeito colateral da medicação para auxiliar no controle da diarreia
Agentes anti-secretivos: diminuem secreção de água para a luz intestinal	❑ Racecadotrila 100 mg, VO, 8/8 horas	Utilizar no máximo por 7 dias
Anticolinérgicos: podem atuar no controle da dor e da secreção intraluminal	❑ Escopolamina 20 mg VO 3 ×/dia	Utilizar como terapia auxiliar – controle de dor abdominal e diarreia

Fonte: Elaborado pelo autor.

Considerações finais

Os sintomas intestinais são fonte de grande perda na qualidade de vida de pacientes com doenças avançadas. A avaliação tanto da constipação quanto da diarreia deve incluir o estabelecimento de como o padrão atual das evacuações se diferencia do habitual, com uma anamnese adequada e um exame físico, incluindo observação geral, palpação abdominal e exame retal. Seu manejo deve levar em conta manejo nutricional e estratégias farmacológicas e não farmacológicas para um melhor resultado.

Referências

1. Cuidados paliativos: vivências e aplicações práticas do Hospital do Câncer IV/ Instituto Nacional de Câncer José Alencar Gomes da Silva. – Rio de Janeiro: INCA, 2021.
2. P.J. Larkin, N.I. Cherny, D. La Carpia, M. Guglielmo, C. Ostgathe, F. Scotté, C.I. Ripamonti, Diagnosis, assessment and management of constipation in advanced cancer: ESMO Clinical Practice Guidelines. 2018, Annals of Oncology, Volume 29, Supplement 4, 2018, Pages iv111-iv125, ISSN 0923-7534, https://doi.org/10.1093/annonc/mdy148.
3. Cassefo F, Nakaema KE. Obstipação. Cap 19. In: In: Carvalho RT et al. Manual da residência de cuidados paliativos: abordagem multidisciplinar. 2. ed. - Santana de Parnaíba [SP] : Manole, 2022.
4. Larkin PJ. Constipation and diarrhoea. In: Cherny NI, Fallon MT, Kassa S, Portenoy RK, Currow DC. 6 ed. Oxford: Oxford University Press, 2021. pag. 545.
5. Berger CB et al. Problemas digestivos baixos. Cap 66. In: Duncan BB et al. Medicina ambulatorial: condutas de atenção primária baseadas em evidências [recurso eletrônico] – 5. ed. – Porto Alegre: Artmed, 2022.
6. Agrawal C, Shih K. Constipation. cap 39. In: Bruera E, Higginson I, Von Gunten CF, Morita T. Textbook of palliative medicine and supportive care. 3 ed. Boca Raton: CRC Press, 2021. pag 365-374.
7. BRASPEN (Brazilian Society of Parenteral and Enteral Nutrition). Diretriz BRASPEN de terapia nutricional no paciente com doenças neurodegenerativas. BRASPEN Journal, vol.37, n2, Supl 2, p.2-34, 2022. Disponível em: 10.37111/braspenj.diretrizNEURO2022.
8. Tradounsky GE. Gastro-Intestinal Symptoms in Palliative Care Patients. Curr Oncol. 2024 Apr 21;31(4):2341-2352. doi: 10.3390/curroncol31040174. PMID: 38668077; PMCID: PMC11049445.
9. Farchadi D, Slatkin NE, Stambler N, Israel RJ, Matus M. Cumulative Laxation Response with Methylnaltrexone: Implications for Hospitalized Patients with Advanced Illness and Opioid-Induced Constipation. Curr Ther Res Clin Exp. 2023 Jan 29;98:100694. doi: 10.1016/j.curtheres.2023.100694. PMID: 36875317; PMCID: PMC9981808.
10. Moraes, Tommaso A, Nakaema K, Souza P, Pernambuco A, et al. Cuidados Paliativos Com Enfoque Geriátrico- A Assistência Multidisciplinar - São Paulo, Editora Atheneu, 2014.
11. BRASPEN (Brazilian Society of Parenteral and Enteral Nutrition). Diretriz BRASPEN de terapia nutricional no paciente com câncer. BRASPEN Journal, vol.34, Supl 1, p.2-32, 2019.
12. Arantes AMB, Fonseca A. Cuidados de fim de vida a idosos [livro eletrônico]: cartilha Cuidados de fim de vida à pessoa idosa portadora de doenças não oncológicas. 1ª ed. São Paulo: Academia Nacional de Cuidados Paliativos, 2022. Disponível em: https://api-wordpress.paliativo.org.br/wp-content/uploads/2022/10/Cartilha_Cuidados-Fim-de-Vida-final.pdf
13. Larkin P et al. The management of constipation in palliative care: clinical practice recommendations. Palliative Medicine, 22(7), 796–807 (2008). doi:10.1177/0269216308096908
14. Gibson RJ et al. Mucositis Study Group of the Multinational Association of Supportive Care in Cancer/International Society of Oral Oncology (MASCC/ISOO). Systematic review of agents for

the management of gastrointestinal mucositis in cancer patients. Support Care Cancer. 2013 Jan;21(1):313-26. doi: 10.1007/s00520-012-1644-z. Epub 2012 Nov 10. PMID: 23142924.
15. Leung L, Riutta T, Kotecha J, Rosser W. Chronic constipation: an evidence-based review. J Am Board Fam Med. 2011 Jul-Aug;24(4):436-51. doi: 10.3122/jabfm.2011.04.100272. PMID: 21737769.
16. Cassefo G et al. Manual de Cuidados Paliativos. Coord. Maria Perez Soares D'Alessandro, Carina Tischler Pires, Daniel Neves Forte [et al.]. – Sao Paulo: Hospital Sirio-Libanes; Ministerio da Saude; 2020.
17. Guarner F, Sanders ME, Szajewska H, Cohen H, Eliakim R, Herrera C, et al. Diretrizes Mundiais da Organização Mundial de Gastroenterologia. Probióticos e prebióticos. 2023. Disponivel em: https://www.worldgastroenterology.org/guidelines/probiotics-and-prebiotics.
18. Candy B, Jones L, Larkin PJ, Vickerstaff V, Tookman A, Stone P. Laxatives for the management of constipation in people receiving palliative care. Cochrane Database of Systematic Reviews 2015, Issue 5. Art. No.: CD003448. DOI: 10.1002/14651858.CD003448.pub4. Accessed 14 April 2024.
19. Bossi P, Antonuzzo A, Cherny NI, Rosengarten O, Pernot S, Trippa F, et al. Diarrhoea in adult cancer patients: ESMO clinical practice guidelines. Ann. Oncol. 2018;29:iv126–iv142.
20. Sykes NP. Constipation and diarrhea. In: Cherny N, Fallon M, Kaasa S, Portenoy R, Currow DC (editors). Oxford Textbook of Palliative Care. Oxford University Press, USA. 6th ed. 2015
21. Guarner F, Sanders ME, Szajewska H, Cohen H, Eliakim R, Herrera C, et al. Diretrizes Mundiais da Organização Mundial de Gastroenterologia. Probióticos e prebióticos. 2023. Disponivel em: https://www.worldgastroenterology.org/guidelines/probiotics-and-prebiotics.
22. Rocha JA, Marques MG. Diarreia. Cap 20. In: In: Carvalho RT et al. Manual da residência de cuidados paliativos: abordagem multidisciplinar. 2. ed. - Santana de Parnaíba [SP] : Manole, 2022.
23. Gibson RJ, Keefe DM, Lalla RV, Bateman E, Blijlevens N, Fijlstra M, King EE, Stringer AM, van der Velden WJ, Yazbeck R, Elad S, Bowen JM; Mucositis Study Group of the Multinational Association of Supportive Care in Cancer/International Society of Oral Oncology (MASCC/ISOO). Systematic review of agents for the management of gastrointestinal mucositis in cancer patients. Support Care Cancer. 2013 Jan;21(1):313-26. doi: 10.1007/s00520-012-1644-z. Epub 2012 Nov 10. PMID: 23142924.

21

Inapetência

Gabriela Carvalho Schmitz
Lorena Miranda Agrizzi
Tamyris dos Santos Gonçalves

Introdução

A inapetência, definida como ausência de apetite, é um sintoma comum em pacientes em cuidados paliativos e faz parte do conceito de anorexia, que engloba a falta de apetite e/ou a redução da ingesta alimentar. Geralmente, resulta em redução da ingestão calórica, desnutrição e perda de peso, sendo comum em doenças avançadas como câncer, doença renal crônica, insuficiência cardíaca, doença pulmonar obstrutiva crônica entre outras.[1]

Na avaliação inicial de inapetência em um paciente em contexto de cuidados paliativos, é primordial compreender as possíveis causas que podem estar levando a pessoa a apresentar essa queixa, assim como excluir causas mais graves que necessitem de um tratamento imediato. Em um primeiro momento, deve-se considerar se esse sintoma é agudo ou se ele é evolutivo na trajetória da doença. Quando agudo, normalmente é acompanhado por outras alterações no estado geral (como confusão mental e/ou rebaixamento sensório) e pode ser relacionado ao início de medicações ou troca de dose, quadros infecciosos e, até mesmo, mudanças na rotina e *delirium*.[2-4] Por outro lado, se o sintoma for evolutivo, é prudente considerar que pode fazer parte da evolução da doença de base, podendo-se incluir na avaliação escalas de prognóstico como o *Palliative Performance Scale* (PPS), principalmente se associado a um PPS limítrofe ou baixo (consulte o Capítulo 12).

** **Atenção:** o PPS é uma escala prognóstica amplamente utilizada e classifica o estado funcional do paciente em um escore de 0% a 100%. São avaliados: deambulação, atividade e evidência da doença, autocuidado, ingestão e nível de consciência, onde 100% se referem a um paciente totalmente funcional e 0% morte.[4]

Além disso, faz parte da avaliação de uma pessoa com inapetência a compreensão de possíveis causas secundárias, por vezes modificáveis, que podem estar associadas ao quadro. A partir disso, poderão ser definidas, em conjunto com a pessoa e familiares, as melhores estratégias para controle de sintomas e aumento da qualidade de vida. A inapetência não é um sintoma simples e isolado, ocorrendo muitas vezes na presença de uma multiplicidade de outros sintomas. É preciso ter em mente, para um diagnóstico mais preciso, que qualquer sintoma não controlado pode levar à falta de apetite. Fatores que podem contribuir para a inapetência em pessoas em cuidados paliativos incluem, principalmente: dor, fadiga, depressão, xerostomia, mucosite, náuseas/vômitos, constipação e diarreia, além de efeitos adversos ao uso de medicamentos[5] conforme Tabela 21.1.

** **Atenção:** sempre considere se há algo potencialmente modificável para a diminuição do apetite ou se é sinal de progressão de doença.

Tabela 21.1. Causas secundárias de inapetência em pacientes em cuidados paliativos

Fatores relacionados ao paciente
❑ Saciedade precoce ❑ Dor ❑ Depressão (tristeza, luto, medo) ❑ Dificuldades de mastigação (ausência de peças dentárias, próteses mal ajustadas) ❑ Constipação ❑ Candidíase oral ❑ Dispepsia
Fatores relacionados ao tratamento
❑ Xerostomia ❑ Disgeusia ❑ Mucosite ❑ Náuseas e/ou vômitos ❑ Constipação secundária ao uso de opioide ou diarreia ❑ Efeitos adversos ao uso de medicamentos (antibióticos, opioides, antihistaminicos, alguns antidepressivos - principalmente inibidores seletivos de recaptação da serotonina)
Fatores relacionados à doença de base
❑ Alteração do trato gastrointestinal ❑ Obstrução intestinal ❑ Má absorção ❑ Distúrbios hidroeletrolíticos ❑ Síndrome caquexia anorexia ❑ Disfagia ❑ Fadiga ❑ Dispneia
Fatores relacionados à alimentação
❑ Monotonia alimentar ❑ Oferta de única consistência alimentar ❑ Restrições alimentares desnecessárias ❑ Mudança no responsável pelo preparo das refeições ❑ Dieta adaptada à doença e não à pessoa e sua biografia alimentar

Fonte: Adaptada de Childs e Jatoi.[5]

Avaliação dos sintomas

Analisar o sintoma da perda de apetite e alterações no hábito alimentar é imperativo e requer uma abordagem proativa com valorização do relato. Essa avaliação deve ser conduzida de forma sistemática pela equipe de saúde, utilizando instrumentos adequados, como a Escala de Avaliação de Sintomas de Edmonton (ESAS). A escala pode ser preenchida pelo paciente, familiar ou equipe de saúde, sendo uma ferramenta válida para elaboração de um plano de cuidados de acordo com as necessidades individuais de cada pessoa.[6] O componente relacionado à falta de apetite da ESAS avalia a gravidade do sintoma em uma escala numérica de 0 a 10, onde 0 indica ausência de perda de apetite e 10 indica perda de apetite intensa[7,8] (consulte o Capítulo 12).

A avaliação do apetite é complexa devido às suas conotações emocionais, culturais, religiosas e ao grande simbolismo que a alimentação carrega.[9] Os objetivos individuais da pessoa que enfrenta uma doença grave são vitais para decidir sobre a terapia e como se adaptar às mudanças na vida causadas pela progressão da doença. Para alguns, o foco principal é melhorar a funcionalidade, outros podem priorizar uma melhora no apetite visando desfrutar de refeições em família e com amigos. E há aqueles que buscam tranquilidade ao comer o que conseguem suportar e o que realmente apreciam, na medida em que sua condição permite.[10]

Para uma melhor abordagem, considere encorajar a pessoa a compartilhar, se possível, como têm sido os últimos meses/semanas ou até mesmo dias, e quais mudanças têm a preocupado.

Como perguntar:

"Preciso da sua ajuda para entender o que você tem notado em seu corpo ultimamente. Isso dará uma indicação de como as coisas estão."

"O que você poderia fazer há um mês que é difícil agora?"

"O que está acontecendo com seu apetite?"

"A comida tem um gosto bom para você?"

"Você comeria mais se fosse fisicamente capaz?"

Na presença de inapetência, o encaminhamento precoce ao nutricionista e/ou outros profissionais que possam auxiliar no controle de fatores que acarretam na piora desse sintoma é essencial. Uma avaliação especializada poderá detalhar o histórico alimentar, estimar a ingestão calórica, de macro e micronutrientes, além de obter outras informações (presença de saciedade precoce, alimentos/consistências melhor tolerados, preferências alimentares etc.) que possam auxiliar na elaboração do plano de cuidados além de acolher angústias advindas do quadro apresentado.[3,11]

Avaliação da aceitação alimentar

A identificação precoce da falta de apetite pode permitir uma intervenção oportuna antes que ocorra a perda de peso. Entender o impacto da inapetência na aceitação alimentar, além de trazer informações relevantes, facilita o aconselhamento nutricional.

Atualmente, não existe uma ferramenta padronizada para avaliar o sintoma sendo comumente utilizados métodos analógicos visuais como porcentagens da aceitação alimentar (Figura 21.1) que podem ser preenchidos pelo próprio paciente, familiar ou cuidador orientado.[12]

A

Consumo alimentar

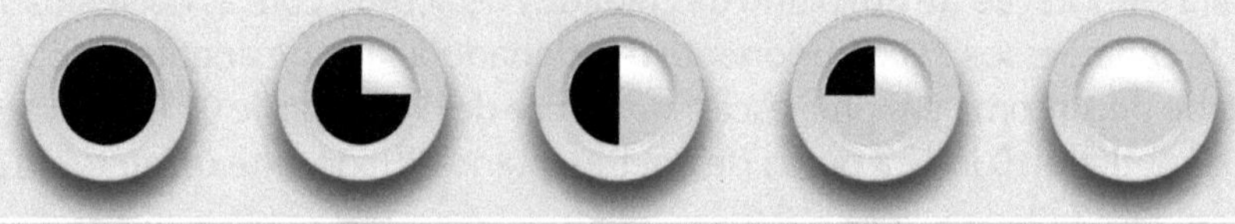

Anote a quantidade mais próxima do que você consumiu de cada refeição					
Café da manhã:	☐ 0%	☐ 25%	☐ 50%	☐ 75%	☐ 100%
Lanche da manhã:	☐ 0%	☐ 25%	☐ 50%	☐ 75%	☐ 100%
Almoço:	☐ 0%	☐ 25%	☐ 50%	☐ 75%	☐ 100%
Lanche da tarde:	☐ 0%	☐ 25%	☐ 50%	☐ 75%	☐ 100%
Jantar:	☐ 0%	☐ 25%	☐ 50%	☐ 75%	☐ 100%
Ceia:	☐ 0%	☐ 25%	☐ 50%	☐ 75%	☐ 100%

B

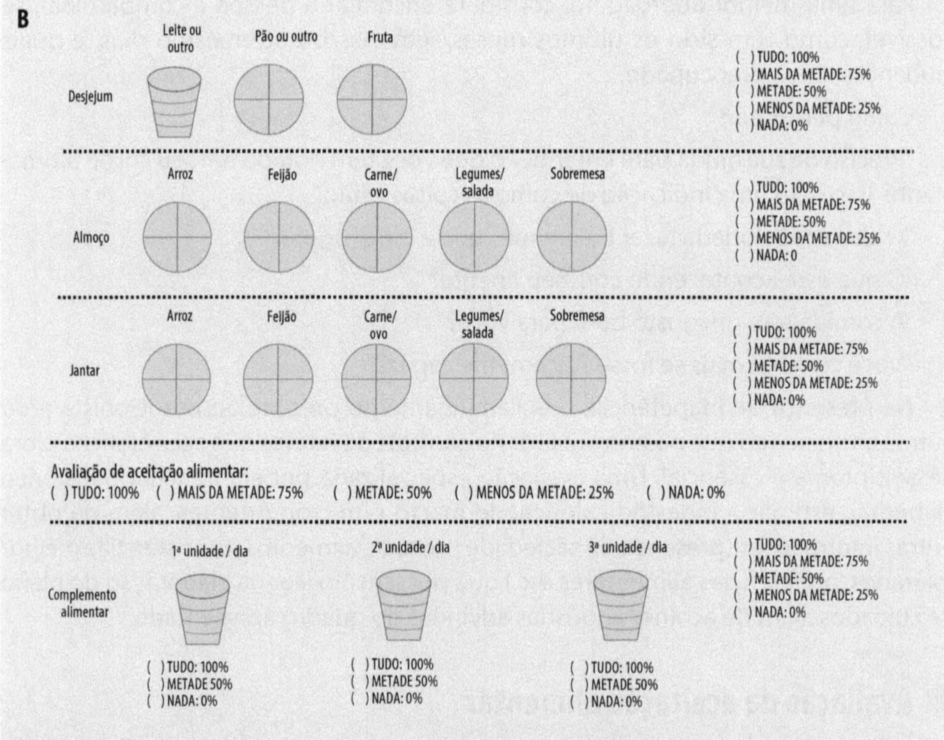

Figura 21.1. Formulário de avaliação das porcentagens da aceitação alimentar. *Fonte: (**A**) Adaptada de Coutinho, 2014.[28] Fonte: (**B**) Adaptada de Guia de Terapia Nutricional Enteral – FHMUSP, 2022.[29]*

O Questionário Nutricional Simplificado de Apetite (SNAQ) (Figura 21.2) ferramenta de triagem de 4 perguntas com questões sobre autopercepção de apetite, saciedade após as refeições, sabor dos alimentos e número de refeições consumidas diariamente, traduzido e adaptado para o português tem potencial para ser usado após validação em CP para aqueles indivíduos que levantam preocupações sobre o apetite sem apresentar risco nutricional.[12,13]

Meu apetite é a) Muito ruim b) Ruim c) Mediano d) Bom e) Muito bom	Quando eu como, eu sinto satisfeito após comer a) Somente algumas colheradas/garfadas b) Menos da metade ou cerca de 1/3 das refeições c) Mais da metade da refeição d) A maior parte da refeição e) Eu como tudo/Eu raramente me sinto satisfeito
A comida tem sabor a) Muito ruim b) Ruim c) Mediano d) Bom e) Muito bom/eu preparo a comida como gosto	Normalmente eu como a) Menos dos que 1 refeição por dia b) Uma refeição por dia c) Duas refeições por dia d)Três refeições por dia e) Mais do que três refeições por dia

Figura 21.2. Questionário de Questionário Nutricional Simplificado de Apetite (SNAQ). Instruções de administração: peça ao paciente que preencha o questionário circulando as respostas corretas e, em seguida, contabilize os resultados com base na seguinte escala numérica: a = 1, b = 2, c = 3, d = 4, e = 5. Considerar a visão do participante sobre refeição (café da manhã, almoço e jantar) sendo o consumo da maior quantidade de alimentos em cada período: manhã, tarde e noite. A soma dos escores dos itens individuais constitui o escore do QNSA. O escore do QNSA ≤ 14 indica risco significativo de pelo menos 5% de perda de peso em seis meses. *Fonte: Adaptada de Zukeran MS, et al. 2020.*[13]

Manejo não farmacológico

A alimentação tem um importante papel no bem-estar biopsicossocial dos pacientes em cuidados paliativos, afetando sua qualidade de vida. De maneira geral, a orientação nutricional é o primeiro passo para pacientes com inapetência. Após uma avaliação completa com o nutricionista e verificados a ingestão alimentar e presença de sintomas relacionados, pode-se, de forma individualizada, prescrever uma dieta conforme a necessidade e expectativa de cada paciente. O que muda no aconselhamento nutricional de pacientes com inapetência diante do diagnóstico de uma doença grave ameaçadora à vida é que a indicação técnica irá depender da fase de doença e dos valores manifestados pelo próprio paciente, seu responsável legal ou através de diretivas antecipadas de vontade de forma individualizada.[14]

Dessa forma, pacientes com funcionalidade preservada (tendendo a um PPS mais alto), em fase inicial de doença e realizando tratamento ativo (como tratamento oncológico ou reabilitação de sequela aguda de AVE, por exemplo) podem se beneficiar de intervenções que busquem a manutenção do estado nutricional. Já em pacientes com quadros demenciais, doenças neurodegenerativas e/ou sequelas neurológicas graves estáveis, o quadro de progressão pode causar dificuldade na deglutição, perda de apetite, incapacidade de reconhecer alimentos e utensílios, dificuldades de atenção e problemas em manter uma rotina alimentar normal. Espera-se que, ao chegar à fase avançada da doença, o plano antecipado de cuidado já esteja em construção para definir a necessidade, ou não, de uma via alternativa de alimentação.[15]

Por outro lado, em um paciente com patologia avançada em progressão, sem perspectiva de tratamentos modificadores de doença e com funcionalidade limitada, é esperado que sua necessidade de líquidos e alimentos esteja reduzida, não sendo indicado estimar metas nutricionais. Nesse momento, a alimentação de conforto adequada às preferências do paciente deve ser estimulada e, com a proximidade do fim de vida, atentar para os cuidados com a boca. Em indivíduos com PPS intermediário, em que há dúvidas sobre a evolução da doença no decorrer do tempo, é prudente individualizar caso a caso. Através de decisão compartilhada e entendendo os valores de cada paciente, é possível chegar a um objetivo comum de cuidados e, se necessário, limitar algumas medidas que já não fazem mais sentido em determinado contexto.[16]

Diante de um paciente com diagnóstico de doença avançada é prudente considerar os benefícios esperados e desejos expressos com a suplementação e principalmente com a indicação de via alternativa de alimentação. Nesses casos, o aconselhamento nutricional com orientações que auxiliem no aumento da ingestão calórica sem causar exacerbação dos sintomas pode ser a melhor opção:[17-19]

- Garantir um ambiente agradável e propício para alimentação – os momentos de refeição devem ser tranquilos evitando forçar o paciente a comer.
- Manter os rituais – sempre que possível sentar o paciente à mesa e garantir companhia.
- Usar pratos pequenos – a oferta de grandes quantidades ou em utensílios grandes pode desencorajar a aceitação alimentar.
- Aumento do fracionamento alimentar – orientar a oferta de pequenas refeições ou lanches a cada 2 horas.
- Resgatar as preferências alimentares (comida afetiva) – ofertar os alimentos/preparações preferidos pelo paciente.
- Iniciar as refeições com alimentos de maior valor calóricos (ao consumir primeiro verduras e legumes o paciente pode apresentar saciedade precoce e não aceitar os alimentos energéticos).
- Utilizar medidas de aumento de densidade calórica – ao adicionar pequenas quantidades de leite em pó, azeite, queijo ralado, ovos, manteiga, creme de leite às preparações, aumenta-se a quantidade de calorias sem aumentar o volume das preparações.
- Adequar a consistência das preparações a fim de facilitar a ingestão alimentar – a oferta de bebidas e alimentos macios pode ser mais agradável para quem apresenta diminuição do apetite.

- Evitar horários rígidos para as refeições – pode ser que o paciente queira comer preparações comuns ao café da manhã na hora do almoço e está tudo bem: deixe-o escolher o que comer e quando comer.
- Manter cuidados com a boca através da higiene oral mesmo diante da recusa alimentar.

A inapetência é natural na fase final de vida como consequência da caquexia refratária. Nessa fase, o uso de suplementação e principalmente via alternativa de alimentação pode contribuir para a exacerbação de sintomas (náuseas e vômitos, diarreia, aspiração, dispneia, edema, aumento na incidência de infecções e complicações mecânicas), desconforto e piora da qualidade de vida. Ao mesmo tempo, a inapetência pode causar sofrimento para o paciente e sua família por ser percebido como marcador da proximidade da morte. Acolher as demandas através de uma comunicação efetiva é essencial.[20,21]

Manejo farmacológico específico

"Não será receitado nenhum medicamento para estimular o apetite?"

Saiba o que é importante as famílias e os pacientes saberem

- O aumento da ingestão calórica não necessariamente resulta em ganho de peso ou melhora funcional.
- O papel dos estimulantes do apetite deve ser claramente definido e explicado aos pacientes antes de os prescrever.
- Forçar a alimentação pode ser uma fonte de sofrimento.

O que a equipe de saúde precisa saber

- A perda de apetite é angustiante para as famílias e cuidadores, que muitas vezes insistem na alimentação como meio de recuperação, causando sofrimento adicional à pessoa.
- Aqueles que sofrem de perda de apetite desejam mais informação e orientação da equipe de saúde.
- Embora existam alguns tratamentos disponíveis para estimular o apetite, a sua capacidade de melhorar a qualidade de vida e a sobrevivência é limitada.
- O processo de fim de vida cursa com ingestão oral severamente reduzida antes da morte.
- Algumas famílias se esgotam tentando lidar com a evidente diminuição de apetite, incentivando-o a comer mesmo sem apetite, o que acaba resultando em frustração, desamparo e medo.
- Evite confrontos de negação sobre a perda de apetite como marcador do final da vida, pois isso pode causar maior sofrimento psicológico e distanciamento.

Permita que os pacientes e suas famílias sonhem com possibilidades improváveis, como recuperar o peso anterior ou voltar a comer como antes, contanto que isso não os impeça de lidar com questões importantes no final da vida, como assuntos administrativos ou conversas familiares.[22]

Medicamentos

As duas classes de agentes que têm sido mais estudadas para essa finalidade são os progestágenos e corticosteroides, embora outras medicações também já sejam descritas em alguns estudos, conforme Tabela 21.2.

Outras medicações também descritas na literatura para melhora de inapetência, embora com menos evidência, serão citadas a seguir:

- Canabinoides: ajuda a prevenir náuseas e vômitos, mas não se mostra superior às outras medicações para aumento de apetite.[23]
- Talidomida: seu uso em baixas doses (100 mg ao dia), parece melhorar apetite e náuseas em pacientes com câncer avançado.[24]
- Ácidos graxos ômega 3: encontrada em produtos marinhos como óleo de peixe. Não apresenta evidência consistente de um efeito benéfico para uso, embora seja razoável utilizar essa gordura como fonte de calorias para pacientes com síndrome caquexia-anorexia, se bem tolerado. Caso o paciente já esteja usando algum polivitamínico ou ômega 3 e considere esse uso importante, pesar risco e benefício e avaliar a manutenção da terapêutica.[24]

Ainda, é importante relembrar as causas secundárias que podem estar relacionadas ou piorando o quadro geral de inapetência, e, nesse cenário, tratar primeiro essa causa antes de pensar em estimulantes do apetite.

- Xerostomia: pode alterar o paladar e dificultar a ingestão e a deglutição dos alimentos, podendo aumentar risco de cáries e de infecções fúngicas secundárias. A higiene oral é o primeiro passo no tratamento da xerostomia. Umedecer a boca com água fria, chupar pedaços de gelo e mascar chicletes sem açúcar para aumentar a salivação podem proporcionar conforto. Para casos mais graves, saliva artificial ou outros hidratantes orais (solução, spray ou gel), além de pilocarpina colírio 4%, 2 a 3 gotas 2 ×/dia, também podem ser úteis.[25]
- Sialorreia: causada por doenças neuromusculares, problemas orais e efeito de medicamentos, tem como manejo não farmacológico principal o posicionamento adequado do paciente em decúbito lateral, aspirar a cavidade oral se necessário e fazer higiene oral adequada. Como medicações, pode-se considerar, de uso tópico, o colírio de atropina ou tropicamida 1% 2 gotas 2 a 4 ×/dia e, como tratamento sistêmico, hioscina 20 mg de 4 a 6 ×/dia.[26]
- Candidíase oral: pode ser assintomática, mas alguns pacientes podem referir prurido, ardência e/ou diminuição do paladar. Em pacientes imunossuprimidos que se queixam de odinofagia, deve-se investigar candidíase esofágica. O tra-

Tabela 21.2. Tabela de medicamentos que podem auxiliar no controle da inapetência

Medicação	Indicações	Apresentação	Posologia	Na prática	Efeitos adversos
Corticosteroides	Melhora do apetite e bem-estar em pacientes com baixa expectativa de vida, especialmente se tiverem outros sintomas que também possam ser aliviados com esse medicamento, como dor, falta de ar e fadiga	Dexametasona 4 mg Dexametasona 0,1 mg/mL solução oral Prednisona 5 mg Prednisona 10 mg Prednisolona 3 mg/mL	Dexametasona 3-6 mg/manhã Prednisolona/ prednisona 15-30 mg é uma alternativa	Iniciar com dexametasona 4 mg, pela manhã por curto prazo, no máximo 1 mês. Se após 7 a 10 dias o corticosteroide não conseguir atingir o efeito desejado, ele deverá ser interrompido	Alterações metabólicas, osteoporose, imunossupressão, mudanças de humor e/ou comportamento. A retirada gradual dos corticosteroides sistêmicos é aconselhável em pacientes que receberam tratamento por mais de 3 semanas
Progestinas	Efeito benéfico para apetite, ingestão calórica, ganho de peso corporal (principalmente gordura) e sensação de bem-estar em pacientes com expectativa de vida maior	Acetato de Megestrol 160 mg	Acetato de Megestrol 160-800 mg/dia	Iniciar com 160 mg, pela manhã. Se a resposta inicial for fraca, considere dobrar a dose após 2 semanas. Progredir de acordo com resposta clínica até no máximo 800 mg/dia. A melhora do apetite é observada em cerca de uma semana	Aumenta risco de edema e tromboembolismo, diarreia, insuficiência adrenal (com a retirada abrupta do medicamento) e dispneia
Olanzapina	Antiemético, melhora de inapetência e ganho de peso	2,5 mg 5 mg	2,5 a 5 mg/dia	Dose ideal 5 mg/dia. Iniciar com 2,5 mg/dia se > 60 anos	Hipotensão postural, constipação, tonturas e xerostomia
Mirtazapina	Propriedade antináusea, antiemética e estimulante do apetite	7,5 mg manipulado 15 mg 30 mg orodispersível	7,5 mg a 30 mg à noite	Já se pode observar resposta após 1 semana de tratamento. Iniciar com dose de 7,5 mg manipulado e aumentar a cada 5 dias, se necessário	Confusão, tontura, visão turva, boca seca e sonolência

Fonte: Adaptada de Childs e Jatoi, 2019; Moura et al., 2020; Loprinzi e Jatoi, 2023; Hariyanto e Kurniawan, 2021; Palliative Care Formulary (PCF8) Oitava Edição.[5,15,22-24]

tamento inclui antifúngicos tópicos e orais. Para manifestações leves da doença, sugere-se o uso de nitrato de miconazol gel 2%, aplicar uma camada fina 4 ×/dia por 14 dias ou nistatina solução 100.000 UI/mL, 4 a 10 mL 4 ×/dia por 14 dias. Os medicamentos devem ser administrados com o auxílio de uma gaze e espalhado por toda a cavidade bucal. Se a terapia tópica falhar, considerar tratamento sistêmico com fluconazol 200 mg/dia por 7 a 14 dias.[27]

Considerações finais

A inapetência é um sintoma comum em pacientes em cuidados paliativos, tendo como causas diversos fatores relacionados à pessoa, à doença ou como consequência do tratamento. A diminuição do apetite pode ser resultante de condições agudas ou progressão da doença podendo acarretar piora da funcionalidade e qualidade de vida e, para além das consequências físicas, é necessário estar atento aos sentimentos ocasionados como angústia, medo e desesperança. A atuação transprofissional com participação ativa da família aliada a uma comunicação efetiva desempenha papel importante no manejo desse sintoma.

Referências

1. Bruera E. Avaliação e manejo da anorexia e caquexia em cuidados paliativos. (2023). In Thomas J Smith (Ed.), UpToDate. Acesso em: 20 mar. 2024. Disponível em: <https://www.uptodate.com/contents/assessment-and-management-of-anorexia-and-cachexia-in-palliative-care>
2. Instituto Nacional de Câncer José Alencar Gomes da Silva. Consenso nacional de nutrição oncológica. 2. ed. rev. ampl. atual. Rio de Janeiro: INCA, 2015.
3. Instituto Nacional de Câncer (Brasil). A avaliação do paciente em cuidados paliativos / Instituto Nacional de Câncer. – Rio de Janeiro: INCA, 2022.
4. Victoria Hospice Society. Palliative Performance Scale (PPS) - Portuguese Brazilian approved translation 2009. 2019. Acesso em: 15 mar .2024. Disponível em: <https://victoriahospice.org/wp-content/uploads/2019/07/pps_-_portuguese_brazilian_-_sample.pdf>.
5. Childs DS, Jatoi A. A hunger for hunger: a review of palliative therapies for cancer associated anorexia. Ann Palliat Med 2019;8(1):50-58.
6. Monteiro DR, Kruse MHL, Almeida MA. Avaliação do instrumento edmonton symptom assessment System em cuidados paliativos: revisão integrativa. Rev Gaúcha Enferm., Porto Alegre 2010 dez;31(4):785-93.
7. Castilho RK, Silva VCS, Pinto CDS. Manual de Cuidados Paliativos ANCP. 2021; 3ª edição.
8. HUI D, Bruera E. O Sistema de Avaliação de Sintomas de Edmonton 25 Anos Depois: Desenvolvimentos Passados, Presentes e Futuros. J Pain Symptom Manage, v. 53, n. 3, p. 630-643, mar. 2017.
9. Nascimento SB, Santos RS, Costa MF. Alimentação por sonda e gastrostomia no câncer avançado: indicação, vivências, sentidos e significados. DEMETRA: Alimentação, Nutrição & Saúde. 2023 Feb 28;18:66420, p.1-16.
10. Cherny NI, Fallon MT, Kaasa S, Portenoy RK, et al., editores. Manual de Medicina Paliativa de Oxford. Capa dura. Oxford: Oxford University Press; 2021.
11. Pinho-Reis, C. Suporte Nutricional em Cuidados Paliativos. Rev Nutrícias. 2012; 15: 24-7.
12. Cox NJ, Morrison L, Ibrahim K, Robinson SM, Sayer AA, Roberts HC. New horizons in appetite and the anorexia of ageing. Age Ageing. 2020 Jul 1;49(4):526-534. doi: 10.1093/ageing/afaa014. PMID: 32043144.
13. ZUKERAN, M. S. et al. Portuguese version of the snaq questionnaire: translation and cultural adaptation. Arq Gastroenterol [Internet]. 2020. Apr;57(2):178–81. Available from: https://doi.org/10.1590/S0004-2803.202000000-33
14. McPhee SJ, Winker MA, Rabow MW, Pantilat SZ, Markowitz AJ, editores. Cuidados no Final da Vida: Evidências e Experiência. The McGraw-Hill Companies; 2011. Acesso em: 08 abr. 2024. Disponível em: https://jamaevidence.mhmedical.com/content.aspx?bookid=846&sectionid=61350738.
15. Hariyanto TI, Kurniawan A. Appetite problem in cancer patients: Pathophysiology, diagnosis, and treatment. Cancer Treatment and Research Communications. 2021;27:100336. Acesso: 08 abr.

2024. Disponível em: <https://www.sciencedirect.com/science/article/pii/S2468294221000356?-via%3Dihub#bib0119>.
16. Poole K, Froggatt K. Perda de peso e perda de apetite em câncer avançado: um problema para o paciente, o cuidador ou o profissional de saúde? Med Paliativa. 2002;16(6):499-506. Disponível em: <https://journals.sagepub.com/doi/abs/10.1191/0269216302pm593oa >. Acesso em: 20 mar. 2024.
17. Pedrosa AP, Poltronieri TS, Wiegert WVM, et al. Nutrição Oncológica no dia a dia. Editora RUBIO, 2023.
18. INSTITUTO NACIONAL DE CÂNCER JOSÉ ALENCAR GOMES DA SILVA. Cuidados paliativos: vivências e aplicações práticas do Hospital do Câncer IV. Rio de Janeiro: INCA, 2021. Disponível em: https://www.inca.gov.br/publicacoes/livros/cuidados-paliativos-vivencias-e-aplicacoes-praticas-dohospital-do-cancer-iv.
19. Wiegert EVM, Oliveira LC, Alencastro IM. Nutrição. In. Castilho RK, Silva VCS, Pinto CS (Eds.). Manual de Cuidados Paliativos da Academia Nacional de Cuidados Paliativos (ANCP). 3 ed. Rio de Janeiro: Atheneu, 2021. p. 180-83.
20. Amorim GKD, Silva GSN da. Nutricionistas e cuidados paliativos no fim de vida: revisão integrativa. Rev Bioética. 2021;29(3):547–57.
21. Instituto Nacional de Câncer (Brasil). Últimos dias de vida / Instituto Nacional de Câncer. – Rio de Janeiro: INCA, 2023.
22. Wilcock A, Howard P, Charlesworth S, editores. Palliative Care Formulary (PCF8) Oitava Edição. Londres: Pharmaceutical Press; 2022.
23. Moura RBB, Melo ABP, Chaves TR, Vaz LMM, Barbosa JM, Araujo RG. Condutas para o Manejo da Anorexia em Cuidados Paliativos: Revisão Integrativa. Rev Fun Care Online 2020. jan./dez.; 12:737-743.
24. Loprinzi CL, Jatoi A. Tratamento da anorexia/caquexia oncológica. (2023). In Paul J Hesketh (Ed.), UpToDate. Acesso em: 13 abr. 2024. Disponível em: <https://www.uptodate.com/contents/management-of-cancer-anorexia-cachexia>.
25. Bruera E, Dev R. Visão geral do gerenciamento de sintomas comuns não dolorosos em cuidados paliativos. (2024) In Thomas J Smith (Ed.), UpToDate. Acesso em: 13 abr. 2024. Disponível em: <https://www.uptodate.com/contents/palliative-care-overview-of-mouth-care-at-the-end-of-life>.
26. Franck EM. Cuidados com a cavidade oral em Cuidados Paliativos. In: Carvalho RT, Parsons HA. Manual de Cuidados Paliativos ANCP. ANCP, 2012. p. 293-305.
27. Kauffman CA, Vázquez JA. Candidíase orofaríngea em adultos. (2024). In John W Baddley (Ed.), UpToDate. Acesso em: 22 mar. 2024. Disponível em: <https://www.uptodate.com/contents/oropharyngeal-candidiasis-in-adults>.
28. Coutinho, C. R. A.; Guerra, P. P. Consumo das refeições no hospital: como é feito o registro e proposta de padronização da anotação. Rev Bras Nutr Clin. 2014; 29 (2): 116.
29. Guia de terapia nutricional enteral. 2° Ed. FMUSP. Setembro, 2022.

22

Caquexia

Francisco de Souza Silva
Tatiane Crepaldi dos Anjos

Introdução

A caquexia é definida como um estado hipercatabólico, com uma perda acelerada de músculo esquelético no contexto de uma resposta inflamatória crônica. É comum a perda de apetite em pacientes com doença grave avançada, mas a perda de peso acentuada observada na caquexia não pode ser completamente atribuída a ingestão calórica deficiente, sendo multifatorial com uma soma de inflamação sistêmica, alterações metabólicas e alterações neuro-hormonais. Não sendo totalmente revertida pela suplementação de calorias e terapia nutricional convencional.[1,2]

A prevalência de caquexia nos pacientes em Cuidados Paliativos (CP) é amplamente variável, isso se deve a diversidade de critérios diagnósticos e sua alteração de acordo com a doença.[1,2] No cenário oncológico, a prevalência do sintoma é de 85% em pacientes com doença avançada, principalmente em tumores sólidos.

Enquanto no cenário de outras doenças avançadas,[3] como falências orgânicas, observa-se prevalência de 5% a 20% na insuficiência cardíaca, aproximadamente 60% na doença pulmonar obstrutiva crônica (DPOC), 18% a 75% na doença renal crônica, variando de acordo com as comorbidades associadas e está diretamente relacionada ao curso natural da doença.[4] Em pacientes que vivem com HIV a caquexia é mais prevalente em fases mais avançadas da doença e tem boa resposta com a introdução da terapia antirretroviral.[5]

A soma de anorexia (perda de apetite) e caquexia (perda de peso não intencional), é frequentemente definida como síndrome de anorexia-caquexia. Contribuindo para um mau estado funcional, comprometimento da qualidade de vida e aumento do risco de hospitalização, além de estar associada a um mau prognóstico em pacientes com doença avançada.[6]

Fisiopatologia, etiologias e classificação

A fisiopatologia é multifatorial. Existe uma inflamação sistêmica, devido a um aumento da concentração tecidual de fatores pró-inflamatórios. Há também um aumento do metabolismo de proteínas, gerando proteólise e um aumento do *turnover* e a inibição do transporte de aminoácidos na musculatura esquelética.

Quanto ao metabolismo lipídico, ocorre uma queda brusca de adipócitos e há uma diminuição de captação e oxidação de gordura no cérebro, fígado e músculo.

Quanto ao metabolismo de carboidratos, ocorre uma neoglicogênese aumentada associada à resistência insulínica e degradação do glicogênio hepático.

O estudo da caquexia é mais bem evidenciado em pacientes com câncer. A resposta inflamatória desempenha um papel comum na caquexia que ocorre com lesões, infecções e doenças crônicas. Alguns tipos de câncer estão mais associados a essa síndrome, como: pâncreas, estômago e esôfago.

Nos pacientes não oncológicos a caquexia também é multifatorial e não está relacionada apenas à inflamação. Na Tabela 22.1 elencamos os principais fatores envolvidos no mecanismo fisiopatológico.

Tabela 22.1. Fatores contribuintes para caquexia

Câncer	Os estados hipermetabólicos observados nesse contexto, são decorrentes das citocinas ou polipeptídeos liberados pelas células do sistema imunológico. Mediadores como o fator de necrose tumoral (TNF) alfa, a interleucina (IL) 1 beta e a IL-6 têm sido vistos como mediadores plausíveis atuando no aumento do gasto energético em repouso e induzindo anorexia.[7]
Hipogonadismo	Causa endócrina comum em pacientes com imunossupressão avançada (por exemplo, HIV). Está associado a uma maior carga de sintomas, marcadores de inflamação e pior sobrevida. Também está associado ao uso crônico de opioides.[8]
Doença cardíaca	Mediada por alterações nas catecolaminas, cortisol, peptídeos natriuréticos e citocinas pró-inflamatórias, incluindo fator de necrose tumoral alfa (TNF), interleucina 1 (IL-1) e IL-6. A disfunção endócrina, incluindo a ativação do sistema renina-angiotensina-aldosterona, aumento dos níveis de grelina e resistência à insulina, também pode desempenhar um papel, assim como outros hormônios, como a adiponectina. A insuficiência cardíaca resultando em diminuição da perfusão intestinal ou edema também pode contribuir para deficiências nutricionais e má absorção de gordura.[9]
Doença pulmonar	A "síndrome da caquexia pulmonar" é caracterizada pela desnutrição associada à doença pulmonar avançada, sendo uma característica bem conhecida da DPOC avançada. A redução progressiva da massa corporal magra tem como potenciais fatores as alterações no metabolismo e na ingestão calórica, envelhecimento, falta de exercícios, fadiga, hipóxia tecidual, inflamação e medicamentos.[10]
Doença renal crônica	A anorexia e a desnutrição podem contribuir para a perda de peso, mas não são responsáveis pela patogênese da caquexia. Fatores como inflamação sistêmica, alterações hormonais (incluindo deficiência de vitamina D), aumento do gasto energético, resistência à insulina, acidose metabólica e outros mecanismos contribuem para a caquexia nesse contexto.[11]

Fonte: Elaborada pelos autores.

Classificação

Alguns estudos preconizam a divisão em estágios e classificam a caquexia do câncer em pré-clínica, fase clínica e fase tardia ou irreversível (Figura 22.1). Essa classificação segundo a gravidade é essencial, por ser esse o balizador do cuidado (consulte o Capítulo 61).

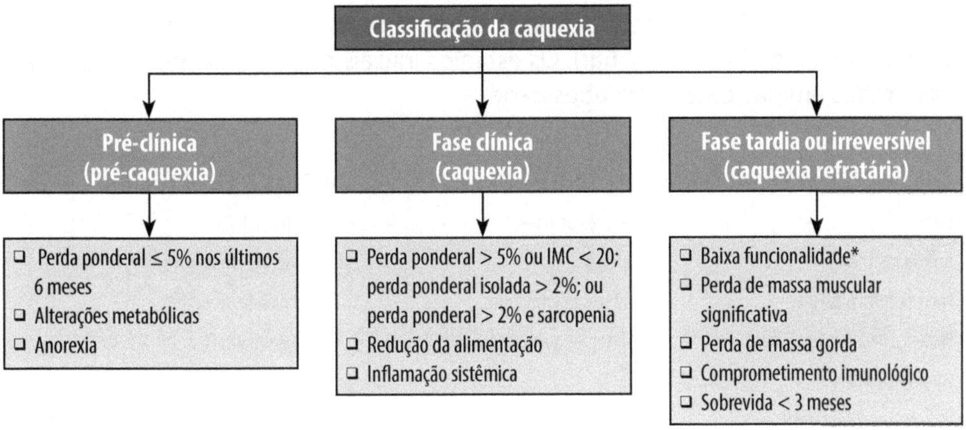

Figura 22.1: Estágios da caquexia oncológica. *Escala de performance de Karnofsky < 40%.
Fonte: Adaptada de Fearon et al. 2011.

Abordagem clínica

A caquexia é uma síndrome multidimensional. A falta de uma definição clara com critérios exige dos profissionais de saúde um cuidado especial com pacientes com fatores de risco ao desenvolvimento da caquexia, visto que o seu diagnóstico é um desafio de extrema importância. A avaliação e identificação precoce auxilia na elaboração de estratégias para proporcionar e preservar uma melhor qualidade de vida.[1]

Anamnese

A avaliação clínica de pacientes com caquexia deve incluir uma história cuidadosa focada em dados nutricionais, incluindo fatores de risco que comprometem a capacidade de obter ou ingerir alimento. Devendo ser avaliado se há perda de apetite, diminuição da ingestão calórica e perda de peso não intencional.

Uma triagem de risco nutricional pode ser realizada para auxiliar na identificação do quadro. Apesar de não existir consenso global, algumas ferramentas podem ser usadas para auxiliar na detecção de subnutrição em pacientes com câncer ou outras doenças crônicas, são sugeridas: MUST, NRS-2002, SNAQ, MST e PG-SGA[1,12] (consulte o Capítulo 43).

A avaliação quanto a sintomas que podem estar relacionados com a doença subjacente podem contribuir para a redução da ingestão calórica e sintomas que podem ser consequência da caquexia. Alguns sintomas como dor, disfagia, xerostomia, náusea e vômitos, constipação ou diarreias e depressão, além de isolamento social e estresse emocional, são frequentes em pacientes com doenças crônicas e podem impactar na diminuição da ingestão calórica se não forem tratados adequadamente.[3,6]

Exame físico

Em pacientes com caquexia avançada algumas alterações como emagrecimento importante, olhos fundos pela perda da gordura retro-orbitária, perda de gordura facial (ausência da bola de Bichat). Os estágios iniciais da perda de peso podem ser mascarados em pacientes com obesidade.[6]

Tabela 22.2. Pontos importantes a serem abordados na anamnese e exame físico

Peso	Doença de base	Funcionalidade
Antropometria	Edema	Aspectos emocionais
Massa e força muscular	Fatores inflamatórios	Qualidade de vida
Presença de anorexia	Sintomas gastrointestinais	Massa magra
Força muscular		

Fonte: Elaborada pelos autores.

Exames laboratoriais

Algumas medidas laboratoriais podem ser usadas na avaliação do estado nutricional, a seguir Tabela 22.3 com os principais exames gerais e secundários as patologias mais prevalentes.[1,12]

Tabela 22.3. Principais exames relacionados a caquexia

Exames gerais	Hemoglobina (baixa), dosagem de PCR (aumentada), VHS, proteínas totais e frações (albumina baixa), ferritina e urina tipo 1
Alterações da tireoide	TSH
Hipogonadismo	testosterona
Alteração de paladar	Zinco sérico

Fonte: Elaborada pelos autores.

Abordagem terapêutica

A perda de apetite e as alterações na aparência devido à caquexia são angustiantes tanto para os pacientes como para os familiares e pessoas próximas. A abordagem do paciente deve ser realizada por uma equipe multiprofissional, seja no domicílio ou no hospital, a fim de planejar adequadamente o cuidado integral levando sempre em consideração o desejo do paciente, o prognóstico e a expectativa de vida que pode ser de dias, meses ou até anos.[3] Por isso, essa abordagem em equipe é fundamental. Algumas estratégias podem auxiliar os pacientes e familiares a reduzirem a angústia:

Modificações na dieta e no estilo de vida

Condições como estresse durante as refeições, tempo e o período das refeições podem estar relacionados a redução da alimentação e agrava o quadro clínico do doente. Incentivar o paciente a estar à mesa durante as refeições junto com os membros da família trazem benefícios sociais; incentivar o paciente a saborear os alimentos por prazer, ao invés de ingestão calórica total, também é eficaz. Fazer refeições pequenas, frequentes e ricas em calorias. Outras estratégias para aumentar a ingestão calórica incluem o uso de canudos para facilitar a ingestão de líquidos ou suplementos nutricionais, e o descanso antes das refeições.[2,13]

Exercício físico

Alguns estudos relatam a atividade física como auxiliar na manutenção do peso e das funções neuromusculares e no combate de estados de fadiga e caquexia. A caquexia é causada, predominantemente, por citocinas produzidas pelo sistema imunitário do paciente ou pelo próprio tumor, a atividade física é capaz de alterar a funcionalidade imunitária de pessoas saudáveis, pois altera a concentração de citocinas. Desse modo, é considerada uma possível intervenção no tratamento da caquexia.[14,15]

Consulta nutricional

Deve ser oferecida aos pacientes com caquexia no contexto de uma doença avançada com risco de vida. Trazendo apoio importante aos pacientes e seus cuidadores, ajudando a atender às necessidades estimadas de proteínas e calorias quando indicados.

A suplementação nutricional pode trazer benefícios a alguns pacientes, mas é importante frisar que o aumento da ingestão calórica não reverte o processo subjacente e que a perda de apetite e a perda de peso não intencional, são sintomas comuns, principalmente com as doenças avançadas. Além disso, atentar para que a avaliação nutricional nos pacientes com expectativa de vida reduzida, restringe-se à anamnese nutricional e à avaliação clínica com o objetivo de identificar e oferecer alívio dos sintomas, e promoção de conforto no processo de morte.[2,13]

A nutrição artificial deve ser avaliada com cautela em pacientes em cuidados paliativos, visto que não há evidências de que a nutrição artificial, incluindo a hiperalimentação, prolongue a vida, melhore prognóstico ou melhore o estado funcional da grande maioria dos pacientes cronicamente doentes com uma doença avançada, seja o paciente oncológico ou com doença crônica. Caso, em decisão compartilhada, seja iniciado o suporte nutricional artificial, o uso deve ser reavaliado periodicamente, para evitar danos[2,13] (consulte o Capítulo 43).

Apoio psicossocial

O impacto da caquexia e síndrome anorexia-caquexia na qualidade de vida do paciente e da família é complexo e vai para além dos sintomas físicos. As questões psicossociais também são consideradas importantes devendo ser avaliado desde acesso ao alimento, insegurança alimentar, condições de vulnerabilidade e sofrimento psicológico dos pacientes e cuidadores.[14]

Abordagem farmacológica

Apesar dos diversos agentes farmacológicos disponíveis, as evidências ainda são insuficientes para apoiar fortemente o uso na caquexia e melhorar o desfecho. Um teste terapêutico de curto prazo pode ser oferecido com olanzapina, ou com um análogo da progesterona ou um corticosteroide para pacientes que apresentam perda de apetite e/ou peso corporal. A escolha do agente (Tabela 22.4) e a duração do tratamento dependem dos objetivos do tratamento, sendo importante avaliar risco x benefício. [2,13]

Tabela 22.4. Agentes farmacológicos no manejo da caquexia

Agente farmacológico	Dose	Administração
Olanzapina	2,5 a 5 mg por dia	Via oral
Acetato de megestrol	160 a 800 mg por dia (revisar a dose entre 2 e 3 semanas)	Via oral
Dexametasona	2 a 8 mg por dia	Via oral
Prednisolona	5 mg a cada 8 horas ou 15 mg a cada 24 horas	Via oral
Metilprednisolona	125 mg	Via intramuscular

Fonte: Elaborada pelos autores.

Cautela deve ser tomada quanto a prescrição de outros tratamentos (incluindo andrógenos e moduladores seletivos de receptores de andrógenos; anamorelina; ácidos graxos ômega-3 de cadeia longa; vitaminas, minerais e outros suplementos dietéticos; anti-inflamatórios não esteroides (AINEs); talidomida; mirtazapina e cannabis) visto que as evidências são inconclusivas em relação aos benefícios. [2,13] Deve-se considerar procinéticos em caso de saciedade precoce, náusea ou vômito associado.

Conclusão

O alívio dos sintomas, o bem-estar e o conforto do paciente e do cuidador são objetivos fundamentais da assistência para melhorar a qualidade de vida do paciente em cuidados paliativos. Situações relacionadas a nutrição e progressão de doença oncológica e de doenças crônicas são extremamente angustiantes e alteram a rotina dos pacientes, familiares e cuidadores desencadeando angústias, dúvidas e conflitos. A avaliação multiprofissional contínua do prognóstico e da sobrevida deve sempre ser discutida e reavaliada para que o cuidado a esse paciente seja direcionado com ênfase nas suas expectativas e desejos.

Referências

1. Dev R. Measuring cachexia-diagnostic criteria. Ann Palliat Med 2019; 8:24. Disponível: https://apm.amegroups.org/article/view/21146/22352.
2. Roeland EJ, Bohlke K, Baracos VE, Bruera E, del Fabbro E, Dixon S, et al. Management of Cancer Cachexia: ASCO Guideline. Journal of Clinical Oncology. 2020 Jul 20;38(21):2438-53.

3. Wallengren O, Lundholm K, Bosaeus I. Diagnostic criteria of cancer cachexia: relation to quality of life, exercise capacity and survival in unselected palliative care patients. Supportive Care in Cancer. 2013 Jan 13;21(6):1569-77.
4. Von Haehling S, Anker SD. Cachexia as a major underestimated and unmet medical need: facts and numbers. Journal of cachexia, sarcopenia and muscle [Internet]. 2010;1(1):1-5. Available from: https://www.ncbi.nlm.nih.gov/pubmed/21475699
5. Siddiqui J, Samuel SK, Hayward B, Wirka KA, Deering KL, Harshaw Q, et al. HIV-associated wasting prevalence in the era of modern antiretroviral therapy. AIDS. 2021 Oct 12;36(1):127-35.
6. Melo AGC de, Coradazzi AL, Del Giglio A, Werle B, Moraes CA de, Dias CG, Pinto CA, Pimenta CA de M, Mota DDC, Waitzberg D, Achette D, Rodrigues DB, Lamino D, Espada E, Santos FS, Posso I de P, Jorge Filho I, Silva JM da, Matuoka J, Ballerini JG, Oliveira J, Ferreira KASL, Albuquerque K, Alvarenga LN, Duch LAF, Reis M de AS, Araújo M, Brasilino M, Gonzalez MC, Fabri ME, Correia MITD, Seealaender MCL, Júnior MLB, Olivan M, Grunspun NA, Curioni O, Maia PDS, Siqueira RS de, Tsutsumi RC, Caponero R, Macieira R de C, Palma RR, Serrano SC, Oliveira SCR de, Faria S de O, Lima SC de TC, Cardenas T de C, Karnakis T. Consenso Brasileiro de Caquexia/Anorexia em cuidados paliativos. Revista Brasileira de Cuidados Paliativos. 2011; 3(3): 1-42.[citado 2024 abr. 30]
7. Davis MP, Dreicer R, Walsh D, Lagman R, LeGrand SB. Appetite and Cancer-Associated Anorexia: A Review. Journal of Clinical Oncology. 2004 Apr 15;22(8):1510–7.
8. Rubinstein A, Carpenter DM. Elucidating Risk Factors for Androgen Deficiency Associated with Daily Opioid Use. The American Journal of Medicine. 2014 Dec;127(12):1195–201.
9. Anker SD, Coats AJ. Cardiac cachexia: a syndrome with impaired survival and immune and neuroendocrine activation. Chest [Internet]. 1999 Mar 1;115(3):836–47. Available from: https://pubmed.ncbi.nlm.nih.gov/10084500/
10. Debigaré R, Côté Claude H, Maltais F. Peripheral Muscle Wasting in Chronic Obstructive Pulmonary Disease. American Journal of Respiratory and Critical Care Medicine [Internet]. 2001 Nov [cited 2019 Dec 31];164(9):1712–7. Available from: https://www.atsjournals.org/doi/full/10.1164/ajrccm.164.9.2104035
11. Mitch WE. Proteolytic Mechanisms, Not Malnutrition, Cause Loss of Muscle Mass in Kidney Failure. Journal of Renal Nutrition. 2006 Jul;16(3):208–11.
12. Argilés JM, Muscaritoli M. Unifying diagnostic criteria for cachexia: An urgent need. Clinical Nutrition. 2017 Jun;36(3):910–1.
13. Duffy T, Kochanczyk M. Practical cancer cachexia management in palliative care – a review of current evidence. 2023 Jun 28; Publish Ahead of Print.
14. Bacurau RFP, Rosa LFBPC. Effects of exercise upon the incidence and development of cancer. Revista Paulista de Educação Física [Internet]. 1997 Dec 20 [cited 2024 May 1];11(2):142–7. Available from: https://www.revistas.usp.br/rpef/article/view/138564
15. Plata-Salamán CR. Anorexia during acute and chronic disease. Nutrition. 1996 Feb 1;12(2):69–78.
16. Opsomer S, Joossens S, De Wit C, Lauwerier E, Pype P. Losing Health Symbols Because of Nutrition-Related Problems in Advanced Cancer: An Interpretative Phenomenological Analysis. Journal of hospice and palliative nursing: JHPN: the official journal of the Hospice and Palliative Nurses Association [Internet]. 2018 Oct 1;20(5):492–9. Available from: https://pubmed.ncbi.nlm.nih.gov/30188444/

23

Prurido

Joelisa Silva Pereira
Kamila Vieira Silva

Introdução

O prurido é definido como uma sensação desagradável que leva ao ato de coçar.[1] É um dos principais sintomas de doenças da pele, mas também pode ser em decorrência de doenças sistêmicas não dermatológicas, assim como secundário a efeitos adversos de tratamentos modificadores de doenças ou sintomáticos. No contexto de Cuidados Paliativos (CP), não é o sintoma mais frequente, mas tem impacto negativo na qualidade de vida podendo levar a complicações locais como infecção secundária de pele, insônia, dificuldade em socialização e transtornos de humor.[2]

Devido a vasta etiologia, uma avaliação semiológica adequada é de suma importância, com anamnese e exame físico minuciosos, incluindo revisão de sistemas e listagem farmacológica (Quadro 23.1), com intuito de identificar a(s) causa(s), instituir medidas necessárias para complementar investigação e de tratamento para alívio do sintoma mais adequado.[2,3]

Fisiopatologia e classificação

A patogênese do prurido é complexa e, a depender da etiologia, pode iniciar através de um estímulo periférico (vias de sinalização dependentes de histamina – histaminérgica e vias independentes de histamina – não histaminérgica) ou envolver apenas mecanismos centrais, que não dependem de estimulação periférica.[2,5]

Neste capítulo, optamos pela classificação relacionada à fisiopatologia (Quadro 23.2) por entender que auxilia na escolha terapêutica mais adequada,[1,2,5] assim como, no Quadro 23.3 listamos as principais etiologias relacionadas a doenças avançadas no contexto de CP. Essas classificações são importantes para auxiliar no diagnóstico sindrômico e/ou etiológico do prurido e propor um tratamento mais assertivo.

Quadro 23.1. Anamnese e exame físico

Anamnese
❑ Localização (generalizado ou localizado) ❑ Início e duração – agudo (< 6 semanas) ou crônico (> 6 semanas); contínuo ou por surtos ❑ Intensidade (severo ou discreto) ❑ Fatores de piora, melhora e desencadeantes (frio, calor, exercício, transpiração, roupas, alimentos, entre outros) ❑ Sintomas associados (perda involuntária de peso, febre, mal-estar) ❑ Efeito nas atividades da vida diária ou sono ❑ História de doença maligna atual ou anterior e tratamento ❑ Doenças sistêmicas não malignas ❑ Uso de medicamentos (analgésicos, antibióticos e outros medicamentos prescritos e não prescritos, incluindo drogas ilícitas) ❑ Estado nutricional e de hidratação ❑ História social (hobbies, ocupação, história sexual e viagens) ❑ Práticas atuais de cuidados com a pele ❑ Estado emocional ❑ Tratamentos já realizados
Exame físico
❑ Avaliar toda a superfície da pele em busca de sinais de infecção (escabiose); de dermatite primária (reação medicamentosa, psoríase, dermatite atópica, líquen plano, doenças do tecido conjuntivo); de dermatite secundária (eritema macular; xerodermia; escoriações; nódulos de prurigo, líquen simples crônico) ❑ Avaliar fatores ambientais (temperatura, umidade) ❑ Fatores físicos (uso de roupas apertadas) ❑ Turgor da pele, textura, cor e neoplasias cutâneas ❑ Sistemático, avaliando gânglios linfáticos, fígado e baço

Fonte: Elaborado pelas autoras.[2-4]

Quadro 23.2. Classificação do tipo de prurido

Pruridocepctivo[1] (dermatológico[2])	Psiquiátrico ou psicogênico
Neurogênico	Misto
Neuropático	Indeterminado

O padrão neural do prurido tem início através do estímulo das terminações nervosas livres localizadas na junção dermoepidérmica da pele, incluindo conjuntiva palpebral, mucosa traqueal e junções mucocutâneas. Sendo então conduzido por fibras C amielínicas dedicadas no corno posterior, seguindo até o córtex somatossensorial do giro pós-central através do trato espinotalâmico, onde é percebido como "coceira".[1,2,6]

O reflexo motor do ato de coçar estimula as fibras A adjacentes àquelas que conduzem a coceira, e as fibras A, por sua vez, inibem as fibras C, levando a redução da sensação de coceira, proporcionando alívio por alguns minutos.[1,2,6] Nesse tipo, temos uma boa resposta a anti-histamínicos (H1) e denominamos de **pruridoceptivo**.

O prurido pode ser originado em qualquer ponto da via aferente, podendo ocorrer devido a uma lesão neural periférica, como ocorre na esclerose múltipla, herpes-zóster, ou central, como nos tumores cerebrais. Denominamos esse mecanismo de **neuropático**, que tem uma característica crônica e geralmente não responde à anti-histamínicos.[2,7]

Também há situações em que o estímulo do sistema nervoso central ocorre sem a ativação das fibras neurais sensoriais periféricas, sendo resultado do acúmulo de toxinas endógenas ou exógenas[1] (por exemplo, neuropeptídeos opioides, colestase – por medicamentos como sulfas, eritromicinas, captopril, estrogênios e clorpromazina) na medula espinhal ou cérebro, mas sem evidência de lesão neurológica. Esse tipo é comumente presente em doenças viscerais, como na falência renal, e é independente de histamina, denominamos de prurido **neurogênico**.[2]

A histamina é talvez o mediador mais conhecido, mas há muitas outras substâncias que atuam em diferentes fases do mecanismo neuronal, desencadeando ou agravando o sintoma,[2,5] como serotonina e seus receptores (5HT), proteases, interleucinas (IL-2, IL-3, IL-4, IL 6 e IL 10), bradicininas, substância P, calcitonina, peptídeos opioides, canabinoides (receptores CB1 e CB2), leucotrienos e fator ativador de plaquetas (PAF).[5]

Algumas etiologias levam ao prurido por mais de um mecanismo, central e periférico, como no prurido induzido por opioides e por serotonina. No ambiente periférico os opioides causam degranulação mastocitária e liberação de histamina (pruridoceptivo), enquanto na medula espinhal eles podem induzir coceira através do bloqueio dos estímulos dolorosos que suprimem a atividade de neurônios de coceira de origem central.[2,8] Nesse caso, por ter ativação por mais de um mecanismo, denominamos de prurido **misto**.[2,5]

A modulação da coceira também ocorre através de fatores psicológicos, como estresse e ansiedade, amplificando-os, ou podendo reduzi-los com treinamento e distrações, chamado de prurido **psicogênico** ou **psiquiátrico**.[1]

Quadro 23.3. Causas de prurido

Localizado	Generalizado
Xerodermia (pele ressecada)	Doenças primárias da pele
Infestações (escabiose) Picadas de insetos	Distúrbios metabólicos – hipo e hipertireoidismo, síndrome carcinoide: diabetes mellitus e diabetes insipidus
Candida	Distúrbios renais: falência renal com uremia
Eczema	Distúrbios hepáticos: colestase
Dermatite de contato	Infecção: HIV, Sífilis
Pênfigo bolhoso	Distúrbios hematológicos: policitemia vera, anemia por deficiência de ferro
Dermatite herpetiforme Urticária	Distúrbios neurológicos: esclerose múltipla, tumores cerebrais, induzido por droga, prurido senil e psicogênico
Prurido câncer-específico	
Melanomatose	Leucemia linfocítica crônica
Micose fungoide	Linfoma de Hodgkin e não Hodgkin
Carcinoma in situ: vulvar, anal	Micose fungoide
Síndrome paraneoplásica: próstata, retal/colón, carcinoma cervical, glioblastomas	Linfoma cutâneo de células T Mieloma múltiplo
Infiltração metastática na pele	Síndrome paraneoplásica: mama, cólon, pulmão, carcinoma de estômago e outros

Fonte: Tradução livre das autoras. Adaptado de Bruera, et al., 2021.[2]

Abordagem clínica

Para a abordagem do prurido é importante utilizarmos escalas para quantificar a intensidade do sintoma, possibilitando avaliar o impacto desse na vida da pessoa e também monitoramento da resposta ao tratamento, que deve ser realizado de forma rotineira até obtenção do melhor alívio possível. Para tal, sugerimos a Escala de Avaliação de Sintomas de Edmonton (ESAS – consulte o Capítulo 12, Anexo 12.2), amplamente utilizada em CP e graduada de 0 a 10.

Muitas vezes a origem do prurido pode não ser evidente e será necessário apoio diagnóstico com exames complementares para melhor elucidá-lo, principalmente nos casos difusos.

Como abordagem inicial, sugerimos: hemograma completo, leucograma, VHS, função renal, hepática e função tireóidea, dosagem de ferro e ferritina, eletrólitos, sorologias de infecções sexualmente transmissíveis (HIV, VDRL), RX de tórax e ultrassonografia de abdome total, caso haja suspeita de linfoma.

Abordagens farmacológicas e não farmacológicas

A abordagem terapêutica envolve inicialmente a correção da causa responsável, quando possível. Para melhor sistematização, vamos dividi-las em geral, que deve ser orientada para todos os indivíduos com prurido, envolvendo medidas farmacológicas e não farmacológicas e específica de acordo com a etiologia:

Medidas gerais

- Evitar fatores exacerbantes como calor, desidratação, situações de estresse e outros fatores psicogênicos que possam induzir ou agravar os sintomas.
- Manter a hidratação da pele com uso de emolientes e hidratantes. Evitar a transpiração (usar roupas leves, ventiladores para manter a passagem do ar).
- Preferir banhos frios ou mornos, evitando água quente e uso de sabonetes (secar sem esfregar a toalha), com limpeza gentil da pele.
- Esfregar suavemente a pele em vez de coçar, manter as unhas curtas e usar luvas de algodão à noite para limitar os danos à pele.
- Para alívio, pode-se realizar banhos de aveia ou amido.
- Tratamentos comportamentais e hipnoterapia podem ajudar a aliviar problemas psicológicos associados e quebrar o ciclo de coceira.
- Estimulação nervosa elétrica transcutânea (TENS), Estimulação de campo cutâneo (CFS)[2]
- Acupuntura: sucesso em relatos de casos de prurido neuropático e para reduzir prurido entre as sessões de diálise e nefropatas crônicos.

Medidas específicas

- Tópico: reservado para sintomas localizados (Quadro 23.4).
- Sistêmico: deve-se avaliar a fisiopatologia mais evidente do prurido e o mecanismo de ação da intervenção farmacológica. Em uma revisão sistemática[12] avaliando diferentes tratamentos farmacológicos para prurido em CP, mostrou evidência forte para o uso de análogos de GABA (pregabalina e gabapentina) comparado a placebo em pacientes com prurido urêmico. Assim como, montelucaste, ácidos graxos ômega-3 de óleo de peixe e capsaicina tópica (todos comparados ao placebo) melhoraram a coceira associada à doença renal crônica, e a rifampicina (em comparação com placebo ou controle ativo) à problemas hepáticos. No geral, a maioria dos medicamentos causam poucos efeitos colaterais e, quando presentes, são de leve intensidade, exceto naltrexona que apresentou os efeitos colaterais mais graves (Quadro 23.5).

Quadro 23.4

Medida/medicamento	Indicação	Posologia	Efeito colateral
Anestésicos locais	Pequenas áreas. Prurido neuropático	Lidocaína a 1% e 2% Benzocaína a 20% Polidocanol (2%-10% com ureia)	Risco de absorção sistêmica
Loções refrescantes – mentol 1% ou cânfora 0,5% a 2%; loção de calamina	Áreas localizadas sem evidência de inflamação. Podem ser usados sozinhos ou em associação com anestésicos tópicos	3 a 4 vezes ao dia	
Capsaicina 0,025% a 0,1%	prurido urêmico; neuropático	Iniciar com 0,025% e aplicar até 4 vezes ao dia (precisa de mais de uma aplicação ao dia)	Inicialmente pode causar a sensação de queimação
Anti-histamínicos	Prurido generalizado	Difenidramina a 1% + zinco a 8% (calamina)	
Glicocorticoides	Pequenas áreas de pele inflamada	Hidrocortisona a 1% Mometasona a 0,1% Betametasona a 0,1%	Não devem ser usados de forma crônica
Emolientes	Todos os tipos	Ureia 5%-10% Glicerina 20% Palmidrol 0,3% Leite/coloide de aveia	
Inibidores de calcineurina	Prurido associado a inflamação na pele (DA, DCM, prurido anogenital)	Tacrolimus 0,03%-0,1% Pimecrolimus a 1% 2 ×/dia	Pode ser associado a sensação de queimação inicialmente
Canabinoides (CBD e PEA)	Prurido generalizado crônico[10]	Óleo da semente de cannabis	
Permetrina 5%	escabiose	Aplicar 3 dias seguidos, a noite e cuidados com roupa	

DA: dermatite atópica; DCM: dermatite crônica das mãos.
Fonte: Elaborado pelas autoras.[2,9-11]

Quadro 23.5

Tratamento	Mecanismo de ação	Indicação(ões)	Posologia	Efeitos colaterais possíveis
Hidroxizina	Inibe a liberação de histamina por se ligar ao Receptor H1	Uremia	25 mg 8/8 horas	sonolência e fadiga
Paroxetina (ISRS)	Inibição da recaptação de 5-HT 3	Colestase Uremia Prurido induzido por opioides Malignidade Origem indeterminada	5 a 20 mg iniciar com baixas doses	poucos relatados, serão maiores com doses maiores, mais comum: náuseas
Gabapentina e pregabalina	Análogo de GABA (reduzir a liberação de SP e CGRP do tecido espinhal)	Uremia Doenças hematológicas e síndromes paraneoplásicas	Gabapentina 300 a 3.600 mg dividido em 3 doses/dia; pregabalina 75 a 600 mg/dia dividido em 3 doses	Sonolência e edema Obs.: gabapentina piora prurido colestático
Mirtazapina (antidepressivo)	Antagonistas dos receptores 5-HT2, 5-HT3 e H1	Colestase Uremia Prurido induzido opioide Linfoma	Iniciar com dose baixa de 7,5 mg e máx. de 15 mg	Sedação e ganho de peso
Sertralina (ISRS)	Inibição da recaptação de 5-HT3	Colestase Uremia Prurido induzido por opioides Malignidade	50- 100 mg dia	Náusea
Ondansetrona (antiemético)	Antagonista do receptor 5-HT3	Colestase Uremia Opioide	8 mg 8/8 horas	Constipação
Naloxona ou naltrexona (antagonista opioide)	Antagonista do receptor µ-opioide	Colestase Uremia Prurido induzido por opioides	50 mg ao dia	Reverte a analgesia. Síndrome de abstinência pós-retirada Custo alto
Ivermectina 6 mg	Estimula liberação de GABA	Escabiose	Dose única, 200 mcg/kg dose única, repetir em 1 a 2 semanas	Tontura, sonolência, vertigem e tremor
Montelucaste	Antagonistas dos receptores de leucotrienos	Uremia	10 mg ao dia	Sem efeitos relatados
Colestiramina	Se liga aos ácidos biliares para ser excretado nas fezes	Colestase	4-6 g/dia	Sem efeitos relatados
Rifampicina	Inibe a atividade RNA polimerase DNA dependente em organismos sensíveis a Mycobacterium tuberculosis	Colestase	300-600 mg dia	Anemia hemolítica Insuficiência renal

Continua...

Quadro 23.5 – continuação

Tratamento	Mecanismo de ação	Indicação(ões)	Posologia	Efeitos colaterais possíveis
Ácido ursodesoxicólico	Inibe a síntese hepática de colesterol e promove a síntese de ácidos biliares	Colestase	10-15 mg/dia	Diarreia ou fezes pastosas
Indometacina	AINE. Inibe a síntese de prostaglandinas	HIV	25 mg 8/8 horas	Tontura, efeitos gastrointestinais
Carbamazepina	Estabiliza a membrana do nervo hiperexcitado, inibe a descarga neuronal repetitiva e reduz a propagação sináptica dos impulsos excitatórios	ELA	Iniciar com 100 mg 2 ×/dia*	Vertigem, cefaleia, ataxia, sonolência, fadiga, diplopia, distúrbios gastrintestinais (náusea e vômito), e reações alérgicas na pele

**Não encontramos referência da dose a ser utilizada na literatura, sugerimos dose usual.*
Fonte: Elaborado pelas autoras.[11-15]

Conclusão

O prurido é um dos sintomas muitas vezes negligenciado e que tem impacto na qualidade de vida, o entendimento do seu mecanismo fisiopatológico ainda não é completamente esclarecido, como da dor por exemplo, o que leva a dificuldade no manejo farmacológico. Apesar de encontrarmos na literatura evidência para tipos específicos de prurido, no contexto domiciliar também se observa alívio através de práticas tradicionais baseadas nos saberes populares, como o uso de compressas frias de chás calmantes (camomila, erva doce) e banhos de aveia, que apesar de não terem embasamento científico, se mostram efetivas e de baixo custo para alívio do sintoma.

Referências

1. Rivitti, EA. Manual de dermatologia clínica de Sampaio e Rivitti. 1 ed. São Paulo: Artes Médicas, 2014. Cap.15 Erupções papulopruriginosas; pág 126-132.
2. Tang M, Taylor K, Thorns A. Pruritus. In: Bruera, E et al. Textbook of palliative medicine. 3 ed. Boca Raton: CRC Press, 2021; pág 515-521.
3. PDQ Supportive and Palliative Care Editorial Board. Pruritus (PDQ®): Health Professional Version. 2022 Oct 26. In: PDQ Cancer Information Summaries [Internet]. Bethesda (MD): National Cancer Institute (US); 2002-. Available from: https://www.ncbi.nlm.nih.gov/books/NBK65789/
4. Villa-Arango AM, Velásquez-Lopera MM, Cardona R. Prurito crónico. Rev Alerg Mex. 2019;66(1):85-98.
5. Song J, Xian D, Yang L, Xiong X, Lai R, Zhong J. Pruritus: Progress toward Pathogenesis and Treatment. Biomed Res Int. 2018 Apr 11;2018:9625936. doi: 10.1155/2018/9625936. PMID: 29850592; PMCID: PMC5925168.
6. Junqueira, AF. Prurido. Cap 26. Pag 179-183. In: Manual da residência de cuidados paliativos: abordagem multidisciplinar / editores Ricardo T. Carvalho et al. - 2ed. Santana de Parnaíba - SP: Manole, 2022.

7. C. Potenzieri, B. J. Undem. Basic mechanisms of itch. Clinical & Experimental Allergy, 2012 (42) 8–19. https://doi.org/10.1111/j.1365-2222.2011.03791.x
8. Pittelkow MR, Loprinzi CL, Pittelkow TP. Pruritus and swating in palliative medicine. Cap 11.2. Pag 724-733. In: Cherny NT et al. Oxford Textbook of Palliative Medicine. 5ª ed. Oxford: 2015.
9. Zampese M Beber AAC. Prurido e Lesões Papulosas e nodulares. Cap 169. In: Duncan BD et al. Medicina Ambulatorial: Condutas de Atenção Primária Baseadas em Evidências. Artmed. Pag 1720-1742
10. Avila C, Massick S, Kaffenberger BH, Kwatra SG, Bechtel M. Cannabinoids for the treatment of chronic pruritus: A review. J Am Acad Dermatol. 2020 May;82(5):1205-1212. doi: 10.1016/j.jaad.2020.01.036. Epub 2020 Jan 25. PMID: 31987788.
11. Tourinho FC, Silva VCS. Prurido e Sudorese. Cap.22. Pag 120. In: Castilho RK, Da Silva VCS, Pinto CS. Manual de cuidados paliativos da Academia Nacional de Cuidados Paliativos (ANCP) - 3. ed. - Rio de Janeiro: Atheneu, 2021.
12. Boehlke C, Joos L, Coune B, Becker C, Meerpohl JJ, Buroh S, Hercz D, Schwarzer G, Becker G. Pharmacological interventions for pruritus in adult palliative care patients. Cochrane Database Syst Rev. 2023 Apr 14;4(2023):CD008320. doi: 10.1002/14651858.CD008320.pub4. PMID: 37314034.
13. Seccareccia D, Gebara N. Pruritus in palliative care: Getting up to scratch. Can Fam Physician. 2011 Sep;57(9):1010-3, e316-9. PMID: 21918143; PMCID: PMC3173420.
14. Becker G. Pharmacological interventions for pruritus in adult palliative care patients. Cochrane Database Syst Rev. 2023 Apr 14;4(2023):CD008320. doi: 10.1002/14651858.CD008320.pub4. PMID: 37314034.
15. Nietsche, T. R. et al. Cholestatic pruritus: a knowledge update. Anais Brasileiros de Dermatologia Elsevier Espanha S.L.U, 1 maio 2022.

24

Delirium

Marco Túlio Aguiar Mourão Ribeiro
Matheus Martins de Sousa Dias
Thiago Sousa Sampaio

Introdução

Delirium é caracterizado como uma alteração ou um distúrbio neuropsiquiátrico agudo, potencialmente reversível, que normalmente cursa com alteração do nível de consciência e atenção, desorientação temporal e espacial, além de outras alterações cognitivas.[1] Tende a ser flutuante ao longo do dia e pode se manifestar com agitação psicomotora em sua forma hiperativa, podendo ser também hipoativo ou misto. O *delirium* hiperativo é o mais perceptível e normalmente leva os familiares a procurarem assistência médica.[2]

Etiologias e classificação

As causas de *delirium* são diversas, sendo as mais comuns: alterações orgânicas, como infecções, distúrbios hidroeletrolíticos, interações medicamentosas, neoplasias, mas também pode ser desencadeado por mudanças de ambiente ou da rotina do idosos,[1,2] como hospitalizações.

Didaticamente, divide-se em **fatores predisponentes** (Tabela 24.1), aqueles considerados como vulnerabilidades que o paciente apresenta em aspectos demográficos e epidemiológicos, e em **fatores precipitantes** (Tabela 24.2), decorrentes de alterações ambientais ou da rotina, sintomas clínicos, exacerbação de doenças prévias ou novos agravos.

O *delirium* pode se apresentar das seguintes formas:

- Hipoativo: o paciente se apresenta sonolento e desorientado, sendo o tipo mais comum, porém com altas taxas de subdiagnóstico.

Tabela 24.1. Fatores predisponentes

❑ Demência/depressão
❑ Gravidade clínica
❑ Sexo masculino
❑ Idade avançada
❑ Multimorbidade
❑ Polifarmácia
❑ Déficit auditivo/visual
❑ Déficit funcional
❑ Insuficiência renal crônica
❑ Desnutrição

Fonte: Elaborado pelos autores.

Tabela 24.2. Fatores precipitantes

❑ Desidratação, constipação, retenção urinária, dor, contenção mecânica
❑ Uso de sondas e cateteres
❑ Drogas
❑ Abuso de álcool e drogas
❑ Distúrbios metabólicos
❑ Procedimento cirúrgico/anestesia geral
❑ Internação hospitalar/UTI
❑ Privação do sono
❑ Psicotrópicos, anticolinérgicos, abstinência a benzodiazepínicos
❑ Infecções
❑ Hipoxemia
❑ Alteração hidroeletrolítica, insuficiência renal aguda
❑ Alterações do sistema nervoso central (Convulsões, hipertensão intracraniana, AVC, distúrbios psiquiátricos)
❑ Síndrome coronariana aguda

Fonte: Elaborado pelos autores.[3]

- Hiperativo: o paciente apresenta-se com agitação psicomotora, delírios e/ou alucinações e agressividade.
- Misto: por se tratar de uma condição flutuante, o paciente pode alternar entre os dois estados descritos anteriormente.
- Terminal: é o que ocorre no contexto do processo ativo de morte, geralmente cursando com sintomas de agitação. Essa apresentação deve ser tratada de forma farmacológica apenas se estiver ocasionando sofrimento ao paciente.[4]

Abordagem clínica

Instrumentos de avaliação

Delirium é uma condição de diagnóstico clínico, cujos critérios de acordo com o *Diagnostic and Statistical Manual of Mental Disorders* 5ª edição (DSM-V),[1] são:

- Distúrbio da atenção e da consciência.
- Mudança na cognição não explicada por uma demência existente.
- O distúrbio se desenvolve após curto período de tempo e tende a flutuar durante o dia.
- Evidência por meio da história, exame físico ou achados laboratoriais que o distúrbio seja causado por consequências fisiológicas diretas de uma condição médica geral, uma substância intoxicante, uso de medicamentos ou mais de uma causa.

Também existem escalas que auxiliam seu diagnostico, dentre elas destaca-se o Confusion Assessment Method (CAM), que já se encontra validado e traduzido no Brasil.[5] O instrumento consiste na avaliação de nove domínios que identificam início, atenção, pensamento, nível de consciência, orientação, memória, percepção sensorial, atividade psicomotora e ciclo de sono-vigília. Contudo, na prática clínica utiliza-se mais comumente a versão simplificada – Tabela 24.3.

É importante ressaltar que *delirium* pode ser condição subdiagnosticada e é considerada indicador de pior prognóstico clínico quando presente.[6] Portanto, o(s) profissional(is) de saúde devem estar atentos a sinais clínicos que possam ajudar na sua identificação precoce, listados na Tabela 24.4.

Tabela 24.3. Critérios diagnósticos do Confusion Assessment Method (CAM)

1. Início agudo e evolução flutuante "Há evidências de mudança no estado mental basal?" "Esse comportamento flutuou durante o dia? Ou seja, aparece e desaparece, aumenta ou diminui de intensidade?"
2. Desatenção "O paciente tem dificuldade em focar a atenção, por exemplo, distrai facilmente ou tem dificuldade de manter o entendimento sobre o que está sendo dito."
3. Pensamento desorganizado "O discurso é desorganizado ou incoerente, por exemplo, com fluxo de ideias ilógico ou mudança de assunto de forma imprevisível?"
4. Alteração do nível de consciência "Qualquer nível de consciência, exceto alerta. Hiperalerta (vigilante), sonolento, facilmente desperto (letárgico), dificuldade em despertar (estupor), inconsciente (coma)

Nota: o diagnóstico de delirium *ocorre na presença do critério 1 E 2 + 3 OU 4.*
Fonte: Adaptada de Valadão, CC. Nogueira CB, Barros HM, Ribeiro LIL. Delirium. *In: Savassi LCM. Tratado de Atenção Domiciliar. Santana de Parnaíba [SP]: Manole, 2022.*[2]

Tabela 24.4. Sinais clínicos para identificação precoce de *delirium*

❑ Desatenção
❑ Desorientação
❑ Irritabilidade
❑ Insônia
❑ Alteração do ciclo sono vigília
❑ Pesadelos
❑ Alucinações
❑ Pensamento vago e fragmentado
❑ Pensamento lento ou acelerado nas formas leves (diferente do habitual)
❑ Perda de lógica ou coerência nas formas graves
❑ Memória comprometida
❑ Orientação no tempo e no espaço comprometida
❑ Alterações na linguagem
❑ Estado de alerta reduzido ou aumentado
❑ Paciente pode estar hiperativo assim como hipoativo, ou alternar ambos os estados

Fonte: Elaborado pelos autores.[7]

Abordagem

Após analisar os instrumentos de avaliação, deve-se estabelecer o diagnóstico da síndrome *Delirium* inicialmente por meio de história clínica, exame físico e avaliação neurológica, sendo importante ter conhecimento sobre o estado neurológico e cognitivo basal do paciente avaliado. Em seguida deve-se buscar sua etiologia, por meio de análise clínica e laboratorial.[8]

Uma vez diagnosticado o *delirium*, deve-se determinar sua etiologia, por investigação clínica e laboratorial:

- Investigação clínica minuciosa, afastando condições clínicas não identificadas, como doenças agudas (infecções); crônicas descompensadas; medicações em doses inadequadas; intoxicações.[9]
- Avaliação laboratorial de acordo com recursos disponíveis, assim como de acordo com a indicação clínica. Dentre os quais destacam-se:
  - Eletrólitos séricos, creatinina, glicemia, hemograma, Proteína C reativa.
  - Urina I, radiografia de tórax, culturas de sangue e urina.[10]
  - Eletrocardiograma, enzimas cardíacas.
  - Oximetria, gasometria arterial.
  - Dosagem sérica de determinadas medicações (digoxina, lítio).
  - Revisão medicamentosa.
  - Tomografia de crânio: sobretudo no contexto de queda ou suspeita de TCE.

- Casos sem diagnósticos com a investigação prévia: avaliação de líquido cefalorraquidiano e EEG para afastar meningoencefalite e outras condições incomuns.[11]
- Avaliação da lista de medicação e identificação de medicamentos que foram introduzidos ou mudanças de dose, interações medicamentosas, visto que essas também podem ser a causa de *delirium*.[12] Atentar para pacientes em uso de medicações com forte efeito anticolinérgico (amitriptilina, carisoprodol, hidroxizina, difenidramina, hioscina/escopolamina, oxibutinina e prometazina).

Outras classes de medicamentos também podem estar implicadas como analgésicos, anti-histamínicos, agentes gastrointestinais, antiespasmódicos, antibióticos, psicotrópicos (tricíclicos, lítio), antiarrítmicos (digoxina) e antieméticos.[13]

É importante ressaltar que a investigação diagnóstica deve considerar a retirada de fatores predisponentes e precipitantes evitáveis, como adequada analgesia, ambiente iluminado, presença de pessoas conhecidas, retirada de contenção física, estímulo a atividades cognitivas e redução de polifarmácia. Ademais, deve levar em consideração a fase de doença e o cenário de cuidado daquele paciente, a depender do plano avançado de cuidados da equipe e das diretivas antecipadas de vontade estabelecidas por ele.

A avaliação do *delirium* em um cenário de terminalidade deve tender à proporcionalidade da busca pela causa, sendo o foco no alívio do sintoma mais importante do que a correta identificação da causa em alguns cenários de final de vida. Dessa forma, devemos priorizar o conforto do paciente e sua família, evitando uma busca incessante pela causa do *delirium* com propedêuticas diagnósticas invasivas que poderiam gerar distanásia.

Delirium e prognóstico em cuidados paliativos

No contexto de terminalidade, constantemente temos *delirium* como marcador de piora prognóstica.[14]

Quando observamos escalas prognósticas como o *Palliative Prognostic Index* (PPI), o *delirium* é um dos itens com maior pontuação[15] (Tabela 24.5).

Abordagem não farmacológica

- Otimização do ciclo sono-vigília.
- Encorajamento a mobilização.
- Atenção à hidratação e dieta.
- Atenção à diurese e evacuação.
- Suporte psicossocial.
- Informações repetidas sobre espaço e tempo.
- Explicar os procedimentos a serem realizados.
- Evitar alternância frequente de cuidadores.[16]

Importante também na prevenção:

- Protocolos de orientação dos pacientes.
- Estímulos cognitivos.
- Redução de ruído noturno.
- Músicas suaves e bebidas mornas ao deitar-se.
- Mobilização precoce do paciente.
- Evitar restrições ao paciente (contenção no leito ou cama).
- Óculos e aparelhos auditivos se necessário.
- Correção de desidratação.

Abordagem farmacológica

- Tratamento das condições predisponentes e precipitantes identificadas.
- Tratamento farmacológico deve ser reservado para os casos de *delirium* hiperativos, com agitação grave, que tragam riscos ao paciente ou cuidadores ou em casos de alucinação ou ilusão.
- Na primeira linha estão os antipsicóticos, de preferência por via oral.
- No *delirium* associado a abstinência alcoólica recomenda-se benzodiazepínicos, em especial lorazepam por apresentar menos metabólitos que comprometam a função hepática.
- No *delirium* hipoativo é citado cafeína ou metilfenidato, assim como antipsicóticos, sendo menos consistentes seus resultados em estudos.[17]

Os antipsicóticos típicos (como haloperidol e clorpromazina) são utilizados no contexto de fase final de vida pela menor incidência de efeitos extrapiramidais decorrentes do uso crônico dessas medicações nessa fase e pelos efeitos em alívio de náuseas e outros sintomas. Os antipsicóticos atípicos são medicações de escolha quando expectativa de uso prolongado e parkinsonismo prévio.[18]

Tabela 24.5. Principais medicações prescritas para *delirium*

Medicação	Apresentação	Dose recomendada	Via de administração
Antipsicóticos típicos			
Haloperidol	Comprimidos de 1 mg ou 5 mg; solução 2 mg/mL (cada gota equivale a 0,1 mg de haloperidol) ou injetável na apresentação 5 mg/mL	0,25 a 2 mg a cada 8 – 12 horas.	VO, IM, SC* Obs.*: preferir soro glicosado 5% ou água destilada devido ao risco de precipitação com SF em concentração ≥ 1 mg/mL. Tempo de infusão recomendado 10 minutos.

Continua...

Tabela 24.5. Principais medicações prescritas para *delirium* – continuação

Medicação	Apresentação	Dose recomendada	Via de administração
Antipsicóticos típicos			
Clorpromazina	Comprimidos de 25 e 100 mg, solução oral 40 mg/mL (1 mg/gota), solução injetável 5 mg/mL)	12,5 a 50 mg a cada 6 – 12 horas	VO, EV, IM, SC* Obs.*: diluição em 100 mL SF 0,9%, com infusão em 60 minutos. Divergências na literatura, recomendado no contexto de ausência de via oral ou sedação paliativa
Antipsicóticos atípicos			
Risperidona	Comprimidos de 1 mg, 2 mg e 3 mg	0,25 a 1 mg a cada 12-24 horas. Preferencialmente dose noturna. Até 4 mg/dia	VO
Quetiapina	Comprimidos de 25 mg, 50 mg, 100 mg, 200 mg e 300 mg	12,5 a 100 mg a cada 12-24 horas	VO
Olanzapina	Comprimidos de 2,5 mg, 5 mg, 10 mg, 20 mg	2,5-10 mg à noite e 2,5-5 mg se necessário	VO
Benzodiazepínicos			
Midazolam	Solução injetável (1 mg/mL ou 5 mg/mL)	0,5 a 5 mg a cada 4 horas Ou em BIC (otimizar dose conforme necessidade)	SC*, EV, IM Obs.*: 1-5 mg podem ser diluídos em 10 mL SF 0,9% com infusão em 10 minutos. Infusão contínua de 10-120 mg pode ser diluído em 100 mL SF 0,9% com infusão em 24 horas

SC: subcutâneo; EV: endovenoso; IM: intramuscular; VO: via oral. Fonte: Elaborado pelos autores.[17,18]

Conclusão

O *delirium* é uma condição frequente em pacientes em cuidados paliativos na Atenção Primária à Saúde, que traz sofrimento a pacientes, familiares e cuidadores.

Dessa forma os profissionais devem estar aptos para identificar os sinais e sintomas o mais precocemente possível, seja no ambulatório, no domicílio, ou no serviço de urgência. A definição do melhor ambiente para o manejo depende de muitos fatores, dentre eles a condição clínica do paciente, a fase de adoecimento, o plano avançado de cuidados e o contexto social envolvido.

Em vista disso, devem ser investigadas as principais causas, utilizando para isso os princípios da medicina baseada em evidência, método clínico centrado na pessoa e prevenção quaternária. Uma vez identificada, deve-se tratar a causa quando possível e elaborar um plano de cuidados para esse paciente, com abordagem farmacológica quando indicada e não farmacológica, assim como orientar corretamente cuidadores e familiares.

Referências

1. Manual diagnóstico e estatístico de transtornos mentais [recurso eletrônico] : DSM-5 / [American Psychiatric Association;. – 5. ed.– Porto Alegre : Artmed, 2014.
2. Valadão, CC. Nogueira CB, Barros HM, Ribeiro LIL. Delirium. In: Savassi LCM. Tratado de atenção domiciliar. Santana de Parnaíba [SP] : Manole, 2022.
3. Tonini, PSS, A atuação do enfermeiro intensivista na prevenção e manejo do delirium. Revista Científica Multidisciplinar Núcleo do Conhecimento. Ano. 07, Ed. 05, Vol. 02, pp. 52-74. Maio de 2022.
4. Agar M, Alici Y, Caraceni A, Breitbart W. Delirium. In: Cherny NI, Fallon MT, Kaasa S, Portenoy RK, Currow DC. Oxford Textbook of Palliative Medicine. 6º edição. Nova Iorque: Oxford University Press; 2021. p. 764-72.
5. Fabbri RM, Moreira MA, Garrido R, Almeida OP. Validity and reliability of the Portuguese version of the Confusion Assessment Method (CAM) for the detection of delirium in the elderly. Arq Neuropsiquiatr 2001;59:175-179.
6. Tachibana M, Inada T. Poor prognostic impact of delirium: especially on mortality and institutionalisation. Psychogeriatrics. 2023 Jan;23(1):187-195. doi: 10.1111/psyg.12914. Epub 2022 Nov 23. PMID: 36416212.
7. Kalish VB, Gillham JE, Unwin BK. Delirium in Older Persons: Evaluation and Management. American Family Physician August 2014; 90(3):150-58
8. Martins S, Fernandes L. Delirium in elderly people: a review. Front Neurol. 2012 Jun 19;3:101. doi: 10.3389/fneur.2012.00101. PMID: 22723791; PMCID: PMC3377955.
9. Marcantonio ER. In the clinic. Delirium. Ann Intern Med. 2011;154(11):ITC6-ITC16. doi:10.7326/0003-4819-154-11-201106070-01006.
10. Saxena S, Lawley D. Delirium in the elderly: a clinical review. Postgrad Med J. 2009 Aug;85(1006):405-13. doi: 10.1136/pgmj.2008.072025. PMID: 19633006.
11. Oh ES, Fong TG, Hshieh TT, Inouye SK. Delirium in Older Persons: Advances in Diagnosis and Treatment. JAMA. 2017;318(12):1161–1174. doi:10.1001/jama.2017.12067
12. Fabbri RMA. Delirium. In: Freitas, EV.Ligia PY Tratado de geriatria e gerontologia/. – 4. ed. – [Reimpr.]. – Rio de Janeiro: Guanabara Koogan, 2017).
13. Gorzoni ML, Fabbri RMA. Applicability of anticholinergic risks scale in hospitalized elderly persons. Rev Bras Geriatr Gerontol 2017;20(1):123-128.
14. Nicodemo I; Torre S. Indicações de cuidado paliativo: os cuidados paliativos recomendados para cada paciente. In: Carvalho, R. T. et al. Manual da residência de cuidados paliativos. Barueri, SP: Manole, 2018.p.(21)-(36).
15. Morita T, Tsunoda J, Inoue S, Chihara S. The Palliative Prognostic Index: a scoring system for survival prediction of terminally ill cancer patients. Support Care Cancer. 1999; 7: 128–33.
16. Hshieh T, Yue J, Oh E, Puelle M, Dowal S, Travison T et al. Effectiveness of multicomponent non pharmacological delirium interventions. JAMA Intern Med. 2015; 175(4):512-20.
17. Howard P, Wilcock A, Charlesworth S, ed. 2022. Palliative Care Formulary. 8th ed. London, England: Pharmaceutical Press.
18. Hipodermóclise. Hospital Sírio Libanês. Guia Farmacêutico, 2017 Disponível em: https://guiafarmaceutico.hsl.org.br/apoio-a-prescricao/administracao-de-medicamentos/hipodermoclise. Acessado em: 20/04/2024.

25

Insônia e Hipersonia

Érika Aguiar Lara Pereira
Giuliana Macedo Mendes

Insônia

Introdução

A insônia frequentemente acomete pacientes em cuidados paliativos, sendo um sintoma complexo que pode resultar tanto da própria doença quanto dos aspectos psicológicos associados ao enfrentamento de condições crônicas ou terminais. O manejo da insônia nesse contexto, portanto, não se limita apenas à prescrição de medicamentos para o sono, mas também inclui abordagens integrativas e não farmacológicas, como terapia cognitivo-comportamental e ajustes no ambiente e rotina do sono, que estão alinhados com as diretrizes do Consenso Brasileiro de Insônia de 2023 da Associação Brasileira de Sono.[1]

Estudos indicam que a insônia está diretamente ligada à redução da qualidade de vida. A privação do sono afeta negativamente a capacidade de lidar com a dor, aumenta o risco de depressão e ansiedade e pode deteriorar o estado geral de saúde física e mental do paciente.[2]

A insônia é caracterizada pela dificuldade em iniciar, manter ou terminar o sono (despertar precoce antes do horário planejado), resultando em um sono não restaurador e comprometimento das funções diurnas, apesar de condições adequadas para dormir. Ela pode ser tanto um sintoma como um transtorno de sono. Existem três fenótipos de insônia:

- Inicial.
- Manutenção.
- Final.

A dificuldade em dormir precisa ocorrer pelo menos três vezes por semana e por um período mínimo de três meses para ser classificada como Transtorno de Insônia Crônico. Os efeitos durante o dia, resultantes da insônia, englobam cansaço, redução de energia e problemas com atenção, concentração e memória, além de variações no humor, como irritabilidade e disforia. A falta de sono adequado pode afetar significativamente a qualidade de vida, aumentando o risco de absenteísmo e redução da produtividade, além de elevar o risco de acidentes e de desenvolver problemas de saúde mental e física, como doenças cardiovasculares e metabólicas.

Fisiopatologia

Do ponto de vista fisiopatológico, a insônia muitas vezes está relacionada a um estado de hiperativação do sistema nervoso autônomo, que intensifica a atividade do sistema adrenérgico e do eixo hipotálamo-hipófise-adrenal. Contudo, há debates sobre se essa hiperativação é sustentável a longo prazo, se ela por si só é capaz de provocar insônia, ou se outros fatores também são necessários. Além disso, discute-se se a insônia poderia ser mais bem explicada por uma incapacidade de inibir a vigília durante o sono, ou por uma falha de coordenação entre os sistemas que deveriam estar ativos durante a vigília e relaxados durante o sono.

Abordagem clínica

No cenário dos cuidados paliativos, a insônia representa um sintoma complexo que demanda atenção cuidadosa em função do grande impacto sobre a qualidade de vida da pessoa, envolvendo fatores físicos, psicológicos e ambientais:

- Fatores físicos: condições como dor crônica, dispneia e sintomas gastrointestinais são prevalentes. Medicamentos, como os corticosteroides, podem interferir no sono e merecem prescrição atenciosa na busca do equilíbrio entre os efeitos desejáveis para controle de sintomas e os efeitos colaterais que podem desencadear outros sintomas desagradáveis.[3]
- Fatores psicológicos: sintomas ansiosos e depressivos são prevalentes e profundamente interligados com a qualidade do sono[4] e podem ser tanto causa como efeito do Transtorno de Insônia. Além disso, outros fatores como estresse e questões relacionadas ao enfrentamento da terminalidade da vida impactam diretamente na qualidade do sono e, consequentemente, na qualidade de vida desses pacientes.
- Fatores ambientais: alterações no ambiente domiciliar e na rotina diária podem contribuir significativamente para a insônia.[7] A otimização do ambiente de sono pode melhorar significativamente a qualidade e a quantidade do sono, contribuindo para a melhoria geral do bem-estar do paciente.

Avaliação da insônia

Para auxiliar na identificação e avaliação da severidade da insônia, podem ser utilizados diversos questionários e escalas. Na Tabela 25.3 descrevemos os utilizados mais frequentemente.

Tabela 25.1. Fatores psicológicos

Ansiedade e depressão	Podem alterar os padrões de sono de várias maneiras, incluindo dificuldade em adormecer, sono interrompido e sono não restaurador. Além disso, a ruminação noturna (padrão de pensamentos repetitivos e persistentes sobre preocupações ou problemas), comum em ambos os transtornos, pode agravar a insônia.[5] Esse tipo de pensamento geralmente envolve preocupações com eventos passados ou antecipação ansiosa de eventos futuros, o que pode agravar os sintomas de ansiedade e depressão. A ruminação noturna pode se tornar um ciclo vicioso: a preocupação e a ansiedade dificultam o sono, a falta de sono pode aumentar a irritabilidade e a sensibilidade emocional, o que, por sua vez, pode intensificar a ansiedade e a depressão. Pacientes com doenças avançadas e em fim de vida podem sofrer com o ciclo da ruminação noturna, necessitando de abordagem qualificada. Intervenções como psicoterapia, especialmente a terapia cognitivo-comportamental para insônia (TCCI), têm se mostrado eficazes. A TCCI pode ajudar os pacientes a modificarem pensamentos disfuncionais sobre o sono e a lidar de maneira mais eficaz com a ansiedade e a depressão[6]
Estresse relacionado à doença	O diagnóstico de uma doença ameaçadora da vida frequentemente desencadeia um alto nível de estresse crônico, que pode perturbar o sono. O estresse pode ser exacerbado por dor não controlada, sintomas físicos e preocupações com a perda de autonomia e independência. Pode ativar o sistema de resposta ao estresse do corpo, resultando em aumento da frequência cardíaca e pressão sanguínea, o que dificulta o adormecer ou a manutenção do sono. Estratégias de manejo de estresse, como técnicas de relaxamento, meditação *mindfulness* e intervenções psicoeducacionais, podem ser úteis para reduzir o estresse e melhorar o sono[4]
Lidando com a terminalidade	O enfrentamento da terminalidade da vida é uma fonte significativa de sofrimento psicológico para pacientes em cuidados paliativos. O medo da morte pode levar à insônia devido à ansiedade e ao estresse aumentados durante a noite. Aconselhamento espiritual e apoio psicológico são fundamentais para ajudar os pacientes a enfrentarem esses medos. Abordagens terapêuticas que focam na reconciliação de questões existenciais e no fortalecimento de relações pessoais podem ser particularmente benéficas[7]

Fonte: Elaborada pelas autoras.

Tabela 25.2. Fatores ambientais

Iluminação	A exposição à luz é um dos mais poderosos reguladores do ritmo circadiano (quem controla os ciclos de sono e vigília). A luz artificial, especialmente a noite, pode suprimir a produção de melatonina, um hormônio crucial para o sono. A exposição noturna à luz, especialmente a luz azul emitida por telas de dispositivos eletrônicos (TV, computador e celular), pode atrasar o início do sono e alterar a arquitetura do sono. O uso de cortinas blecaute para minimizar a entrada de luz externa, evitar o uso de dispositivos eletrônicos nas horas que antecedem o sono e, se necessário, uso de lâmpadas com filtros de luz azul ou ajuste de intensidade são medidas que solucionam esse problema
Ruído	Ambientes domiciliares podem estar sujeitos a vários tipos de ruídos que perturbam o sono, incluindo ruídos internos de outros moradores e ruídos externos como tráfego ou atividades industriais, podendo causar despertares frequentes e redução das fases de sono profundo. A utilização de tapetes e cortinas para abafar sons, janelas com isolamento acústico e dispositivos de som ambiente ou máquinas de ruído branco ajudam a mascarar ruídos perturbadores
Temperatura e ventilação	A qualidade do ambiente térmico é fundamental para um bom sono. Um ambiente muito quente ou muito frio pode perturbar o sono, assim como uma ventilação inadequada pode levar a uma sensação de abafamento e desconforto. Manter o quarto em uma temperatura confortável, geralmente entre 18 e 22 graus Celsius, e garantir uma boa ventilação para manter a qualidade do ar ajudam na manutenção do sono
Conforto do leito	A qualidade do colchão e dos travesseiros, assim como a adequação da roupa de cama, podem afetar significativamente a qualidade do sono, causando desconforto físico, dor e dificuldade para manter o sono. A avaliação ergonômica dos dispositivos de sono para garantir suporte adequado e conforto, uso de colchões como o pneumático ou tipo "caixa de ovo" para pacientes frágeis e acamados, proporcionam mais conforto e relaxamento, melhorando a qualidade do sono e de vida

Fonte: Elaborada pelas autoras.

Tabela 25.3. Questionários e escalas de insônia

Índice de gravidade da insônia (IGI)	Uma escala de sete itens que mede a severidade da insônia, seu impacto na qualidade de vida e a percepção do paciente sobre a condição. As respostas são graduadas de 0 a 4, com uma pontuação acima de 15 indicando insônia significativa clinicamente
Questionário de Qualidade do Sono de Pittsburgh (PQSI)	Foca na qualidade geral do sono e na presença de distúrbios do sono, não sendo específico para insônia[8]
Escala de sonolência de Epworth	Empregada para medir a sonolência decorrente da insônia, avaliando a probabilidade de cochilar em diferentes situações do dia a dia

Fonte: Elaborada pelas autoras.

Outros instrumentos que podem ser aplicados incluem o inventário de depressão de beck, o inventário de ansiedade estado-traço (STAI), a escala de qualidade de vida (SF-36) e a escala de severidade de fadiga.[9]

Abordagem não farmacológicas

Além das intervenções já listadas ao longo do texto, através da identificação de fatores modificáveis que podem predispor ou causas a insônia (Tabelas 25.1 e 25.2), listamos a seguir abordagens não farmacológicas que devem integrar o plano de cuidado.

Tabela 25.4. Abordagem não farmacológica

Higiene do sono	Educação sobre práticas de higiene do sono pode reduzir significativamente a insônia. Intervenções incluem ajustes no ambiente de sono e estabelecimento de rotinas pré-sono consistentes[10]
Terapia cognitivo-comportamental para insônia (TCCI)	Demonstrou ser eficaz mesmo em contextos domiciliares. Essa terapia aborda crenças e comportamentos prejudiciais ao sono, proporcionando estratégias adaptativas[6]

Fonte: Elaborada pelas autoras.

Abordagem farmacológica

- Hipnóticos: o uso de benzodiazepínicos e agentes não benzodiazepínicos deve ser cauteloso, considerando riscos de dependência e efeitos adversos. São recomendados para uso de curto prazo.[11]
- Alternativas medicamentosas: antidepressivos e antipsicóticos com efeitos sedativos podem ser opções para o manejo a longo prazo da insônia em pacientes paliativos.[12] Porém, é recomendada avaliação criteriosa e individualizada que deve considerar o prognóstico, a intensidade e o impacto do sintoma no contexto geral do paciente.

A melatonina exógena é comercializada há 30 anos, sendo um cronobiótico adequado para distúrbios do ritmo circadiano. No entanto, a melatonina tornou-se erroneamente uma das substâncias mais utilizadas no mundo para induzir o sono. A melatonina tem efeito comprovadamente eficaz nos distúrbios do ritmo circadiano. Não existe recomendação para o uso de melatonina na insônia crônica em adultos, uma vez que não há eficácia comprovada.

Tabela 25.5. Abordagem farmacológica na insônia

Nome do medicamento	Classe do medicamento	Ação	Eventos adversos	Posologia
Zolpidem	Agonista dos receptores GABA	Facilita o início do sono, ajuda a manter o sono noturno	Dependência, alterações de comportamento, cefaleias	5 a 10 mg ao deitar
Suvorexant*	Antagonista da orexina	Melhora a qualidade do sono, reduz a frequência do despertar	Sonolência diurna, tontura, sintomas gripais	10 a 20 mg a noite, 30 minutos antes de deitar
Daridorexant*	Antagonista da orexina	Melhora contínua da insônia ao longo do tratamento	Efeitos gastrointestinais, sonolência	25 a 50 mg a noite, 30 minutos antes de deitar
Alprazolam	Benzodiazepínico	Alívio rápido da insônia, efeito ansiolítico	Dependência, efeitos cognitivos, risco de tolerância, aumenta risco de queda	0,25 a 0,5 mg a noite, 30 minutos antes de deitar
Clonazepam	Benzodiazepínico	Redução da frequência de despertares, efeito relaxante	Sedação diurna, alterações motoras, dependência, aumenta risco de queda	0,25 a 0,5 mg a noite, 30 minutos antes de deitar
Amitriptilina	Antidepressivo tricíclico	Efeito sedativo, melhora no sono, efeito antidepressivo	Boca seca, ganho de peso, tontura, arritmias	12,5 a 75 mg a noite, 30 minutos antes de deitar
Mirtazapina	Antidepressivo atípico	Melhora na qualidade do sono, efeito antidepressivo	Ganho de peso, aumento do apetite, sedação	7,5 a 15 mg a noite, a noite, 30 minutos antes de deitar
Quetiapina	Antipsicótico atípico	Efeito sedativo, usado em casos de insônia com psicose	Ganho de peso, diabetes, risco de movimentos involuntários	12,5 a 50 mg a noite, 30 minutos antes de deitar
Trazodona	Antidepressivo atípico	Efeito sedativo, melhora na manutenção do sono	Boca seca, tontura, sonolência, raramente priapismo	25 a 100 mg (liberação imediata) 150 mg (liberação prolongada), a noite, 30 minutos antes de deitar
Ramelteona	Agonistas Melatoninérgicos (Cronohipnótico)	Atuam no ciclo sono vigília estimulando o receptor de melatonina (MT), MT1 (atenuando o sinal de alerta no núcleo supraquiasmático) e o receptor MT2 (sincronizando o relógio circadiano)	Sonolência, tontura, fadiga e reações alérgicas raras e graves com angioedema	8 a 16 mg a noite, 30 minutos antes de deitar

**Antagonistas do receptor duplo de orexina (DORA). Orexinas ou hipocretinas são neuropeptídeos hipotalâmicos que têm um papel na regulação do ciclo sono-vigília e na manutenção da vigília. Até o momento da publicação deste capítulo, essas medicações ainda não apresentavam registro na ANVISA, não estando disponíveis no Brasil.*
Fonte: Adaptada de 2023 Guidelines on the Diagnosis and Treatment of Insomnia in Adults – Brazilian Sleep Association.

Conclusões

Ao integrar essas diretrizes do Consenso de Insônia com os princípios dos Cuidados Paliativos, é possível proporcionar uma abordagem integral e centrada no paciente que não só trata a insônia, mas também melhora a qualidade de vida global dos pacientes enfrentando doenças graves.

Os fatores psicológicos associados à insônia em pacientes de cuidados paliativos domiciliares são complexos e interligados, afetando profundamente a qualidade do sono. Uma abordagem multidisciplinar, que inclua avaliação e intervenções psicológicas, psicoterapêuticas e espirituais, é essencial para abordar esses desafios de forma eficaz e melhorar o bem-estar dos pacientes.

A modificação de fatores ambientais é uma estratégia essencial e eficaz para o manejo da insônia em cuidados paliativos domiciliares. Tais ajustes, alinhados às necessidades e preferências individuais do paciente, podem facilitar um ambiente de sono mais propício, promovendo tanto a quantidade quanto a qualidade do sono necessárias para a melhoria da qualidade de vida.

Essas recomendações são baseadas nas práticas sugeridas pela literatura atual sobre medicina do sono e cuidados paliativos, incluindo estudos que enfatizam a importância do ambiente na regulação do sono. Implementar essas mudanças requer um esforço colaborativo entre pacientes, cuidadores e profissionais de saúde, garantindo que as intervenções sejam práticas e efetivas.

O manejo eficaz da insônia em cuidados paliativos domiciliares é crucial para melhorar a qualidade de vida dos pacientes. Estratégias combinadas de intervenções não farmacológicas e farmacológicas, adaptadas às necessidades individuais, são fundamentais para o tratamento eficaz da insônia.

Hipersonia

Introdução

A Hipersonia é um Transtorno do Sono, de origem central, caracterizado por uma sonolência excessiva diurna que interfere significativamente na vida diária dos indivíduos. Esse distúrbio pode prejudicar o desempenho acadêmico e profissional, além de impactar negativamente na saúde mental e física. A compreensão profunda da Hipersonia é essencial para o desenvolvimento de diagnósticos precisos e tratamentos eficazes.

Estudos epidemiológicos indicam que a Hipersonia afeta cerca de 5% da população mundial. Um estudo realizado por Ohayon (2008) destacou que a prevalência pode variar amplamente dependendo da definição e dos critérios diagnósticos utilizados.[13] A Hipersonia é mais comum em adultos jovens, com uma incidência similar em homens e mulheres. No entanto, a prevalência pode ser subestimada devido ao diagnóstico insuficiente.

Etiologia, fisiopatologia e conceitos

A etiologia da Hipersonia é complexa e multifatorial. Para a Hipersonia idiopática, pesquisas sugerem que anormalidades no sistema de regulação do ciclo sono-vigília desempenham um papel crucial.[14] Anormalidades nos níveis de neurotransmissores, como a hipocretina (orexina), são frequentemente implicadas. A hipocretina é um neuropeptídeo produzido no hipotálamo que regula o estado de vigília e sono. Deficiências ou disfunções nesse sistema podem levar a uma sonolência excessiva.[15]

A Hipersonia Secundária pode resultar de uma variedade de condições médicas. A Apneia Obstrutiva do Sono, por exemplo, é caracterizada por colapsos repetidos das vias aéreas superiores durante o sono, levando a despertares frequentes e fragmentação do sono, resultando em sonolência diurna. Doenças neurológicas, como a Doença de Parkinson podem afetar as áreas do cérebro envolvidas na regulação do sono, enquanto Transtornos do Humor podem alterar os ritmos circadianos e a arquitetura do sono.[15]

A Classificação Internacional dos Distúrbios do Sono (ICSD-3) categoriza a Hipersonia em Primária e Secundária.[16] Existem 2 tipos de Hipersonia Primária.

Tabela 25.6. Tipos de hipersonia primária

Hipersonia idiopática	Caracteriza-se por uma sonolência diurna excessiva sem uma causa aparente e pode ser acompanhada por longos episódios de sono noturno. Essa condição pode ser dividida em duas formas: com tempo de sono prolongado (mais de 10 horas de sono noturno) e sem tempo de sono prolongado[17,14]
Narcolepsia tipo 1 e tipo 2	Existem 2 tipos de Narcolepsia, sendo que a sonolência diurna excessiva o principal sintoma clínico, presente nos 2 tipos. A narcolepsia tipo 1 é marcada pela presença de cataplexia e baixos níveis de hipocretina-1, enquanto a narcolepsia tipo 2 não apresenta cataplexia[18,19]

Fonte: Elaborada pelas autoras.

A hipersonia secundária, por outro lado, resulta de condições médicas subjacentes (Tabela 25.7).

Tabela 25.7. Tipos de hipersonia secundária

Transtornos respiratórios do sono relacionados	Como a apneia obstrutiva do sono, que leva a despertares frequentes e sono não reparador[20]
Transtornos do humor	Transtorno depressivo maior e transtorno depressivo bipolar podem estar associados a um aumento da sonolência diurna[21]
Doenças neurológicas	Doença de Parkinson e esclerose múltipla podem ter como sintoma sonolência diurna[15]
Uso de substâncias	Medicamentos e o uso de substâncias psicoativas podem induzir sonolência diurna excessiva[21]

Fonte: Elaborada pelas autoras.

Abordagem clínica

O diagnóstico de Hipersonia envolve uma avaliação clínica detalhada, incluindo uma revisão completa do histórico médico e um exame físico. Questionários específicos, como a escala de sonolência de Epworth (ESE), são utilizados para quantificar a sonolência diurna. Exames laboratoriais e de imagem podem ser necessários para excluir condições médicas subjacentes.[21]

Outras ferramentas diagnósticas incluem a polissonografia (PSG), que monitora a atividade cerebral, movimentos corporais e parâmetros respiratórios durante o sono, e o teste de latência múltipla do sono (TLMS), que mede a latência de tempo com o que o indivíduo adormece em um ambiente tranquilo durante o dia.[19] A PSG é essencial para excluir outros distúrbios do sono, como a apneia obstrutiva do sono, enquanto o TLMS é utilizado para avaliar a gravidade da sonolência diurna e detectar episódios de sono REM anormais, que são característicos da narcolepsia.[14]

Abordagem farmacológica

O tratamento da hipersonia varia de acordo com a causa subjacente. Para a hipersonia Idiopática, medicamentos estimulantes como modafinil, armodafinil e anfetaminas são frequentemente prescritos para promover a vigília diurna.[17] O modafinil é um estimulante do sistema nervoso central, geralmente preferido devido ao seu perfil de efeitos colaterais mais favorável em comparação com as anfetaminas.

Tabela 25.8. Abordagem farmacológica na hipersonia

Nome do medicamento	Classe do medicamento	Ação	Eventos adversos	Posologia
Modafinil	Estimulante	Promove vigília diurna	Cefaleia, náusea, irritabilidade	Comprimidos de 100 e 200 mg: A dose inicial recomendada para o tratamento da hipersonia é de 200 mg por dia, administrada uma vez pela manhã. Dependendo da resposta do paciente e da tolerância, a dose pode ser ajustada para um máximo de 400 mg por dia
Armodafinil	Estimulante	Promove vigília diurna	Cefaleia, náusea, ansiedade	Comprimidos de 50 mg, 150 mg, 200 mg, 250 mg: a dose inicial recomendada é de 150 mg a 250 mg administrada uma vez ao dia, preferencialmente pela manhã. A dose pode ser ajustada conforme necessário, dependendo da resposta clínica e tolerância do paciente[20]
Metilfenidato	Estimulante	Aumenta a vigília e concentração	Insônia, aumento da pressão arterial, inapetência	Comprimidos de liberação imediata e liberação prolongada: para a forma de liberação imediata, iniciar com 5 mg duas a três vezes ao dia. A dose pode ser aumentada em incrementos de 5 mg a 10 mg por semana[19]
Anfetamina (Dextroanfetamina e Dextroanfetamina)	Estimulante	Aumenta a vigília e concentração	Insônia, aumento da pressão arterial, inapetência	Comprimidos de liberação imediata e cápsulas de liberação prolongada: para a forma de liberação imediata, iniciar com 5 mg uma a duas vezes ao dia. Para a forma de liberação prolongada, iniciar com 10 mg a 20 mg uma vez ao dia, pela manhã[15]

Fonte: Elaborada pelas autoras.

Abordagem não farmacológica

Além dos tratamentos farmacológicos, intervenções comportamentais são fundamentais. O tratamento não farmacológico da Hipersonia é uma abordagem essencial que complementa as intervenções medicamentosas. Esse tratamento foca em mudanças de estilo de vida e estratégias comportamentais para melhorar a qualidade do sono e reduzir a sonolência diurna. Na Tabela 25.9 estão algumas das principais intervenções.

Nos casos de hipersonia secundária, o tratamento deve focar na condição médica subjacente.

Tabela 25.9. Abordagem não farmacológica

Higiene do sono	Refere-se a uma série de práticas e hábitos que são necessárias para ter um sono de boa qualidade.[17] As recomendações incluem: ❑ Manter um horário regular de sono ❑ Criar um ambiente propício para o sono ❑ Evitar estimulantes antes de dormir ❑ Limitar a ingestão de álcool ❑ Evitar refeições pesadas e líquidos em excesso antes de dormir
Terapia cognitivo comportamental insônia (TCC-I)	A Terapia Cognitivo-Comportamental para Insônia (TCC-I) pode ser adaptada para pacientes com hipersonia
Exercícios físicos	Atividade física regular é benéfica para melhorar a qualidade do sono e reduzir a sonolência diurna[20]
Exposição à luz	A exposição à luz é um fator crítico na regulação do ritmo circadiano
Sestas programadas	Para alguns pacientes com Hipersonia, sestas curtas durante o dia podem ser benéficas para reduzir a sonolência
Manejo do estresse	Estratégias de manejo do estresse são importantes para melhorar a qualidade do sono
Educação e aconselhamento	Educação sobre o sono é fundamental para ajudar os pacientes a entenderem a importância do sono e os fatores que podem afetá-lo

Fonte: Elaborada pelas autoras.

Conclusões

A hipersonia é um transtorno do sono complexo que requer uma abordagem diagnóstica e terapêutica abrangente. A pesquisa sobre hipersonia está em constante evolução e avanços significativos têm sido feitos na compreensão dos mecanismos subjacentes a esse distúrbio.[14] Estudos genéticos estão começando a identificar variantes que podem predispor os indivíduos à hipersonia idiopática e outras formas de sonolência excessiva. Além disso, novas abordagens terapêuticas, incluindo intervenções farmacológicas e não farmacológicas, estão sendo desenvolvidas e testadas.[21]

Embora os avanços na pesquisa tenham melhorado nossa compreensão sobre suas causas e tratamentos, ainda há necessidade de estudos adicionais para elucidar os mecanismos subjacentes e desenvolver intervenções mais eficazes. O tratamento não farmacológico da hipersonia é uma parte vital da gestão desse distúrbio. Intervenções comportamentais e mudanças de estilo de vida podem melhorar significativamente a qualidade do sono e reduzir a sonolência diurna.

Referências

1. Associação Brasileira do Sono. 2023 Guidelines on the Diagnosis and Treatment of Insomnia in Adults. Sleep Sci, v. 16, Suplemento 02, p. 507-549, 2023.
2. Jones K, et al. Sleep and Quality of Life in Patients with Advanced Illness. Clinical Advances in Hematology & Oncology, v. 16, n. 10, p. 675-682, 2018.
3. Smith M, et al. Pain and Sleep in Palliative Care. Journal of Palliative Medicine, v. 23, n. 4, p. 500-507, 2020.
4. Garcia L, et al. Depression, Anxiety, and Sleep Disorders in Patients with Chronic Pain: A Study on Palliative Care. Journal of Pain and Symptom Management, v. 58, n. 5, p. 789-798, 2019.
5. Taylor DJ, et al. Comorbidity of chronic insomnia with medical problems. Sleep, v. 30, n. 2, p. 213-218, 2020.
6. Espíe CA, et al. Effectiveness of Cognitive Behavioral Therapy for Insomnia: A Practical Guide for Healthcare Professionals. Progress in Neuro-Psychopharmacology & Biological Psychiatry, v. 98, p. 109862, 2020.
7. Brown L, et al. Environmental Factors and Sleep in Palliative Care: A Review. Palliative Care and Social Practice, v. 15, p. 2377960821, 2021.
8. Buysse DJ, et al. The Pittsburgh Sleep Quality Index: A New Instrument for Psychiatric Practice and Research. Psychiatry Research, v. 28, n. 2, p. 193-213, 1989.
9. Bertolazi AN, et al. Validation of the Brazilian Portuguese version of the Pittsburgh Sleep Quality Index. Sleep Med, v. 12, n. 1, p. 70-75, 2011. Disponível em: http://dx.doi.org/10.1016/j.sleep.2010.04.020.
10. Phillips B, Gaudiano B. Sleep Hygiene Education: The Cornerstone of Non-Pharmacological Treatment for Insomnia. Sleep Medicine Reviews, v. 56, p. 101459, 2022.
11. National Institute for Health and Care Excellence. Insomnia: Management in Primary and Secondary Care. NICE Guidelines, 2022.
12. López S, et al. Melatonin and Antidepressants: A Review of Their Effectiveness and Safety for Managing Insomnia in Palliative Care. Journal of Psychiatric Research, v. 134, p. 89-95, 2021.
13. Sateia MJ (2014). International classification of sleep disorders-third edition: highlights and modifications. Chest, 146(5), 1387-1394.
14. Billiard M, Dauvilliers Y (2001). Idiopathic hypersomnia. Sleep Medicine Reviews, 5(5), 349-358.
15. Bassetti CL, Aldrich MS (1997). Idiopathic hypersomnia. A series of 42 patients. Brain, 120(8), 1423-1435.
16. American Academy of Sleep Medicine. (2014). International Classification of Sleep Disorders, Third Edition (ICSD-3).
17. Morgenthaler TI, Kapur VK, Brown T, Swick TJ, Alessi C, Aurora RN, Ramar K (2015). Practice parameters for the treatment of narcolepsy and other hypersomnias of central origin. Sleep, 30(12), 1705-1711.
18. Thorpy MJ (2014). Classification of sleep disorders. Neurotherapeutics, 9(4), 687-701.
19. American Psychiatric Association. (2013). Diagnostic and Statistical Manual of Mental Disorders (DSM-5).
20. Ohayon MM (2008). From wakefulness to excessive sleepiness: what we know and still need to know. Sleep Medicine Reviews, 12(2), 129-141.
21. Mignot E, Lin L, Finn L, Young T (2006). Correlates of sleep-onset REM periods during the Multiple Sleep Latency Test in community adults. Brain, 129(6), 1609-1623.

26

Ansiedade, Tristeza e Depressão

Daniela Aceti
Flávia Roberta de Araújo Alves
Henrique Gonçalves Ribeiro

Introdução

No cotidiano, o tempo todo nos emocionamos. Para algumas pessoas, se perceber e nomear sentimentos pode ser mais complexo do que para outras. A forma de expressar sentimentos e reagir frente às adversidades também é individual e podemos afirmar que no contexto do adoecimento, as emoções estarão presentes e o tempo todo modulam as escolhas e renúncias que são parte do processo de tomada de decisão e da vivência das perdas da saúde e da funcionalidade ao longo de um tratamento aos quais pacientes e familiares são lançados. Dialogar com a subjetividade dentro dos espaços da Atenção Primária em Saúde (APS) e o cenário da Atenção Domiciliar (AD), quando o percurso do adoecer muda o itinerário da vida, torna-se algo "desafia(dor)". A tristeza, ansiedade e depressão, para além de expressarem sofrimento do usuário frente a cronicidade da vida, coloca os profissionais de saúde de frente com suas próprias limitações. Caminhar em um contexto norteado por princípios de equidade, universalidade e integralidade, é sem dúvida, "auscultar" o usuário em suas dores e histórias de vida.

Conceitos

Tristeza

A tristeza é uma emoção primária comumente vivenciada em situações que tomamos consciência e reconhecemos uma perda de algo ou alguém a quem estamos vinculados. Essa perda pode ser real (pessoa, animal ou objeto) ou simbólica (planos, objetivos ou expectativas).[1] É importante salientar que uma emoção é uma reação afetiva momentânea, transitória e que pode ser acompanhada por reações somáticas e corporais (por ex.: dor, peso no peito e ombros, choro, entre outros).[2]

No Quadro 26.1, descrevemos uma síntese de alguns sentimentos e respostas observados na esfera da tristeza.

Quadro 26.1. Sentimentos da esfera da tristeza

❑ Autopiedade ❑ Sentimentos de inferioridade ❑ Infelicidade ❑ Tédio	❑ Desesperança ❑ Remorso ❑ Raiva ❑ Melancolia ❑ Ambiguidade	❑ Saudade ❑ Impotência ❑ Aflição ❑ Culpa ❑ Autodepreciação

Fonte: Elaborado pelos autores.

A tristeza tem um valor de adaptação psicológica, que sinaliza as necessidades do indivíduo e, consequentemente, orienta-o para escolhas e ações promotoras do seu bem-estar psicológico. É um estado e uma característica também observada no luto e na depressão.

Ansiedade

A ansiedade é definida como um estado de humor desconfortável vivenciado como sentimento difuso de medo e apreensão, que pode ser deflagrado em vários contextos do cotidiano. Nos pacientes sob Cuidados Paliativos (CP), o estímulo deflagrador de sintomas ansiosos está comumente relacionado às más notícias que acompanham o processo de adoecimento em suas diferentes fases e aos sintomas exacerbados. É importante esclarecer que a ansiedade pode ser dividida em ansiedade-traço que se refere a uma característica individual do traço de personalidade, e a ansiedade-estado que se caracteriza por uma resposta emocional passageira frente a determinadas situações. Torna-se imprescindível que todos os profissionais que atuam com pacientes no contexto de CP consigam reconhecer sintomas de ansiedade, podendo esses ter manifestações associadas a outras comorbidades: fadiga, dor, distúrbios de apetite, dispneia, náusea, desconforto abdominal, tremor, agitação, taquicardia, insônia e a sobreposição de sintomas somáticos que se coloca como um desafio para o diagnóstico.

Depressão

O transtorno depressivo maior é uma síndrome clínica que necessita de um número mínimo de sintomas por um período mínimo de tempo para que seja diagnosticado, conforme os critérios do DSM-5 e CID-11 (Figura 26.1).

Dentro do espectro tristeza-depressão, consideramos a depressão uma manifestação clínica mais grave dentro de um continuum. No âmbito dos cuidados paliativos, em que estressores psicossociais são frequentes e progressivos diante do avanço da doença e seus sintomas, o diagnóstico do transtorno de ajustamento é comum. Essa categoria constitui uma síndrome clínica com resposta emocional diante de um estressor,

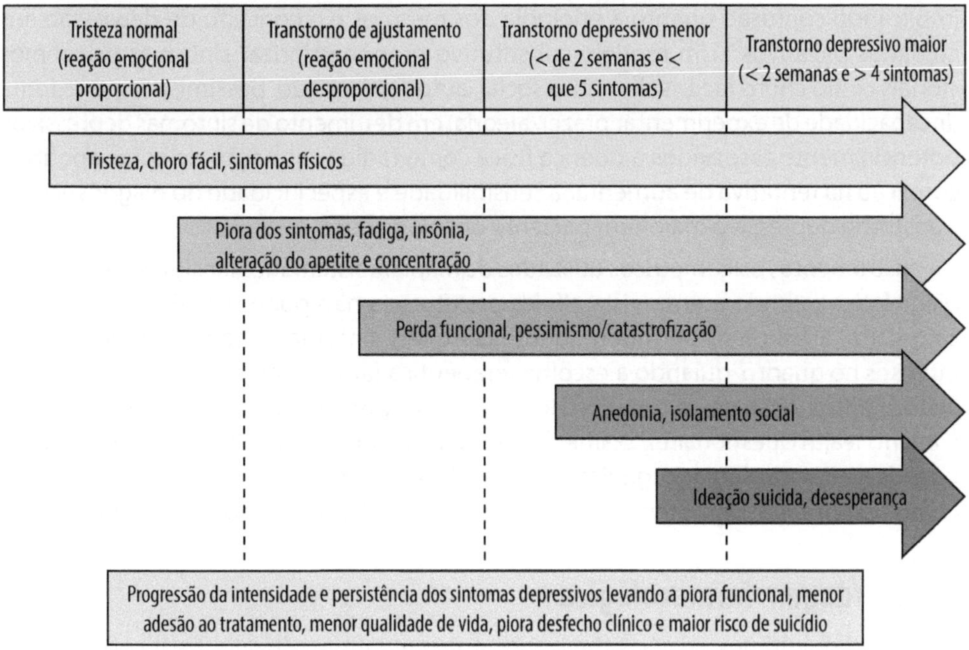

Figura 26.1. Progressão intensidade dos sintomas de tristeza a depressão maior. *Fonte: Tradução livre e adaptação de Rosenblat, et al.*[3]

Quadro 26.2. Diferenciais norteadores entre tristeza e depressão[4]

Tristeza	Depressão
❑ Conexão com o outro preservada ❑ Percepção de transitoriedade do sentimento – p. ex.: isso irá passar ❑ Aprecia/desfruta memórias felizes ❑ Senso de autoestima ❑ Mantêm expectativas ❑ Sentimento flutuante ❑ Mantêm satisfação e prazer em algumas atividades ❑ Vontade/desejo de viver	❑ Sentimento de inutilidade e solidão ❑ Sentimento de permanência ❑ Ruminação, remorso, arrependimento ❑ Autodepreciação constante e incessante, culpabilização ❑ Desesperança ❑ Perda/diminuição da conexão com atividades/situações/pessoas ❑ Pensamentos ou comportamentos suicidas (pode apresentar ou não)

Fonte: Adaptação livre.[5]

autolimitada, transitória e frequentemente compreendida por um transtorno psiquiátrico em estágio inicial, contudo pode ser autolimitada. No Quadro 26.2 descrevemos alguns norteadores para diferenciar a tristeza e a depressão no contexto de CP:

Abordagem clínica

No contexto de uma doença grave e avançada inúmeros fatores dificultam o diagnóstico adequado do transtorno depressivo maior: sobreposição de sintomas relacionados ao quadro orgânico inflamatório, imunometabólico e sintomas depressivos, implicando confusão quanto a etiologia dos mesmos e o conceito de depressão em cuidados paliativos.[6] Um modelo substitutivo propõe priorizar sintomas psicoemocionais como choro fácil, isolamento social, autodepreciação, pessimismo e anedonia (incapacidade de experimentar prazer/alegria) em detrimento de sintomas depressivos potencialmente associados à doença física como fadiga, alteração do sono, apetite e cognição na tentativa de aumentar a sensibilidade e especificidade do diagnóstico de transtorno depressivo maior em paciente oncológicos.[7]

Instrumentos psicométricos utilizados de maneira sistemática facilitam a elucidação diagnóstica quando a entrevista clínica estruturada não pode ser feita pelo médico psiquiatra, além disso permitem identificar quais sintomas estão presentes e mais intensos no quadro, guiando a escolha terapêutica farmacológica. Entre os principais instrumentos, destaca-se o HADS (Hospital Anxiety and Depression Scale) e o PHQ-9 (Patient Health Questionaire). Exames laboratoriais complementares devem ser utilizados para descartar etiologias orgânicas reversíveis que mimetizam sintomas depressivos, como hipotireoidismo, anemia, déficits nutricionais e intoxicação por substâncias.[8]

Abordagem farmacológica

O tratamento dos quadros depressivos em cuidados paliativos inclui psicofarmacoterapia dimensional e intervenções psicoterapêuticas, sobretudo em casos graves. A escolha farmacológica deve ser individualizada de acordo com os riscos de interações farmacocinéticas e farmacodinâmicas diante do sintoma alvo, sendo o alinhamento de expectativas e a psicoeducação essenciais.[9,10] Algumas diretrizes para apoiar a escolha farmacológica são trazidas no Quadro 26.3.

Abordagem não farmacológica

A seguir, algumas possibilidades de abordagem não farmacológica (Quadro 26.4).

Quadro 26.3. Norteadores para decisão farmacológica

	Dose	Vantagens	Efeitos colaterais
Tricíclicos			
Amitriptilina	10-150 mg (VO)	Sedativos, orexígenos, anti-histamínicos (pruridos), agonismo opioidérgico, e noradrenérgico (adjuvância analgésica). Seletividade monoaminérgica variável	Anticolinérgicos: Retenção urinária, constipação, boca seca, taquicardia, visão borrada, hipotensão postural, prolongamento de QTc e sedação excessiva
Nortriptilina	10-125 mg (VO)		
Imipramina	12,5-150 mg (VO)		
Clomipramina	10-150 mg (VO)		
Doxepina	75-300 mg (VO)		
Psicoestimulantes			
Metilfenidato	5-60 mg (VO)	Melhora da fadiga, cognição e sonolência relacionada a opioides. Resposta rápida para potencialização antidepressiva	Nervosismo, insônia, agitação psicomotora, anorexígeno, aumento de pressão arterial e pulso, tremor
Modafinil	50-400 mg (VO)		
Lisdexanfetamina	30-70 mg (VO)		

Continua...

Quadro 26.3. Norteadores para decisão farmacológica – continuação

	Dose	Vantagens	Efeitos colaterais
Inibidor seletivo de recaptação de serotonina (ISRS)			
Fluoxetina	10-80 mg (VO)	Segurança e perfil de tolerabilidade favoráveis. Efeito positivo em ansiedade e sintomas obsessivos	Hipermobilidade intestinal, insônia, cefaleia, sudorese, bruxismo, disfunção sexual, ansiedade paradoxal, tremor e possível alteração de peso
Sertralina	25-200 mg (VO)		
Paroxetina	10-50 mg (VO)		
Citalopram	10-40 mg (VO)		
Escitalopram	10-20 mg (VO)		
Fluvoxamina	50-200 mg (VO)		
Antidepressivos atípicos			
Trazodona	25-300 mg (VO)	Ansiolítico, sedativo	Perfil semelhante a ISRS, entretanto com maior sedação e ganho de peso
Mirtazapina	7,5-45 mg (VO)	Antiemético, sedativo e ansiolítico/ antidepressivo. Apresentação orodispersível para uso sublingual	Agitação, ansiedade, inquietação e insônia
Bupropiona	100-450 mg (VO)	Estimulante, melhora cognitiva, controle de tabagismo	Redução do limiar convulsivo, hiporexia, insônia e agitação psicomotora
Tianeptina	12,5-37,5 mg	Modulador alostérico positivo de serotonina (SERT), antagonista NMDA e agonista opioidérgico, perfil farmacocinético favorável, potencialização analgésica	Náusea, constipação e insônia, ondas de calor
Cetamina	0,5 mg/kg	Anestésico dissociativo com resposta antidepressiva ultrarrápida, além de excelente analgésico. Reduz tolerância aos opioides	Contraindicado em pacientes com hipertensão intracraniana e labilidade hemodinâmica. Risco de virada maníaca e agitação psicomotora
Inibidor de recaptação de serotonina e noradrenalina (IRSN)			
Venlafaxina	75-225 mg (VO)	Mecanismo de ação dual, 5HT + Nora, de maior potência antidepressiva. Adjuvante analgésico para dor neuropática e ondas de calor	Hipertensão diastólica, sintomas de descontinuação, monitoramento de função hepática, náusea, diarreia, insônia, disfunção sexual
Duloxetina	20-60 mg (VO)		
Desvenlafaxina	50-200 mg (VO)		
Benzodiazepínico			
Midazolam	10-60 mg/dia (VO, EV, SC)	São muito utilizados em pacientes no fim da vida. Tem controle rápido de sintomas ansiosos. Uso cauteloso em idosos	Dependência, abstinência, confusão mental, *delirium*, déficit cognitivo, sonolência excessiva, risco de efeito paradoxal, risco de depressão respiratória, sobretudo em doses elevadas e por via intravascular
Alprazolam	0,25-2 mg até 6/6 horas, (VO), meia-vida curta		
Lorazepam	0,5-2 mg até 6/6 horas, (VO), meia-vida curta		
Clonazepam	0,25-2 mg até 6/6 horas, SL, (VO)		
Diazepam	5-10 mg até 8/8 horas, (VO, IM, IV, SC, VR)		

VO: via oral; EV: via endovenosa; SC: via subcutânea; IM: via intramuscular; VR: via retal.

Fonte: Elaborado pelos autores.

Quadro 26.4. Abordagem não farmacológica

Ansiedade	❑ Acupuntura ❑ Hipnoterapia ❑ Aromaterapia ❑ Reflexologia ❑ Intervenções cognitivo-comportamentais tanto individuais como em grupo ❑ Psicanálise ❑ Musicoterapia ❑ Meditação ❑ Yoga ❑ Técnicas de respiração
Depressão	❑ Intervenções cognitivo-comportamentais tanto individuais como em grupo ❑ Terapia de grupo centrada em significado ❑ Terapia de dignidade ❑ Mindfulness ❑ Terapia de manejo de câncer e vivendo com significado (CALM). ❑ Acupuntura ❑ Hipnoterapia ❑ Aromaterapia ❑ Reflexologia. ❑ Musicoterapia ❑ Meditação ❑ Yoga ❑ Técnicas de respiração

Fonte: Elaborado pelos autores.

Contexto APS e AD no SUS e os cuidados com as diferentes expressões de sofrimento

Em um contexto conhecido como a porta de entrada do Sistema Único de Saúde (SUS), acolher a expressão do sofrimento psíquico exige dos profissionais de saúde o conhecimento da Rede de Atenção Psicossocial (RAPS), bem como a disponibilidade interna para perceber que nem todo usuário com tristeza, ansiedade e depressão sofrem de algum transtorno psiquiátrico, devendo ser encaminhado ao Centro de Atenção Psicossocial (CAPS) municipal. Acolher o usuário adoecido é inclinar-se às suas dores, potencialidades e possibilidades de produzir saúde e escuta qualificada.

A falta de acolhimento da pessoa em sofrimento mental pelos profissionais de saúde que atuam no serviço público, sobretudo, por aqueles que atuam na atenção básica, constitui-se uma dificuldade que pode ser identificada em vários municípios de pequeno e grande porte, e, normalmente, está relacionada à falta de capacitação dos profissionais para cuidar dessa clientela, até mesmo quando a queixa refere-se a problemas físicos para os quais existem protocolos de atendimento definido, como é o caso de hipertensão e diabetes.[11]

Em meio a tantas fragilidades biopsicossociais e espirituais, desencadeadas por contextos externos ou por limitações impostas pela condição de finitude, os profissionais de saúde na AP têm percebido aumento dos usuários com sintomas acentuados de tristeza, ansiedade ou depressão, que "pseudo diagnosticados", não tem uma avaliação e cuidados adequados.

Sejam processos curativos ou paliativos, os profissionais de saúde precisam estar com olhar atento para o usuário, seja nas Equipes de Estratégias da Família (ESF), ou nas equipes de atenção domiciliar, para todas as necessidades do usuário e da unidade de cuidado (familiares, cuidadores), ao longo do processo de adoecimento. Garantindo a integralidade do cuidado em todas as etapas da vida, de forma longitudinal, possibilitando intervenções da equipe naqueles que se encontram adoecidos, desmotivados ou enlutados.

O reconhecimento das emoções se configura como uma importante habilidade, uma vez que reações emocionais são comuns em pacientes e familiares que vivem sob estresse, medo, dúvidas e em luto. Esse reconhecimento precisa acontecer para que o profissional de saúde consiga dar apoio ao paciente e familiares com empatia e respeito.[12] As inquietações mediante ao sofrimento psíquico são potencializadas quando existe a mudança de terapêutica e os cuidados paliativos passam a ser a modalidade vigente e "distante" de cuidado, considerando toda vulnerabilidade que ainda configura a temática da paliação.

Não raro, os profissionais de saúde que atuam na Atenção Primária (AP) e na Atenção Domiciliar (AD) identificam aumento das demandas de Saúde Mental, mas ressaltam não possuírem instrumentos ou estratégias para quantificar e organizar essa demanda. Também percebem crescimento do número de usuários em uso de medicamentos psicotrópicos, principalmente mulheres com queixas de ansiedade e depressão que utilizam antidepressivos e/ou benzodiazepínicos.[7] O contexto em questão, pode ser potencializado quando o usuário para "anestesiar" sua impotência frente aos adoecimentos, irreversíveis ou não, silenciam suas dores, por ter a prescrição da medicação como único viés de cuidado.

Em um contexto ainda configurado pelo modelo biomédico, romper com o ideal de cura, ainda não parece tão familiar para os profissionais de saúde, que focados na cura e reabilitação, esquecem que também é possível fazer promoção em saúde, quando o usuário, independentemente do seu tempo de vida, segue sendo cuidado durante todo o seu itinerário terapêutico. A busca por um tempo com qualidade perpassa por um preparo de todo profissional de saúde que segue utilizando o acolhimento como seu principal instrumento de trabalho.

Cuidar da expressão de sofrimento no contexto da Atenção Primária em Saúde (APS), não significa provocar iatrogenias através do descuidado das ações por parte dos profissionais de saúde, mas implica no fortalecimento de um trabalho em rede preconizado pelo Sistema Único de Saúde (SUS), em que cada profissional de saúde reconhece seus limites e potencialidades frente a um cenário em que a vida é tão importante quanto a morte. Para além da formação profissional, que deve ser efetiva e afetiva, fazer Cuidados Paliativos (CP) na Atenção Primária (AP) é sem dúvidas, reencontrar com os Sagrados de cada usuário que cuidados nas Unidades Básicas de Saúde (UBS) ou na Atenção Domiciliar (AD) devem seguir sendo protagonistas de sua própria História.

Conclusão

É fundamental que todos os profissionais que atuam em APS e AD estejam capacitados para identificar as diferentes manifestações do sofrimento inerente a um processo de adoecimento do usuário. Reconhecer sinais e sintomas, psicoeducar e referenciar aos profissionais capacitados tanto para tratamentos farmacológicos quanto não farmacológicos é essencial e parte das melhores práticas de cuidados na abordagem dos Cuidados Paliativos.

Referências

1. Freed PJ, Mann JJ. Sadness and loss: toward a neurobiopsychosocial model. Am J Psychiatry. 2007 Jan;164(1):28-34. doi: 10.1176/ajp.2007.164.1.28. PMID: 17202540.
2. Dalgalarrondo P. Psicopatologia e semiologia dos transtornos mentais. 3ed Porto Alegre, artmed, 2019, 505 p.
3. Rosenblat JD, et al. Depression in the medically ill. Australian & New Zealand Journal of Psychiatry, 2020, Vol. 54(4) 346–366.
4. Traeger L, Greer JA, Fernandez-Robles C, Temel JS, Pirl WF. Evidence-based treatment of anxiety in patients with cancer. J Clin Oncol. 2012 Apr 10;30(11):1197-205. doi: 10.1200/JCO.2011.39.5632. Epub 2012 Mar 12. PMID: 22412135.
5. Rayner L, Price A, Hotopf M, Higginson IJ. The development of evidence-based European guidelines on the management of depression in palliative cancer care. Eur J Cancer. 2011 Mar;47(5):702-12. doi: 10.1016/j.ejca.2010.11.027. Epub 2011 Jan 4. PMID: 21211961.
6. Ng F, Carford GB, Chur-Hansen A. Palliative medicine practitioners' views on the concept of depression in the palliative care setting. 2013; 16(8):922-928.
7. Souza, Girleianne Araújo Costa da Silva. Quando a proximidade da morte entra em casa: compreendendo os cuidados paliativos na atenção domiciliar / Girleianne Araújo Costa da Silva Souza. - Natal, 2018. 242f. Interface (Botucatu) 25 • 2021 • https://doi.org/10.1590/interface.200438.
8. Rayner L, Higginson IJ, Price A, Hotopf M. The Management of Depression in Palliative Care: European Clinical Guidelines. London: Department of Palliative Care, Policy & Rehabilitation / European Palliative Care Research Collaborative; 2010. doi: 10.1016/j.ejca.2010.11.027.
9. Fulton JJ, Newins AR, Porter LS, et al. Psychotherapy targeting depressions and anxiety for use in Palliative Care: A meta-analysis. J Palliat Med 2018; 21(7):1024-1037. doi: 10.1089/jpm.2017.0576.
10. Grassi L, Riba MB. (Eds.). Psychopharmacology in Oncology and Palliative Care. A practical guide. Springer-Verlag Berlin Heidelberg, 2014. DOI:10.1007/978-3-642-40134-3
11. Mauri Gonçalves Juniora*, Gabriela Camargo Tobiasb*, Cristiane Chagas Teixeira Saúde mental na atenção primária à saude. Rev. Aten. Saúde, São Caetano do Sul, 2019; abr./jun 17(60):101-116.
12. Endicott J. Measurement of depression in patients with cancer. Cancer. 1984; 1;53(S10):2243–8. doi: 10.1002/cncr.1984.53.s10.2243.

27

Fadiga

Janete Maria da Silva
Juliana Marques Coelho Bastos
Luciana Borghi do Nascimento

Introdução

Fadiga é a sensação subjetiva e angustiante de cansaço e exaustão física, emocional e/ou cognitiva, desproporcional a atividade exercida e com percepção de diminuição da capacidade física ou mental de trabalho ou de outras atividades de vida diária.[1-6] A difícil caracterização desse sintoma promove o subdiagnóstico e o subtratamento, contudo, sabe-se que a fadiga é mais prevalente nos pacientes com doenças graves e/ou potencialmente fatais (câncer, falências orgânicas e doenças neurodegenerativas), acometendo 48% a 85% dos pacientes[1] através do impacto direto na qualidade de vida.[1,7]

O atual capítulo apresentará o sintoma, avaliação clínica e tratamento da fadiga em cuidados paliativos, à luz das peculiaridades do cuidado domiciliar.

Causas e fisiopatologia

Os mecanismos fisiopatológicos básicos da fadiga ainda não estão completamente elucidados.[2,3,6,8,9] A fadiga oncológica ocorre tanto devido ao estado pró inflamatório inerente à doença,[4,7] quanto a ativação imunológica, disfunção inflamatória do tecido tumoral, disfunção muscular esquelética e mitocondrial (em conjunto com caquexia do câncer) e distúrbios neuronais ligados ao câncer e ao seu tratamento.[3] Pacientes oncológicos podem ter causas potencialmente reversíveis comuns de fadiga, a exemplo do descondicionamento, infecção, desidratação, distúrbios metabólicos e endócrinos e sintomas relacionados ao câncer e seu tratamento.[3,4,8,10]

Os mecanismos associados à fadiga nas falências orgânicas, por exemplo, na insuficiência cardíaca, são desencadeados pela inadequada perfusão sanguínea que afeta os músculos respiratórios e periféricos, levando à diminuição da capacidade oxidativa.[8]

No que se refere aos pacientes em Cuidados Paliativos, especialmente, na fase avançada de evolução da doença, ocorre uma multiplicidade de sintomas (dor, dispneia, anorexia, sintomas psicológicos, sintomas de gastroparesia e constipação), anemia e uso de alguns medicamentos que podem provocar ou piorar a percepção do sintoma,[11] por isso a importância de uma abordagem multidimensional e multiprofissional para o controle do sintoma.[12] Na fase final de vida, sintomas psicológicos como ansiedade e depressão, caquexia, inatividade física, infecção e hipogonadismo são fatores potencializadores comuns.[10]

Abordagem clínica

A acurácia do diagnóstico durante o cuidado oferecido no domicílio depende da busca ativa do sintoma no paciente e na família durante a avaliação.[3] Deve-se explorar o momento de início do sintoma, a intensidade, flutuações do sintoma ao longo do dia, fatores atenuantes, fatores agravantes (inclusive aspectos psicossociais) e o impacto nas atividades de vida diárias e atividades significativas (aquelas que têm grande relevância ao paciente). Dessa forma, a fadiga poderá ser classificada em aguda (causada por uma doença aguda, como infecção ou descompensação cardíaca) ou crônica, como na maioria das causas relacionadas ao câncer.[10]

A intensidade da fadiga pode ser avaliada por meio de diversas escalas, as mais utilizadas são a Escala de Avaliação de Sintomas de Edmonton (ESAS),[2] o Breve Inventário da Fadiga (*Brief Fatigue Inventory*)[13] e o Pictograma da Fadiga.[14] Durante a visita domiciliar, os profissionais avaliarão de forma transversal (no dia da visita) e longitudinal (ao longo do dia e da semana, através do registro feito pelo paciente ou familiares) o sintoma, para compreenderem o comportamento do sintoma e conseguirem oferecer o manejo mais assertivo.

As causas para a fadiga são inúmeras e as principais estão listadas na Tabela 27.1, bem como seus mecanismos fisiopatológicos.

Abordagem não farmacológica

A abordagem integral (farmacológica e não farmacológica) no tratamento de problemas ativos é uma premissa dos Cuidados Paliativos, pois é comum a concomitância de sintomas.[4]

O manejo não farmacológico da fadiga no domicílio é a principal vertente de tratamento. Seus pilares contemplam a educação em saúde, comunicação e terapia físico-psicossocial-espiritual. Vale ressaltar que envolve o tratamento sistemático de causas reversíveis, caso alguma seja identificada durante a avaliação inicial. Se a causa não for reversível ou aparente, o tratamento sintomático é apropriado.[11]

Nesse sentido, as visitas domiciliares e o potente vínculo da equipe com o paciente e família/cuidadores melhoram a qualidade do cuidado ao conhecer a realidade do paciente e dinâmica familiar,[13] com atenção às expectativas e exigências inalcançáveis.

Educação em saúde e alinhamento de expectativas estão entre os primeiros aspectos a serem abordados no tratamento da fadiga. Isso depende de uma comunicação adequada

Tabela 27.1. Causas e mecanismos fisiopatológicos da fadiga

Causa	Mecanismo fisiopatológico
Anemia	❑ Mielossupressão quimioterápica ❑ Ferropriva ❑ Sangramento ❑ Hemólise ou doença crônica
Neuromuscular	❑ Perda de massa muscular (caquexia ou imobilismo) ❑ Polineuropatia ❑ Esclerose lateral amiotrófica
Neuroendócrinas	❑ Sistema de ativação reticular (ativada pela dor crônica)
Metabólicas/endócrinas	❑ Distúrbios eletrolíticos ❑ Desidratação ❑ Caquexia ❑ Diabetes ❑ Addison ❑ Hipotireoidismo ❑ Hipogonadismo (testosterona): HIV e uso crônico de opioides
Tumor e Citocina inflamatória	❑ Fator lipolítico (IL-6): terapias farmacológicas ❑ Fator proteolítico (IL-1): terapias farmacológicas ❑ Produtos da degradação tumoral (TNF-α): terapias farmacológicas ❑ Meta cerebral ou de hipófise: miododrina, fludrocortisona e rever polifarmácia ❑ Sintomas pelo câncer (dor, dispneia, náusea, depressão, insônia, anorexia) ❑ Tratamento (quimio, radioterapia, cirurgia) ❑ Disfunção autonômica por câncer avançado ❑ Síndromes paraneoplásicas neurológicas: tratamento clínico, manejo de sintomas
Cardiopatia	❑ Caquexia cardíaca
Nefropatia	❑ Distúrbios eletrolíticos e uremia
Hepatopatia	❑ Insuficiência hepática
Pneumopatia	❑ Hipoxia e caquexia
Infecção	❑ Mediadores inflamatórios
Polifarmácia	❑ Opioides ❑ Corticoides (uso crônico) ❑ Ciclosporinas
Distúrbio de Humor	❑ Depressão ❑ Ansiedade ❑ Estresse psicossocial

Fonte: Elaborado pelas autoras.

e esclarecedora, especialmente, na validação do sintoma, uma vez que pode se tornar incapacitante e pouco compreendido pelas famílias. Nesse sentido, falas depreciativas e incrédulas sobre a presença do sintoma podem surgir *("Ele precisa se esforçar mais para levantar da cama"; "Parece que ela desistiu"; "Ficar o tempo todo na cama não vai ajudar"; "Se ao menos ele conseguisse tomar um pouco de sol")*. Essas falas podem comprometer o tratamento, além de tirarem a credibilidade do paciente ao referir o sintoma. A Figura 27.1 apresenta estratégias terapêuticas não farmacológicas para os pacientes com fadiga.

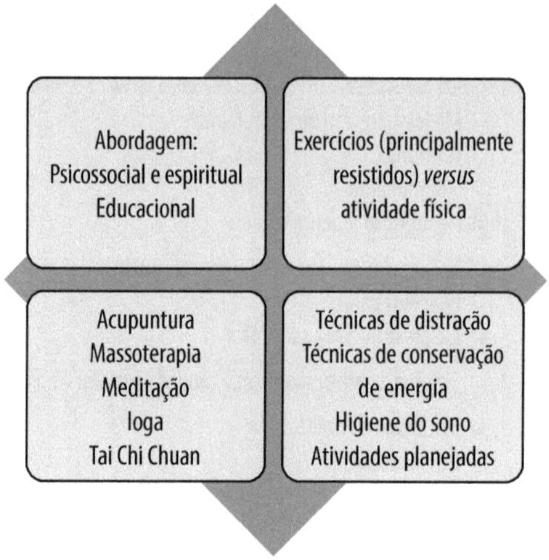

Figura 27.1. Tratamento não farmacológico da fadiga no domicílio.[4,11]

Dimensão física

A manutenção do nível de atividade física desempenha um papel importante no tratamento da fadiga.[3,5,6] A realização de exercícios terapêuticos propostos por fisioterapeutas reduz, significativamente, a intensidade da fadiga em pacientes oncológicos em cuidados paliativos. Além de melhorar o bem-estar geral e controlar a intensidade de outros sintomas associados (dor, sonolência, perda de apetite e depressão).

A avaliação do domicílio permitirá a recomendação de ajustes factíveis para cada família com a finalidade de reduzir o gasto energético, aumentar a mobilidade e reduzir risco de queda nos pacientes fatigados.

Algumas recomendações de ajuste domiciliar estão listadas na Tabela 27.2 e todos esses ajustes aumentarão a segurança do ambiente.

A Tabela 27.3 apresenta sugestões de técnicas de conservação de energia e planejamento de atividades.[11]

Dimensões psicossocial-espiritual

O auxílio no sofrimento psíquico, especialmente em contexto de doenças avançadas, atua em sinergismo com as demais terapias.[2] Deve-se atentar em sempre controlar

Tabela 27.2. Ajustes em domicílio para o auxílio no tratamento da fadiga

Reduzir distâncias percorridas entre os cômodos;	Pontos de apoio para hidratação
Local de fácil acesso aos medicamentos	Ajustar altura da cama
Incluir corrimãos e anteparos de apoio nos trajetos	Campainhas ou objetos que emitam som para acionamento de familiar/cuidador

Fonte: Elaborada pelas autoras.

Tabela 27.3. Recomendações para manejo da fadiga no domicílio a partir do planejamento de atividades e das técnicas de conservação de energia

Planejamento de atividades	Técnicas de conservação de energia
Alternar tarefas que consomem muita energia com aquelas que consomem menos	Organizar a casa de forma que a maioria das atividades possa ser realizada em um andar
Planejar atividades diárias e semanais para alternar melhor as tarefas	Tentar evitar pulsos de atividade; isso pode drenar energia
Elimine etapas ou tarefas que não são essenciais combinando tarefas ou recados	Sentar para fazer as coisas sempre que possível
Equilibrar as atividades para alternar descanso e atividade	Usar dispositivos de apoio: andadores, bengalas, corrimãos, muletas, barras de apoio
Equilibrar as atividades para alternar descanso e atividade	Usar carrinhos para transportar coisas de um cômodo para outro e de um lugar para outro
Acompanhar as atividades nos dias bons e também nos dias ruins	Usar uma pochete, cinto de carpinteiro ou jaqueta ou suéter com bolsos para carregar coisas
Ser realista consigo mesmo	Deixar que outros ajudem a preparar ou trazer comida. Família ou amigos, geralmente, gostam de ajudar. Ensinar as crianças a fazerem das tarefas domésticas um jogo
Realizar as atividades que conferem mais sentido de vida e prazer nos períodos em que o sintoma é mais ameno	Planejar atividades ou passeios em um local que lhe permita sentar ou deitar

Fonte: Elaborada pelas autoras.

condições depressivas, tanto com psicoterapia quanto com medicamentos, pois essas medidas possuem evidências no controle da fadiga.[2]

O estímulo à espiritualidade é uma rota para a resiliência, que ao longo do tempo se reverte em aceitação e até acolhimento da condição presente, gerando paz. Procure observar o ambiente domiciliar, e busque por objetos que possam ser o pontapé para uma abordagem sobre o assunto.

Abordagem farmacológica

Não há uma medicação específica com evidência científica para uso no controle da fadiga,[3,9,11] dessa forma, há um número limitado de medicamentos que podem ter resultado na prática clínica.

O manejo farmacológico da fadiga pode ser pautado na causa provável (Figura 27.2) e em todos os casos em que a fadiga não é eficazmente controlada pelo tratamento de causas reversíveis ou tratáveis, deve-se focar no manejo do sintoma.[11] A Tabela 27.4 apresenta os principais fármacos que podem contribuir para o controle da fadiga.

Alguns agentes complementares para o controle da fadiga têm sido sugeridos na literatura, a exemplo do Ginseng, guaraná e suplementação vitamínica, contudo, há alta chance de interação medicamentosa, em especial, anticoagulantes,[11] além de não existirem estudos robustos que sustentem o uso.[4,11]

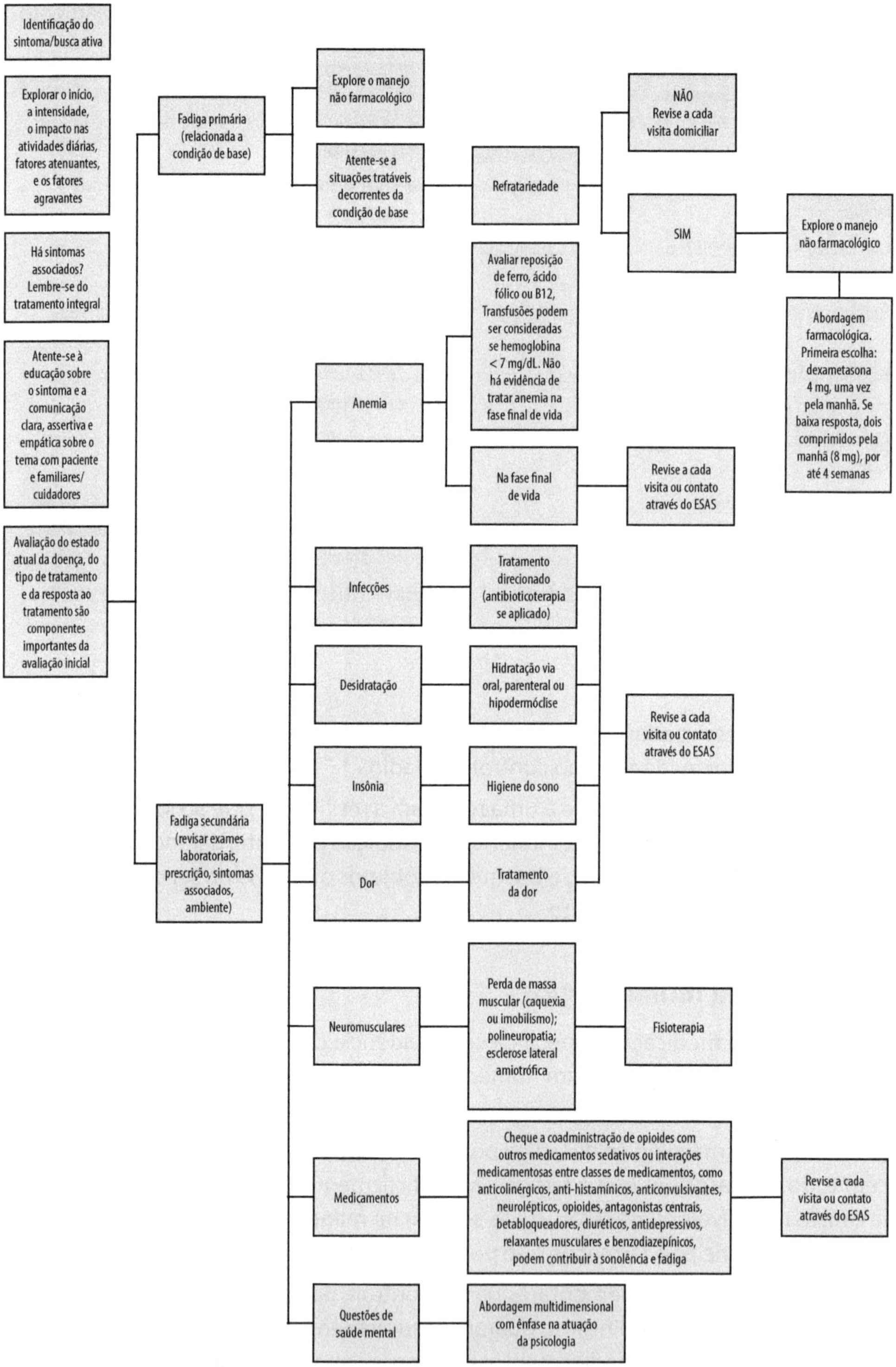

Figura 27.2. Fluxograma de tratamento farmacológico pautado nas causas da fadiga.

Tabela 27.4. Medicamentos que podem ser utilizados para controle da fadiga

Fármaco	Medicamento mais utilizado/dose	Racional de uso	Efeitos colaterais	Cluster de sintomas
Glicocorticoides[2,3,11]	- Dexametasona 4 mg (dose: 4 a 8 mg/dia) - Prednisona 20 mg (dose: 40 mg/dia) (disponível no Sistema Único de Saúde)	Úteis em condições em que existe um forte componente inflamatório, por isso, tem sido utilizado no tratamento de curto prazo (2 a 4 semanas) de fadiga em pacientes com doença oncológica avançada. Não costumam ser utilizados em pacientes não oncológicos	Infecções, candidíase oral, insônia, alterações de humor, mialgia e disglicemias. O uso prolongado (por mais de um mês) de dexametasona pode causar gastrite (especialmente com o uso concomitante de anti-inflamatórios não esteroides [AINEs]), soluços, edema, fraqueza muscular, facilidade de hematomas, tontura, crescimento incomum de pelos, perda óssea, perfuração visceral, diminuição da cicatrização de feridas e doenças cardiovasculares, incluindo fibrilação atrial em alguns pacientes	São úteis na redução de náuseas, inapetência, edema peritumoral, e dor
Progestágenos[2,11]	Acetato de megestrol (doses: 160-800 mg/dia - pouco documentado).	Pode estimular o apetite antagonizando os efeitos metabólicos das citocinas catabólicas. Estudos mostram melhora de fadiga e mal-estar em 10 dias, a qual deve ser associada à mudança na condição nutricional	Edema, fenômenos tromboembólicos, supressão da adrenal. Pacientes do sexo masculino com câncer, o tratamento com megestrol também pode suprimir o eixo gonadal, resultando em deficiência sintomática de andrógenos	É útil em anorexia-caquexia
Psicoestimulantes[3,4,6,9,11]	Metilfenidato (doses em pacientes oncológicos: metilfenidato 5 mg pela manhã. Progredir para 5 mg manhã e tarde, e titular podendo chegar até 40 mg/dia)	O metilfenidato é um estimulante do sistema nervoso central estruturalmente relacionado às anfetaminas, com meia-vida curta e rápido início de ação. Pacientes com fadiga relacionada aos opioides podem se beneficiar do metilfenidato	Taquicardia, aumento da pressão arterial, xerostomia, cefaleia, náuseas e vômitos	Depressão, náuseas, inapetência, sonolência. As evidências sobre o modafinil são contraditórias

Fonte: Elaborada pelas autoras.

Conclusão

A fadiga é um sintoma multifatorial, complexo, bastante prevalente que necessita ser investigado nos pacientes, seja diretamente ou a partir do relato dos familiares/cuidadores. A abordagem necessita ser multidisciplinar, considerando os aspectos físicos e biográficos. Atenção especial deve ser dada à educação sobre o sintoma, comunicação clara e empática com paciente, familiares e equipe com alinhamento de expectativas, além de uma cuidadosa análise do ambiente que pode ser desencadeador do sintoma, mas também, fonte de cuidado.

Referências

1. UpToDate [Internet]. Overview of fatigue in palliative care [cited 2024 Mar 30]. Available from: https://www.uptodate.com/contents/overview-of-fatigue-in-palliative-care?search=fadiga%20cuidados%20paliativos&source=search_result&selectedTitle=1%7E150&usage_type=default&display_rank=1#references.
2. Carvalho RT, Rocha JA, Franck EM, Crispim DH, Jales SMP, Souza MRB (editores). Manual da residência de cuidados paliativos da USP: abordagem multidisciplinar. 2ª edição. São Paulo: Manole; 2022.
3. Klasson C, Frankling MH, Hagelin CL, Björkhem-Bergman L. Fatigue in Cancer Patients in Palliative Care-A Review on Pharmacological Interventions. Cancers. 2021;13:985. doi: 10.3390/cancers13050985.
4. Henson LA, et al. Palliative care and the management of common distressing symptoms in advanced cancer: pain, breathlessness, nausea and vomiting, and fatigue. J Clin Oncol. 2020 Mar 20;38(9):905-914.
5. Pyszora A, Budzyński J, Wójcik A, Prokop A, Krajnik M. Physiotherapy programme reduces fatigue in patients with advanced cancer receiving palliative care: randomized controlled trial. Support Care Cancer. 2017 Sep 25;(9):2899-2908.
6. Campos MPO, Hassan BJ, Riechelmann R, Giglio Ad. Fadiga relacionada ao câncer: uma revisão. RevAssoc Med Bras. 2011;57(2):211-219.
7. Castilho RK, Silva VCS, Pinto CS (editores). Manual de Cuidados Paliativos da Academia Nacional de Cuidados Paliativos. 3ª edição. São Paulo: Atheneu; 2021.
8. Borges JA, Quintão MMP, Chermont SSMC, Mendonça Filho HTF, Mesquita ET. Fadiga: Um Sintoma Complexo e seu Impacto no Câncer e na Insuficiência Cardíaca. Int J CardiovascSci. 2018;31(4):433-442.
9. Mücke M, Mochamat, Cuhls H, Peuckmann-Post V, Minton O, Stone P, Radbruch L. Pharmacological treatments for fatigue associated with palliative care. Cochrane Database Syst Rev. 2015 May 30;2015(5):CD006788.
10. UpToDate [Internet]. Cancer-related fatigue treatment [cited 2024 Mar 30]. Available from: https://www.uptodate.com/contents/cancer-related-fatigue-treatment?search=fadiga%20cuidados%20paliativos&source=search_result&selectedTitle=2%7E150&usage_type=default&display_rank=2.
11. UpToDate [Internet]. Cancer-related fatigue: Prevalence, screening, and clinical assessment [cited 2024 Mar 30]. Available from: https://www.uptodate.com/contents/cancer-related-fatigue-prevalence-screening-and-clinical-assessment?search=fadiga%20cuidados%20paliativos&source=search_result&selectedTitle=3%7E150&usage_type=default&display_rank=3.
12. Geoffrey H, Cherney NI, Christakis NA, Fallon M, Kaasa S, Portenoy RK. Oxford textbook of palliative medicine. Oxford, UK: Oxford University Press. 4th ed. 2010.
13. Bastos JMC, Imthon MO, Pinheiro PL, Klug D, Saavedra LP, Jotz GP, Santos CE. Perfil de usuários com necessidades de cuidados paliativos vinculados a uma Unidade Básica de Saúde no município de Porto Alegre/RS. Mundo saúde (Impr.). 2023;47:e13192022.
14. Mota DDC de F, Pimenta CA de M, Fitch MI. Pictograma de Fadiga: uma alternativa para avaliação da intensidade e impacto da fadiga [Internet]. Revista da Escola de Enfermagem da USP. 2009; 43(esp): 1080-1087.

28

Síndrome da Fragilidade e Sarcopenia

Marco Túlio Aguiar Mourão Ribeiro
Matheus Martins de Sousa Dias
Thiago Sousa Sampaio

Introdução

Neste capítulo, serão abordados dois temas muito prevalentes para os profissionais de saúde que atuam nos cuidados paliativos no cenário da Atenção Primária à Saúde (APS): sarcopenia e síndrome de fragilidade.

Apesar das definições diferentes, muitos pacientes apresentam as duas condições, sendo muitas vezes difícil de separá-las. Como veremos neste capítulo, as abordagens diagnósticas e o plano terapêutico se complementam e necessitam de uma equipe multiprofissional.

Conceito

Sarcopenia

A sarcopenia pode ser considerada uma síndrome decorrente da diminuição da massa muscular, que apresenta como características a perda progressiva da força muscular e a redução da massa muscular esquelética. Essa alteração acontece mais frequentemente nos pacientes com diminuição da mobilidade; desnutrição; insuficiências cardíaca, renal e hepática; câncer, dentre outras. Ocorre mais frequentemente na população geriátrica, mas pode acometer pacientes em outras faixas etárias, trazendo maior risco e vulnerabilidade, sendo associada a maior dependência funcional e levando a piores desfechos, como prejuízos à qualidade de vida e de morte.[1-3]

Pode ser considerada primária, quando relacionada à idade e não há outros fatores identificáveis associados, ou pode ser secundária a outros fatores causais como: má nutrição, inatividade, iatrogenia (hospitalização e uso de medicamentos) e comorbidades.

Síndrome da fragilidade

A Síndrome da Fragilidade pode ser definida como um conjunto de alterações fisiológicas em diversos órgãos e sistemas que reduzem a capacidade de homeostase, a partir de condições estressoras ou outras vulnerabilidades, ocasionando declínio global de funcionalidade. Essa alteração funcional deixa o paciente mais vulnerável a estressores, como doenças agudas, intervenções médicas e traumas, aumentando os riscos de resultados adversos à saúde, a saber: internação, institucionalização, quedas, imobilidade, aumento da dependência, perda da autonomia e morte.[3,4]

Um estudo amplo com idosos brasileiros[5] demonstrou prevalência da síndrome de fragilidade de 13,5% na faixa etária de pessoas com 60 anos ou mais, chegando a 16,2% na população a partir de 65 anos, sendo considerados dados semelhantes aos coletados em países desenvolvidos. Determinantes sociais em saúde como baixa escolaridade, ausência de suporte familiar e dados clínicos como multimorbidade, pior funcionalidade e limitação para realização de atividades básicas de vida diária estão associados à fragilidade nessa população.

Do ponto de vista conceitual, a fragilidade pode ser compreendida como um *continuum* que leva à perda de funcionalidade gradual ou à incapacidade de recuperação a fatores estressores. Fatores isolados como idade, comorbidades e incapacidade não estabelecem o diagnóstico de fragilidade *per si*.[6]

Dentre os principais fatores de risco para sarcopenia e síndrome de fragilidade podemos elencar:[3,4,7]

- Alteração do metabolismo e fisiologia do envelhecimento (primárias).
- Desnutrição ou nutrição inadequada.
- Atividade física insuficiente ou inatividade física.
- Doenças crônicas relacionadas aos cuidados paliativos: insuficiência renal, hepática, cardíaca, doenças endócrinas, pulmonares, má absorção, distúrbios gastrointestinais. Neoplasias e doenças neurodegenerativas.

A fim de prevenir essas síndromes é muito importante a avaliação multiprofissional para identificação dos fatores de risco, diagnóstico e tratamento farmacológico e não farmacológico.

Do ponto de vista clínico, é importante relembrar condições que podem se manifestar com sinais e sintomas de fragilidade e sarcopenia, como perda de peso, fraqueza e perda de funcionalidade, mas que podem omitir problemas médicos ou psicológicos associados. Faz-se necessário destacar como possibilidades de diagnóstico diferencial: transtornos depressivos, neoplasias, doenças reumatológicas, tireoidopatias e outras endocrinopatias, doenças do sistema cardiovascular, doenças hematológicas, insuficiência renal e hepática, deficiências nutricionais e doenças neurológicas.

Ratifica-se ainda a importância de anamnese minuciosa para afastar condições como essas e a possibilidade de exames iniciais a critério médico em pacientes com suspeita de fragilidade e sarcopenia, como hemograma, glicemia, perfil lipídico, testes hepáticos, incluindo albumina, vitamina B12 e vitamina D.

No contexto dos cuidados paliativos, pacientes portadores de doenças avançadas enfrentam diversas condições que predispõem à sarcopenia e à síndrome de fragilidade, visto que estão sujeitos a cascata de eventos inflamatórios, metabólicos e neuroendócrinos de suas comorbidades. Neoplasias, demências, AIDS e outras doenças crônicas inclusive cursam com anorexia e caquexia, sendo essas mais importantes no câncer. Nessas doenças há liberação de substâncias pró-inflamatórias que levam a perda de peso, redução de sede e apetite. Além disso, tem-se ainda a própria fragilização e diminuição da vida ativa do paciente com doença avançada, que realimenta o ciclo de sarcopenia e fragilidade.[8]

Abordagem clínica

Triagem e avaliação – sarcopenia

Na pessoa com suspeita de sarcopenia, deve-se avaliar massa muscular, força muscular e desempenho. Esses pacientes podem ser classificados conforme o algoritmo a seguir (Tabela 28.1), segundo o EWGSOP (European Working Group on Sarcopenia in Older People).

Tabela 28.1. Classificação de Sarcopenia

Classificação/ características	Perda ou diminuição da massa muscular	Redução da força muscular	Redução do desempenho físico
Pré sarcopenia	+	–	–
Sarcopenia	+	+/–	+/–
Sarcopenia grave	+	+	+

Fonte: EWGSOP (European Working Group on Sarcopenia in Older People).

Em 2018, o algoritmo de sarcopenia foi atualizado (EWGSPO2), utilizando raciocínio que inclui: encontrar, avaliar, confirmar e estabelecer a gravidade, facilitando a aplicação do algoritmo em contextos clínicos.

A identificação de pacientes com risco de sarcopenia ocorre por meio do questionário SARC-F ou por meio da presença de sintomas relatados pelo paciente:

- Perda de peso.
- Sensação de fraqueza.
- Lentificação de marcha.
- Dificuldade para levantar de uma cadeira.
- Dificuldade para subir escadas.
- Episódios de quedas.

A avaliação de evidência de sarcopenia ocorre por meio da força de preensão palmar ou teste de levantar da cadeira. Na prática clínica, esse passo é suficiente para identificar provável sarcopenia e desencadear as intervenções necessárias.[9,10]

A confirmação de sarcopenia é organizada por meio da avaliação da quantidade ou qualidade muscular, por meio de métodos como a absorciometria de dupla energia por raios X, bioimpedância, tomografia computadorizada e ressonância magnética. Por fim, o estabelecimento da gravidade ocorre a partir do teste de velocidade de marcha ou outros testes, como avaliação de performance física, *timed Up and Go Test* e teste de caminhada de 400 m (Figura 28.1).[9,10]

Triagem e avaliação – síndrome de fragilidade

Existem inúmeros instrumentos utilizados para triagem e avaliação de fragilidade. Na verdade, estudos de comparabilidade evidenciaram que os pacientes mais vulneráveis conseguem ser identificados por quaisquer das ferramentas validadas, embora haja discrepâncias na classificação individual geral.[11] Optamos por apresentar aqui a descrição fenotípica descrita por Linda Fried *et al.*, em 2001, por ser a ferramenta mais citada e a Escala Clínica de Fragilidade[12] pela melhor aplicabilidade na rotina clínica (Tabela 28.2).

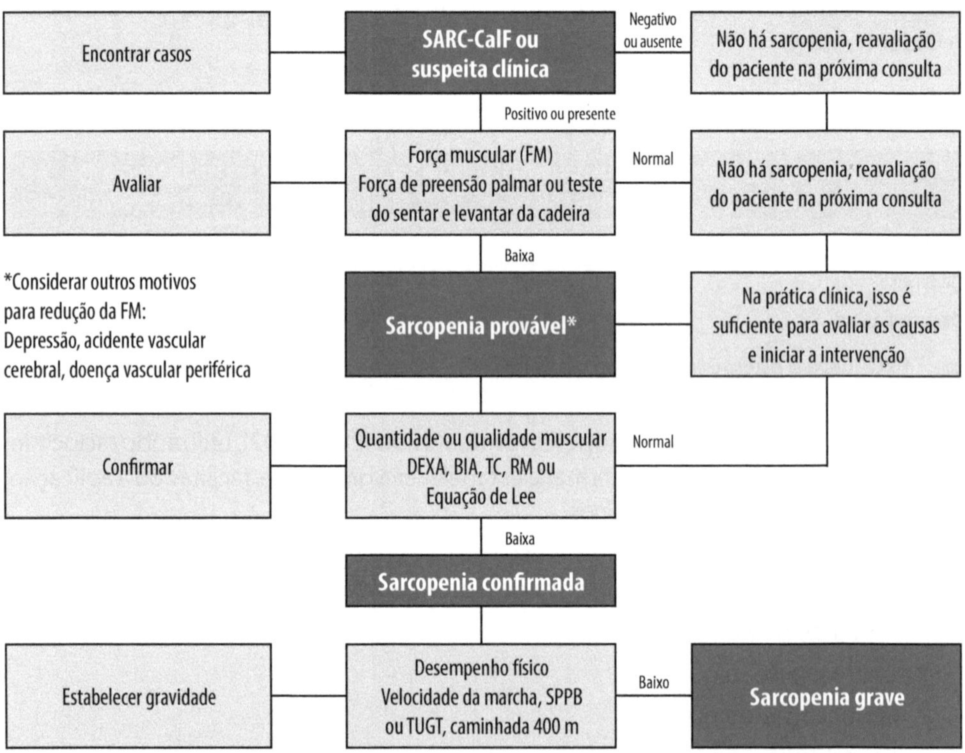

Figura 28.1. Algoritmo para abordagem de sarcopenia. DEXA: absorciometria de dupla energia por raios X; BIA: bioimpedância; TC: tomografia computadorizada; RM: ressonância magnética; SPPB: Short Physical Performance Battery = avaliação de performance física (inclui velocidade de marcha, teste de equilíbrio e teste de sentar e levantar); TUGT: Timed Up and Go Test. *Fonte: Adaptada de Valente M. Magalhães MAZ. Alexandre TS. Manual de Recomendações para diagnóstico e tratamento da sarcopenia no Brasil. Sociedade Brasileira de Geriatria e Gerontologia.*

Tabela 28.2. Modelo fenotípico de fragilidade

1. Perda de peso não intencional	Considerada a perda de mais do que 4,5 kg ou 5% do peso corporal sem intenção, no último ano
2. Fadiga	Resposta "sempre" ou "na maioria das vezes" a qualquer uma das duas perguntas do questionário Center for Epidemiological Studies-Depression (CES-D): "senti que tive que fazer esforço para fazer tarefas habituais" e "não conseguiu levar adiante suas coisas"
3. Diminuição da força de preensão palmar	Dinamômetro utilizado na mão dominante do paciente
4. Diminuição da velocidade da marcha	Tempo médio, em segundos, em que o paciente percorreu três vezes a distância de 4,6 metros em velocidade usual, no plano
5. Redução do nível de atividade física	Gasto semanal de energia em kcal em atividades e exercícios físicos ajustado por gênero e altura

Fonte: Linda Fried et al. em 2001.

O modelo de Fried *et al.*, em 2001, possibilita a avaliação da síndrome da fragilidade pelos seguintes critérios na tabela acima. Nessa avaliação, os pacientes são classificados de acordo com a pontuação descrita na Tabela 28.3.

Tabela 28.3. Classificação de fragilidade a partir da pontuação da descrição fenotípica

Frágeis	3 ou mais critérios
Pré-frágeis	1 ou 2 critérios
Robustos	nenhum critério

Fonte: Rockwood K, Mitnitski A. Frailty defined by deficit accumulation and geriatric medicine defined by frailty. Clin Geriatr Med. 2011;27:17-26.

A Escala Clínica de Fragilidade é baseada em dados subjetivos do próprio paciente e/ou do acompanhante e é uma medida de fragilidade baseada no julgamento clínico, conforme a Figura 28.2.[12]

Outra ferramenta que merece destaque é o questionário FRAIL, por levar apenas poucos minutos para ser executado na anamnese e utiliza critérios semelhantes ao da descrição fenotípica, levando em consideração aspectos como: fadiga, resistência, capacidade de deambulação, morbidades e perda de peso (Tabela 28.4).[14]

O estado de saúde frágil é representado por pontuações de 3 a 5, pré-frágil de 1 a 2 e robusto de 0.

Outras avaliações como o teste cronometrado de levantar e andar (Timed Up and go) são ferramentas úteis de rastreio para fragilidade. O tempo necessário para que o paciente se levante de uma cadeira, sem apoio, deambule 3 metros, gire 180 graus, retorne à cadeira, e se sente novamente deve ser superior a 10 segundos para considerar fragilidade.[15]

Nos pacientes em cuidados paliativos, deve-se inicialmente avaliar se existem fatores modificáveis que intensifiquem a fragilidade e a sarcopenia, e essa avaliação

Escala Clínica de Fragilidade*	
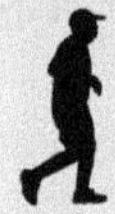	**1. Muito ativo** – pessoas que estão robustas, ativas, com energia e motivadas. Essas pessoas normalmente se exercitam regularmente. Elas estão entre as mais ativas para a sua idade.
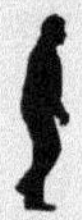	**2. Ativo** – pessoas que não apresentam nenhum sintoma ativo de doença, mas estão menos ativas que as da categoria 1. Frequentemente se exercitam ou são muito ativas ocasionalmente, exemplo: em determinada época do ano.
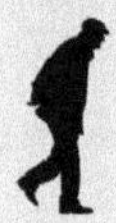	**3. Regular** – pessoas com problemas de saúde bem controlados, mas não se exercitam regularmente além da caminhada de rotina.
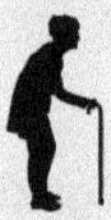	**4. Vulnerável** – apesar de não depender dos outros para ajuda diária, frequentemente os sintomas limitam as atividades. Uma queixa comum é sentir-se mais lento e/ou mais cansado ao longo do dia.
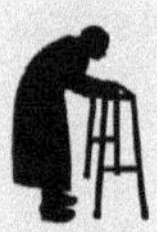	**5. Levemente frágil** – essas pessoas frequentemente apresentam lentidão evidente e precisam de ajuda para atividades instrumentais de vida diária (AIVD) mais complexas (finanças, transporte, trabalho doméstico pesado, medicações). Tipicamente, a fragilidade leve progressivamente prejudica as compras e passeios desacompanhados, preparo de refeições e tarefas domésticas.
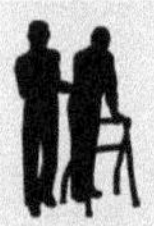	**6. Moderadamente frágil** – pessoas que precisam de ajuda em todas as atividades externas e na manutenção da casa. Em casa, frequentemente têm dificuldades com escadas e necessitam de ajuda no banho e podem necessitar de ajuda mínima (apoio próximo) para se vestirem.
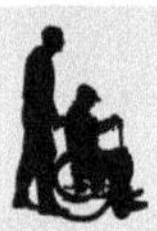	**7. Muito frágil** – completamente dependentes para cuidados pessoais, por qualquer causa (física ou cognitiva). No entanto, são aparentemente estáveis e sem alto risco de morte (dentro de 6 meses).
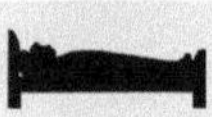	**8. Severamente frágil** – completamente dependentes, aproximando-se do fim da vida. Tipicamente incapazes de se recuperarem de uma doença leve.
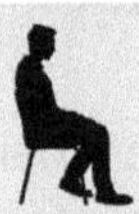	**9. Doente terminal** – aproximando-se do fim da vida. Essa categoria se aplica a pessoas com expectativa de vida < 6 meses, sem outra evidência de fragilidade.

Pontuando fragilidade em pessoas com demência

O grau de fragilidade corresponde ao grau de demência. Sintomas comuns na demência leve incluem esquecimento dos detalhes de um evento recente, apesar da recordação do evento em si, repetindo a mesma pergunta/história e afastamento de eventos sociais.

Na demência moderada, a memória recente está muito comprometida apesar de aparentemente lembrar bem de fatos do passado. Quando solicitadas, elas são capazes de fazer o cuidado pessoal.

Na demência severa, elas não conseguem realizar cuidados pessoais sem ajuda.

*1. Canadian Study on Health & Aging, Revised 2008. 2. K. Rockwood *et al*. A global clinical measure of fitness and frailty in elderly people. CMAJ 2005; 113:489-495.

Figura 28.2. Versão em português do Brasil da Escala Clínica de Fragilidade. *Fonte: Rodrigues MK, Nunes Rodrigues I, Vasconcelos Gomes da Silva DJ, de S Pinto JM, Oliveira MF. Clinical Frailty Scale: Translation and Cultural Adaptation into the Brazilian Portuguese Language. J Frailty Aging. 2021;10(1):38-43. doi: 10.14283/jfa.2020.7. PMID: 33331620.*[13]

Tabela 28.4. Aspectos da escala FRAIL

1. Fadiga	"Você tem dificuldade para subir um lance de escadas?"	Sim = 1, Não = 0
2. Resistência	"Você tem dificuldade para subir um lance de escadas?"	Sim = 1, Não = 0
3. Deambulação	"Você tem dificuldade para andar um quarteirão?"	Sim = 1, Não = 0
4. Doenças	"Você tem alguma dessas doenças: hipertensão, diabetes, câncer (exceto um câncer de pele leve), doença pulmonar crônica, ataque cardíaco, insuficiência cardíaca congestiva, angina, asma, artrite, acidente vascular cerebral e doença renal?"	Cinco ou mais = 1, menos de 5 = 0
5. Perda de peso	"Você perdeu mais de 5% do seu peso no último ano?"	Sim = 1, Não = 0

Fonte: Escala FRAIL.

deve ser multiprofissional, visto a variedade de causas e possibilidade de intervenção por diversos profissionais da equipe.

Sintomas como boca seca, xerostomia, constipação intestinal, náuseas e vômitos, dor, *delirium* e falta de ar podem ser avaliados por médicos, enfermeiros e dentistas. Outros fatores como saúde mental, insuficiência financeira ou familiar, má alimentação também interfere no processo de adoecimento e podem ser abordados por psicólogos, assistentes sociais, nutricionistas entre outros.[8]

Abordagem não farmacológica

Existem diversas modalidades de tratamento sendo estudadas para a síndrome da fragilidade e sarcopenia, visto sua diversa fisiopatologia. Atualmente seu tratamento se dispõe em três modalidades principais:

- Dieta e atividade física: exercícios de equilíbrio e resistidos progressivos, além de associação com aeróbicos e exercícios de flexibilidade;[16] calcular aporte proteico e calórico adequado ou suplementação em quantidade moderada de aminoácidos essenciais, recomendando-se atualmente entre 1,2 e 1,5 g/kg de peso.[17]
- Suplementações hormonais: acompanhando o tratamento de alterações neuroendócrinas.
- Medicações diversas: que atuam em componentes da fisiopatologia.

Abordagem farmacológica

Quanto às medicações, deve ser avaliada a polifarmácia, visto que muitos medicamentos podem alterar a funcionalidade e seus efeitos colaterais podem potencializar a hiporexia ou aumento da perda muscular.

A reposição de vitamina D pode ser realizada, de acordo com julgamento clínico e condições associadas, em pacientes com valores deficientes, por estarem associados à diminuição da força e da massa muscular,[18] assim como à fragilidade[19] porém seu papel permanece incerto. Também foi estudado que a creatina pode aumentar a síntese de massa magra, porém possui resultados conflitantes quanto a prevenção e tratamento da sarcopenia em idosos. Existem estudos que apontam drogas como GH, porém sem recomendações clínicas que reforcem o uso até o momento.[20]

No que diz respeito ao idoso frágil, tratamentos voltados a sua fisiopatologia ainda seguem em estudo, não sendo eficazes isoladamente (anti-inflamatórios, anabolizantes etc.), com exceção para a suplementação de testosterona nos pacientes com déficit hormonal, quando associado à prática de atividades físicas, contudo com necessidade de estudos mais robustos.[21]

Conclusão

Os profissionais de saúde devem ter competências adequadas para identificar fatores de risco, fazer o diagnóstico e adotar um plano terapêutico adequado para melhorar a qualidade de vida das pessoas com sarcopenia e síndrome de fragilidade. Uma abordagem multiprofissional é fundamental para a elaboração do mais adequado plano de cuidados.

Esperamos que este capítulo ajude a você e a sua equipe na abordagem adequada a essas pessoas.

Referências

1. Goodpaster BH, Park SW, Harris TB et al. The loss of skeletal muscle strength, mass, and quality in older adults: The health, aging and body composition study. J Gerontol A Biol Sci Med Sci 2006; 61: 1059–64.
2. Cruz-Jentoft AJ, Baeyens JP, Bauer JM, Boirie Y, Cederholm T, Landi F, FC Martin, JP Michel, Y Rolland, SM Scheider, E Topinková, M Vandewoude, M Zamboni. Sarcopenia: European consensus on definition and diagnosis. age and Ageing 2010; 39: 412–423 doi:10.1093/ageing/afq034
3. Faria MQG, Nepomuceno MFM. Fragilidade e sarcopenia. In: Savassi LCM. Tratado de atenção domiciliar. Santana de Parnaíba [SP]: Manole, 2022.
4. Ribeiro MTAM, Castro SS, Oliveira LM: Abordagem domiciliar a idosos com síndrome de imobilidade: uma visão interdisciplinar, promef C17V12 DOI: https://doi.org/10.5935/978-65-5848-682-4.C0002
5. Andrade JM, Duarte YAO, Alves LC, Andrade FCD, Souza PRBJ, Lima MFC, et al. Perfil da fragilidade em adultos mais velhos brasileiros: ELSI-Brasil. Rev Saude Publica. 2018;52 Supl 2:17s
6. Fried LP, Tangen CM, Walston J, Newman AB, Hirsch C, Gottdiener J, et al. Frailty in older adults: evidence for a phenotype. J Gerontol A Biol Sci Med Sci 2001; 56:M146-56.
7. Morley JE, Vellas B, Van Kan GA, et al. Frailty consensus: a call to action. J Am Med Dir Assoc. 2013;14(6):392-397.
8. Consolim L. Síndrome da anorexia-caquexia. In: Carvalho, R. T. et al. Manual da residência de cuidados paliativos. Barueri, SP: Manole, 2018.p.(389)-(396).
9. Cruz-Jentoft, A. J., Bahat, G. et al. Sarcopenia: revised European consensus on definition and diagnosis. Age and Ageing, 39(4), 2018. 412–423. https://doi.org/10.1093/ageing/afy169
10. Valente M. Magalhães MAZ. Alexandre TS. Manual de Recomendações para diagnóstico e tratamento da sarcopenia no Brasil. Sociedade Brasileira de Geriatria e Gerontologia

11. Xue QL, Tian J, Walston JD, Chaves PHM, Newman AB, Bandeen-Roche K. Discrepancy in Frailty Identification: Move Beyond Predictive Validity. J Gerontol A Biol Sci Med Sci. 2020 Jan 20;75(2):387-393. doi: 10.1093/gerona/glz052. PMID: 30789645; PMCID: PMC7176056.
12. Rockwood K, Mitnitski A. Frailty defined by deficit accumulation and geriatric medicine defined by frailty. Clin Geriatr Med. 2011;27:17-26.
13. Rodrigues MK, Nunes RI, Vasconcelos GSDJ, Pinto JMS, Oliveira MF. Clinical Frailty Scale: Translation and Cultural Adaptation into the Brazilian Portuguese Language. J Frailty Aging. 2021;10(1):38-43. doi: 10.14283/jfa.2020.7. PMID: 33331620.
14. Morley JE, Malmstrom TK, Miller DK. A simple frailty questionnaire (FRAIL) predicts outcomes in middle aged African Americans. J Nutr Health Aging 2012; 16:601.
15. Podsiadlo D, Richardson S. The timed "Up & Go": a test of basic functional mobility for frail elderly persons. J Am Geriatr Soc. 1991;39(2):142-148.
16. Pahor M, Guralnik JM, Ambrosius WT, Blair S, Bonds DE, Church TS et al. Effect of structured physical activity on prevention of major mobility disability in older adults: the LIFE study randomized clinical trial. JAMA. 2014; 311(23):2387-96.
17. Morley JE, Argiles JM, Evans WJ, Bhasin S, Cella D, Deutz NE et al. Nutritional recommendations for the management of sarcopenia. J Am Med Dir Assoc. 2010; 11(6):391-6.
18. Visser M, Deeg DJ, Lips P; Longitudinal Aging Study Amsterdam. Low vitamin D and high parathyroid hormone levels as determinants of loss of muscle strength and muscle mass (sarcopenia): the Longitudinal Aging Study Amsterdam. J Clin Endocrinol Metab. 2003 Dec;88(12):5766-72.
19. Ensrud KE, Blackwell TL, Cauley JA, Cummings SR, Barrett-Connor E, Dam TT et al. Osteoporotic Fractures in Men Study Group. Circulating 25-hydroxyvitamin D levels and frailty in older men: the osteoporotic fractures in men study. J Am Geriatr Soc. 2011 Jan;59(1):101-6.
20. Valente M. Sarcopenia. In: Freitas EV. Tratado de geriatria e gerontologia/Freitas EV, Ligia PY. – 4. ed. – [Reimpr.]. – Rio de Janeiro: Guanabara Koogan, 2017.
21. Fairhall N, Langron C, Sherrington C, Lord SR et al. Treating frailty – a practical guide. BMC Medicine. 2011; 9:83.

29

Emergências Paliativas no Domicílio

Ana Flavia Azevedo Querichelli
Claudia Luci dos Santos Inhaia

Introdução

Pacientes sob cuidados paliativos podem enfrentar intercorrências graves que exigem manejo rápido para alívio do sofrimento e muitas vezes, para prolongamento de tempo de vida também. Aproximadamente 3% a 10% de todas as intercorrências de pacientes em cuidados paliativos fora do hospital são definidas como emergências paliativas.[1,2]

A antecipação e gestão adequada dessas situações em domicílio é essencial para melhorar a qualidade de vida dos pacientes e fornecer suporte emocional e prático aos cuidadores,[1,2] assim como, para reduzir idas ao pronto-socorro e internações, não apenas sofridas, mas também, muitas vezes, indesejadas pelos pacientes.

Como estruturar o atendimento às emergências paliativas em domicílio

Gerenciar emergências paliativas no domicílio requer um plano de cuidados antecipado, um canal de comunicação eficaz e a disponibilidade de estratégias, equipamentos e medicamentos essenciais para evitar hospitalizações desnecessárias e proporcionar alívio rápido dos sintomas[3] (consulte o Capítulo 11).

Além disso, a integração de equipes de atenção primária, pré-hospitalares e hospitalares, favorecendo um cuidado integrado, é crucial para o sucesso da condução dessas situações.[4,5]

- Antecipar situações típicas da trajetória de doença: é de suma importância que familiares e cuidadores do paciente sejam instruídos com relação às situações de risco que podem ocorrer na evolução esperada de cada paciente, sendo capacitados para colocar em práticas estratégias farmacológicas e não farmacológicas, por exemplo, paciente com câncer de pâncreas frequentemente evolui com vômitos, assim, medicamentos antieméticos e orientações sobre posicionamento e alimentação já devem estar previstas.

- Estruturar um canal de comunicação entre equipe, pacientes e familiares: o diagnóstico precoce e manejo à distância são desafiadores e cada serviço deve organizar o canal de comunicação conforme seus recursos locais.[6] Com possibilidades, como:
  - Comunicação preemptiva via receitas e tabelas de medicamentos sintomáticos (Tabela 29.1).
  - Canal de contato telefônico disponível, preferencialmente 24 horas por dia.
  - Canais digitais para relatar sintomas antecipando emergências.[6,7]
  - Relatórios descritivos e planos de cuidados para manejo pelo SAMU, UPAs ou Pronto Atendimentos.
- Desenhar estratégias de resposta rápida: a disponibilidade de equipe para visitas domiciliares rápidas com capacidade de medicar, inclusive por via parenteral, é fundamental para o adequado manejo domiciliar de sintomas desconfortáveis.
- Viabilizar o adequado tratamento das emergências em domicílio: disponibilizar para as equipes de resposta rápida as medicações comumente necessárias

Tabela 29.1. Modelo de tabela de medicamentos preemptivos

Para que serve	Nome do medicamento	Dose recomendada	Como utilizar
Tratamento de cólicas	Escopolamina gotas	40 gotas por boca	Tomar via oral, pode repetir de 4/4 horas
Tratamento de dor leve ou febre	Dipirona gotas (500 mg/mL)	40 gotas por boca	Tomar via oral, pode repetir de 4/4 horas
Tratamento de dor forte ou falta de ar	Morfina gotas (10 mg/mL) receita amarela	16 gotas por boca	Tomar via oral, pode repetir de 2/2 horas
Tratamento de náuseas e vômitos	Metoclopramida gotas (10 mg/mL)	40 gotas por boca	Tomar via oral com água, pode repetir de 8/8 horas
	Ondansetrona comprimido (8 mg)	1 comprimido por boca	Tomar via oral com água, pode repetir de 8/8 horas
Tratamento de ansiedade	Clonazepam gotas (2,5 mg/mL) receita azul	3 gotas por boca	Tomar por via oral, pode repetir de 4/4 horas
Agitação ou náuseas que não passam	Haloperidol gotas (5 mg/mL)	4 gotas por boca	Tomar por via oral, pode repetir de 8/8 horas
Constipação	Macrogol Lactulose Bisacodil	1 sache 10-20 mL 10 mg (2 cp)	Tomar via oral 2 a 3 ×/dia Tomar via oral 2 a 3 ×/dia Tomar via oral 1 a 3 ×/dia

Fonte: Elaborada pelas autoras.

para o manejo de emergências paliativas em domicílio, tanto por via oral quanto por via parenteral (Tabela 29.2).

- Desenhar o plano de ação para quando tudo falhar: prever o que fazer caso o planejado não funcione, qual rede de apoio acionar (vizinhos, familiares), como se deslocar e para onde ir.

Tabela 29.2. Medicações parenterais para tratamento de emergências paliativas

Nome do medicamento	Indicação	Dose recomendada	Via de administração
Escopolamina ampola (20 mg/mL)	Sialorreia, dor tipo cólica, SOIM*	20 mg 6/6 horas, até 240 mg ao dia	EV* ou HDC*
Dipirona ampola (500 mg/mL)	Dor ou febre	1 a 2 g 6/6 horas	EV ou HDC
Morfina ampola (10 mg/mL)	Dor ou dispneia	Dose inicial para virgens de opioide 2 mg, para usuários depende da dose em uso	EV ou HDC
Metoclopramida ampola (10 mg/mL)	Náuseas, vômitos, plenitude gástrica, soluços	Dose inicial 10 mg 8/8 horas até 100 mg/d podendo ser em BIC	EV ou HDC
Ondansetrona 2 mg/mL (ampolas de 2 e 4 mL)	Náuseas e vômitos	Dose inicial 4 mg 3 ×/dia chegando a 24 mg ao dia	EV ou HDC
Midazolam ampola (5 mg/mL)	Ansiedade, sedação paliativa	Dose inicial 2-3 mg, manutenção *bolus* 4-6 horas ou em BIC	EV ou HDC
Haloperidol ampola (5 mg/mL)	*Delirium* ou náuseas refratárias e na SOIM	Para náuseas: dose inicial 0,5 a 1,5 mg ao dormir até 10 mg ao dia Para a *delirium*: dose inicial 0,5 a 1,5 mg, 2/2 horas após titulação manter 8/8 horas	HDC (uso EV apenas dentro de protocolos de uso *off label*)
Clorpromazina ampola (5 mg/mL)	Náuseas e vômitos refratários *Delirium* (efeito mais sedativo desejável)	12,5 a 25 mg *bolus*, podendo repetir cada 8 a 12 horas	HDC (uso EV apenas dentro de protocolos de uso *off label*)
Dexametasona ampola (4 mg/mL)	Dor, náuseas, SOIM, HIC	4 a 16 mg ao dia	EV ou HDC (acesso único)
Clister glicerinado	Constipação intestinal	1 frasco de 500 mL	VR*

SOIM: síndrome de obstrução intestinal maligna; EV: endovenoso; HIC: hipertensão intracraniana; HDC: hipodermóclise – consultar tabela de compatibilidade; VR: via retal; BIC: bomba de infusão contínua.

Fonte: Adaptada de Twycross RG, Wilcock Andrew, Howard Paul. PCF5: palliative care formulary. 847 p.[8]

Emergências paliativas mais comuns e seu manejo

Hemorragias

As hemorragias, em especial aquelas com exteriorização, representam eventos críticos nas emergências paliativas, causando grande angústia e desestabilização tanto para o paciente quanto para seus cuidadores. Estima-se que 2,25% dos pacientes em cuidados paliativos domiciliares tenham quadros hemorrágicos,[9] número que pode chegar a até 20% em pacientes com câncer avançado[10] e a 74% em pacientes com câncer de cabeça e pescoço em último mês de vida,[11] esses últimos considerando todos os ambientes de cuidado.

Tratamento

No manejo inicial do paciente com sangramento deveremos estar atentos para as consequências desse sangramento tratando sintomas desconfortáveis associados e buscando prevenir complicações adicionais. Sangramentos digestivos altos, do trato respiratório e de cabeça e pescoço devem ser conduzidos com posicionamento em decúbito elevado ou lateralizado, evitando a hiperextensão do pescoço, arejar o ambiente e colocar ventilador perto do rosto do paciente também pode ajudar na sensação de falta de ar que pode estar associada. A sensação de mal-estar relacionada à hipotensão costuma melhorar com o decúbito dorsal, sendo a elevação dos membros inferiores feita apenas em casos em que essa postura seja bem tolerada e o risco de broncoaspiração negligenciável. Além disso, é necessário identificar e suspender medicamentos como anticoagulantes, antiplaquetários ou anti-inflamatórios não esteroides (AINEs).

O manejo adicional dos sangramentos irá variar de acordo com o sítio de origem:

- Sangramento de trato gastrointestinal (TGI): identificar e tratar sintomas desconfortáveis comumente associados a sangramento digestivo alto como dor (dipirona ou morfina), ansiedade (clonazepam ou midazolam), e as náuseas e vômitos (metoclopramida, haloperidol e clorpromazina),[12] para doses consultar Tabelas 29.1 e 29.2. Utilizar inibidores de bomba de prótons (IBPs) (Omeprazol 40 mg a 80 mg ao dia) por via oral, mas se acessível e possível, preferência será dada para a via parenteral. Sucralfato oral (1 g 4 ×/dia), também poderá ser utilizado.[12] O ácido tranexâmico 500 a 1.000 mg VO 4 ×/dia poderá ser utilizado para auxiliar no controle do sangramento digestivo baixo,[12] não havendo evidências para seu uso no sangramento alto,[13] devendo ser evitado quando concomitância de sangramento vesical, frente ao risco de formação de coágulos intravesicais e obstrução uretral.[12]
- Sangramentos de tumores de cabeça e pescoço: podem ser manejados com uso de ácido tranexâmico e com curativos compressivos, sendo o tratamento de infecções associadas em geral contribui para o melhor controle do sangramento.
- Sangramentos de trato respiratório (hemoptise): em geral são autolimitados, eventos recorrentes ou de maior volume poderão ser manejados com ácido tranexâmico 1 g 4 ×/dia, havendo relatos do benefício do uso dessa medicação também por via inalatória.[14]
- Sangramentos vesicais: quando abundantes devem ser manejados com a passagem de sonda vesical de três vias com irrigação contínua da bexiga com SF gelado,[15] se quadro refratário considerar transferência para tratamento direcionado a causa (radioterapia, terapias endoscópicas) ou medidas exclusivas de conforto.

- Sangramentos de colo uterino: secundários a neoplasia avançada podem ser manejados com a colocação de tampões de gaze embebida em vaselina, Dersani® ou outro agente (como um creme vaginal). Quando recorrente, solução de Monsel e ácido tranexâmico ampolas também podem embeber o tampão e auxiliar no controle tópico do sangramento.[15,16] Adrenalina deve ser utilizada com cuidado pelo risco de necrose por vasoconstrição. Além do manejo local, o uso oral ou parenteral de ácido tranexâmico pode auxiliar.[15]
- Sangramentos de feridas tumorais: podem ser manejados com coberturas específicas sendo a indicação de curativos com alginato. Além disso, curativos com ácido tranexâmico e adrenalina poderão ser necessários em situações refratárias.[15]
- Sangramento massivo: essas situações são muito angustiantes e demandam antecipação para adequado manejo, a disponibilidade de luvas, lençóis escuros pretos, vermelhos ou verdes para reduzir a visibilidade do sangue,[12] assim como, o posicionamento confortável para facilitar a respiração e a drenagem do sangue para longe das vias aéreas, e a aplicação de pressão direta podem minimizar bastante a angústia da impotência e do impacto da cena sobre os envolvidos. Nessas circunstâncias estaria indicada sedação rápida para minimizar o impacto sobre o paciente, porém, em domicílio, sem um acesso parenteral rápido, e o acompanhamento de profissionais de enfermagem disponíveis esse manejo (em geral com uso de midazolam) é bastante desafiador. Alternativas como uso de fenobarbital ou diazepam por via retal para sedação paliativa em ambiente domiciliar[17] não foram estudadas nesse cenário, mas poderiam representar uma alternativa.

Convulsões

Convulsões em pacientes sob cuidados paliativos ocorrem em 10% a 15% dos pacientes com necessidades paliativas devido a tumores cerebrais e outras condições.[10,18] Uma forma grave de apresentação das convulsões é o ***status epilepticus*** **(SE)** é "uma condição caracterizada por uma crise epiléptica suficientemente prolongada ou repetida em intervalos suficientemente curtos, de modo a produzir uma condição epiléptica invariável e duradoura". O SE está associado a altas taxas de morbidade e mortalidade e pode ser convulsivo ou não convulsivo.[19]

Tratamento

Como estratégias não farmacológicas devemos preparar a família e cuidadores para que garantam a segurança do paciente, provendo um ambiente seguro, afastando objetos que possam causar lesões e lateralizando o paciente para manter as vias aéreas abertas, e reduzir o risco de bronca aspiração.

Como a maioria das crises epilépticas se resolve sozinha, não é necessário aplicar tratamento anticonvulsivo agudo durante ou após cada crise, devendo esse ser feito para pacientes com crises que duram mais que 5 minutos, em *status epilepticus* ou com convulsões que se repetem em intervalo de tempo reduzido.[18]

A primeira linha de tratamento (0-10 min) deve ser a administração de benzodiazepínicos e no cenário da atenção domiciliar Diazepam e midazolam serão as drogas de indicação.[18] Midazolam 10 mg poderá ser utilizado pela via transmucosa oral, intranasal (não disponíveis no Brasil) ou subcutânea para controle rápido das convulsões.[8,12] No domicílio, a disponibilidade de seringas de 1 mL com agulhas hipodérmicas aspiradas e prontas para aplicação SC podem, em teoria, também ser uma alternativa para o uso do midazolam. Diazepam na dose de 10 mg em apresentações como gel de aplicação retal (não disponível no Brasil)[12,18] ou manipulado em forma de supositório pode ser uma alternativa para o manejo domiciliar das crises convulsivas (CC).

Sintomas associados especialmente quando as CC ocorrem no cenário de hipertensão intracraniana (HIC) são cefaleia e vômitos que poderão se beneficiar do uso de corticoides como dexametasona na dose de 12 a 24 mg ao dia. Crises refratárias, particularmente em últimos dias de vida, podem requerer sedação paliativa para controle,[19] nessas circunstâncias, o controle agudo das CC deve ser seguido da manutenção de midazolam em infusão contínua (20 mg em 24 horas). Em CC de difícil controle a sedação pode requerer o uso de fenobarbital (100 mg como dose de ataque seguido por 200 mg ao dia), ambos por via venosa ou por hipodermóclise.[12]

Atenção deve ser dada para a perda da via oral, comum em pacientes em fase final de vida que estão em uso crônico de anticonvulsivantes (AC), fato que pode precipitar a ocorrência de convulsões.[19] Na assistência domiciliar essa rotação da via de administração dos AC pode ser desafiadora, especialmente no cenário da saúde pública. Se condições financeiras e via retal acessíveis, as famílias devem ser incentivadas a manipular e utilizar AC como fenobarbital, carbamazepina, ácido valpróico, lamotrigina e topiramato por via retal.[18] Se essa via não for acessível e o uso injetável não estiver disponível, a passagem de SNE para administração das medicações pode ser melhor tolerado e custo efetivo do que a internação.

Síndrome da veia cava superior

A síndrome da veia cava superior (SVCS) é uma emergência médica relacionada predominantemente a neoplasias malignas (90%). Os cânceres mais comumente associados são o câncer de pulmão não pequenas células (22%-57%), o de pequenas células (10%-39%),[20] e os linfomas. Quando a SVCS se instala lentamente os sintomas podem incluir edema no pescoço, tronco e rosto, tosse, disfagia, rouquidão, dor de cabeça ou sensação de pressão ao se curvar ou deitar, dor torácica, assim como, surgimento ou piora da dispnéia.[12,21] Quando o início é agudo ainda podem ocorrer tontura e início súbito de falta de ar. Raramente, pode ocorrer estado de obnubilação devido ao edema cerebral.[12]

Os achados no exame físico incluem dilatação das veias da face anterior do tórax e do pescoço, edema em face, porção superior do tórax e braço, taquipneia, cianose, síndrome de Horner, paralisia das cordas vocais.[12,20,21]

Tratamento

Medidas não farmacológicas incluem o uso de oxigênio suplementar para os pacientes dispneicos e hipoxêmicos. Além disso, deve-se posicionar o paciente com a cabeceira da cama elevada a 30°. A terapia medicamentosa inclui o uso de dexametasona (16 mg/dia) que pode reduzir o edema, opioides para o alívio da falta de ar ou dor de cabeça, benzodiazepínicos para tratamento de ansiedade e redução do risco de convulsões, assim como, para sedação em casos de obstrução aguda da via aérea.[12]

Além do manejo sintomático deve-se avaliar a indicação de transferência para ambiente hospitalar para tratamentos com radioterapia ou colocação de stent no vaso ocluído.[12]

Compressão medular

A compressão medular é uma emergência oncológica, e deve ser sempre considerada em pacientes oncológicos com dor nas costas. Os cânceres de pulmão, mama e próstata são os tumores mais frequentemente envolvidos. Aproximadamente 70% dos casos ocorrem na coluna torácica, 20% na coluna lombar e 10% na coluna cervical.[10]

A evolução costuma ser insidiosa e o sintoma mais comumente apresentado é a dor que pode anteceder em meses os déficits neurológicos, essa dor é em geral bem localizada, pior no período noturno, em decúbito dorsal, e pode ser exacerbada por tosse, flexão ou espirros.[12] Em fases mais avançadas ocorrerão déficits motores e sensoriais, retenção urinária e evacuatória, assim como, disfunções sexuais.[21] Início súbito de sintomas com perda do movimento dos membros inferiores sugere infarto medular.[22]

O exame físico pode ser normal ou revelar agravamento da dor na mobilização do membro inferior sobre o quadril com a perna estendida, assim como, a delimitação de nível sensitivo nível sensitivo com picada agulha.[12]

Se o prognóstico for de semanas a meses e as condições clínicas permitirem, investigações e tratamento devem ser iniciados urgentemente para preservar o máximo de função possível, considerar sempre a transferência hospitalar para investigação de imagem preferencialmente com ressonância nuclear magnética.

Após o quadro instalado e tempo e se indicados, tratamentos de descompressão terão maior chance de resultado funcional se realizados dentro das primeiras 24 horas.[23]

Tratamento

O tratamento inicial deve sempre ser dexametasona na dose de ataque de 10 mg seguida por 8 mg ao dia para controle de sintomas,[12] ou, de 16 mg ao dia.[22,24] Os quadros dolorosos podem ser desafiadores e está recomendado uso combinado de analgésicos simples (dipirona), opioides (morfina) e adjuvantes como gabapentina (doses de 900 a 3.600 mg ao dia).[22,24] Atenção para cateterização vesical intermitente ou de longa permanência para evitar distensão desconfortável de globo vesical, e também para a manutenção de hábito intestinal regular, o que frequentemente requererá a realização de clisteres retais periódicos.[12]

A prevenção da recorrência deve incluir manejo postura e fisioterapia, assim como, a consideração do uso de bisfosfonatos ou denosumab.[24]

Hipercalcemia maligna

A hipercalcemia maligna é uma emergência metabólica comum em pacientes com câncer, ocorrendo em aproximadamente 10%-30% dos pacientes com câncer durante o curso da doença, sendo cânceres de mama, pulmão e mieloma múltiplo as causas mais comuns de hipercalcemia maligna.[25] A hipercalcemia é um indicador de mau prognóstico, com a mediana de sobrevida de aproximadamente três a quatro meses após o diagnóstico.[10] Se não tratada pode levar a morte por insuficiência renal e alterações do ritmo cardíaco.

A apresentação clínica é de fadiga, confusão mental, sonolência, *delirium* hipoativo, podendo chegar a rebaixamento de nível de consciência (RNC), dor, prurido, fraqueza muscular, anorexia, náuseas e vômitos, constipação. Formas subagudas podem também se apresentar com calculose renal de repetição.[22] No exame físico deve-se estar atento para a desidratação e a presença de fecaloma.

A hipercalcemia pode se dividir de acordo com o nível sérico de cálcio (Tabela 29.3).

Tabela 29.3. Classificação de hipercalcemia

Hipercalcemia	Valor de cálcio
Leve	10,5 mg/dL – 11,9 mg/dL
Moderada	2,0 mg/dL – 13,9 mg/dL
Grave	≥ 14,0 mg/dL
Atenção para correção do cálcio pela albumina (Ca corrigido = Ca medido + (40-albumina) × 0,02).	

Fonte: Elaborada pelas autoras.[22]

Tratamento

A hipercalcemia em si não traz desconforto e provavelmente faça parte das alterações metabólicas não diagnosticadas de diversos pacientes em fase final de vida que se apresentam com *delirium* hipoativo, não demandando nessas circunstâncias manejo específico.

Para pacientes com prognóstico de semanas a meses de sobrevida incluir:

- Hidratação preferencialmente parenteral (EV ou por HDC) nas formas moderada e grave.[22,26] A maioria dos pacientes com hipercalcemia grave apresenta depleção de volume intravascular importante, o que exacerba a hipercalcemia, devido à redução de depuração renal de cálcio. Portanto, antes de outras medidas, deve-se instituir expansão volêmica com solução salina isotônica por 24 a 48 horas para corrigi-la. A taxa de infusão depende de várias fatores, como idade do paciente, comorbidades associadas (principalmente doenças cardíacas ou renais subjacentes). Na ausência de edema, pode-se iniciar com 200 a 300 mL/hora, ajustada para manter débito urinário em 100 a 150 mL/hora.[26]
- Aplicação de bisfosfonatos: Pamidronato (60-90 mg EV em 2-4 horas) ou ácido zoledrônico (4 mg EV em 15 minutos).[22] O ácido zoledrônico mostrou maior

efetividade na reversão de hipercalcemia maligna. Atenção para função renal, creatinina acima de 4,5 contraindica o uso de bisfosfonato e alternativas como calcitonina, denosumabe ou mesmo hemodiálise, considerando a proporcionalidade do cuidado e desejos do paciente, devem ser propostas.[26]

No caso de pacientes portadores de cardiopatias e nefropatias, a hidratação deve ser criteriosa e cuidadosa, podendo-se indicar o uso de diurético de alça (após a reposição volêmica) para prevenir sobrecarga de líquidos,[26] apesar do uso rotineiro de furosemida não está indicado.[22] Da mesma forma os corticosteroides, deverão ser reservados para pacientes com neoplasias hematológicas como linfomas e mieloma múltiplo.[22]

Obstrução intestinal maligna

Na definição simples e objetiva de Mercadante, obstrução intestinal (OI) é a ausência ou redução do progresso do fluxo do conteúdo gástrico e intestinal, através do trato gastrointestinal, e quando essa obstrução for provocada por câncer, é chamada de obstrução intestinal maligna (OIM).[27] A OIM é uma complicação comum e grave relacionada ao câncer (especialmente ginecológicos, gástrico e colorretais)[27,28] e representa sinal de mal prognóstico especialmente quando não passível de tratamento cirúrgico, e, quando acomete múltiplos pontos do intestino. A sobrevida esperada após a apresentação é de 3 a 8 meses (incluindo cirúrgicos) e 4 a 5 semanas (para os não elegíveis para tratamento cirúrgico).[29]

Trata-se de quadro de instalação, na maioria das vezes indolente, que se beneficia de identificação precoce.[30] As características clínicas dependerão da altura da obstrução e estão resumidas na Tabela 29.4. A história clínica e exame físico com toque retal, costumam ser suficientes para o diagnóstico sendo o RX o exame complementar que poderá ser feito em domicílio.

Tabela 29.4. Comparação entre quadro clínicos das obstruções intestinais proximais (estômago, porções proximais de intestino delgado) e distais (cólons, sigmoide e reto)

Nível da obstrução	Proximal	Distal
Início dos sintomas	Súbito	Gradual e progressivo
Náuseas e vômitos	Náuseas precoces e vômitos biliosos, sem mau cheiro, pós-alimentares, em grandes volumes Podem ocorrer alcalose metabólica e hipocalemia Alívio temporário após o vômito	Náusea persistente e vômitos tardios Em geral fecaloides Sem alívio da náusea após o vômito Não relacionados com a alimentação
Dor em cólica	Intensa, precoce, periumbilical, intervalos curtos	Tardia, mal localizada, longos intervalos
Distensão abdominal	Geralmente ausente	Presente e mais acentuada
Ruídos hidroaéreos	Normalmente presentes	Geralmente hipoativos ou ausentes
Evacuações	Parada tardia	Parada precoce
Dor contínua	Relacionada a presença do tumor, infiltração neural e distensão de alças com isquemia de parede	
Boca seca	Relacionada principalmente ao uso de drogas com efeito anticolinérgico, desidratação, candidíase oral e cuidados inadequados com a boca	

Fonte: Adaptada de Boland JW BE. Malignant Bowel Obstruction. In: Cherny NI, Fallon MT, Kaasa S, Portenoy RK, Currow DC, editors. Oxford Textbook of Palliative Medicine. 6th ed. Oxford: Oxford University Press; 2021. p. 904–15.

Tratamento

O tratamento da OIM poderá incluir cirurgias (desvio de trânsito com confecção de estomas, by-pass e ressecção), colocação de *stents*, descompressão por sonda nasogastrica (SNG) ou gastrostomia (GTT) descompressiva e deverá sempre incluir o manejo de sintomas desconfortáveis.[27] Trata-se de uma das condições clínicas onde os cuidados paliativos e a intervenção de alta complexidade mais convivem.

O tratamento da OIM necessitará uso de medicamentos antieméticos, analgésicos, glicocorticoides e antissecretores, sendo o objetivo favorecer a recuperação do trânsito intestinal, controle de náuseas, vômitos e dor, mantendo ingestão mínima de alimentos, favorecendo a não introdução ou retirada de SNG.

Nos quadros de obstrução incompleta ou suboclusão, o objetivo do tratamento é controlar os sintomas e buscar favorecer o retorno do trânsito intestinal, a metoclopramida com seu efeito antiemético e pró cinético é a medicação de escolha nesse cenário, outros antieméticos o haloperidol (antagonistas dopaminérgicos) e a ondansetrona (antagonistas serotoninérgicos 5Ht3) estarão mais indicados na OIM completa ou em náuseas de difícil manejo. A dexametasona tem o benefício do efeito antiemético e anti-inflamatório favorecendo o retorno do trânsito intestinal. Os laxantes osmóticos e emolientes (docusato), assim como supositórios poderão ser usados com parcimônia, sendo que enemas devem ser evitados e reservados para uso em situações especiais.[27,31]

Quando se suspeita de obstrução intestinal completa, os laxativos devem ser descontinuados e os procinéticos deverão dar lugar ao uso de anti-secretivos, sendo nessa fase o controle da náusea feito preferencialmente com uso de haloperidol. A escopolamina (20 mg SC ou EV 4 ×/dia) é a primeira escolha como anti-secretivos por seu baixo custo e ampla acessibilidade, porém, evidências mostram superioridade no uso octreotida por via SC no controle dos vômitos do que a escopolamina, porém seu alto custo e baixa disponibilidade tornam seu uso limitado em ambiente domiciliar.[27,28,31]

O controle da dor deve ser prioridade tanto na OIM completa quanto na incompleta. Dipirona e escopolamina ajudarão no controle de dor fraca e tipo cólica, já a morfina (gotas sublinguais, via retal ou parenteral) será necessária no manejo de dores fortes. O fentanil transdérmico deve ser considerado, tanto pela sua facilidade de uso como por um perfil de impacto sobre o trânsito intestinal menor do que a morfina,[29] sendo seu uso limitado pelo custo e acessibilidade, o mesmo se aplicando a buprenorfina.

A SNG aberta é recurso bastante efetivo para o controle de sintomas de forma rápida e segura em domicílio, no entanto, para pacientes com prognóstico de sobrevida de semanas a meses e que não apresentam recuperação do trânsito intestinal pode ser motivo de sofrimento, se mesmo com terapia otimizada os vômitos não puderem ser controlados ou mantidos em número tolerável pelo paciente, a troca da SNG por uma gastrostomia descompressiva deve ser avaliada.

A colocação de coberturas na sonda de forma a minimizar a visualização do conteúdo ingerido sendo drenado, em nossa prática parece trazer conforto, além disso, o uso de saches de carvão ativado nos frascos coletores ajuda a controlar o odor em pacientes com drenagem de conteúdo fecaloide.

A nutrição dos pacientes completamente obstruídos é um dos pontos mais sensíveis do manejo da OIM. O uso de nutrição de conforto, líquida e pastosa e sem resíduos que possa ser eliminada (se não absorvida) com facilidade pela GTT descompressiva ou pela SNG aberta está indicada para conforto. A hidratação parenteral associada estará indicada enquanto a qualidade de vida possível seja digna para a pessoa em tratamento, não devendo ser mantida em últimos dias de vida ou processo ativo. O uso de nutrição parenteral total (NPT) em pacientes com OIM inoperável é controverso, e pouco acessível para uso em domicílio devendo seu uso ser extremamente criterioso e individualizado (Tabela 29.5).[29]

Tabela 29.5. Sugestão de prescrição para OIM

Medicação	Posologia e orientações
Haloperidol	2 mg, 8/8 horas (VO, EV ou HDC)
Ondansetrona	8 mg, 8/8 horas (VO, EV ou HDC)
Dexametasona	4-16 mg/dia (VO, EV ou HDC)
Escopolamina	20 mg de 8/8 horas ou 6/6 horas (VO, EV ou HDC)
Morfina	Dose inicial de 5 mg 4/4 horas podendo ser titulada conforme dor (VO, EV ou HDC)
Suboclusão	Metoclopramida 10 mg, 8/8 horas (VO, EV ou HDC) Laxativo osmótico e emoliente e/ou supositório podem ser usados com parcimônia

Fonte: Elaborada pelos autores.

Eventos tromboembólicos

Os eventos tromboembólicos (ETE) representam uma complicação significativa em pacientes com doenças avançadas, frequentemente ocorrendo devido à hipercoagulabilidade associada ao câncer. Esses eventos incluem trombose venosa profunda (TVP) e embolia pulmonar (EP), ambos potencialmente fatais se não manejados adequadamente. A taxa de recorrência de ETE em pacientes com câncer é cerca de três vezes maior do que na população geral, e os ETEs são responsáveis por até 15% das mortes em pacientes com câncer. A incidência de EP é particularmente alta em pacientes com câncer pancreático, gástrico, pulmonar e cerebral.[10]

■ Tratamento

Tabela 29.6. Medicamentos indicados para tratamento de eventos tromboembólicos em cuidados paliativos

Medicação	Posologia e orientações
Heparina de baixo peso molecular (HBPM)	Enoxaparina 1 mg/kg, por via subcutânea, 2 ×/dia, ou dose ajustada conforme orientação médica
Varfarina	Uso ajustado com monitoramento de INR para manter níveis terapêuticos
DOACs	Preferência pela apixabana 5 mg, 2 ×/dia ou rivaroxabana
Oxigenoterapia	Para pacientes com EP hipoxêmicos o uso do oxigênio pode aliviar a dispneia
Opioides	A morfina é o opioide de escolha para o manejo de dor relacionada a trombose (especialmente quando isquemia por obstruções arteriais) e dispneia nos casos de TEP

Fonte: Elaborada pelos autores.[31]

Conclusão

O preparo das equipes de saúde para o manejo de emergências paliativas no domicílio é componente crucial de uma linha de assistência em cuidados paliativos que contemple a permanência em casa de pacientes com doenças graves, especialmente em fase final de vida.

Esse atendimento exige preparação adequada dos cuidadores e dos profissionais de saúde, antecipação dos eventos e disponibilidade de estratégias de reação rápida e efetiva tanto pelas pessoas diretamente relacionadas ao cuidado, quanto pelos serviços de saúde. Estar preparado é a máxima que deve ser seguida, e para tanto são necessárias discussões transparentes sobre o plano de cuidados, de forma a construí-lo com o que faz sentido e é possível para paciente e familiares.

Referências

1. Wiese C. Palliative care in out-of-hospital medical emergencies and emergency departments. Palliat Med. 2018 Oct 1;32(9):1441–2.
2. Schrijvers D. Emergencies in palliative care. Eur J Cancer. 2011 Sep;47(SUPPL. 3).
3. Siegel M, Bigelow S. Palliative Care Symptom Management in The Emergency Department: The ABC's of Symptom Management for The Emergency Physician. Journal of Emergency Medicine. 2018 Jan 1;54(1):25–32.
4. Boaventura JR, Pessalacia JDR, Ribeiro AA, de Souza FB, da Silva Neto PK, Marinho MR. Palliative care in the pre-hospital service in Brazil: experiences of health professionals. BMC Palliat Care. 2022 Dec 4;21(1):4.
5. Ministério da Saúde Brasil. Política nacional de Cuidados Paliativos. Portaria GM/MS No 3.681, de 7 de maio de 2024.
6. Mao S, Liu L, Miao C, Wang T, Chen Y, Jiang Z, et al. Electronic symptom monitoring for home-based palliative care: A systematic review. Palliat Med. 2024 Jun 4.
7. Consolo L, Colombo S, Basile I, Rusconi D, Campa T, Caraceni A, et al. Barriers and facilitators of electronic patient-reported outcome measures (e-PROMs) for patients in home palliative cancer care: a qualitative study of healthcare professionals' perceptions. BMC Palliat Care. 2023 Dec 1;22(1).
8. Twycross RG, Wilcock Andrew, Howard Paul. PCF5 : palliative care formulary. 847 p.
9. Mercadante S, Casuccio A, Fulfaro F. The Course of Symptom Frequency and Intensity in Advanced Cancer Patients Followed at Home. J Pain Symptom Manage. 2000 Aug;20(2):104–12.
10. NHS Scotland. Scottish Palliative Care Guidelines - Emergencies. 2019.
11. Shuman AG, Yang Y, Taylor JMG, Prince ME. End-of-Life Care among Head and Neck Cancer Patients. Otolaryngology–Head and Neck Surgery. 2011 May 10;144(5):733–9.
12. Currow D, CK, & KP. Emergencies in Supportive and Palliative Care . 2nd ed. Oxford: Oxford University Press.; 2020.
13. Roberts I, Shakur-Still H, Afolabi A, Akere A, Arribas M, Brenner A, et al. Effects of a high-dose 24-h infusion of tranexamic acid on death and thromboembolic events in patients with acute gastrointestinal bleeding (HALT-IT): an international randomised, double-blind, placebo-controlled trial. The Lancet. 2020 Jun;395(10241):1927–36.
14. Wand O, Guber E, Guber A, Epstein Shochet G, Israeli-Shani L, Shitrit D. Inhaled Tranexamic Acid for Hemoptysis Treatment: A Randomized Controlled Trial. Chest. 2018 Dec 1;154(6):1379–84.
15. Sood R, Mancinetti M, Betticher D, Cantin B, Ebneter A. Management of bleeding in palliative care patients in the general internal medicine ward: a systematic review. Vol. 50, Annals of Medicine and Surgery. Elsevier Ltd; 2020. p. 14–23.

16. Eleje GU, Eke AC, Igberase GO, Igwegbe AO, Eleje LI. Palliative interventions for controlling vaginal bleeding in advanced cervical cancer. Vol. 2019, Cochrane Database of Systematic Reviews. John Wiley and Sons Ltd; 2019.
17. Newcomer K, Merkelz K, Tatum P, Dalton H. Palliative Sedation in the Home Setting #451. J Palliat Med. 2023 Feb 1;26(2):299–300.
18. Grönheit W, Popkirov S, Wehner T, Schlegel U, Wellmer J. Practical management of epileptic seizures and status epilepticus in adult palliative care patients. Vol. 9, Frontiers in Neurology. Frontiers Media S.A.; 2018.
19. León Ruiz M, Rodríguez Sarasa ML, Sanjuán Rodríguez L, Pérez Nieves MT, Ibáñez Estéllez F, Arce Arce S, et al. Guidelines for seizure management in palliative care: proposal for an updated clinical practice model based on a systematic literature review. Neurología (English Edition). 2018 Nov.
20. Esposito KD, Shariff MA, Freiberg A, Evangelista MaCA. Superior Vena Cava Syndrome: A Palliative Approach to Treatment. Cureus. 2022 Aug 11;
21. Wrede-Seaman LD. Palliative Care Management of Emergent Conditions in Palliative Care. Vol. 28. From Yakima Physicians, Inc; 2001.
22. Gould Rothberg BE, Quest TE, Yeung SJ, Pelosof LC, Gerber DE, Seltzer JA, et al. Oncologic emergencies and urgencies: A comprehensive review. CA Cancer J Clin. 2022 Nov 2;72(6):570–93.
23. Badhiwala JH, Ahuja CS, Fehlings MG. Time is spine: a review of translational advances in spinal cord injury. J Neurosurg Spine. 2019 Jan;30(1):1–18.
24. The National Institute for Health and Care Excellence. Spinal metastases and metastatic spinal cord compression NICE guideline [Internet]. 2023. Available from: www.nice.org.uk/guidance/ng234.
25. Dickens LT, Derman B, Alexander JT. Endocrine Society Hypercalcemia of Malignancy Guidelines. JAMA Oncol. 2023 Mar 1;9(3):430.
26. Shane E, Berenson J. Treatment of hypercalcemia [Internet]. In: UpToDate; [cited 2024 Jul 13]. Available from: https://www.uptodate.com/contents/treatment-of-hypercalcemia?search=hipercalcemia%20de%20malignidade&topicRef=842&source=see_link#H351528836
27. Mercadante S, Bruera E, Shah SM, Chen W. UpToDate - Palliative care of bowel obstruction in cancer patients [Internet]. 2022. Available from: www.uptodate.com
28. Boland JW BE. Malignant Bowel Obstruction. In: Cherny NI, Fallon MT, Kaasa S, Portenoy RK, Currow DC, editors. Oxford Textbook of Palliative Medicine. 6th ed. Oxford: Oxford University Press; 2021. p. 904–15.
29. Tuca A, Guell E, Martinez-Losada E, Codorniu N. Malignant bowel obstruction in advanced cancer patients: Epidemiology, management, and factors influencing spontaneous resolution. Vol. 4, Cancer Management and Research. Dove Medical Press Ltd; 2012. p. 159–69.
30. Madariaga A, Jivraj N, Soberanis Pina P, Somji F, Truong T, Melwani S, et al. Electronic malignant bowel obstruction symptom monitoring smartphone application for patients with gynecologic cancers. International Journal of Gynecologic Cancer. 2024 May 31;ijgc-2024-005490.
31. Madariaga A, Lau J, Ghoshal A, Dzierżanowski T, Larkin P, Sobocki J, et al. MASCC multidisciplinary evidence-based recommendations for the management of malignant bowel obstruction in advanced cancer. Supportive Care in Cancer. 2022 Jun 10;30(6):4711–28.
32. Noble S. Venous thromboembolism and palliative care. Vol. 19, Clinical Medicine. 2019.

30

Uso de Cannabis em Cuidados Paliativos

Bárbara Cristina Barreiros
Renata Maximiano Meiga Charruf

Introdução

A Cannabis é um potente adjuvante no controle de algumas condições de saúde agudas e crônicas. Os componentes fitoativos da planta, os canabinoides, agem através da interface dos sistemas do organismo humano com o sistema endocanabinoide, atuando no humor, tônus motor, coordenação, cognição, dor, metabolismo, funções inflamatórias e gastrointestinais, dentre outras.[1]

De acordo com o Anuário da Cannabis no Brasi,l de 2023, desenvolvido pela Kaya Mind, o número de registros de pacientes foi de 430 mil no total e dentre as patologias mais procuradas estavam: dor, ansiedade, Alzheimer e outras demências, depressão, transtorno do espectro autista, Parkinson, epilepsia, fibromialgia, insônia, cefaleia e cervicalgia.[2]

Classificação e fisiologia

- Cannabis: é um gênero pertencente à família de plantas Cannabaceae, da qual derivam três espécies principais que se diferem nos componentes bioquímicos:
  - Cannabis sativa.
  - Cannabis indica.
  - Cannabis ruderalis.

As plantas do gênero Cannabis possuem mais de quinhentas substâncias de possível interesse medicinal, divididas em três categorias:

- Fitocanabinoides: moléculas encontradas na planta Cannabis que interagem com o sistema endocanabinoide. Os fitocanabinoides, presentes principalmente nos tricomas das flores, são classificados em 11 subclasses, as mais conhecidas e utilizadas para o uso medicinal atualmente são canabidiol (**CBD**), delta-9-THC (**THC**), canabigerol (**CBG**) e canabinol (**CBN**). Os fitocanabinoides têm ação direta sobre os receptores CB1 e CB2.

A maioria dos produtos disponíveis no Brasil para uso contém os fitocanabinoides Δ9-tetraidrocanabinol (Δ9-THC) e Canabidiol (CBD).

O THC é agonista parcial dos receptores CB1 e CB2. Já o CBD é um agonista inverso desses mesmos receptores. Apesar de apresentar uma ligação fraca, o CBD faz uma modulação indireta nesses receptores, influenciando outros receptores no organismo, como os serotoninérgicos, nucleares, canais catiônicos e outros receptores.[3] Por esse motivo, ao competir com o THC na ligação com os receptores canabinoides, a ação do CBD sobressai-se a do THC, reduzindo a ativação desse receptor.

- Terpenos: têm papel importante na modulação dos efeitos terapêuticos da Cannabis.
- Flavonoides: composto responsável pelo sabor característico da Cannabis.
- Efeito entourage ou comitiva**:** relação sinérgica na modulação do sistema endocanabinoide, que ocorre quando estão presentes, no extrato utilizado, todos os compostos químicos da Cannabis – incluindo fitocanabinoides, terpenos, flavonoides, entre outras substâncias e não apenas moléculas isoladas. Isso permite que, na maioria das vezes, o uso de uma dosagem total menor de medicação, do que se fosse usado um fitocanabinoides isolado.[4]

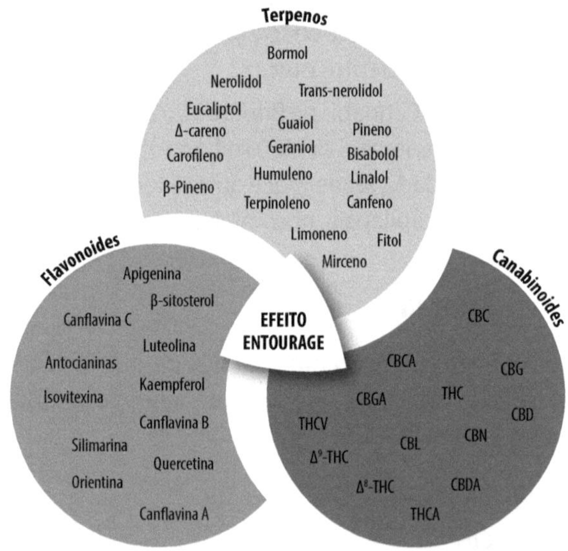

Figura 30.1. Efeito entourage. CBC: canabicromeno; CBD: canabidiol; CBCA: ácido canabicromeno; CBG: canabigerol; CBN: canabinol; THCV: tetrahidrocanabivarina; THC: tetrahidrocanabinol; CBGA: ácido canabigerólico; CBDA: ácido canabidiólico; THCA: ácido tetrahidrocanabinólico ; CBL: canabiciclol. *Fonte: Adaptado de https://activepharmaceutica.com.br/blog/efeito-entourage-comitiva-dos-canabinoides-o-que-e-isso*

- Canabinoides sintéticos: moléculas sintetizadas artificialmente com função e estrutura semelhantes às dos fitocanabinoides que conseguem interagir com o sistema endocanabinoide. São consideradas perigosas porque não são conhecidas muitas informações sobre as suas propriedades farmacológicas e seus efeitos colaterais.
- Sistema endocanabinoide (SEC): é um complexo sistema orgânico implicado na sinalização química das funções vitais do organismo. Nesse processo, um sinal retrógrado é enviado do terminal pós-sináptico para o terminal pré-sináptico; sendo que o agente mediador é produzido e liberado no terminal pós-sináptico.[5]
- Os componentes do SEC são:
  - Receptores canabinoides: CB1 (está presente em abundância no sistema nervoso central e distribuído por todo organismo)[5] e CB2 (está no SNC particularmente na região de micróglia, assim como outros diversos órgãos periféricos).[6]
  - Endocanabinoides: são os ligantes endógenos que atuam sobre os receptores CB1 e CB2. São eles AEA (batizada de Anandamida) e o 2-araquidonoilglicerol (2-AG).[5]
  - Enzimas metabólicas: são responsáveis por controlar a biossíntese e inativação dos endocanabinoides e consequentemente sua ação no organismo.[5]

A interação entre os receptores, os endocanabinoides e enzimas modulam a atuação do sistema endocanabinoide. É importante ressaltar que os receptores CB1 são escassos nos centros respiratórios e cardiovasculares do tronco encefálico, e, portanto, é muito improvável que ocorra morte por uso de cannabis.[6]

Outros receptores, apesar de não pertencerem ao SEC também podem ser ativados pelos endocanabinoides, por exemplo: receptores serotoninérgicos, dopaminérgicos, opioides, GABAérgicos, dentre outros.[3]

Abordagem clínica

- Efeitos e efeitos colaterais da cannabis: a Tabela 30.1 mostra os efeitos mais comuns dos dois principais fitocanabinoides[7] presentes na planta da cannabis, THC e CBD.

Tabela 30.1. Efeitos e sintomas do THC e CBD

Efeito/ fitocanabinoides	Analgésico	Anti-inflamatório	Antiemético	Anticonvulsivante	Relaxante muscular	Ansiolítico	Indutor do sono	Proteção neuronal	Antioxidante	Antipsicótico	Antidepressivo	Antiespasmódico	Estimulador de apetite	Broncodilatador	Sedativo
THC	X	X	X	X	X	X	X	X				X	X	X	X
CBD		X		X		X		X	X	X	X				X

Fonte: Adaptada de Montagner P, Quiroga A de S. A planta cannabis. Em: Tratado de Medicina Endocanabinoide. 1º ed Florianópolis: WeCann Endocannabinoid Global Academy; 2023. p. 46-95.

Em pacientes que nunca entraram em contato com a planta, a presença de efeitos colaterais pode deixar pacientes inseguros e reduzir a adesão medicamentosa. Em pacientes com contato prévio com a planta (uso recreativo ou medicinal) os efeitos colaterais são encarados de maneira mais tranquila pelos pacientes e a adesão aos produtos derivados de cannabis é mais fácil. A Tabela 30.2 mostra os efeitos adversos mais comuns no uso de fitocanabinoides.

Tabela 30.2. Efeitos adversos mais comuns no uso de fitocanabinoides

Sintomas	Sonolência/fadiga	Tontura	Boca seca	Tosse	Ansiedade	Náuseas	Efeitos cognitivos	Euforia	Visão turva	Dor de cabeça	Hipotensão arterial	Psicose/paranoia	Depressão	Ataxia	Taquicardia	Hiperêmese	Diarreia
Muito comum	X	X	X	X	X	X	X										
Comum							X	X	X	X	X				X		x
Raro												X	X	X		x	

Fonte: Adaptada de MacCallum CA, Russo EB. Practical considerations in medical cannabis administration and dosing. Vol. 49, European Journal of Internal Medicine. Elsevier B.V.; 2018. p. 12-9.

Tabela 30.3. Fatores contribuintes para efeitos colaterais.

Para minimizar os efeitos colaterais e torná-los mais toleráveis para o paciente na busca de efeitos positivos o prescritor deve levar em conta
❑ Idade do paciente (usar doses iniciais mais baixas, dar preferência para produtos com baixo THC)
❑ História de uso de fitocanabinoides (pode-se utilizar com mais segurança doses iniciais mais altas e produtos com mais THC)
❑ Iniciar com poucas gotas e aumentar gradativamente as gotas ao longo dos dias de tratamento até o objetivo terapêutico pensado
❑ Utilizar inicialmente doses mais altas antes de dormir, quando paciente sente menos efeitos colaterais

Fonte: Adaptada de MacCallum CA, Russo EB. Practical considerations in medical cannabis administration and dosing. Vol. 49, European Journal of Internal Medicine. Elsevier B.V.; 2018. p. 12-9.

- Contraindicação: a seguir, principais contraindicações e precauções ao uso de canabinoides.

Tabela 30.4. Contraindicações e precauções ao uso de canabinoides

Contraindicações	Precauções
Sensibilidade do indivíduo aos componentes da fórmula	Durante a gravidez e amamentação
Psicoses	Crianças e adolescentes
Desordens severas de personalidade	Doenças cardiovasculares severas e hepatite C

Fonte: Adaptada de Grotenhermen e Müller-Valhl, 2012.

- Tolerabilidade: com relação à tolerância dos derivados canabinoides, estudos mostram que doses mais altas têm maior chance de desenvolver tolerância, por isso o uso dos produtos derivados da cannabis devem ser iniciados com doses baixas e até subterapêuticas, para minimizar a tolerância além dos efeitos adversos e achar a dose mínima eficaz para cada pessoa.[8] A abstinência dos canabinoides, mesmo com altas doses, mostraram piora da qualidade do sono e redução do apetite, sem outros efeitos mais aparentes.[8]

Abordagem farmacológica

- Prescrição: diferentemente de outros fármacos, os derivados da cannabis podem ser utilizados por diversas vias de administração: Oftalmológica, nasal, oral, bucal, inalada, intravenosa, tópica ou retal. A escolha deverá se basear na medicação disponível, a que o paciente pode comprar e naquela que poderá apresentar mais benefícios.

> É importante saber que quando se usa a via oral ou sublingual, a ingesta alimentar rica em "alimentos gordurosos" pode, potencializar ou reduzir os efeitos dos canabinoides no organismo. Após a distribuição pelos tecidos, os canabinoides são finalmente metabolizados pelo fígado e eliminados pelas fezes e urina.

As composições possíveis são:

- *Full spectrum:* extrato da planta completa, esse formato pode ter diversas dosagens de CBD, THC ou outros fitocanabinoides.
- *Broad spectrum:* extratos da planta sem o THC, esse formato pode ter diversas dosagens de CBD ou outros fitocanabinoides.
- Isolado: extrato que contém apenas THC/CBD ou outros fitocanabinoides.

É imprescindível oferecer uma terapêutica segura, eficaz e assertiva para os pacientes, por isso, ao prescrever, o prescritor deve conhecer os produtos e saber se ele possui Certificado de Boas Práticas de Fabricação, assim como um Certificado de Análise Laboratorial (CoA), bem como suas condições de armazenamento.

Não existe uma dose padrão que dê resposta positiva em cada patologia/sintoma. Os melhores resultados aparecem quando se individualiza a prescrição (de cada pessoa ou de cada patologia), fazendo o ajuste fino da dose a partir da avaliação contínua de sintomas para os quais buscamos melhoria.

O prescritor deve iniciar com doses baixas (subterapêuticas) e ir titulando a dose para o alcance da melhor dose terapêutica. A Tabela 30.5 mostra as dosagens dos principais fitocanabinoides.

Tabela 30.5. Dosagens de CBD e THC

CBD	THC
Dose baixa de CBD: 0,4 mg a 19 mg Dose média de CBD: 20 mg a 99 mg Dose alta de CBD: 100 mg a 800+ mg (limites testados - 1.500 mg)	Micro dose de THC: 0,1 mg a 0,4 mg Dose baixa de THC: 0,5 mg a 5 mg Dose média de THC: 6 mg a 20 mg Dose alta de THC: 21 mg a 50+ mg

Fonte: Adaptada de Cannakeys. 2024. 2024. Dosagens de Canabinoides CBD e THC.

Para o THC, orienta-se iniciar com doses baixas (1 a 3 mg) inicialmente noturna e após doses diurnas manhã e tarde (pensar na dose inicial, por exemplo, 3 gotas, mas iniciar com 1 gota/dia e ir aumentando a cada 2 dias até as 3 gotas). O aumento de dose deve ser a cada 5-7 dias, sempre com dosagens de 1,25 a 2,5 mg e a quantidade aumentada deve ser de acordo com o alvo terapêutico inicial planejado pelo prescritor. Para esse fitocanabinoide, baixas doses já se mostram eficazes; doses mais altas aumentam a incidência de efeitos colaterais além de aumentar a tolerância à dose.[9]

Para o CBD, orienta-se iniciar com doses baixas (5 mg) inicialmente noturna, e após doses diurnas manhã e tarde. O aumento de dose deve ser a cada 2 dias e a quantidade aumentada deve ser de acordo com o alvo terapêutico inicial planejado pelo prescritor.[9] Existem diferentes proporções de CBD e THC a depender da formulação, portanto, no momento da escolha do produto o prescritor precisa ficar atento às concentrações de cada produto.

O acompanhamento mais próximo nas primeiras semanas de tratamento, facilitam o manejo de efeitos colaterais e a titulação de dose e qualificam o efeito buscado. Esse acompanhamento ao longo do tratamento deve acontecer também pela possibilidade de desprescrição.

Tabela 30.6. Roteiro de prescrição

Passo a passo da prescrição	
Tratamento	Inicie em baixas doses e titule a dose com cautela
Canabinoides	Qual o endocanabinoide envolvido? AEA (batizada de Anandamida) e o 2-araquidonoilglicerol (2-AG)
Receptor	Qual o receptor envolvido? CB1 e/ou CB2
Composição	*Full spectrum*, *broad spectrum* ou isolado
Produto	Certificado CoA, tempo de acesso, facilidade de acesso, poder de compra do paciente
Via de uso	Oral/sublingual (comestíveis/*spray*/cápsula/óleo/tintura), tópica (cremes/loções/adesivos), inalatória (vaporização), nasal (*spray*), retal (supositório), endovenosa
Titulação	Titulação a cada 5 ou 7 dias, até obter a dose ideal. Evitar efeitos colaterais Não saturar os receptores/curva "U" invertido Iniciar com menor número de tomadas (1 – 2 × /dia), podendo aumentar para 3 × ou até 4 × /dia (dependendo da patologia/resposta) Encontrar a melhor dose - personalizada Prazo máximo de 90 a 120 dias para resposta terapêutica ou alteração no tratamento

Fonte: Elaborado pelas autoras.

É importante que o médico prescritor oriente que seu paciente preencha um Termo de Consentimento Livre e Esclarecido para Produtos à Base de Cannabis, e que tanto paciente como o prescritor tenham arquivadas cópias desse documento. Ele apoia o prescritor inclusive juridicamente para o uso de medicações *off-label*.

- **Regulamentação:** a regulamentação e venda para o uso de cannabis no Brasil teve seu início desde 2015, por diversas RDC (Resolução da Diretoria Colegiada) para importação, venda em farmácias ou acesso via associação de pacientes (Tabela 30.7).

Tabela 30.7. Regulamentação para uso de cannabis

Forma de compra	Orientações
Drogarias RDC n. 327/2019[10]	Prescrição médica, através dos receituários tipo "B" ou "A" a depender da quantidade de concentração de THC do produto
Importação RDC n.660/2022[11]	Prescrição médica em receituário comum "branco" ou tipo "C" física ou eletrônica. Cadastro de importação de produtos à base cannabis na ANVISA através da página de serviços do Governo Federal, preenchendo formulário eletrônico com os dados do paciente e anexando a receita médica
Associações	Prescrição Médica em receituário comum "branco" ou tipo "C" física ou eletrônica e Laudo declarando a condição de saúde, CID e objetivo de tratamento. Dar preferência às associações que fazem testes com os produtos, conferindo boa qualidade da medicação oferecida, além de combinações de fitocanabinoides e concentrações

Fonte: Elaborado pelas autoras.

É importante lembrar que o melhor medicamento é aquele que traz resultados positivos para o paciente e a medicação que ele pode comprar e manter o uso até o final do tratamento.

Tabela 30.8. Benefício dos canabinoides em cuidados paliativos

Sintoma	Orientação (proposta inicial de tratamento)
Dor	Iniciar com CBD 5 mg dividido em 2 doses, aumentar 5 a 10 mg a cada 5-7 dias, até 40 mg sempre levando em conta a existência de sintomas adversos[11] Se não for atingida a meta de tratamento ou a dosagem de CBD ultrapassar 40 mg ao dia, introduzir THC Dosagem inicial THC 2,5 mg, de preferência dividindo a dose em 2 ou 3 ×/dia, aumento de 2,5 mg a cada 7 dias, máximo de 40 mg ao dia, sempre levando em conta a existência de sintomas adversos. Doses superiores a 20/30 mg dia aumentam a chance de efeitos adversos. Pode ser iniciado diretamente o THC, nos casos em que não existe contraindicação, no mesmo esquema sugerido acima.[12]
Dores nociceptivas	Pacientes em uso de tramadol ou hidrocodona podem substituir o uso dos medicamentos por 10/20 mg CBD até 50/75 mg CBD. Se a resposta não for adequada, incrementar com uso de THC. Estudos mostram que a razão CBD:THC 2:1 e 3:1 aliviam a dor e adicionam maior tolerabilidade ao uso de derivados de cannabis, por exemplo, CBD:THC 20 mg:10 mg ou 40 mg:13 mg. Se houver efeitos muito fortes devido ao THC, experimentar proporções de 3:1, 4:1 ou 5:1, por exemplo,25 mg:5 mg.[13]

Continua...

Tabela 30.8. Benefício dos canabinoides em cuidados paliativos – continuação

Sintoma	Orientação (proposta inicial de tratamento)
Dor neuropática	Após o aumento de dose de CBD, com 20/25 mg CBD por dose (3 ×/dia, p. ex.), considerar a adição de THC (2,5 a 5 mg por aumento), lenta até a dor diminuir.[13]
Dispneia	A ativação do SEC, através do CB1 pelo THC com relaxamento da musculatura e consequente broncodilatação, além da ação anti-inflamatória (THC e CBN) reduzindo a produção de muco e da ansiedade (CBD), prevalente em pacientes asmáticos.[14]
Ansiedade e depressão	Não existe um protocolo com relação à posologia nos casos de ansiedade e depressão, orienta-se que se avalie a pessoa como um todo e faça a prescrição de canabinoides pelos sintomas, se existe inapetência, náuseas e/ou dor neuropática, recomenda-se iniciar composição rica em THC. Já, se existe uma doença inflamatória, insônia e prevalência de sintomas ansiosos, prefere-se o uso inicial de CBD. É importante ressaltar que o uso de THC em pessoas ansiosas pode piorar sintomas e que em casos de arritmia, insônia ou história de psicose o THC é contraindicado.[15]
Constipação	Os componentes do SEC estão envolvidos na motilidade intestinal, sendo que o CBD, como efeito colateral, causa de diarreia comumente relatado da utilização de óleo CBD com dosagem mais altas.[16]
Prurido	Estudos clínicos sugerem que os derivados canabinoides são promissores no tratamento de doenças dermatológicas, incluindo: Dermatite atópica e o prurido em si. O CBD mostra efeito benéfico tanto no uso tópico como uso sistêmico – oral.[17]
Tosse	Estudos mostram que principalmente o THC, e em menor grau o CBD podem ser utilizados na modulação da tosse, tendo sido testados os *sprays* oro mucosos com boa resposta.[18]
Náusea e vômito	Dos estudos revisados para essa seção, uma maioria significativa utilizou o THC (isolado, ou mais THC do que CBD) para alcançar efeitos terapêuticos ou a dosagem equilibrada de CBD e THC. A principal preocupação são os potenciais efeitos adversos, como a psicoatividade, que depende da dose do THC.[19]
Insônia	O CBD pode beneficiar pessoas com distúrbios do sono por tratarem suas doenças de base (dor, ansiedade, entre outras). Assim, nesses casos, o CBD deve ser titulado também com o objetivo de melhora do sono como sintomatologia da doença de base. O THC tem ação direta sobre o sono (indução do sono), a sugestão de plano terapêutico: início de 1,25 a 2,5 mg na hora de dormir por 2-3 dias; na dependência da tolerância individual de cada paciente, titulação de 1,25 a 2,5 mg a cada 2-3 dias até o efeito desejado. Em casos de efeitos adversos, reduzir para a dose anterior.[20] No caso de pacientes jovens ou idosos, os aumentos podem ser a cada 1 ou 2 semanas.
Inapetência	Os componentes do sistema endocanabinoide (SEC) estão abundantemente presentes no sistema gastrointestinal e nas partes dos sistemas endócrino e nervoso central que corregulam o apetite e, como tal, são susceptíveis de desempenhar um papel na mediação do apetite. O THC, o principal constituinte psicoativo da cannabis, estimula o apetite através da modulação dos locais receptores CB1.[21-23]

Fonte: Elaborado pelas autoras.

Conclusão

Apesar de pouco usado ainda pelos cuidados paliativos, percebe-se uma grande gama de possibilidades terapêuticas como adjuvantes ou até como droga principal da cannabis. Contudo, a dificuldade de acesso, valores, tempo de espera e burocracia para conseguir a medicação, em uma fase em que os sintomas são intensos, geralmente sem tempo para esperar, dificulta bastante a expansão de uso.

No entanto, é importante que profissionais prescritores se apropriem cada vez mais desse arsenal terapêutico tão rico, ainda mais no contexto de cuidados paliativos, onde falta muita opção de manejo.

Esperamos que este capítulo incentive o leitor a se aprofundar no estudo da cannabis, bem como amplie suas ferramentas terapêuticas e melhore sua prática clínica.

Referências

1. DynaMed. EBSCO Information Services. 2024. Medical Uses of Cannabinoids.
2. Kaya. Anuário da Cannabis Medicinal 2023: Os Avanços Legislativos e o Impacto da Regulamentação no Mercado de Saúde e no Brasil.
3. Montagner P, Quiroga Á de S. O Sistema Endocanabinoide. Em: Tratado de Medicina Endocanabinoide. 1a edição. Florianópolis: WeCann Academy; 2023. p. 96-167.
4. Montagner P, Quiroga A de S. A planta cannabis. Em: Tratado de Medicina Endocanabinoide. 1o ed Florianópolis: WeCann Endocannabinoid Global Academy; 2023. p. 46-95.
5. Morais PR. A importância do sistema endocanabinoide. Em: Barroso VV, Zimmer Junior CJ, Mello Neto P da C, organizadores. Cannabis medicinal: guia de prescrição. 1o ed Santana de Parnaiba: Manole; 2023. p. 3-14.
6. Herkenham M, Lynn AB, Litrle MD, Johnsont MR, Melvin LS, De Costa BR, et al. Cannabinoid receptor localization in brain. Vol. 87, Proc. Nati. Acad. Sci. USA. 1990.
7. Dantas RM. Ações terapêuticas e vias de administração. Em: Barroso VV, Zimmer Junior CJ, Mello Neto P da C, organizadores. Cannabis medicinal: guia de prescrição. 1o ed Santana de Parnaiba: Manole; 2023. p. 29-42.
8. Montagner P, Quiroga Á de S. A cannabis como medicamento. Em: Montagner P, Quiroga A de S, organizadores. Tratado de Medicina Endocanabinoide. Florianópolis: Wecann Academy; 2023. p. 168–241.
9. Montagner P, Quiroga A de S. Diretrizes para prescrição. Em: Tratado de Medicina Endocanabinoide. 1o ed Florianópilis: WeCann Endocannabinoid Global Academy; 2023. p. 300–39.
10. Brasil. RDC n. 327/2019. Ministério da Saúde/Agência Nacional de Vigilância Sanitária, 327 Brasil: RDC; abr 23, 2019.
11. Bashkar A, Bell A, Boivin M, Briques W, Brown M, Clarke H. A definição revisada de dor da IAPS: conceitos, desafios e compromissos. J Cannabis Res. 25 de abril de 2021;2077–8.
12. Abrams DI. The Terapeutics efects of Cannabis and cannabinoids: an update fron tha National Academies of Sciences, Engineering an Medicina report. European Journal od Internal Medicine. 30 de abril de 2018;49(7):7–11.
13. Marquez JO. A dor e seus aspectos multidimensionais. Cienc Cult. 30 de abril de 2011;63(2):28–32.
14. Jarjou'i AiG. Medical Cannabis in asthmatic pacients. The Israel Medical Association Journal. 25 de maio de 2020;22(4):232–5.
15. Dias GV, Gomes M. Ansiedade e Depressão. Em: Barroso VV, Zimmer Junior CJ, Mello Neto P da C, organizadores. Cannabis Medicinal: guia de prescrição. 1o ed Santana de Parnaiba: Manole; 2023. p. 66–77.
16. Cannakeys. https://cannakeys.com/thc-cbd-for-constipation/. 2023. Constipation Research Dashboard.
17. Cannakeys. https://cannakeys.com/thc-cbd-for-disorder-of-skin-and-subcutaneous-tissue/. Disorder of Skin and Subcutaneous Tissue Research Dashboard.
18. Cannakeys. https://cannakeys.com/thc-cbd-for-cough/. Cough Research Dashboard.
19. Cannakeys. https://cannakeys.com/thc-cbd-for-nausea-and-vomiting/. 2024. Nausea and Vomiting Research Dashboard.
20. MacCallum CA, Russo EB. Practical considerations in medical cannabis administration and dosing. Vol. 49, European Journal of Internal Medicine. Elsevier B.V.; 2018. p. 12–9.
21. Cannakeys. https://cannakeys.com/thc-cbd-for-cachexia/. 2023. Cachexia Research Dashboard.
22. Cannakeys. 2024. 2024. Dosagens de Cannabiníodes CBD e THC.
23. Marquez JO. A dor e seus aspectos multidimensionais. Cienc Cult. 30 de abril de 2011;63(2):28–32.

31

Procedimentos Domiciliares em Cuidados Paliativos

Amir Zeide Charruf
Caroline Cruz da Silveira
Priscila Fernandes Alfieri Dragone
Renata Maximiano Meiga Charruf
Roberta Bento de Oliveira Lima

Introdução

A Atenção Domiciliar (AD) é concebida como a oferta de serviços de saúde que agrega ações de promoção à saúde, prevenção de agravos e complicações e, ainda, medidas de paliação e reabilitação que podem ser realizadas no domicílio. Todos os dias, enfrentam-se barreiras impostas pela realidade socioeconômica dos usuários, que - não poucas vezes - não têm estrutura física e financeira que suportem a tecnologia necessária à sua assistência, demonstrando a alta complexidade do contexto da sua prática, organização e oferta dos serviços em diferentes localidades.[1,2]

Para melhorar e potencializar a assistência prestada no domicílio, as equipes de Atenção Primária à Saúde (APS), Estratégia Saúde da Família (ESF) e dos Serviços de Atenção Domiciliar (SAD) devem impulsionar a integração dos serviços com as políticas e movimentos sociais do território.[3]

No contexto dos Cuidados Paliativos domiciliares, conforme o avanço das doenças, os pacientes podem apresentar desconfortos com necessidade da realização de procedimentos, que exigem bom preparo técnico dos profissionais e a disponibilização de recursos materiais, equipamentos, medicamentos e insumos de acordo com o perfil epidemiológico atendido.[4]

Esses nem sempre estarão disponíveis nas unidades de APS, ESF ou SAD, sendo de extrema importância que as equipes conheçam o território onde atuam e articulem com a gestão e demais serviços da Rede de Atenção à Saúde (RAS) ressaltando as necessidades identificadas para obter a disponibilização dos recursos necessários permitindo que os usuários possam permanecer no domicílio com conforto e segurança.[3]

Neste capítulo, serão abordados alguns dos procedimentos domiciliares mais comuns às pessoas com necessidades paliativas, como: realização de exames, aspiração de vias aéreas, toracocentese, paracentese de alívio e troca de cânula de traqueostomia e cateter de gastrostomia e jejunostomia.

Exames possíveis de serem realizados no domicílio

Existe uma gama de exames que podem ser realizados em domicílio, mas variam de acordo com a regulação da vigilância sanitária municipal.[5]

A coleta de exames laboratoriais é realizada por auxiliares, técnicos de enfermagem ou enfermeiros,[6] enquanto os exames de imagem são realizados por técnicos ou médicos.

Para o contexto de Cuidados Paliativos com proporcionalidade para manejo clínico, os principais exames a serem coletados em domicílio estão listados na Tabela 31.1.[7]

Tabela 31.1. Principais exames no domicílio

Análises clínicas	Sangue	Urina	Fezes	Coleta por swabs
Exames cardiológicos	Eletrocardiograma	Ecocardiograma	Holter	MAPA
Radiografias				
Ultrassonografias				

Fonte: Elaborada pelos autores.

Particularidades dos procedimentos na atenção domiciliar

Por se tratar de um ambiente dinâmico e diverso e não uma unidade de saúde, alguns cuidados devem ser adotados para garantir a qualidade e segurança na realização de procedimentos invasivos no domicílio.[8]

Na Tabela 31.2 é possível identificar as indicações, profissionais responsáveis e as particularidades de alguns procedimentos realizados na AD.

Aspiração de vias aéreas

Trata-se de um procedimento realizado em pacientes submetidos ou não à ventilação mecânica que não conseguem expelir secreção de forma voluntária. Seu objetivo principal é manter as vias aéreas pérvias e facilitar a ventilação e oxigenação,[30] reduzindo o risco de sintomas como desconforto respiratório, dispneia, atelectasias, alterações hemodinâmicas e, em casos graves, óbito do paciente, por exemplo.[10,31,32]

A aspiração é necessária pois a presença de uma interface artificial ventilatória interfere diretamente na fisiologia da tosse e no sistema de depuração mucociliar.[10]

Os materiais utilizados no procedimento são: luvas de procedimento não estéril, máscara cirúrgica, luva estéril, sonda de aspiração estéril, aspirador portátil, dispositivo para ventilação com reservatório e, em alguns casos (onde a secreção pulmonar tenha a viscosidade mais espessa ou há a possibilidade de presença de tampão rolhoso de

Tabela 31.2. Procedimentos realizados nos cuidados paliativos domiciliares- indicações, profissionais responsáveis e especificidades

Procedimento	Indicações	Quem pode realizar	Particularidades na AD
Aspiração de vias aéreas	❑ Pacientes com ineficiência em manter a permeabilidade de suas vias aéreas, seja por algum dispositivo endotraqueal (tubo orotraqueal ou traqueostomia – plástica ou metálica) ou por incapacidade de tossir, por exemplo[9] ❑ Presença de sinais e sintomas, como: aumento de frequência respiratória, aumento do esforço respiratório, sinais ou comunicação (quando possível) de desconforto respiratório, hipoxemia em repouso e identificação de acúmulo de secreção em vias aéreas (via ausculta pulmonar ou serrilhamento na curva de volume no respirador artificial, caso esteja em uso)[10] ❑ Caso o paciente não apresente uma interface artificial na via aérea, a aspiração deve ser indicada em casos de tosse produtiva recorrente e ineficaz, "fala molhada" e estase de secreção na cavidade oral[10]	Enfermeiros, técnicos de enfermagem e fisioterapeutas[11-13] Observação: diante da dificuldade de acesso dos profissionais de saúde, seja por uma questão econômica ou geográfica, é bastante comum a prática de ensinar os cuidadores a aspirarem os pacientes em domicílio[14,15]	É essencial que o procedimento seja realizado de forma estéril, não contaminada, sendo de extrema importância que o profissional ou sujeito que realizará o procedimento tenha cuidado com os materiais estéreis e sempre tenha realizado a higiene correta das mãos
Toracocentese de alívio	❑ Pacientes com sintomas decorrentes de derrame pleural, como: dispneia, dor torácica e tosse persistentes[16]	Médico cirurgião, clínico ou capacitado para tal	Recomenda-se que a toracocentese no paciente domiciliar deva ser realizada com auxílio de ultrassom, atestando a presença de fluido pleural e guiando o local de punção e reduzindo drasticamente a possibilidade de complicações associadas ao procedimento[16,17]
Paracentese de alívio	❑ Pacientes com ascites tensas associadas a dor abdominal, dispepsia, náuseas, vômitos ou desconforto respiratório[4,18,19] ❑ Pacientes com ascite refratária, caracterizada por não haver resposta esperada de diminuição do volume abdominal mesmo com tratamento adequado (restrição de Na, de água se indicado, tratamento para doença de base e diureticoterapia) ou quando não é possível atingir o tratamento medicamentoso otimizado, pela presença de efeitos adversos das medicações (piora da função renal, hipercalemia, encefalopatia hepática)[18-19]	Médico cirurgião, clínico ou capacitado para tal	É um procedimento seguro de ser realizado no âmbito domiciliar, desde que o médico se sinta capacitado para tal. Nos casos de tumorações volumosas intra-abdominais, distensão/retenção vesical, carcinomatose peritoneal e varizes volumosas no sítio de punção, deve-se adotar o uso de USG para guiar a punção[4,18,21]

Continua...

Tabela 31.2. Procedimentos realizados nos cuidados paliativos domiciliares- indicações, profissionais responsáveis e especificidades

Procedimento	Indicações	Quem pode realizar	Particularidades na AD
Troca de cânula de traqueostomia	❑ Saída acidental do dispositivo, sinais de infecção ou obstrução da cânula[22-24]	Médico, enfermeiro, ou fisioterapeuta devidamente capacitados desde que o pertuito até a traqueia já esteja bem estabelecido, após a recomendação do tamanho e tipo de cânula pelo médico[22,23,25,26]	Recomenda-se que a troca da cânula de traqueostomia, quando realizada por enfermeiro, conte com a presença de um médico ou disponibilidade do mesmo para atender imediatamente em caso de intercorrência e que haja um fluxo bem definido quanto à qual serviço da rede o paciente deverá ser direcionado caso seja necessário[22,23]
Troca de cateter de gastrostomia ou jejunostomia	❑ Saída ou retirada acidental do dispositivo, presença de sinais sugestivos de infecção, obstrução da sonda de gastrostomia ou jejunostomia, seguindo orientações do fabricante quanto ao tempo de validade e durabilidade ou desgastes do dispositivo, como: tortuosidades, dilatações, rachaduras[27,28]	Gastrostomia: médicos, enfermeiros estomaterapeutas ou devidamente capacitados. Jejunostomia: médicos ou enfermeiros estomaterapeutas[29]	Cabe ressaltar que a troca no domicílio só é possível quando se tratar de cateter com balão, já que no caso de cateter com retentor interno rígido, é aconselhável que a primeira troca ocorra via ambulatorial ou hospitalar

Fonte: Elaborada pelos autores.

secreção), soro fisiológico. Além disso, um oxímetro de pulso deve ser utilizado para parametrização dos valores de saturação de oxigênio. Importante salientar que o oxímetro será utilizado apenas quando o paciente não estiver em fase final de vida.[9,31,33]

Antes de realizar o procedimento é importante conversar com familiares e acompanhantes presentes do recinto, explicando o que é o procedimento e sua necessidade. Além disso, deve-se realizar a higiene das mãos e deixar a vista os materiais lacrados, prontos para o uso. É necessário testar a efetividade do vácuo, a fim de evitar perdas de materiais.[31]

Descrição do procedimento[9,30,32]

■ Aspiração em pacientes traqueostomizados

- Inserir a sonda de aspiração com o vácuo fechado – ou seja – não aspirando, até sentir-se uma resistência na via aérea. Após isso, deve-se abrir o vácuo e começar a aspirar as secreções presentes na via aérea.
- Manter a sonda de aspiração aberta por não mais que 10 segundos, retirando-a lentamente da via aérea e sempre mantendo o vácuo funcionando.
- Caso seja necessário, deve-se realizar a ventilação manual e instilar soro fisiológico na traqueostomia. Após essa instilação de soro, realiza-se novamente a manobra de aspiração traqueal com a mesma sonda.
- Após o procedimento, realiza-se a aspiração em vias aéreas superiores e cavidade oral como será descrito no próximo tópico.

Aspiração em vias aéreas superiores

- A aspiração de vias aéreas superiores, ou seja, narinas, pode ser facilitada com hiperextensão cervical para melhor acesso da via aérea.
- Lubrificar a ponta da sonda com lidocaína gel para melhorar o deslizamento da sonda na via área do paciente (além de oferecer uma leve analgesia na região). Caso não haja no local a lidocaína, a instilação de soro fisiológico em pequena quantidade (1-5 mL) pode ser realizada com a mesma finalidade, excetuando-se pela possibilidade analgésica.
- Introduzir a sonda - com o vácuo fechado – dentro da narina (em uma distância da narina até o lobo da orelha) até sentir uma leve resistência e recuar cerca de 1 cm.
- Aguardar a tosse do paciente, observando se o paciente não realiza a deglutição da sonda, o que a encaminhará para o esôfago. Com o reflexo de tosse presente, abre-se o vácuo e começa-se a aspirar as secreções.
- Retirar a sonda de aspiração lentamente da via aérea, mantendo o vácuo funcionando e não demorando mais que 10 segundos em todo o processo.
- Caso seja necessário, repetir o processo na outra narina do paciente. É interessante manter a sonda na via aérea do paciente (com o vácuo fechado), a fim de evitar múltiplas entradas, o que poderia lesionar a via aérea do paciente.
- Ao final do procedimento, colocar a sonda de aspiração nas laterais da boca do paciente para retirar a saliva e/ou outros tipos de secreção da cavidade oral.
- Descartar materiais utilizados, higienizar as mãos e realizar o registro do procedimento realizado descrevendo quantidade e aspecto da secreção aspirada, calibre da sonda de aspiração utilizada e sinais vitais durante a realização do procedimento.

Importante:

- É importante salientar que alguns pacientes podem ficar agitados com esse procedimento, sendo importante manter a sua cabeça fixa lateralmente com um travesseiro, por exemplo, a fim de reduzir a probabilidade de lesão na mucosa nasal. Comunicar o que será feito no procedimento também é uma forma de tranquilizar e orientar o paciente acerca da sua necessidade.
- Durante todo o procedimento, a pessoa aspirada deverá ser observada quanto à desconforto, cianose, palidez, taquicardia ou alteração do padrão respiratório.[9,33]
- Caso o paciente faça uso de oxigenoterapia ou de ventilação mecânica, é interessante aumentar a oferta de oxigênio momentaneamente antes da aspiração, a fim de reduzir o espaço de tempo sem oxigênio.
- Alguns pacientes podem ter o reflexo nauseoso exacerbado, devendo-se tomar cuidado com isso devido a probabilidade de se instigar um episódio de êmese.

- A sequência de aspiração de vias aéreas sempre será traqueostomia, nariz e boca, ou seja, do menos contaminado para o mais contaminado. Não se deve aspirar cavidade oral (boca) e, com a mesma sonda, aspirar nariz ou traqueostomia pois corre-se o risco de levar bactérias e outros patógenos de um setor contaminado para outro não contaminado, podendo expor o doente a complicações desnecessárias.[10]

Por ser um procedimento invasivo, riscos são envolvidos na sua execução. Por vezes, o paciente de apresentar:[31]

- Reflexo vagal: o é a redução abrupta da frequência cardíaca com reversão espontânea; o pode ser evitado com a execução rápida (de no máximo 20 segundos) do procedimento.
- Hipoxemia: a saturação de oxigênio mantida abaixo de 90%; o pode ser evitada com a pré-oxigenação do paciente antes do procedimento de aspiração.
- Náuseas e vômitos: podem ocorrer em decorrência do reflexo vagal ou da hiperestimulação durante a aspiração de cavidade oral; é minimizada com o adequado posicionamento do paciente no leito (cabeceira elevada acima de 45 graus e em decúbito dorsal) além de evitar a introdução profunda da sonda de aspiração na cavidade oral.
- Atelectasia em pacientes em ventilação mecânica: o pode acontecer por conta da despressurização da via aérea do paciente com a interface mecânica de ventilação; o pode ser minimizado com a execução rápida do procedimento, diminuindo o tempo fora do ventilador mecânico.
- Sangramento de mucosa: pacientes que tem plaquetopenia ou possuem algum tipo de distúrbio de coagulação podem apresentar um maior risco desse acometimento; o pode ser evitada com a instilação de soro fisiológico na aspiração ou de uma pressão de sucção menor (no vácuo). Sendo assim, a técnica realizada por profissionais capacitados seguindo as orientações e materiais corretos, garantirá um desfecho favorável ao paciente e nos cuidados ao paciente e sua família.

Toracocentese

O derrame pleural crônico e recorrente, especialmente o maligno, é um indicativo de baixa expectativa de vida em pacientes paliativos, associado a uma sobrevida mediana de 4 a 7 meses.[34] Esse quadro afeta significativamente a qualidade de vida dos pacientes, que frequentemente necessitam de múltiplas abordagens ou internações para o manejo de sintomas como dispneia, tosse e dor torácica.[16]

A pleurodese com inserção de talco, realizada através de um dreno ou toracoscopia, é a alternativa mais eficaz para a paliação desses sintomas. No entanto, esse procedimento é reservado para pacientes com melhores condições clínicas e ainda apresenta uma taxa de recorrência de até 30%.[16,35,36] Para pacientes em terminalidade, sem condições clínicas para a realização de pleurodese ou com recorrência após o procedimento, a drenagem do líquido pleural através de toracocentese é uma opção rápida e eficaz para o alívio dos sintomas.[16]

A toracocentese de alívio é um procedimento seguro que pode ser realizado no domicílio de pacientes selecionados, com o intuito exclusivo de paliar os sintomas. No entanto, a rápida recorrência dos sintomas ou do líquido pleural pode ser um desafio contínuo, necessitando de repetidas intervenções.

Recomenda-se que a toracocentese no ambiente domiciliar seja realizada com auxílio de ultrassom, atestando a presença de fluido pleural e guiando o local de punção e reduzindo drasticamente a possibilidade de complicações associadas ao procedimento.[16,17]

Os materiais necessários são: avental descartável, máscara cirúrgica, luvas estéreis e óculos de proteção; campo estéril descartável, cuba para antissepsia e campo cirúrgico fenestrado, gazes esterilizadas, solução antisséptica tópica alcoólica e degermante; material para anestesia contendo seringa de 20 mL, agulha de aspiração 40 × 1,2 mm, agulha para infusão 30 × 0,7 mm e 1 frasco de lidocaína à 2%; cateter intravenoso do tipo Jelco® número 14 ou 16, equipo macrogotas, saco coletor ou vasilhame para coleta do líquido drenado, torneira de três vias e esparadrapo.

Posicionamento

A melhor posição para o procedimento é com paciente sentado em seu leito, com os braços apoiados em uma mesa e levemente curvado para frente (Figura 31.1).

Caso haja impossibilidade do posicionamento adequado, o procedimento pode ser realizado com o paciente em posição supina ou em decúbito lateral (voltado para o lado do derrame pleural).

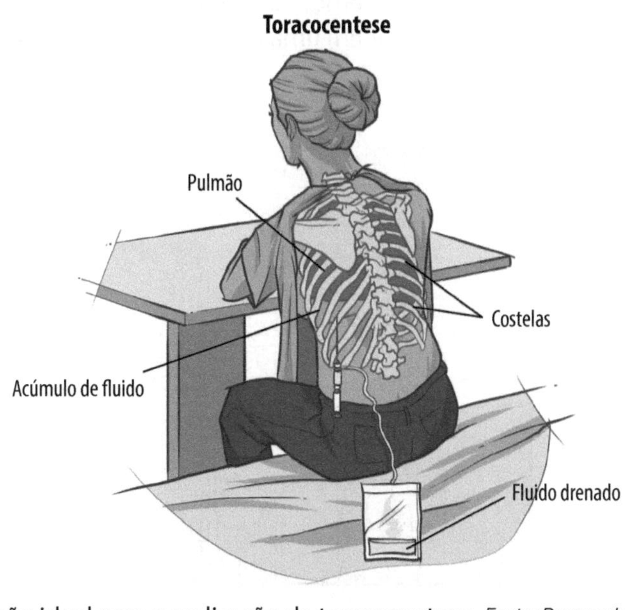

Figura 31.1. Posição ideal para a realização da toracocentese. *Fonte: Desenvolvida pela autoria.*

Marcação do local

Após o posicionamento é importante checar novamente o fluido intrapleural com auxílio do ultrassom, marcando o local ideal de punção. Preferencialmente dois espaços intercostais abaixo do líquido localizado, na linha médio escapular nos pacientes em posição sentada e axilar média nos pacientes em posição supina. Deve-se evitar punções abaixo do 9º espaço intercostal pelo risco de punção intra-abdominal.

Descrição do procedimento

- Preparar a pele do paciente com aplicação da solução antisséptica degermante, retirando o excesso com auxílio de compressas ou gazes.
- Após a colocação da máscara, gorro e óculos de proteção, segue-se a adequada assepsia das mãos, e posterior colocação do avental e das luvas estéreis.
- Realizar a assepsia da pele com solução tópica alcoólica, seguida de colocação de campo fenestrado, expondo o local previamente marcado por ultrassom.
- Aplicar a anestesia no local selecionado: aspirar o conteúdo do frasco de lidocaína com seringa e agulha 30 × 1,2 mm, trocando para a agulha de menor calibre e iniciando a anestesia com um botão subdérmico, prosseguindo com introdução da agulha seguido de aspiração e injeção do anestésico.
- Acoplar o Jelco® calibroso na seringa de 20 mL, seguida da introdução no local pré-determinado, mantendo aspiração constante. Lembrar de realizar o procedimento sempre acima da borda superior da costela inferior do espaço intercostal selecionado, evitando assim o feixe vasculonervoso (Figura 31.2).
- Após aspiração do líquido pleural, retirar a seringa com a agulha, mantendo somente o invólucro flexível externo. Conectar a torneira junto com o equipo macrogotas, deixando o coletor em uma posição abaixo do paciente.

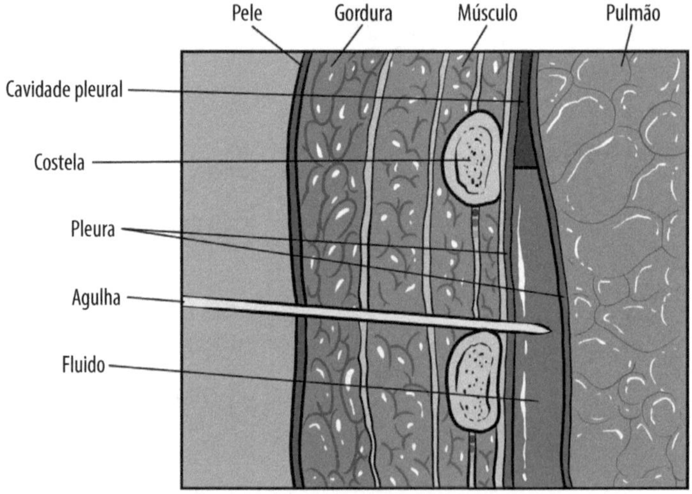

Figura 31.2. Local de punção para evitar o feixe vasculonervoso. *Fonte: Desenvolvida pela autoria.*

- Manter a posição dos dispositivos durante a drenagem do líquido, permanecendo atento a sintomas como piora da dispneia, dor ou tosse. Importante não retirar mais de 1,5 litros durante o procedimento, evitando-se edema pulmonar secundário a reexpansão pulmonar.
- Após o término, retirar todo o dispositivo, realizando curativo oclusivo no local.
- Se possível realizar novo raio-X de tórax após o procedimento.

As principais complicações associadas ao procedimento incluem: pneumotórax iatrogênico, com incidência estimada de 6,9%; sangramento dos vasos intercostais, que pode ocorrer em até 1,7%; e edema pleural de expansão, com incidência inferior a 1%.[37]

Paracentese

É o procedimento que se destina a retirar o líquido ascítico que se forma por causas patológicas dentro da cavidade abdominal. Ela tem como objetivo aliviar sintomas causados pelo seu acúmulo (paracentese de alívio) ou auxiliar no seu diagnóstico etiológico (paracentese diagnóstica).[18,20] Dentro do contexto dos cuidados paliativos e com o recorte da atenção domiciliar, se trata de um procedimento simples, com riscos controlados, que pode ser realizado por médico e assistente, com materiais e insumos básicos e proporciona conforto ao paciente com doença avançada sem necessidade de deslocamento a uma unidade de saúde.[19,38,39]

As principais causas para a formação de ascite são:[18,20]

- Hipertensão portal: cursa com gradiente de albumina soro-ascite (GASA) aumentado; cirrose, hepatopatia alcoólica, metástases hepáticas maciças, Insuficiência Cardíaca Congestiva, Budd-Chiari, trombose de veia porta e fígado esteatótico da gravidez.
- Diminuição da pressão oncótica: hipoalbuminemia por síndrome nefrótica ou desnutrição/caquexia.
- Doença peritoneal: carcinomatose peritoneal e tuberculose.

A cirrose é a principal causa, sendo responsável por 75% a 85% das ascites[19,20,40] – está presente já ao diagnóstico em 30% dos pacientes e em mais 58% se apresentará nos próximos 10 anos.[20] Além disso, sua presença se associa diretamente à sobrevida, alcançando 15% de mortalidade em 1 ano e 44% em 5 anos.[20]

A segunda causa é a presença de neoplasia maligna, responsável por 10% dos casos.[40] Se apresenta 53% das vezes por carcinomatose peritoneal, 13% por carcinomatose peritoneal associada à metástase hepática, 13% por metástase hepática causando hipertensão portal e 13% por carcinoma hepatocelular associado à cirrose.[20] Nesse diagnóstico, 95% das vezes o GASA é aumentado e a dosagem de proteínas no líquido ascítico > 2,5 g/dL.[18,20] A presença de ascite maligna também é, por si só, fator de mau prognóstico, com mediana de sobrevida variando entre 5 e 20 semanas após seu diagnóstico e apenas 11% têm sobrevida maior que 6 meses (com exceção do câncer de ovário).[41]

Os materiais necessários para o procedimento são: gorro, máscara cirúrgica, avental estéril, luvas de procedimento e estéril, solução antisséptica, campo cirúrgico estéril (de preferência fenestrado), gazes estéreis; para aplicação de anestesia: agulha de aspiração 40 × 1,2 mm, agulha para infusão 30 × 0,7 mm, seringas (5 ou 10 mL), lidocaína a 2% sem vasoconstritor; para punção de cavidade abdominal: Jelco® nº 14 ou 16, seringas (10 ou 20 mL), ampolas de SF 0,9% 10 mL; para coleta do líquido (se procedimento diagnóstico): tubos de coleta, frascos para cultura; para drenagem de ascite (se procedimento de alívio): equipo de conexão, frascos de coleta (idealmente a partir de 1.000 mL para facilitar a logística do procedimento); para curativo: gaze estéril, fita micropore ou filme transparente.

Descrição do procedimento[18,19,42]

- Médico e assistente (técnico de enfermagem ou enfermeiro) devem explicar para o paciente o procedimento a ser realizado, os benefícios esperados e riscos possíveis, obtendo seu consentimento.
- Posicionar o paciente em posição supina com leito a 45º, levemente lateralizado para a esquerda (lado do procedimento).
- Com uso de luvas de procedimento, realizar antissepsia da pele com solução degermante e retirar o excesso com gazes ou compressas.
- Se paramentar com gorro e máscara cirúrgica, realizar assepsia das mãos e, então, colocar avental estéril e luva estéril. Posteriormente, realizar assepsia da pele com solução alcoólica e posicionar o campo cirúrgico fenestrado.
- Aspirar lidocaína com agulha 40 × 1,2 mm para seringa disponível. Trocar agulha para 30 × 0,7 mm para realizar punção para anestesia.
- Definir local de punção na fossa ilíaca E: traçar uma linha imaginária entre a cicatriz umbilical e a espinha ilíaca anterossuperior E, a dividir em 3 terços e puncionar o ponto entre o terço distal e os 2 proximais (Figura 31.3). O fato do sigmoide ser móvel implica em menor chance de perfuração, justificando a escolha pela FIE.
- A agulha deve ser posicionada perpendicularmente à pele e o conjunto agulha-seringa inserido lentamente mantendo esse ângulo de 90º, iniciando tração constante do êmbolo imediatamente após rompimento da barreira da pele, para manter vigilância em relação à punção acidental de vasos (o que provocaria entrada de sangue na seringa), até que se atinja o espaço intraperitoneal. Nesse momento, o líquido ascítico preencherá a seringa pela pressão negativa no êmbolo, se misturando ao líquido anestésico.
- Com a agulha dentro do espaço peritoneal, infundir cerca de 2 mL para anestesiar o peritônio e, em seguida, manter a angulação perpendicular e tracionar o conjunto agulha-seringa iniciando sua retirada. Durante esse movimento, infundir anestésico contínua e lentamente, até a retirada total da agulha. Após,

em média, 2 minutos, a anestesia terá atingido seu efeito e o procedimento em si poderá ser iniciado.

- Utilizar Jelco® nº 14 ou 16 para realizar drenagem da cavidade peritoneal pelo mesmo orifício em que foi realizada a anestesia, com a mesma angulação a 90º com a pele. Sugere-se usar a técnica em «Z» (Figura 31.4) para prevenir extravasamento de líquido remanescente após o procedimento: tracionar a pele lateralmente antes da punção para provocar desalinhamento entre epiderme e peritônio, de modo que, após a retirada da agulha e alívio da tensão, não se mantém um alinhamento entre os orifícios (Figura 31.2); ou então puncionar a 45 ºC. Ao atingir o líquido ascítico, ele começará a sair espontaneamente pelo dispositivo. Nesse momento, a agulha deve ser retirada e, caso indicada coleta para análise, conectar seringas para separar o volume desejado. Se a paracentese for apenas para alívio, conectar equipo macrogotas ou extensão estéril ao jelco e, então, posicionar sua outra extremidade ao recipiente para drenagem do líquido.
- Deve-se retirar a quantidade necessária de líquido para que o abdome fique flácido, de modo que o paciente perceba melhora instantânea dos sintomas.[43,44] Caso a drenagem do líquido seja interrompida espontaneamente durante o procedimento, porém visivelmente ainda haja volume a ser drenado: movimentar levemente o Jelco® na cavidade abdominal, se possível lateralizar o paciente mais à esquerda para escorrer o líquido na cavidade para o local de punção, avaliar colabamento do Jelco® pela alta pressão intra-abdominal (o que indica nova punção com Jelco® maior se disponível), ou pode se tratar de ascite septada (com necessidade de auxílio de USG para drenagem assertiva).
- Após determinado o fim do procedimento, retirar o Jelco® e realizar curativo com gaze e micropore ou filme transparente em orifício de punção.

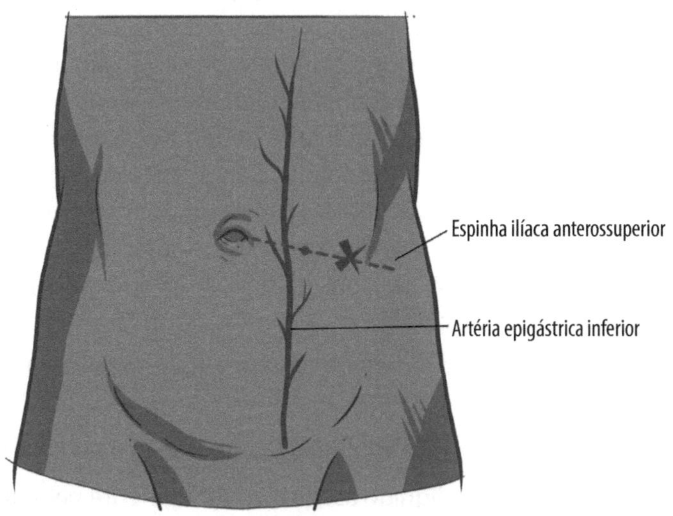

Figura 31.3. Local de punção de paracentese. *Fonte: Adaptada de Razera, Kupski, 2012.*[45]

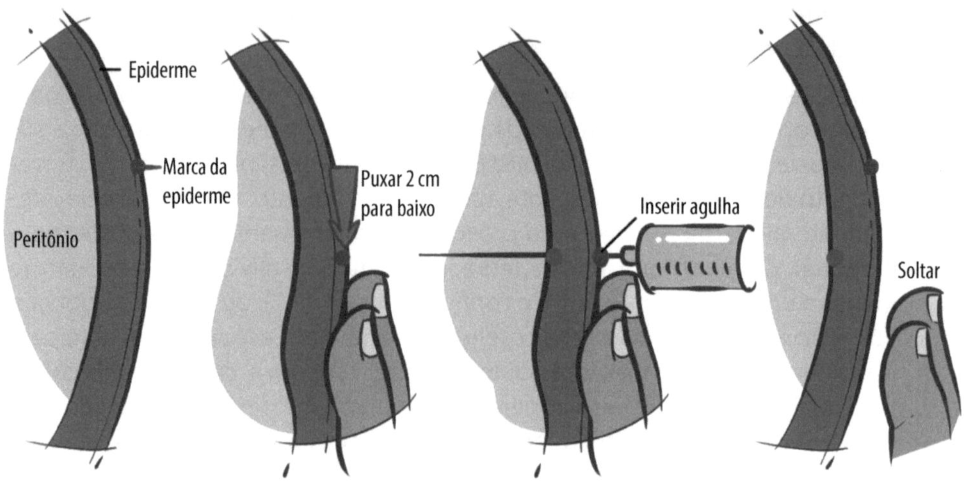

Figura 31.4. Técnica em Z para punção. *Fonte: Adaptada de Price, 2024.*[46]

Importante:

- Caso haja retirada de mais de 5L de líquido no procedimento, há indicação de reposição de albumina humana 20% via endovenosa em até 4 a 6 horas (8-10 g de albumina por L total retirado) para profilaxia de síndrome hepatorrenal.[18,20,42]
- A presença de coagulopatias é muito comum nessa população, mas não contraindicam o procedimento e nem requerem a transfusão de plasma fresco congelado para sua realização.[20]
- Com relação aos pacientes em cuidados paliativos, a indicação majoritária será de paracentese de alívio, para controle de sintomatologia causada pela progressão de doença de base ameaçadora de vida/incurável e já conhecida desse núcleo familiar. Estudos mostram que cerca de 80% dos pacientes apresentam melhora principalmente de distensão abdominal, dor abdominal e náuseas (nessa ordem), imediatamente após o procedimento.[43,44,47] No entanto, há sempre a necessidade de manter o olhar clínico amplo em relação ao paciente, sua funcionalidade, momento de trajetória na doença e seus valores, com objetivo de indicar o procedimento de modo assertivo para proporcionar melhora da qualidade de vida, mas não invadir pacientes em que o procedimento possa ser considerado desproporcional ou em que os riscos superem os benefícios.[38]

Por se tratar de um procedimento invasivo, apesar de baixos, existem riscos associados, como:

- Hematoma de parede abdominal (complicação mais comum = 1%).[20]
- Extravasamento de líquido ascítico continuamente pelo sítio de punção.
- Hemoperitônio (complicação grave, porém atinge apenas 0,1% dos casos).[20]

- Perfuração de alça intestinal ou bexiga (complicação grave, porém atinge apenas 0,1% dos casos).[20]
- Infecção de líquido ascítico.
- Infecção de parede abdominal.
- Síndrome hepatorrenal.
- Sangramento grave por punção de artéria epigástrica inferior.
- Hiponatremia.
- Desidratação com repercussão hemodinâmica e hipotensão.

Troca de cânula de traqueostomia

A traqueostomia é uma abertura na traqueia tornando possível a entrada e saída do fluxo de ar.[24]

Não há um consenso na literatura quanto à periodicidade para a troca da cânula de traqueostomia, sendo necessário avaliar cada paciente de forma individualizada considerando a quantidade de secreção, presença de crostas na cânula, infecções respiratórias e secreção Peri traqueostomia para determinar o melhor momento para troca. Outro aspecto que precisa ser considerado é a recomendação de troca definida pelo fabricante da cânula.[22-24]

Antes de efetuar a troca, primeiramente deve-se observar o tipo e número da traqueostomia que o paciente faz uso (metálica - Figura 31.5 ou plástica - Figura 31.6) e avaliar a necessidade de trocar o tipo de cânula (metálica para plástica ou plástica para metálica, por exemplo).[22,23]

A troca da traqueostomia metálica para plástica é recomendada quando um paciente, em uso da metálica, apresenta pneumonia aspirativa de repetição e necessita de uma traqueostomia plástica com *cuff* para prevenção de aspiração (Figura 31.5), de acoplamento da mesma em ventilação mecânica invasiva ou ainda necessidade de cânulas plásticas com fenestras para a comunicação.[22]

Geralmente a troca da cânula plástica para metálica ocorre no início do processo de decanulação.[22]

Materiais necessários para o procedimento: EPIs (luvas de procedimento e estéreis, máscara, avental descartável e óculos de proteção); cânula de traqueostomia com o guia, gazes estéreis, clorexidina degermante, soro fisiológico 0,9%, lidocaína gel 2%, seringa com bico *slip*, fixação ou cadarço.[22,23]

É importante que o procedimento seja realizado na presença de 2 profissionais, sempre que possível.

Descrição do procedimento[22,23]

- Explicar o procedimento ao paciente e aos cuidadores e familiares presentes.

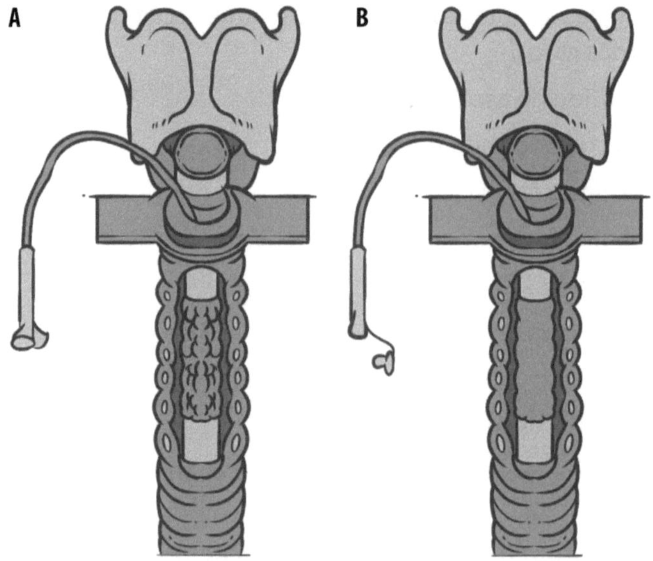

Figura 31.5. **A** – *Cuff* desinsuflado e **B** – *Cuff* insuflado com pressão mínima para seu vedamento à parede interna da traqueia. *Fonte: Adaptada de Tedde ML et al.,2015.*[24]

- Higienizar as mãos, separar os materiais necessários e vestir paramentação, com exceção das luvas estéreis.
- Posicionar o paciente em decúbito a 45º, se possível ou sentado.
- Realizar ausculta pulmonar e aspiração de vias aéreas, caso seja necessário.
- Um dos profissionais (profissional 1) deve soltar o cadarço antigo e removê-lo segurando a traqueostomia com uma mão e realizar a higienização da pele periestoma com clorexidina degermante e auxílio de gaze e soro fisiológico com a outra mão (para evitar decanulação acidental).
- O outro profissional (profissional 2) deve deixar o cadarço para fixação da nova cânula que será instalada pronto e lubrificá-la com Soro Fisiológico 0,9%, se necessário.
- O profissional 2 deve lubrificar o tubo endotraqueal escolhido com a lidocaína gel e inseri-lo no interior da traqueostomia já presente no paciente. Caso notar uma resistência quando o tubo atingir a região distal da traqueostomia, deve-se girá-lo em 90 a 180º.
- Em seguida, o profissional 1 deverá remover a cânula anterior, enquanto o profissional 2 mantém o tubo endotraqueal estável na mesma profundidade para garantir a manutenção da via aérea.
- O profissional 1 deverá higienizar as mãos com solução alcoólica a 70%, calçar as luvas estéreis e inserir a nova a traqueostomia utilizando o tubo endotra-

queal como guia. Assim que a região distal da cânula atingir a pele, deve entrar em um ângulo de 90º.

- Ao introduzi-la realizar um giro suave em sentido horário para evitar traumas.
- Fixar a nova traqueostomia com o cadarço preparado anteriormente e acomodar uma gaze dobrada ao meio de cada lado, com o objetivo de proteger a pele.
- Descartar materiais utilizados e registrar procedimento em prontuário.

Importante:

- Caso a nova cânula seja plástica com *cuff*, esse deve ser testado antes da sua inserção. Após a inserção, o *cuff* deve ser insuflado de modo a manter a pressão interior recomendada: no adulto deve se manter entre 18 e 25 cmH_2O e na criança entre 15 e 20 cmH_2O (usar cuffômetro ou cuffômetro caseiro).[22]
- Se possível, é importante ter à disposição cânulas com diâmetros diferentes do prescrito, caso seja necessário alterar o diâmetro comparado com a cânula antiga, sendo essa uma recomendação médica.[23]
- Manter o uso de oxímetro de dedo durante todo o procedimento.[23]

Troca do cateter de gastrostomia ou jejunostomia

A gastrostomia é definida como a criação de uma comunicação do estômago para a pele com o objetivo de permitir a alimentação de pessoas que não apresentam a via oral preservada ou para descompressão do trato digestivo.[27]

Já a jejunostomia trata-se de um cateter inserido diretamente na primeira porção do intestino delgado tornando possível a comunicação dessa para a pele.

A substituição do cateter de gastrostomia ou jejunostomia visa manter a via pérvia e manter o cateter em boas condições para que possa ser utilizado com segurança.[27]

Nesse ponto, é importante ressaltar que a troca do cateter no domicílio só é possível quando esse apresentar retentor interno por balão, sendo que a primeira troca deverá ocorrer preferencialmente via ambulatorial ou hospitalar já que em geral o primeiro cateter colocado apresenta retentor interno rígido (Figuras 31.6 e 31.7).

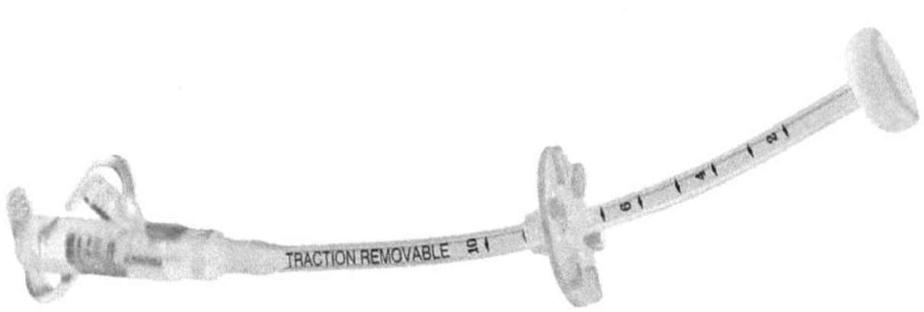

Figura 31.6. Cateter de gastrostomia com retentor interno rígido. *Fonte: Fonte: Avanos, 2024. https://sondaenteral.com.br/gastrostomia-endoscopica-percutanea/*

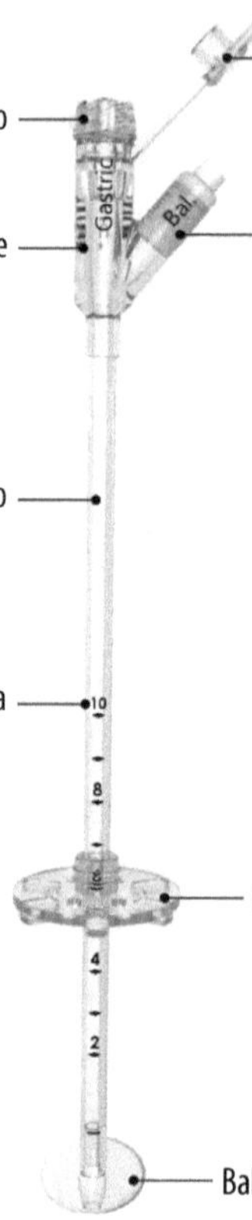

Figura 31.7. Cateteres de gastrostomia de diferentes calibres com retentor interno em balão insuflável. *Fonte: Avanos, 2024. https://sondaenteral.com.br/dispositivos-de-alimentacao-enteral/sonda-de-gastrostomia/*

Existem situações em que não é possível o acesso à unidade ambulatorial ou hospitalar para a primeira troca. Nesses casos, a retirada do cateter com retentor interno rígido deve ocorrer por tração, com o risco de lesionar o estoma, podendo causar sangramento ou lesão do mesmo e desconforto ao paciente.[27,48]

Além disso, atualmente existe o dispositivo de baixo perfil (DBP), que se trata do cateter de gastrostomia do tipo "*botton*" (Figuras 31.8). Esse pode ser trocado no domicílio com ainda mais segurança, por se tratar de um cateter menos complexo e que, portanto, envolve menos riscos.[27,28]

Também pode ser recomendada a troca do cateter convencional de gastrostomia pelo DBP, devendo ser respeitado o período pós-cirúrgico, sendo 6 semanas após a gastrostomia endoscópica percutânea (GEP) e 12 semanas no caso de gastrostomia por procedimento cirúrgico ou radiológico.[48]

Quanto ao cateter para jejunostomia, esses costumam apresentar diâmetros menores que aos cateteres para gastrostomia para que não causem obstrução do lúmen da alça jejunal (Figura 31.9).[49]

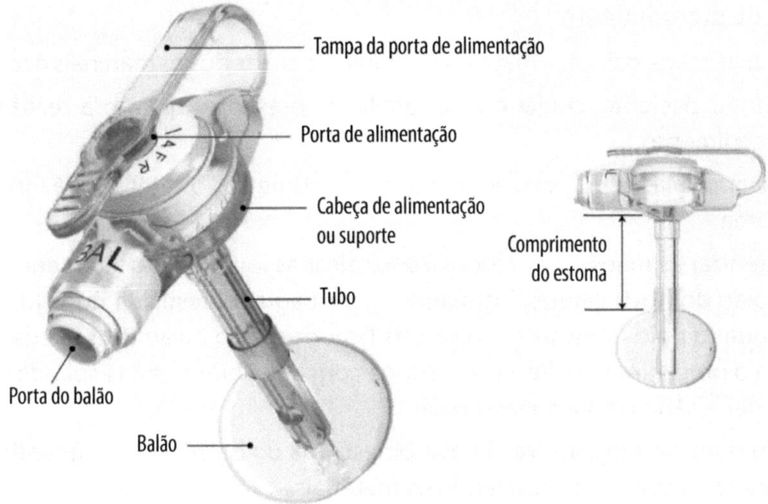

Figura 31.8. Dispositivo de Baixo Perfil. *Fonte: Avanos, 2024. https://sondaenteral.com.br/dispositivos-de-alimentacao-enteral/sonda-de-gastrostomia/*

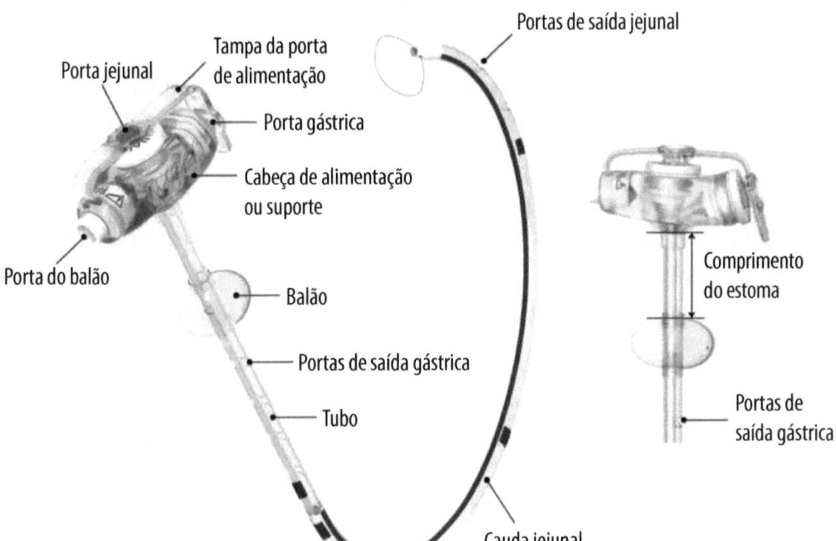

Figura 31.9. Cateter para gastrojejunostomia com retentor interno em balão insuflável. *Fonte: Avanos, 2024. https://sondaenteral.com.br/dispositivos-de-alimentacao-enteral/sonda-gastrojejunal/*

Materiais necessários para a troca do dispositivo:[27,28,48] EPIs – luvas de procedimento, máscara e óculos; cateter de gastrostomia/jejunostomia com balão; lidocaína gel 2%, 2 seringas de 5 ou 20 mL bico slip, agulha para aspiração 40 × 12 mm, água bidestilada, gaze estéril, soro fisiológico 0,9% e clorexidina degermante.

Descrição do procedimento[27,28,48]

- Lavar as mãos, colocar a máscara e óculos e reunir todos os materiais necessários.
- Orientar paciente, cuidadores e familiares presentes quanto à realização do procedimento.
- Avaliar o calibre, numeração e quantos centímetros o cateter está inserido no estoma.
- Higienizar as mãos com álcool a 70%, calçar as luvas de procedimento e testar o balão do novo cateter, insuflando-o com água bidestilada no volume recomendado pelo fabricante. Ao se certificar de que o balão está íntegro, seguir com o procedimento. Reservar seringa com água bidestilada aspirada no volume necessário para insuflar o balão.
- Com outra seringa, aspirar a água bidestilada do balão do cateter antigo e em seguida removê-lo, descartando os materiais.
- Realizar assepsia da região perigastrostomia com clorexidina degermante, auxílio de uma gaze e enxaguar com soro fisiológico. Secar delicadamente a região e descartar luvas utilizadas.
- Higienizar as mãos com álcool a 70% e calçar novas luvas de procedimento.
- Lubrificar a ponta do novo cateter com a lidocaína gel 2% e inseri-lo no estoma de 2 a 3 cm a mais do que estava anteriormente. Por exemplo, se o cateter anterior estava inserido até a marcação 3 cm, inserir até 5 ou 6 cm. Em seguida, insuflar o balão com a água bidestilada reservada.
- Girar o cateter para perceber se o mesmo está girando livremente e ajustar o retentor externo, mantendo-o próximo da parede abdominal, porém sem pressionar excessivamente.
- Manter região perigastrostomia seca e fechar as saídas do novo cateter.
- Descartar resíduos gerados.
- Registrar a realização do procedimento de forma detalhada em prontuário.

Importante:

- O procedimento acima descrito deve ser realizado quando a troca for eletiva e nos casos em que o estoma já encontra-se bem cicatrizado e o trajeto do estômago à pele já está bem definido.[27,29,48]
- Se houver perda do cateter em um período inferior a 6 semanas nos casos de GEP e 12 semanas no caso de gastrostomia por procedimento cirúrgico ou radiológico, o paciente deve ser encaminhado para serviço hospitalar de referência para a inserção de um novo cateter.[48]
- No caso de perda acidental, a equipe de saúde deve ser comunicada e a troca deve ocorrer o mais rápido possível, já que o orifício pode se fechar no período de 4 a 6 horas caso não seja repassado um novo cateter.[27,48]

Conclusão

Nota-se que há a possibilidade de se realizar uma gama de procedimentos no âmbito domiciliar, sendo um fator determinante para a realização dos mesmos a capacitação adequada das equipes da APS, ESF e dos SADs.

A disponibilização de recursos materiais, insumos e equipamentos, bem como a parceria com outras empresas ou serviços, como empresas de exames de imagem para a realização de ultrassom durante a realização da toracocentese ou paracentese em algumas situações é de fundamental relevância.

Outro aspecto de extrema importância é que os serviços contem com protocolos ou Procedimentos Operacionais Padrão (POPs) que respaldem os profissionais, além de planejar a realização dos procedimentos, tendo em mente o fluxo de encaminhamento para outros serviços no caso de ocorrerem complicações durante a realização dos mesmos.

É essencial que o paciente seja avaliado de forma multidimensional e que a equipe compreenda a fase da doença em que se encontra, para que seja possível indicar a realização de procedimentos respeitando a proporcionalidade do cuidado. Por exemplo, em pacientes no fim da vida pode ser que exames não os beneficiem, mas dependendo do quadro clínico, pode ser que uma paracentese ou toracocentese de alívio proporcionem melhor controle de sintomas e consequente alívio de sofrimento.

De um modo geral, todo e qualquer procedimento recomendado deve gerar benefício, conforto e qualidade de vida ao paciente.

Referências

1. Brasil. Portaria GM/MS nº 3.005 de 02 de janeiro de 2024. Atualiza as regras do Serviço de Atenção Domiciliar (SAD) e do Programa Melhor em Casa (PMeC). Disponível em: < https://www.in.gov.br/en/web/dou/-/portaria-gm/ms-n-3.005-de-2-de-janeiro-de-2024-535816012>.
2. Guerra S, et al. Cuidado na atenção domiciliar: efeitos de uma intervenção educacional em saúde. Trabalho, Educação e Saúde, v. 18, n. 3, 2020. Disponível em: < https://www.scielo.br/j/tes/a/DvHGDcNL8DvDBb8QCvbnw4c/abstract/?lang=pt>
3. Chayamiti EMPC, Nunes MRPTM. Protocolos, procedimentos operacionais e diretrizes. In: Savassi LCM et al. Tratado de Atenção Domiciliar. Santana de Parnaíba [SP]: Manole, 2022. p.133.
4. Borsatto AZ et al. Procedimentos/Dispositivos minimamente invasivos e estomias em cuidados paliativos. In: Castilho RK, Silva VCS, Pinto CS. Manual de Cuidados Paliativos da Academia Nacional de Cuidados Paliativos (ANCP). Rio de Janeiro: Atheneu, 3.ed. 2021. P.495-505.
5. Centro De Vigilância Sanitária Portaria CVS - nº 211 – DOE – 09/11/05 – seção 1 – p. 3013, de 04-11-2005.
6. Conselho Regional de Enfermagem (COREN). Câmara Técnica Orientação Fundamentada nº 109/2015. Coleta de exames laboratoriais em domicílio, na atenção básica.
7. Secretaria Municipal técnica da Saúde. Ficha de Coleta de Exames Laboratoriais / Secretaria da Saúde. Secretaria Executiva de Atenção Básica, Especialidades e Vigilância em Saúde. Coordenadoria de Atenção Básica. Assistência Laboratorial. São Paulo, 2023.
8. Brasil. Ministério da Saúde. Secretaria de Atenção à Saúde. Departamento de Atenção Hospitalar e de Urgência. Segurança do paciente no domicílio. Brasília: Ministério da Saúde, 2016. Disponível em: <https://bvsms.saude.gov.br/bvs/publicacoes/seguranca_paciente_domicilio.pdf>.

9. Oxigenoterapia e ventilação mecânica. Programa Multicêntrico de Qualificação Profissional em Atenção Domiciliar a Distância. Donoso, M.T.V. et al. Belo Horizonte: Nescon – UFMG. Versão atualizada, 2017.
10. Silva SG, Nascimento ERP, Salles RK. Bundle de prevenção da pneumonia associada à ventilação mecânica: uma construção coletiva. Texto Contexto Enferm., Florianópolis, 2012. Disponível em: <https://www.scielo.br/j/tce/a/Lsz8tyrdS6S9r5j35p5LVYc/>.
11. Conselho Federal de Enfermagem (COFEN). RESOLUÇÃO COFEN nº 557/2017. Normatiza a atuação da equipe de enfermagem no procedimento de Aspiração de Vias Aéreas. Disponível em: < https://www.cofen.gov.br/resolucao-cofen-no-05572017/>.
12. Conselho Regional de Enfermagem de São Paulo (COREN-SP). PARECER COREN-SP nº 021/2023. Competência dos profissionais de enfermagem quanto ao procedimento de aspiração de secreção por cânula de traqueostomia. Disponível em: < https://portal.coren-sp.gov.br/wp-content/uploads/2023/09/PARECER_021_2023_-Procedimento-de-aspiracao-de-secrecao-por-canula-de-traqueostomia-REVISADO.pdf>.
13. COFFITO. ACÓRDÃO N 474, 20 DE MAIO DE 206 - Dispõe sobre o papel do Fisioterapeuta em relação ao procedimento de aspiração traqueal - Conselho Federal de Fisioterapia e Terapia Ocupacional – COFFITO.
14. Conselho Regional de Enfermagem do Distrito Federal (COREN-DF). PARECER TÉCNICO COREN-DF nº 05/2018. (Solicitação de revisão do parecer nº 14/2011 COREN-DF.) O cuidador familiar pode ser capacitado por enfermeiro para realizar procedimento de aspiração de cânula de traqueostomia na atenção domiciliar? Disponível em: < https://www.coren-df.gov.br/site/wp-content/uploads/2019/04/parecer-tecnico-n_05_2019-procedimento-de-aspiracao-de-canula-de-traqueostomia-na-atencao-domiciliar.pdf>.
15. Conselho Regional de Enfermagem de Goiás (COREN- GO). PARECER COREN/GO nº 044/CTAP/2020. Procedimento de aspiração de traqueostomia por cuidador em ambiente domiciliar. Disponível em: < https://www.corengo.org.br/wp-content/uploads/2021/03/Aspira%-C3%A7%C3%A3o-traqueostomia.pdf>.
16. Feller-Kopman, David J et al. "Management of Malignant Pleural Effusions. An Official ATS/STS/STR Clinical Practice Guideline." American journal of respiratory and critical care medicine vol. 198,7 (2018): 839-849.
17. Miles, Matthew J, and Shaheen Islam. "Point of care ultrasound in thoracic malignancy." Annals of translational medicine vol. 7,15 (2019): 350.
18. Martins MA. Manual do residente de clínica médica. 2. ed. Tamboré: Manole; 2017. p. 545-546, p. 1214-1215.
19. Bruning GE, Sakurada RY, Mahmud SJ. Paracentese domiciliar. In: Savassi LCM et al. Tratado de Atenção Domiciliar. Santana de Parnaíba [SP]: Manole, 2022. p. 577-581.
20. Velasco IT, Neto RA, De Souza HP, Marino LO, Marchini JF, De Alencar JC. Medicina de emergência: abordagem prática. 16. ed. Santana de Parnaíba: Manole; 2022. p. 889-909, p. 2224.
21. Dietrich CF, Lorentzen T, Appelbaum L, Buscarini E, Cantisani V, Correas JM, et al. EFSUMB Guidelines on Interventional Ultrasound (INVUS), Part III – Abdominal Treatment Procedures (Long Version). Ultraschall Med [Internet]. 2016 [cited 2024 Jun 08];37(1): E1-E32. Disponível em: <https://www.thieme-connect.de/products/ejournals/pdf/10.1055/s-0035-1553917.pdf>.
22. Melo CGL, Lopes HR. Princípios gerais e cuidados com estomas e cânulas respiratórias: traqueostomia. In: Savassi LCM et al. Tratado de Atenção Domiciliar. Santana de Parnaíba [SP]: Manole, 2022. p.473-492.
23. Prefeitura Municipal de Ribeirão Preto. Secretaria Municipal de Saúde. Departamento de Atenção à Saúde das Pessoas. Divisão de Enfermagem. Manual: Procedimentos Operacionais Padrão - POPs / Secretaria Municipal de Saúde. Departamento de Atenção à Saúde das Pessoas. Divisão de Enfermagem. Ribeirão Preto: Prefeitura Municipal de Ribeirão Preto, 2020.p.505-514. Disponível em: < http://www.saude.ribeiraopreto.sp.gov.br/files/ssaude/pdf/m-pop.pdf>.

24. Tedde ML et al. Traqueostomia: Indicações, Técnicas e Cuidados no Adulto. In: Santos VLCG, Cesaretti IUR. Assistência em Estomaterapia Cuidando de pessoas com estomia. São Paulo: Atheneu. 2015. p.153-165.
25. Conselho Federal de Enfermagem (COFEN). PARECER DE CÂMARA TÉCNICA nº 07/2013/CTAS/ COFEN. Enfermeiro. Troca da Cânula de Traqueostomia. Disponível em: < https://www.cofen.gov.br/parecer-no-072013cofenctas/>.
26. Conselho Regional de Enfermagem de São Paulo (COREN-SP). PARECER COREN-SP 002/2022. Revisão do Parecer 006 /2013. Troca de cânula de traqueostomia por enfermeiro. Disponível em: < https://portal.coren-sp.gov.br/wp-content/uploads/2022/02/Parecer-002.2022.pdf>.
27. Bertevello PL, Sobreira RS, Morais PAB. Gastrostomia: Indicações, Técnicas e Cuidados no Adulto. In: Santos VLCG, Cesaretti IUR. Assistência em Estomaterapia Cuidando de pessoas com estomia. São Paulo: Atheneu. 2015. p.131-147.
28. Melo CGL et al. Princípios gerais e cuidados com estomas e sondas alimentares: gastrostomia e jejunostomia. In: Savassi LCM et al. Tratado de Atenção Domiciliar. Santana de Parnaíba [SP]: Manole, 2022. p. 577-581.
29. Conselho Regional de Enfermagem de São Paulo (COREN-SP). PARECER COREN-SP nº 003/2020. Troca de sonda de gastrostomia ou dispositivo de baixo perfil (DBP) e troca de sonda de jejunostomia: respaldo legal e competência dos profissionais de Enfermagem. Disponível em: <https://portal.coren-sp.gov.br/wp-content/uploads/2020/06/PARECER-003.2020-Troca-de-sonda-de--gastrostomia-e-jejunostomia-1.pdf>.
30. Potter PA, Perry AG. Fundamentos de enfermagem. Tradução Maria Inês Corrêa Nascimento. Rio de Janeiro: Elsevier, 2009.
31. Frota OP, Loureiro MDR, Ferreira AM. Aspiração endotraqueal por sistema aberto: práticas de profissionais de enfermagem em terapia intensiva. Esc. Anna Nery 2014;18(2):296-302.
32. Blakeman TC., et al. Clinical Practice Guidelines: Artificial Airway Suctionin. Respir Care. 2022. Feb; 67(2): 258-271.
33. Aspiração em ambiente domiciliar. Fisioterapia UTI Pediátrica. Complexo do Hospital Clínicas. Orientações para pacientes e familiares. Universidade Federal do Paraná. 2019.
34. Porcel, Jose M et al. "Clinical features and survival of lung cancer patients with pleural effusions." Respirology (Carlton, Vic.) vol. 20,4 (2015): 654-9.
35. Srour, Nadim et al. "Management of malignant pleural effusions with indwelling pleural catheters or talc pleurodesis." Canadian respiratory journal vol. 20,2 (2013): 106-10.
36. Dresler, Carolyn M et al. "Phase III intergroup study of talc poudrage vs talc slurry sclerosis for malignant pleural effusion." Chest vol. 127,3 (2005): 909-15.
37. Sundaralingam, Anand et al. "The Frequency, Risk Factors, and Management of Complications From Pleural Procedures." Chest vol. 161,5 (2022): 1407-1425.
38. Ota KS, Schultz N, Segaline NA. Palliative Paracentesis in the Home Setting: A Case Series. Am J Hosp Palliat Care. 2021;38(8): 1042-45.
39. Machado DO, Lagni VB, Kalil MB, Mestriner RJ, Coelho RP, Mahmud SJ. Home relief paracentesis: a possible care practice. Rev. Bras. Med. Fam. Comunidade [Internet]. 2020 [cited 2024 Jun 08];15(42): 2278. Disponível em: <https://rbmfc.org.br/rbmfc/article/view/2278/1566>.
40. Cherny N, Fallon M, Kaasa S, Portenoy R, Currow DC. Oxford textbook of Palliative Medicine. 5. ed. UK: Oxford University Press; 2015. p. 693-696.
41. Idrobo LM, Salazar VE, Segura CP, Martínez DM, Montoya XC. Peritoneal drainage as a treatment for malignant ascites: a literature review. Rev. cuidarte [Internet]. 2020 [cited 2024 Jun 08];11(1): e919. Disponível em: <https://docs.bvsalud.org/biblioref/2020/08/1118247/919-texto-del-articulo-8539-2-10-20200218.pdf>.
42. Robles N, González F, Melis M, Díaz F, Irribarren J. Main surgical techniques for the general practitioner. Rev. ANACEM. 2022;16(2): 109-15.
43. Seah DS, Wilcock A, Chang S, Sousa MS, Sinnarajah A, Teoh CO, et al. Paracentesis for cancer-related ascites in palliative care: An international, prospective cohort study. Palliat Med. 2022;36(9): 1408-17.

44. Ito T, Yokomichi N, Ishiki H, Kawaguchi T, Masuda K, Tsukuura H, et al. Optimal Paracentesis Volume for Terminally Ill Cancer Patients With Ascites. J Pain Symptom Manage. 2021;62(5): 968-77.
45. Razera JC, Kupski C. Ascites: differential diagnosis and management. Acta méd. 2012; 33(1):[7].
46. Price J. Diagnosis and management of ascites [Internet]. Washington (DC): University of Washington; 2024 [cited 2024 Jun 08]; [36 p]. Available from: https://www.hepatitisc.uw.edu/go/management-cirrhosis-related-complications/ascites-diagnosis-management/core-concept/all
47. Gamblin V, Da Silva A, Villet S, El Hajbi F. Supportive care for malignant ascites in palliative phase: place for paracentesis and diuretics. Bulletin du Cancer. 2015;102(11): 940-5.
48. Lino AIA, Jesus CAC. Revisão - Cuidado ao Paciente com Gastrostomia: Uma Revisão de Literatura. ESTIMA [Internet]. 2013 Sep. 1; 11(3). Disponível em: <https://www.revistaestima.com.br/estima/article/view/333>.

Seção 4 | Situações Especiais na AD

Introdução

"Do seu lado estarei sempre atento com um cafezinho, uma água gelada, um refrigerante, uma explicação. Mas, como a casa é minha, tenho limites e meus segredos [...] se mesmo assim tudo lhe for desagradável, se considerar a casa mal construída, se o café estiver frio e fraco e a cerveja muito quente, se tudo - enfim - lhe parece errado ou ruim, então eu só lhe peço que se lembre de uma coisa: a casa, afinal de contas, é brasileira. Nela, se há regras para o anfitrião, há também normas para a visita. E que até mesmo quando não se gosta, se pode dizer isso educada e generosamente. Fique à vontade..." (Damatta, 1997)

Além das especificidades do ambiente domiciliar, algumas populações apresentam suas próprias peculiaridades, sendo de extrema importância que o profissional que atua na Atenção Primária ou Atenção Domiciliar esteja preparado para lidar com elas.

Desse modo, nesta seção serão abordados alguns cuidados específicos direcionados à população vulnerada, às crianças, às pessoas com agravos psiquiátricos e algumas possibilidades de práticas integrativas e complementares na Atenção Domiciliar.

32

Comunidades Compassivas e Educação Popular: Contribuições para Lidar com a Morte e o Morrer

Alexandre Ernesto Silva
Érika Aguiar Lara Pereira
Isabela Fernandes de Aguiar Tonetto
Rafaella Louzada de Aquino

Origem das comunidades compassivas

Em 2005, Allan Kellehear[1], especialista em saúde pública, publicou o livro *Cidades Compassivas: modelo de desenvolvimento comunitário para cuidados de fim de vida*, marcando a criação do movimento internacional "comunidades compassivas: uma comunidade global unida pela vocação para cuidar".

As próprias origens da saúde pública podem ser atribuídas às suas iniciativas de promoção da saúde desenvolvidas nas cidades dos séculos XVIII e XIX.[2] A miséria, a subnutrição e as doenças infecciosas tão responsáveis pela mortalidade e morbidade daqueles períodos levou diretamente para a criação de secretarias municipais de saúde pública. O crescimento da desilusão com os custos e a eficácia dos serviços médicos diretos e a indústria terapêutica de hoje levou a um recente renascimento do interesse em ideias de saúde pública.

Em 1986, a OMS publicou a Carta de Ottawa para promoção da saúde.[3] Essa consistia em cinco princípios importantes para o apoio ambiental à saúde: construir políticas públicas saudáveis; criar ambientes de apoio; comunidade em desenvolvimento; desenvolver competências pessoais; e a reorientação dos serviços de saúde.[4]

A promoção da saúde, a partir daí, passou a ser considerada, cada vez mais, nas políticas de saúde de grande número de países, inclusive na América Latina, onde foi adotada pela Organização Mundial de Saúde/Organização Pan-Americana de Saúde – OMS/OPAS, como uma das estratégias para orientar os trabalhos de cooperação técnica na década de 1990. O Movimento Cidade Saudável surge para operacionalizar os fundamentos da promoção da saúde no contexto local.[5]

No processo de construção de uma cidade saudável, a participação significa uma postura ativa de envolvimento e corresponsabilidade dos diversos saberes, setores técnicos e segmentos sociais da população na discussão dos problemas da cidade e na tomada de decisão sobre as formas de enfrentamento dos mesmos, construindo, dessa forma, um projeto mais amplo e real para a cidade.

A maior dificuldade encontrada no enquadramento de municípios em uma experiência de Municípios/Cidades Saudáveis, no Brasil, é a falta de critérios ou parâmetros para a aplicabilidade do termo. Sendo assim, cada cidade tem se declarado pertencente ao movimento na medida que desenvolve iniciativas de implementação de políticas públicas que incorporam alguns dos pressupostos delineados pelo movimento, como participação popular e intersetorialidade.[6]

As poucas experiências identificadas são ainda incipientes e podem desaparecer em função da descontinuidade administrativa e da frágil participação da sociedade civil.

O movimento "Comunidades Compassivas" é baseado na necessidade das comunidades se conscientizarem e assumirem responsabilidades na promoção da própria saúde, incluindo processos de doenças crônicas e avançadas.

Nesse contexto, conforme descrito acima, surgem as Comunidades Compassivas no Brasil. A Comunidade Compassiva é uma iniciativa comunitária de desenvolvimento, associada a Cuidados Paliativos, onde os grupos de vizinhos se unem para organizar formas de auxiliar as pessoas de sua área residencial que vivem com doenças que ameaçam a vida, incluindo cuidados aos familiares e aos cuidadores.

A seguir, as etapas para a implementação de uma comunidade compassiva no Brasil (Figura 32.1). Cada etapa descrita é necessária para a sensibilização e engajamento da

Diálogo na comunidade	❑ Contato inicial com a comunidade, a fim de identificar lideranças locais e moradores voluntários para o projeto	Esclarece-se que as fases de implementação e execução do projeto, ocorreram por vezes de maneiras sobrepostas, visto que a comunidade e as pessoas implicadas são atores vivos, imersos no território, em seus cotidianos
Treinamento	❑ Treinamento inicial com as lideranças e voluntários locais para a identificação de pessoas que demandassem cuidados paliativos, para posterior elegibilidade pelos profissionais coordenadores	
Rede de contatos	❑ Busca por profissionais de saúde e apoiadores voluntários para comporem a equipe do projeto, atuando localmente e à distância nas esferas biopsicossocioespirituais identificadas	
Elegibilidade	❑ Realização de visitas domiciliares da equipe de profissionais de saúde com os voluntários locais para a elegibilidade de pessoas que demandassem cuidados paliativos com perfil para serem atendidas pelo projeto	
Apadrinhamento	❑ Estabelecimento de apadrinhamento por voluntários locais, profissionais e apoiadores das pessoas eleitas para o projeto para o acompanhamento das necessidades de saúde de forma integral	
Gestão	❑ Gestão do projeto: olhar as para demandas das pessoas atendidas treinamentos com os voluntários locais e profissionais; integração com a extensão universitária	
Integração com a rede de atenção	❑ Integração do projeto com a rede de atenção à saúde local do território	

Figura 32.1. Etapas de implementação das comunidades compassivas. *Fonte: Mesquita et al., 2023.*[7]

comunidade local, bem como para a manutenção da sinergia entre o projeto e a Rede de Atenção à Saúde (RAS) do território. Essa ferramenta não apenas facilita o planejamento e a execução eficaz do projeto, como promove a disseminação do conceito de comunidades compassivas.

Comunidades compassivas: conceito

Trata-se de uma iniciativa inovadora, pois ainda é um desafio garantir a prática dos cuidados paliativos na atenção primária, principalmente em locais com extrema vulnerabilidade social e econômica. Diversas organizações não governamentais, grupos comunitários e profissionais de saúde têm se mobilizado para promover a cultura do cuidado compassivo, fornecendo suporte às pessoas que enfrentam doenças graves e suas famílias.

Destaca-se o fato de o projeto buscar o alívio do sofrimento humano através da mobilização das comunidades, possibilitando que grupos de vizinhos se organizem para auxiliar pessoas de sua área residencial que estejam com doenças ameaçadoras da vida.

Compõe-se de ações motivadas pela compaixão em bairros, empresas, escolas e faculdades, estabelecimentos de saúde, artes, governo local, grupos de paz, grupos de defesa ambiental e congregações de fé. As pessoas são motivadas pela compaixão a assumirem a responsabilidade de cuidar uma da outra.

No Brasil, várias cidades e regiões têm iniciativas voltadas para o desenvolvimento de comunidades compassivas, incluindo a formação de equipes de cuidados paliativos, a capacitação de profissionais de saúde e a promoção da educação sobre cuidados no fim da vida. Esses esforços visam garantir que as pessoas que enfrentam doenças graves possam receber cuidados de qualidade que respeitem sua dignidade e autonomia.

Experiências das comunidades compassivas no Brasil

Como consequência da desigualdade social existente no nosso país, muitos cidadãos enfrentam uma realidade de privação ou escassez de direitos fundamentais como alimentação, moradia, saúde, educação, segurança e lazer. Por sua vez, comunidades ou favelas são locais que se caracterizam por um padrão urbanístico não usual, com carência de serviços públicos essenciais, como saneamento básico e serviços de saúde.

A importância da abordagem em Cuidados Paliativos + Comunidades Compassivas visam promover: qualidade de vida e dignidade, oferecendo a pacientes e familiares um olhar ampliado sobre a realidade que os envolve.

Para isso, é fundamental a educação promovida para a comunidade através da participação de uma equipe multiprofissional capaz de compreender não apenas as demandas clínicas do indivíduo, mas também o contexto socioeconômico e as variáveis que têm impacto direto na saúde, como acesso à renda, educação, saneamento básico, lazer, alimentação, moradia, entre outros.

Conheça algumas vivências experienciadas pelos autores deste capítulo, que atuam nas comunidades compassivas nas capitais dos estados de Goiás, Minas Gerais, Rio de Janeiro e São Paulo, nos Apêndices do capítulo.

Cuidados paliativos domiciliares para a população vulnerada em favelas

A população vulnerada caracteriza-se por um grupo exposto a condições concretas de desigualdades sociais sem amparo do Estado ou órgãos vigentes, sendo incapazes de se defenderem sozinhas e não possuírem condições necessárias para o enfrentamento de dificuldades.[8] Vivenciam diariamente riscos de saúde, segurança pública, ambiental e socioeconômico, fragilizando-os ao direito da garantia da dignidade humana.[9]

"Dignidade é um princípio bioético e conjuntamente aos direitos humanos são um princípio fundamental do homem. É reconhecido aos doentes o direito ao tratamento e à morte com dignidade proclamado na Declaração dos Direitos dos Doentes da Organização Mundial de Saúde."[10]

Ao observar a díade composta por pessoas vulneráveis que residem em favelas, torna-se evidente que elas enfrentam uma sobreposição de desafios originados tanto de suas circunstâncias individuais quanto do ambiente social em que estão inseridas. Essa conjunção, aliada à necessidade de cuidados paliativos, as coloca em uma posição de maior exposição aos riscos de sofrimento em comparação com aqueles que habitam essas localidades sem necessitar de tais cuidados ou que, mesmo necessitando, vivem fora desse contexto.[7,9]

Impactos dos princípios das comunidades compassivas na saúde coletiva

As comunidades compassivas têm emergido como um recurso valioso na promoção da saúde coletiva, oferecendo uma rede de apoio e solidariedade que pode ter impactos significativos em diversos níveis. São caracterizadas por uma cultura de cuidado mútuo, empatia e compaixão, onde os membros se preocupam com o bem-estar uns dos outros e se comprometem a apoiar aqueles que estão passando por dificuldades.

Especialmente nos cuidados paliativos, as comunidades compassivas têm um impacto profundo, tanto para os pacientes quanto para suas famílias, além dos profissionais de saúde envolvidos. Seu impacto pode ser observado em várias dimensões:

Ampliação do suporte social e emocional

Estudos destacam que o isolamento social está associado a um aumento do risco de mortalidade em pacientes com doenças crônicas.[11] Comunidades compassivas oferecem um ambiente de apoio que reduz esse isolamento, proporcionando interações sociais significativas e um senso de pertencimento. Além disso, pesquisas mostram que o estigma em torno das doenças em fase avançada pode ser prejudicial para o bem-estar emocional dos pacientes e suas famílias.[12]

Comunidades compassivas trabalham ativamente para reduzir esse estigma, promovendo uma cultura de aceitação e compreensão. Portanto, um de seus principais benefícios é a ampliação do suporte social e emocional aos pacientes e famílias, não apenas dos profissionais de saúde, mas também de vizinhos, amigos e voluntários da comunidade. Esse modelo ajuda a mitigar o isolamento social, promove a inclusão e fortalece as redes de apoio existentes, contribuindo significativamente para o bem-estar emocional e a qualidade de vida dos pacientes em cuidados paliativos.[4]

Aumento do acesso a recursos e serviços de cuidados paliativos

Pesquisas demonstram que pacientes em áreas com maior disponibilidade de serviços de cuidados paliativos têm uma melhor qualidade de vida e menos hospitalizações não planejadas.[13] As comunidades compassivas desempenham um papel crucial ao conectar os pacientes aos recursos e serviços de cuidados paliativos disponíveis em suas comunidades, garantindo assim um acesso equitativo e oportuno a esses cuidados.

Desmedicalização da morte e morrer

As comunidades compassivas promovem uma desmedicalização da morte e do morrer, reforçando a naturalidade e a inevitabilidade desses processos. Ao envolver a comunidade mais ampla no cuidado aos pacientes em fim de vida, essas iniciativas ajudam a desmistificar a morte, incentivando conversas mais abertas sobre o fim da vida e o luto, o que pode reduzir o medo e a ansiedade associados a esses temas.[4]

Alívio da pressão sobre os serviços de saúde

Além dos benefícios diretos aos pacientes e suas famílias, as comunidades compassivas também oferecem um alívio significativo à pressão sobre os serviços de saúde. Ao compartilhar a responsabilidade dos cuidados paliativos com a comunidade, essas iniciativas podem reduzir a demanda por serviços de saúde especializados e internações hospitalares desnecessárias, contribuindo para a sustentabilidade dos sistemas de saúde.[4]

É importante reconhecer que nem todas as comunidades têm acesso igual aos benefícios das práticas compassivas. As disparidades socioeconômicas, culturais e geográficas podem limitar o acesso das pessoas a redes de apoio e recursos comunitários. Portanto, é essencial promover a inclusão e a equidade dentro das comunidades compassivas, garantindo que todos os membros tenham acesso aos benefícios do cuidado mútuo e da solidariedade.

As comunidades compassivas desempenham um papel crucial na promoção da saúde coletiva, oferecendo apoio emocional, promovendo estilos de vida saudáveis e fortalecendo a resiliência comunitária. Ao reconhecer e valorizar o poder da compaixão e da solidariedade, podemos construir comunidades mais saudáveis, resilientes e inclusivas para todos os seus membros, prevenindo e aliviando o sofrimento humano.[5]

Políticas públicas baseadas nas comunidades compassivas como modelo para ampliação do acesso à saúde e democratização dos cuidados paliativos no Brasil

As comunidades compassivas são redes de apoio formadas por membros da comunidade e profissionais de saúde voluntários, que visam oferecer suporte social, emocional e prático às pessoas em fim de vida e suas famílias.[4] Emergem como uma força transformadora nos cuidados paliativos, reconhecendo que o apoio e o cuidado ao fim da vida são responsabilidades compartilhadas que transcendem os limites dos serviços de saúde profissionais. O impacto dessas comunidades nos cuidados paliativos, pode ser destacado a partir da sua contribuição para uma abordagem mais holística e integrada do cuidado ao indivíduo em cuidados paliativos.

Kellehear argumenta que os cuidados ao fim da vida não são apenas uma questão de saúde pública, mas também uma responsabilidade cívica e comunitária. Ele promove a ideia de que todos na sociedade têm um papel a desempenhar no suporte aos que estão no fim da vida e às suas famílias. Isso inclui não apenas o cuidado médico, mas também o apoio social, emocional e espiritual.[1]

Para acesso e estruturação das comunidades compassivas, sugere-se quatro pilares essenciais para o seu desenvolvimento:[4]

- Políticas públicas: envolve a criação de políticas que reconheçam e suportem as necessidades dos indivíduos em fim de vida, suas famílias e cuidadores.
- Engajamento da comunidade: a promoção de uma cultura de cuidado e suporte dentro da comunidade, encorajando o envolvimento de escolas, locais de trabalho, organizações religiosas e grupos comunitários.
- Educação: educar a população sobre morte, morrer, perda e cuidados, desmistificando esses temas e promovendo uma compreensão mais profunda.
- Suporte direto: fornecer suporte prático e emocional aos que estão morrendo e às suas famílias, através de serviços voluntários e redes de apoio comunitário.

A implementação de políticas públicas que contemplem as comunidades compassivas como estratégia de cuidado coletivo busca criar um ambiente de apoio e compaixão dentro das comunidades, onde as pessoas com doenças ameaçadoras de vida possam viver com dignidade, conforto e apoio emocional. Além disso, ao fortalecer os laços sociais e comunitários, essas políticas podem ajudar a promover uma cultura de cuidado mútuo e de solidariedade.

Conclusão

As comunidades compassivas representam uma inovação importante nos cuidados paliativos, oferecendo uma abordagem mais integrada em toda a trajetória do cuidado e não somente no fim da vida. Seu impacto estende-se desde o suporte emocional e social até a desmedicalização da morte e a sustentabilidade dos sistemas de saúde.

Espera-se uma transformação profunda na maneira como a sociedade se aproxima do cuidado no fim da vida, tornando-o uma responsabilidade compartilhada e mais humanizada. Embora promissoras, enfrentam desafios significativos, como a necessidade de mudanças culturais e estruturais significativas nas comunidades e nos sistemas de saúde. Esses também podem ser vistos como oportunidades para inovação e crescimento, estimulando a colaboração entre diferentes setores da sociedade para criar sistemas de apoio mais inclusivos e eficazes.

Comunidades Compassivas são uma forma de engajamento social para que as pessoas possam dar suporte umas às outras, já que não é sustentável a crença que o fim de vida e a morte são responsabilidade apenas das famílias e do sistema de saúde.

Apêndice 32.1. Vivência favela compassiva – Rio de Janeiro, RJ

DM, 75 anos, síndrome da pessoa idosa frágil com uma caquexia importante. Apesar de não apresentar nenhuma doença física específica ameaçando a continuidade da sua vida, a condição psíquica e social somava para elegê-la aos cuidados paliativos.

Devido a uma desordem psíquica não diagnosticada, DM transfere toda a sua atenção aos cuidados com cães que encontra nas ruas, o que a faz negligenciar a própria saúde, levando-a a condições de riscos, pois deixa até mesmo de se alimentar para dar comida aos animais. No momento, cuida de sete cachorros, em uma casa com apenas três cômodos que divide com os dois filhos (ambos quimicamente dependentes). Não possui renda fixa, e o benefício social que recebia (Benefício de Prestação Continuada – BPC) foi suspenso há um mês.

Como rede de apoio, conta com a ajuda de uma de suas vizinhas, voluntária local do projeto Favela Compassiva, que a faz visitas semanalmente, entregando porções de sopa – oferecida pelo projeto – para que ela pudesse se alimentar, além de monitorar suas condições de saúde/doença e levá-la aos serviços de saúde, quando necessário.

O domicílio ficava localizado na favela da Rocinha, ao final de uma escadaria com aproximadamente 260 degraus, sem qualquer tipo de suporte de segurança. Nesse caminho, observava-se grande quantidade de lixo e umidade. A entrada da casa de DM era próxima ao final da escadaria, onde passava um pequeno córrego de esgoto à céu aberto, o que dificultava o acesso.

A voluntária, ciente da difícil condição de DM, não se limitava a entregar a sopa semanalmente, ela também monitorava sua saúde, oferecia suporte emocional e, com o apoio da equipe do projeto, articulava ações para melhorar a situação da idosa. Ao perceber que os filhos de DM não contribuíam para as despesas da casa e passavam grande parte do tempo dormindo, a voluntária decidiu abordá-los. Com compaixão e determinação, ela envolveu os filhos de DM, sensibilizando-os sobre a importância de cuidar da mãe e buscar ajuda para a família.

Paralelamente, a equipe do projeto se coordenou com o Centro de Referência Especializado em Assistência Social (CREAS) e outras organizações locais para garantir que DM recebesse os cuidados paliativos necessários e que seus filhos fossem encaminhados para tratamento de dependência química.

Essa história ilustra como a ação coletiva e a solidariedade dentro das comunidades podem fazer a diferença na vida daqueles que vivenciam desafios significativos. Ao unir esforços e recursos, é possível superar as disparidades em saúde e promover o cuidado mútuo, fortalecendo o tecido social e garantindo que ninguém seja abandonado.

Diante disso, observa-se que no cenário da favela existem barreiras socioeconômicas que levam os sujeitos a condições ameaçadoras de vida, mesmo que não estejam vivenciando um processo de doença física. Assim, compreende-se que esses determinantes sociais não conseguem ser supridos apenas com as ações realizadas pelo projeto. Dessa forma, entende-se a importância da comunicação com a rede de apoio dessa comunidade, para que casos como esse possam ser direcionados aos órgãos do Estado, e que por meio desses, tratativas sejam tomadas, assegurando assim os direitos humanos fundamentais.

Conteúdo disponível em QR Code - ver pág. XLIX.

Apêndice 32.2. Vivência: Cabana Compassiva – Belo Horizonte, MG

Dona G., 68 anos, com diagnóstico de Alzheimer precoce, foi admitida no Cabana Compassiva em fevereiro/22, quando conhecemos sua história e sua família: o marido zeloso e a filha carinhosa, ambos muito envolvidos nos cuidados. Nesse momento, mantinha independência funcional parcial, necessitando de auxílio moderado para atividades de vida diária. A paciente era acompanhada pela rede de saúde à nível ambulatorial, com sintomas controlados e sem necessidade de maiores intervenções.

Com relação à condição socioeconômica, o sustento era limitado e vinha através da aposentadoria do marido da Sra. G., possibilitando a aquisição de alguns itens básicos da casa, como alimentos e pagamentos de despesas. Medicamentos eram fornecidos pela rede de saúde e outros itens de cuidado, como fraldas, eram garantidos através de doação. A relação da percepção e conhecimento de saúde e doença da família era baseada na experiência prévia de cuidados com a mãe da Sra. G., já falecida em virtude do mesmo diagnóstico.

A princípio, a programação de visita do projeto seria a cada três meses devido à estratificação de cuidados paliativos complementares, para vínculo e início de construção do planejamento de cuidados.

Em dezembro de 2022, a paciente começou a apresentar sinais de progressão da doença, já sem conseguir se comunicar, totalmente dependente para AVDs e restrita ao leito. Apresentava engasgos após se alimentar, com risco de broncoaspiração. Nesse momento, o cuidado foi centrado na atuação da fisioterapia, terapia ocupacional, fonoaudiologia e nutrição para minimizar os efeitos deletérios do adoecimento. Após episódio de internação por aspiração, foi indicado o uso de cateter nasoenteral pela equipe assistente. Paciente estava com PPS de 50%, sendo então elegível à Cuidados Paliativos Predominantes.

Apesar da família ter passado por experiência semelhante em relação ao curso da doença e ao cuidado da mãe da paciente, a ação de profissionais da saúde consistia também em desmistificar questões importantes do cuidado à Sra G. À medida que a doença progredia, era necessário modificar as condutas e orientações, redirecionando os objetivos e elencando novas prioridades.

Ao estabelecer um vínculo importante com a família, foi percebido que existia um sofrimento em relação à evolução do quadro e sinais de sobrecarga em relação ao cuidado. Diante da evidência de maior necessidade de cuidados, as visitas passaram a ser mensais visando orientação quanto aos cuidados diários e acolhimento da família.

Realizou-se uma reunião familiar com o marido e a filha única para planejar as intervenções em caso de piora do quadro atual e da diminuição de ingesta. Ambos ainda não haviam conversado sobre o assunto e eram categóricos em dizer que se houvesse alguma piora súbita chamariam o SAMU para internação e, por isso, a paciente foi por diversas vezes encaminhada à UPA.

A paciente evoluiu com quadro de *delirium*, lesão por pressão trocantérica, dor e constipação. Em uma das diversas internações, já com PPS de 40%, foi indicada a realização de gastrostomia.

Com a alta hospitalar, a paciente foi novamente admitida pela Equipe Multiprofissional de Atenção Domiciliar (EMAD). O contato da equipe da Cabana compassiva com a EMAD, foi decisivo para o alinhamento de condutas e percepções, bem como na comunicação entre profissionais, paciente e familiares. Convergindo com a boa prática estabelecida, observou-se a mudança no processo de aceitação da progressão da doença e condições limitantes inerentes a esse contexto.

Em uma visita do projeto, foi realizada uma última conversa ao redor da mesa de jantar acompanhada de café, que era um dos sagrados dessa família – o cuidado de excelência era a comida e o acolhimento. A comunicação se baseava no processo de fragilização da paciente e do não benefício de maiores intervenções invasivas, relembrando a biografia e preservando os desejos e a dignidade da Sra G.

Na última visita do Projeto, foi identificado que a Sra G. se encontrava em processo ativo de morte, o que mobilizou uma intervenção rápida da equipe interprofissional voltada à garantia de conforto e possibilitando o centramento da família para a condição que se estabelecia, permitindo assim uma despedida de forma digna. Sra G. faleceu em casa algumas horas após essa visita, sem dor, de forma serena, cercada pela família.

"Ela está viva por causa do amor", disse a cunhada, que vendeu um micro-ondas para pagar o transporte de outro estado para visitá-la e despedir-se. O cuidado interprofissional não se encerrou após o falecimento da paciente, pois foi realizada a assistência pós-óbito aos familiares. Nós do projeto guardamos a história dessa paciente e dessa família com muito carinho.

Conteúdo disponível em QR Code - ver pág. XLIX.

Apêndice 32.3. Vivência da Goiânia compassiva – Goiânia, GO

M. é um jovem de 14 anos, o caçula entre 3 irmãos, mora com os pais na região Noroeste de Goiânia. Foi vítima de um acidente automobilístico que acarretou um grave traumatismo cranioencefálico (TCE), permanecendo por 30 dias em UTI com medidas de suporte avançado de vida.

Na ocasião de sua alta hospitalar, encontrava-se sem deambular, com atrofia e perda de massa muscular, alimentando-se por gastrostomia e traqueostomizado. Foi encaminhado para o domicílio sob os cuidados exclusivos da família que não recebeu nenhuma capacitação ou orientação sobre como seriam os cuidados necessários com o jovem a partir de então.

A assistente social do hospital de origem entrou em contato com a enfermeira da Estratégia Saúde da Família, na qual M. e sua família são vinculados, informando sobre o retorno desse paciente para seu território de origem. A enfermeira então solicitou ajuda do projeto Goiânia Compassiva, alegando que a equipe não estaria preparada para dar o suporte necessário a ele.

Na visita de avaliação foi observado que a família e o paciente se encontravam em grande sofrimento frente às inúmeras dúvidas do processo do cuidar e ainda lidando com o medo das sequelas que poderiam permanecer.

Foi traçado um plano terapêutico que contemplou sessões de fisioterapia, fonoaudiologia, psicologia, orientações da nutricionista e assistência médica no manejo medicamentoso de dor, convulsões e insônia e manejo de lesões por pressão (LP) com laserterapia.

Com a assistência multiprofissional foi possível realizar a decanulação e fechamento do orifício da traqueostomia, sessões fonoaudiológicas com o retorno da capacidade de falar e deglutir, retirada da gastrostomia com progressão para dieta via oral, sessões de fisioterapia para reabilitação de controle de tronco e gradual restabelecimento da força muscular e da deambulação.

Importante ressaltar que a família de M. foi constantemente capacitada pela equipe sobre os cuidados ao paciente, além de receber visitas semanais da agente local que mantinha a equipe de assistência informada sobre a evolução do caso. Após 60 dias do início da assistência à M. e sua família, o paciente recebeu alta do projeto, totalmente reabilitado e a família imensamente satisfeita e feliz com os resultados. Coincidentemente, na semana em que M. recebeu alta do projeto, o pai foi procurado pela equipe do Serviço de Atenção Domiciliar, para a primeira avaliação após a alta hospitalar.

O que chama atenção nesse caso é que, embora M. não preenchesse critérios de elegibilidade para cuidados paliativos, ele poderia evoluir para tal elegibilidade devido à ausência de suporte da Rede de Atenção à Saúde. O auxílio e assistência do projeto Goiânia Compassiva, possibilitou que isso não se tornasse realidade.

Conteúdo disponível em QR Code - ver pág. XLIX.

Apêndice 32.4. Vivência Heliópolis Compassiva - São Paulo, SP.

A Heliópolis Compassiva é a mais jovem dentre as demais iniciativas no país e o caso a ser relatado foi do primeiro morador de Heliópolis a ser acompanhado pela equipe multiprofissional. A parceria com o serviço da EMAD do território foi fundamental para a identificação e seguimento desse paciente e dessa família até hoje.

Sr. J., viúvo, que tem cinco enteados do relacionamento com sua falecida esposa. J. sempre foi o pilar da família, um homem disposto, forte e dedicado, era catador de recicláveis, mas sua vida tomou um rumo inesperado quando ele foi diagnosticado com câncer de cabeça e pescoço localmente avançado.

Os desafios que o diagnóstico trouxe foram duplamente difíceis devido às barreiras que enfrentava para acessar o tratamento e os recursos necessários para sua sobrevivência. Seus familiares, preocupados com a sua saúde, precisavam manter a rotina de trabalho para sustentarem suas próprias famílias e cuidar dele ao mesmo tempo. O sofrimento da família era nítido. J., o pai e pilar da família, agora precisava ser cuidado. Uma das filhas convive com o diagnóstico de depressão e traz diversos traumas durante a infância, assim, se vê incapaz de cuidar do pai.

Um de seus netos, um jovem dedicado e atencioso de 16 anos, tem o desejo de concluir o ensino médio, mas seu tempo estava cada vez mais ocupado com os cuidados necessários com ele, sendo: auxílio no banho, higiene da cânula de traqueostomia, preparo e administração de medicações, manuseio e cuidados com a cateter nasoenteral (CNE), além da organização da casa. Oferecer e executar os cuidados básicos e com os dispositivos, foram extremamente desafiadores para todos da família, principalmente para o paciente que ficou com medo de tomar banho, por estar com SNE e cânula de traqueostomia.

O Sr. J. tinha medo e por diversas vezes foi ao pronto socorro, por sangramento pela cânula da traqueostomia, queixa de dor e falta de ar. Ele se sentia socialmente negligenciado, pois sabia que tinha direito a benefícios pelo governo, porém, devido a um erro de documentação no seu RG, esses benefícios não lhe eram concedidos.

As barreiras para o acesso e seguimento do tratamento foram o principal estopim para o início do acompanhamento em conjunto a Heliópolis Compassiva. Quanto ao seguimento do tratamento, nos referimos a morosidade do agendamento da primeira sessão de radioterapia, da dificuldade de se locomover até o local da consulta/tratamento, carência de insumos como a sua dieta, itens de higiene pessoal e insegurança para a realização das medicações para o controle dos sintomas, em domicílio, devido ao CNE.

Dessa forma, a equipe logo se prontificou a identificar as necessidades do paciente e, além do controle de sintomas físicos, identificaram o erro em seu RG que o impedia de solicitar benefícios (financeiro e dieta enteral) oferecidos pelo governo.

A equipe médica, de enfermagem, fisioterapia e nutrição concentraram-se em controlar os sintomas físicos de J., fornecendo orientações precisas sobre medicação, dieta e cuidados com o CNE. O serviço de psicologia e a iniciativa do Projeto "Sentinelas" ofereceram apoio emocional não apenas a J., mas também, a seus familiares, ajudando-os a lidar com o estresse, ansiedade e inseguranças da situação.

Além disso, o serviço social desempenhou um papel fundamental para J., durante os poucos meses de seguimento. Com a ajuda dos assistentes sociais e de uma voluntária enfermeira, sua documentação foi regularizada, proporcionando-lhe acesso aos benefícios sociais. Agora, com seu novo RG em mãos, J. estava se sentindo mais seguro e amparado, principalmente financeiramente.

Dois meses se passaram desde o primeiro encontro com Sr. J., e os resultados foram notáveis. Apesar dos desafios contínuos, ele encontra-se mais confiante em seus cuidados, entendendo melhor o objetivo de cada medicação e horários. A casa está visivelmente mais organizada. Seu olhar já não é mais opaco, mas cheio de determinação e esperança. E sua família, antes insegura e preocupada, agora mais tranquila, sabendo que não estão sozinhos nessa jornada desafiadora.

Sr. J. é um exemplo de resiliência e determinação. Sua história destaca a importância do apoio da comunidade compassiva, fortalecendo o cuidado mútuo e aliviando o sofrimento, nas diversas dimensões, entre paciente/família e equipe multiprofissional.

Conteúdo disponível em QR Code - ver pág. XLIX.

Referências

1. Kellehear A. Compassionate Cities: Public Health and End-of-Life Care. Routledge. 1 ed, 2005.
2. Ashton J, et al. Health cities: WHO's new public health iniciative. Health Promotion, n. 1, p. 319-324, 1986.
3. Conferencia Internacional sobre La Promocion de La Salud. Carta de Ottawa para la Pomoción de la salud. Ottawa, 17 a 21 de nov., 1986.
4. Abel J, Kingston H, Scally A, Hartnoll J, Hannam G, Rumbold B, Kellehear A (2013). Reducing emergency hospital admissions: A population health complex intervention of an enhanced model of primary care and compassionate communities. British Journal of General Practice.
5. Adriano JR, Werneck GAF, Santos MA, Souza RC (2000). A construção de cidades saudáveis: uma estratégia viável para a melhoria da qualidade de vida? Ciência & Saúde Coletiva, 5(1), 53–62. https://doi.org/10.1590/S1413-81232000000100006.
6. Motta RMM, Westphal MF, Bogus CM e Caricari AM 1998. Panorama das Cidades/Municípios Saudáveis no Brasil Faculdade de Saúde Pública USP/Organização Pan-americana de Saúde, São Paulo.
7. Mesquita MGR, Silva AE, Coelho LP, Martins MR, Souza MT, Trotte LAC. Slum compassionate community: expanding access to palliative care in Brazil. Rev Esc Enferm USP. 2023;57:e20220432. https://doi.org/10.1590/1980-220X-REEUSP-2022-0432en
8. Dadalto L, Guirro UBP. Bioética e Cuidados Paliativos: Cuidados Paliativos nas Favelas. 1.ed. Indaiatuba. Editora Foco, p. 118-122, 2023.
9. Schramm FR. Bioética de Proteção: ferramenta válida para enfrentar problemas morais na era da globalização. Revista Bioética CFM, 16 (1): p. 11-23, 2018.
10. Organização Mundial da Saúde (OMS). Carta dos Direitos e Deveres dos Doentes, 1994.
11. Holt-Lunstad J, Smith TB, Layton JB (2010). Social relationships and mortality risk: A meta-analytic review. PLoS medicine, 7(7), e1000316.
12. Selman LE, Brighton LJ, Sinclair S, Karvinen I, Egan R, Speck P, Powell RA, Deskur-Smielecka E, Glajchen M, Adler S, Puchalski C, Hunter J, Gikaara N, Hope J, InSpirit Collaborative (2018). Patients' and caregivers' needs, experiences, preferences and research priorities in spiritual care: A focus group study across nine countries. Palliative medicine, 32(1), 216–230. https://doi.org/10.1177/0269216317734954
13. Bakitas M, Lyons KD, Hegel MT, Balan S, Brokaw FC, Seville J, Ahles TA (2017). Effects of a palliative care intervention on clinical outcomes in patients with advanced cancer: the Project ENABLE II randomized controlled trial. Jama, 302(7), 741-749.

33

Cuidados Psiquiátricos em Cuidados Paliativos na Atenção Domiciliar

Beatriz Novaes da Silva Camargo
Beatriz Zampar

Introdução

O adoecimento demanda habilidades adaptativas tanto do paciente como de seus familiares e cuidadores. A presença de doenças crônicas está relacionada ao aumento na frequência de transtornos de humor.[1]

O atual conceito de Cuidados Paliativos (CP) traz, em sua definição, ser uma assistência prestada a pessoas e seus familiares portadores de doenças que "ameaçam a continuidade da vida".[2] Quando nos deparamos com ferramentas de elegibilidade, por exemplo, o SPICT-BR,[3] não encontramos, na descrição dos indicadores clínicos, doenças psiquiátricas dentre as morbidades listadas. Na literatura, também temos poucos artigos relacionando a psiquiatria e o Cuidado Paliativo.

Se um dos objetivos do CP é gerenciar os sintomas, aliviar o sofrimento e fornecer suporte psicossocial para uma melhora da qualidade de vida dos pacientes e de seus familiares,[4] certamente os pacientes que sofrem de agravos psiquiátricos também se beneficiaram desse cuidado ampliado.

Nesse sentido, em 2016, Trachsel *et al.*, definiram a abordagem paliativa dentro da psiquiatria como um cuidado para aumentar a qualidade de vida do paciente e familiares auxiliando-os a enfrentar os problemas associados aos transtornos mentais graves e persistentes, incluindo prevenção e alívio do sofrimento através da identificação e abordagem de demandas físicas, mentais, sociais e espirituais que surjam nesse contexto. O foco da abordagem consiste em reduzir danos e evitar intervenções psiquiátricas de eficácia questionável.[5]

Em 2022, Westermair *et al.*, propõem que a "Psiquiatria Paliativa" refere-se a uma abordagem que visa reduzir os danos e aliviar os sofrimentos, aumentando a qualidade de vida e evitando estratégias de impacto questionável ou negativos aos pacientes. A remissão e a cura, portanto, deixam de ser a meta de cuidado principal, e o conforto e a qualidade de vida passam a ser o foco do cuidado. Essa definição engloba pacientes com transtornos mentais graves, crônicos e refratários, que cursam com acentuado prejuízo funcional ou ameaça a vida, principalmente:[6]

- Quadros depressivos refratários e recorrentes com múltiplas tentativas de suicídio.
- Esquizofrenia refratária à clozapina.
- Anorexia nervosa grave e refratária.

Pensar em situações não orientadas à cura e remissão total dos sintomas se faz necessário para que as equipes multiprofissionais envolvidas possam rever e ampliar o espectro da assistência em saúde mental prestada aos pacientes e familiares.

Desafios do cuidado em rede na saúde mental brasileira

Com a política de saúde mental iniciada nos anos 1980, o Brasil tornou-se um dos primeiros países em desenvolvimento a estabelecer uma política nacional de saúde mental e de tê-la implementado com êxito apreciável durante mais de 30 anos. Essa política sustentou-se inicialmente na substituição do modelo baseado no hospital psiquiátrico por um novo sistema de serviços baseados na comunidade e na proteção dos direitos humanos das pessoas com transtorno mental. Além disso, essa política foi se estendendo a prevenção dos transtornos mentais, a atenção à saúde mental de crianças e adolescentes e as estratégias contra as dependências de álcool e outras drogas.[8]

Após 2016, inicia-se um período de mudança de prioridades em relação à rede de saúde mental. Em fevereiro de 2019, em uma nota técnica publicada, se anuncia que as mudanças previstas têm o objetivo de "*tornar a rede assistencial mais acessível, eficaz, resolutiva e humanizada*", por meio de uma reforma do "*modelo de assistência em saúde mental, que necessitava de aprimoramentos*".[9] Uma série de medidas de apoio aos hospitais psiquiátricos em detrimento de uma rede integrada e territorial de serviços comunitários de saúde mental demonstram a mudança de rumo da política de saúde mental brasileira, tornando a Rede de Atenção Psicossocial (RAPS) mais frágil e vulnerável para a população que dela precisa. A proposta de criação de Unidades Psiquiátricas Especializadas em hospitais gerais e Unidades Ambulatoriais Especializadas, tal como enunciada no documento, de forma desassociada de um território específico e sem uma integração adequada com os CAPS e outros dispositivos da comunidade, leva inevitavelmente a uma fragmentação do sistema e a um desaparecimento da continuidade de cuidados. Por outro lado, a possibilidade de estabelecimento de unidades ambulatoriais especializadas destinadas ao tratamento de "pessoas com transtornos mentais mais comuns e prevalentes" em hospitais fariam mais sentido se estivessem junto das pessoas e dos serviços de atenção primária, atuando como coordenadora do cuidado integral, incluindo a saúde mental.[8]

Um dos componentes da RAPS é a Atenção à Urgência e Emergência, que tem como responsabilidade o gerenciamento e acompanhamento dos atendimentos de emergência psiquiátrica, que pode ser em serviços específicos de pronto-socorro psiquiátrico ou em pronto-socorro de hospitais gerais, tornando assim a porta de entrada para atendimento emergencial a pessoas que se encontram em momento de crise psiquiátrica.[10] Diante de uma crise, necessita-se de uma intervenção adequada e imediata, realizada por uma equipe de saúde qualificada com o intuito de evitar maiores danos à saúde do paciente ou de diminuir possíveis riscos e agravos à sua vida e de seus familiares,[11] o que constitui uma fragilidade na RAPS, pois em geral, as equipes de saúde são pouco preparadas para esse tipo de atendimento, bem como os pronto-atendimentos e leitos hospitalares psiquiátricos escassos, com pouco preparo e estrutura.

Diante de todas essas fragilidades da RAPS, torna-se um desafio para as equipes de Atenção Domiciliar manejarem intercorrências psiquiátricas seja no domicílio pela complexidade dos quadros, seja contando com a rede, devido sua notória fragilidade e limitações.

Manejo domiciliar de crises

Suicidalidade

O suicídio está fortemente associado a transtornos do humor. Cerca de 60% a 70% das vítimas de suicídio foram diagnosticadas com depressão previamente ao momento da morte.[12] A *US Preventive Services Task Force* recomenda rastreio para depressão em todos os adultos independentemente dos fatores de risco, com nível de evidência B e considera insuficientes as evidências para rastreio de suicídio na população geral.[13]

O conceito suicidalidade engloba alguns termos como o suicídio consumado, que se refere ao comportamento autolesivo que resultou em fatalidade intencional; os atos preparatórios para suicídio iminente que representa o comportamento de tomar medidas para ferir a si mesmo, interrompidos antes que o ato seja consumado; a tentativa de suicídio que é o comportamento autodestrutivo com desejo de morrer decorrente do mesmo; e a ideação suicida que representa os pensamentos da vontade de morrer.[14]

A avaliação do potencial de suicídio envolve a obtenção de uma história psiquiátrica completa; um exame detalhado do estado mental do paciente e o rastreio de sintomas depressivos, pensamentos, intenções, planos e tentativas suicidas.[12]

O manejo do quadro depende do risco de suicídio que podem ser classificados em baixo, médio e alto risco. O paciente com baixo risco de suicídio não apresenta histórico de tentativas e não há planejamento do mesmo. O que já tentou contra sua vida, têm ideação frequente e persistente, mas não apresenta plano, assim como não é impulsivo ou dependente de álcool e outras substâncias será classificado como médio risco. Enquanto o de alto risco tem histórico de tentativas prévias, ideações presentes e persistentes, plano e acesso aos meios para execução. Além disso, apresenta impulsividade, rigidez do desejo de se matar, desesperança, *delirium*, alucinações.[15]

É indicado avaliar o risco de suicídio de forma direta, por exemplo:

- Você tem vontade de morrer?
- Pensa que a vida não vale a pena?

- Você já pensou em se matar? Está pensando hoje? Agora? Como você tem lidado com esses pensamentos?
- Você chegou a pensar em uma forma de se matar? Me fala sobre essa forma em que você pensou (avaliar acesso e letalidade do método)
- O que te impede de seguir com esse plano?[15]

Manejo não farmacológico

Diante das respostas é possível criar um plano de manejo do quadro, levando em consideração a particularidade de cada caso.

Baixo e médio risco

- Realizar atendimentos, visitas e telefonemas em intervalos menores para acompanhar a evolução da ideação suicida a fim de investigar se evolui para planejamento e/ou tentativa.
- Introduzir tratamento medicamentoso, de acordo com o quadro de base, considerando baixo potencial de letalidade e dispensar a medicação em intervalos menores.
- Eliminar possíveis métodos de autoagressão (objetos perfuro cortantes, armas de fogo, venenos, cordas, medicamentos).
- Garantir bom sono, aplicar técnicas de higiene do sono e/ou tratamento medicamentoso se necessário.
- Mobilizar família e/ou pessoas próximas para monitorização do risco e apoio.
- Esclarecer aos cuidadores que conversar sobre suicídio reduz a ansiedade associada ao sentimento. Críticas à pessoa não a ajudam.
- Avaliar a necessidade de articular o cuidado com serviços ou profissionais de saúde mental como psiquiatras, médicos de família e psicólogos.

Alto risco

Além das medidas tomadas nos casos de baixo e médio risco, é sugerida internação domiciliar ou hospitalar.

A internação domiciliar é uma proposta desafiadora, uma vez que esse cuidado gera limitação da liberdade do paciente em questão e desgaste no cuidador e recomenda-se manter portas destrancadas, instituir um cuidador para controlar a tomada de medicações, e que mantenha vigilância o tempo todo. O ambiente deve ser seguro, protetor e tranquilo. Deve-se estimular a realizar atividades de interesse, respeitando o limite de cada um.[15]

As indicações de hospitalização devem ser individualizadas e incluem fatores baseados na doença, como gravidade dos sintomas, comportamento agressivo, e aqueles relativos à intensidade da demanda das intervenções recebidas, como necessidade de observação constante ou da avaliação diagnóstica.[16]

A psicoterapia é importante para que o paciente consiga elaborar vivências complicadas, expor medos e dúvidas. Cabe ao psicólogo definir a técnica a ser aplicada, objetivando a compreensão do processo e melhora do quadro.[17] O foco da abordagem cognitivo-comportamental para tratar comportamento suicida, está na análise dos aspectos cognitivos, na reestruturação de crenças disfuncionais e alteração de pensamentos para reduzir o sofrimento psicológico.[18]

Manejo farmacológico

O foco deve ser o tratamento das doenças de base, principalmente os quadros: de depressão, ansiedade, insônia e de dores crônicas. Para acessar mais informações, acesse os respectivos capítulos neste livro. Alguns cuidados adicionais devem ser levados em conta:

- Lítio (medicação protetora, diminuindo o risco de suicídio) e antidepressivos tricíclicos têm maior risco de letalidade que outros antidepressivos.
- Benzodiazepínicos combinados ao consumo de álcool levam a maior letalidade.
- Manter fora do alcance do paciente qualquer medicamento (mesmo analgésicos, anti-inflamatórios, anti-hipertensivos, hipoglicemiantes etc.). Designar um cuidador responsável pelas medicações.[15]
- O período de maior risco de suicídio pode não ser quando a pessoa está gravemente deprimida, mas quando começa a melhorar. Com a dissipação da depressão, o indivíduo se sente mais disposto e pode executar seu plano suicida.[12]

O lítio (estabilizador de humor) pode ser introduzido na dose de 300 mg, podendo ser aumentado para 600 mg no 2º dia e 900 mg no 3º dia. Necessário acompanhar litemia após uma semana de uso. Aconselháveis níveis de até 1,2, sendo tóxica acima de 1,5.[15]

Notificação compulsória

Importante ressaltar que a violência doméstica, sexual e/ou outras violências passaram a constar na Lista Nacional de Notificação Compulsória de doenças, agravos e eventos de saúde pública e deve ser realizada no prazo de 24 horas (Portaria nº 204/2016). A notificação de tentativa de suicídio é obrigatória para todos os profissionais de saúde e responsáveis por serviços públicos e privados de saúde.[19]

Crise psicótica

Define-se pela quebra com a realidade, na presença de alucinações, delírios, pensamento desorganizado, comportamento inadequado, inquietação, agitação psicomotora. É encontrada em diversas condições médicas, como esquizofrenia, transtornos de humor, psicoses induzidas por intoxicação de substâncias, *delirium*, síndromes de abstinência, entre outros. A causa deve ser investigada e a remissão dos sintomas não é imediata, podendo levar dias a semanas. Podem ser usadas medicações por via oral (VO) ou intramuscular (IM), como demonstrados na Tabela 33.1.[20]

Tabela 33.1

Medicações	Posologia*
Haloperidol	5mg (dose máxima 15mg/dia) VO ou IM
Risperidona	1 mg (dose máxima 8 mg/dia) VO ou IM
Olanzapina	5 mg (dose máxima 20 mg/dia) VO ou IM
Clorpromazina	25 mg (dose máxima 2 g/dia) VO ou IM
Haloperidol	5 mg/mL IM (máx 15 mL/dia) associado ou não a 1 ampola de Prometazina 50 mg IM para potencializar a sedação
Orientações	Repetir doses a cada 40 minutos a 1 hora

**Idosos: doses devem ser ajustadas para 1/3 a 1/2 da dose do adulto. Preferir medicações por via oral.*
Fonte: Elaborado pelas autoras.[20,21]

Conclusão

O cuidado psiquiátrico em Cuidados Paliativos na Atenção Domiciliar é um tema relevante para profissionais paliativistas, uma vez que a presença de doenças crônicas está relacionada ao aumento na frequência de transtornos de humor. Os quadros que apresentam suicidalidade merecem atenção especial devido ao seu alto sofrimento psíquico e potencial de letalidade. Recentemente proposto, o cuidado paliativo de casos psiquiátricos – como os quadros depressivos refratários e recorrentes com múltiplas tentativas de suicídio; esquizofrenia refratária à clozapina; e anorexia nervosa grave e refratária – deve receber mais luz e estudos para ampliar o espectro e a qualidade da assistência em saúde prestada aos pacientes.

É importante para as equipes de Atenção Domiciliar deixarem os familiares e cuidadores muito orientados sobre possibilidades de medicações e ações de resgate possíveis de serem feitos no domicílio diante de uma crise aguda, bem como deixar claro quando a equipe pode e deve ser acionada e quando o serviço de urgência e emergência deve ser priorizado. É essencial o trabalho em rede na saúde mental, não sendo diferente nos cuidados paliativos psiquiátricos.

Referências

1. Brasil. Ministério da Saúde. Secretaria de Atenção à Saúde. Departamento de Atenção Básica. Caderno de atenção domiciliar / Ministério da Saúde, Secretaria de Atenção à Saúde, Departamento de Atenção Básica. – Brasília: Ministério da Saúde, 2013.
2. Organização Mundial de Saúde (OMS) [homepage na internet]. Who definition of palliative care. Disponível em: https://www.who.int/cancer/palliative/definition/en/. Acesso em: mai 2024.
3. Supportive and Palliative Care Indicators Tool. Spict--BR(TM) [internet]. Edinburgh: The University of Edinburgh; 2022 [acesso em 2024 mai 31]. Disponível em: https://www.spict.org.uk/the-spict/spict-br/.
4. Temel JS, Greer JA, Muzikansky A, Gallagher ER, Admane S, Jackson VA, Dahlin CM, Blinderman CD, Jacobsen J, Pirl WF, Billings JA, Lynch TJ (2010). Early palliative care for patients with metastatic non-small-cell lung cancer. The New England journal of medicine,363(8), 733-742. https://doi.org/10.1056/NEJMoa1000678.

5. Trachsel M, Irwin SA, Biller-Andorno N, Hoff P, Riese F (2016). Palliative psychiatry for severe persistent mental illness as a new approach to psychiatry? Definition, scope, benefits, and risks. BMC psychiatry,16, 260. https://doi.org/10.1186/s12888-016-0970-y
6. Westermair AL, et al. Palliative psychiatry in a narrow and in a broad sense: a concept clarification. Australian & New Zealand Journal of Psychiatry, v. 56, n. 12, p. 1535-1541, 2022.
7. Konig LRC. Por uma Psiquiatria paliativa: Aplicação de cuidados paliativos a usuários da Rede de Atenção Psicossocial (RAPS). Saúde Coletiva (Edição Brasileira) [Internet]. 2024 [Acesso 2024/05/31];14(89):13278-13287. Disponível em: DOI: 10.36489/saudecoletiva. 2024v14i89p13278-13287.
8. Almeida JMC. Política de saúde mental no Brasil: o que está em jogo nas mudanças em curso. Cadernos de Saúde Pública, v. 35, p. e00129519, 2019.
9. Ministério da Saúde. Nota Técnica nº 11/2019-CGMAD/DAPES/SAS/MS. http://pbpd.org.br/wp--content/uploads/2019/02/0656ad6e.pdf (acesso em Mai/2024)
10. Macedo JP, Abreu MM, Fontenele MG, Dimenstein M. A regionalização da saúde mental e os novos desafios da Reforma Psiquiátrica brasileira. Saúde Soc 2017; 26(1):155-70. doi:10.1590/s0104-12902017165827
11. Calegaro VC, Bertuol Filho A, Lima JARF, Andrade GT, Dahmer CM, Lunelli LB, etal. Padrão dos atendimentos em uma emergência psiquiátrica de referência para a Região Central do Rio Grande do Sul. Rev AMRIGS. 2016; 60(3):185-90. Disponível em: https://www.amrigs.org.br/revista/5).
12. Sadock BJ, Sadock VA, Ruiz P. Compêndio de Psiquiatria - 11ed. [s.l.] Artmed Editora, 2016.
13. Us Preventive Services Task Force. Screening for Depression and Suicide Risk in Adults: US Preventive Services Task Force Recommendation Statement. JAMA, v. 329, n. 23, p. 2057–2067, 20 jun. 2023.
14. Baldaçara L, et al. Brazilian Psychiatric Association guidelines for the management of suicidal behavior. Part 1. Risk factors, protective factors, and assessment. Brazilian Journal of Psychiatry, v. 43, n. 5, p. 525–537, set. 2021.
15. Guia C, Rápida R. SMS -RJ / SUBPAV / SAP Avaliação do Risco de Suicídio e sua Prevenção Prefeitura Da Cidade Do Rio de Janeiro Secretaria Municipal de Saúde -SMS. [s.l: s.n.]. Disponível em: <https://subpav.org/download/prot/Guia_Suicidio.pdf>.
16. Quevedo J, Carvalho A F. Organizadores. Emergências Psiquiátricas. 3a EDIÇÃO ed. Porto Alegre: Artmed Editora Ltda, 2014.
17. Manual de Cuidados Paliativos. [s.l: s.n.]. Disponível em: <https://dms.ufpel.edu.br/static/bib/10577_ManualdeCuidadosPaliativos.pdf>.
18. Marback RF, P Cátula. Terapia cognitivo-comportamental no manejo da desesperança e pensamentos suicidas. Rev. bras.ter. cogn., Rio de Janeiro , v. 10, n. 2, p. 122-129, dez. 2014 . Disponível em <http://pepsic.bvsalud.org/scielo.php?script=sci_arttext&pid=S1808-56872014000200008&lng=pt&nrm=iso>. acessos em 16 mai. 2024. https://doi.org/10.5935/1808-5687.20140018.
19. Guia Intersetorial de Prevenção do Comportamento Suicida em Crianças e Adolescentes. Disponível em: <https://saude.rs.gov.br/upload/arquivos/carga20190837/26173730-guia-intersetorial-de-prevencao-do-comportamento-suicida-em-criancas-e-adolescentes-2019.pdf>.
20. Shansis F. Tratado de Psiquiatria Clínica 5. Ed. - Hales, Yudofsky e Gabbard. Revista Brasileira de Psiquiatria, v. 34, n. 1, mar. 2012.
21. Baldaçara L. et al. Emergências Psiquiátricas. 2a EDIÇÃO ed. Rio de Janeiro: Elsevier Editora, 2018.

34

Cuidados Paliativos Pediátricos na Atenção Domiciliar

Anderli Marangoni Valentim Diniz
Angela Mitiyo Ikeda
Carolina de Araújo Affonseca

Introdução

O cuidado domiciliar, em especial no contexto dos Cuidados Paliativos Pediátricos (CPP), emerge como uma estratégia fundamental na resposta à crescente complexidade das condições de saúde e à cronicidade de doenças na infância. O princípio básico dos CPP é oferecer uma abordagem holística que não se limita ao paciente, estendendo-se a todo o núcleo familiar. Isso significa proporcionar suporte não apenas no controle dos sintomas, mas também no aspecto emocional, social e espiritual que envolve tanto o paciente quanto seus familiares.

Integrar os cuidados paliativos ao ambiente domiciliar traz consigo desafios e oportunidades únicas. Por um lado, há a necessidade de uma rede de suporte multidisciplinar bem estruturada, que possa oferecer desde acompanhamento especializado a suporte psicológico, garantindo que todas as necessidades do paciente e da família sejam atendidas. Por outro lado, o cuidado domiciliar permite que a criança permaneça em um ambiente familiar, reconfortante e amoroso, fundamental para a qualidade de vida nessa fase tão sensível. Além disso, favorece uma maior participação da família nos cuidados, fortalecendo os laços afetivos e proporcionando uma experiência de cuidado mais personalizada e significativa.[1]

Para que o cuidado domiciliar em CPP seja efetivo é crucial que haja uma organização meticulosa do processo assistencial, incluindo a adequada capacitação dos profissionais de saúde e o fornecimento de recursos necessários para o tratamento em casa. Também é necessário promover a educação e o suporte contínuo às famílias, preparando-as para os desafios diários e as decisões difíceis que possam surgir. Assim, os novos arranjos do cuidar, centrados no paciente e na família, dentro do próprio lar, representam um passo importante na evolução dos cuidados paliativos pediátricos, destacando o valor inestimável da humanização e do respeito às preferências individuais na jornada de cuidado.[1]

O perfil dos pacientes na pediatria vem se modificando nos últimos anos com o desenvolvimento tecnológico e científico, levando ao aumento das taxas de sobrevivência das crianças com patologias graves e potencialmente letais, que necessitam de cuidados complexos. Além disso, os avanços socioeconômico-sanitários também contribuem para a sobrevivência dessas crianças que antes morriam nos primeiros dias ou meses de vida.[2]

Há pacientes com diferentes condições clínicas, com patologias múltiplas e amplas, sendo que, na maioria das vezes, a duração do tratamento é variável e imprevisível. Entre os diferentes grupos, há aquelas crianças que são acompanhadas por longos períodos, muitas vezes até a vida adulta (Tabela 34.1).

Tabela 34.1.

Indicações clínicas de cuidados paliativos pediátricos	Exemplos
Situações que exigem longos períodos de tratamento intensivo, visando prolongar a vida, mas existindo sempre o risco de morte prematura	Fibrose cística, epidermólise bolhosa, cardiopatias graves, anemia falciforme etc.
Situações progressivas, sem opção de tratamento curativo, nas quais o tratamento é paliativo desde o diagnóstico	Distúrbios metabólicos e alterações cromossômicas
Situações irreversíveis, mas não progressivas, acompanhadas de incapacidade grave, tornando a criança vulnerável ao desenvolvimento de complicações de saúde	Encefalopatias crônicas não evolutivas, paralisias cerebrais, asfixia neonatal, prematuridade, acidentes com lesão cerebral grave etc.

Fonte: Elaborado pelos autores.[3]

Definição de condição complexa crônica

São condições que perdurem por pelo menos 12 meses (ou que a morte intervenha antes), que acometem um ou mais sistemas de órgãos, geralmente graves e/ou associadas a vulnerabilidade clínica, e que necessitem de atendimento pediátrico especializado.[2,3]

Essas condições demandam cuidados específicos e contínuos: vários profissionais de saúde, equipes domiciliares, medicamentos, serviços de saúde especializados, consultas ambulatoriais, hospitalizações recorrentes, visitas à emergência e equipamentos de suporte. Apresentam ainda limitação funcional, quase sempre requerendo assistência tecnológica, na capacidade de executar funções corporais básicas, por exemplo, a necessidade de auxílio para comer, beber, respirar e andar.[4]

Há algumas políticas públicas instituídas e o Estatuto da Criança e do Adolescente que visam promover o acesso desses pacientes ao cuidado domiciliar. Determinadas medidas são destinadas a grupos específicos, mas podem ser ampliadas para outras condições, como aquelas que estabelecem redução social da tarifa de energia elétrica para o uso de suporte ventilatório em domicílio e o fornecimento de nutrição enteral e medicamentos especiais. Apesar da presença dessas políticas, ainda identificamos dificuldades burocráticas para desospitalização, com necessidade de diversas intervenções da equipe assistente até que todo o suporte necessário seja fornecido pela rede de assistência onde residem os pacientes.[5-7]

Cabe incluir aqui também, o Programa Melhor em Casa que é uma iniciativa vital no contexto da saúde pública brasileira, fornece um suporte abrangente aos pacientes, sem restrição de idade, que necessitam de cuidados continuados, mas que podem receber esses cuidados fora do ambiente hospitalar, no conforto e na familiaridade de suas próprias casas. Essa abordagem não só humaniza o tratamento, como também desafoga os sistemas de saúde ao reduzir a necessidade de internações prolongadas.[8]

A inclusão dos cuidados paliativos como um dos pilares do Programa Melhor em Casa é especialmente significativa. Ao contemplar esses cuidados em todas as fases da doença, incluindo o final da vida e a possibilidade de morte domiciliar, o programa assegura uma assistência digna e respeitosa, alinhada às preferências e necessidades dos pacientes e de seus familiares.[8]

Além do mais, o suporte financeiro oferecido pelo governo através do Programa Melhor em Casa é fundamental para garantir que os serviços de atendimento domiciliar possam ser prestados de maneira eficaz e sustentável. Isso permite que equipes multidisciplinares de saúde, incluindo médicos, enfermeiros, fisioterapeutas, entre outras categorias profissionais, possam oferecer um atendimento personalizado e integral. Essa política pública é um exemplo de como a saúde pode ser vista e gerida de maneira mais holística e compassiva, privilegiando o bem-estar do paciente em todas as fases de sua jornada de cuidados[8] (consulte o Capítulo 4).

A desospitalização segura de crianças, especialmente aquelas com necessidades especiais de saúde, requer um planejamento cuidadoso e uma série de condições essenciais tanto no ambiente domiciliar quanto no suporte oferecido pela equipe de saúde. Primeiramente, é fundamental que a criança apresente estabilidade clínica, indicando que ela está fora de risco iminente e que não necessitará de monitoramento constante ou intervenções urgentes. Isso assegura que a transição para o lar seja, não apenas viável, mas, também, segura para a criança e sua família.[9,10]

Além da estabilidade clínica da criança, o domicílio deve ser criteriosamente preparado para recebê-la. Isso inclui a verificação e adaptação das condições de higiene, a garantia de acesso contínuo a serviços básicos como energia elétrica e saneamento, e a adequação do espaço físico às necessidades específicas da criança. Uma visita de ambiência por profissionais qualificados é essencial para avaliar essas condições e orientar as famílias sobre os ajustes necessários, garantindo que o ambiente seja seguro, acolhedor e propício à continuidade do cuidado.[9,10]

Adicionalmente, a desospitalização bem-sucedida depende da identificação, treinamento e capacitação dos protagonistas do cuidado (pelo menos dois cuidadores treinados), sejam eles familiares ou profissionais contratados, em todas as facetas do cuidado necessário. Isso inclui desde a administração de medicamentos e a utilização de equipamentos até o manejo de potenciais emergências. A garantia de fornecimento contínuo de insumos e equipamentos essenciais é igualmente crucial. Assim, a desospitalização não significa o fim do cuidado, mas sim a transição para uma abordagem centrada na família e no ambiente domiciliar, promovendo a qualidade de vida e a inclusão social da criança.

Desafios

- Precariedade e insuficiência das redes de suporte social.
- Dificuldades em comparecer às consultas e serviços ambulatoriais de seguimento.
- Encaminhamentos adequados para recursos da região.
- Assistência domiciliar do bairro/município do local de moradia do paciente.
- Logística para transporte adequado.
- Garantia do fornecimento de todos os insumos.
- Fluxos e protocolos de funcionamento das redes de atenção à saúde.
- Condições de moradia inadequadas.[11]

Sintomas prevalentes na criança em atenção domiciliar

A maior parte das crianças e adolescentes em atendimento domiciliar é portadora de doenças crônicas e complexas, sendo os sintomas dos tratos respiratório e gastrintestinal os mais prevalentes. Neste tópico, abordaremos de forma prática e sistematizada os principais sintomas apresentados por essa população.

Sialorreia

É um sintoma bastante frequente, acometendo entre 39% e 65% dos pacientes em cuidados paliativos.[12] Por definição, a sialorreia não é decorrente do aumento da produção de saliva, mas, sim, por uma inabilidade de se realizar uma deglutição apropriada.[13] É caracterizada pela presença de saliva visível a partir da margem labial. Em bebês e lactentes até 18 meses de idade pode ser normal, porém, a partir dos quatro anos de idade deve ser considerada como um problema de relevância clínica. A produção e consistência da saliva é controlada pelo sistema nervoso autônomo: o sistema parassimpático atua diretamente nas glândulas salivares estimulando sua secreção e o sistema simpático atua aumentando a sua viscosidade.[14]

A ocorrência de sialorreia pode provocar impacto negativo e acentuado na qualidade de vida dos pacientes e suas famílias pois pode estar associada a ocorrência de um odor desagradável, lesões da pele que fica em contato permanente com a roupa molhada, infecções fúngicas recorrentes, desidratação, situações de constrangimento social quando a saliva atinge roupas, livros e outros objetos. Além disso, o acúmulo da saliva na cavidade oral pode levar a broncoaspiração crônica e silenciosa, com consequente deterioração da função pulmonar.

As principais causas de sialorreia estão listadas na Tabela 34.2.

Tabela 34.2 Principais causas de sialorreia

Tipo de problema	Exemplos
Aumento da produção de saliva	Uso de anticonvulsivantes: clobazam e clonazepam Uso de medicamentos antipsicóticos
Obstrução nasal/respiração oral/alterações da cavidade oral	Hipertrofia de adenoides e amígdalas; má oclusão dental; fechamento labial insuficiente; cáries, úlceras orais; tumor epitelial de glândulas salivares (raro)
Disfunção bulbar isolada/paralisia de nervos cranianos	*Worster drought syndrome*; paralisia de Bell
Desordem motora generalizada não progressiva	Paralisia cerebral distônica ou espástica
Desordem motora progressiva	Doença de Parkinson juvenil
Alteração do desenvolvimento neurológico	Alterações cognitivas graves, distúrbios de aprendizagem, autismo

Fonte: Elaborado pelos autores.

A avaliação deve ser realizada por equipe multiprofissional, incluindo pediatra, dentista, fonoaudiólogo, terapeuta ocupacional, fisioterapeuta e otorrinolaringologista. Existem diferentes maneiras de se tentar quantificar a sialorreia. Uma revisão sistemática recente sugere que o uso concomitante de instrumentos de medida e questionários direcionados aos cuidadores ofereça uma informação mais fidedigna.[13,14]

O tratamento não farmacológico inclui:

- Higiene oral frequente e cuidadosa.
- Atividades que auxiliem no desenvolvimento do controle postural da cabeça, pescoço e tronco.
- Redução do estímulo oral com dedos e objetos.
- Evitar alimentos que estimulem a produção de saliva, como alimentos ácidos, doces e gaseificados.
- Realização de exercícios para trabalhar a motricidade oral.
- Em casos específicos, podem ser utilizados dispositivos intraorais para treinamento do palato.

O tratamento farmacológico é feito à base de medicamentos anticolinérgicos (Tabela 34.3). O glicopirrolato é uma medicação citada por diferentes autores como de grande eficácia para o tratamento da sialorreia. A dose varia de 0,01 a 0,14 mg/kg administrada por via enteral a cada 6 a 12 horas. Entretanto, até o momento em que este capítulo foi escrito, o glicopirrolato não se encontrava disponível para venda no Brasil com a finalidade de tratar a sialorreia. Os principais efeitos colaterais associados ao uso das medicações anticolinérgicas são: visão borrada, constipação intestinal, retenção urinária, redução da diurese, hiperatividade, irritabilidade, insônia, cefaleia, *flush* facial, dilatação pupilar e taquicardia. São contraindicados em pacientes com glaucoma, miastenia graves e história de retenção urinária.

Tabela 34.3 Opções terapêuticas para sialorreia

Medicamento	Via	Dose
Anticolinérgicos		
Escopolamina	EV/SC	< 12 anos: 0,3 a 0,6 mg/kg/dose 3 ou 4 ×/dia (máximo: 1,5 mg/kg/dia); > 12 anos: 20 a 40 mg/dose (máximo: 100 mg/dia)
	Gel (0,25 mg/0,1 mL)	Usar na região submandibular, 3 ×/dia
	Patch de 1,5 mg	< 8 anos: meio adesivo retroauricular a cada 2 a 3 dias. (Ocluir a metade com esparadrapo. Não cortar) > 8 anos: 1 adesivo retroauricular a cada 2 a 3 dias
Atropina	Solução oftalmológica a 1%	Usar 1 a 2 gotas (0,25 a 0,5 mg), sublingual, a cada 4 a 6 horas
Propantelina	Gel a 1% (10 mg/g)	Aplicar 1 grama na região retroauricular, bilateralmente, de 8/8 horas
Triexifenidil	Via oral	Dose inicial: 0,5 a 1 mg, 1×/dia. Após uma semana, usar de 12/12 horas e, na terceira semana, usar de 8/8 horas. Aumentar de 0,5 a 1 mg por dose por semana. Dose máxima 2 mg de 8/8 horas
Brometo de ipratrópio	Uso inalatório	Aerossol (20 mcg/jato): 2 a 4 jatos de 6/6 horas. Solução para micronebulização (0,25 mg/mL): < 6 anos, 8 a 20 gotas, 3 a 4 ×/dia 6 a 12 anos: 20 gotas, 3 a 4 ×/dia > 12 anos: 40 gotas, 3 a 4 ×/dia
Outras opções		
Toxina botulínica	Injeção de toxina botulínica nas glândulas salivares	
Procedimentos cirúrgicos	Retirada de glândulas salivares ou ligadura de ductos glandulares. Indicada em casos refratários	
Antipsicóticos, antidepressivos tricíclicos e metilfenidato	Alguns medicamentos habitualmente usados em crianças em cuidados paliativos apresentam a xerostomia como efeito colateral e podem auxiliar no controle da sialorreia	

Fonte: Elaborado pelos autores.

Náuseas e vômitos

São sintomas muito prevalentes, ocorrendo em 52% a 70% dos pacientes em cuidados paliativos.[15] Náusea é uma sensação desagradável, de localização vaga em epigástrio, associada ao desejo de vomitar. Frequentemente está associada a alterações autonômicas como salivação, taquicardia, taquipneia, sudorese e palidez. Vômito é caracterizado pela expulsão do conteúdo gástrico, acompanhado por contrações dos músculos abdominais, rebaixamento do diafragma e abertura da cárdia.[16]

A avaliação desse sintoma inclui a história clínica (início, aspecto, conteúdo dos vômitos, sintomas associados, atenuantes, agravantes), avaliação dos medicamentos em uso pelo paciente, avaliação laboratorial (ionograma, gasometria venosa, função renal e hepática) e, quando necessário, exames de imagem. Uma escala utilizada para avaliação desse sintoma é a *BARF nausea scale*.[17]

A fisiopatologia é complexa e pode incluir a ativação de receptores presentes incluindo a no córtex cerebral, trato gastrointestinal, zona de gatilho quimiorreceptora (localizada no assoalho do quarto ventrículo) e sistema vestibular. A ativação de qualquer uma dessas vias pode estimular o centro do vômito.

As principais causas das náuseas e vômitos, os receptores envolvidos nas quatro vias principais que estimulam o centro do vômito, bem como os principais medicamentos utilizados[18] no tratamento estão descritos na Figura 34.1.

É fundamental associar o controle não farmacológico das náuseas e vômitos ao tratamento farmacológico. Os seguintes cuidados são recomendados:[19,20]

- Evitar deitar logo após as refeições.
- Administrar a dieta com a cabeceira elevada.
- Evitar alimentos quentes, fritos, condimentados ou com odor forte.
- Evitar preparar os alimentos próximo ao paciente.
- Evitar ingerir líquidos durante as refeições.
- Fracionar as dietas.
- Ingerir alimentos com gengibre, líquidos claros, lascas de gelo.
- Fazer refeições em locais abertos e arejados e em um ambiente tranquilo e silencioso.
- Reduzir a oferta de carboidratos e aumentar proteínas.
- Otimizar o funcionamento intestinal.
- Tratar distúrbios hidroeletrolíticos e acidobásicos.
- Substituir medicamentos emetizantes.
- Utilizar técnicas de hipnose e relaxamento (para náusea antecipatória).
- Aromaterapia.[21]
- Acupuntura no ponto P6, localizado no punho.[22]

Constipação intestinal

A constipação intestinal é condição comum entre crianças em cuidados paliativos, com prevalência de 53,5%, em crianças com câncer e de 60%, naquelas com paralisia cerebral.[23]

De acordo com os Critérios Roma IV, a constipação funcional é definida em crianças de até quatro anos de idade como quadro de pelo menos um mês de duração, com dois ou mais desses critérios: duas ou menos evacuações por semana; história de retenção fecal; histórico de movimentos intestinais dolorosos ou excessivos; histórico de fezes de largo calibre; presença de massa fecal no reto. Em crianças que já apresentem treinamento esfincteriano, devem-se também considerar como critérios a presença de ao menos um episódio por semana de incontinência e o histórico de fezes que obstrui o vaso sanitário.[24] O aspecto das fezes pode ser avaliado por meio da escala de fezes de Bristol.[25]

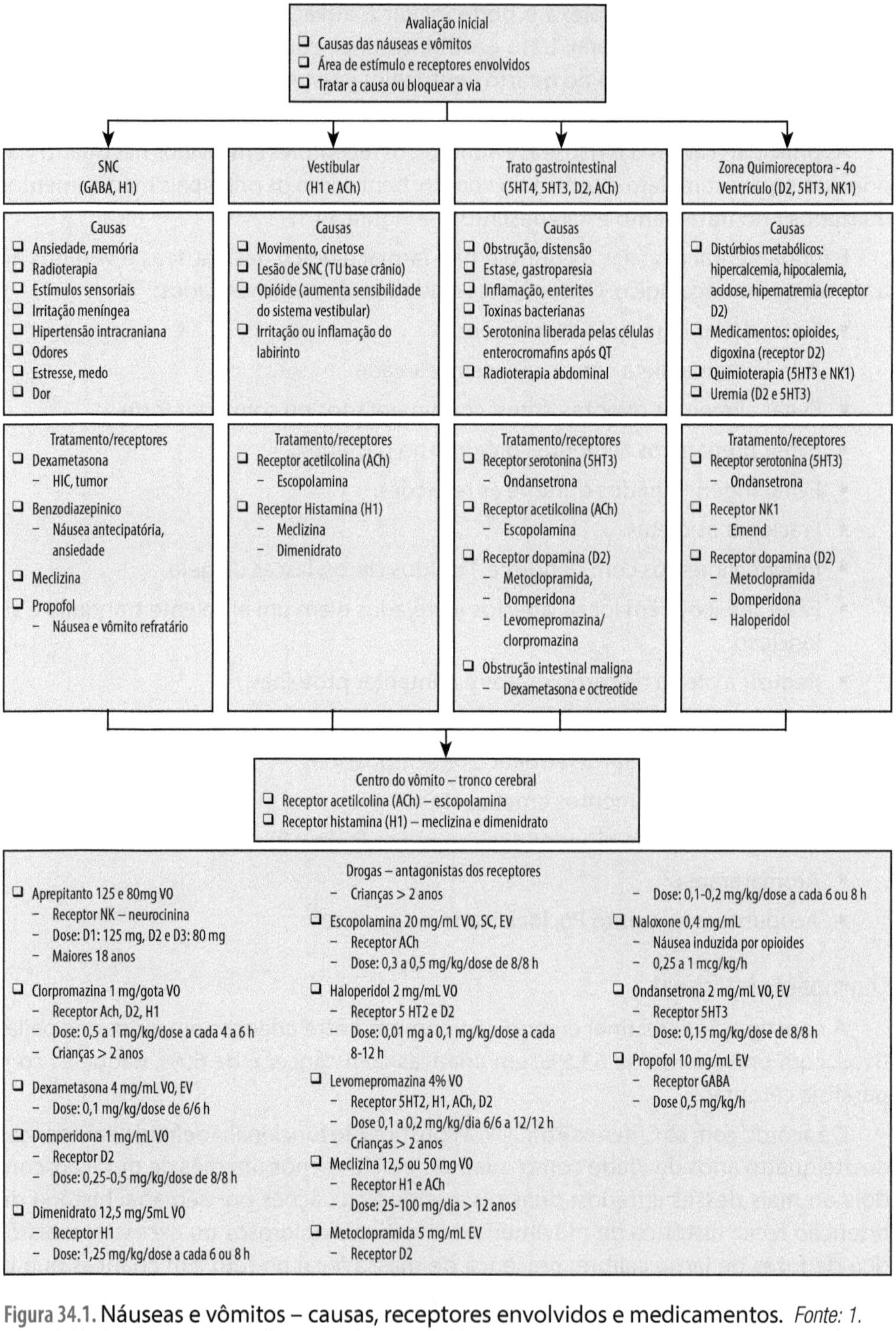

Figura 34.1. Náuseas e vômitos – causas, receptores envolvidos e medicamentos. *Fonte: 1. Collis E, Mather H. Nausea and vomiting in palliative care. BMJ 2015;351:h6249. 2. Friedrichsdorf SJ, Drake R, Webster ML. Gastrointestinal Symptoms. In Wolfe J, Hinds PS, Suores BM: Textbook of interdisciplinar Pediatric Palliative Care. 1a edição, 2011.*

A principal etiologia de constipação em crianças é a funcional. Aquelas em cuidados paliativos apresentam outros fatores que podem levar ou agravar esse quadro: imobilismo, uso de medicamentos constipantes (opioides, anticolinérgicos, inibidores de serotonina 5 HT-3, antidepressivos tricíclicos), ingesta pobre de água e fibras, obstrução intestinal (como em neoplasias abdominais), fraqueza da musculatura abdominal e pélvica (como em doenças neurológicas neuromusculares), distúrbios hidroeletrolíticos (como hipercalcemia e hipocalemia), hipotireoidismo e uremia.

Para a abordagem da constipação, medidas educativas e não farmacológicas são sempre necessárias e incluem:

- Orientação quanto ao ambiente tranquilo para evacuação.
- Higienização adequada do períneo.
- Desenvolver o hábito de ir ao banheiro após as refeições.
- Aumentar a mobilização ativa e passiva (com fisioterapia e terapia ocupacional), estímulo a exercícios abdominais e massagem abdominal em sentido horário.

A desimpactação de fezes é o primeiro passo do tratamento farmacológico e está indicada quando uma massa fecal endurecida é identificada no reto. A primeira opção terapêutica é a administração, por via enteral, de polietilenoglicol (PEG) na dose de 1 a 1,5 g/kg/dia por até seis dias consecutivos.[26,27] Podem ser utilizados também enemas com soluções fosfatadas, sorbitol, glicerina ou vaselina, por dois a quatro dias, até completa eliminação das fezes impactadas. A administração de enemas é contraindicada em doença inflamatória intestinal, tumores de reto, hemorroidas internas, neutropenia e distúrbios de coagulação.

Para o tratamento de manutenção, há diferentes classes de medicamentos. Em pediatria, opta-se preferencialmente pelos agentes osmóticos, em especial o PEG.[28]

As medicações e posologias comumente utilizadas em pediatria estão disponíveis na Tabela 34.4.

Com relação à constipação relacionada ao uso de opioides, ressalta-se que ela se mantém após uso prolongado do analgésico e geralmente o seu tratamento exige a combinação de diferentes classes de agentes farmacológicos, como osmóticos associados a estimulantes.

Dispneia

A dispneia ocorre em 24% das crianças nas últimas 72 horas de vida, sendo o segundo sintoma mais frequente, após a dor. Em crianças com câncer, a dispneia está presente em 49% dos pacientes no último mês de vida e é considerada grave em 29,4%.[29]

É definida como uma sensação subjetiva de desconforto respiratório que consiste em sensações qualitativamente distintas que variam em intensidade. A experiência resulta da interação entre múltiplos fatores fisiológicos, psicológicos, sociais e ambientais, e pode induzir a respostas fisiológicas e comportamentais secundárias.[30]

Tabela 34.4. Medicamentos para tratamento de constipação intestinal

Medicamento	Dose	Observações
	Lubrificantes/emolientes	
Óleo mineral	1 a 2 mL/kg/dia, 2 a 3 ×/dia	Não usar em pacientes com deficiência cognitiva e em menores de 2 anos
Docusato de sódio	6 m a 12 anos: 2,5 mg/kg, VO, 8/8 horas. > 12 anos: 100 mg 8/8 horas	Age em 24 a 48 horas > 6 meses Outra posologia: 5 mg/kg 1 a 3 ×/dia
	Osmóticos	
Lactulose	< 1 ano: 2,5 mL 12/12 horas; 1 a 5 anos: 5 mL de 12/12 horas; 5 a 10 anos: 10 mL de 12/12 horas; > 10 anos: 15 mL 12/12 horas	Age em 48 horas. Sabor muito doce. Dissolver em suco, leite ou água. Outra posologia: 1 mL/kg/dose: 1 a 3 ×/dia
Polietilenoglicol 3350/4000 sem eletrólitos	0,2 a 0,8 g/kg/dia	1,0 a 1,5 g/kg para desimpactação. Máximo por 6 dias. Dissolver em 50 a 100 mL
Leite de magnésia	1 a 2 mL/kg, VO, 1 a 2 ×/dia	Cuidado com pacientes com insuficiência renal
	Estimulantes	
Bisacodil	3 a 10 anos: 5 mg, 1 ×/dia, à noite; 10 a 11 anos: 5 a 10 mg, 1 ×/dia, à noite; 12 a 18 anos: 5 a 15 mg, 1 ×/dia à noite	Age em 12 horas após administração oral e em 20 a 60 minutos após administração retal
Senna (comprimido, geleia e capsula)	2 a 6 anos: 2,5 a 5 mg uma a 2 ×/dia; 6 a 12 anos: 7,5 a 10 mg/dia; > 12 anos: 15 a 20 mg/dia	Age em 8 a 12 horas. No Brasil, há a Senna Alexandrina. A dose habitual é de 50 a 150 mg 1 ×/dia. Uso liberado para maiores de 12 anos
Picossulfato de sódio	1 mês a 4 anos: 2,5 mg a 10 mg/dia; 5 a 18 anos: 2,5 a 20 mg/dia	> 2 anos. Agem em 2 a 3 horas. Pode causar desidratação e distúrbio hidroeletrolítico

Fonte: Elaborado pelos autores.

Para a maioria dos pacientes, a dispneia começa com um comprometimento fisiológico que leva à estimulação dos receptores aferentes pulmonares e extrapulmonares e à transmissão desses estímulos ao córtex cerebral, onde a sensação é percebida como desconfortável ou desagradável. Tendo percebido o sintoma, o indivíduo atribui seu significado pessoal, de acordo com as circunstâncias em que o desconforto respiratório ocorre e o histórico de sensações semelhantes.[30]

Por ser um sintoma (isso é, percepção de um estado interno anormal ou angustiante), a dispneia deve ser distinguida dos sinais geralmente percebidos como evidência de angústia respiratória, como taquipneia, aumento do esforço respiratório e hipoxemia.[30]

As principais escalas para avaliação são a de Borg modificada e a de Dalhousie (para crianças a partir de sete anos de idade com asma ou fibrose cística).[29] Para crianças não verbais ou com comprometimento cognitivo, a dispneia pode ser percebida por meio da expressão facial, de movimentos corporais e do olhar ansioso do paciente.[30]

As principais causas de dispneia estão listadas na Tabela 34.5.

Tabela 34.5. Principais causas de dispneia

Mecanismo	Exemplos
Obstrução de vias aéreas permanente ou transitória	Invasão tumoral, compressão extrínseca, broncoespasmo, malformações congênitas
Patologias extraparenquimatosas intratorácicas	Pneumotórax, hemotórax
Patologias parenquimatosas	Pneumonia, tumor, hemorragia pulmonar, fibrose cística
Causas não pulmonares	Cardíaca, neurológica, abdominal, muscular, anemia

Fonte: Elaborado pelos autores.

A prioridade no tratamento do paciente com dispneia é buscar identificar e tratar o processo patológico que está causando o sintoma. Uma vez que as medidas terapêuticas tenham sido otimizadas, deve-se direcionar a atenção para distúrbios fisiológicos persistentes e passíveis de intervenção como hipoxemia e acidemia, por exemplo.[30]

Algumas medidas não farmacológicas podem ser adotadas, com níveis de evidência variados: estimulação muscular neuroelétrica dos membros inferiores, vibração da parede torácica, técnicas de controle de respiração, técnicas de desobstrução das vias aéreas, elevação da cabeceira, ambiente arejado e calmo, ventilador próximo ao rosto do paciente, elementos distratores (arteterapia, pet terapia, brinquedos), acupuntura e suporte à família.[30,31] O uso de oxigênio só está indicado na dispneia associada à hipoxemia[32] porém, pode ter um valor simbólico para alguns pacientes e familiares, proporcionando redução da ansiedade e sensação de controle da situação.[30]

A ventilação não invasiva (VNI) é frequentemente usada no tratamento respiratório de crianças com hipoventilação crônica e fraqueza do tônus muscular, como atrofia muscular espinhal. Também pode ser usada no tratamento sintomático da dispneia aguda no cenário de cuidados paliativos, particularmente se secundária a causas reversíveis, como uma infecção, por exemplo. É importante avaliar a tolerância da criança e alinhar a indicação da VNI com o plano de cuidados do paciente, para que essa medida não prolongue o processo de morrer sem melhoria ou até com prejuízo para a qualidade de vida.[31]

Os opioides são os agentes farmacológicos recomendados para o tratamento da dispneia, sendo a morfina o medicamento de escolha. A dose inicial para tratamento de dispneia em pacientes que não utilizam opioides regularmente é de 0,025 a 0,05 mg/kg/dose de 4 em 4 horas, por via intravenosa (ou 0,075 a 0,15 mg/kg/dose enteral), o que representa cerca de 25% a 50% da dose de morfina usada para o tratamento de dor. A dose pode ser aumentada gradualmente até que se consiga um adequado controle do sintoma, porém, é importante monitorar os efeitos colaterais. Depressão respiratória clinicamente significativa é incomum com as doses habitualmente usadas para tratamento da dispneia. Para pacientes que já fazem uso de opioide, recomenda-se aumentar em 25% a dose em uso.[27,28,31] Em situações extremas e raras, o sofrimento causado pela dispneia no final da vida torna-se intratável apesar de todas as medidas adotadas, sendo adequado considerar o uso da sedação paliativa.[3]

Referências

1. Cuidados paliativos pediátricos. Esther Angélica Luiz Ferreira, Silvia Maria Macedo Barbosa, Simone Brasil de Oliveira Iglesias; Aide Mitie Kudo [et al.]. 1. ed. - Rio de Janeiro: Medbook, 2023.
2. Butt W. Outcome after pediatric intensive care unit discharge. J Pediatr (Rio J). 2012;88(1):1-3.
3. Iglesias SOB, Zollner ACR, Constantino CF. Cuidados paliativos pediátricos. Resid Pediatr. 2016;6(Supl.1):46-54.
4. Chambers L, Dodd W, McCulloch R, McNamara-Goodger K, Thompson ADW. A Guide to the Development of Children's Palliative Care Services.
5. Wood F, Simpson S, Barnes E, Hain R. Disease trajectories and ACT/RCPCH categories in paediatric palliative care. Palliat Med. 2010;24:796–806.
6. Ministério da Saúde (Brasil). Portaria nº370, 04 de julho de 2008. Institui, no âmbito do Sistema Único de Saúde - SUS, o Programa de Assistência Ventilatória Não Invasiva aos Portadores de Doenças Neuromusculares. Diário oficial da união.
7. Acosta AR, Vitale MAF. Família: redes, laços e políticas públicas. 5ª edição. São Paulo: Cortez; Coordenadoria de Estudos e Desenvolvimento de Projetos Especiais-PUC-SP, 2010.
8. Tratado de atenção domiciliar/Leonardo Cançado Monteiro Savassi...[et al.]. - 1.ed. - Santana de Parnaíba [SP]: Manole, 2022.
9. Cohen E, Kuo DZ, Agrawal R, Berry JG, Bhagat SKM, Simon TD, et al. Children with medical complexity: an emerging population for clinical and research initiatives. Pediatrics 2011; 127:529-38.
10. Desospitalização: Reflexões para o cuidado em saúde e atuação multiprofissional. Ministério da Saúde 2020 - http://bvsms.saude.gov.br/bvs/publicacoes/desospitalizacao_reflexoes_cuidado_atuacao_multiprofissional.pdf ISBN 978-85-334-2883-6.
11. Floriani, CA. "Cuidados paliativos no domicílio: desafios aos cuidados de crianças dependentes de tecnologia". In: Jornal de Pediatria. Vol. 86, nº 1. Porto Alegre: Jan./Fev. 2010.
12. Goldman A, Hain R, Liben S. Oxford textbook of palliative care for children. Oxford; New York: Oxford University Press; 2006. cap. 23. Gantrointestinal Symtoms.
13. Franco JB, Cacita N, Freua KA, Ortega KL, de Melo Peres MPS. Treatment of drooling with scopolamine in pediatric ICU: A case series report. Special Care in Dentistry. 2018 Sep 20;38(6):362–6.
14. Bradford CV, Parman AM, Johnson PN, Miller JL. Pharmacologic Management of Sialorrhea in Neonatal and Pediatric Patients. The journal of pediatric pharmacology and therapeutics. 2024 Feb 1;29(1):6–21.
15. Castilho RC, Silva VCS, Pinto CS. Manual de cuidados paliativos da Academia Nacional de Cuidados Paliativos. 3ª ed., 2021; 238-44.
16. Morais M, Cruz A, Sadovsky A, Brandt K, Duarte M, Epifanio M, et al. Evidências para manejo de náusea e vômitos em pediatria. Soc Bras Pediatr. 2018; n° 4.
17. Baxter AL, Watcha MF, Baxter WV, Leong T, Wyatt MM. Development and validation of a pictorial nausea rating scale for children. Pediatrics. 2011 Jun;127(6):e1542-9. doi: 10.1542/peds.2010-1410. Epub 2011 May 29. Erratum in: Pediatrics. 2011 Nov;128(5):1004.
18. Collis E, Mather H. Nausea and vomiting in palliative care. BMJ. 2015;351(December):1–11.
19. Wolfe J, Pamela H, Sourkes B. Textbook of interdisciplinar pediatric palliative care. 1a edição. 2011. cap.
20. Hines S, Steels E, Chang A, Gibbons K. Aromatherapy for treatment of postoperative nausea and vomiting. Cochrane Database of Systematic Reviews. 2012 Apr 18.
21. Lee A, Chan SK, Fan LT. Stimulation of the wrist acupuncture point PC6 for preventing postoperative nausea and vomiting. Cochrane Database of Systematic Reviews [Internet]. 2015 Nov 2 [cited 2019 Sep 10] Acesso em 13/03/2024.
22. Levine DR, Mandrell BN, Sykes A, Pritchard M, Gibson D, Symons HJ, et al. Patients' and Parents' Needs, Attitudes, and Perceptions About Early Palliative Care Integration in Pediatric Oncology. JAMA Oncology [Internet]. 2017 Sep 1;3(9):1214.
23. Caramico-Favero DCO, Guedes ZCF, de Morais MB. Food intake, nutritional status and gastrointestinal symptoms in children with cerebral palsy. Arq Gastroenterol. 2018;55(4):352-7.

24. Benninga MA, Nurko S, Faure C, Hyman PE, St James Roberts I, Schechter NL. Childhood functional gastrointestinal disorders: Neonate/toddler. Gastroenterology [Internet]. 2016;150(6):1443-1455.e2. Available from: http://dx.doi.org/10.1053/j.gastro.2016.02.016
25. Jozala DR, Oliveira ISF, Ortolan EVP, Oliveira Junior WE, Comes GT, Cassettari VMG, Self MM, Lourenção PLTA. Brazilian Portuguese translation, cross-cultural adaptation and reproducibility assessment of the modified Bristol Stool Form Scale for children. J Pediatr (Rio J). 2019 May-Jun;95(3):321-327. doi: 10.1016/j.jped.2018.01.006. Epub 2018 Mar 15.
26. Tabbers MM, Dilorenzo C, Berger MY, Faure C, Langendam MW, Nurko S, et al. Evaluation and treatment of functional constipation in infants and children: Evidence-based recommendations from ESPGHAN and NASPGHAN. J Pediatr Gastroenterol Nutr. 2014;58(2):258-74.
27. Geus A, Koppen IJN, Flint RB, Benninga MA, Tabbers MM. An Update of Pharmacological Management in Children with Functional Constipation. Paediatr Drugs. 2023 May;25(3):343-358.
28. Craig F, Henderson EM, Bluebond-Langner M. Management of respiratory symptoms in paediatric palliative care. Curr Opin Support Palliat Care. 2015;9(3):217-26.
29. Parshall MB, Schwartzstein RM, Adams L, Banzett RB, Manning HL, Bourbeau J, et al. An official American thoracic society statement: Update on the mechanisms, assessment, and management of dyspnea. Am J Respir Crit Care Med. 2012;185(4):435-52.
30. Pianosi PT, Huebner M, Zhang Z, Turchetta A, McGrath PJ. Dalhousie pictorial scales measuring dyspnea and perceived exertion during exercise for children and adolescents. Ann Am Thorac Soc. 2015;12(5):718-26.
31. Rubio AV, Souza J. Cuidado Paliativo Pediátrico e Perinatal. cap. 32. Dispneia. Atheneu, editor. São Paulo, Rio de Janeiro; 2019.

35

Práticas Integrativas e Complementares na Atenção Domiciliar

Gabriela Deutsch
Júlia Emiko Yonamine
Marcella Tardeli E. A. Santana

O uso das práticas integrativas e complementares no contexto geral da saúde

As Práticas Integrativas e Complementares em Saúde (PICS) são abordagens terapêuticas que têm como objetivo a promoção e recuperação da saúde, bem como prevenir agravos, enfatizando a escuta acolhedora, a construção de laços terapêuticos e a conexão entre ser humano, meio ambiente e sociedade. Essas práticas foram institucionalizadas em 2006, pela Política Nacional de Práticas Integrativas e Complementares no Sistema Único de Saúde (PNPIC)[1,2] onde eram ofertados apenas cinco procedimentos. Após 10 anos, em 2017, foram incorporadas 14 atividades[3] e, atualmente é validada pela PNPIC, 29 práticas, sendo elas: apiterapia, aromaterapia, arteterapia, ayurveda, biodança, bioenergética, constelação familiar, cromoterapia, dança circular, geoterapia, hipnoterapia, homeopatia, imposição de mãos, medicina antroposófica, medicina tradicional chinesa, meditação, musicoterapia, naturopatia, osteopatia, ozonioterapia, plantas medicinais/fitoterapia, quiropraxia, reflexoterapia, reiki, shantala, terapia comunitária integrativa, terapia de florais, termalismo social/crenoterapia e ioga.

Considerando a essência da atenção paliativa, que é oferecer qualidade de vida aos pacientes e seus familiares, podemos observar que se trata de objetivos convergentes, reforçando o quanto as PICS podem ser excelentes ferramentas do cuidado integral,[4] esclarecendo que essas práticas não substituem o tratamento convencional.

Assim, com o intuito de oferecer técnicas seguras para uso dos profissionais e cuidadores que atuam no âmbito domiciliar, abordaremos a seguir conceitos e oportunidades de aplicação relacionadas à acupuntura, aromaterapia e fitoterapia.

Acupuntura

A acupuntura compreende um conjunto de procedimentos que tiveram origem na China há aproximadamente dois mil anos. É considerada uma tecnologia de intervenção em saúde que se utiliza do estímulo preciso de locais anatômicos para promoção, manutenção e recuperação da saúde.[1]

Ao longo de sua história e disseminação, a acupuntura se diversificou, incorporando uma variedade de técnicas além das agulhas, como pressão manual, estimulação elétrica, laser de baixa potência, calor (moxabustão) e ultrassom.[5] Sua teoria é fundamentada nas filosofias chinesas e apoiada por diversos modelos fisiológicos, que sugerem envolvimento de citocinas, hormônios, efeitos biomecânicos, efeitos eletromagnéticos, bem como impacto no sistema imunológico e nos sistemas nervoso autônomo e somático.[6]

Utilizada como terapia complementar ao tratamento convencional, ela pode reduzir efetivamente os sintomas de dor, cansaço, náusea, depressão, ansiedade e falta de ar, além de aumentar a sensação de bem-estar em pacientes recebendo Cuidado Paliativo domiciliar, porém, mais pesquisas são necessárias para explorar seu efeito em sintomas predominantes nesse contexto específico.[7,8]

O ponto PC6, por exemplo, é amplamente estudado e indicado para prevenção e tratamento adjuvante de náusea e vômito relacionados a quimioterapia e uso de opioides.[9] O próprio paciente pode estimular esse local por um minuto, realizando pressão leve e circular sobre ele. Para encontrar esse ponto, coloque três dedos da sua mão no seu pulso oposto: o PC6 estará localizado no ponto onde o terceiro dedo toca o antebraço, entre os tendões.

Por sua vez, a auriculoterapia, técnica baseada na acupuntura, utiliza um microssistema de pontos reflexos no pavilhão auricular para promover efeitos em todo o organismo, incluindo no estado mental e emocional. Para pacientes em Cuidados Paliativos, é comum orientarmos a massagem leve nos pontos ao longo do lobo, hélice e anti-hélice da orelha para aliviar sintomas.

Os principais pontos de auriculoterapia para cada sintoma estão descritos na Apêndice 35.1, assim como alguns dos pontos sistêmicos que podem ser estimulados manualmente. O desenvolvimento de protocolos de tratamento é frequentemente sugerido em livros e artigos de acupuntura, mas os tratamentos na prática geralmente são personalizados, atendendo ao indivíduo e não à condição, assim como preconiza a própria Atenção Paliativa.[10]

A acupuntura aplicada na assistência domiciliar é uma abordagem segura para os pacientes, desde que sejam seguidas técnicas estéreis apropriadas para tratamento envolvendo agulhamento e quando ofertadas por profissional de saúde devidamente especializado.[9] Assim, é esperado que os profissionais de saúde, ao reconhecerem necessidades e sintomas que requeiram uma aplicação mais ampla, possam referenciar o cuidado a acupunturistas qualificados.

Aromaterapia

A aromaterapia é uma prática muito antiga que utiliza óleos essenciais, 100% naturais, de forma sistematizada. Isso significa que eles devem ser aplicados na quantidade certa, pela via correta e na frequência indicada. A qualidade do produto impacta diretamente no efeito esperado, portanto, certifique-se sempre de estar adquirindo óleos essenciais de fato (e não essências), produzidos com rigor para essa finalidade.[11,12]

Os ácidos, álcoois, terpenos e outros componentes químicos que compõem os óleos essenciais é que são responsáveis, na sua combinação, pelo efeito do produto. Como são, em geral, moléculas leves e extremamente voláteis, sua absorção pela mucosa nasal se torna a principal forma de uso. Contudo, algumas outras modalidades de aplicação também são muito interessantes, considerando não apenas a inalação, mas também a absorção por uso tópico, como diluído em cremes para massagem, pomadas e em escalda-pés, por exemplo.[11,12]

Aqui, consideramos o uso da aromaterapia para sintomas mais comuns no âmbito da Atenção Paliativa, mas é importante ressaltar que, caso o profissional ou cuidador queira se aprofundar nessa prática e avançar na formação como aromaterapeuta, encontrará muitas outras possibilidades de uso, como no preparo do ambiente para reuniões familiares, durante o processo de morte e luto e focando no seu autocuidado.

Fitoterapia

O uso terapêutico de plantas medicinais é uma prática milenar mundialmente difundida em culturas e povos. No último século, vem sendo validada cientificamente ao longo dos anos tornando-se reconhecida e utilizada em diversos países e recomendada como Prática Integrativa e Complementar em Saúde.[13]

Caracteriza-se pela utilização de plantas medicinais em suas diferentes formas farmacêuticas, sem a utilização de substâncias ativas isoladas, ainda que de origem vegetal.[14]

Conforme dados publicados pela Organização Mundial da Saúde (OMS), estima-se que aproximadamente 80% dos habitantes de países subdesenvolvidos dependem de medicamentos tradicionais e complementares para seus cuidados básicos de saúde. Atualmente, observa-se uma ampliação do emprego de plantas medicinais com olhar vantajoso como menor custo e aceitação entre a população devido a longa tradicionalidade de uso. Vale ressaltar que, apesar de naturais, os fitoterápicos contêm substâncias potencialmente perigosas e, portanto, devem ser utilizados com cautela, respeitando seus riscos toxicológicos.[13,15]

Para prescrever plantas medicinais de forma segura e eficaz é necessário entender a necessidade do paciente, riscos e benefícios de cada planta, forma farmacêutica adequada, dose e interações positivas de plantas. Em caso de uso popular de remédio fitoterápicos como chás, por exemplo, é mandatório conhecer locais confiáveis para se adquirir os produtos e, se possível, sempre identificar a planta pelo nome científico, gênero e espécie.

O chá medicinal pode ser preparado por infusão, decocção ou maceração da planta em água. A preparação correta para uso sob via oral deve respeitar a parte da planta utilizada. Realiza-se a infusão para partes moles (folha, flor, estigma etc.), vertendo água quente sobre a planta e aguardando de 3 a 5 minutos antes de consumir. A decocção é utilizada para partes duras (rizoma, raiz e cascas) e é obtida pela fervura da planta por 5 a 10 minutos. Já a maceração ocorre com água a temperatura ambiente podendo ser aplicado a todas as partes das plantas, aguardando 6 horas para partes moles e 12 horas para partes duras das plantas para, então, administrá-las.[13,15]

As principais formas farmacêuticas encontradas são o pó, tintura ou extratos. Os extratos podem ter padronização (marcador) ou concentração. Esse marcador é uma substância ou classe de substâncias (ex.: alcaloides, flavonoides, ácidos graxos etc.) utilizada como referência no controle da qualidade da matéria-prima vegetal e do fitoterápico, preferencialmente tendo correlação com o efeito terapêutico. Nos extratos com padronização, o teor de um ou mais constituintes é ajustado a valores previamente definidos e assim, perfis de eficácia clínica e efeitos farmacológicos podem ser mais facilmente calculados.[13,15,16]

A prescrição de medicamento fitoterápico pode ser magistral e industrial. A forma correta de prescrever respeitado a legislação é identificando o nome completo da planta (gênero e espécie) em latim, podendo ser em negrito, itálico ou sublinhado, parte utilizada da planta, marcador ou padronização quando houver e pôr fim a posologia.

Considerações finais

As Práticas Integrativas e Complementares em Saúde são parte de um universo de possibilidades de cuidado. Não apenas sob o olhar da fitoterapia, da aromaterapia e da medicina tradicional chinesa, aqui representada pela acupuntura, mas também abarcado pela meditação, reiki, antroposofia, ioga e tantas outras que merecem igual respeito e consideração. Este capítulo foi apenas uma provocação inicial para que você, profissional ou cuidador, busque aquela à qual se identifica mais para que possa se aprofundar – até mesmo realizar uma formação de fato – e, assim, ampliar seus recursos no cenário da atenção paliativa.

Apêndice 35.1. Indicações do uso da acupuntura, aromaterapia e da fitoterapia para tratamento complementar de sintomas em pacientes em Cuidados Paliativos na Atenção Domiciliar

Sintomas	Acupuntura*	Aromaterapia **	Fitoterapia ***
Ansiedade	Pontos sistêmicos: C7, R3, TA6, VG20 Pontos de auriculoterapia: Shenmen, simpático, ponto zero, tálamo, olho, frontal, temporal	Utilize óleo essencial de lavanda (*Lavandula officinalis*) ou laranja amarga (*Citrus aurantium*) no difusor de ambiente, ou fazendo inalação direta (pingar uma gota na mão, friccionar uma mão com a outra e colocá-las sobre o nariz realizando respirações lentas) uma a 2 ×/dia	❑ *Matricaria chamomilla*, flor (camomila) – infusão, ❑ *Passiflora incarnata*, folha (passiflora) – infusão
Constipação	Pontos sistêmicos: B24, E36, TA6, Tianshu Pontos de auriculoterapia: Shenmen, simpático, intestino grosso, segmento inferior do reto, subcórtex	Misture 1 colher de óleo vegetal (ex. soja, azeite), 3 gotas de óleo essencial de bergamota (*Citrus bergamia*) e 3 gotas de óleo essencial de gengibre (*Zingiber officinale*). Aplique no abdômen 3 ×/dia	❑ *Tamarindus indica*, fruto, folha e casca (Tamarindo) – geleia. Usar duas frutas de tamarindo para uma xícara de água. Manter em fogo baixo até formar ponto de geleia. Administrar uma colher de sopa pela manhã
Depressão	Pontos sistêmicos: C7, F3, BP6 Pontos de auriculoterapia: Shenmen, simpático, rim, coração, occipital, estômago, subcórtex	Utilize óleo essencial de *grapefruit* (*Citrus paradisi*) ou laranja doce (*Citrus sinensis*) no difusor de ambiente, ou fazendo inalação direta, 1 a 2 ×/dia	❑ Crocus sativus, estigma (açafrão) - um estigma para 500 mL de água. Deixar em maceração por 30 min (não há necessidade de aquecer a água) até a coloração da água ficar vermelha
Dor	Os pontos sistêmicos e de auriculoterapia utilizados variam de acordo com a localização da dor	Misture 1 colher de óleo vegetal (ex. soja, azeite), 3 gotas de óleo essencial de alecrim (*Rosmarinus officinalis*), 3 gotas de óleo essencial de manjerona (*Origanum majorana*) e 3 gotas de óleo essencial de lavanda (*Lavandula officinalis*). Aplique na região dolorida 3 a 4 ×/dia	❑ *Uncaria tomentosa*, casca e raiz (unha de gato) – decocção ❑ *Varronia curassavica*, folha (erva baleeira) – infusão

Sintomas	Acupuntura*	Aromaterapia **	Fitoterapia ***
Insônia	Pontos sistêmicos: C7, PC6, VG20 Pontos de auriculoterapia: Shenmen, simpático, rim, occipital, subcórtex	Misturar em um borrifador 100 mL de álcool, 20 gotas de óleo essencial de lavanda (*Lavandula officinalis*) e 20 gotas de óleo essencial de manjerona (*Origanum majorana*). Borrifar no travesseiro antes de deitar ou pingar 1 gota do óleo essencial de lavanda direto no travesseiro	❑ *Melissa officinalis*, folha e inflorescência (Melissa) – infusão ❑ *Erythrina mulungu*, casca do caule (mulungu) - decocção
Náusea	Pontos sistêmicos: E34, PC6, VC12 Pontos de auriculoterapia: Shenmen, simpático, estômago, baço, pâncreas, intestino delgado, fígado	Você pode fazer uso do óleo essencial de gengibre (*Zingiber officinale)* ou de hortelã-pimenta (*Mentha piperita*) em um aromatizador de ambiente (10 gotas) ou pingar apenas uma gota em um pedaço de papel ou bolinha de algodão e aproximar das narinas (não encoste na pele). Inale por cerca de dez minutos	❑ *Zingiber officinale*, rizoma (gengibre) – decocção

** A localização dos pontos de acupuntura estão descritas a seguir: C7: localizado no lado interno do punho, na dobra do pulso; BP6: no interior da perna, cerca de quatro dedos acima do maléolo medial, na borda posterior da tíbia; E34: localizado no lado lateral da coxa, cerca de quatro dedos abaixo da borda inferior da patela; E36: localizado na parte inferior da perna, cerca de quatro dedos abaixo do joelho, na borda externa da tíbia; F3: localizado no dorso do pé, entre o primeiro e o segundo osso metatarsiano, na depressão no centro da parte superior do pé; PC6: já descrito no texto; TA6: localizado no antebraço, na parte externa do braço, três dedos de largura abaixo do pulso, entre os tendões dos músculos palmares longo e flexor radial do carpo; Tianshu: localizado no abdômen, cerca de duas larguras de dedo ao redor do umbigo; VC12: localizado no abdômen, na linha média do corpo, cerca de quatro dedos acima do umbigo; VG20: localizado no topo da cabeça, no ponto mais alto da linha que conecta as orelhas.*

*** Notas: a) mantenha as proporções nas diluições propostas; b) os frascos e borrifadores devem ser da cor âmbar (não podem ser transparentes, pois os óleos essenciais são fotossensíveis); c) na falta do difusor de ambiente, basta colocar o óleo essencial em um pires e deixar próximo à pessoa que se beneficiará dele.*

**** Observar que cada planta está descrita com seu nome científico – gênero e espécie em latim e itálico, seguido da parte da planta que deve ser utilizada. Essa é forma correta de se prescrever um fitoterápico. Entre parênteses segue seu nome popular, para facilitar o reconhecimento das plantas. Por fim, a forma correta de preparar seu chá, sendo por infusão, quando forem partes moles ou decocção quando se tratar de partes duras das plantas. Para a posologia deve-se utilizar 1 xícara de chá (150 mL) de duas a três ao dia. As plantas foram elencadas para pacientes exclusivamente em tratamento paliativo e, se forem prescritas para pacientes durante tratamento oncológico, deve-se avaliar o estágio em que esse se encontra a fim de evitar interações com os quimioterápicos.*

Conteúdo disponível em QR Code - ver pág. XLIX.

Referências

1. Brasil. Portaria nº 971, de 03 de maio de 2006. Política Nacional de Práticas Integrativas e Complementares no SUS. Brasília: Ministério da Saúde, 2006.
2. Ministério da Saúde. Política nacional de práticas integrativas e complementares no SUS: atitude de ampliação de acesso / Secretaria de Atenção à Saúde. Departamento de Atenção Básica. – 2. ed., 1. reimpr. – Brasília: Ministério da Saúde, 2018.
3. Brasil. Portaria 849, de 27 de março de 2017. Política Nacional de Práticas Integrativas e Complementares no SUS. Brasília: Ministério da Saúde, 2017.
4. Castilho RK, Santos da Silva VC, Pinto CS. Manual de cuidados paliativos da Academia Nacional de Cuidados Paliativos (ANCP). 3ª ed. Rio de Janeiro: Atheneu; 2021.
5. Garcia MK, McQuade J, Haddad R, et al. Systematic review of acupuncture in cancer care: a synthesis of the evidence. J Clin Oncol 2013; 31(7):952-960.
6. Scheffold BE, Hsieh CL, Litscher G. Neuroimaging and Neuromonitoring Effects of Electro and Manual Acupuncture on the Central Nervous System: A Literature Review and Analysis. Evid Based Complement Alternat Med. 2015; 2015:641742.
7. Romeo MJ, Parton B, Russo RA, Hays LS, Conboy L. Acupuncture to Treat the Symptoms of Patients in a Palliative Care Setting, Explore 2015; 11(5):357-62.
8. Mao JJ, Ismaila N, Bao T, et al. Integrative Medicine for Pain Management in Oncology: Society for Integrative Oncology-ASCO Guideline. J Clin Oncol. 2022; 40: 3998-4024.
9. Dai L, Liu Y, Ji G, Xu Y. Acupuncture and Derived Therapies for Pain in Palliative Cancer Management: Systematic Review and Meta-Analysis Based on Single-Arm and Controlled Trials. J Palliat Med. 2021; 24(7):1078-1099.
10. Kramer S, Irnich D, Lorenzl S. Acupuncture for Symptom Relief in Palliative Care-Study Protocol and Semistandardized Treatment Schemes. J Acupunct Meridian Stud. 2017; 10(4):294-302.
11. Price S, Price L. Aromatherapy for Health Professionals. 5ª ed. United Kingdon: Elsevier; 2021.
12. Price S. Aromaterapia e as emoções: como usar óleos para equilibrar o corpo e a mente. 16ª ed. Frazão M, translator. Rio de Janeiro: Bertrand Brasil; 2022.
13. Saad GA et al. Fitoterapia contemporânea: tradição e ciência na prática clínica. 3ª ed. Rio de Janeiro: Guanabara Koogan; 2021.
14. Brasil. Decreto nº 5.813, de 22 de junho de 2006. Política Nacional de Plantas Medicinais e Fitoterápicos. Brasília: Ministério da Casa Civil, 2006.
15. Alonso JR. Tratado de fitofármacos e nutracêuticos. 1ª ed. São Paulo: AC Farmacêutica; 2016.
16. Phitoteca. [homepage na internet] [acesso em 05 abr 2024]. Disponível em: https://phitoteca.com.

Seção 5 | Abordagem Familiar na AD

Introdução

"Depois encontrei meu pai, que me fez festa
e não estava doente e nem tinha morrido, por isso ria,
os lábios de novo e a cara circulados de sangue,
caçava o que fazer pra gastar a sua alegria:
onde está meu formão, minha vara de pescar,
cadê minha binga, meu vidro de café?
Eu sempre sonho que uma coisa gera,
nunca nada está morto.
O que não parece vivo, aduba.
O que parece estático, espera."
(Adélia Prado, 2008)

O olhar direcionado à família e a sua inclusão na tomada de decisões e no planejamento de cuidados é premissa básica da prática paliativista.

Um dos principais objetivos da equipe de cuidados domiciliares deve ser acolher, amparar e instrumentalizar a família para o cuidar.

Levando isso em consideração, nesta seção, serão expostos alguns instrumentos e estratégias que facilitam a abordagem familiar, assim como algumas orientações e cuidados que devem ser direcionados aos familiares na Atenção Domiciliar.

36

Uso de Ferramentas Diversas de Abordagem Familiar

Jaqueline Soccol
Ruth Borges Dias

Introdução

A abordagem familiar é fundamental no cuidado a pacientes com doenças crônicas e ameaçadoras da vida, pois além das perdas físicas e simbólicas relacionadas ao processo de adoecimento, é comum ocorrerem modificações sociais, como da capacidade laborativa e financeira, supressão ou substituição dos papéis familiares e restrição da autonomia.[1] Essas perdas podem ser acompanhadas por um processo de luto prévio em que as mudanças e transformações, que já estão acontecendo, precisam ser elaboradas por todos.[2,3]

Assim, todo o sistema familiar é afetado, exigindo reorganização estrutural e oferecimento de novos cuidados e suporte, sendo imprescindível que o trabalho da equipe de saúde ocorra de forma ampliada, com olhar para o paciente, sua família e as relações familiares.

Cabe ressaltar nesse ponto que, a atenção e cuidado com a família são alguns dos princípios que norteiam a prática paliativista e, portanto, é fundamental que os profissionais se instrumentalizem quanto às ferramentas que facilitem essa abordagem.

A partir do caso clínico a seguir, iremos trazer algumas ferramentas de abordagem familiar que podem ser utilizadas pelas equipes de Atenção Primária à Saúde (APS) e de Atenção Domiciliar (AD) no acompanhamento a pacientes em Cuidados Paliativos (CP).

Caso clínico

Cristiane tem 55 anos de idade e foi diagnosticada recentemente com esclerose lateral amiotrófica (ELA), alguns meses após os sintomas de fraqueza e rigidez muscular aparecerem. Ela trabalhava como cuidadora de idosos no período da noite e tem dois filhos, Bárbara de 30 anos e Raul de 22 anos. Bárbara é casada e tem uma filha, Ana, de 6 meses, a quem Cristiane cuidava em alguns turnos para a filha trabalhar. Raul mora com a mãe, faz faculdade de fisioterapia no período da noite e estagia durante o dia em uma clínica. A mãe de Cristiane, Sra. Odete, tem 80 anos e está com um quadro de demência exigindo muitos cuidados, que eram realizados pela filha Cristiane e sua irmã Tatiane (48 anos). Cristiane tem outros dois irmãos, Roger e Roberta, que são gêmeos, têm 52 anos e moram em outro estado, não estando disponíveis para o cuidado presencial da mãe.

A paciente Cristiane está sendo acompanhada pela equipe da APS de seu território e, a partir do diagnóstico de ELA e das limitações de deslocamento que começaram a surgir, foi inserida na AD e nos serviços de cuidados paliativos. Atualmente, a família vem encontrando muitas dificuldades em se reorganizar para cuidar dos membros adoecidos e dependentes.

Conferência familiar

A conferência familiar (ou reunião familiar) em cuidados paliativos promove um momento planejado de diálogo entre paciente, família e equipe. É importante para o compartilhamento de informações, esclarecimento de dúvidas e comunicação de "notícias difíceis", permitindo à família compreender a dinâmica dos cuidados prestados e alcançar um consenso na resolução de problemas. É uma intervenção planejada para aliviar o sofrimento, facilitar a comunicação eficaz, avaliar necessidades e criar oportunidades para a tomada de decisão compartilhada, fortalecendo a conexão afetiva no contexto dos cuidados paliativos.[4]

Deve ser planejada pela equipe e alguns passos são importantes de serem seguidos nesse processo de planejamento, não com o objetivo de engessar, mas de facilitar a sua condução, principalmente para equipes novas (Tabela 36.1).

Após a realização da conferência familiar, é fundamental que o registro da mesma seja realizado de forma cuidadosa incluindo a data e horário da sua realização, nome dos profissionais e familiares presentes, destacar quem foi identificado como principal cuidador ou familiar de referência, se o paciente participou, qual o objetivo da conversa, assuntos abordados, reações emocionais manifestadas pelo paciente e/ou familiares e o plano de cuidados definido.[5]

Assim, a equipe organizou uma reunião na casa de Cristiane, junto aos seus filhos Bárbara e Raul e sua irmã Tatiane, com o objetivo de conhecer a dinâmica familiar, fortalecer o vínculo da equipe com os familiares e identificar demandas para a elaboração do plano de cuidados. A mãe Odete também estava presente, mas não participou ativamente.

Para melhor conhecimento sobre a dinâmica familiar foram realizados o genograma, o ecomapa e o PRACTICE, descritos a seguir.

Tabela 36.1. Etapas a serem seguidas na condução de uma conferência familiar

Etapa	Descrição
1- Preparação	Alinhar inicialmente entre a equipe o intuito da reunião familiar, definir quais profissionais participarão, fazendo o possível para incluir os que apresentam maior vínculo com o paciente/família, realizar o agendamento da reunião definindo quais recursos serão necessários (será por vídeo? Qual aplicativo será utilizado, quem enviará os convites ou incluirá os participantes na conversa. Será presencial? Acontecerá na residência do paciente, qual dia e horário?)
2- Apresentação	Começar permitindo que todos os presentes se apresentem e orientar o objetivo inicial da reunião familiar
3- Ouvir a percepção do paciente e/ou familiares	É muito importante começar ouvindo o que o paciente e familiares sabem sobre o assunto a ser tratado realizando perguntas abertas
4- Transmitir informações	Após o acolhimento da percepção do paciente e familiares, é hora de a equipe transmitir as informações necessárias, sempre com um tom de voz adequado, atentando-se à expressão corporal e não verbal e adaptando a linguagem à realidade das pessoas envolvidas na reunião
5- Alinhamento de expectativas	Essa etapa é de grande relevância, pois é quando ocorre o alinhamento das expectativas futuras
6- Planejamento de cuidados	É o momento em que decisões compartilhadas são tomadas, alinhando os objetivos do cuidado com os valores do paciente/familiares
7- Fechamento	A finalização da reunião deve contemplar a validação da percepção do paciente/familiares acerca do assunto abordado e orientação quanto aos próximos passos, reforçando a continuidade do cuidado e acolhendo as possíveis manifestações emocionais apresentadas

Fonte: Adaptada de Guimarães, Thomé e Mariani, 2021.[5]

Genograma

O genograma é a representação gráfica da família e utiliza símbolos padronizados para identificar os componentes e as relações familiares. Auxilia na visualização de quem são os membros dessa família, qual é a estrutura e dinâmica das relações entre eles, os padrões repetitivos ao longo das gerações, em qual ciclo de vida a família se encontra, situações de risco e padrões de vulnerabilidade etc.[6]

O genograma permite também demonstrar esquematicamente informações sobre saúde e doença (dados biomédicos, genéticos, comportamentais e sociais), os papéis desempenhados no processo de adoecer e como a família se move para oferecer cuidado a quem necessita.[7]

É uma ferramenta indicada para avaliação, prevenção e tratamento de problemas relacionais, que no contexto dos cuidados paliativos, podem ter se originado ou potencializado pela condição de adoecimento de um de seus membros. Propicia um efeito psicoeducativo e terapêutico, permitindo que o paciente e sua família ampliem o entendimento sobre seu funcionamento e possam refletir sobre esse e modificá-lo.[8,9]

Artigo de Gomes e Vecchia apresentou um roteiro de entrevista que pode ser um auxiliar na construção do genograma e do ecomapa (Tabela 36.2).[10]

A construção do genograma a seguir (Figura 36.2), em conjunto com a família no domicílio (ou ainda no consultório) pode favorecer que o processo de terminalidade seja sentido como uma experiência mais positiva, visto que permite: melhorar a comunicação

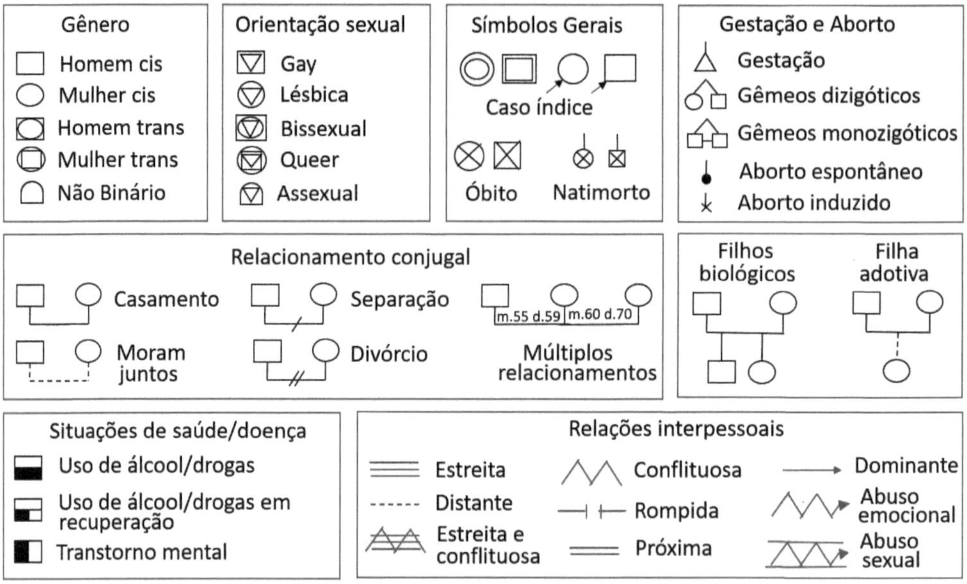

Figura 36.1. Símbolos para a construção de um genograma. *Fonte: Elaborado pelas autoras.*

Tabela 36.2. Roteiro para construção de genograma ampliado

❑ Composição familiar: nesse tópico, inicia-se a construção do genograma, investigando três gerações familiares do entrevistado, preferencialmente: a geração precedente (pais), a geração seguinte (filhos/as e enteados/as) e a geração do sujeito-índice. Inclui, também, a investigação de laços conjugais: - Perguntar nome, idade e sexo de cada membro - Explorar, por meio de perguntas simples, as relações conjugais dos familiares mencionados (estado civil, casamentos, divórcios, separações e novas uniões). Relações extraconjugais ou relações amorosas não monogâmicas (trisal, poliamorismo, separados conviventes, entre outras) devem ser contempladas como parte do genograma e ecomapa caso o sujeito-índice as mencione - Incluir, no desenho da família, as informações familiares do cônjuge, se for o caso - Registrar orientação sexual e identidade de gênero - Indicar eventual coabitação e vínculos familiares para além dos laços de consanguinidade: presença de "agregados", tios(as), sobrinhos(as), amigos(as), parentes - Incluir informações autorreferidas sobre raça etnia, bem como outros aspectos identitários e de valores culturais mencionados na perspectiva do entrevistado(a)
❑ Informações sociodemográficas sobre a família: nessa etapa registram-se ocupação e escolaridade dos membros identificados na seção anterior
❑ Eventos da vida familiar. investigam-se, aqui, lutos, rompimentos afetivos, conflitos familiares, nascimentos, adoecimentos e crises. Esses eventos devem ser registrados conforme forem sendo mencionados pelo sujeito-índice
❑ Problemas e conflitos interpessoais, vulnerabilidade social e saúde: registram-se aqui quaisquer acontecimentos que envolvam aspectos psicossociais relevantes para o trabalho assistencial e/ou de investigação
❑ Renda familiar e situação financeira: explora-se aqui a manutenção financeira da família, a divisão do trabalho doméstico e os papeis familiares desempenhados pelas pessoas elencadas pelo sujeito-índice. Importante registrar atividades de trabalho e de geração de renda (formal e/ou informal) realizadas por cada um dos familiares

Fonte: Gomes e Vecchia, 2023.[10]

entre os familiares e entre os familiares e a equipe de saúde; dialogar sobre assuntos difíceis, elaborando pendências emocionais e vinculares no processo de finitude; possibilitar autoconhecimento, proximidade e fortalecimento de vínculos; construir nova narrativa sobre a história familiar com a inclusão de um significado para o adoecimento; vivenciar o luto antecipatório; e construir um plano terapêutico e de cuidados compartilhado e pactuado.[1,3,7,8]

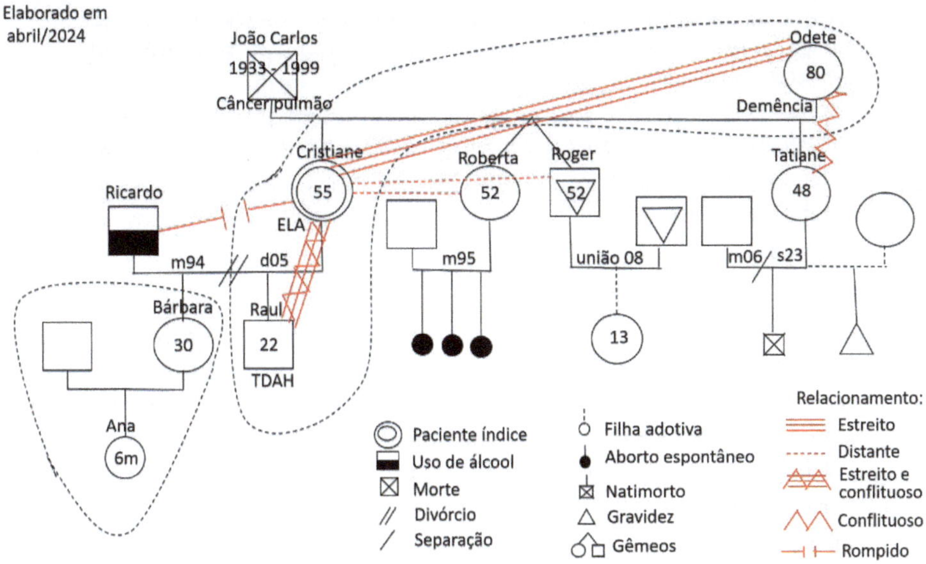

Figura 36.2. Genograma construído com base no caso clínico apresentado. *Fonte: Criado pelas autoras, 2024.*

O genograma da família de Cristiane nos permite compreender, por exemplo, que ela é a filha mais velha de uma família com quatro filhos (estrutura) e que possui uma relação estreita/fusionada e conflitiva com seu filho Raul (dinâmica – linhas vermelhas), entre muitas outras informações que são de fácil leitura na imagem acima.

Ecomapa

O ecomapa é um diagrama das relações entre a família e a comunidade em que vive e nos ajuda a avaliar a rede de apoio e os suportes disponíveis, assim como a forma que a família utiliza esses recursos comunitários.[7,9]

Ele representa a família no seu meio e a qualidade das relações com esse contexto social, como a vizinhança; serviços de saúde e socioassistenciais da comunidade; grupos sociais (igreja, espaços comunitários; grupos de convivência); espaços educacionais e de aprendizagem; relações pessoais significativas (amigos, vizinhos, família ampliada); trabalho e atividades laborais; entre outros.[7,9]

A seguir, o roteiro fornece sugestões de perguntas para mapear o contexto social e comunitário (Tabela 36.3).[10]

Tabela 36.3. Roteiro para construção de ecomapa ampliado

Registrar as informações a seguir, no entorno do genograma confeccionado anteriormente:
❑ Solicitar ao sujeito-índice uma descrição sobre sua casa e sobre o bairro onde está situada. Nessa descrição, explorar sobre a estrutura física da moradia, vizinhança e território adjacente
❑ Investigar se no bairro há água encanada, tratamento de esgoto, coleta de lixo, calçamento, acesso ao transporte público e demais recursos de infraestrutura
❑ Perguntar sobre os serviços de atendimento comunitário disponíveis no território, como: creche, unidade básica de saúde, escola, Centro de Referência em Assistência Social (CRAS), espaços de lazer, centros comunitários, igrejas, associação de moradores, entre outros
❑ Apurar com o sujeito-índice sua percepção sobre as oportunidades e barreiras de acesso de membros da família a esses equipamentos comunitários e a frequência de contato, quando existente, indagando as razões para não os acessar quando for o caso
❑ Explorar as relações entre o(a) entrevistado(a) e a vizinhança, abrangendo potencialidades e fragilidades da convivência e vínculos comunitários (apoio social percebido)

Fonte: Gomes e Vecchia, 2023.[5]

O ecomapa é um instrumento de trabalho que permite uma leitura quase imediata e de fácil entendimento pela família e pelos profissionais de saúde, podendo ser aplicado por diferentes técnicos da equipe. Serve fundamentalmente para avaliação e definição das intervenções necessárias àquela família, naquela determinada fase do seu desenvolvimento, assim como para acompanhamento dos resultados obtidos.[9]

No círculo central do ecomapa, ficam os membros da família e nos círculos externos, as relações da família com o território. As linhas indicam o tipo de conexão e as setas significam fluxo de recursos, que podem ser de tempo, de energia, atenção ou mesmo dinheiro. Ausência de linhas significa ausência de conexão (Figura 36.3).

A seguir, um ecomapa elaborado a partir do caso clínico da Cristiane (Figura 36.4).

No ecomapa da família de Cristiane, podemos ver novos laços que surgiram para ocupar lacunas do cuidado deixados pelas limitações que o adoecimento dela gerou na família. Assim, podemos ver que sua neta, Ana, está sendo cuidada por uma creche e que está em fase de adaptação e constituição de vínculo, o que vem sendo ainda mais difícil para Bárbara, que tem tido alguns conflitos com a instituição e que se sentia mais segura com sua bebê sendo cuidada por sua mãe. Percebemos também que a Sra. Odete, mãe de Cristiane ingressou em uma Instituição de Longa Permanência (ILP), na qual vem enfrentando dificuldades de adaptação e que está recebendo visitas e apoio de uma vizinha da família nesse processo.

——— Linhas contínuas: ligações fortes, relações sólidas
- - - - - Linhas tracejadas: ligações frágeis, relações tênues
/\/\ A zigzag: aspectos estressantes, relações conflituosas
⇄⇄ Setas: fluxo de energia e/ou recurso
Ausência de linhas: ausência de conexão

Figura 36.3. Símbolos do ecomapa – linhas de relação. *Fonte: Elaborado pelas autoras.*

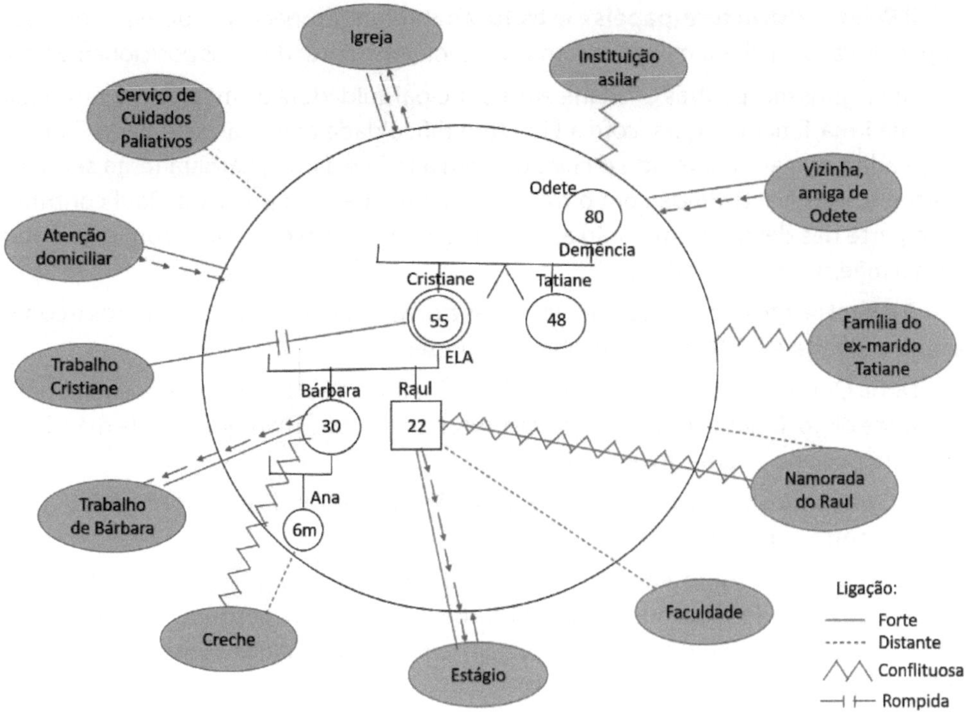

Figura 36.4. Ecomapa da família de Cristiane. *Fonte: criado pelas autoras, 2024.*

Dessa maneira, com o ecomapa desenhado fica mais fácil para todos visualizarem as relações entre a família e o território, sendo possível identificar as áreas de vulnerabilidade do cuidado, pontos de desatenção e desarticulação da rede de saúde, a existência de vínculos prejudiciais à saúde física e mental ou a inexistência de vínculos sociais saudáveis. Também permite refletir e construir um plano de ampliação da rede de cuidado, incluindo outros atores sociais e aproximando-os da família de modo a promover saúde. Parte-se assim, do ecomapa existente e traça-se a construção de um ecomapa desejável levando em conta as modificações que o adoecimento de um familiar provoca na dinâmica relacional e as necessidades de modificação e ampliação da rede de cuidado.

PRACTICE

Esse acrônimo é utilizado para o entendimento da dinâmica familiar e dos problemas que aparecem dentro da família. Funciona como um roteiro para obtenção de informações e é focado na resolução de problemas.[9]

P *Presenting problem* (problema): como a família percebe, define e enfrenta o problema atual.

Cristiane queixa-se da perda progressiva de sua autonomia, está cada dia mais fraca, com os movimentos limitados, tem medo de pegar a netinha no colo e deixá-la cair, o que a deixa muito triste. Tem medo do que está por vir com a progressão da doença.

R *Roles and structure* (papéis e estrutura): aprofunda aspectos do desempenho dos papéis de cada um dos familiares e como eles evoluem a partir dos seus posicionamentos.

Até alguns meses atrás Cristiane era a principal cuidadora da mãe Odete, auxiliada por sua irmã Tatiane. Agora, com a ELA, tem dificuldade com o autocuidado. Tatiane está cada vez mais assumindo o cuidado com a mãe e a irmã, Bárbara tenta ser mais presente, mas fica dividida com o trabalho, sua filha e a própria casa. Raul contribui com parte das despesas, mas não ajuda nas tarefas domésticas, nem com o cuidado com a mãe, a avó e a sobrinha.

A *Affect* (afeto): como se estabelecem as trocas de afeto entre os membros e como essa troca reflete e interfere no problema apresentado.

Dona Odete não entende por que a filha Cristiane não a ajuda e se queixa repetidamente disso. Tatiane tenta confortar a irmã, Bárbara está mais próxima da mãe, Raul não tem paciência com a mãe.

C *Communication* (comunicação): como acontecem as diversas formas de comunicação entre as pessoas.

Raul evita falar sobre a doença da mãe, dá explicações vagas e, às vezes, algumas orientações quando solicitadas pela irmã Bárbara. Tatiane vive pesquisando na internet sobre o assunto e os "novos tratamentos" sem evidências científicas. Cristiane evita falar sobre o assunto e sobre sua tristeza.

T *Time in life cycle* (tempo no ciclo de vida): correlaciona o problema com as dificuldades e as tarefas esperadas dentro das diversas fases do ciclo de vida.

Família com filhos adultos

I *Illness in family* (doenças na família passadas e presentes): resgata a morbidade familiar e o modo de enfrentamento nas situações pregressas. Trabalha com a longitudinalidade do cuidado e a importância do suporte familiar.

Durante o câncer do marido, dona Odete cuidou dele com muita dedicação, auxiliada pelos filhos Roger e Tatiane, que na época eram solteiros e moravam com os pais. Dona Odete tem doença de Alzheimer há oito anos e Cristiane ELA.

C *Coping with stress* (enfrentando o estresse): como a família lida com o estresse? A equipe parte das experiências anteriores e analisa a atual. Identifica fontes de recursos internos, explora alternativas de enfrentamento se requeridas e interfere se a crise estiver fora de controle.

Cristiane relata que o processo do seu divórcio foi muito traumático, ela sofria agressões verbais, morais e físicas em frente aos filhos, o ex-marido vendeu a casa onde moravam e desviou o dinheiro. Cristiane e os filhos tiveram que ir morar com dona Odete e sua irmã Tatiane, que os acolheram com muito carinho. Raul, então com três anos de idade, voltou a usar fraldas para dormir, sentia falta do pai e gritava muito com a mãe, a irmã Bárbara, então com 11 anos, o acalmava e ajudava no que podia.

E *Ecology* (ecologia ou meio ambiente): identifica o tipo de sustentação familiar e como podem ser usados os recursos disponíveis. Realizado o "ecomapa".

Desfecho do caso clínico

Durante a construção do genograma, do ecomapa e do PRACTICE, a família foi percebendo suas necessidades, suas potências e desafios. Ao verbalizar sua tristeza e seus medos, Cristiane se sentiu aliviada, Raul percebeu que, como filho e profissional da saúde, era necessária maior participação e principalmente não retornar ao comportamento da época do divórcio. Tatiane entendeu que os "tratamentos milagrosos" podem parecer motivadores, mas que a decepção por não serem reais podem levar à frustração. Bárbara percebeu a importância da sua participação, mas que era necessária uma maior organização na distribuição das tarefas e principalmente uma melhor comunicação.

Conclusão

O uso das ferramentas de abordagem familiar na APS e AD de pacientes com doenças ameaçadoras da vida, permitem a identificação das principais vulnerabilidades, patologias prevalentes, recursos da família acompanhada, além de possibilitar a identificação das causas que distanciam o paciente do cuidado oferecido pelas equipes de saúde.

A ferramenta genograma desvela a estrutura e dinâmica familiar mais direta; o ecomapa permite compreender o meio em que a família vive, seu território, o acesso a recursos básicos e à rede de apoio social mais ampla; a PRACTICE permite uma compreensão dos problemas com vistas à resolução.

Já a conferência familiar é um recurso que deve ser utilizado sempre que houver necessidade de fornecer informações acerca do diagnóstico ou prognóstico, transmitir novas informações ao paciente e/ou seus familiares, alinhar as expectativas com relação aos próximos passos e construir ou rever o plano de cuidados.

Tais ferramentas são importantes recursos no cuidado a pacientes em cuidados paliativos acompanhados pela Atenção Domiciliar, devido à inserção no contexto de vida desses, aumentando a complexidade do fazer, revolucionando a compreensão das relações e permitindo um cuidado ampliado, integral e compartilhado incluindo a família e a rede de apoio como pontos importantes do cuidado.

Referências

1. Espíndola AV, Quintana AM, Farias CP, München MAB. Relações familiares no contexto dos cuidados paliativos. Revista Bioética [Internet]. 2018 Dez;26(3):371–7. Disponível em: https://www.scielo.br/j/bioet/a/Ch9XHLjq73X gnhrMVSpNx4y/?lang=pt&format=pdf
2. Walsh F, McGoldrick M. Morte na família: sobrevivendo às perdas. Porto Alegre: Artmed; 1998.
3. Reigada C, Pais-Ribeiro JL, Novellas A, Pereira JL. O Suporte à Família em Cuidados Paliativos / Family Support in Palliative Care. Textos Contextos (Porto Alegre) [Internet]. 2014 Ago;13(1):159-69. Disponível em: https://revistaseletronicas.pucrs.br/ojs/index.php/fass/article/view/16478
4. Silva RS da, Trindade GSS, Paixão GP do N, Silva MJP da. Family conference in palliative care: concept analysis. Rev Bras Enferm [Internet]. 2018Jan;71(1):206–13. Available from: https://doi.org/10.1590/0034-7167-2016-0055.

5. Guimarães TVV, Thomé JLC, Mariani SG. Conferência familiar. IN: Castilho RK, Silva VCS, Pinto CS. Manual de Cuidados Paliativos da Academia Nacional de Cuidados Paliativos (ANCP). Rio de Janeiro: Atheneu, 3.ed. 2021. p.57-62.
6. McGoldrick, M., Gerson, R., & Petry, S. (2012). Genogramas: avaliação e intervenção familiar. (3ª ed.). Porto Alegre: Artmed.
7. Mello DFd, Viera CS, Simpionato E, Biasoli-Alves ZMM, Nascimento LC. Genograma e Ecomapa: possibilidades de utilização na estratégia de saúde da família. Rev Bras Cresc Desenv Hum 2005; 15(1):78-89.
8. Borges CD, Costa MM, Faria JG. Genograma e atenção básica à saúde: em busca da integralidade. Revista Psicologia e Saúde. 2015 Nov 24;7(2):133–41.
9. Dias RB, Guimarães FG. Abordagem Familiar em Oficina de Qualificação da Atenção Primária à Saúde em Belo Horizonte – Oficina 7: Abordagem familiar: Anexo 1. Belo Horizonte; 2011.
10. Gomes TB, Vecchia MD. Genograma e ecomapa ampliado como instrumentos de pesquisa e intervenção psicossocial. Revista Pesquisa Qualitativa [Internet]. 2023 Set;11(28):710–27. Disponível em: https://editora.sepq.org.br/rpq/article/view/658.

37

Cuidados e Orientações aos Cuidadores na Atenção Domiciliar

Almir Gomes de Oliva Filho
Beatriz Zampar
Elaine da Silva Lopes
Julia Bosselmann Rulli
Norma Aparecida do Amaral
Tatiana Brum Mendes

Introdução

O cuidado domiciliar de pessoas com condições crônicas de saúde ou doenças ameaçadoras da vida, envolve uma ambiguidade de sentimentos entre as potências e desafios vivenciados não apenas pelo paciente, mas principalmente pelos familiares que, muitas vezes, passa a assumir o papel de cuidador sem possibilidade de outra escolha.[1]

O cuidador é uma pessoa da família ou da comunidade que auxilia pessoas que têm condições limitantes e que necessitam de apoio nas Atividades Básicas e Instrumentais de Vida Diária. A esses, que assumem o papel de prestar cuidados de forma não remunerada, chamamos de cuidadores informais.[1,2]

Sendo assim, compreende-se que se tornar cuidador de um ente enfermo nem sempre é uma escolha, mas uma consequência ou necessidade. Pode ocorrer por normas sociais e culturais preestabelecidas, como a responsabilidade filial em que os filhos cuidam dos pais idosos pelo desejo de retribuir o cuidado recebido quando crianças,[3] ou ainda pela exigência cultural e social que perdura há anos, onde a mulher é tida como cuidadora nata fazendo com que grande parte das demandas relacionadas ao cuidado e atividades domésticas sejam direcionadas a elas.[4]

Os familiares são cuidadores primários, pois são responsáveis por quase todos os custos associados ao paciente e pelas tarefas do dia a dia. Outros membros da família, que assumem funções temporárias, como fornecer apoio financeiro, transporte esporádico ou substituições temporárias dos cuidadores primários, são conhecidos como cuidadores secundários.[5]

Há ainda situações e realidades que possibilitam ao familiar cuidador a contratação de profissionais para auxiliarem nessa função no dia a dia, os que chamamos de cuidadores formais. A Classificação Brasileira de Ocupações (CBO) define cuidador como a pessoa que "cuida de acordo com objetivos de órgãos especializados ou é responsável direto e zela pelo bem-estar, saúde, nutrição, higiene, educação, cultura, recreação e lazer".[6]

Nos últimos anos, vários estudos têm sido realizados demonstrando o papel dos cuidadores familiares na sociedade, formando redes autônomas para situações de saúde, doença e cuidado, sem o devido reconhecimento ou apoio dos serviços públicos de saúde. Os cuidadores familiares, muitas vezes, desconhecem que podem contar com profissionais e serviços de saúde para apoio, orientação e ajuda nas tarefas. Várias medidas implementadas pelo sistema de saúde visam, em princípio, reforçar o contributo das famílias para a manutenção e melhoria do estado de saúde de seus membros, e, portanto, reforçar os cuidados domiciliares daqueles que de alguma forma estão dependentes, todavia essa proposta na prática ainda carece de efetivação.[7]

O cuidado é uma forma de ser e estar com os outros e preocupa-se principalmente com questões especiais da vida das pessoas, como a manutenção e restauração da saúde, do nascimento até a morte, caracterizando-se como um fenômeno importante na vida humana, criando relações de troca e empatia baseadas na identidade humana de convivência e reciprocidade. Como forma de interação e envolvimento pessoal, o cuidado pode ser entendido como compaixão, dedicação e preocupação pelos outros; e implica nos conhecimentos, comportamentos, valores, competências e atitudes dos cuidadores que são influenciados pelas suas experiências sociais, culturais e psicológicas.[8,9]

No contexto da Atenção Domiciliar, o cuidador familiar fica responsável por realizar todas as atividades cotidianas do lar e para atendimento às necessidades do ente enfermo e, em muitas situações, ainda trabalha e contribui financeiramente com os gastos da residência. Diferente de uma instituição de saúde, onde há uma equipe para cada função (cozinha, limpeza, lavagem das roupas de cama, prestação de cuidados, administração das medicações etc.), no domicílio o cuidador primário executa todas as atividades, muitas vezes, sem auxílio de outros membros da família.

Nesse cenário, as equipes dos serviços de Atenção Primária à Saúde (APS) ou Atenção Domiciliar (AD) precisam estar aptas para: fornecer orientações práticas quanto ao cuidado, ajustando as recomendações para a realidade evidenciada e necessidades do paciente; identificar sinais de sobrecarga e estresse do cuidador; e acolher suas dúvidas, inseguranças e sofrimentos de modo a fortalecê-lo para a prestação dos cuidados. Ações essas totalmente alinhadas com os princípios que norteiam a prática paliativista.

Orientação aos cuidadores quanto aos cuidados diários

Uma das grandes atribuições das equipes de APS e AD, seja no SUS, na Saúde Suplementar ou privada, é a instrumentalização dos familiares cuidadores para que o cuidado prestado seja seguro, adequado e atenda às necessidades do paciente. Esses devem ser vistos como grandes aliados da equipe de saúde, pois sem a sua dedicação e alinhamento com os objetivos terapêuticos, o cuidado se torna pouco efetivo, principalmente no que diz respeito ao atendimento a pessoas com condições crônicas ou doenças ameaçadoras da vida.[10]

É importante ressaltar que dependendo do diagnóstico, o paciente pode viver por muitos anos dependente para as atividades de vida diária, necessitando que seu familiar lhe preste cuidados. Além disso, conforme a doença evolui, a demanda de cuidados se torna ainda mais intensa exigindo maior envolvimento físico, emocional e financeiro por parte do cuidador.[11]

A falta de apoio, conhecimento e preparo para o cuidado pode gerar um grande desgaste aos cuidadores, sendo de extrema importância que a equipe adote uma linguagem simples, compassiva e clara durante as orientações.[12]

A seguir serão descritas orientações importantes de serem fornecidas aos cuidadores, com relação a realização dos seguintes cuidados: higiene oral e corporal e mobilização do paciente.

Higiene oral (HO)

A HO é uma atividade complexa que envolve vários domínios cognitivos, como coordenação motora, destreza, atenção, memória, sequenciamento, sensibilidade orofacial, entre outros. Sendo assim, quando o paciente apresenta um declínio funcional, a qualidade e a frequência da realização da HO ficam prejudicadas, passando a ser necessário o suporte do cuidador para esse cuidado.[13]

As orientações de HO devem ser feitas de forma individualizada de acordo com a condição da dentição, presença ou ausência de próteses fixas ou removíveis. Quando o paciente é capaz de realizar a HO, essa atividade deve ser estimulada e supervisionada, mesmo que a faça de forma irregular.[13]

Na Tabela 37.1 estão descritas as técnicas de Higiene Oral, que deverão ser adotadas nas diferentes situações.[13]

Alguns cuidados específicos devem ser adotados:

- Na presença de próteses removíveis, é importante que se faça de forma separada a HO dos dentes remanescentes e a higienização da prótese. As próteses removíveis devem ser retiradas após cada refeição, enxaguadas e escovadas com escova de cerdas duras usando sabão neutro ou de coco. Deve-se enxaguar bem para a remoção de resíduos. Não se deve usar creme dental para limpar a prótese.[13]
- Pacientes que não se alimentam pela via oral devem manter uma rotina de HO, de pelo menos 1 ×/dia, pois mesmo não havendo a presença de restos alimentares, existe a formação de cálculo periodontal (tártaro) a partir da deposição de conteúdo salivar.[13]
- As limitações do paciente devem ser avaliadas e com frequência alguma adaptação pode ser necessária, um exemplo é o cabo da escova de dentes que nem sempre permite uma empunhadura adequada por ser muito fina. A escova deve ter a cabeça pequena e as cerdas macias. No cabo, pode-se adaptar uma bola de borracha, uma manopla ou mesmo aumentar o volume do cabo com espátulas de madeira e fita crepe.[13]

Tabela 37.1. Etapas da higiene oral

Etapas da higiene oral	Descrição do procedimento
1- Remoção dos restos alimentares maiores	❑ Pode ser feito um bochecho com água e depois cuspir na pia ou bacia ❑ Para os que não fazem bochecho, pode-se umedecer uma gaze e com essa enrolada no dedo indicador, passar pelo espaço entre as bochechas e os dentes removendo os resíduos
2- Escovação dos dentes	❑ A escovação pode ser feita com a escova em movimentos circulatórios ou de varredura, sempre na direção da gengiva para o dente ❑ A higiene entre os dentes deve ser feita com o fio dental ou a escova interproximal (Figura 37.1). O fio dental deve ser usado com o adaptador (Figura 37.2), que são pequenas forquilhas já montadas com o fio, disponível no mercado em várias marcas, facilita muito a utilização, tanto para o paciente usar quanto para o cuidador que faz no paciente ❑ As escovas interproximais são uma boa alternativa para a limpeza entre os dentes e para próteses fixas sobre dentes ou próteses fixas sobre implantes. Disponível em várias marcas e diferentes diâmetros, deve-se selecionar o diâmetro adequado para ser usada sem exercer uma grande pressão na gengiva entre os dentes. Pode ser necessário usar mais de uma escova em função dos diferentes espaços entre os dentes ❑ A língua deve ser higienizada de forma mecânica sem acrescentar nenhum produto, usando os raspadores próprios ou mesmo com a escova de dentes, sempre de dentro para fora, lembrando que essa etapa pode ser nauseante para muitas pessoas
3- Uso do enxaguatório bucal	❑ Quando o paciente não é capaz de fazer o bochecho com o enxaguatório, ainda assim esses produtos podem ser usados para umedecer uma gaze e facilitar a remoção de restos alimentares de pacientes com maiores limitações motoras e mais dependentes

Fonte: Elaborada pelos autores.

- O creme dental deve ser utilizado com a escova de dentes em uma pequena quantidade. Para pacientes idosos com limitações, principalmente quando a escovação é realizada pelo cuidador, deve-se optar pelos que não tem um componente chamado lauril sulfato de sódio. Esse detergente é o que faz a espuma durante a escovação. Na ausência de espuma, fica mais fácil visualizar e realizar a escovação, além de ser uma medida protetiva para os pacientes com disfagia.[13]
- O enxaguatório bucal é um complemento na HO, não deve ser utilizado com a intenção de substituir totalmente a limpeza mecânica da escova de dentes, fio dental, escova interproximal e raspador de língua. O que é mandatório é nunca utilizar enxaguatório que contenha álcool na fórmula. Esses produtos com álcool provocam ressecamento da mucosa, que é prejudicial à saúde oral.[13]
- São três formulações diferentes para os enxaguatórios, como citado a seguir:
  - Compostos de flúor – podem ser usados regularmente e são indicados como adjuvante na prevenção e tratamento da cárie dentária.
  - Enxaguatórios de clorexidina 0,12% – indicados durante o tratamento periodontal ou como auxiliares na prevenção de infecções. Esses produtos não devem ser de uso contínuo, pois após o uso por duas semanas seguidas, podem ter como efeito colateral o escurecimento de dentes, alteração do paladar e gerar resistência ao componente.

- Compostos enzimáticos – indicados para pacientes que necessitam melhorar a hidratação bucal, seja pela percepção de boca seca ou pela diminuição do fluxo salivar. São enxaguatórios que de acordo com a prescrição podem ser usados regularmente e em combinação com outros produtos.

- Criar uma rotina é fundamental para que se faça a HO de forma adequada. Antes de começar, deve-se separar todo o material que será utilizado. Sempre lavar as mãos antes de iniciar a HO, para os cuidadores acrescentarem luvas de procedimento. Pacientes acamados devem realizar ou receber a HO dos cuidadores sentados ou com a cabeça mais elevada possível.[13]
- Faz-se importante avaliar, durante a HO, alguns sinais e sintomas de alerta que podem indicar alterações na saúde bucal do paciente, como: sangramento na gengiva, verrugas no interior da cavidade oral, mau hálito, aftas, bolhas nos lábios, placas brancas ou descamação na língua, fissuras, lesões ou nódulos avermelhados que sangram facilmente no céu da boca e nas gengivas. Na presença de qualquer alteração um profissional deve ser contatado.[13]

Higiene corporal

A higiene corporal é uma prática importante para a saúde e bem-estar do indivíduo, pois ultrapassa a questão de conforto, tornando-se um cuidado capaz de promover a saúde e de melhorar a qualidade de vida. Entretanto, exige de quem o realiza tempo, dedicação, conhecimento e habilidade.[14]

Pacientes que apresentam independência preservada podem ser orientados a realizarem o seu autocuidado, incluindo a higiene corporal. Pacientes com comprometimento da mobilidade, quando ainda conseguem ficar sentados, apresentam sintomas bem controlados e sua condição clínica permite, podem ser encaminhados ao banho de aspersão, que é o banho no banheiro com o uso do chuveiro, dado pelo cuidador ou familiar, com auxílio de cadeira higiênica.

Já os pacientes mais debilitados, frágeis, acamados, totalmente dependentes ou com sintomas descontrolados devem receber banho no leito. Conforme descrito na Tabela 37.2.

Alguns aspectos importantes, que devem ser considerados:[15,16]

- Se o paciente apresentar lesões de pele, os curativos devem ser protegidos durante o banho. Caso seja necessário a troca diária, essa deverá ser realizada no término do banho, quando o paciente já estiver vestido. Deve-se seguir as orientações do enfermeiro para a sua realização.
- Atentar-se para a presença de sinais de dor ou desconfortos durante a realização do banho. Se necessário, administrar analgésicos de 30 a 40 minutos antes do banho. Se não estiver prescrito, conversar com equipe médica para ajuste na prescrição.
- Sempre que possível orientar que a realização do banho no leito seja realizada por 2 pessoas.

Tabela 37.2. Particularidades do banho de aspersão e do banho no leito[14]

Tipo de banho	Descrição
Banho de aspersão	❑ É importante que o banheiro seja adaptado para as necessidades do paciente. Instalar barras de apoio na área do box e próximas ao vaso sanitário e tapetes antiderrapantes no piso, por exemplo ❑ Orientar o uso de chinelo que permita aderência ao piso. ❑ A temperatura da água deve ser morna, para evitar queimaduras e perda da oleosidade natural da pele ❑ Ao realizar a higiene do couro cabeludo, realizar uma massagem aproveitando o momento do banho para promoção de relaxamento ❑ Toda a superfície corporal deve ser bem ensaboada e enxaguada, eliminando resíduos de sabonete ❑ Secar bem toda a superfície corporal, principalmente entre as dobras e entre os dedos para evitar lesões na pele ❑ Utilizar hidratante emoliente no corpo todo
Banho no leito	❑ O cuidador ou familiar que realizará o procedimento deverá ser capacitado pela equipe de enfermagem ❑ É indicado que o paciente esteja em cama hospitalar com grades para garantir a segurança do paciente no domicílio evitando quedas e permitir melhor posicionamento de quem realizará o cuidado. Se não for possível e o banho for realizado por apenas 1 cuidador, é importante que o lado oposto ao que o cuidador estiver posicionado esteja encostado na parede ❑ Todos os movimentos devem ser feitos com atenção e de forma delicada para evitar ferimentos e retirada acidental de acessos, sondas ou de bolsas coletoras ❑ A temperatura da água deve ser observada, sendo indicada água preferencialmente morna. Sempre testar a temperatura da água no antebraço (região com maior sensibilidade). ❑ Os utensílios, como baldes, bacias e jarras, devem ser de uso exclusivo para o banho do paciente ❑ Utilizar fralda de tecido 100% algodão ou lenços próprios para banho no leito para ensaboar e enxaguar o paciente. ❑ O banho deve ter uma sequência (ensaboar, enxaguar e secar) e ser dado por partes: iniciando pelo couro cabeludo, face, pescoço e orelhas, depois lavar os braços até axilas, enxaguar e secar; dar seguimento no tórax e abdome, e cobri-los. Higienizar a região íntima, enxaguar, secar e cobrir. Logo após, higienizar os membros inferiores. Depois virar o paciente, mantendo-o de lado, higienizar o tronco, enxaguar e secar. Aproveitar que o paciente já está lateralizado e iniciar a troca das roupas de cama para virá-lo sobre o lençol limpo. Aplicar hidratante na região dorsal, creme de prevenção de assadura em região de fralda, colocar a fralda e, logo após, a roupa do paciente ❑ Secar os cabelos com o uso de secador, no caso de cabelos longos, para evitar queda da temperatura corporal ou manifestações fúngicas no couro cabeludo

Fonte: Elaborada pelos autores.

- Mesmo quando o paciente não puder mais manifestar seus desejos, manter cuidados que preservem a sua identidade. Aplicar desodorante, perfumes, batom, colocar brincos, relógios e outros acessórios que façam sentido para cada paciente.

A higiene corporal promove grande conforto para o paciente, assim como a troca de fraldas. Reforça-se a importância da higiene íntima também durante a troca de fralda, com o intuito de manter a dignidade humana, promover alívio, evitar o surgimento de lesões de pele, como a dermatite associada à incontinência, e o contato de urina e fezes com lesões por pressão, entre outras.

- Trocar a fralda sempre que necessário, sem deixar o paciente em contato com as eliminações fisiológicas por muito tempo.
- Utilizar, preferencialmente, algodão, fralda de pano ou lenço para banho, água morna e sabonete (de preferência líquido) para limpeza, uma vez que o uso contínuo de lenços umedecidos pode desregular a flora vaginal e deixar o local propício para infecções, surgimento de alergias e coceira.
- Se utilizar lenços umedecidos, optar por aqueles sem perfume e os de pH neutro.
- Secar delicadamente a região íntima após a higiene.
- Aplicar uma fina camada de pomada barreira para prevenir dermatites.
- É importante manter os pelos da região íntima aparados para evitar acúmulo de sujidade, odor e para facilitar a higienização. Não usar lâmina de barbear, pois pode ocasionar foliculite, infecção cutânea e desconforto.
- Não usar mais de uma fralda por vez. As trocas devem ser realizadas sempre que o paciente urinar ou evacuar.
- Mesmo que o paciente não tenha interação com o meio externo, deve-se explicar o que será feito, a cada procedimento, principalmente quando houver manipulação da região íntima.
- A genitália deve ser higienizada com água morna e sabonete, mesmo quando em uso de sonda vesical de demora. Com o algodão, fralda de pano ou lenço para banho umedecido e com sabonete, deve-se higienizar a extensão da bolsa coletora pelo menos 1 ×/dia.

Transferência do paciente

A transferência e posicionamento do paciente exige cuidado, pois envolve uma série de situações relacionadas. Primeiramente deve-se fazer um planejamento e avaliação das condições de transferência, realizar avaliação física do paciente, sua capacidade de colaborar e se há presença de algum equipamento instalado. Antes de realizar a transferência é importante uma explicação do que será realizado ao paciente.[17]

A tarefa de transferir e posicionar um paciente não se restringe apenas à equipe de enfermagem e/ou da fisioterapia, apesar de que são os profissionais que mais manipulam e treinam os cuidadores para realizar a transferência de maneira correta no domicílio.[17]

Em situações em que o paciente é totalmente dependente, deve-se realizar transferência de maneira passiva, com auxílio de mais uma pessoa. Utilizamos a técnica do lençol, onde uma pessoa coloca um lençol por baixo do paciente, e 2 pessoas (uma de cada lado) da cama/lençol, realiza a transferência do paciente. Outra técnica conhecida é a do ponto chaves, onde se coloca uma mão na cintura escapular e a outra no joelho para transferência de decúbito.[17,18]

A mudança de decúbito é uma ação que consiste em posicionar o paciente no leito com uma certa frequência. Em geral, recomenda-se mudar o paciente de posição a cada 2 horas.

A mudança de decúbito é fundamental para:

- Prevenir lesões por pressão.
- Prevenir complicações da imobilidade.
- Promover o conforto.
- Proporcionar maior desempenho para realização das Atividades de Vida Diária do paciente.

Sendo assim, é de extrema importância realizar transferência e posicionamento do paciente de forma segura.[17,18]

Alguns cuidados adicionais são recomendados:[17,18]

- Em pacientes acamados: fazer o máximo possível das manipulações com o uso de um forro/lençol móvel para evitar pegar diretamente nas estruturas corporais do paciente, principalmente quando muito emagrecidos ou frágeis. Grande parte das lesões por fricção ocorrem durante a manipulação dos pacientes e essa ocorrência pode ser evitada.
- Ao transferir o paciente da cama para a cadeira de rodas ou de banho, se certificar de que as rodas estão travadas ou ainda mantê-las encostadas na parede, quando possível.
- O uso de superfícies de suporte, como o colchão pneumático são altamente recomendadas para pacientes acamados.

Mais informações sobre cuidados com a segurança do paciente no domicílio, cuidados com estomias e feridas, consulte os Capítulos 10, 47 e 48, respectivamente.

Estresse do cuidador e fadiga de compaixão

A necessidade de assistência mantém os cuidadores ocupados por longas horas e, em alguns casos, leva a rotinas diárias exaustivas que podem gerar sobrecarga. A sobrecarga do cuidador é a incapacidade que surge ao lidar com a dependência física ou deficiência mental da pessoa cuidada ou do cuidado e da percepção subjetiva do cuidador sobre ameaças às necessidades fisiológicas, sociais e psicológicas. Ela afeta a sua saúde mental, física, a vida social e a situação financeira como resultado de assumir essa função. As restrições crescentes impostas às pessoas exigem cada vez mais tempo, energia, envolvimento emocional dos cuidadores.[19,20]

Ao assumirem os cuidados integralmente e sem ajuda de outras pessoas, os cuidadores têm maior probabilidade de desenvolver ansiedade e transtornos depressivos, inclusive por meio do uso de substâncias como tabaco, pílulas para dormir e ansiolíticos.[21]

Os deveres de cuidado podem aumentar o senso de responsabilidade do cuidador, diminuindo a sensação de liberdade dos familiares que prestam cuidados, o que pode levar a sofrimento psicológico e restrições nas atividades de lazer, sono, relacionamentos, planos futuros e outros.[22]

A sobrecarga associada ao processo de cuidar precisa ser vista e considerada como um conceito multidimensional que inclui a compreensão biopsicossocial dos envolvidos no processo. Caracteriza-se por um equilíbrio entre variáveis como recursos financeiros, funções atribuídas, divisão de funções, tempo disponível, fatores físicos e outras condições psicológicas e sociais.[23]

A equipe deve estar apta a identificar sentimentos ambíguos gerados pelo cansaço e por não poder controlar o que está por vir com o intuito de acolher tais demandas e construir um espaço onde esses sentimentos possam ser expressados e cuidados.[24]

Além disso, a avaliação de sobrecarga do cuidador deve ocorrer a cada atendimento e de forma sistematizada, não como uma maneira de engessar tal avaliação, mas como uma estratégia de garantir que a equipe estará atenta a esse aspecto. Pode-se adotar o uso da escala de Zarit[25] para avaliação desse aspecto (consulte o Capítulo 10).

Autocuidado do cuidador

Hoje em dia se fala muito das práticas integrativas e complementares em saúde, que são um conjunto de recursos terapêuticos que visam promover a saúde e o bem-estar do cuidador (familiar ou profissional) considerando os aspectos físico, mental, emocional, social e espiritual.[26]

No Brasil, são reconhecidas pelo Ministério da Saúde e estão presentes na Política Nacional de Práticas Integrativas e Complementares em Saúde (PNPIC) o qual visa ampliar o acesso da população, fortalecer a APS e promover a integração com a medicina convencional.[26]

Dentre as práticas integrativas, há várias atividades que são indicadas para o cuidador realizar, sendo o mais importante: relaxar a mente e corpo por um período. São elas: aromaterapia, ayurveda, acupuntura, homeopatia, meditação, ioga, Tai Chi Chuan. É importante que o cuidador escolha uma atividade com que se identifique ou simplesmente saia para respirar por um tempo.[26]

Para que o cuidado seja feito de forma integral, o cuidador (familiar ou profissional) precisa ter consciência da necessidade de autocuidado e que se organize para buscar algo que lhe proporcione benefícios físicos, mentais e emocionais.

Conclusão

Cuidar de um ente enfermo é uma tarefa que exige dedicação física, emocional e, muitas vezes, financeira imensas. Além disso, os familiares cuidadores abdicam de muitas vivências para dedicar-se ao cuidado.

Nesse contexto, a equipe da APS e AD exercem um papel de extrema relevância na identificação de sinais de estresse do cuidador e fadiga por compaixão, no estímulo ao fortalecimento da rede de apoio, no incentivo às estratégias de autocuidado, no acolhimento de sofrimentos e promoção de orientações que possam facilitar a execução dos cuidados diários.

É importante considerar que conforme a doença evolui, as necessidades de cuidados se alteram e novas orientações precisam ser fornecidas aos cuidadores. Além disso, é importante instrumentalizá-los para lidar com intercorrências e orientar quanto aos fluxos a serem seguidos.

Além da orientação verbal, deve-se deixar recomendações por escrito, pode-se compartilhar vídeos que demonstrem a realização de determinados cuidados e é fundamental que se execute alguns cuidados em conjunto com os familiares até que se sintam seguros para realizá-los. Por exemplo, agendar uma visita para realização do banho no leito em conjunto com o cuidador, caso ele nunca tenha realizado esse procedimento.

Compreender a dinâmica familiar, a forma como as relações estão estabelecidas na residência e o papel de cada um no núcleo familiar é essencial para fornecer o melhor cuidado possível.

Um olhar multidimensional, incluindo às necessidades de quem cuida dos pacientes no domicílio é de extrema importância para que as orientações fornecidas sejam acalento e não mais um peso a quem vivencia diariamente a ambiguidade de cuidar de um ente enfermo.

Referências

1. Zapart S. et al. Home-based palliative care in Sydney, Australia: the carer's perspective on the provision of informal care. Health Soc Care Community, v.15, n. 2, p.97-107, 2007. Disponível em: < https://pubmed.ncbi.nlm.nih.gov/17286671/>.
2. Lacerda MR, Oliniski SR. A enfermeira no contexto domiciliar: dois lados de uma realidade. Texto Contexto Enferm. 2003;12(3):307-13.
3. Aires M, et al. Associação entre responsabilidade filial no cuidado aos pais e sobrecarga dos cuidadores. Revista Brasileira de Enfermagem, v.70, n.4, p. 800-807, 2017. Disponível em: <https://www.scielo.br/pdf/reben/v70n4/pt_0034-7167-reben-70-04-0767.pdf>.
4. Valente MT. Família: modelos e intervenções. In: Andrade, L. (Org.), Cuidados Paliativos e Serviço Social – um exercício de coragem. São Paulo, Brasil: Editora Setembro, p. 51-64, 2017.
5. Silveira TM. O sistema familiar e os cuidados com pacientes idosos portadores de distúrbios cognitivos. Textos Envelhecimento. 2000;3(4):23-31.
6. Brasil. Ministério da Saúde. Secretaria de Atenção à Saúde. Secretaria de Gestão do Trabalho e da Educação na Saúde. Guia prático do cuidador / Ministério da Saúde, Secretaria de Atenção à Saúde, Secretaria de Gestão do Trabalho e da Educação na Saúde. – Brasília: Ministério da Saúde, 2008.
7. Cattani RB, Girardon-Perlini NMO. Cuidar do idoso doente no domicílio na voz de cuidadores familiares. Revista Eletrônica de Enfermagem, v. 06, n. 02, p. 254-271, 2004.
8. Silva IJ, Oliveira MFV, Silva SED, Polaro SHI, Radunz V, Santos EKA et al. Cuidado, autocuidado e cuidado de si: uma compreensão paradigmática para o cuidado de enfermagem. Rev Esc Enferm USP. 2009 Jul-Set; 43(3):697-703.
9. Backes DS, Sousa FGM, Mello ALSF, Erdmann AL, Nascimento KC, Lessmann JC. Concepções de cuidado: uma análise das teses apresentadas para um programa de pós-graduação em enfermagem. Texto Contexto Enferm. 2006; 15(Esp):71-8.
10. Borges EL, Franceschini J, Costa LHD, Fernandes ALG, Jamnik S, Santoro IL. Sobrecarga do cuidador familiar: a sobrecarga de cuidar de pacientes com câncer de pulmão, de acordo com o está-

gio do câncer e a qualidade de vida do paciente. J Bras Pneumol [Internet]. 2017 [acesso 31 jul 2019];43(1):18-23. DOI: 10.1590/s1806-37562016000000177. https://doi.org/10.1590/s1806-37562016000000177
11. Marcucci FCI, et al. Tendências nos locais de óbito no Brasil e análise dos fatores associados em idosos de 2002 a 2013. Geriatr Gerontol Aging, v. 11, n.1, p. 10-7, 2017. Disponível em: <https://cdn.publisher.gn1.link/ggaging.com/pdf/v11n1a03.pdf>.
12. Johansen S, Cvancarova M, Ruland C. The Effect of Cancer Patients' and Their Family Caregivers' Physical and Emotional Symptoms on Caregiver Burden. Cancer Nursing, v. 41, n.02, p. 91–99. 2018. Disponível em: < https://pubmed.ncbi.nlm.nih.gov/28426539/>.
13. Orlandini GM, Lazzari CM. Conhecimento da equipe de enfermagem sobre higiene oral em pacientes criticamente enfermos. Rev Gaúcha Enferm [Internet]. 2012Sep;33(3):34–41. Available from: https://doi.org/10.1590/S1983-14472012000300005
14. Teorias de enfermagem: relevância para a prática profissional na atualidade. Campo Grande: Editora Inovar, 2021. 56p. ISBN: 978-65-80476-74-9 DOI: doi.org/10.36926/editorainovar-978-65-80476-74-9
15. Prado ML. Fundamentos para o cuidado profissional de enfermagem. 3. ed. Florianópolis: Ufsc, 2013. 548 p. Revisada e ampliada. 1.
16. Técnicas Básicas em Enfermagem. Disponível em: http://enfermagempresente.no.comunidades.net/index.php?pagina=1671500195.
17. Teixeira Prado R, Rocha Raimundo Leone D, Medeiros Souza T, Bertoluci Alves Pereira4 P, da Silva Lopes E, Aparecida Barbosa de Castro E. Teoria fundamentada sobre o tornar-se cuidador de um familiar em cuidado paliativo pela atenção domiciliar.2023March.
18. Guia prático de Fisioterapia e Cuidados Paliativos no ambiente hospitalar. Rio de Janeiro: Atheneu; 2018; Transferência e posicionamento: capítulo, 25 página 278.
19. Martins, T. (2006). Acidente vascular cerebral: Qualidade de vida e bem-estar dos doentes e familiares cuidadores. Formasau.
20. Lage, M. I. (2007). Avaliação dos cuidados informais aos idosos: Estudo do impacte no cuidador informal [Tese de doutoramento, Universidade do Porto]. Repositório Institucional da Universidade do Porto. https://repositorio-aberto.up.pt/bitstream/10216/7243/4/ TESE%20DISCUSS%C3%83O%2008%20ABRIL.pdf
21. Mendes PN, Figueiredo MDLF, Santos AMRD, Fernandes MA, Fonseca RSB (2019). Sobrecargas física, emocional e social dos cuidadores informais de idosos. Acta Paulista de Enfermagem, 32(1), 87-94. https://doi.org/10.1590/1982-0194201900012
22. Coura DMS, Montijo KMS (2014). Psicologia Aplicada ao cuidador e ao idoso.
23. Souza LRD, Hanus JS, Libera LBD, Silva VM, Mangilli EM, Simões PW, Ceretta LB, Tuon L (2015). Sobrecarga no cuidado, estresse e impacto na qualidade de vida de cuidadores domiciliares assistidos na atenção básica. Cadernos Saúde Coletiva, 23(2), 140-149. https://doi.org/10.1590/1414-462X201500020063
24. Genezini D, Bernardes DCR. Abordagem Multiprofissional do Luto. In: Carvalho, R.T. et al. Manual de Residência de Cuidados Paliativos: Abordagem Multidisciplinar. São Paulo: Manole, 2018. p. 74-81.
25. Scazufca M. Brazilian version of the Burden Interview scale for the assessment of burden of care in carers of people with mental illnesses [internet]. 2002 [acesso em março 23]; 24(1):12-7. Disponível em: <https://doi.org/10.1590/S1516-44462002000100006>.
26. Política Nacional de Práticas Integrativas e Complementares no SUS [Internet]. Ministério da Saúde. Available from: https://www.gov.br/saude/pt-br/composicao/saps/pics
27. Seção 6: Cuidados Multiprofissionais.

Seção 6 | Cuidados Multiprofissionais

Introdução

"Aqueles que possuem a força e amor para se sentarem junto a um paciente moribundo, no silêncio que se estende para lá das palavras, saberão que esse momento não é assustador nem doloroso, mas a cessação pacífica do funcionamento do corpo. Assistir à morte em paz de um ser humano faz-nos recordar uma estrela cadente, uma de milhões de luzes que brilha durante um curto instante para se extinguir para sempre na noite sem fim". (Kubler-Ross. 1996)

Outro importante pilar de sustentação dos Cuidados Paliativos é a atuação em equipe. Isso porque, para compreender e lidar com sofrimentos multidimensionais é essencial a abordagem interdisciplinar.

Nesta seção serão descritas práticas específicas de diversos profissionais que compõem a equipe interdisciplinar e a importância da articulação e integração de saberes para um cuidado amplo.

Cuidar de pessoas com doenças graves requer um envolvimento afetivo e emocional que extrapola a execução de técnicas e essa atuação pode ser mais leve quando inserida dentro de uma equipe alinhada e unida.

38

O Papel da Equipe Multiprofissional nos Cuidados Paliativos Domiciliares

Beatriz Zampar
Elaine da Silva Lopes
Rafaella Louzada de Aquino
Thaís Camille Alves Gonçalo

Introdução

A Atenção Domiciliar (AD), enquanto modalidade de atenção, é responsável por ações de saúde no contexto domiciliar do paciente e tem se expandido mundialmente como componente importante para assegurar viabilidade e sustentabilidade dos sistemas de saúde. É composta por diferentes tipos de abordagens e, portanto, formatos de equipes multiprofissionais, e é organizada e oferecida de acordo com perfil de demanda dos pacientes.[1-3]

Para responder de forma eficaz à crescente complexidade das necessidades e à organização dos sistemas de saúde, o trabalho em equipe torna-se um componente estratégico crucial. A importância da colaboração entre as diversas ciências da saúde decorre de vários fatores, incluindo transições demográficas, com o aumento da expectativa de vida e do envelhecimento da população, bem como mudanças no perfil epidemiológico com o aumento das condições crônicas de saúde. Tais condições demandam acompanhamento e cuidados a longo prazo para uma parcela significativa da população, o que pode ser melhor alcançado através da organização dos serviços de saúde em equipes.[4,5]

Em cuidados paliativos, o caráter multidimensional é característica central e, portanto, a multiprofissionalidade é um dos principais pilares. A multiprofissionalidade, cuja raiz latina "multi" significa numerosos, refere-se à integração e colaboração de profissionais de diferentes áreas do conhecimento para proporcionar uma assistência integral e eficiente aos pacientes. Essa abordagem reconhece que as necessidades de saúde são complexas e multifacetadas, tanto do paciente quanto de seus cuidadores e familiares, e envolve todas as dimensões humanas: física, psicológica, social e espiritual.[6]

Cada profissional traz uma perspectiva única e competências específicas que, quando combinadas, melhoram a qualidade do cuidado e contribuem para uma maior qualidade de vida e bem-estar.[6] A multiprofissionalidade também favorece a troca de conhecimentos, o desenvolvimento contínuo de habilidades e a inovação nas práticas de saúde, resultando em um sistema de saúde mais resiliente e adaptável às mudanças.

Já a interprofissionalidade preserva a colaboração e é marcada pela comunicação contínua entre profissionais de diferentes áreas para alcançar um cuidado integral e centrado no paciente.[7,8] Diferente da multiprofissionalidade, que foca na contribuição individual de cada profissional, a interprofissionalidade enfatiza a integração dos conhecimentos e habilidades em um esforço conjunto, onde as barreiras disciplinares são dissolvidas em prol de objetivos comuns.

Isso se traduz em equipes de saúde que trabalham de forma coordenada, compartilhando responsabilidades, tomando decisões coletivas e valorizando a interdependência de suas funções. Essa abordagem promove uma visão mais completa e eficiente do cuidado, melhora os resultados de saúde, reduz a fragmentação dos serviços e fortalece a capacidade de resposta às necessidades complexas dos pacientes.[7,8]

Na transprofissionalidade, a prática vai além das abordagens multi e interprofissionais, promovendo uma integração profunda onde os papéis dos profissionais de saúde se sobrepõem e se transformam conforme necessário para atender às necessidades dos pacientes. Nessa perspectiva, os profissionais não apenas colaboram, mas também adquirem competências de outras disciplinas, permitindo uma maior flexibilidade e adaptabilidade no cuidado.[9]

A transprofissionalidade incentiva uma aprendizagem contínua e a troca de habilidades entre os membros da equipe, resultando em uma prática de saúde mais dinâmica e inovadora. Essa abordagem é especialmente valiosa em contextos em que a complexidade dos casos requer soluções criativas e personalizadas. Ao transcender os limites tradicionais das disciplinas, ela permite que os profissionais de saúde respondam de maneira mais integral e eficaz aos desafios do atendimento, melhorando a coordenação, a continuidade do cuidado e, em última análise, os resultados para os pacientes.[9]

A multi, inter e transprofissionalidade na prática

Para contextualizar os conceitos de multi, inter e transprofissionalidade, segue um breve caso clínico para exemplificar:

Um homem de 27 anos foi diagnosticado com câncer de pulmão em estágio IV, com diversos pontos de metástase, recusou a abordagem dos cuidados paliativos. Ele apresenta dor intensa nas costas, sintomas de depressão e ansiedade, e está preocupado com seus três filhos menores após sua morte.

- Abordagem multiprofissional: envolveria uma equipe diversificada de profissionais, como oncologistas, enfermeiros, psicólogos, nutricionistas e fisioterapeutas, cada um contribuindo com sua expertise específica.

- Abordagem interprofissional: implicaria em discussões colaborativas entre esses profissionais para a elaboração do plano de cuidado, com o objetivo de alinhar práticas e integrar rotinas. Isso permitiria, por exemplo, que um oncologista incorporasse práticas de cuidado de um enfermeiro ou que um psicólogo compreendesse melhor as necessidades do paciente com base nos conhecimentos do oncologista.
- Abordagem transprofissional: buscaria construir um conhecimento abrangente que transcende as fronteiras das profissões isoladas, integrando áreas como espiritualidade e terapias integrativas, sempre colocando o paciente no centro do cuidado. Um exemplo disso seria a integração dos cuidados paliativos, que se encaixam em um campo transprofissional relacionado ao caso clínico mencionado.

Os modelos de saúde produzidos no mundo buscam adequar o formato das suas equipes conforme nível assistencial e complexidade de demanda. Estimula-se a estruturação de equipes completas, conforme o cenário, e o caráter matricial entre os diferentes profissionais nos diversos níveis de atenção para alcançar melhor coordenação e continuidade do cuidado.

A atuação em equipe nos cuidados paliativos domiciliares

As equipes de cuidados paliativos podem ser compostas por médicos, enfermeiros, psicólogos, assistentes sociais, terapeutas ocupacionais, fisioterapeutas, fonoaudiólogos, nutricionistas, odontólogos, farmacêuticos, educadores físicos, entre outros profissionais conforme necessidade e adequação do cenário.[10,11]

Há a recomendação de que uma equipe de Cuidados Paliativos conte com, pelo menos médico, enfermeiro, assistente social ou psicólogo com formação na área, porém na prática percebe-se que quanto mais profissionais capacitados, melhor o atendimento às demandas dos pacientes e suas famílias.[11]

No âmbito da Atenção Domiciliar no SUS, conforme definido pela Política Nacional de Cuidados Paliativos (PNCP), as Equipes Matriciais de Cuidados Paliativos (EMCP) deverão contar com, pelo menos: médico, enfermeiro, psicólogo e assistente social com formação e atuação na área. Já as Equipes Assistenciais de Cuidados Paliativos (EACP) contarão também com técnicos de enfermagem.[12]

Uma das grandes atribuições das EMCP será a capacitação das equipes que compõem os diversos serviços da Rede de Atenção à Saúde (RAS), com o objetivo de integrar as competências paliativistas em toda a rede, de acordo com o perfil epidemiológico atendido e as necessidades identificadas.[12]

Na Saúde Suplementar e privada, embora não haja uma determinação formal quanto à composição da equipe para atuar nos cuidados paliativos domiciliares, sabe-se que é fundamental capacitar todos os profissionais da equipe para que estejam alinhados e sejam capazes de determinar objetivos terapêuticos e adotar condutas que respondam às reais necessidades dos pacientes e familiares.

Recomenda-se, também, a integração com outros serviços da RAS e alinhamentos com eles para que a continuidade dos cuidados seja garantida quando for necessário realizar a transição de cuidados[12,13] (consulte o Capítulo 9).

Desse modo, pode-se dizer que o trabalho inter e transdisciplinar extrapola os limites da equipe e serviço especificamente, devendo alcançar a integração com os demais serviços, equipes, rede de atenção, usuários e comunidade[4] (Figura 38.1).

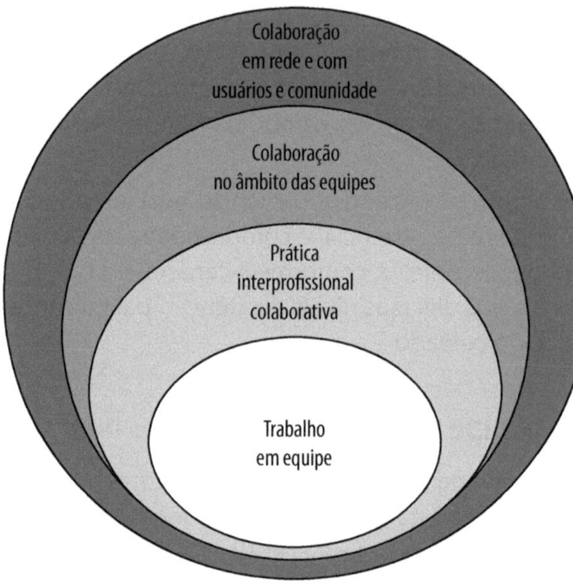

Figura 38.1. Integração do trabalho interprofissional. *Fonte: Peduzzi et al., 2020.*[4]

No contexto de uma equipe inter ou transdisciplinar em cuidados paliativos, espera-se que algumas competências paliativistas sejam desenvolvidas e compartilhadas por todos os membros da equipe, como: boas técnicas de comunicação, conhecimento quanto às escalas mais utilizadas em Cuidados Paliativos para avaliação de funcionalidade e sintomas, por exemplo, olhar multidimensional do ser humano, capacidade de criar vínculos de confiança com o paciente e os familiares e participação na construção do plano de cuidados.[6]

Além desses conhecimentos, há as atribuições específicas de cada profissional no contexto dos cuidados paliativos domiciliares. Na Tabela 38.1 estão descritas, de forma resumida, algumas delas.

O trabalho em equipe em cuidados paliativos no domicílio é fundamental para proporcionar um atendimento integral e contínuo aos pacientes em suas próprias casas. O contexto de atuação facilita o trabalho inter e transprofissional, por meio da colaboração dos diferentes profissionais da equipe, que trabalham em conjunto para atender às necessidades físicas, emocionais, sociais e espirituais do paciente e de seus familiares.[4,6,13]

Tabela 38.1. Atribuições de alguns profissionais nos cuidados paliativos domiciliares

Profissional	Atribuições
Médico (a)	❑ Avaliar amplamente paciente e família ❑ Identificar e gerenciar de sintomas, buscando prevenir sofrimentos sempre que possível ❑ Conhecimento quanto às fases de evolução da doença ❑ Conhecimento e experiência na prescrição dos principais medicamentos utilizados em Cuidados Paliativos para controle de sintomas ❑ Orientar a equipe interdisciplinar quanto ao diagnóstico e prognóstico do paciente ❑ Estabelecer e implementar do plano avançado de cuidados, incluindo as Diretivas Antecipadas de Vontade (DAV) ❑ Ajustar os objetivos de cuidado ao longo da trajetória da doença. ❑ Comunicação consistente entre paciente e todos os envolvidos em seu cuidado ❑ Coordenar o cuidado entre seus pontos de atendimento[14] (Consulte os capítulos da Seção 3 deste manual)
Enfermeiro (a)	❑ Realizar atendimento clínico/consulta de enfermagem ao paciente em CP (Aplicar o processo de enfermagem) ❑ Captar as necessidades físicas, sociais, psicológicas e espirituais do paciente, da família e dos cuidadores e propor intervenções ❑ Observar as dificuldades apresentadas durante as visitas domiciliares e atuar de modo a saná-las ou reduzi-las ❑ Atuar na orientação e prevenção de complicações e agravos ❑ Capacitar cuidadores e familiares quanto aos cuidados com dispositivos, de higiene e conforto. ❑ Estar capacitado para a realização de procedimentos que visam o controle de sintomas e qualidade de vida do paciente ❑ Coordenar o cuidado domiciliar e a gestão do caso ❑ Promover a supervisão clínica e administrativa ❑ Executar cuidados de conforto para a morte em domicílio como um componente integrante dos cuidados de enfermagem ❑ Prestar cuidados ao paciente no pós-morte de forma respeitosa ❑ Prestar assistência aos cuidadores e familiares durante a fase de luto, com visitas pós-óbito[15-19] (Consulte os Capítulos 46, 47, 48 e 63)
Psicólogo (a)	❑ Compreender o paciente como um ser biopsicossocial, bem como os membros de sua família e observar a dinâmica existente entre eles ❑ Realizar acolhimento, escuta ativa e técnica, avaliação psicológica e intervenções nos aspectos psicodinâmicos a partir do adoecimento e do tratamento ❑ Identificar questões sociais que interferem no tratamento, incluindo o contexto familiar, social e comunitário ❑ Identificar questões em relação à saúde mental do paciente e familiares, intervindo de maneira técnica, articulada com a equipe e com encaminhamentos adequados na rede de saúde ❑ Realizar assistência aos familiares após a morte do paciente ❑ Auxiliar na análise e mediação de eventuais problemas e/ou conflitos **Ações relacionadas aos profissionais:** ❑ Oferecer espaços de reflexão e cuidados para os profissionais ❑ Apoio diante do luto do profissional de saúde ❑ Auxiliar na comunicação entre paciente, família e equipe de saúde ❑ Trazer para os outros membros que compõem a equipe a subjetividade do paciente, do seu cuidador e da família **Ações relacionadas ao cuidador e à família:** ❑ Avaliar os impactos psicossociais que o exercício de cuidar tem provocado em suas vidas ❑ Compreender a organização de cuidados e os recursos de enfrentamento dos familiares ❑ Abordagem às perdas e aos lutos simbólicos e concretos ❑ Prevenção e intervenção na sobrecarga do cuidador(es)

Continua...

Tabela 38.1. Atribuições de alguns profissionais nos cuidados paliativos domiciliares – continuação

Profissional	Atribuições
Psicólogo (a)	**Ações relacionadas ao paciente:** ❑ Respeitar a singularidade do paciente, procurando garantir a sua autonomia ❑ Suporte na elaboração de diretivas antecipadas de vontade ❑ Auxiliar nas experimentações e/ou despedidas nas relações pessoais, familiares ou afetivas ❑ Proporcionar ao paciente assistência emocional em situações de angústia intensa, sofrimento de qualquer natureza e morte[20,21] (Consulte os Capítulos 50, 64 e 65)
Assistente Social	❑ Mediar as relações institucionais ❑ Avaliação social do paciente e sua família ❑ Acolher ao paciente e ao familiar durante a doença e no período do luto ❑ Articulação intersetorial para ampliação dos serviços ofertados ❑ Auxiliar no processo de transição de cuidados em cuidados paliativos ❑ Identificar e encaminhar as demandas sociais do paciente e familiares[22] (Consulte os Capítulos 54 e 55)
Fisioterapeuta	❑ Avaliar a capacidade funcional do paciente ❑ Conhecer e utilizar as medidas não farmacológicas para auxiliar no controle de sintomas ❑ Auxiliar na capacitação dos cuidadores e familiares quanto à cuidados, como: mobilização do paciente no leito, transferência, auxílio no caminhar (quanto possível), uso de dispositivo auxiliar de marcha etc. ❑ Compreender a fase da doença que o paciente se encontra e identificar a necessidade de oxigênio, Ventilação Mecânica não Invasiva ou outros recursos ❑ Atuar em conjunto com os demais membros da equipe no processo de reabilitação do paciente ❑ Funcionar como membro da equipe de saúde trabalhando em função do bem-estar, independência e autonomia do paciente ❑ Ajustar intervenções fisioterapêuticas ao longo da evolução da doença, oferecendo cuidados de conforto no fim da vida[23] (Consulte os Capítulos 39, 40 e 49)
Terapeuta ocupacional	❑ Avaliar de forma criteriosa com base na abordagem centrada na pessoa e focada nas ocupações para diagnóstico terapêutico ocupacional ❑ Identificar os comprometimentos dos componentes motores, processuais e de interação social que prejudicam o desempenho ocupacional na realização das atividades ❑ Elaborar, de forma individualizada, o plano terapêutico com os objetivos da intervenção, os quais precisam ser factíveis, relevantes e que respeitem a variável de tempo ❑ As Intervenções terapêuticas ocupacionais devem alcançar as diferentes dimensões do sofrimento e estar relacionadas com o controle de sintomas, preservação da funcionalidade, independência e autonomia e melhora da qualidade de vida, utilizando-se de estratégias de reabilitação, adaptação ou reconstrução de sentidos ❑ Auxiliar na reorganização da rotina e contribuir na adaptação das atividades de vida diária No consenso internacional, publicado em 2023, os cinco principais componentes da intervenção terapêutica ocupacional considerados eficazes para pacientes em cuidados paliativos são: ❑ Ser centrado no cliente ❑ Promover o engajamento ocupacional para otimizar a qualidade de vida ❑ Envolver o ambiente social, físico e relacional ❑ Habilitar a ocupação ❑ Facilitar a adaptação ocupacional[24-27] (Consulte os Capítulos 39 e 40)

Continua...

Tabela 38.1. Atribuições de alguns profissionais nos cuidados paliativos domiciliares – continuação

Profissional	Atribuições
Nutricionista	❑ Avaliação do estado clínico e nutricional do paciente ❑ Controle de sintomas, principalmente: náuseas, vômitos, desnutrição, desidratação e fadiga ❑ Promover recuperação ou atenuação do comprometimento do estado nutricional do paciente, quando possível ❑ Contribuir na recuperação da capacidade funcional ❑ Ressignificação da alimentação e foco no conforto ❑ Acolher e validar o valor simbólico da alimentação como representação biopsicossocial Atuar nas três fases principais do cuidado nutricional: ❑ Inicial: oferta de nutrientes para atender demandas fisiológicas a fim de manter ou recuperar o estado nutricional ❑ Avançada: reduzir o impacto dos sintomas e melhorar a qualidade de vida ❑ Fase final de vida: proporcionar conforto e acolhimento[28] (Consulte os Capítulos 43 e 61)
Fonoaudiólogo (a)	❑ Viabilizar a comunicação e autonomia tanto quanto possível ❑ Avaliação e manutenção da deglutição segura e prazerosa ❑ Manejo da saliva e secreção oral desde o controle motor oral até a proteção da via aérea ❑ Diante da disfagia, realizar ações de reabilitação ou conforto, com base na fase da doença ❑ Adaptação de consistência da alimentação ❑ Viabilizar dieta de conforto quando fizer parte do plano avançado de cuidados[29] (Consulte os Capítulos 41 e 42)
Cirurgião dentista	❑ Atuação na identificação, prevenção e controle da dor orofacial e de focos de infecções bucais ❑ Prevenção e alívio de sintomas bucais ❑ Orientações aos cuidadores e demais membros da equipe multidisciplinar ❑ Elaboração de um plano de cuidados bucais que sejam integrados ao plano de cuidado global do paciente ❑ Realização de um tratamento odontológico compatível com o momento da história natural da doença do paciente[30] (Consulte o Capítulo 44)
Farmacêutico (a)	❑ Seleção, programação, aquisição, armazenamento e distribuição de medicamentos e insumos ❑ Participação na elaboração de protocolos clínicos, de utilização de medicamentos, comissões, núcleos de segurança ❑ Atividades de ensino relacionadas ao uso seguro e racional de medicamentos ❑ Prevenção e monitoramento de problemas relacionados a medicamentos ❑ Conciliação medicamentosa ❑ Seguimento farmacoterapêutico ❑ Farmacotécnica: viabilizar transformações farmacêuticas necessárias, como xarope, pirulitos, supositórios ❑ Promoção do uso seguro de medicamentos, auxiliando na desprescrição e redução da polifarmácia, além de estabelecer com a equipe sinais de toxicidade de pacientes em uso de medicamentos de alto risco ❑ Avaliação da adesão ao tratamento proposto, uso de medicamentos em regime "se necessário" e elaboração de receita especial facilitada para pacientes e familiares com barreiras de entendimento[31] (Consulte o Capítulo 45)

Fonte: Elaborado pelas autoras.

A equipe realiza visitas domiciliares regulares, avalia o estado do paciente e ajusta o plano de cuidado conforme necessário. A comunicação eficaz entre os membros da equipe é crucial para garantir que todos estejam alinhados quanto aos objetivos do cuidado e às intervenções a serem realizadas. Além disso, o trabalho em equipe facilita a coordenação dos serviços de saúde, a administração adequada de medicamentos, o manejo dos sintomas e o suporte emocional tanto para o paciente quanto para seus cuidadores. A integração de esforços e a colaboração contínua entre os profissionais de saúde são essenciais para enfrentar os desafios e as complexidades dos cuidados paliativos em casa, garantindo um suporte abrangente e compassivo.[13]

O suporte domiciliar em Cuidados Paliativos exige uma rede de assistência disponível e flexível, que possa oferecer um controle efetivo dos sintomas mais estressores e uma morte digna ao paciente, em um ambiente onde, dentro do possível, suas preferências sejam priorizadas, fazendo-se necessária a concordância entre paciente e família acerca dos cuidados, o que constitui um desafio importante quando não abordado adequadamente e em tempo oportuno.[32,33]

Um outro desafio significativo é que a permanência do paciente na curva de adoecimento não segue um curso linear, o que demanda uma rotina de reavaliações frequentes e tecnicamente assertivas. Além disso, essa fase da abordagem paliativa, pode transferir ao núcleo familiar ou cuidador, significativas responsabilidades, muitas vezes acompanhadas de estresse do cuidador, e por isso, a equipe precisa estar sempre atenta e preparada para antecipar intervenções protetoras.[33]

Conclusão

A abordagem multiprofissional visa abranger uma ampla gama de situações que possam causar sofrimento, incluindo questões legais como orientação sobre assistência financeira (como auxílio em saúde), apoio na resolução de conflitos emocionais e espirituais, e também abordando o planejamento e discussão da diretiva antecipada de vontade.

Devido às mudanças frequentes no quadro clínico, o paciente necessita continuamente de diversos cuidados e terapias, os quais podem ser oferecidos em ambientes hospitalares, em unidades de *hospice* ou em domicílio. Recomenda-se que o paciente permaneça no ambiente que ofereça as condições ideais para seu cuidado, visando proporcionar alívio e conforto.

A abordagem dos cuidados paliativos contribui para a aplicabilidade em todos os níveis de assistência, resultando em uma melhoria na qualidade de vida dos pacientes avaliados. Reflete-se na redução de internações, na otimização da administração dos recursos públicos, na mitigação da dor e do sofrimento enfrentados pelas famílias e na prestação de uma assistência humanizada e empática ao longo do processo de adoecimento e morte. O que reforça a importância de diferentes profissionais capacitados para expandir e disseminar esse tipo de assistência na rede de saúde, contribuindo para futuras iniciativas na implementação de ações paliativas.

Referências

1. Silva KL, Sena RR, Seixas CT, Feuerwerker LCM, Merhy EE. Home care as change of the technical--assistance model. 2010[cited 2015 Mar 14];44(1):166-76. Available from: http://www.scielo.br/pdf/rsp/v44n1/en_18.pdf

2. Ministério da Saúde (Brasil). Portaria GM/MS nº 3.005, de 2 de janeiro de 2024. Altera as Portarias de Consolidação nºs 5 e 6, de 28 de setembro de 2017, para atualizar as regras do Serviço de Atenção Domiciliar (SAD) e do Programa Melhor em Casa (PMeC). Brasília: DOU, 05/01/2024. Diário Oficial da União 4, de 05 jan. 2024. Seção 1, p. 56.
3. Braga PP, Sena RR, Seixas CT, Castro EAB, Andrade AM, Silva YC. Oferta e demanda na atenção domiciliar em saúde. Ciênc Saúde Coletiva [Internet]. 2016; 21(3):903-12. Disponível em: http://www.scielo.br/pdf/csc/v21n3/1413-8123-csc-21-03-0903.pdf
4. Peduzzi M. et al. Trabalho em equipe: uma revisita ao conceito e seus desdobramentos no trabalho interprofissional. Trab. educ. saúde, 18. 2020. Disponível em: < https://www.scielo.br/j/tes/a/RLtz36Ng9sNLHknn6hLBQvr/?lang=pt#>.
5. Rajão FL, Martins M. Home care in Brazil: an exploratory study on the construction process and service use in the Brazilian Health System. Cien Saúde Colet. 2020; 25(5):1863-76. Doi: https://doi.org/10.1590/1413-81232020255.34692019
6. Gamondi C, Larkin P, Payne S. Competências Centrais em Cuidados Paliativos: Um Guia Orientador da EAPC sobre Educação em cuidados paliativos. EUROPEAN JOURNAL OF PALLIATIVE CARE, 2013; 20 (2). Disponível em: < https://www.paliativo.org.br/biblioteca/Competencias-Centrais-em-Cuidados-Paliativos-Um-Guia-Orientador-da-EAPC-sobre-Educacao-em-cuidados-paliativos%E2%80%93parte1.pdf>.
7. Ander-Egg E. Interdisciplinariedad en educación. Buenos Aires: Magisterio del Río de la Plata, 1994.
8. Quintero AM. "Aproximación a la Interdisciplinariedad" en Publicación de Ciencias Sociales y Humanas. Interdisciplinariedad en las Ciencias Sociales y Humanas. Medellín, Colombia, 1996.
9. Peñuela LA. La transdisciplinariedad: Más allá de los conceptos, la dialéctica. Andamios. 2005;1(2):43-77.
10. Radbruch L. et al. Redefining palliative care – a new consensus-based definition. journal of pain and sympton management. 2020;60(4):754-764. DOI: https://doi.org/10.1016/j.jpainsymman.2020.04.027
11. Academia Nacional de Cuidados Paliativos (ANCP). Análise situacional e recomendações para estruturação de programas de cuidados paliativos no Brasil. 2018. Disponível em: <https://paliativo.org.br/wp-content/uploads/2018/12/ANALISE-SITUACIONAL_ANCP-18122018.pdf>.
12. Ministério da Saúde (Brasil). Portaria GM/MS nº 3.681, de 7 de maio de 2024. Institui a Política Nacional de Cuidados Paliativos - PNCP no âmbito do Sistema Único de Saúde - SUS, por meio da alteração da Portaria de Consolidação GM/MS nº 2, de 28 de setembro de 2017. Diário Oficial da União 7 mai 2024; Seção 1.
13. Silva AE, et al. Desospitalização como ferramenta para a gestão do cuidado e otimização de recursos em saúde. In: Ministério da Saúde. Secretaria-Executiva. Superintendência Estadual do Ministério da Saúde no Rio de Janeiro. Desospitalização: reflexões para o cuidado em saúde e atuação multiprofissional. Brasília: Ministério da Saúde, 2020. p.92-98.
14. Lopes CAB, Batista GA, Sales MVC. Medicina. In: Castilho RK, Silva VCS, Pinto CS. Manual de Cuidados Paliativos da Academia Nacional de Cuidados Paliativos (ANCP). Rio de Janeiro: Atheneu, 3.ed. 2021. p.159-163.
15. Santos FTBC, Silva MJP. Enfermagem. In: Castilho RK, Silva VCS, Pinto CS. Manual de Cuidados Paliativos da Academia Nacional de Cuidados Paliativos (ANCP). Rio de Janeiro: Atheneu, 3.ed. 2021. p.164-168.
16. Andrade AM, Silva KL, Seixas CT, Braga PP. Atuação do enfermeiro na atenção domiciliar: uma revisão integrativa da literatura. Rev Bras Enferm [Internet]. 2017Jan;70(1):210–9. Available from: https://doi.org/10.1590/0034-7167-2016-0214
17. Sousa JM, Alves ED. Competências do enfermeiro para o cuidado paliativo na atenção domiciliar. Acta paul enferm [Internet]. 2015May;28(3):264–9. Available from: https://doi.org/10.1590/1982-0194201500044
18. Andrade AM, Castro EAB de, Brito MJM, Braga PP, Silva KL. Nursing practice in home care: the mediation of care by reflexivity. Rev Bras Enferm [Internet]. 2019Jul;72(4):956–63. Available from: https://doi.org/10.1590/0034-7167-2018-0431

19. RESOLUÇÃO COFEN No 736 DE 17 DE JANEIRO DE 2024 [Internet]. Cofen. 2024. Available from: https://www.cofen.gov.br/resolucao-cofen-no-736-de-17-de-janeiro-de-2024/
20. Franco MHP, Silva GF. Psicologia. In: Castilho RK, Silva VCS, Pinto CS. Manual de Cuidados Paliativos da Academia Nacional de Cuidados Paliativos (ANCP). Rio de Janeiro: Atheneu, 3.ed. 2021. p.169-173.
21. Melantonio DM, Nascimento EF, Tavares HCM, Moreira KC, Teixeira, PF. A atuação de psicólogos na atenção domiciliar. In: Savassi LCM, et al. Tratado de Atenção Domiciliar. Santana de Parnaíba (SP): Manole, 2022. p. 337-341.
22. Assis A. Serviço Social. In: Castilho RK, Silva VCS, Pinto CS. Manual de Cuidados Paliativos da Academia Nacional de Cuidados Paliativos (ANCP). Rio de Janeiro: Atheneu, 3.ed. 2021. p.174-179.
23. Silva JM, Moreira AA, Lucena NC. Fisioterapia. In: Castilho RK, Silva VCS, Pinto CS. Manual de Cuidados Paliativos da Academia Nacional de Cuidados Paliativos (ANCP). Rio de Janeiro: Atheneu, 3.ed. 2021. p.184-187.
24. Queiroz MEG. Terapia Ocupacional. In: Castilho RK, Silva VCS, Pinto CS. Manual de Cuidados Paliativos da Academia Nacional de Cuidados Paliativos (ANCP). Rio de Janeiro: Atheneu, 3.ed. 2021. p.192-195.
25. AMERICAN ASSOCIATION OF OCCUPATIONAL THERAPY. Occupational Therapy Practice Framework: Domain and Process—Fourth Edition. American Journal of Occupational Therapy, v. 74, n. 2, 2020. Disponível em: https://doi.org/10.5014/ajot.2020.74S2001.
26. Ferreira, A. P. C., Nascimento, J. S.; Bombarda T. B. Ocupações humanas e cuidados paliativos. Academia Nacional de Cuidados Paliativos, São Paulo, 1 ed., 2023. https://api-wordpress.paliativo.org.br/wp-content/uploads/2023/06/Cartilha_OcupacoesHumanasV4.pdf
27. Wæhrens, E. E., Morgan, D. D., la Cour, K., Lyons, K. D., Lozano, M. L., De Carlo, M. M. P., Rezende, G., & Pilegaard, M. S. (2023). International consensus on occupational therapy interventions for people with palliative care needs: A European Association for Palliative Care Group Concept Mapping study. Palliative medicine, 37(9), 1389–1401. https://doi.org/10.1177/02692163231188155
28. Wiegert EVM, Oliveira LC, Alencastro IM. Nutrição. In: Castilho RK, Silva VCS, Pinto CS. Manual de Cuidados Paliativos da Academia Nacional de Cuidados Paliativos (ANCP). Rio de Janeiro: Atheneu, 3.ed. 2021. p.180-183.
29. Martins VB, Paim ED. Fonoaudiologia. In: Castilho RK, Silva VCS, Pinto CS. Manual de Cuidados Paliativos da Academia Nacional de Cuidados Paliativos (ANCP). Rio de Janeiro: Atheneu, 3.ed. 2021. p.188-191.
30. Jales SMCP, Andrade ACP, Siqueira JTT. Odontologia. In: Castilho RK, Silva VCS, Pinto CS. Manual de Cuidados Paliativos da Academia Nacional de Cuidados Paliativos (ANCP). Rio de Janeiro: Atheneu, 3.ed. 2021. p.200-203.
31. Barbosa MF. Farmácia. In: Castilho RK, Silva VCS, Pinto CS. Manual de Cuidados Paliativos da Academia Nacional de Cuidados Paliativos (ANCP). Rio de Janeiro: Atheneu, 3.ed. 2021. p.204-207.
32. Floriani CA, Schramm FR. Desafios morais e operacionais da inclusão dos cuidados paliativos na rede de atenção básica. Cad Saúde Pública [Internet]. 2007 Sep;23(9):2072–80. Available from: https://doi.org/10.1590/S0102-311X2007000900015
33. Floriani CA, Schramm FR. Atendimento domiciliar ao idoso: problema ou solução? Cad Saúde Pública [Internet]. 2004 Jul;20(4):986–94. Available from: https://doi.org/10.1590/S0102-311X2004000400013.

39

Reabilitação em Cuidados Paliativos Domiciliares

Camila Datt de Araujo
Mônica Estuque Garcia de Queiroz

Introdução

A busca pela independência funcional e pela autonomia ocorre respeitando-se o declínio físico e/ou cognitivo, sensorial e/ou psíquico do paciente, que ocorre em função de uma doença ameaçadora de vida em progressão. A reabilitação paliativa é uma estratégia viável para minimizar os impactos desse declínio e melhorar a qualidade de vida, a funcionalidade e promover alívio de sintomas como dor, fadiga, dispneia, tristeza, ansiedade, entre outros de pacientes em cuidados paliativos,[1,2] auxiliando-os a atingir seu pleno/máximo potencial funcional, psicológico, social, vocacional e cognitivo, com atenuação de dependência, independentemente da expectativa de vida [3], enfatizando a restauração da dignidade e da autoestima ao reinseri-los em suas atividades de vida diária de maneira ativa e independente,[4] mantendo o senso de competência, capacidade e resistência e melhor aproveitamento do seu tempo remanescente.[5,6]

No domicílio, o paciente tem a possibilidade de manter sua performance funcional dentro da realidade do que é possível, vivenciado em um contexto conhecido e que permite a realização das atividades básicas e instrumentais da vida diária, na perspectiva do cotidiano, que é objetivo, mas engloba peculiaridades subjetivas, dentro do cenário da habituação e das rotinas.[7,8]

O caráter estimulador presente no domicílio, ocorre em razão da história vivenciada nesse local que dá significado a vida do paciente e seus familiares, através da segurança e estabilidade que tal lugar pode oferecer em razão da identidade pessoal, familiar e territorial construída. A reabilitação quando ocorre nesse espaço referenciado agrega aspectos interpessoais e relacionais de grande significância e valor, o resgate e manutenção da funcionalidade acontece no espaço de pertencimento.

Conceito de reabilitação paliativa

Ao refletir sobre o objetivo da reabilitação, de forma abrangente, pode-se dizer que é a obtenção do máximo ganho funcional na perspectiva da manutenção e restauração de habilidades sensoriomotoras, cognitivas e perceptivas para a realização das atividades cotidianas, essa reflexão nos conduz a compreensão do impacto do processo de adoecimento e as repercussões do tratamento proposto, frente ao delineamento de déficits e/ou limitações.

O conceito de reabilitação paliativa vem se estabelecendo progressivamente nos serviços de atenção à saúde. Um desejo frequentemente expresso por pacientes em Cuidados Paliativos (CP) é permanecer fisicamente independente até o final da vida, em consonância com um dos princípios de cuidados paliativos que é possibilitar ao paciente viver, o mais ativamente possível, com qualidade e dignidade enquanto houver tal possibilidade.[2,9]

Executar as tarefas da vida diária, sejam elas básicas (autocuidado), instrumentais (manejo domiciliar e social) ou avançadas (lazer e trabalho) e manter a mobilidade são áreas passíveis de intervenção e que resultam em ganhos significativos na qualidade de vida. Os efeitos das intervenções de reabilitação podem ser ampliados para além da dimensão física, como, por exemplo, as alterações benéficas na dinâmica familiar, por meio da redução da sobrecarga familiar através do ganho de independência e incremento da autonomia, além dos benefícios na autoestima e autovalia pela presença da continuidade do ser, estar e agir. Conhecimentos adequados sobre reabilitação são indispensáveis para a provisão de cuidados integrais e abrangentes a pacientes com doenças incuráveis.[2]

Equipe multiprofissional – interdisciplinar

A reabilitação envolve uma equipe multidisciplinar que lida com uma variedade de desafios enfrentados pelo paciente antes, durante e após o diagnóstico e deve estabelecer objetivos realistas e viáveis, respostas rápidas à mudança de necessidade e novas demandas, antecipação da deterioração clínica e coordenação e articulação dos cuidados considerando as limitações impostas pela doença, ambiente e suporte social. Tais objetivos são dinâmicos e devem ser ajustados conforme a evolução do quadro, seja ele favorável ou não. A equipe deve atuar de forma interdisciplinar integrando serviços para trabalhar em conjunto com os pacientes, considerando suas necessidades individuais e contextos específicos, não esquecendo a dignidade, a autoestima e os objetivos pessoais do paciente.[4,10,11]

À medida que a equipe vai assumindo características de interprofissionalidade, há uma flexibilização do posicionamento técnico respeitando a ética e autonomia profissional que gradualmente são direcionados e articulados para a construção de um plano de cuidados integral e integrado, com vistas a busca de respostas personalizadas empáticas e realistas, na perspectiva da multidimensionalidade do indivíduo[10,11] (consulte o Capítulo 11).

Indicação de reabilitação paliativa

Funcionalidade

A capacidade funcional é um aspecto crucial para a qualidade de vida, pois está diretamente relacionada ao grau de independência na realização das atividades cotidianas. Quando uma pessoa mantém sua capacidade funcional, ela consegue executar tarefas essenciais sem depender excessivamente de ajuda externa, o que contribui para seu bem-estar geral e autonomia.[12]

A avaliação funcional em Cuidados Paliativos é essencial para monitorar a progressão da doença e os impactos no desempenho ocupacional, pode ser considerado recurso valioso de contribuição no processo de tomada de decisões, avaliação diagnóstica e prognóstica, e prevenção de efeitos adversos relacionados ao declínio funcional.[13]

Existem instrumentos de avaliação que podem ser norteadores para a prática assistencial e fornecer parâmetros técnicos para a identificação de ganho, estabilidade e/ou declínio funcional como o *Palliative Performance Status* (PPS), *Performance Status do Eastern Cooperative Oncology Group* (ECOG)[14] (consulte o Capítulo 12).

Cognição

Os aspectos cognitivos têm relação com o desenvolvimento das emoções e aquisição de conhecimento por meio da atenção, concentração, raciocínio e sequência lógica, linguagem e memória, dessa forma estão integrados e relacionados às atividades cotidianas. Para que o indivíduo consiga ter um desempenho ocupacional adequado é importante que ele consiga interagir e se relacionar com o meio, com as pessoas e com o contexto de forma integral e integrada por meio do planejamento e execução das atividades, definição de prioridades, tomada de decisões e compreensão da situação para que possa encontrar possíveis respostas ou soluções. O prejuízo de aspectos cognitivos repercute de forma significativa na funcionalidade e em todas as dimensões humanas.

Autonomia

A autonomia possui uma definição de múltiplas dimensões, que pode ser confirmada na vulnerabilidade e no envolvimento por meio da reabilitação do indivíduo, pela intervenção de profissionais de saúde capacitados e aptos a identificá-la e potencializá-la. Dentre todas as potenciais fontes de sofrimento para os pacientes, a perda de autonomia pode ser considerada como uma das mais importantes, destacando-se como um dos valores centrais na busca de fundamentação e excelência dos cuidados paliativos.[15]

Qualidade de vida

A qualidade de vida pode ter um conceito amplo e subjetivo. Diversos fatores devem ser determinados para avaliar a qualidade de vida, os quais excedem aspectos referentes à doença e ao tratamento, abrangendo as dimensões física, funcional, emocional, familiar, social e espiritual. Um programa de treinamento físico pode atuar diretamente no bem-estar geral dos pacientes e reduzir a intensidade dos sintomas coexistentes, como dor, fadiga, sonolência, falta de apetite e depressão, tendo um impacto positivo e direto na qualidade de vida.[16,17]

Quando o objetivo está direcionado para a manutenção ou incremento da qualidade de vida, fica evidenciado que serão implementadas ações de reabilitação para que o paciente consiga aproximar a resposta a suas demandas e necessidades da real possibilidade de alcance das mesmas.[17]

Benefícios do domicílio no processo de reabilitação

Domicílio

A Atenção Domiciliar (AD) se diferencia por permitir o acolhimento do usuário em seu próprio lar, próximo à família e sem a obrigatoriedade de se adequar à rotina de outros serviços.[18]

O domicílio é o local de pertencimento e identidade do indivíduo, agrega suas histórias e vivências na perspectiva da realidade possível, inserido em seu território social, familiar, cultural e econômico permitindo o exercício da vida ativa, na execução e escolha, a partir de parâmetros subjetivos e familiares.

Os cuidados continuados no domicílio constituem uma resposta organizada à necessidade de tratar, cuidar e apoiar as pessoas com dependência, inseridas no seu meio, procurando promover nelas a melhor qualidade de vida possível.[19]

O acesso às informações dos cuidados prestados na AD abre uma nova possibilidade de análise da rede de atenção à saúde, que merece ser explorada, dada a importância dessa modalidade de cuidado.[18]

Entretanto, os atendimentos domiciliares aos pacientes em CP requerem disponibilidade de tempo considerável, visto o tempo de deslocamento adicional ao tempo da atenção, bem como permitir a criação de um bom vínculo, esclarecimento sobre sintomas e informações acerca dos potenciais riscos e efeitos indesejáveis das intervenções.[20]

É necessário que o domicílio, entendido como infraestrutura, mobiliário e pessoas que residem no local tenha condições de oferecer ao paciente e seus cuidadores sensação de segurança para a realização dos cuidados, proporcione conforto e bem-estar por meio da vivência segura e do controle dos desconfortos, possibilite estabilidade para a mobilidade e trocas posturais, garanta a perspectiva da independência o maior tempo possível e incremente as relações interpessoais (consulte o Capítulo 10).

Identidade/biografia

É fundamental a realização de uma escuta empática e atenta em relação à identidade e biografia do paciente com a finalidade de conhecer suas histórias de vida prévias e pós-diagnóstico, bem como suas expectativas e medos com relação ao futuro. Desejos e interesses também devem ser considerados a partir da identificação de demandas e prioridades individuais.[21]

Cuidador no domicílio – importância e função

O cuidado no domicílio proporciona o convívio familiar, o apoio e a proteção que o paciente necessita, porém os cuidadores responsáveis por tal cuidado podem enfrentar desafios crescentes à medida que a dependência do paciente aumenta. Esses desafios estão relacionados à falta de informações e recursos técnicos para os cuidados diretos ao doente. Além disso, a sobrecarga física, emocional e social dos cuidadores é mais intensa quando o grau de dependência do paciente é elevado e quando não há apoio adequado da rede formal[19,22] (consulte o Capítulos 37 e 52).

Assim, compreender o paciente, seus familiares e cuidadores é fundamental para o processo de apoio e cuidado. A reabilitação paliativa busca integrá-los por meio de um objetivo compartilhado: proporcionando a melhora da funcionalidade, garantindo que essa experiência não seja solitária e que esteja conectada à família e à equipe de saúde.[1]

Esse cuidado com as famílias e cuidadores torna-se parte integrante e fundamental na assistência da reabilitação paliativa, tendo como principal objetivo orientar o cuidador acerca dos estímulos positivos ao paciente e treiná-lo para que seja um facilitador da independência nas atividades de vida diária. A escuta, o apoio e demandas próprias do familiar também têm espaço na intervenção da equipe.[23,24]

Intervenção

A intervenção no domicílio na perspectiva da reabilitação paliativa considera os aspectos presentes na complexidade desse cuidado, incluindo o diagnóstico e prognóstico, fase de adoecimento, repercussões nas esferas físicas, psicossociais e espirituais, contexto social, econômico e cultural, aliado ao uso de recursos e técnicas que possam ser desenvolvidas pela equipe interprofissional nesse local.

Estratégias de intervenção

A reabilitação especializada para cuidados paliativos progrediu gradualmente em direção à busca de capacidade funcional e bem-estar. Contudo, é crucial enfatizar que seus propósitos não são uniformes e devem ser adaptados conforme o prognóstico individual de cada paciente.[4]

Existem quatro categorias nesse modelo de reabilitação, que podem auxiliar na compreensão do processo de reabilitação em cuidados paliativos (Tabela 39.1). A ênfase do tratamento varia conforme as diferentes fases de progressão da doença.[5]

Controle de sintomas

A expressão dos sintomas é bastante variável e depende da percepção individual, entre outros fatores. Embora os sintomas sejam abordados individualmente, os pacientes frequentemente apresentam múltiplos sintomas de modo simultâneo, influenciados pelo gênero, idade e sua funcionalidade podendo ser de origem física, psíquica, espiritual e social.[25,26]

Tabela 39.1 Estratégias de reabilitação e suas especificidades

Categorias de estratégias de reabilitação	Especificidades
Intervenções preventivas	Reduzem os impactos das limitações previsíveis e priorizam a educação ao paciente. Abrangem estratégias para aprimorar a capacidade física e o nível geral de saúde, além de fornecer orientações para manutenção da força e da flexibilidade
Intervenções restaurativas	Procedimentos que visam restabelecer o paciente a um nível de funcionalidade física, psicológica, social e profissional anterior à doença. Exercícios para melhorar a amplitude articular após cirurgias em pacientes mastectomizadas e em reconstruções de cabeça e pescoço exemplificam essa categoria
Intervenções de suporte	Destinadas a orientar os pacientes sobre como lidar com suas limitações, promover sua independência e reduzir os efeitos debilitantes à medida que a doença progride. Isso inclui orientação durante a fase pós-protética após uma amputação, ensinando os pacientes a usarem próteses e fornecendo instruções sobre outros equipamentos e adaptações que facilitam o autocuidado e a funcionalidade
Intervenções paliativas	As intervenções paliativas específicas visam reduzir o sofrimento e melhorar a qualidade de vida em pacientes com doenças avançadas e incapacidades. Essas ações concentram-se na minimização ou eliminação de complicações, oferecendo apoio e conforto. Os objetivos incluem controlar a dor, prevenir contraturas e lesões por pressão, evitar o imobilismo e fornecer adaptações estruturais no leito. Além disso, é essencial oferecer apoio psicológico aos familiares

Fonte: Elaborada pelas autoras.

O controle dos sintomas objetiva proporcionar alívio aos desconfortos e sofrimentos em qualquer esfera da multidimensionalidade humana, a fim de garantir a preservação da maior independência e autonomia possível, garantindo o incremento e manutenção da qualidade de vida, através da utilização dos recursos e métodos disponibilizados no domicílio, respeitando a segurança e a estabilidade clínica.

Orientações práticas – estratégias facilitadoras

À medida que a relação de cuidado se desenvolve, é possível notar as reações diante das sugestões e incorporar quaisquer novas demandas que possam surgir, revisando continuamente o plano de atendimento. Recomenda-se estabelecer estratégias, começando pelas mais simples e progredindo para as mais complexas, sempre respeitando os limites e o ritmo do paciente.[6]

As estratégias facilitadoras são usadas para adequar as demandas subjetivas e objetivas dos pacientes e seus familiares e cuidadores com o objetivo de propiciar a realização de um plano de cuidados adaptado à situação e condizente com as condições estruturais, materiais e humanas com o objetivo de maximizar a reabilitação paliativa proposta pela equipe assistencial.

Desde a orientação e treino para realização de mobilizações e transferências posturais, posicionamento nas diferentes superfícies, adequação no mobiliário, orientação e treino para as atividades básicas, instrumentais e avançadas da vida diária, sensibilização e capacitação de cuidadores formais e informais, entre outras ações que fazem parte do escopo das ações de reabilitação na perspectiva dos cuidados paliativos o objetivo é a manutenção da maior funcionalidade, respeitando o processo de doenças e as limitações resultantes proporcionando ao paciente uma vivência repleta de sentido e significado.

As orientações práticas serão definidas pelos profissionais da reabilitação (destacando fisioterapeutas, fonoaudiólogos, enfermeiros e terapeutas ocupacionais) e inseridas no contexto terapêutico do plano de cuidados por meio da aplicação de recursos e métodos específicos associadas a modificações ambientais e uso de tecnologia de baixa e média complexidade sempre com a finalidade de qualificar e facilitar o cuidado, garantindo o máximo controle de sintomas e alívio de desconfortos e sofrimentos, em um cenário que ressignifica e dá sentido à vida cotidiana.

Conclusão

O domicílio é a delimitação de um espaço individualizado e subjetivo que dá sensação de pertencimento e identidade, garantindo a validação da biografia do indivíduo em um contexto real que é familiar e coletivo, ao mesmo tempo que respeita valores, crenças e princípios.

A realização e desenvolvimento das atividades de reabilitação paliativa nesse cenário garante a aproximação da realidade possível e do desejo latente do paciente e seus cuidadores, existe a perspectiva de resgate e manutenção da vida ativa e significativa respeitando o processo de adoecimento, o prognóstico e as limitações presentes com respeito e dignidade, pautado na dignidade e compaixão.

Referências

1. Minosso JSM, Souza LJ, Oliveira MAC. Reabilitação em Cuidados Paliativos. Enferm. 2016;25(3):e1470015.
2. Javier NS, Montagnini ML. Rehabilitation of the hospice and palliative care patient. J Palliat Med. 2011;14(5):638-48.
3. Jones L, Fitzgerald G, Leurent B, Round J, Eades J, Davis S, et al. Rehabilitation in advanced, progressive, recurrent cancer: a randomized controlled trial. J Pain Symptom Manage. 2013;46(3):315-25.e3.
4. Jorge LL, Othero MB. Reabilitação em cuidados paliativos - atuação do profissional e particularidades. In: Carvalho RT, Parsons HA. ANCP. Manual de Cuidados Paliativos. 2012.
5. Rezende G. Cuidados paliativos e reabilitação para a população oncológica adulta: um estudo qualitativo multicêntrico com enfermeiros e terapeutas ocupacionais do Brasil e da Inglaterra [tese]. Ribeirão Preto: Escola de Enfermagem de Ribeirão Preto da Universidade de São Paulo (USP); 2022. 195p.
6. Othero MB. Raciocínio clínico em terapia ocupacional no campo da reabilitação. Rev Ter Ocup Univ São Paulo. 2022;32(1-3):e206041.
7. Lacerda MR, Giacomozzi CM, Oliniski SR, Truppel TC. Atenção à saúde no domicílio: modalidades que fundamentam sua prática. Saude soc. 2016;15(2):88-95.
8. Lacerda MR. Cuidador domiciliar: em busca da autonomia do indivíduo e da família - na perspectiva da área pública. Ciênc saúde coletiva. 2010;15(5):2621-2626.
9. Jeyasingam L, Agar M, Soares M, Plummer J, Currow DC. A prospective study of unmet activity of daily living needs in palliative care inpatients. Aust Occup Ther J. 2008 Dec; 55(4):266-72.

10. Runacres F, Gregory H, Ugalde A. The horse has bolted I suspect: a qualitative study of clinicians attitudes and perceptions regarding palliative rehabilitation. Palliative Medicine. 2017; 31(7):642-650.
11. Kim A, Fall P, Wang D. Palliative care: optimizing quality of life. Journal of Osteopathic Medicine. 2005;105(11):S9-S14. doi: 10.7556/jaoa.2005.20022.
12. Vaz SRA, Oliveira CDB, Vanderlei AFAV, Chagas MA, Rosa GG et al. Reabilitação no cuidado paliativo: é uma abordagem eficiente? Ciências da Saúde. 2024;28(131). DOI: 10.5281/zenodo.10668833.
13. Sanvezzo VMS, Montandon DS, Esteves LSF. Instrumento de avaliação de funcionalidade de idosos em cuidados paliativos: uma revisão integrativa. Rev bras geriatr gerontol. 2018;21(5):627-638.
14. Santos, AEB, Carneiro, ACO, and Carvalho, VLS. O uso de escalas prognósticas e de performance em uma unidade de internação especializada em Cuidados Paliativos. Brazilian Journal of Development 8.2 (2022): 8510-8524.
15. Oliveira AC, Silva MJP. Autonomia em Cuidados Paliativos: conceitos e percepções de uma equipe de saúde. Acta paul enferm. 2010;23(2):212-7.
16. https://www.scielo.br/j/ape/a/7PmcgBQrxZbrnS6g4WF8DBz/?lang=pt
17. Silva IBS, Junior JRML, Almeida JS, Cutrim DSP, Sardinha AHL. Avaliação da qualidade de vida de pacientes oncológicos em cuidados paliativos. Revista Brasileira de Cancerologia. 2020;66(3):1-9.
18. Quaresma EAS, Santana CSC, Jardim RMFVS, Richrmoc MKF. Fisioterapia oncológica e qualidade de vida em cuidados paliativos: uma revisão da literatura. Journal of Hospital Sciences. 2023;2(1):36-45.
19. Atty ATM, Tomazelli JG. Cuidados paliativos na atenção domiciliar para pacientes oncológicos no Brasil. Saúde debate. 2018;42(116):225-236.
20. Louro MCCM. Cuidados continuados no domicílio [tese]. Porto: Instituto de Ciências de Enfermagem Biomédicas de Abel Salazar da Universidade do Porto; 2009. 299p.
21. Oliveira T, Bombarda TB, Moriguchi CS. Fisioterapia em cuidados paliativos no contexto da atenção primária à saúde: ensaio teórico. 2019;27(4):427-431.
22. Queiroz MEG. Terapia Ocupacional. In: Catilho RK, Silva VCS, Pinto CS. Manual de Cuidados Paliativos da Academia Nacional de Cuidados Paliativos (ANCP). 3ª ed. Rio de Janeiro: Atheneu; 2021. p. 192-195.
23. Vieira CPB, Fialho AVM, Freitas CHA, Jorge, MSB. Práticas do cuidador informal do idoso no domicílio. Rev Bras Enferm. 2011;64(3): https://doi.org/10.1590/S0034-71672011000300023.
24. Othero MB. O papel do terapeuta ocupacional na equipe.In: Carvalho RT, Parsons HA, organizadores. Manual de cuidados paliativos da ANCP. 2a ed. Porto Alegre: Sulina; 2012. p.361-363.
25. Othero MB. Assistência ao familiar da pessoa com câncer. In: Othero MB, organizadora. Terapia ocupacional – práticas em oncologia. São Paulo: Editora Roca; 2010. p.111-122.
26. Mendes BV, Donato SCT, Silva TL, Penha RM, Jaman-Mewes P, Salvetti MG. Bem-estar espiritual, sintomas e funcionalidade de pacientes em cuidados paliativos. Rev Bras Enferm. 2023;76(2):e20220007.
27. Silva JM, Moreira AA, Lucena NC. Fisioterapia. In: Catilho RK, Silva VCS, Pinto CS. Manual de Cuidados Paliativos da Academia Nacional de Cuidados Paliativos (ANCP). 3ª ed. Rio de Janeiro: Atheneu; 2021. p. 184-187.

40

Estruturação da Rotina e Ajustes para o Cotidiano

Luciana Borghi do Nascimento
Thaís Camille Alves Gonçalo

Introdução

Já é de ciência que o diagnóstico de uma doença ameaçadora da vida traz consigo uma série de novas condições e sintomas, os quais demandam o adequado manejo por parte dos profissionais que prestam a assistência. O que ainda é disseminado de forma incipiente é quanto ao impacto da doença e das novas condições da pessoa nas suas ocupações, projetos de vida e relações interpessoais.

Desde o início da doença, a nova rotina é incrementada com consultas, tratamentos, exames, medicamentos, o que, somado aos impactos no percurso de adoecimento, promove uma ruptura de muitos dos papéis sociais e ocupacionais e provoca um cenário de desengajamento e privação ocupacional. Progressiva e automaticamente, a pessoa tende a se isolar no seu cotidiano e nas relações, o que contribui para a piora na percepção de bem-estar e qualidade de vida.[1]

O comprometimento do desempenho nas atividades e na rotina são uma importante fonte de sofrimento para as pessoas, embora raramente seja mencionado de forma explícita como uma queixa, já que a atenção está voltada para o tratamento da doença. Esse contexto resulta em avaliação e intervenção incipientes em aspectos como habitar um corpo em deterioração, lidar com funcionalidade e tempo interrompidos, e a mudança na percepção de si mesmo.[2] Essas particularidades têm um impacto direto na qualidade e na capacidade de realizar ocupações e cumprir uma rotina, minimamente, eficaz. É imprescindível que esse aspecto seja considerado durante avaliação realizada por uma equipe interprofissional, permitindo assim a implementação rápida de ajustes para minimizar esse impacto.[3]

No âmbito da Atenção Domiciliar (AD), há o desafio e oportunidade de identificar não somente as restrições do paciente no cotidiano, mas o reflexo prático do impacto acarretado na dinâmica familiar e contexto em que vive. Os profissionais que compõem essa modalidade de assistência, por meio de ações de promoção à saúde, prevenção e tratamento de doenças, reabilitação e cuidados paliativos, têm a oportunidade de executar a avaliação e intervenção nos aspectos multidimensionais do sofrimento humano no contexto real em que acontecem e dentro de uma rotina construída ao longo do tempo.[4]

Ambiente domiciliar e a assistência

O domicílio é um ambiente pleno de valores, códigos pessoais e uma organização singular, caracterizando uma atmosfera íntima e particular. É nesse ambiente que o paciente se sente mais à vontade e familiarizado. Estar em casa proporciona uma sensação de segurança e tranquilidade, essenciais para o bem-estar emocional e físico do paciente. A presença de objetos pessoais, fotografias familiares e a familiaridade com a disposição dos cômodos, contribui para a construção de um espaço acolhedor e reconfortante, facilitando o processo de cuidado. É o local onde cada pessoa organiza sua vida, guarda suas memórias e objetos queridos, estabelecendo suas próprias normas e identificando-se com seu espaço. No entanto, também é um espaço onde os problemas sociais podem se tornar mais evidentes, exigindo abordagens específicas para garantir o bem-estar do paciente.[5]

Prestar assistência a pacientes no domicílio requer do profissional a compreensão das características particulares desse ambiente, da sua condição de sagrado e das peculiaridades da dinâmica familiar. Portanto, demanda do profissional a capacidade de desenvolver uma abordagem humanizada e sensível às necessidades tanto dos pacientes quanto das suas famílias, além de habilidades e competências específicas, dentre as quais estão: empatia e sensibilidade, comunicação eficaz, flexibilidade e adaptabilidade, conhecimento técnico, aptidão para o trabalho em equipe, respeito à dignidade e autonomia do paciente. É o respeito a esse constructo e a relação de confiança estabelecida com o profissional, aliados às competências técnicas, que oportunizam a elaboração de um cuidado que envolve intervenções no ambiente e na dinâmica familiar.[6]

Os profissionais de saúde que prestam assistência domiciliar devem ter o entendimento de que, embora o domicílio seja o espaço íntimo do paciente e de sua família, ao assumirem a responsabilidade técnica pelo cuidado do paciente, é necessário realizar uma avaliação precisa e técnica. É com a clareza dessas informações e por meio de ferramentas específicas para a prestação do cuidado que, mesmo não estando presentes fisicamente na residência na maior parte do tempo, podem coordenar as ações por meio de orientações fornecidas ao cuidador designado.[7] Prestar assistência domiciliar não significa tornar público o espaço que é privado, mas sim particularizar as ações. Não se trata de "levar o hospital para a casa do paciente", mas de compreender o ambiente do indivíduo, respeitar suas singularidades e ser capaz de desenvolver um plano de cuidados adaptado às suas necessidades, ao contexto domiciliar e às oportunidades únicas que ele oferece. Esse plano deve ser individualizado, adaptado ao quadro clínico, às necessidades, aos limites impostos por um ambiente não hospitalar, vislumbrando, inclusive, as oportunidades de não estar dentro de um hospital.

Para o paciente, a assistência domiciliar oferece uma série de benefícios significativos que vão muito além da conveniência e do conforto, abrangem aspectos físicos, emocionais e sociais que contribuem para a qualidade de vida e bem-estar do paciente. A seguir, exploramos algumas das principais vantagens:

- O paciente costuma sentir mais segurança e satisfação por estar em um ambiente conhecido e junto de seus familiares.
- Para famílias que mantêm fortes laços afetivos, ter o paciente próximo e não precisar dedicar tempo integral como acompanhante hospitalar, nem se deslocar por grandes distâncias para visitas, representa um grande alívio e facilita significativamente o dia a dia.
- Evita-se a propagação de germes e bactérias resistentes frequentemente encontrados em ambientes hospitalares.
- Para pacientes que dependem de cuidados crônicos, a conexão com suas famílias possibilita que esses cuidados sejam prestados por parentes, adaptados ao ambiente e às circunstâncias sociais do paciente.

Por outro lado, se o cuidado domiciliar não for bem planejado e desenvolvido pela equipe, pode se constituir um grande estressor para as famílias. Quanto à ambiência, por exemplo, é preciso estar atento aos riscos de:

- Exigir da família alterações no ambiente que não sejam bem percebidas ou que demandem custos que vão além das possibilidades financeiras da família.
- Esperar do ambiente domiciliar a assepsia e a impessoalidade do ambiente hospitalar.
- Requerer que o tratamento seja cumprido à revelia da rotina da família, constituindo, por exemplo, imposição de horários rígidos e organização do ambiente sem alinhamento com a família.

Então, como e quando, eticamente, propor uma alteração no ambiente? Como interferir no espaço do outro sem que a ação se torne uma invasão? Quando a assistência domiciliar deixa de ser uma opção e passa a ser uma necessidade, como melhor adequar a rotina? Os questionamentos são pertinentes e exigem do profissional a construção de um canal de comunicação transparente e objetivo com a equipe de assistência domiciliar e com os pacientes e familiares atendidos. O estabelecimento de um acordo entre as partes, com base na ciência de que o profissional de saúde não detém o controle total sobre o ambiente e as rotinas, possibilita uma melhor adesão à assistência, assim como à estruturação da rotina e aos ajustes propostos para o ambiente.[5] É importante pontuar ainda que, quando se tratar da fase final de vida do paciente, a boa comunicação e o planejamento dos cuidados e da rotina devem permear as informações necessárias quanto à proximidade do óbito e abordar desde os aspectos clínicos até os procedimentos necessários e legais[8] (consulte o Capítulo 11).

Estruturação da rotina

A rotina é mais do que apenas uma série de tarefas diárias; ela é a sequência estabelecida de ocupações ou atividades que estruturam e organizam a vida cotidiana de uma pessoa, com potencial para promover ou prejudicar a saúde. Uma rotina bem estabelecida proporciona estabilidade, previsibilidade e senso de controle sobre o ambiente, fatores cruciais para a saúde mental e emocional. Ela também pode ajudar a reduzir o estresse, a ansiedade e a sensação de sobrecarga, tanto do paciente quanto dos familiares e/ou cuidadores. A rotina e a terapia ocupacional estão intrinsecamente ligadas, pois a construção e manutenção de uma rotina saudável desempenham um papel fundamental no bem-estar físico, mental e emocional das pessoas. A terapia ocupacional tem como objetivo principal promover a participação significativa nas ocupações, sendo a rotina uma parte essencial desse processo.[9]

Na terapia ocupacional, a estruturação da rotina é uma potente ferramenta para pacientes em cuidados paliativos, sobretudo, quando a atuação é no ambiente domiciliar. Os terapeutas colaboram com os pacientes para identificar e desenvolver rotinas que atendam às suas necessidades individuais e objetivos terapêuticos. Além disso, ajudam os pacientes a adaptarem suas rotinas às mudanças na saúde ou nas circunstâncias de vida, garantindo que continuem a se envolver em atividades significativas, mesmo diante de desafios ou limitações. Também trabalham para fortalecer as habilidades necessárias para a execução eficaz das atividades de vida diária.[10]

A terapia ocupacional reconhece que cada indivíduo é único e que suas rotinas devem ser personalizadas para atender às suas necessidades, preferências e circunstâncias específicas. Com base nas abordagens da prática baseada na ocupação e da prática centrada no cliente, os terapeutas ocupacionais contribuem de forma colaborativa com os pacientes para desenvolver estratégias e recursos que promovam uma rotina saudável e satisfatória, facilitando sua participação nas atividades diárias, visando promover a saúde e o bem-estar por meio da ocupação.[9,11] Buscam entender as formas de ocupação e como as pessoas aplicam suas ocupações no contexto em que vivem e identificam as implicações da ruptura e descaracterização da rotina vivenciadas na condição de adoecimento. Desempenha um papel vital na promoção de rotinas saudáveis e funcionais, reconhecendo sua importância para o bem-estar geral das pessoas. Ao trabalhar para estabelecer rotinas significativas e adaptáveis, os terapeutas ocupacionais capacitam os pacientes a viverem de forma mais independente, produtiva e gratificante.[2]

Com base nesses fundamentos, a estruturação da rotina exige uma análise detalhada por parte do terapeuta ocupacional para que as estratégias possam ser assertivas e efetivas na vida da pessoa, garantidas pelo engajamento ocupacional.[11] A avaliação envolve mapear e analisar qualitativamente as atividades diárias, identificar períodos de alta e baixa produtividade, reconhecer hábitos prejudiciais e destacar os momentos de lazer, descanso e atividades significativas, permitindo visualizar onde e como as melhorias podem ser propostas e implementadas. As estratégias são diversas e estão entre:

- Priorização de atividades.
- Criação de horários estruturados para a realização de atividades diárias.

- Implementação de técnicas de gerenciamento do tempo.
- Incorporação de atividades terapêuticas específicas para manejo dos sintomas e preservação do *status* funcional.
- Integração de atividades significativas e de lazer.

Para pacientes em cuidados paliativos, a manutenção de uma rotina diária pode se tornar progressivamente desafiadora devido à evolução de sintomas físicos e emocionais. Nesse cenário, a estruturação de rotina assume um papel fundamental, ajudando a alinhar as atividades cotidianas com as capacidades atuais do paciente, preservando sua autonomia e participação nas decisões relacionadas aos seus cuidados. Para isso, a rotina deve ser flexível e adaptável, além de requerer sensibilidade, compreensão e colaboração entre pacientes, familiares e profissionais de saúde, o que permite ajustes conforme a condição do paciente muda, o que significa estar preparado para modificar atividades e expectativas, sempre priorizando o conforto e as preferências do paciente. Ao focar nas necessidades e desejos individuais, é possível criar um ambiente de cuidado que promova conforto, dignidade e qualidade de vida, mesmo diante dos desafios impostos por condições de saúde limitantes.[1]

Diante das barreiras presentes no processo de adoecimento, a análise minuciosa das atividades e elaboração de um programa individualizado de atividades de vida diária e demais ocupações, procedimentos privativos da terapia ocupacional, oportunizam a estruturação de uma rotina compatível com as competências e padrões de desempenho do paciente, seus valores e crenças e contexto de vida, portanto, com maior significado e potencial de engajamento ocupacional. A estruturação da rotina promove o uso intencional das atividades, inclusive, as significativas, de forma organizada, facilitando a funcionalidade e preconizando um dos princípios dos cuidados paliativos: viver tão ativamente quanto possível.[12] No contexto da assistência domiciliar, aliar a estratégia ao olhar da equipe em uma perspectiva interprofissional, tende a potencializar os resultados e contribuir para o adequado manejo dos sintomas, maior conforto e melhor percepção de bem-estar e qualidade de vida.

Ajustes para o cotidiano

O cotidiano do paciente em cuidados paliativos sob assistência domiciliar é marcado não somente pelas novas demandas de cuidado, mas também pela dinâmica de orientações dos profissionais e a influência do ambiente e suas peculiaridades. Compreendendo que a equipe não está presente diariamente, faz-se necessário identificar as necessidades e instrumentalizar o paciente, os familiares e/ou cuidadores para a continuidade do cuidado no dia a dia, assim como melhor preparar o ambiente para acolher às demandas do paciente. Com o intuito de otimizar o uso do ambiente domiciliar, o fisioterapeuta desempenha um papel fundamental na equipe, sendo um dos principais responsáveis pela prescrição de exercícios e orientações.

De acordo com o Conselho Federal de Fisioterapia e Terapia Ocupacional (COFFITO), a fisioterapia é uma ciência aplicada cujo objetivo principal é o estudo do movimento humano. Para o tratamento do paciente, a fisioterapia utiliza seus conhecimentos e recursos próprios, levando em consideração as condições sociais, psicológicas e físicas do indivíduo, com o objetivo de promover, aperfeiçoar ou adaptar suas condições físicas. Em cuidados paliativos, a partir de uma avaliação fisioterapêutica minuciosa, o profissional estabelece um programa de tratamento adequado, utilizando recursos, técnicas e exercícios específicos, visando potencializar as capacidades físicas e promover alívio do sofrimento, da dor e de outros sintomas. Além disso, busca capacitar os pacientes a viverem de forma ativa, com qualidade de vida, autonomia, dignidade e conforto. E, paralelamente, oferece suporte para auxiliar os familiares no cuidado do paciente, no enfrentamento da doença e no processo de luto.[13]

Na assistência domiciliar do fisioterapeuta é imprescindível incluir a família e, por vezes, a comunidade na relação terapêutica, com ênfase no papel do cuidador. É em conjunto com eles, paciente, familiar e/ou cuidador, que a avaliação acontece. Nela é efetuada a coleta de dados necessários para o estabelecimento de um plano terapêutico, que será desenvolvido nas visitas subsequentes. Conhecendo a realidade da família diante dos cuidados com o paciente, as orientações são integradas à rotina tanto do paciente quanto do cuidador e/ou familiar e, potencializadas, quando em conjunto com a atuação de um terapeuta ocupacional na equipe. Para que, por exemplo, as orientações quanto ao banho possam ser individualizadas e, além do estímulo à participação na atividade, haja o estímulo adequado ao movimento, à amplitude, à força, à preensão e demais componentes, ainda que possa ser mais lento que o habitual.

É fundamental que o fisioterapeuta saiba qual a melhor maneira de promover a orientação, comunicando-se com uma linguagem simples e sempre demonstrando as atividades propostas. Em determinados casos é importante que as orientações sejam por escrito, especificando claramente como deve ser o movimento, a transferência de postura, as etapas e tudo que envolve o cuidado para o paciente que necessita desse suporte no domicílio. É válido ressaltar que as orientações podem requerer modificações na disposição do domicílio e essa é uma avaliação individualizada, que pode ser proposta em todas as situações em que o profissional e/ou equipe julgar necessária, sendo realizada somente com a anuência e a participação do paciente e da família.

Já a terapia ocupacional atua diretamente na adaptação do ambiente e dos utensílios do paciente para uso no cotidiano, sendo responsável por facilitar a adaptação ocupacional. Envolve a disponibilização de tecnologia assistiva e orientações sobre o ambiente, graduando ocupações, treino e técnicas de estimulação, favorecendo posicionamento e estabelecendo priorização das ocupações de acordo com níveis de energia.[14] Com foco na ocupação, as adaptações são planejadas e elaboradas para que o paciente possa potencializar sua funcionalidade, ainda que diante de uma condição progressiva (consulte o Capítulo 39). O trabalho em equipe na perspectiva interprofissional enriquece de informações e possibilidades de recursos, oportunizando a construção de estratégias adaptativas pertinentes no sentido do que é importante para o paciente.

Domicílio × lar doce lar × armadilhas

Com frequência, ao considerarmos que o paciente está em casa ou deixa o ambiente hospitalar para retornar ao domicílio, idealizamos uma residência perfeita, digna de ser chamada de "lar doce lar" - um espaço confortável, bem-organizado e acolhedor. No entanto, a realidade pode ser bem diferente. O domicílio pode apresentar desafios inesperados, transformando-se em um local repleto de obstáculos e contratempos, ao contrário do cenário idealizado. Além disso, podem surgir problemas em diversas áreas, incluindo questões físicas e socioeconômicas. Para transformar um domicílio em um ambiente seguro e livre de armadilhas, muitas vezes é necessário mergulhar nas rotinas, costumes e ajustes de convivência, adaptando-se à nova realidade de cuidar de um paciente que necessita de atenção especial.

Para que o "lar doce lar" possa fazer sentido, é fundamental que os profissionais atuem também de forma preventiva, identificando potenciais riscos ou oportunidades, disponibilizando orientações e implementando os ajustes necessários. Assegurar o uso do ambiente de forma prazerosa e segura, mitigando, por exemplo, o risco de quedas, é papel dos profissionais que prestam assistência no domicílio. É importante lembrar que as alterações precisam estar adequadas às condições socioeconômicas da família e fazer sentido para a realidade desse núcleo familiar para que, só então, possam ser propostas (consulte o Capítulo 10).

A seguir seguem algumas orientações:[15]

- Locomoção: é comum esquecer que o paciente acamado ou restrito ao ambiente ou ao domicílio sente necessidade de sair, ver pessoas, ver o céu e o movimento da rua. Com pequenas mudanças propostas para o ambiente, podemos facilitar essa ação mitigando os riscos de acidentes. A exemplo do aumento da largura de portas e corredores para que se possa ter passagem de uma cadeira de rodas ou de banho ou substituir degraus por rampas.
- Ventilação: ambientes fechados não previnem doenças e podem contribuir para a proliferação de microrganismos e para episódios como desmaios, por isso, é importante manter a casa ventilada.
- Tapetes: preferencialmente, eliminar os tapetes, para evitar tropeços que possam, potencialmente, levar a quedas. Caso não possam ser retirados, é necessário prendê-los ao chão com material fixador ou antiderrapante.
- Pisos: evitar pisos escorregadios ou encerados. Em situações em que não haja a possibilidade de substituição, recomenda-se orientar quanto ao material da sola dos sapatos e o modelo de calçado mais adequado. Como orientação adicional, pode-se deixar os utensílios básicos mais próximos do paciente.
- Sapatos: evitar usar sapatos abertos ou com salto alto, pois prejudicam o equilíbrio. Evitar usar chinelos, pantufas e qualquer tipo de calçado que não tenha presilha no calcanhar, principalmente para aqueles pacientes que têm dificuldade de locomoção.

- Banheiros: conhecido por representar grande perigo para os pacientes dentro de casa, o banheiro sugere diversas adequações. É importante que haja barras de apoio no sanitário e dentro do boxe, assento dentro do boxe, quando necessário, e piso antiderrapante.
- Escadas: quando possível, com corrimão em ambos os lados, sem tapetes e com fita antiderrapante em cada degrau, sinalizando com cor forte o primeiro e o último degrau.

Domicílio como local do óbito

É frequente encontrar pacientes que se sentem "reféns do próprio quarto" devido à configuração arquitetônica da residência, especialmente na assistência domiciliar de cuidados paliativos. Espaços físicos exíguos em que há a dificuldade de se manter uma cama hospitalar (quando indicado e possível), espaço para a circulação de cadeiras de rodas ou de banho (mesmo as adaptadas pelas famílias, apenas acrescentando rodas pequenas às comuns) ou mesmo um local adequado para o paciente manter seus cuidados privativamente, dificultam sobremaneira os cuidados do final da vida na residência.

Esses fatores não podem constituir impeditivos para a equipe, se família e paciente estiverem imbuídos desse ideal, mas devem ser ponderados e trabalhados junto ao grupo familiar, visto que, em casos em que o cuidado se estende por muitos meses e o estresse é crescente, o corriqueiro fato de não conseguir mais tirar o paciente da cama para uma higienização adequada, pode gerar um grande sofrimento no cuidador familiar. Essa situação demanda um entendimento prévio por parte da equipe para uma intervenção precisa, que por vezes pode envolver a transferência do paciente para outro ambiente da casa ou adaptações realizadas pela própria família. Abordar esse assunto requer sensibilidade, pois mudanças no ambiente compartilhado por vários membros nem sempre são bem recebidas.

Considerando que o domicílio compreende não apenas o ambiente físico, social, profissional e relacional, os quais devem estar alinhados com um projeto de saúde que preza por uma atenção acolhedora, resolutiva e humana,[16] no que se refere à assistência domiciliar em seu modelo atual, é importante refletir o domicílio como espaço de possibilidade de ocorrência do óbito e, especificamente, quanto ao espaço físico, sobre as dificuldades inerentes aos cuidados finais e processo de morte. São questões amplamente negligenciadas, seja por despreparo do profissional ou pelo constrangimento familiar, mas que podem impactar significativamente a experiência de cuidar de um ente querido em casa.

Por isso, a análise do cuidado e morte no domicílio perpassa uma série de questões que demandam experiência, treino do olhar, percepção aguçada e tempo para abordagens precisas. Reconhecendo-se que cada situação é única, o conhecimento técnico e a experiência acumulada no dia a dia capacitam o profissional a antecipar problemas ou desfecho e sugerir soluções apropriadas, visando reduzir o estresse dos cuidadores.

Animais de estimação e a convivência

O convívio com animais domésticos tem mostrado resultados interessantes com relação aos benefícios na recuperação e na reabilitação de pacientes em diferentes faixas etárias e condições de saúde, com expressivo impacto na sua qualidade de vida e de seus familiares. Entretanto, alguns cuidados são necessários para que essa convivência não provoque intercorrências. Seguem orientações que merecem atenção na interação do animal com os usuários:

- Evitar contato direto e indireto do animal com lesões ou feridas, ou ainda com dispositivos como estomias (gastrostomia, traqueostomia e outras), cateteres, medicamentos e materiais de curativos e de outras soluções de continuidade.
- Manter as condições de higiene do ambiente.
- Atentar para riscos de queda (idosos, pacientes com dispositivos de marcha).
- Atentar para risco de acidentes, ataques e mordidas à equipe de saúde.

Conclusão

A assistência domiciliar em cuidados paliativos apresenta desafios e oportunidades que requerem uma abordagem integral e sensível. É imprescindível que a equipe identifique a construção social do espaço onde atua, suas fragilidades e potencialidades, suas possibilidades e limites, para a melhor adequação das condutas.

A estruturação da rotina e os ajustes para o cotidiano são estratégias fundamentais para promover estabilidade emocional e física, reduzindo o estresse e proporcionando conforto. A intervenção da terapia ocupacional personaliza e estrutura a rotina com atividades de acordo com as necessidades de cada paciente, enquanto a fisioterapia oferece suporte para adaptações físicas, diante das características do ambiente.

Para transformar a rotina e o domicílio do paciente em um ambiente seguro é indispensável contar com a sensibilidade e colaboração da equipe e da família e a assistência domiciliar requer não apenas habilidades técnicas, mas também empatia e trabalho em equipe para oferecer cuidado personalizado e compassivo.

Referências

1. Ferreira APC, Nascimento JS, Bombarda TB. Ocupações humanas e cuidados paliativos. Academia Nacional de Cuidados Paliativos, São Paulo, 1 ed., 2023. https://api-wordpress.paliativo.org.br/wp-content/uploads/2023/06/Cartilha_OcupacoesHumanasV4.pdf
2. Morgan DD, Currow DC, Denehy L, et alLiving actively in the face of impending death: constantly adjusting to bodily decline at the end-of-lifeBMJ Supportive & Palliative Care 2017;7:179-188.
3. Aquino PJ, Zucato da Silva C, Ferreira RC, Silva EM. Atenção domiciliar: atuação da equipe multiprofissional na perspectiva dos profissionais. Revista Recien [Internet]. 23º de novembro de 2021 [citado 6º de maio de 2024];11(35):162-73. Disponível em: https://recien.com.br/index.php/Recien/article/view/445

4. Brasil. Ministério da Saúde (MS). Secretaria de Atenção à Saúde. Departamento de Atenção Básica. Caderno de Atenção Domiciliar. Volume 1 Brasília: MS; 2012.
5. Andrade LD. Trajetórias no limiar da vida e da morte: cuidados paliativos na assistência domiciliar.[Tese]. São Paulo:Pontifícia Universidade Católica de São Paulo. 2007.
6. Nascimento FA, Santos LC dos, Mazzoni V, Andrade KBS de, Souza NVD de O, Carvalho EC. Cuidado domiciliar na finitude e o conteúdo relevante para a formação dos profissionais de enfermagem. Rev. Enferm. Atual In Derme [Internet]. 21º de abril de 2024 [citado 6º de maio de 2024];98(2):e024299. Disponível em: https://www.revistaenfermagematual.com.br/index.php/revista/article/view/2151
7. Lopes JMC, Souza AI. A gestão do cuidado na atenção domiciliar. Especialização em atenção domiciliar - Módulo 3.Porto Alegre: Universidade Federal de Ciência da Saúde de Porto Alegre; 2015.
8. Brasil. Ministério da Saúde. Secretaria de Atenção à Saúde. Departamento de Atenção Hospitalar e de Urgência. Segurança do paciente no domicílio. Brasília: Ministério da Saúde; 2016.
9. Gomes MD, Teixeira L, Ribeiro J. Enquadramento da Prática da Terapia Ocupacional: Domínio & Processo 4ª Edição. Escola Superior de Saúde, Politécnico de Leiria; 2021.
10. Camargo MJGD, Santos CRADAD, Ferreira JNDF, Abonante KSFB. Contribuição da terapia ocupacional para a organização da rotina de mulheres submetidas a tratamento cirúrgico para câncer de mama: um enfoque nas Atividades Instrumentais de Vida Diária (AIVD). Cadernos Brasileiros de Terapia Ocupacional, 30, e3328; 2022.
11. Pontes T, Polatajko H. Habilitando ocupações: prática baseada na ocupação e centrada no cliente na Terapia Ocupacional/Enabling occupation: occupation-based and client centred practice in Occupational Therapy. Cad. Bras. Ter. Ocup. [Internet]. 21º de junho de 2016 [citado 6º de maio de 2024];24(2):403-12. Disponível em: https://www.cadernosdeto.ufscar.br/index.php/cadernos/article/view/1367
12. Gitlin LN, Winter L, Dennis MP, Hodgson N, Hauck WW. A Biobehavioral Home-Based Intervention and the Well-being of Patients With Dementia and Their Caregivers: The COPE Randomized Trial. JAMA. 2010;304(9):983–991. doi:10.1001/jama.2010.1253
13. Sera CTN, Izzo H. Multidisciplinaridade e interdisciplinaridade: fisioterapia. In: Cuidado paliativo. CREMESP- Conselho Regional de Medicina do Estado de São Paulo. 2008. p 58-60.
14. Wæhrens EE, Morgan DD, la Cour K, et al. International consensus on occupational therapy interventions for people with palliative care needs: A European Association for Palliative Care Group Concept Mapping study. Palliat Med. 2023;37(9):1389-1401. doi:10.1177/02692163231188155
15. Fló C. Tamai SAB. Adaptação ambiental. In: Jacob-Filho W, Amaral JRG (Eds.). Manual da Liga do GAMIA São Paulo: Atheneu; 2005.
16. Brasil. Ministério da Saúde. Secretaria de Atenção à Saúde, Núcleo Técnico da Política Nacional de Humanização. Ambiência. 2 ed. Brasília: Ministério da Saúde; 2010.

41

Gerenciamento da Disfagia, Fala e Linguagem

Alessandra Rischiteli Bragança Silva
Danielle Brito-Rodrigues
Isabella Carolina Santos Bicalho

Introdução

Alimentação, fala e linguagem são forças motrizes de vida, são grandes impulsionadores para autonomia, esperança e motivação para viver. Diante de uma dificuldade em uma dessas áreas, faz-se necessário recalcular a rota, os planos, e buscar recursos para sedimentar a qualidade de vida.

Há uma incidência significativa de doenças que acometem o sistema nervoso central e que, de alguma forma, trazem prejuízos comunicativos (fala, linguagem, cognição) e na deglutição, de bebês até idosos. O fonoaudiólogo é o profissional de saúde capacitado para atuar com a comunicação humana em todas as suas vertentes: linguagem oral, escrita, fala, audição, voz, respiração, e com a segurança da deglutição; e em todas as fases da vida.

O objetivo deste capítulo é oferecer um material de apoio técnico-científico para o manejo e gerenciamento dos problemas relacionados à deglutição (disfagia) e das dificuldades de fala e linguagem de adultos e idosos, no âmbito da saúde domiciliar, das condições graves de saúde, elegíveis aos cuidados paliativos.

Gerenciamento da disfagia

Disfagia é a dificuldade de engolir que acomete qualquer parte do trato digestório, desde a boca até o estômago; essencialmente envolve as fases oral, faríngea e esofágica da deglutição. Uma vez que a capacidade de deglutição está afetada, pode causar: (a) dificuldade no consumo de alimentos e/ou líquidos levando ao risco de desnutrição e/ou desidratação; (b) risco de broncoaspiração dos alimentos, líquidos, saliva, medicamentos ou secreções que podem causar complicações pulmonares.[1-2]

As desordens de deglutição acontecem por doenças neurodegenerativas (Parkinson, esclerose lateral amiotrófica, esclerose múltipla, demências, miopatias); lesões neurológicas adquiridas (acidente vascular encefálico, traumatismo cranioencefálico); em consequência de doenças cardíacas e/ou pulmonares (insuficiência cardíaca congestiva, doença pulmonar obstrutiva); ressecções mecânicas (câncer de cabeça e pescoço), dentre outras.

O primeiro passo para gerenciar a disfagia é identificá-la. Os sinais e sintomas da disfagia orofaríngea são:

- Dificuldade de captar o alimento/líquido com os lábios.
- Dificuldade de controlar o alimento/líquido dentro da boca.
- Dificuldade de mastigar o alimento e prepará-lo para engolir.
- Demorar para se alimentar.
- Ficar com alimento parado na boca e demorar para engolir (ou até não engolir).
- Deixar o alimento/líquido escorrer da boca.
- Sair alimento/líquido pelo nariz.
- Ter engasgos e tosse durante a refeição.
- Apresentar pigarro após engolir e/ou voz "molhada" como se estivesse gargarejando/borbulhando.
- Ter necessidade de tomar líquido durante as refeições para ajudar a engolir.
- Não perceber que ficou com resíduo de alimentos na boca após o término da refeição (e não engolir espontaneamente).
- Sentir-se cansado (ou com falta de ar) durante a alimentação.
- Dor para engolir (odinofagia).
- Ter a sensação de comida parada na garganta.
- Apresentar complicações respiratórias/pulmonares.
- Inabilidade para reter a saliva na boca e engolir.
- Perda de peso não intencional.

Para facilitar o monitoramento da alimentação e observação dos sinais e sintomas da disfagia, faça um diário e anote:

- Dia e hora da ocorrência de qualquer sinal ou sintoma citado acima.
- Qual tipo de alimento (arroz, suco, torrada) e consistência (pastoso, em grãos, líquido com ou sem espessamento).
- Qual utensílio estava fazendo uso (garfo, canudo, copo alto).
- Se parou de comer após o episódio observado (ou não).
- A intensidade da tosse e tempo para recuperação total.
- Se ficou sufocado (ou não).

- Se teve alteração da voz e/ou presença de pigarro.
- Se estava sonolento durante a refeição ou se estava bem acordado e participativo.
- Se houve alteração na frequência respiratória ou cardíaca.
- Qual o tempo da refeição.

Alguns alimentos e líquidos são mais desafiadores (em sua consistência e/ou quantidade/volume) para as pessoas que apresentam disfagia, e nesse sentido precisam ser conhecidos, uma vez que a ingestão dos mesmos pode causar maior risco de broncoaspiração. São eles:

- Alimentos secos e duros (p ex.: torradas, biscoitos, castanhas, amendoim).
- Frutas úmidas que tem mistura de duas consistências – líquido e sólido (p ex.: laranja, melancia, tangerina).
- Preparação culinária que tem mistura de duas consistências – líquido e sólido (p ex.: arroz doce, canja de galinha, canjiquinha, sopa rala com pedaços).
- Grãos soltos com ou sem casca (como: arroz, feijão, ervilha, pipoca).
- Frutas duras e/ou com sementes (p ex.: goiaba, coco).
- Hortaliças cruas (por. ex.: alface, rúcula).

No geral, o disfágico tem um ou mais desses sinais. Cada detalhe pode ser importante para identificar o risco de disfagia e prevenir os seus impactos e complicações, por vezes fatais. Um protocolo de rastreio que pode ser usado pela equipe multiprofissional é o EAT-10.[3] É uma ferramenta de triagem validada com questões autoaplicáveis (ou seja, direcionada para pessoas que têm condição cognitiva de responder) com o objetivo de identificação dos riscos e sintomas de disfagia. A pontuação vai de 0 a 40 e acima de 03 pontos quer dizer que o paciente apresenta sinais de disfagia (Anexo 41.1).

Caso seja identificada que a pessoa está em risco de disfagia, faz-se necessário solicitar avaliação fonoaudiológica específica da biomecânica da deglutição, que irá definir o grau da disfagia e, assim, elaborar um planejamento de cuidados e estratégias para garantir a segurança da alimentação. desde orientações ao paciente até reabilitação paliativa.

Nesse momento o trabalho em conjunto dos diferentes profissionais com o paciente e sua unidade de cuidado será fundamental para o manejo eficiente da disfagia. Além do fonoaudiólogo, o nutricionista faz a adequação dos nutrientes da alimentação adaptada; o farmacêutico orienta as diferentes formas de ofertar a medicação com menor risco de interação droga-nutriente; o fisioterapeuta é o responsável pela reabilitação respiratória e motora; o dentista para os cuidados orais e adaptação de próteses dentárias, quando necessário; o médico prescreve (ou altera) medicações que podem influenciar na eficácia e segurança deglutição; dentre outros. Cada profissional tem um papel fundamental na reabilitação e cuidado do paciente com disfagia.

Cuidados com a alimentação

Para minimizar os riscos de disfagia são necessários alguns cuidados no dia a dia, conforme disposto na Tabela 41.1.

Tabela 41.1. Cuidados antes, durante e após a oferta da alimentação

Cuidados antes da oferta da alimentação	Cuidados durante a oferta da alimentação	Cuidados após a oferta da alimentação
❑ Preparar um ambiente calmo, tranquilo, sem distrações ❑ Sentar a pessoa mantendo a postura corporal e cervical eretas e em uma cadeira confortável (caso esteja em uma cama, elevar o decúbito acima de 60 graus) ❑ Estar com a boca higienizada ❑ Para as pessoas que fazem uso de próteses dentárias, checar se estão bem adaptadas (no caso de próteses dentárias frouxas, mal adaptadas, é indicado retirá-las) ❑ Estar em estado de alerta, acordado ❑ Preparar o alimento e o líquido na consistência que ele consegue se alimentar de forma segura com o menor risco de engasgo (se fizer uso de espessantes, agora é o momento de adequar o líquido para a consistência determinada como segura) ❑ Garantir a temperatura agradável para a oferta da preparação culinária ❑ Evitar refeições monótonas e priorizar as preferências alimentares ❑ Se fizer uso de próteses auditivas e/ou óculos, coloque-os	❑ Priorizar que o paciente se alimente de forma independente, podendo fazer uso de canudos, canecas, talheres, pratos adaptados e adequados de forma a manter sua autonomia e segurança ❑ Acompanhar o momento da refeição para garantir que volume de alimento e a velocidade de ingestão estão adequadas (nem muito rápido nem muito lentas, de acordo com o grau da dificuldade) ❑ Evitar conversar com o paciente durante a alimentação ❑ Interromper a oferta em caso de engasgo grave e comunicar o profissional da saúde responsável	❑ Manter o paciente sentado após as refeições por pelo menos 30 minutos para evitar refluxo gastroesofágico ❑ Realizar a higiene oral garantindo que não há resíduo alimentar em cavidade oral

Fonte: Elaborada pelas autoras.

Evidencia-se que a alimentação de uma pessoa com disfagia envolve muitos desafios. A adaptação da alimentação é um deles e é uma medida de segurança para a manutenção da deglutição, nutrição e respiração. Um dos passos para garantir a segurança é a padronização da nomenclatura usada para definir a consistência alimentar. Para alguns a consistência pastosa com pedaços quer dizer uma alimentação geral umedecida, para outros é um pastoso heterogêneo. Essa divergência de informações coloca o disfágico em risco iminente.

Há um movimento chamado IDDSI (Iniciativa Internacional de Padronização da Dieta para Disfagia)[4] para padronizar a terminologia e as definições globais e, assim, garantir que a pessoa com disfagia receba a refeição na consistência segura de acordo com o grau da disfagia. O diagrama IDDSI fornece uma terminologia única para descrever a textura dos alimentos e a espessura das bebidas (Figura 41.1). Sempre que houver dúvidas a respeito da consistência e volume adequados, com o diagrama IDDSI em mãos, qualquer profissional da área da saúde poderá orientar outros profissionais da equipe, paciente e responsáveis sobre a consistência segura prescrita pelo fonoaudiólogo. Para aprender mais busque: www.iddsi.org.

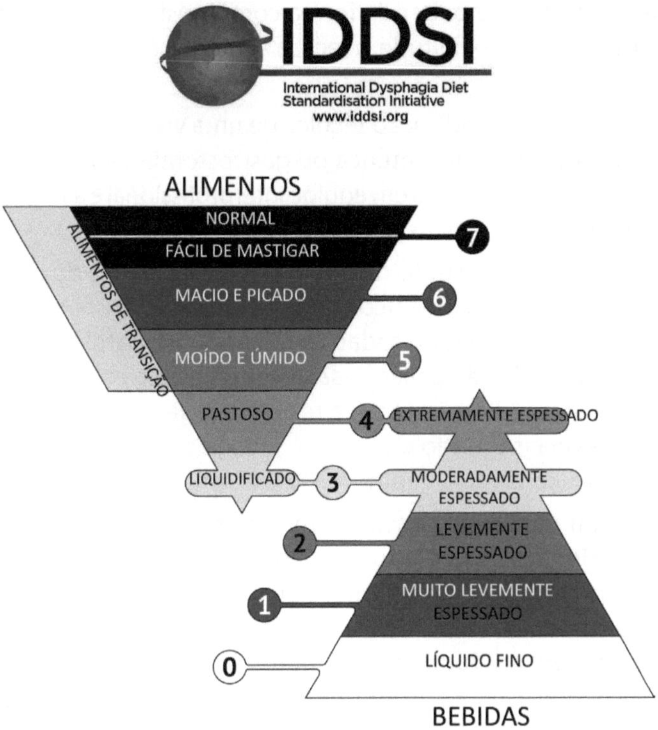

Figura 41.1. Diagrama IDDSI 2.0. *Fonte: IDDSI, 2019.*[4]

Um outro desafio importante é quando a pessoa tem dificuldade de deglutição de líquidos. Para alguns disfágicos, a oferta de líquidos fora da temperatura ambiente (quente ou frio) ou líquidos gaseificados ou até mesmo controlar o volume da oferta por meio de uma colher podem reduzir os episódios de engasgos. No entanto, o recurso mais utilizado no dia a dia é o espessante. Essa é uma estratégia compensatória para tornar os líquidos mais espessos adequando-os a uma consistência segura, de acordo com o grau de disfagia. Os agentes espessantes podem ser:

- Industrializados: (a) a base de goma xantana, (b) amido de milho modificado e (c) amido de milho com mix de gomas.
- Naturais: quando fazemos uso do próprio alimento para engrossar o preparo do líquido, por exemplo, suco de duas frutas (laranja com mamão), biomassa de banana verde ou tofu ou batata para adequar a consistência da sopa rala.[5]

Desafios no adoecimento do disfágico

É um desafio a alimentação de uma pessoa com disfagia diante de uma condição grave de saúde com declínio funcional. Com frequência, as pessoas em cuidados paliativos expressam o desejo de permanecer alimentando-se por via oral até o fim da vida. Por outro lado, há momentos em que essas pessoas apresentam sintomas que os impedem de comer e beber da forma como gostariam (ou que os familiares gostariam). E, em processo de finitude, a recusa alimentar/inapetência são frequentes e trazem angústia.

Diante desse contexto, a indicação técnica de uma via alternativa de alimentação (enteral: sondas oro/naso gastro/entérica ou gastrostomia/jejunostomia; parenteral: intravenosa) deve ser compartilhada em equipe interprofissional e a unidade de cuidado, individualizada e de acordo com os princípios bioéticos.

Considera-se: a fase de evolução da doença de base e a fase do cuidado na reabilitação paliativa, o prognóstico clínico (grau da disfagia, perfil nutricional, estado pulmonar, condição clínica geral e todas as nuances fisiopatológicas).[6-9] Isso posto, alguns objetivos da reabilitação paliativa são: manter o foco na pessoa como o centro do cuidado, avaliar se a indicação técnica resulta em ganhos significativos na qualidade de vida da pessoa (segundo o que é qualidade de vida para ela) e estabelecer estratégias realistas[10] (consulte o Capítulo 39).

Por exemplo: (a) para uma pessoa com esclerose lateral amiotrófica em fase intermediária da doença (onde apresenta-se quadro de disfagia moderada ou função respiratória, com 50% do predito da capacidade vital forçada ou perda de 10% do peso corporal, em três meses) há indicação técnica de uma via alternativa de alimentação por ser fundamental que o suporte nutricional com vistas na segurança da alimentação, maximização da capacidade funcional e autonomia;[11,12] (b) para uma pessoa com demência em fase avançada em que é caracterizada irreversibilidade nutricional e orgânica, há uma contraindicação técnica para a via alternativa de alimentação com vistas na reabilitação e a indicação de medida de conforto afetivo e metabólico.[13]

Vale ressaltar que a indicação técnica não é absoluta, sendo passível de recusa, uma vez que a tomada de decisão deve considerar a autonomia da pessoa.

Gerenciamento da fala e linguagem

Fala e linguagem são funções cerebrais que, combinadas, possibilitam a comunicação e são áreas de atuação clínica amplas e complexas. O planejamento neuronal da fala envolve: cognição (atenção, processo de aprendizagem), linguagem e suas funções (memória, sintaxe, fonética) e processo motor (articulação das palavras). Os estudos psicolinguísticos concordam que a tarefa de pronunciar uma palavra requer tempo e envolve pelo menos quatro operações mentais antes da articulação da palavra pretendida. São elas:[14]

- Recuperação da informação semântica, que faz a busca de uma palavra específica que queremos expressar.
- Seleção lexical, que se refere à busca e seleção dentro do léxico mental das propriedades sintáticas e morfológicas das palavras.
- Codificação fonológica, que pode ser definida como a recuperação dos sons correspondentes à(s) palavra(s) que queremos pronunciar.

- Preparação motora, que consiste na elaboração de um programa articulatório com o objetivo de produzir a palavra pretendida.

Assim sendo, os distúrbios da comunicação são vastos: apraxia da fala, afasias, disartrias; sendo cada um deles com diversos subtipos que envolvem desde a produção motora da fala à compreensão do que se está falando. A avaliação fonoaudiológica específica da linguagem e comunicação das pessoas elegíveis para os cuidados paliativos tem como objetivo: identificar as habilidades linguísticas necessárias para a compreensão e expressão, oral e gráficas; identificar qual é o grau de funcionalidade e nível de dependência para comunicação; estabelecer as necessidades e definir condutas que visam otimizar a funcionalidade da comunicação do paciente, entre o paciente e seus familiares, entre paciente e a equipe, bem como, indicar reabilitação paliativa.[15]

A capacidade de comunicação do paciente que enfrenta uma condição grave de saúde é fundamental para fornecer cuidados paliativos de qualidade em todas as fases do cuidado até o final da vida. É preciso facilitar a capacidade do paciente de comunicar suas preocupações ou preferências de cuidados, a fim de (a) viabilizar o trabalho da equipe de cuidados de saúde no gerenciamento dos sintomas e plano de cuidados, e (b) apoiar o paciente e seus familiares mantendo a capacidade de ter a conectividade social.[16] Estratégias verbais e não verbais que facilitem a compreensão e expressão das experiências e necessidades mais significativas do paciente em vulnerabilidade comunicacional são fundamentais. Algumas estratégias de comunicação importantes para uso em CP são:[17]

- Ambientais: posicionar adequadamente o paciente e minimizar o ruído ambiental, promovendo um ambiente acolhedor.
- Não verbais: estabelecer contato visual com o paciente e ajustar/diminuir o ritmo da fala.
- Verbais: utilizar vocabulário claro, visando a melhor compreensão dos cuidados a serem recebidos pelo paciente (sem jargões técnicos, frases passivas e complexas), abordar um tema por vez e avisar quando for mudar de assunto, certificando-se de estar tudo esclarecido.
- Visuais: utilizar fotografias pessoais, imagens, objetos, frases e palavras do interesse do paciente, considerados elementos facilitadores para o estabelecimento da comunicação.
- Formas de comunicação: utilizar a oralidade (fala) e gestos, expressões faciais etc. (formas multimodais de comunicação).
- Clareza: utilizar linguagem simplificada e pausas durante a fala, evitando assim mal-entendidos e promovendo a compreensão da mensagem.
- Tecnologias assistivas: utilizar recursos adaptados de baixa tecnologia (quadro branco, tabelas com imagens e livros com figuras) e alta tecnologia (celular, *tablets* e computadores) para que pacientes possam comunicar suas necessidades e desejos.

Tais estratégias têm o potencial de facilitar:

- O processo de comunicação entre a pessoa, seu núcleo de cuidados e a equipe.
- A compreensão dos cuidados de saúde disponíveis.
- As narrativas pessoais que refletem valores e princípios.
- A capacidade de tomada de decisão.

Outras dicas importantes:[18]

- Diga frases curtas e dê espaço para perguntas e respostas do paciente e familiares.
- Se não tiver o tempo adequado para dedicar à conversa com seu paciente, diga isso a ele, ouça as demandas urgentes a serem resolvidas e combine um outro momento para ouvi-lo.
- Evite interromper ou completar a frase para o paciente.
- Seja honesto se não entender o que ele está falando.
- Verifique se você compreendeu o que ele quis dizer fazendo perguntas que a resposta seja sim ou não, por exemplo: "você me pediu um pouco de água?"

Conclusão

A atenção com a alimentação e comunicação é fundamental para garantir a autonomia das pessoas em condições graves de saúde. O manejo adequado da dificuldade da fala, linguagem e deglutição deve ser uma prioridade do cuidado, uma vez que sedimentam a qualidade de vida.

No processo de adoecimento muitas pessoas apresentam diversas dificuldades que o tratamento é de competência do fonoaudiólogo. A Resolução nº 633, de 2 de setembro de 2021, do Conselho Federal de Fonoaudiologia regulamenta a atuação do fonoaudiólogo em cuidados paliativos. Os recursos terapêuticos devem ser usados durante a reabilitação paliativa, desde que bem indicados, com objetivo de melhorar qualidade de vida, reduzindo sintomas indesejados e potencializando funções remanescentes.

Anexo 41.1. Instrumento de Autoavaliação da Alimentação (EAT-10)

Instrumento de Autoavaliação da Alimentação (EAT-10)

Data:____________________ Prontuário: ____________________

Nome:____

Peso:____Altura: ________________

Fale sobre seu problema de engolir.

____

____

Liste todos os exames de deglutição que você fez (data e resultados).

____

____

O quanto essas situações são um problema para você?
Marque o melhor número para o seu caso.

	0 = não é um problema		4 = é um problema muito grande		
1. Meu problema para engolir me faz perder peso.	0	1	2	3	4
2. Meu problema para engolir não me deixa comer fora de casa.	0	1	2	3	4
3. Preciso fazer força para beber líquidos.	0	1	2	3	4
4. Preciso fazer força para engolir comida (sólidos).	0	1	2	3	4
5. Preciso fazer força para engolir remédios.	0	1	2	3	4
6. Dói para engolir.	0	1	2	3	4
7. Meu problema para engolir me tira o prazer de comer.	0	1	2	3	4
8. Fico com comida presa/entalada na garganta.	0	1	2	3	4
9. Eu tusso quando como.	0	1	2	3	4
10. Engolir me deixa estressado.	0	1	2	3	4
			Total EAT-10		

Fonte: Gonçalves MIR, Remaili CB, Behlau M. Cross-cultural adaptation of the Brazilian version of the Eating Assessment Tool - EAT-10. Codas. 2013 Dec 16;25(6):601-4. Conteúdo disponível em QR Code - ver pág. XLIX.

Referências

1. Costa M. Deglutição e Disfagia: bases morfofuncionais e videofluoroscópicas. Rio de Janeiro: LABMOTDIG; 2013.
2. McCarty EB, Chao TN. Dysphagia and Swallowing Disorders. Medical Clinics of North America. 2021 Sep;105(5):939–54.
3. Gonçalves MIR, Remaili CB, Behlau M. Cross-cultural adaptation of the Brazilian version of the Eating Assessment Tool - EAT-10. Codas. 2013 Dec 16;25(6):601–4.
4. IDDSI. https://iddsi.org/IDDSI/media/images/Translations/Portuguese%20(Brazil)%20v2/Definicoes-Detalhadas-dos-Niveis-per-pair-review_-Sep_2021.pdf. 2019. Diagrama IDDSI Completo Definições Detalhadas.
5. Diniz AA, Soares CS, Coimbra JR, Fróes JA, Miranda LS, Monteiro M. Espessantes Caseiros: manual do usuário / cuidador. Belo Horizonte: Secretaria Municipal de Saúde - PMBH; 2017.
6. Coordenação Najas M. I Consenso Brasileiro de Nutrição e Disfagia em Idosos Hospitalizados. Baureri, SP: Minha Editora; 2011.
7. Druml C, Ballmer PE, Druml W, Oehmichen F, Shenkin A, Singer P, et al. ESPEN guideline on ethical aspects of artificial nutrition and hydration. Clinical Nutrition. 2016 Jun;35(3):545–56.
8. Alimentação e nutrição como parte do conceito de dor total em cuidados paliativos. Acta Portuguesa de Nutrição. 2022 Mar 31;28.
9. Burgos R, Bretón I, Cereda E, Desport JC, Dziewas R, Genton L, et al. ESPEN guideline clinical nutrition in neurology. Clinical Nutrition. 2018 Feb;37(1):354–96.
10. Tiberini R, Turner K, Talbot-Rice H. Rehabilitation in Palliative Care. In: Textbook of Palliative Care. Cham: Springer International Publishing; 2018. p. 1–29.
11. Orsini M, et al. Rehabilitation in Amyotrophic Lateral Sclerosis: Why it Matters. In: Current updates on Amyotrophic Lateral Sclerosis. MedDocs; 2021. p. 1–11.
12. Salvioni C, Oda AL, Orsini M, Pauli M, Frabasile LM, Alves PCL, et al. Association between Body Composition and Dysphagia in Patients with Amyotrophic Lateral Sclerosis. Neurol Int. 2021 Jul 19;13(3):315–27.
13. TOP TEN. 2020. Recomendações Choosing Wisely Brasil da SBGG .
14. Strijkers K, Costa A. Riding the Lexical Speedway: A Critical Review on the Time Course of Lexical Selection in Speech Production. Front Psychol. 2011;2.
15. Ariella Fornacheri Ribeiro Belan. Cuidados Paliativos e Linguagem. In: Manual Prático de Cuidados Paliativos em Fonoaudiologia. Rio de Janeiro: Thiene Revinter ; 2021. p. 59–71.
16. Pollens R. Facilitating Client Ability to Communicate in Palliative End-of-Life Care. Top Lang Disord. 2020 Jul;40(3):264–77.
17. Dias C, Rodrigues IT, Gonçalves H, Duarte I. Communication strategies for adults in palliative care: the speech-language therapists' perspective. BMC Palliat Care. 2024 Feb 21;23(1):49.
18. Marie Curie. https://www.mariecurie.org.uk/professionals/palliative-care-knowledge-zone/individual-needs/communication-needs. 2024.

42

Comunicação Suplementar e Alternativa: Um Cuidado Não Farmacológico na Atuação em Cuidados Paliativos

Adriana Peres
Natalie Iani Goldoni

Introdução

Se é cuidado, dignidade e conforto, é nos cuidados paliativos o caminho de dentro. Essa é uma abordagem assistencial que melhora a qualidade de vida de indivíduos e seus familiares que enfrentam problemas associados a doenças que ameacem a vida ou potencialmente fatais, na busca pela prevenção e alívio do sofrimento com a identificação precoce; avaliação e tratamento da dor e de outros problemas físico, social, espiritual, emocional e familiar.[1]

Se é conexão, expressão e recepção, é na Comunicação Suplementar e Alternativa (CSA)[a] o caminho de dentro. "Essa é uma área que compreende recursos que possibilitam dar voz a pessoas impedidas de se comunicar por meio da oralidade ou que apresentam inteligibilidade da fala significativamente comprometida, em qualquer época do ciclo de vida, auxiliando desde crianças em fase de aquisição de linguagem a adultos que sofreram acidentes ou patologias que comprometeram sua comunicação".[2]

Em 2022, foi publicada uma definição no Brasil, de comunicação suplementar e alternativa na atuação em cuidados paliativos, segundo as pesquisadoras.[3]

---

[a] O termo original em inglês Augmentative and Alternative Communication (AAC) tem sido traduzido para o Brasil como Comunicação Aumentativa e Alternativa (CAA), Comunicação Suplementar e Alternativa (CSA), Comunicação Alternativa e Ampliada (CAA) e Comunicação Alternativa (CA), e correspondem ao mesmo constructo. No presente texto, adotar-se-á o termo Comunicação Suplementar e Alternativa

> *A comunicação alternativa em cuidados paliativos requer escuta ativa para a família e para a comunicação não verbal da pessoa sem a comunicação pela fala; requer o toque que vai diminuir a distância entre os interlocutores, foco no momento presente, requer a comunicação que traga a compreensão e cuidado com o outro e modificações das estratégias por vezes também dos recursos de CSA que poderão variar no cuidado por todo ciclo da vida até a fase final de vida. Assim, a mensagem oferecida e a expressão da informação pelo sistema que será escolhido pela pessoa sem a comunicação pela fala de acordo com suas necessidades, terá a atuação do fonoaudiólogo paliativista, seguido das adequações e adaptações dos recursos com a atuação do terapeuta ocupacional paliativista e demais especialistas da área. Esse todo contempla a essência da comunicação suplementar e alternativa na atuação em cuidados paliativos (Goldoni, Lourenço, 2023, p. 263).*

Assim, entendemos que uma boa comunicação entre paciente, família e a equipe multiprofissional no processo de cuidado é fundamental para favorecer a qualidade da assistência. A falta de espaços de diálogo pode potencializar o sofrimento e impedir uma participação mais ativa do paciente em seu tratamento. Sendo assim, profissionais paliativistas precisam conhecer e fazer uso de recursos e estratégias de CSA, uma vez que muitos pacientes podem ter a habilidade de comunicação através da fala afetada pela doença. Convidamos à reflexão sobre a importância da CSA na atuação em cuidados paliativos como forma possível e efetiva no conforto e alívio da dor.

A *American Speech-Language-Hearing Association* (ASHA)[3] definiu que um sistema de CSA deve consistir em um grupo integrado de componentes, incluindo símbolos, recursos, estratégias e técnicas utilizados em conjunto enquanto caminhos para que as mensagens sejam organizadas e transmitidas entre os interlocutores, ou seja, permitindo que a comunicação se estabeleça.

Nessa definição, compreende-se como símbolos os gestos, os sons, as palavras escritas, as figuras e demais imagens; os recursos são as estruturas onde esses símbolos estão organizados, e que podem ser baixa e alta tecnologia, como pranchas, tabuleiros, cadernos de comunicação, computadores, *tablets* e celulares; já as técnicas dizem respeito a como a mensagem será transmitida, se por meio de apontar diretamente o símbolo com o dedo, segurar um símbolo, por *eye gaze* ou por uma varredura indireta; e as estratégias são as formas como esses demais componentes se aliam em atividades como responder questões, fazer perguntas, contar histórias, como as demais funções comunicativas estabelecidas entre os parceiros comunicativos.[4]

Pode-se dizer que a dor do paciente não é somente dele, mas é sistêmica: é também de seu universo familiar, social, e de todos que dele cuidam e tratam,[5] portanto, pensando na

CSA como uma forma de auxiliar nesse universo sistêmico, segundo um estudo[6] é fundamental levantar aspectos cognitivos oral/motor/se o paciente é alfabetizado ou não, qual a condição das extremidades superiores/inferiores e controle de cabeça ou mesmo questões sensoriais que estão preservadas, uma vez que isso contribuirá na implementação da CSA.

As ferramentas de CSA abrangem um *continuum* de baixa tecnologia (placas de alfabeto, Figura 42.1 ou de comunicação, Figura 42.2 e Anexo 42.1) até a alta tecnologia (aplicativos para *tablets* Figura 42.3 e smartphones, dispositivos de comunicação Figura 42.4). Para aqueles com doenças degenerativas,[7] por exemplo, a CSA desempenha um papel importante na manutenção das habilidades funcionais de comunicação à medida que a doença progride; as ferramentas devem ser adaptáveis para acomodar a perda das habilidades, mas com vistas a trazer a possibilidade de comunicação com autonomia.

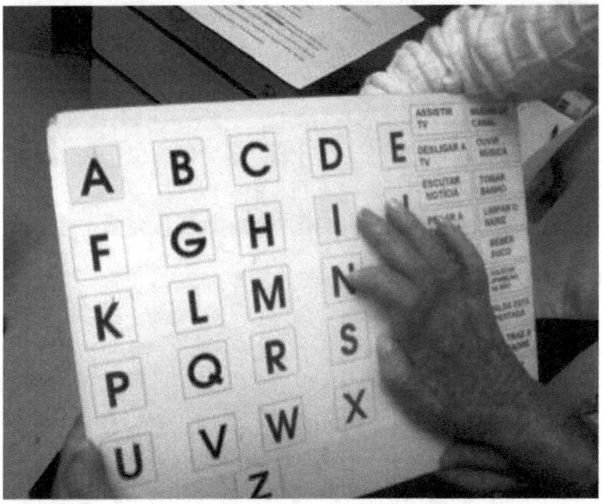

Figura 42.1. Prancha com alfabeto e frases. *Fonte: Acervo pessoal.*

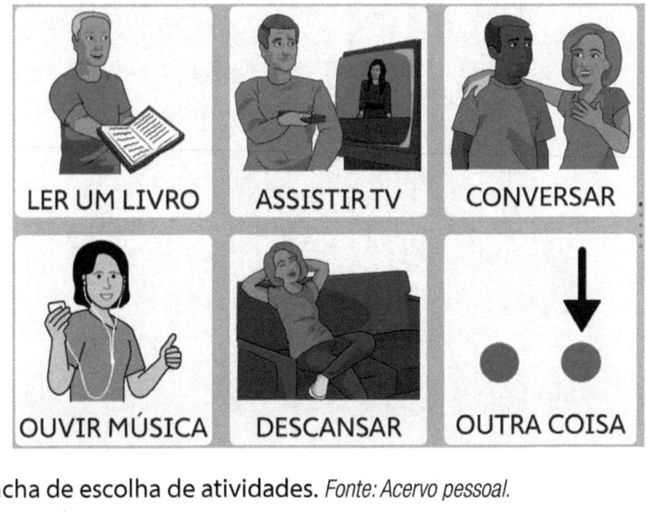

Figura 42.2. Prancha de escolha de atividades. *Fonte: Acervo pessoal.*

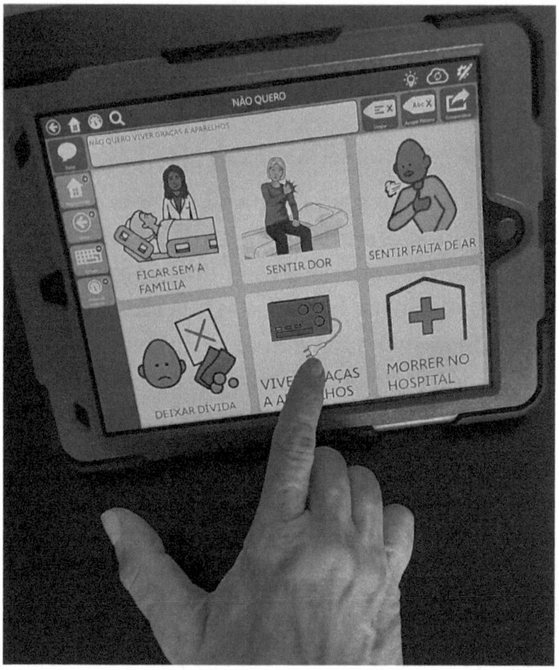

Figura 42.3. *Tablet* com aplicativo TD SNAP. *Fonte: Acervo pessoal.*

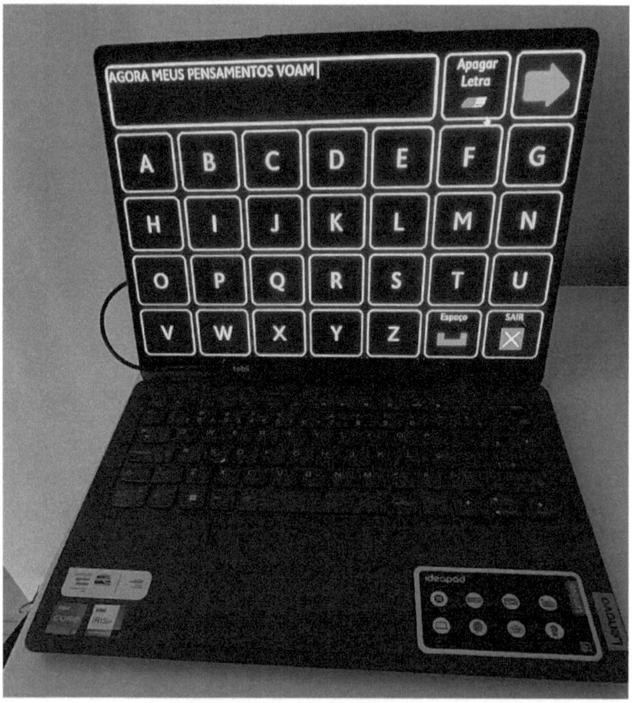

Figura 4. Rastreador ocular (*eye tracking*). *Fonte: Acervo pessoal.*

Intervenções em comunicação suplementar e alternativa na atuação em cuidados paliativos

Uma experiência, com Helena, uma criança de 11 anos, em cuidados paliativos devido a um tumor cerebral, nos ensina muito. Seu primeiro desejo expresso através da CSA foi "quero poder continuar a orar". O sonho de se vestir de sereia, o tema de sua festa de aniversário, escolha de músicas de louvor, muitos pedidos como "quero colo", "fazer cabaninha" e "quero uma amiga para brincar" foram possíveis por meio do uso da comunicação alternativa. Foram testados alguns recursos tecnológicos, mas devido a questões visuais e motoras, ela se adaptou melhor a uma prancha alfabética com vogais e blocos de consoantes divididos por cores, onde através do piscar confirmava a letra escolhida para formar palavras e frases.

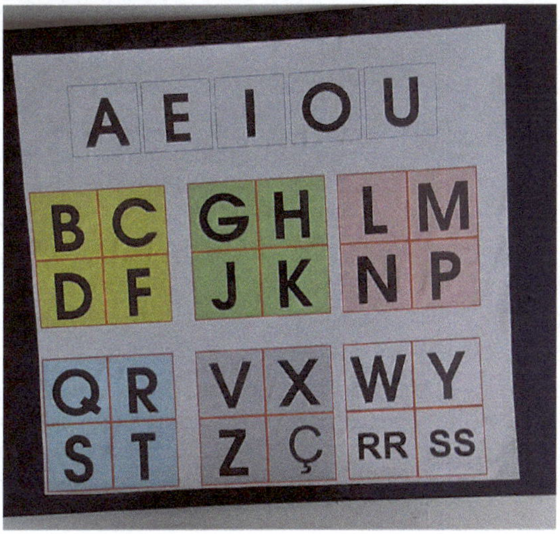

Figura 42.5. Prancha alfabética com vogais e blocos de consoantes divididos por cores.
Fonte: Acervo pessoal.

Assim, por meio das estratégias e recursos de CSA, suas necessidades foram acolhidas antes do óbito, levando a um processo de luto familiar dentro do esperado e uma equipe satisfeita com o conforto que proporcionaram à paciente e seus familiares. A comunicação alternativa foi usada para compensar as perdas nas habilidades de comunicação, dando suporte às necessidades e oferecendo conforto ao sofrimento.[8]

Oferecer meios para construção de sistemas e recursos de comunicação são fundamentais à pessoa em cuidados paliativos que não se comunica pela fala e/ou escrita. Para tanto, programas e aplicativos estão sendo amplamente desenvolvidos e cada vez mais acessíveis para apoiar a emergência ao acesso da comunicação de quem vivencia um processo de vulnerabilidade comunicativa. De modo a trazer conhecimento das ferramentas que têm sido usadas para customizar uma comunicação direcionada às necessidades individuais, contemplando as especificidades de cada pessoa, segue a Tabela 42.1.

Tabela 42.1. Sugestões de aplicativos e programas para confecção de recursos de CAA ou para o uso de CAA

Aplicativos ou programa para sistema de CAA	Sistema operacional	Link da página	Resumo da proposta do aplicativo ou programa
LetMe Talk	Sistema IOS (Apple)	LetMe Talk: aplicação grátis CAA na App Store (apple.com)	Aplicativo **gratuito** com pictogramas para construção de pranchas de comunicação alternativa, além de possibilidade de inserir fotografias ou outras imagens. Ainda, possibilita gravação de voz
Snap Core First	Sistema IOS (Apple) e Windows	*Snap + Core First* para Windows e iOS Ipad App – Tobii Brasil – Civiam Tecnologia Assistiva	Aplicativo **gratuito** e **pago**, tem ambas as versões. Apresenta uma biblioteca de símbolos com pictogramas para construção de pranchas de comunicação alternativa, além de possibilidade de inserir fotografias ou outras imagens. Possibilita gravação de voz, mas apenas no pacote pago
Picto4me	Sistema Android e Windows	Picto4me – AAC Communication Boards for Google Drive	Aplicativo **gratuito** com pictogramas para construção de pranchas de comunicação alternativa, além de possibilidade de inserir fotografias ou outras imagens. Há uma galeria com pranchas públicas que podem ser utilizadas. Possibilita gravação de voz
Arasaac	Windows	Arasaac	Programa **gratuito**. Apresenta uma biblioteca de símbolos com pictogramas para construção de pranchas de comunicação alternativa, além de possibilidade de inserir fotografias ou outras imagens. Possibilita gravação de voz
Speech Assistant AAC	Sistema IOS (Apple); Sistema Android	Speech Assistant AAC App – Communication App for iPad and iPhone	Aplicativo **gratuito**. É um aplicativo texto
AsTeRICS Grid	Sistema IOS (Apple); Sistema Android e Windows	AsTeRICS Grid	Programa e aplicativo **gratuito**. Apresenta uma biblioteca de símbolos com pictogramas para construção de pranchas de comunicação alternativa, além de possibilidade de inserir fotografias ou outras imagens. Possibilita gravação de voz

Fonte: Elaborada pelas autoras.

A partir da prática resultante dos programas em CSA com o público pediátrico no *Boston Children's Hospital* e demais pesquisas na área, Costello[9] compilou temas comuns de CSA, apresentados na Tabela 42.2.

Nesse ínterim, Stuart[10] recomenda que todos os sistemas de CSA requerem treinamento para que possa reduzir a demanda de tempo e atenção à fadiga da pessoa em cuidados paliativos que possa vir se apropriar do uso de recursos de CSA. O pesquisador levantou aspectos fundamentais que os profissionais que atuam com a CSA, na atuação em cuidados paliativos, devem considerar: "(i) concentre-se em atender às necessidades da pessoa com necessidades complexas de comunicação (NCC), (ii) se seu foco for nas dificuldades da pessoa com NCC você vai sentir dor e sentimentos inadequados, (iii) busque informações e desenvolva o apoio espiritual do seu paciente, (iv) nem tudo é doloroso e difícil, é também uma honra e um privilégio. (v) algumas das melhores lições da vida e as abordagens de CSA mais criativas vieram do fornecimento de sistemas de CSA para crianças que estão morrendo".[10]

Tabela 42.2. Estratégias e Dicas de comunicação alternativa ao público do Hospital Infantil de Boston em internação ou cuidados paliativos

Apoiar a autonomia quando possível	Crianças que estão doentes frequentemente querem ter algum controle sobre sua doença e tratamento e desejam participar do planejamento e da prestação de seus cuidados de saúde, assim as estratégias de CAA permitem que as crianças influenciem o comportamento dos outros parceiros de comunicação. Portanto, vocabulários nas pranchas como: "agora não" ou "volte aqui mais tarde" podem ajudar a criança a recuperar o senso de controle sobre seu ambiente
Fornecer informações sobre cuidados e incentivar as perguntas do paciente	Estudos sugerem que as crianças que recebem informações relevantes sobre cuidados de saúde relatam menos dor e ansiedade do que os pares que são menos informados sobre seus cuidados. Mensagens em CAA como "quais meus afazeres e cuidados para as próximas duas horas?" e "como estou?" são itens necessários em pranchas de comunicação
Incentive a criança a falar sobre sua experiência com a doença	Para crianças menores de 12 anos de idade, por exemplo, pode ser mais útil apoiar a comunicação sobre a experiência concreta da doença vivenciada pela criança
Autoexpressão de suporte	A autoexpressão autêntica é alcançada através da integração precisa da pretendida mensagem, as palavras que se escolhe, a entonação e inflexão da entrega, e, no uso de voz sintetizada por computador e aplicativos, a voz no equipamento sendo o mais próximo da realidade da criança
Seleção de vocabulário	Quando uma criança participa da seleção de vocabulário para um sistema de CAA, um vocabulário mais pessoal será alcançado. As necessidades de vocabulário mudarão com o curso da doença, mas emergem três categorias gerais de mensagens: personalidade/particularidades; conexão social (pessoas que ama e convive (eu)); necessidades psicossociais/emocionais e cuidados médicos
Banco de mensagens/voz	Quando uma consulta fonoaudiológica ou com um profissional especialista em CAA é realizada no início do processo da doença antecipando-se a necessidade de um sistema de CAA futuro, a criança pode gravar previamente ou "ter um banco de voz" com mensagens em sua própria voz para uso do equipamento de CAA futuro
Manter laços sociais e emocionais	As crianças podem se concentrar mais na conexão social e menos na condição física ou tratamento médico à medida que a doença progride. Mensagens como "eu te amo", "fique comigo", ou expressões particulares ("iupiii"; "uhuuu") que têm significado para os parceiros de comunicação mais íntimos são acessados com mais frequência e fundamentais dentro do sistema nos equipamentos de CAA
Incentivar a reflexão sobre memórias positivas	A CAA pode ajudar algumas crianças a contarem histórias sobre momentos mais felizes ou refletir com os entes queridos sobre memórias positivas
Preocupação com aqueles que ficaram para trás	Estudos indicam que as crianças que enfrentam a morte também se preocupam com os que ficarão para trás, como sua família e animais de estimação. O sistema de CAA deve favorecer que as crianças possam expressar essas preocupações e ser levadas em conta no processo do cuidado

Fonte: Adaptada de Goldoni; Lourenço (2022).

Conclusão

É evidente que a escuta no processo do cuidado da pessoa em cuidados paliativos que vivencia ausência temporária ou permanente da fala, permite a possibilidade do contato com as emoções, sofrimento e finitude.

A seleção da melhor estratégia e recurso, seja com a baixa ou alta tecnologia, possibilitará trocas efetivas com família, cuidadores ou a equipe de cuidado, nas diferenças de valores e percepções, frustrações, sobrecarga, solidão, confrontação de ideias, dor, entre tantas outras necessidades e fragilidades.

Portanto, a comunicação suplementar e alternativa na atuação em cuidados paliativos é o ar que falta, é a sensação de que ele está se perdendo, mas que quando você menos espera te traz fôlego. Como toda vida humana há desafios, tem beleza e tem espaços habitáveis. Naqueles em que não podemos habitar, a CSA toma partido, ela inicia no momento da escolha: ou vai ou não vai. Se vai, há esperança.[12]

Anexo 42.1. Prancha criada com símbolos PCS no programa Boardmaker

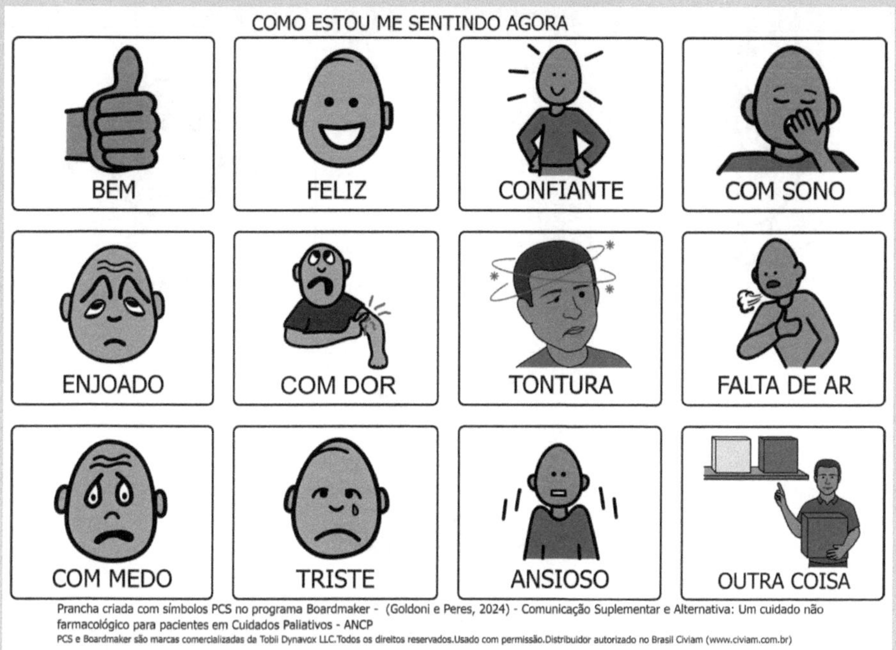
COMO ESTOU ME SENTINDO AGORA
BEM
FELIZ
CONFIANTE
COM SONO
ENJOADO
COM DOR
TONTURA
FALTA DE AR
COM MEDO
TRISTE
ANSIOSO
OUTRA COISA
Prancha criada com símbolos PCS no programa Boardmaker - (Goldoni e Peres, 2024) - Comunicação Suplementar e Alternativa: Um cuidado não farmacológico para pacientes em Cuidados Paliativos - ANCP
PCS e Boardmaker são marcas comercializadas da Tobii Dynavox LLC.Todos os direitos reservados.Usado com permissão.Distribuidor autorizado no Brasil Civiam (www.civiam.com.br)

Fonte: Adaptado de Goldoni e Peres, 2024. Conteúdo disponível em QR Code - ver pág. XLIX.

Anexo 42.2. Prancha para auxiliar paciente a responder perguntas de S e N

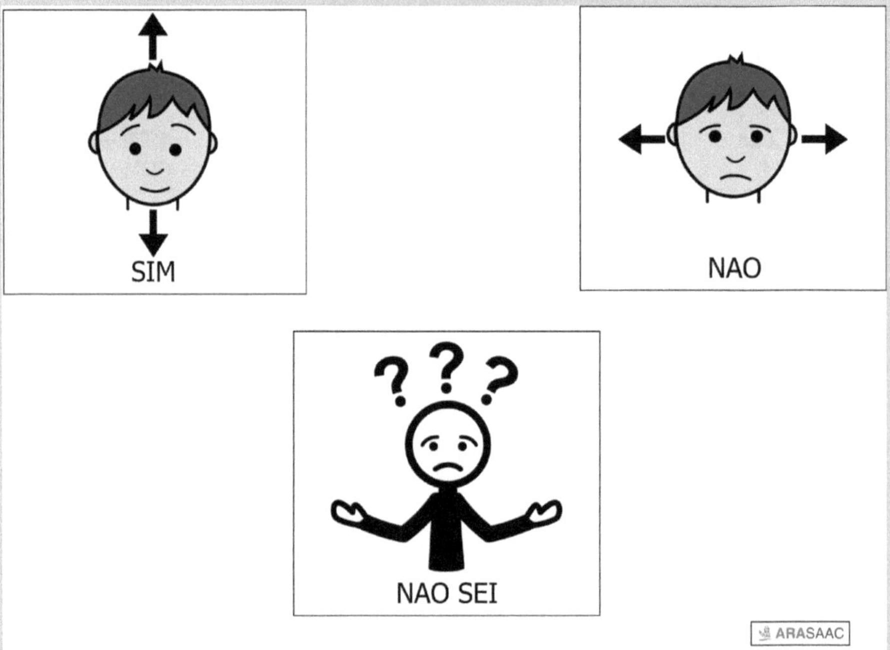

Prancha para auxiliar paciente a responder perguntas de S e N (Goldoni e Peres, 2024) - Comunicação Suplementar e Alternativa: Um cuidado não farmacológico para pacientes em Cuidados Paliativos - ANCP .

Fonte: Adaptado de Goldoni e Peres, 2024. Conteúdo disponível em QR Code - ver pág. XLIX.

Anexo 42.3. Exemplo de prancha alfabética

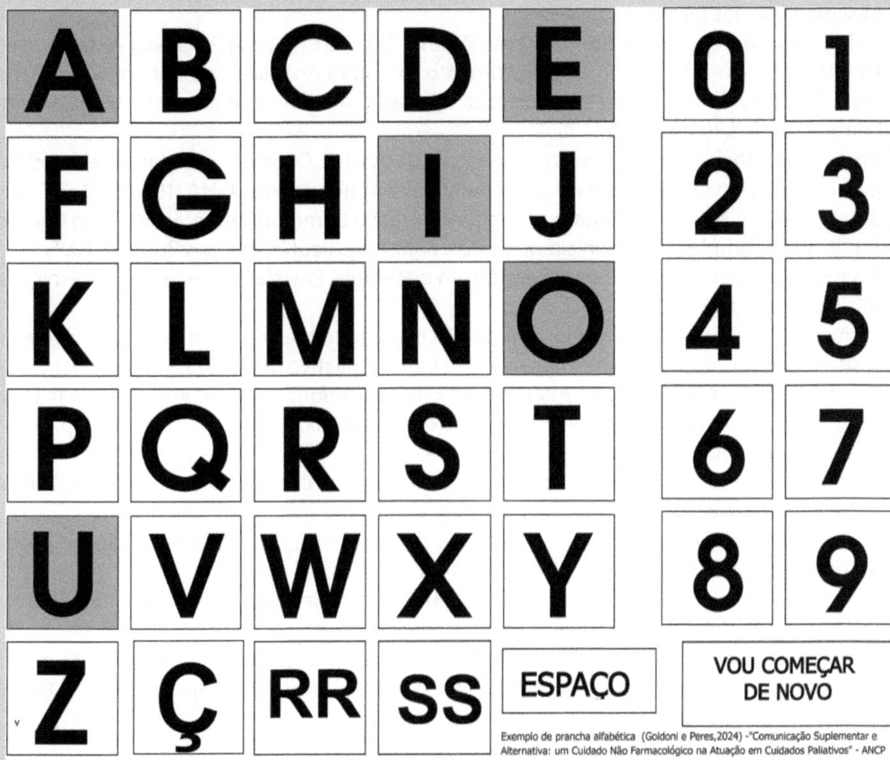

Fonte: Adaptado de Goldoni e Peres, 2024. Conteúdo disponível em QR Code - ver pág. XLIX.

Referências

1. World Health Organization: Definition of Palliative Care [internet]. Geneva: World Health Organization; 2016 [cited 2024 Feb 4]. Available from: http://www.who.int/cancer/palliative/definition/en/
2. Deliberato D, Gonçalves MJ, Macedo EL. Apresentação. In: Deliberato D, Gonçalves MJ, Macedo EL, organizadores. Comunicação Alternativa: teoria, prática, tecnologias e pesquisa. São Paulo: Memnon Edições Científicas; 2009.
3. Goldoni NI, Lourenço GF. A Comunicação Alternativa nos Cuidados Paliativos Pediátricos: contribuições para o Alívio da Dor e do Sofrimento. In: Esther Angélica Luiz Ferreira; Silvia Maria de Macedo Barbosa; Simone Brasil de Oliveira Iglesias. Cuidados Paliativos Pediátricos. MedBook Editora: Rio de janeiro, 2022.
4. American Speech-Language-Hearing Association (ASHA). Competencies for speech-language pathologists providing services in augmentative communication. ASHA. 1989,31(3):107-10.
5. Beukelman DR, Mirenda P. Augmentative & Alternative Communication: Supporting Children & Adults with Complex Communication Needs. Baltimore: Paul H. Brookes Pub. Co; 2005.
6. Miceli, A. C. P. Dor Crônica e Subjetividade em oncologia. Revista Brasileira de Cancerologia. 43 (8), 2002, p. 363-73.
7. Radtke JV, Baumann BM, Garret KL, Happ MB. Listening to the voiceless patient: case reports in assisted communication in the intensive care unit. J Palliative Med. 2011;14(6):791-5.
8. Hustad KC. Augmentative and Alternative Communication. In: Weissbrod P., Francis D. (eds) Neurologic and Neurodegenerative Diseases of the Larynx. Springer, Cham. 2020: p. 407-413. https://doi.org/10.1007/978-3-030-28852-5_34.
9. Pollens R. Role of the speech-language pathologist in palliative hospice care. J Palliat Med. 2004;7(5):694-702.
10. Costello JM, Last words, last connections: how augmentative communication can support children facing end of life. ASHA Lead 2009;14:8–11.
11. Stuart S. AAC and pediatric palliative care. ASHA Perspectives on Augmentative and Alternative Communication. 2004,13(4):12-16.
12. Goldoni NI. Comunicação Suplementar e Alternativa na atuação em Cuidados Paliativos. Entrevista concedida ao Blog Comunicatea. COMUNICATEA, Maio 2024. Disponível em: BLOG – ComunicaTea®.

43

Nutrição e Terapia Nutricional na Atenção Domiciliar

Lívia Costa de Oliveira
Renata de Souza-Silva
Tamyris dos Santos Gonçalves

Introdução

O plano de cuidado nutricional domiciliar deve ser individualizado, adaptado à realidade de cada indivíduo, à dinâmica familiar, às condições de moradia e à fonte pagadora dos custos relacionados a Terapia Nutricional Domiciliar (TND), que compreende a Terapia Nutricional Oral Domiciliar (TNOD), Terapia Nutricional Enteral Domiciliar (TNED) e a Terapia Nutricional Parenteral Domiciliar (TNPD).[1,2]

Além de reduzir as hospitalizações recorrentes e por vezes desnecessárias, o cuidado nutricional domiciliar apropriado pode contribuir para a redução dos custos totais em saúde e promover a qualidade de vida de pacientes em cuidados paliativos.[1,2] Portanto, mediante a importância da temática, abordaremos neste capítulo alguns aspectos relacionados à TND.

Nutrição na atenção domiciliar

Independentemente do ambiente de realização dos cuidados paliativos, os objetivos da assistência nutricional podem se modificar em paralelo à evolução da doença (Figura 43.1). Assim, o plano de cuidado nutricional deverá levar em consideração o prognóstico, o estado funcional, nutricional e os aspectos bioéticos e da qualidade de vida envolvidos.[3-5] Na fase inicial da doença, o paciente possui maior sobrevida estimada, certa preservação de sua funcionalidade e maiores chances de recuperar e/ou manter o seu estado nutricional. Com o avançar da doença, na fase intermediária, há declínio do estado funcional e nutricional, sinais de pior prognóstico, além de uma crescente carga de sintomas e sofrimento. E, por fim, na fase final de vida, o objetivo do cuidado deverá ser, prioritariamente, proporcionar conforto.[3-5]

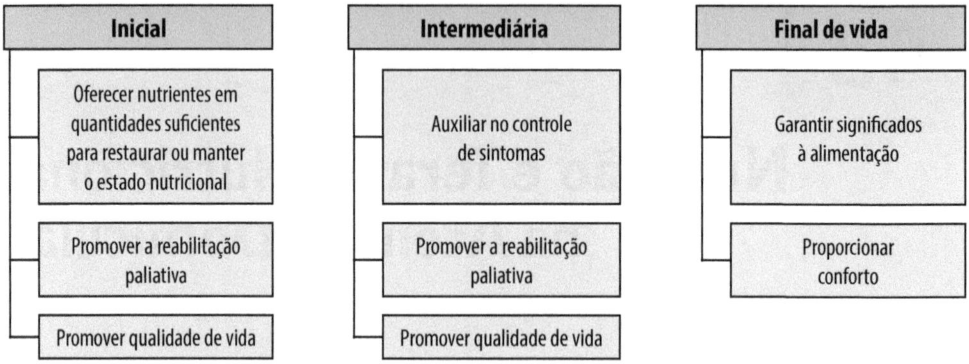

Figura 43.1. Objetivos da assistência nutricional conforme evolução da doença. *Fonte: Adaptada de Wiegert; Oliveira; Alencastro, 2021; Morais et al., 2016; Reis, 2012; Benarroz, Faillace, Barbosa, 2009.*

Nesse contexto, é fundamental que o nutricionista adote uma abordagem ampla, iniciada por uma anamnese que englobe não somente aspectos clínicos, mas também relacionados a fatores prognósticos, funcionalidade, exames laboratoriais, parâmetros nutricionais e psicossociais individuais dos pacientes, sempre que possível.[3-6] É de responsabilidade do nutricionista intermediar, da melhor maneira possível, a comunicação com pacientes e familiares, assumindo um papel crucial como facilitador em situações que demandem pela suspensão ou mudança de via de alimentação para minimização do sofrimento, alívio dos sintomas e promoção da qualidade de vida.[3-6]

Avaliação nutricional na atenção domiciliar

A avaliação nutricional envolve diferentes etapas (Figura 43.2), que podem ser implementadas na Atenção Domiciliar (AD), com o objetivo identificar o risco e a ocorrência de distúrbios nutricionais. Esse processo deve ser iniciado pela Triagem Nutricional para identificação das características associadas ao risco de desenvolvimento de desnutrição. Para pacientes em risco nutricional, se faz necessária a realização de uma avaliação mais completa para obtenção do seu diagnóstico nutricional, possibilitando a elaboração do plano de cuidado nutricional proporcional, cujos resultados deverão ser monitorados periodicamente.[3,5-7]

Cabe destacar que, a depender do avanço da doença, as etapas de triagem e avaliação nutricional podem não ser indicadas, priorizando-se então a avaliação dos sintomas.[5-8]

Portanto, a avaliação nutricional na AD deve ser individualizada e realizada a partir do olhar ampliado para o indivíduo. O nutricionista deverá escolher os melhores parâmetros disponíveis para compor esse processo.[5,6,9,10] A Tabela 43.1 resume a abordagem nutricional de acordo com a proporcionalidade do cuidado paliativo com a fase de doença.

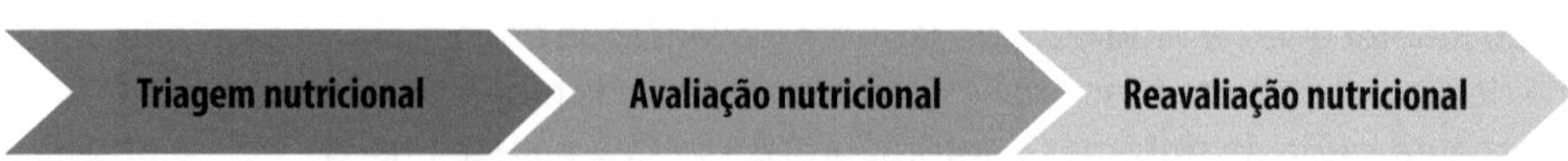

Figura 43.2. Etapas da avaliação nutricional. *Fonte: Elaborada pelas autoras.*

Tabela 43.1. Resumo da atuação do nutricionista nos cuidados paliativos domiciliares

Inicial	Intermediária	Final de vida
Avaliação nutricional (exames laboratoriais, ingestão alimentar, antropometria) Medidas de funcionalidade Avaliação dos sintomas Avaliação prognóstica	Avaliação nutricional (exames laboratoriais, ingestão alimentar, antropometria) Medidas de funcionalidade Avaliação dos sintomas Avaliação prognóstica	Avaliação da ingestão alimentar Medida de funcionalidade Avaliação dos sintomas
Expectativa > 90 dias	**Expectativa 90 dias**	**Final de vida**
Conduta		
Manejo de sintomas Adaptações qualitativas na alimentação Adequações quantitativas em calorias e nutrientes Medidas de conforto	Manejo de sintomas Adaptações qualitativas na alimentação Medidas de conforto	Manejo de sintomas Medidas de conforto
Melhor indicativo para iniciar TN	**Avaliar manutenção ou suspensão de TN**	**Não tem indicação de TN**

TN: Terapia Nutricional.
Fonte: Elaborada pelas autoras.

O ato de prognosticar é um desafio em cuidados paliativos, mas é de extrema importância para, em um processo de decisão compartilhada, definir os objetivos de cuidado. Para auxiliar nessa abordagem, citamos algumas ferramentas que podem apoiar o profissional:

- Triagem nutricional – *Mini-Nutritional Assessment* (MNA),[11] Avaliação Subjetiva Global Produzida pelo Próprio Paciente versão resumida (ASG-PPP),[12] Algoritmo de Triagem Nutricional para Pacientes com Câncer Incurável em Cuidados Paliativos (NutriPal),[13] entre outros.
- Avaliação antropométrica – peso corporal, estatura, perímetros corporais, perda de peso recente (1 mês e 6 meses), força de preensão palmar, dobras cutâneas e índices derivados. O uso do índice de massa corporal pode representar uma simplificação excessiva nesse contexto.[3-5]
- Exames laboratoriais – albumina, proteína C-reativa (PCR), leucócitos, linfócitos, cálculo da razão PCR/albumina, razão neutrófilos/linfócitos, razão plaquetas/linfócitos e razão linfócitos/monócitos.[3]
- Medidas de funcionalidade – *Karnofsky performance status* (KPS) com classificação que varia de 0% (morte) a 100% (melhor funcionalidade);[14] *Eastern Cooperative Oncology Group performance status* (ECOG-PS) com classificação que varia de 0 (maior função) a 4 (menor função).[15]
- Sintomas – a presença e intensidade da dor, cansaço, náusea, depressão, ansiedade, sonolência, falta de apetite, ausência de bem-estar e falta de ar podem ser avaliadas pela *Edmonton symptom assessment system* (ESAS) que varia de 0 (ausência) a 10 (pior intensidade possível).[16,17]

- Alimentação habitual – descrição de hábitos alimentares, frequência, consistência e volume das refeições, presença de alergias, intolerâncias alimentares, entre outros.[3,4,6,10]
- Avaliação prognóstica – *Palliative prognostic* (PaP) *score*, *Palliative prognostic index* (PPI), Escore Prognóstico de Glasgow modificado (EPGm) e o *Simple decision Tree algorithm for predicting mortality in patients with Incurable Cancer* (STIC), por exemplo.[18-22]

Manejo de sintomas na atenção domiciliar

O reconhecimento, monitoramento e o manejo de sinais e sintomas que podem ocorrer em decorrência do uso de determinadas medicações, da evolução da doença ou dos efeitos colaterais de terapias prévias, compõem algumas das principais condutas do nutricionista para promoção do conforto e da qualidade de vida dos pacientes em cuidados paliativos. Para o manejo dos sintomas de impacto nutricional na AD, o aconselhamento nutricional deve abranger diferentes adequações dietoterápicas quantitativas e qualitativas individualizadas[3-5,23] (Anexo 43.1).

Terapia nutricional na atenção domiciliar

O aconselhamento nutricional é a primeira linha do plano de cuidados, o qual deve ser revisado continuamente, entre o profissional de saúde, paciente e cuidadores. Se apesar da realização de adaptações dietéticas (como mudanças de consistência, fracionamento, hábitos alimentares e apresentação das preparações), a aceitação alimentar permanecer abaixo do recomendado, deve-se iniciar a avaliação de indicação de TND.[3-5]

Não há consenso na literatura sobre o uso da TND para pacientes em cuidados paliativos, devendo ser avaliados os riscos e benefícios envolvidos, a partir da avaliação clínica, nutricional e prognóstica, e principalmente, o conhecimento e o consentimento do paciente e seus familiares[10, 24] (Figura 43.3). A literatura recomenda sua indicação

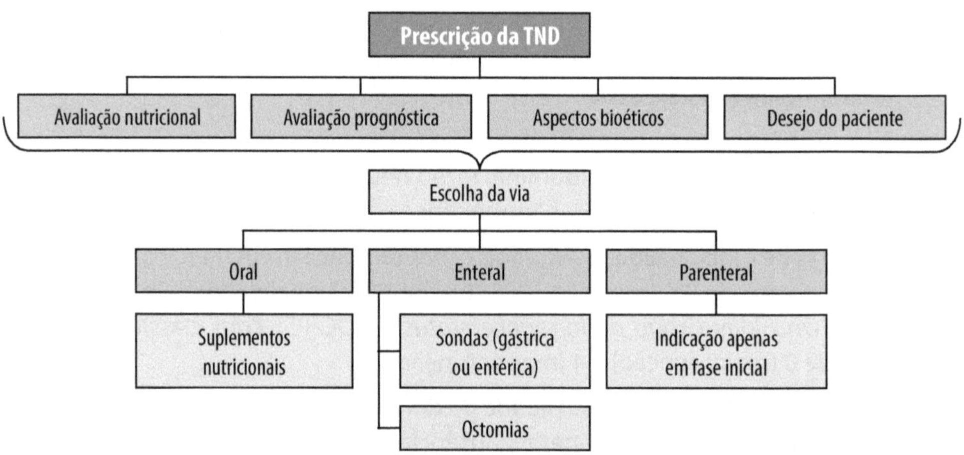

Figura 43.3. Esquema para prescrição de terapia nutricional domiciliar para pacientes em cuidados paliativos. *Fonte: Elaborada pelas autoras.*

para aqueles com melhor prognóstico e com estado nutricional potencialmente modificável. Em pacientes com menor expectativa de vida (< 90 dias), o uso da TND poderia ser desproporcional ao avanço da doença.[3-5,10]

Terapia nutricional oral domiciliar (TNOD)

Quando deve ser indicada a TNOD

A TNOD deve ser recomendada quando a ingestão alimentar oral do paciente não atingir de 70% a 75% de sua meta nutricional, durante duas semanas, com o objetivo de auxiliar no alcance das metas calóricas e proteicas estipuladas para o paciente.[2,10]

Para a prescrição em domicílio, o nutricionista necessita identificar e entender as peculiaridades e realidades de cada paciente, além de explicar as razões e objetivos da TNOD, verificar o entendimento da conduta e acompanhar a evolução do caso. Nesse sentido, o nutricionista da AD deve priorizar os seguintes pontos a serem abordados no momento da prescrição da TNOD:[2,3,5,10]

- Elucidar o objetivo da TNOD nos cuidados paliativos.
- Expor os possíveis sintomas gastrointestinais a partir do início do seu uso.
- Reafirmar as contraindicações do seu uso, como oscilação do nível de consciência, ocorrência de sintomas como diarreia ou vômitos ininterruptos após o uso, entre outros.
- Avaliar os recursos financeiros disponíveis para arcar com os custos relacionados a suplementação oral.
- Explicar a possibilidade de suspensão da TNOD quando desproporcional ao estado clínico.
- Conversar com o paciente e familiares sobre a possibilidade e desejo a respeito do início da TNOD.
- Confirmar o entendimento de todas as orientações feitas.

Como escolher o tipo de TNOD

A TNOD é mais comumente realizada por meio do uso de suplementos industrializados. Atualmente, existem no mercado diversos suplementos com diferentes características organolépticas, composição nutricional, e para pacientes com doenças específicas, como renais, oncológicos e diabéticos. Assim, a decisão sobre qual suplemento prescrever deverá ser individualizada.[2,3,10]

Para escolher o melhor suplemento nutricional para cada caso, durante a visita domiciliar, deve-se buscar entender a realidade de cada paciente, a fim de que a suplementação possa se adequar ao dia a dia de maneira constante, sem interferir em outros aspectos clínicos e sociais. Para isso, deve-se ponderar os objetivos da TNOD; as comorbidades apresentadas; a sintomatologia atual; a tolerância ao volume, preferência aos sabores doces, capacidade de deglutição; e os recursos financeiros para iniciar e manter a suplementação.[2,3,10]

Atualmente, no mercado existem fórmulas em pó, líquidas prontas para consumo, enriquecidas com nutrientes específicos, além de módulos nutricionais isolados (Anexo 43.2), cabe ao nutricionista definir quais as melhores opções para seu paciente. É importante relembrar que a orientação deve ser feita com mais de uma possibilidade de produto, a fim de que possam adquirir o produto que acharem mais pertinente.

Para pacientes e familiares que não disponibilizam de recursos financeiros suficientes para a compra de suplementos nutricionais, o nutricionista deve dispor de estratégias de enriquecimento calórico e proteico a partir de adequações nutricionais com ingredientes de melhor custo-benefício (Anexo 43.3).[25]

Terapia Nutricional Enteral Domiciliar (TNED)

Quando deve ser indicada a TNED

Em geral, a terapia nutricional é iniciada durante a internação hospitalar e continuada como terapia domiciliar. Assim, a TNED permite que o paciente em cuidados paliativos mantenha o tratamento mais próximo da sua família aumentando sua qualidade de vida. Consiste na oferta de energia e nutrientes através de fórmulas ou preparações alimentícias ofertadas por meio de cateter nasogástrico ou entérico, se for temporário, ou ainda por meio de estomias (gastrostomia ou jejunostomia).[2,3,10,26-29]

Usualmente é indicada a pacientes sem condições de se alimentar pela via oral, que estejam com trato digestivo íntegro e uma adequação da ingestão alimentar oral menor ou igual a 60% da meta nutricional estabelecida. Por se tratar de um método invasivo, sua indicação para pacientes em cuidados paliativos requer ainda uma avaliação criteriosa dos riscos e benefícios, o que inclui análise clínica, nutricional, bioética e prognóstica, bem como o consentimento do paciente e familiares.[2,3,10,24]

Portanto, deve ser utilizada por pacientes com melhor prognóstico e potencial de melhoria no estado nutricional, ao passo que sua indicação deve ser cautelosa em casos em que poderia ser desproporcional ao estágio avançado da doença e gerar aumento da sintomatologia e desconforto.[5]

Considerando o contexto domiciliar é necessário ainda garantir a presença de um cuidador com capacidade de compreender as orientações relativas à TNED para prover os cuidados necessários de preparo, conservação dos insumos e fórmulas, administração, higienização dos materiais/utensílios utilizados, assim como as orientações sobre os horários, volume, fracionamento e identificação de possíveis complicações.[2,30]

A TNED está contraindicada se a expectativa de vida for estimada em menos de um mês, se o paciente e/ou seus cuidadores legais não concordarem ou se houver problemas organizacionais/logísticos que não possam ser superados. Podendo ainda haver contraindicação caso os malefícios superem os benefícios esperados, mesmo diante de uma expectativa de vida maior que um mês.[26]

Como escolher a fórmula da TNED

As fórmulas para uso na TNED podem ser artesanais/caseiras, industrializadas ou mistas (dieta artesanal suplementada com módulos nutricionais). A decisão sobre qual delas é mais adequada para uso dependerá de respostas obtidas por meio de uma avaliação individualizada. Devido às falhas nos programas governamentais para o fornecimento de fórmulas industrializadas muitos pacientes acabam necessitando fazer o uso de dietas artesanais as quais têm como principal desvantagem a garantia da qualidade nutricional devido ao alto déficit de macro e micronutrientes já que são produzidas a partir de alimentos, o que pode ser minimizado através da utilização de dietas mistas.[2]

Há diferentes fórmulas disponíveis no mercado para uso na TNED (Anexo 43.4) podendo ser classificadas como:[31]

- Fórmulas padrão: aquelas que atendem aos requisitos de composição para macro e micronutrientes estabelecidos no regulamento técnico, os quais têm como base as recomendações nutricionais para população saudável.
- Fórmulas modificadas: aquelas que sofreram alteração destinadas a atender as necessidades especiais de pacientes em decorrência de alterações fisiológicas, alterações metabólicas, doenças ou agravos à saúde.

Para a escolha da melhor fórmula a ser utilizada devem ser considerados fatores relacionados ao paciente/contexto domiciliar e relacionados à fórmula (Tabela 43.2).[2]

Tabela 43.2 Fatores que interferem na escolha da melhor fórmula nutricional para TNED

Fatores	Descrição
Fatores relacionados ao paciente/ contexto domiciliar	Sinais e sintomas apresentados (diarreia/constipação/náuseas e vômito), velocidade de perda de peso, via de administração da dieta (sonda nasogástrica, nasoenteral, gastrostomia, jejunostomia), tolerância da dieta, se necessita de restrição hídrica, número e disponibilidade de cuidadores, poder aquisitivo etc.
Fatores relacionados à fórmula	Preço, fórmulas industrializadas ou caseiras; em pó ou líquida, em sistema aberto ou fechado, poliméricas ou oligoméricas; osmolaridade, densidade calórica, oferta proteica e fonte do nutriente, presença ou não de fibras e o tipo de fibras, presença ou não de outros nutrientes específicos (arginina, glutamina, lactose, sacarose) etc.

Fonte: Adaptado de Van Aanholt, Matsuba, Dias, 2018.[2]

Como prescrever a TNED

Após avaliação nutricional, o primeiro passo para prescrição da TNED é o cálculo das necessidades nutricionais e a escolha do método de administração (decisão multiprofissional), considerando o nível de atividade do paciente (funcionalidade), o ambiente social e as habilidades individuais.[3,5,24,26,30]

A TNED pode ser administrada de forma contínua, com o uso de bomba de infusão e dieta em sistema fechado; intermitente, com oferta de dieta em sistema fechado ou aberto, ou seja, fracionada em horários específicos do dia; ou cíclica, quando a infusão ocorre em momentos específicos do dia normalmente à noite. Há diferentes métodos de infusão, entre eles o manual através de seringas (em bolus); manual através de sistema gravitacional, sem bomba de infusão e com equipos específicos; ou com auxílio de bombas de infusão.[3,5,24,26,30]

O acompanhamento e o monitoramento dos pacientes em TNED pode ser realizado mediante a utilização de parâmetros antropométricos (peso corporal, circunferências e pregas cutâneas), estado de hidratação, exames laboratoriais e tolerância/ocorrência de sinais e sintomas.[3,5,24,26,30]

Terapia nutricional parenteral domiciliar (TNPD)

É uma terapia nutricional por via intravenosa (necessidade de acesso exclusivo), em sistema fechado e está indicada para pacientes nos quais o trato gastrintestinal não esteja em condições adequadas para sua utilização e a alimentação pelo tubo digestivo seja insuficiente para atender as metas nutricionais, impedindo a manutenção e/ou recuperação do estado metabólico-nutricional.

A TNPD pode ser utilizada como forma de nutrição exclusiva ou complementar e deve ser recomendada a partir da avaliação ampla do quadro clínico do paciente, fase da doença, condições de higiene da residência, presença de via endovenosa segura para tal, entre outros.[32]

No entanto, trata-se de uma prática limitada e comumente contraindicada no ambiente domiciliar por necessitar de equipe multidisciplinar especializada em atendimento ao paciente (só pode ser instalada e retirada por enfermeiros ou outro profissional de saúde capacitado) e pelo alto custo.[2,5]

Quando suspender a TND

A suspensão da TND pode representar um momento desafiador. Nesse sentido, é fundamental que desde o início da prescrição da mesma, os critérios e possibilidades de suspensão estejam alinhados entre profissionais e familiares. No caso da fase avançada da doença, a TNOD e TNED devem ser repensadas de forma individual, visto que a prioridade do momento deve ser o conforto e qualidade de vida. O nutricionista precisa ouvir o paciente sobre seus desejos e suas necessidades no que se refere à alimentação e respeitar a sua autonomia. Por vezes, a TND pode ser desproporcional ao prognóstico do paciente e, além do desconforto, pode acarretar maiores prejuízos para a saúde do mesmo.[2-5]

A ausência da TND pode trazer consigo sentimentos de frustração, decepção e tristeza, pois, por vezes, ela pode ser considerada a maior fonte de esperança para o paciente e seus familiares. Para casos complicados, onde a inexistência da TND pode acarretar uma piora no luto antecipatório é fundamental dialogar com a família e se possível, com os pacientes. A avaliação individual inclui a possibilidade de manter uma nutrição mínima a fim de proporcionar conforto metabólico e psicológico para o momento. E se optado pela suspensão da terapia nutricional, pode-se indicar uma dieta de conforto.[2-5]

Conclusão

A TND faz parte dos cuidados de assistência à saúde no domicílio e demanda pelo respeito às particularidades individuais de cada paciente, bem como pelo entendimento da história natural das doenças e seu estágio, para o alcance dos melhores resultados clínicos e promoção da qualidade de vida. Portanto, apesar do uso da TND poder alterar a dinâmica familiar e demandar por treinamento e adaptação da família, é ainda uma estratégia bastante relevante para o paciente e sociedade quando bem recomendada.

Anexo 43.1. Quadro suplementar 1: Manejo de sintomas de impacto nutricional na Atenção Domiciliar

Sintomas	Orientações nutricionais
Diarreia	❑ Evitar o consumo de alimentos ricos em lactose (leite e derivados) ❑ Aumentar a ingestão de líquidos ❑ Retirar da dieta alimentos com propriedades irritantes e estimulantes do peristaltismo, como alimentos gordurosos, condimentados, ricos em cafeína e fibras insolúveis ❑ Ingerir alimentos ricos em fibras solúveis ❑ Considerar o uso de prebiótico, probiótico ou simbiótico ❑ Evitar o consumo de alimentos que causam flatulência (p. ex.: feijão, repolho, brócolis)
Constipação	❑ Aumentar a ingestão de líquidos como água, chás, água de coco e sucos naturais ❑ Dar preferência ao consumo de líquidos em temperatura gelada ❑ Evitar o consumo de alimentos com propriedades constipantes (p. ex.: maçã, banana, batata) ❑ Preferir alimentos com propriedades laxantes (p. ex.: mamão, aveia, ameixa) ❑ Incluir, na alimentação, legumes, hortaliças e vegetais crus ❑ Considerar o uso de prebiótico, probiótico ou simbiótico e suplementação de fibras dietéticas
Perda de apetite/ anorexia	❑ Reforçar as primeiras refeições do dia ❑ Evitar a ingestão de líquidos em excesso durante as refeições ❑ Evitar a repetição frequente de determinados alimentos no cardápio ❑ Aumentar o fracionamento da dieta e reduzir o volume por refeição ❑ Aumentar a densidade calórica e proteica das refeições
Saciedade precoce	❑ Modificar as fibras da dieta por meio de cocção e/ou trituração ❑ Não ingerir líquidos durante as refeições e evitar a ingestão de bebidas gaseificadas ❑ Preferir o consumo de carnes magras, cozidas, picadas, desfiadas ou moídas em pequenas porções ❑ Evitar o consumo de alimentos e preparações ricos em gordura ❑ Aumentar o fracionamento da dieta e reduzir o volume por refeição ❑ Aumentar a densidade calórica e proteica das refeições
Náuseas e vômitos	❑ Aumentar o fracionamento da dieta e reduzir o volume por refeição ❑ Evitar o consumo de alimentos com odor muito forte, condimentados, gordurosos e doces ❑ Preferir a ingestão de bebidas e alimentos frios ou gelados e alimentos secos, como torradas e biscoitos ❑ Evitar a ingestão de líquidos durante as refeições ❑ Consumir alimentos bem tolerados e de odor neutro ❑ Consumir algo antes de ter a sensação de fome, uma vez que essa pode exacerbar as náuseas ❑ Evitar jejuns prolongados ❑ Se acamado, manter a cabeceira elevada (no mínimo 45°) durante e após as refeições

Xerostomia	❑ Adequar a consistência dos alimentos, conforme aceitação do paciente ❑ Preferir o consumo de alimentos úmidos, macios, com molhos, em forma de purê, caldos e sorvete ❑ Evitar o consumo de alimentos secos, duros ou difíceis de deglutir ❑ Preferir o consumo de alimentos frios ou gelados, chupar balas de frutas e picolés de frutas cítricas ❑ Utilizar gotas de limão nas saladas e bebidas ❑ Incentivar a ingestão de líquidos (cerca de 2 a 3 L por dia)
Disfagia	❑ Modificar a consistência da dieta conforme o grau da disfagia e de acordo com as orientações do fonoaudiólogo ❑ Usar preparações de fácil mastigação e deglutição, conforme tolerância ❑ Acrescentar espessantes, como amido de milho, ou suplementos modulares de carboidratos aos alimentos líquidos para obter a consistência orientada pela fonoaudióloga ❑ Se acamado, manter a cabeceira elevada para alimentar-se
Mucosite	❑ Preferir o consumo de alimentos de consistência pastosa ou semilíquida, como molhos ❑ Não consumir alimentos com propriedades irritantes da mucosa, como sal ou especiarias, alimentos apimentados e ácidos, excesso de cafeína ❑ Evitar o consumo de alimentos em temperaturas extremas ❑ Utilizar talheres pequenos ❑ Utilizar canudos para ingerir líquidos ❑ Evitar o consumo de alimentos secos e duros, como chips ❑ Utilizar alimentos à temperatura ambiente, fria ou gelada
Orientações para os sintomas em geral	❑ Garantir que o paciente tenha autonomia de escolha dos alimentos de sua preferência e mais bem tolerados ❑ Adequar a consistência dos alimentos conforme aceitação do paciente ❑ Promover um ambiente tranquilo para realizar as refeições; conscientizar o paciente da necessidade e importância de se alimentar ❑ Identificar crenças que possam causar ansiedade e estresse relacionados à alimentação

Fonte: INCA, 2015; 2021.[4,10] Conteúdo disponível em QR Code - *ver pág. XLIX.*

Anexo 43.2. Quadro suplementar 2: Características dos suplementos orais

Tipo de suplementação	Características da fórmula
Em pó	❑ Fórmulas completas ❑ Fórmulas hipercalóricas – apresentam cerca de 350-430 kcal em 100 g de produto ❑ Fórmulas hiperproteicas – apresentam cerca de 25-50 g de proteína em 100 g de produto ❑ Podem ou não possuir fibras solúveis e insolúveis ❑ Podem ou não conter sacarose – atenção especial para pacientes diabéticos. ❑ Podem conter ou não lactose – o que pode favorecer a diarreia em determinados pacientes ❑ Apresentam diferentes sabores, como baunilha, chocolate, banana, café com leite e outros. Também possuem a opção sem sabor, a qual apresenta melhor tolerância e pode ser utilizada tanto em preparações doces ou salgadas ❑ Usualmente são vendidos em latas e possuem dosadores próprios
Líquidas	❑ Fórmulas completas ❑ Fórmulas hipercalóricas – apresentam cerca de 150-200 kcal em 100 mL de produto ❑ Fórmulas hiperproteicas – apresentam cerca de 6-15 g de proteína em 100 mL de produto ❑ Possuem diferentes apresentações, em caixas ou garrafas, as quais usualmente apresentam 200 mL ❑ Podem ou não conter sacarose – atenção especial para pacientes diabéticos ❑ Podem conter ou não lactose – o que pode favorecer a diarreia em determinados pacientes ❑ Podem ou não possuir fibras alimentares na sua composição ❑ Apresentam diferentes sabores entre eles baunilha, pêssego, chocolate, entre outros
Com nutrientes específicos	❑ Além de serem hipercalóricos e hiperproteicos apresentam em sua composição algum nutriente específico como ômega 3, arginina, B-hidroxi-B-metilbutirato (HMB) ou nucleotídeos ❑ Podem ser encontradas em pó ou líquidas ❑ Podem ou não conter sacarose – atenção especial para pacientes diabéticos ❑ Podem conter ou não lactose – o que pode favorecer a diarreia em determinados pacientes ❑ Apresentam diferentes sabores e possuem a opção sem sabor ❑ Devido aos nutrientes específicos, podem conter sabor residual
Módulo proteico	❑ Compostos exclusivamente de proteína. ❑ Usualmente tem apresentação em pó, podem ser vendidos em latas ou sachês ❑ Suas fontes proteicas usualmente são caseinato de cálcio ou soro de leite ❑ O *whey protein* também pode ser considerado um módulo proteico, porém deve-se atentar para a composição pois alguns possuem carboidratos e lipídios, além de sacarose e lactose
Módulo calórico	❑ Os módulos calóricos podem ser compostos apenas por carboidratos ou por lipídios, como é o caso da maltodextrina e do triglicerídeo de cadeia média (TCM) ❑ Maltodextrina usualmente apresenta em 100 g do produto, 400 kcal, enquanto o TCM em 100 g do produto apresenta 700 kcal

Fonte: Pedrosa AP, Poltronieri TS, Wiegert WVM, et al. 2023.[3] Conteúdo disponível em QR Code - ver pág. XLIX.

Anexo 43.3. Quadro suplementar 3: Opções de alimentos para enriquecimento nutricional de refeições

Alimento	Como ser utilizado no dia a dia
Leite em pó	Adição extra de leite em pó em preparações lácteas como vitaminas, mingaus, e outras, tornando-a mais calórica e proteica ❑ Adicional de 2 colheres de sopa cheia: 30 g de produto, aproximadamente 150 kcal e 8 g de proteína
Creme de leite	Opção para tornar as preparações hipercalóricas. Pode ser adicionado em purês, sopas, mingaus e outros ❑ Adicional de 3 colheres de sopa: 45 g de produto, aproximadamente 107 kcal
Farináceos	As farinhas tornam o alimento mais calórico, a depender da escolha, também podem contribuir no aumento de proteína e levam a mudança de consistência e sabor, favorecendo a sua aceitação. Podem ser utilizadas farinhas de aveia, farinha de milho, arroz e outras da preferência ❑ Aveia → adicional de 2 colheres de sopa: 30 g de produto, aproximadamente 115 kcal e 5 g de proteína ❑ Farinha de milho → adicional de 2 colheres de sopa: 45 g de produto, aproximadamente 150 kcal e 2 g de proteína
Mel	Favorece o aumento calórico e a palatabilidade do alimento. Pode ser incluído em vitaminas, iogurte e nas frutas ❑ Adicional de 1 colher de sopa: 15 g de produto, aproximadamente 50 kcal
Frutas com maior densidade calórica	Abacate Fruta versátil, capaz de aumentar a quantidade calórica e pode ser incluída em preparações doces e salgadas ❑ Adicional de 2 colheres de sopa (~90 g): aproximadamente 70 kcal Banana Fruta comum no hábito alimentar brasileiro com muitas variedades disponíveis podendo ser usada em bolos e doces ❑ Adicional de 1 unidade do tipo nanica (~100 g-): 92 kcal Manga Fruta bem aceita no paladar brasileiro, consumida in natura ou na forma de sucos e cremes ❑ Adicional de 100 g (¼ de fruta): 72 kcal
Azeite e óleos vegetais	Os óleos apresentam a capacidade de tornar o alimento hipercalórico, favorecendo a manutenção ou ganho de peso ❑ Adicional de 1 colher de sopa: 8 g de produto, aproximadamente 72 kcal
Geleias de frutas	São ótimas opções para aumentar a aceitação e palatabilidade de pães, frutas e iogurtes. Também podem ser utilizadas batidas em vitaminas ou misturadas em mingaus ❑ Adicional de 1 colher de sopa cheia: 34 g de produto, aproximadamente 90 kcal

Fonte: UNICAMP, 2011.[25] Conteúdo disponível em QR Code - ver pág. XLIX.

Anexo 43.4. Quadro suplementar 4: Características das fórmulas enterais

Tipos de fórmulas	Características
Fórmulas enterais líquidas de sistema fechado	❑ Apresentam todos os nutrientes necessários para nutrir o ser humano, sem a necessidade da adição ou complementação de outra alimentação ❑ Formulação 100% industrializada ❑ Podem ser poliméricas ou oligoméricas ❑ Tem elevado custo ❑ Após abertas, devem ser utilizadas em sua integralidade ❑ Por não serem manipuladas, não é possível aumentar a carga proteica e calórica da dieta ❑ Usualmente são mais utilizadas a nível hospitalar ❑ São ligadas diretamente ao conector da sonda, e o gotejamento é feito usualmente por bomba infusora ❑ Podem ser utilizadas tanto em sondas enterais quanto nas ostomias ❑ O paciente fica mais restrito ao leito pois pode levar até 22 horas para finalizar a sua infusão.
Fórmulas enterais líquidas de sistema aberto	❑ Apresentam todos os nutrientes necessários para nutrir o ser humano, sem a necessidade da adição ou complementação de outra alimentação ❑ Formulação 100% industrializada ❑ Por ser de sistema aberto, pode haver a manipulação da mesma para adicionar outros elementos para aumentar a carga proteica e calórica ❑ Podem ser poliméricas ou oligoméricas ❑ Tem elevado custo ❑ São mais utilizadas a nível domiciliar ❑ Após abertura do frasco, deve ser utilizada em até 24 horas ❑ Podem ser utilizadas tanto em sondas enterais quanto nas ostomias ❑ Devem ser retiradas da embalagem e colocadas no recipiente próprio para oferta de dieta ❑ O gotejamento é feito usualmente por bomba infusora ou de forma gravitacional, e pode ser feita em bolus nas ostomias ❑ O paciente tem mais liberdade para se movimentar, pois são feitas em ciclos mais rápidos
Em pó	❑ Apresentam todos os nutrientes necessários para nutrir o ser humano, sem a necessidade da adição ou complementação de outra alimentação ❑ Por ser de sistema aberto, pode haver a manipulação da mesma para adicionar outros elementos para aumentar a carga proteica e calórica ❑ São as mais utilizadas a nível domiciliar ❑ Usualmente são poliméricas, mas também podem ser encontradas fórmulas oligoméricas ❑ Apresentam melhor custo-benefício ❑ Devem ser misturadas em água para poderem ser ofertadas para os pacientes ❑ Possui melhor funcionalidade em ostomias devido às menores chances de entupimento, mas também podem ser utilizadas em sondas entéricas ❑ O produto possui maior prazo de validade após aberto ❑ O gotejamento é feito usualmente de forma gravitacional, e pode ser feita em bolus nas ostomias ❑ O paciente tem mais liberdade para se movimentar, pois são feitas em ciclos mais rápidos

Fonte: RDC nº 21, 2015.[31] Conteúdo disponível em QR Code - ver pág. XLIX.

Referências

1. Faller JW, Brusnicki PH, Zilly A, Brofman MCBFS, Cavalhieri L. Perfil de idosos acometidos por câncer em cuidados paliativos em domicílio. Rev Kairos 2016;19:29-43. https://doi.org/10.23925/2176-901x.2016v19iespecial22p29-43.
2. Van Aanholt D, Matsuba C, Dias M. Diretriz Brasileira de Terapia Nutricional Domiciliar. BRASPEN J 2018;33:37-46.
3. Pedrosa AP, Poltronieri TS, Wiegert WVM, et al. Nutrição Oncológica no dia a dia. Editora RUBIO, 2023.
4. Instituto Nacional de Câncer (Brasil). Cuidados paliativos: vivências e aplicações práticas do Hospital do Câncer IV / Instituto Nacional de Câncer José Alencar Gomes da Silva. – Rio de Janeiro: INCA, 2021.
5. Wiegert EVM, Oliveira LC, Alencastro IM. Nutrição. In. Castilho RK, Silva VCS, Pinto CS (Eds.). Manual de Cuidados Paliativos da Academia Nacional de Cuidados Paliativos (ANCP). 3 ed. Rio de Janeiro: Atheneu, 2021. p. 180-83.
6. Instituto Nacional de Câncer (Brasil). A avaliação do paciente em cuidados paliativos / Instituto Nacional de Câncer. – Rio de Janeiro: INCA, 2022.
7. Sampaio LR, org. Avaliação nutricional [online]. Salvador: EDUFBA, 2012, pp. 1-7. Sala de aula collection. ISBN: 978-85-232-1874-4. https://doi.org/10.7476/9788523218744.
8. Instituto Nacional de Câncer (Brasil). Últimos dias de vida / Instituto Nacional de Câncer. – Rio de Janeiro: INCA, 2023.
9. Arends J, Bachmann P, Baracos V, Barthelemy N, Bertz H, Bozzetti F, et al. ESPEN guidelines on nutrition in cancer patients. Clin Nutr 2017;36:11–48. https://doi.org/10.1016/j.clnu.2016.07.015.
10. Instituto Nacional de Câncer (Brasil). Consenso nacional de nutrição oncológica. 2. ed. rev. ampl. atual. – Rio de Janeiro: INCA, 2015.
11. Rubenstein LZ, Harker JO, Salva A. Screening for Undernutrition in Geriatric Practice: Developing the Short-Form Mini Nutritional Assessment (MNA-SF). J Geront 2001;56:M366-377.
12. Ottery FD. Definition of standardized nutritional assessment and interventional pathways in oncology. Nutrition 1996;12:S15–9. https://doi.org/10.1016/0899-9007(96)90011-8.
13. Rosa K, Wiegert E, Oliveira LC. Proposal of a nutritional screening algorithm for patients with incurable cancer receiving palliative care: data from a prospective cohort. Nutr Clin Pract n.d.;2024:485–99.
14. Schag CC, Heinrich RL, Ganz PA. Karnofsky performance status revisited: reliability, validity, and guidelines. J Clin Oncol 1984;2:187–93. https://doi.org/10.1200/JCO.1984.2.3.187.
15. Jang RW, Caraiscos VB, Swami N, Banerjee S, Mak E, Kaya E, et al. Simple prognostic model for patients with advanced cancer based on performance status. J Oncol Pract 2014;10:e335-41. https://doi.org/10.1200/JOP.2014.001457.
16. Bruera E, Kuehn N, Miller MJ, Selmser P, Macmillan K. The Edmonton Symptom Assessment System (ESAS): a simple method for the assessment of palliative care patients. J Palliat Care 1991;7:6–9. https://doi.org/10.1177/082585979100700202.
17. Paiva CE, Manfredini LL, Paiva BSR, Hui D, Bruera E. The Brazilian version of the Edmonton Symptom Assessment System (ESAS) is a feasible, valid and reliable instrument for the measurement of symptoms in advanced cancer patients. PLoS One 2015;10:e0132073. https://doi.org/10.1371/journal.pone.0132073.
18. Anderson F, Downing GM, Hill J, Casorso L, Lerch N. Palliative performance scale (PPS): a new tool. J Palliat Care 1996;12:5–11. https://doi.org/10.1177/082585979601200102.
19. Maltoni M, Nanni O, Pirovano M, Scarpi E, Indelli M, Martini C, et al. Successful validation of the palliative prognostic score in terminally ill cancer patients. Italian Multicenter Study Group on Palliative Care. J Pain Symptom Manage 1999;17:240–7. https://doi.org/10.1016/s0885-3924(98)00146-8.
20. Morita T, Tsunoda J, Inoue S, Chihara S. The Palliative Prognostic Index: a scoring system for survival prediction of terminally ill cancer patients. Support Care Cancer 1999;7:128–33. https://doi.org/10.1007/s005200050242.

21. McMillan DC, Crozier JEM, Canna K, Angerson WJ, McArdle CS. Evaluation of an inflammation--based prognostic score (GPS) in patients undergoing resection for colon and rectal cancer. Int J Colorectal Dis 2007;22:881–6. https://doi.org/10.1007/s00384-006-0259-6.
22. Souza-Silva R de, Calixto-Lima L, Varea Maria Wiegert E, de Oliveira LC. Decision tree algorithm to predict mortality in incurable cancer: a new prognostic model. BMJ Support Palliat Care 2024. https://doi.org/10.1136/spcare-2023-004581
23. Matos MR, Muniz RM, Barboza M. Representações sociais do processo de adoecimento dos pacientes oncológicos em cuidados paliativos no domicílio. Rev Enferm UFSM 2017;7:398–410.
24. Weimann A, Braga M, Carli F, Higashiguchi T, Hübner M, Klek S, et al. ESPEN practical guideline: Clinical nutrition in surgery. Clin Nutr 2021;40:4745–61. https://doi.org/10.1016/j.clnu.2021.03.031.
25. Universidade Estadual de Campinas – UNICAMP. Tabela brasileira de composição de alimentos - TACO. 4. ed. rev. e ampl. Campinas: UNICAMP/NEPA, 2011.
26. Bischoff SC, Austin P, Boeykens K, Chourdakis M, Cuerda C, Jonkers-Schuitema C, et al. ESPEN practical guideline: Home enteral nutrition. Clin Nutr 2022;41:468–88. https://doi.org/10.1016/j.clnu.2021.10.018..
27. Bering J, DiBaise JK. Home parenteral and enteral nutrition. Nutrients 2022;14:2558. https://doi.org/10.3390/nu14132558.
28. Waitzberg DL, Baxter YC. Custos do tratamento de pacientes recebendo terapia nutricional: da prescrição à alta. Nutr Pauta 2004;67:18–30.
29. Toussaint E, Van Gossum A, Ballarin A, Arvanitakis M. Enteral access in adults. Clin Nutr 2015;34:350–8. https://doi.org/10.1016/j.clnu.2014.10.009.
30. Cordeiro PM. Terapia nutricional enteral domiciliar em pessoas com indicação de cuidados paliativos. Dissertação (Mestrado em Alimentação e Nutrição) - Ciências da Saúde, Universidade Federal do Paraná, 2021
31. Resolução da Diretoria Colegiada- RDC nº 21 de 2015. Dispõe sobre o regulamento técnico de fórmulas para nutrição. Disponível em: <enteral.https://bvsms.saude.gov.br/bvs/saudelegis/anvisa/2015/rdc0021_13_05_2015.pdf>.
32. Pironi L, Boeykens K, Bozzetti F, Joly F, Klek S, Lal S, Lichota M, Mühlebach S, Van Gossum A, Wanten G, Wheatley C, Bischoff SC. ESPEN guideline on home parenteral nutrition. Clin Nutr. 2020 Jun;39(6):1645-1666. doi: 10.1016/j.clnu.2020.03.005. Epub 2020 Apr 18. PMID: 32359933. Disponível em: <https://pubmed.ncbi.nlm.nih.gov/32359933/>.

44

Assistência Odontológica no Ambiente Domiciliar

Camila de Freitas Martins Soares Silveira
Giovana Badan Martins
Leticia Lang

Introdução

O aumento da expectativa de vida alcançado nas últimas décadas, aliado às mudanças no estilo de vida, desigualdade socioeconômica e disparidade de acesso a serviços de saúde, trouxe consigo um aumento do desenvolvimento de doenças crônicas pelos indivíduos e novas demandas de atendimento. As condições crônicas de saúde, assim como doenças degenerativas, progressivas, neoplásicas e de origem genética, entre outras, podem ser enquadradas em doenças que podem demandar cuidados paliativos.[1-4]

As equipes de cuidados paliativos são formadas por profissionais de diferentes áreas da saúde, para alcançar uma abordagem abrangente. Para Oliva e Miranda (2015), a odontologia deve integrar as equipes de cuidados paliativos, visto que a cavidade bucal pode sediar inúmeros processos patológicos, bem como apresentar efeitos colaterais promovidos por terapêuticas medicamentosas instituídas para o manejo da doença de base.[5]

Ademais, a cavidade bucal tem especial importância no bem-estar, por estar relacionada à nutrição e à fala que, quando comprometidas, levam à queda da qualidade de vida. Além de sanar as demandas específicas nas diversas áreas de saúde, o cuidado paliativo propicia mais conforto e dignidade para os assistidos no final de vida por meio de orientações para os pacientes, seus familiares e cuidadores.[5]

Porém, a presença de patologias incapacitantes e outras situações em que há dificuldade de locomoção e deslocamento pelos pacientes (pacientes acamados, com doenças crônicas avançadas, com obesidade, pessoas com deficiências, entre outros) tem aumentado a demanda pela assistência em hospital e domicílio. O atendimento odontológico domiciliar a essa população proporciona uma assistência humanizada, eficiente e segura, possibilitando a continuidade da atenção ao paciente, porém requer um manejo clínico diferenciado, com alguns cuidados por parte da equipe odontológica e um minucioso planejamento das ações que serão executadas.[6-8]

A Atenção Domiciliar (AD) torna o tratamento odontológico acessível a esses pacientes que estão impossibilitados de ir a um consultório odontológico, além da promoção da saúde bucal e prevenção de doenças da cavidade oral, promovendo dessa forma um cuidado capaz de ampliar a autonomia e a corresponsabilidade do cuidado através da integração paciente-cuidador.[6,8,9]

Neste capítulo abordaremos as particularidades da odontologia no atendimento domiciliar, descrevendo suas principais diferenças em relação ao atendimento convencional no consultório odontológico quanto à abrangência dos procedimentos, organização de materiais e instrumentais, acomodação do paciente durante a consulta e outros aspectos relevantes.

A proporcionalidade no cuidado

A Organização Mundial de Saúde (OMS), define cuidado paliativo como uma abordagem aos pacientes em vigência de patologias que ameaçam a vida, ou sem uma opção terapêutica de cura. Envolve ações para o alívio e tratamento de sintomas físicos, bem como ações de suporte psicossocial e espiritual. Esses pacientes podem estar restritos a leitos hospitalares ou no convívio domiciliar.[10]

O cirurgião-dentista tem papel fundamental na equipe de profissionais que prestam cuidados paliativos, uma vez que a cavidade bucal é frequentemente o primeiro local a manifestar sintomas de dor e desconforto, decorrentes diretamente da doença ou indiretamente, como efeito colateral de fármacos e demais tratamento.[11,12] No entanto, os cuidados paliativos bucais são frequentemente negligenciados, pela equipe de atendimento, bem como pelos próprios pacientes e seus cuidadores, e são instituídos apenas quando os sintomas começam a afetar a qualidade de vida do paciente.[11]

Dentre as alterações bucais mais frequentemente encontradas nos pacientes em cuidados paliativos, principalmente naqueles acometidos por doenças neurológicas estão a hipossalivação, xerostomia, sialorreia, infecções fúngicas, infecções virais, disfagia, mucosite, dor orofacial, disgeusia, ulcerações, halitose[13], além de infecções bacterianas, cárie, doença periodontal e comprometimento estético e funcional pela perda de elementos dentais, tecido ósseo e muscular.[14] Esses problemas podem aumentar a morbidade, causar grande sofrimento e afetar o bem-estar físico e psicológico do paciente, pois podem interferir no apetite, no paladar, na mastigação, na deglutição, na fala, nas interações sociais e no sono.[12,15]

A manutenção da via de alimentação oral e a possibilidade de sentir sabores, expressar desejos e sentimentos, transforma o período da terminalidade e fase final de vida em uma experiência mais positiva para o paciente e familiares. A atuação da odontologia, por meio de avaliações periódicas, contribui para a prevenção de alterações bucais, além da reabilitação e tratamento, quando necessários. Promove a reintegração do indivíduo à sociedade e a melhora da autoestima dos pacientes em cuidados paliativos.[16]

O paciente, no geral, é vulnerável e, em sua grande maioria, incapaz de oferecer respostas sobre seu inventário de saúde. Para o atendimento domiciliar, deve-se individualizar qual o melhor familiar e/ou cuidador para as informações pertinentes a histórico de saúde e cuidados habituais. Recomenda-se ainda, que todo o atendimento seja realizado na presença de um responsável pelo paciente, bem como que esse atendimento ocorra no período diurno, evitando assim os momentos que acometa a síndrome do entardecer ou síndrome do pôr do sol, um quadro relativamente frequente em portadores de demência.[4]

Devido a eventos traumáticos, a confecção de protetores bucais está indicada e poderá proteger tecidos moles e duros bucais, além de visar a reparação tecidual. Esses protetores podem ser individualizados, através da moldagem de uma das arcadas e confecção de dispositivos interoclusais com 5 milímetros (confeccionados em silicone), assim como observado na Figura 44.1, ou dispositivos termo ativáveis pré-fabricados. A escolha da melhor metodologia depende do acesso à moldagem ou a possibilidade de aquecimento do material e acesso ao paciente. Faz-se necessário que esse dispositivo seja perfurado e mantido fixado para evitar soltura e consequente broncoaspiração (Figura 44.2). O treinamento dos cuidadores quanto à inserção e remoção desses dispositivos, bem como técnicas de abertura da cavidade bucal e de higiene desses materiais, deve ser ofertado a todos os profissionais que fazem parte da escala de cuidados desse paciente.

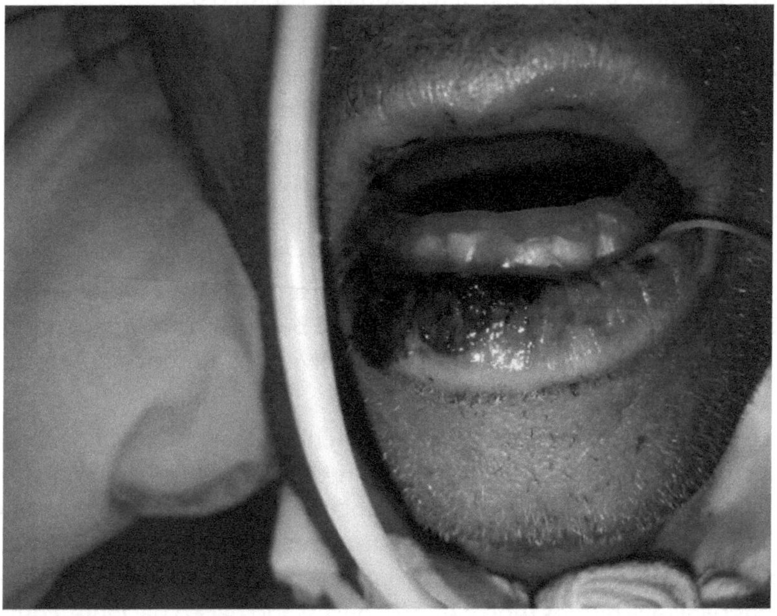

Figura 44.1. Protetor bucal em arcada inferior. *Fonte: Acervo pessoal dos autores, 2024.*

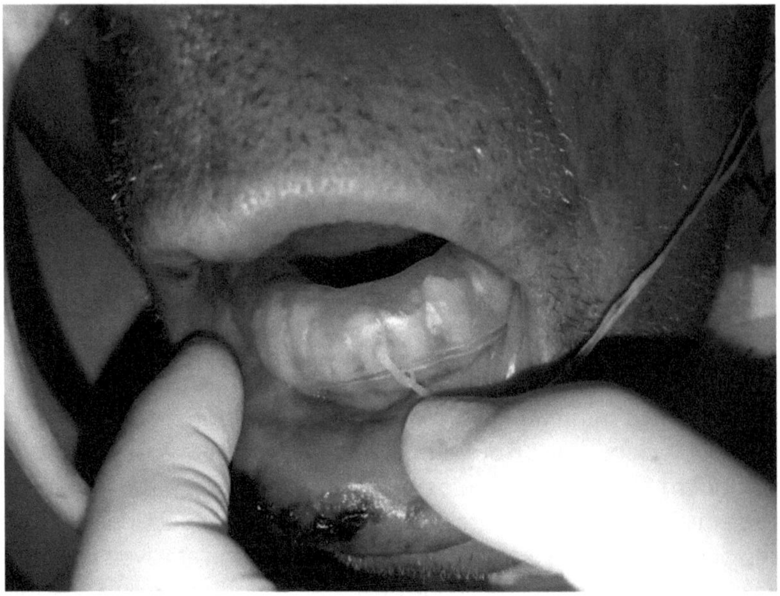

Figura 44.2. Perfuração para fixação do dispositivo. *Fonte: Acervo pessoal dos autores, 2024.*

Os pacientes sistemicamente comprometidos e em fase final de vida podem apresentar alterações do fluxo salivar decorrentes do uso de polifarmácia, principalmente no que tange a sinais e sintomas de boca seca, que limitam a qualidade de vida. As alterações salivares estão detalhadamente abordadas no capítulo 16 e cuidados bucais em pacientes no fim da vida estão detalhados no capítulo 62.

As alterações bucais decorrentes da hipossalivação como: xerostomia, dor, aumento da incidência de lesões de cárie e doença periodontal, candidíase, disgeusia, disfagia, dificuldades de fala, mastigação e adaptação de próteses e o aparecimento de infecções oportunistas, podem contribuir para aumentar o sofrimento e prejudicar a qualidade de vida dos pacientes em cuidados paliativos[17] (Figura 44.3).

As lesões orais podem acontecer de maneira muito frequente nesses pacientes, em decorrência de alterações salivares, traumas e dificuldade de higiene. A fotobiomodulação é uma terapia importante que pode auxiliar no manejo de lesões orais, sendo de fácil execução, podendo ser realizada à beira do leito, independentemente do estágio de evolução da doença, trazendo alívio dos sintomas, conforto e qualidade de vida.[17]

Paliar é tornar menos intenso, abrandar, amenizar, atenuar. Os cuidados paliativos domiciliares ofertados são cuidados de conforto e de qualidade de vida enquanto houver vida. O alívio de sintomas (dor, boca seca, processos inflamatórios e edematosos) e a tomada de decisão ao tempo correto é sempre compartilhada, envolvendo toda equipe multiprofissional, paciente e familiares. A empatia e a ciência devem andar sempre de mãos dadas para realizarmos tudo o que for necessário para o paciente, com a melhor técnica possível e de forma humanizada, para que ele tenha qualidade de vida e de

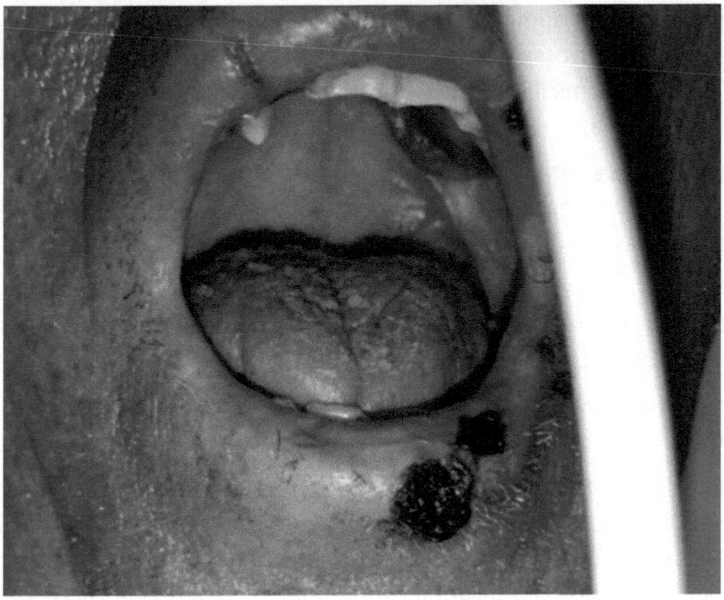

Figura 44.3. Alterações bucais decorrentes de hipossalivação. *Fonte: Acervo pessoal dos autores, 2024.*

morte. O capítulo 12 ("avaliação do paciente em CP") explica minuciosamente como deve ser realizada a tomada de decisão do plano de tratamento odontológico.

Logística do atendimento: por onde começar?

Embora o atendimento em domicílio possa ser uma opção a pacientes normossistêmicos por questões de praticidade, falta de tempo e conforto, como no caso de profissionais com agendas sobrecarregadas e pais muito ocupados[6], o tratamento odontológico domiciliar é direcionado, na maioria das vezes, a pacientes com doenças crônicas e dificuldade de locomoção.[18]

Sendo assim, o atendimento odontológico domiciliar costuma ter demandas muito específicas, em pacientes sistemicamente comprometidos ou com dificuldade de mobilidade.[18] A Atenção Domiciliar odontológica tem como diferencial ser centrada na pessoa, e não na doença, através de ações de prevenção, promoção de saúde e tratamentos que trarão conforto e qualidade de vida aos pacientes, além da tranquilidade e segurança aos familiares e cuidadores.[18,19]

Nesse sentido, seu principal objetivo é remover focos de infecção oral, tratar lesões e traumas, aliviando a dor, propiciando a devolução das funções orais ao paciente e maior qualidade de vida.[19] Há uma grande preocupação em controlar a saúde oral para evitar a pneumonia aspirativa em pacientes críticos, que traz grandes riscos à sua saúde sistêmica. Dessa forma, o olhar clínico do cirurgião-dentista deve se voltar a esses objetivos, adaptando as técnicas odontológicas a essas necessidades, de modo a facilitar e agilizar a execução dos procedimentos em ambiente domiciliar.

Assim que a consulta domiciliar for agendada, é importante que algumas providências sejam tomadas para essa e para todos os demais atendimentos, a fim de facilitar a logística da Atenção Domiciliar. Como sugestão, listamos algumas medidas que podem ser solicitadas à família:

- O paciente deve estar preparado no horário agendado (não estar tomando banho, fazendo alimentação ou outras atividades) e já acomodado em local apropriado para a consulta.
- O ambiente deve estar adequado para o atendimento (ventilado, bem iluminado, com travesseiros de apoio para as costas do paciente, caso necessite).
- Não deve haver crianças ou animais de estimação no local do atendimento no momento da avaliação ou procedimentos, por motivo de segurança, evitando algum acidente devido ao uso de material perfurocortante na odontologia.
- O responsável legal pelo paciente deve estar presente, bem como cuidadores, para que seja feita a assinatura dos documentos e para orientações de higiene oral e cuidados específicos. Caso a presença de alguém não seja possível no momento da consulta, pode ser realizada uma consulta virtual prévia e outra após a avaliação do paciente, para exposição do plano de tratamento, sanar dúvidas e orientações de cuidados orais. Para a anamnese faz-se necessária a presença física ou virtual do familiar/cuidador que tenha ciência completa do inventário de saúde do paciente.
- Caso seja de consenso da família, constando no termo de consentimento livre e esclarecido, pode ser realizado um vídeo orientativo sobre cuidados bucais a ser compartilhado com os demais cuidadores.

Para a avaliação inicial, sugerimos levar somente o suficiente para a primeira consulta, avaliação dos sinais vitais do paciente e exame clínico. O material pode ser acomodado em caixa ou maleta resistente (maletas de materiais odontológicos, caixas de pesca ou organizadoras, por exemplo) com espaço para materiais sujos e limpos separadamente. Posteriormente, quando o planejamento estiver pronto, os materiais devem ser selecionados conforme os procedimentos a serem executados, e as caixas podem ser acomodadas em uma pequena mala de rodinhas rígida.

Sugerimos também que o paciente seja acomodado de modo que não fique muito deitado, para evitar que líquidos e materiais sejam broncoaspirados. Da mesma forma, ao fazer a higiene oral assistida ou profilaxia dental, devemos evitar encharcar a gaze, umedecendo-a levemente para a higiene oral. Esse cuidado também deve ser tomado no momento da escovação dos dentes. Essa pode ser feita com escova de dentes macia e água, ou com creme dental aplicado ou não em seguida, clorexidina oral, de acordo com o diagnóstico e prescrição do cirurgião dentista.

Sugestão de materiais para a primeira consulta:

- Maleta ou frasqueira rígida, que possa comportar pequenas caixas dentro.
- Luvas descartáveis (2 ou 3 pares em um saquinho plástico).
- Máscara, gorro, óculos, avental descartável e lanterna de cabeça.

- Álcool 70% e Clorexidina 0,12% aquosa ou gel ou outro colutório.
- Pequena caixa contendo: fio dental, escova dental nova, abaixadores de língua, hidratante labial, lubrificante oral, gaze estéril, rolinhos de algodão, fita crepe, jogo clínico e abridores de boca (confeccionar previamente e esterilizar abridores de boca com espátulas de madeira), conforme observado na Figura 44.4.
- Babador para o paciente e para forrar a mesa.
- Toalhas de papel e saco de lixo comum e leitoso, próprio para descarte dos materiais contaminados.
- Kit para aferição de sinais vitais – termômetro, oxímetro, glicosímetro e aparelho medidor de pressão arterial digital automático.
- Receituário, caneta, carimbo, anamnese, TCLE e prancheta.

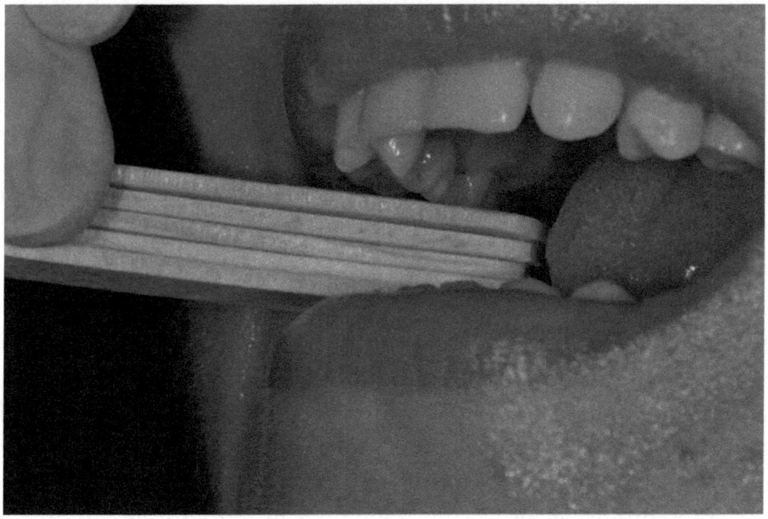

Figura 44.4. Abridor de boca realizado com espátulas de madeira. *Fonte: Acervo pessoal dos autores, 2024.*

É muito importante ter uma mesa de apoio para colocar os materiais, que pode ser uma mesinha de cabeceira da casa ou outra, ou ainda uma mesa pequena dobrável, levada pelo profissional. Essa mesa deve ser higienizada com álcool 70%, friccionando sempre no mesmo sentido, e forrada, para que os materiais do atendimento sejam organizados.

Entre as principais necessidades dos pacientes de atendimento domiciliar estão a realização de escovação dental assistida, o controle da doença periodontal, o tratamento de lesões orais, exodontias e manejo da xerostomia (As alterações salivares estão amplamente abordadas no capítulo 16). Outro papel importante do cirurgião-dentista no contexto da AD é a orientação da higiene oral correta aos cuidadores e familiares.[19]

Pode-se observar, na Tabela 44.1, os principais procedimentos odontológicos realizados no atendimento domiciliar e suas justificativas.

Tabela 44.1. Procedimentos odontológicos mais frequentes no atendimento domiciliar

Exodontias	Geralmente os pacientes apresentam raízes residuais e dentes com cárie avançada, doença periodontal e mobilidade acentuada, representando um alto risco para infecções secundárias e de aspiração ou deglutição do elemento dental, além de provocar dor, em alguns casos.
Raspagem periodontal e profilaxia dental	Devido à dificuldade de higienização oral por parte dos pacientes e cuidadores, a presença de biofilme e cálculo dental é uma constante. A doença periodontal de caráter inflamatório e infeccioso deve ser controlada prevenindo complicações infecciosas à distância.
Restaurações	A presença de lesão cariosa e de fraturas dentais apresenta alta demanda, sendo o cimento de ionômero de vidro o material restaurador mais empregado, pela facilidade de uso, mas a resina composta também pode ser utilizada, se as condições forem adequadas.
Próteses dentárias	No geral, as demandas são voltadas para próteses totais ou parciais removíveis, a fim de devolver a função mastigatória, e estética dos pacientes, por vontade do próprio paciente ou dos familiares, desde que corretamente indicadas. Quer seja para ajustes ou reembasamento.
Confecção de protetores bucais	Da mesma forma que pacientes sob ventilação mecânica, muitas vezes pacientes com alterações neurológicas importantes podem sofrer traumas em mucosas, sendo indicado protetores, que podem ser confeccionados sob medida ou pré-fabricados.
Fotobiomodulação e terapia fotodinâmica antimicrobiana	As fototerapias são importantes ferramentas, quando bem indicadas, que podem ajudar muito no manejo de pacientes domiciliares, por serem portáteis, de fácil aplicação e grande aceitação pelos pacientes. A fotobiomodulação promove analgesia, acelera o reparo tecidual e modula o processo inflamatório. Já a terapia fotodinâmica antimicrobiana pode ser usada para a descontaminação local, sendo uma terapia adjuvante muito benéfica no controle de infecções. É necessário, no entanto, a devida capacitação do profissional para diagnóstico e a realização dessas terapias.

Fonte: Elaborada pelos autores, 2024.

Além disso, o dentista tem um papel importantíssimo na busca ativa por desordens potencialmente malignas, atuando na prevenção e diagnóstico do câncer de boca. Outras demandas podem surgir, como tratamento endodôntico e confecção de próteses unitárias, por exemplo, mas não é muito comum, dado o perfil e necessidades específicas desses pacientes. É importante salientar que, apesar da complexidade desses pacientes, muitas vezes as suas demandas odontológicas são procedimentos simples, como profilaxia dental, raspagem periodontal e extrações de raízes residuais, para adequação de saúde bucal.[18,19]

O preparo do material e instrumental deve ser feito de acordo com o procedimento que será realizado no dia, não sendo muito diferente do que é utilizado rotineiramente no consultório odontológico.

Quanto aos equipamentos, existem opções de aparelhos de ultrassom e jato de bicarbonato portáteis, sugador elétrico, fotopolimerizador, micromotores rotatórios de bancada, que podem ser adquiridos para facilitar a realização dos procedimentos.[6]

Além desses, há o equipamento odontológico portátil completo, com compressor próprio, alguns modelos elétricos, sugador, pontas de alta e baixa rotação, ultrassom e jato de bicarbonato, além da seringa tríplice. É uma excelente opção e facilita bastante o atendimento, mas não é imprescindível, já que muitos procedimentos podem ser realizados sem a necessidade de instrumentos rotatórios e as demandas podem ser sanadas, muitas vezes, com o micromotor portátil, ou com instrumentais manuais não mecanizados.[6] Além disso, às vezes o próprio paciente tem em casa uma bomba de sucção, que a família já utiliza para fazer a higiene oral, para aspirar a saliva, que pode ser utilizada pelo dentista, em caso de necessidade.

Há ainda equipamentos auxiliares muito úteis, como o Laser de baixa potência e o equipamento de RX totalmente portáteis.[6] As radiografias nem sempre são necessárias, mas podem ser incluídas quando sua realização for determinante para a escolha de conduta. A câmera intraoral é muito benéfica para registro fotográfico, auxilia no planejamento e acompanhamento do tratamento, mas as fotos também podem ser obtidas através da câmera do celular.

O descarte de materiais perfurocortantes deve ser realizado em caixa própria e os demais em sacos de lixos adequados para materiais contaminados e não contaminados. Todo o material deve ser processado no local onde será a sede do profissional para limpeza, organização e esterilização dos materiais (e sua separação em *kits* individuais), que deverá ter o registro adequado e alvará da vigilância sanitária, estando de acordo com todas as agências reguladoras.[6]

O retorno para a próxima consulta avaliativa deverá ser pré-agendada pelo cirurgião-dentista a depender das demandas daquele paciente, do envolvimento da equipe assistencial e de sua condição clínica.

Conclusão

A assistência odontológica desempenha um papel crucial na garantia do bem-estar integral dos pacientes em cuidados paliativos. Este capítulo destacou não apenas a importância dessa abordagem domiciliar, mas também esclareceu aspectos fundamentais da logística do atendimento em casa e da utilização de equipamentos portáteis. Assim, a odontologia domiciliar torna-se uma realidade cada vez mais alcançável para os profissionais da área e acessível aos pacientes que necessitam de cuidados no conforto de seus lares.

Referências

1. Billings JA. Wha tis Palliative Care? Journal of Palliative Medicine. 1998 Mar;1(1):73-81
2. Silva RL, Silva NP, Simonato LE. Cuidados Paliativos em Pacientes Terminais. Unifunec Ciências da Saúde e Bilógicas. 2021 Oct 6;4(7):1-6.
3. Silva de Oliveira C, Patrícia C, Montenegro D, Márcia A, Lima C. Odontologia e Cuidados Paliativos. Estudo de Caso1 [Internet]. [cited 2024 Mar 30]. Available from: https://www.revistalongeviver.com.br/index.php/revistaportal/article/download/805/864.
4. Vitória M, Martha. A Complexidade do Cuidado no Idoso com Doença de Alzheimer e a Introdução dos Cuidados Paliativos – Uma Revisão Narrativa. Revista Ibero-Americana de Humanidades, Ciências e Educação. 2023 Jul 31;9(7):80–90.
5. Oliva A, Alexandre F, Miranda F. Cuidados Paliativos e Odontogeriatria: Breve Comunicação [Internet]. [cited 2024 Mar 30]. Available from: https://www.revistalongeviver.com.br/index.php/revistaportal/article/viewFile/506/542.
6. Odontologia Domiciliar [Livro eletrônico]: Comissão de odontologia domiciliar do CRO-SE/ organização Liciane Menezes, Rayle Monteiro, Stephany Barreto. – 1. Ed. – Aracaju, SE : PDF

7. Neto JM de A e S, Nascimento TMD do, Silva AS da, Anjos CL dos, Mendonça ICG de. Cuidados odontológicos no atendimento domiciliar. Revista Eletrônica Acervo Saúde. 2021 Mar 13;13(3):e6627
8. Moraes I. Atuação da equipe odontológica no Serviço de Atenção Domiciliar: relato de experiência. Repositorioufubr [Internet]. 2019; Available from: https://repositorio.ufu.br/handle/123456789/25183
9. Pinto CA. Saúde bucal de idosos em cuidados paliativos domiciliares e fatores associados. Bdtducbbr [Internet]. 2021 [cited 2024 Mar 30]; Available from: https://bdtd.ucb.br:8443/jspui/handle/tede/2915
10. World Health Organization. Integrating palliative care and symptom relief into primary health care: a WHO guide for planners, implementers and managers. 2018 [cited 2022 Feb 24]; Available from: https://apps.who.int/iris/bitstream/handle/10665/274559/9789241514477-eng.pdf?ua=1
11. Delgado MB, Burns L, Quinn C, Moles DR, Kay EJ. Oral care of palliative care patients – carers' and relatives' experiences. A qualitative study. British Dental Journal. 2018 Jun;224(11):881–6.
12. Mulk BS, Chintamaneni RL, Mpv P, Gummadapu S, Salvadhi SS. Palliative Dental Care- A Boon for Debilitating. Journal of Clinical and Diagnostic Research : JCDR [Internet]. 2014 Jun 1;8(6):ZE01–6. Available from: https://www.ncbi.nlm.nih.gov/pmc/articles/PMC4129290/
13. Venkatasalu MR, Murang ZR, Ramasamy DTR, Dhaliwal JS. Oral health problems among palliative and terminally ill patients: an integrated systematic review. BMC Oral Health. 2020 Mar 18;20(1).
14. Wiseman MA. Palliative care dentistry. Gerodontology. 2000 Jul;17(1):49-51.
15. Fischer DJ, Epstein JB, Yao Y, Wilkie DJ. Oral health conditions affect functional and social activities of terminally ill cancer patients. Supportive Care in Cancer [Internet]. 2013 Nov 14;22(3):803-10. Available from: https://www.ncbi.nlm.nih.gov/pmc/articles/PMC3962694/
16. Rohr Y; Adams J; Young L. Oral discomfort in palliative care: results of an exploratory study of the experiences of terminally ill patients. International Journal of Palliative Nursing [Internet]. 2010 Sep;16(9):439-44. Available from: http://www.magonlinelibrary.com/doi/10.12968/ijpn.2010.16.9.78638.
17. Golež A, Frangež I, Cankar K, Frangež HB, Ovsenik M, Nemeth L. Effects of low-level light therapy on xerostomia related to hyposalivation: a systematic review and meta-analysis of clinical trials. Lasers in Medical Science. 2021 Aug 19.
18. Rodrigues, JS. et al.; Revista Portal de Divulgação, n.58, Ano IX. Out/Nov/Dez. 2018. ISSN 2178-3454. www.portaldoenvelhecimento.com/revista-nov 30.
19. Bizerril DO, Saldanha K de GH, Silva JP da, Almeida JR de S, Almeida MEL. Papel do cirurgião--dentista nas visitas domiciliares: atenção em saúde bucal. Revista Brasileira de Medicina de Família e Comunidade. 2015 Dec 30;10(37):1-8.

45

A Atuação do Farmacêutico nos Cuidados Paliativos Domiciliares

Christiane Rayssa Miguel
Daliane Piccolo Sant'Ana

Introdução

Nos cuidados paliativos domiciliares, o farmacêutico avalia a farmacoterapia priorizando conforto e qualidade de vida ao paciente, através da farmácia clínica, realiza a gestão dos serviços da farmácia, através da assistência farmacêutica e fornece orientação farmacêutica aos pacientes, familiares e/ou cuidadores.

O farmacêutico clínico é o profissional capacitado à promoção do uso racional de medicamentos por meio do acompanhamento farmacoterapêutico e da educação em saúde, assim como descreve a Resolução nº 585/2013, do Conselho Federal de Farmácia (CFF).[2]

Na avaliação da farmacoterapia, o farmacêutico verifica se os medicamentos prescritos são padronizados e/ou estão disponíveis; dose; frequência; via de administração; duração de tratamento; duplicidade, e conformidade com protocolos clínicos e assistenciais.[2]

Um aspecto importante no uso de medicamentos em pacientes em cuidados paliativos se refere à necessidade de tratar os sintomas e, ao mesmo tempo, evitar a polifarmácia.[3] Os principais sintomas e situações clínicas comumente avaliados em conjunto com a equipe multidisciplinar são:

- Gerenciamento da dor: o farmacêutico orienta sobre opções farmacológicas, ajustes de doses e monitorando efeitos colaterais e toxicidade (avaliação e notificação farmacovigilância).[5,6]
- Gerenciamento dos sintomas gastrointestinais, respiratórios, de pele e fadiga: o farmacêutico orienta sobre as opções farmacológicas e a cronofarmacologia (melhor horário de administração).[5,6]

- Gerenciamento de sintomas de *delirium*: o farmacêutico atua na verificação de exames laboratoriais (p.ex., distúrbios eletrolíticos), reações adversas a medicamentos e uso de antimicrobianos.[6]
- Gerenciamento de infecção: o farmacêutico verifica exames, culturas, tempo de uso de antimicrobianos e necessidade de ajustes de dose (insuficiência renal ou hepática).[6]
- Ajuste de vias de administração: o farmacêutico informa a equipe sobre medicamentos e formas farmacêuticas disponíveis.

As alterações e piora desses sintomas estão ligadas diretamente ao momento que o ciclo da doença se encontra e a participação ativa do farmacêutico nesse gerenciamento colabora com a equipe multidisciplinar para otimizar a terapia medicamentosa, melhorando a adesão ao tratamento e efetividade no controle de sintomas.[2]

Todas as intervenções e orientações devem ser registradas em prontuário físico e/ou eletrônico.[2] Além da avaliação da farmacoterapia, o farmacêutico tem um papel como educador em saúde, orientando os cuidadores, familiares e pacientes sobre os medicamentos prescritos, forma de uso, posologia, horários de administração, interações medicamentosas e potenciais efeitos adversos.[2]

Especificidades da farmácia na Atenção Domiciliar (AD)

A assistência farmacêutica domiciliar engloba todas as práticas do ciclo da assistência farmacêutica: seleção, programação, aquisição, recebimento, armazenamento e dispensação/distribuição.[7] Essas atividades estão intimamente ligadas ao cuidado do paciente no domicílio e contribuem para uma prática do cuidado seguro e adequado.

Seleção

Na seleção de medicamentos e materiais, o farmacêutico em conjunto da equipe multidisciplinar, minimamente composta por enfermeiro, médico e administrador, é responsável por padronizar os medicamentos e materiais. A padronização facilita os processos de aquisição, armazenamento, distribuição e gerenciamento do estoque, pois racionaliza a quantidade de itens, custos e recursos, além de melhorar a qualidade de informação sobre o medicamento e facilitar o fluxo de informação, proporcionando melhores condições para a prática clínica e contribuindo uso racional de medicamentos.[7,15]

A lista de medicamentos e materiais padronizados deve garantir atender às principais demandas da instituição, baseada no perfil de atendimentos, na complexidade e nos fatores farmacoeconômicos.

Ao selecionar esses itens, alguns critérios devem ser adotados, como: evitar multiplicidade de doses farmacêuticas do mesmo princípio ativo, diversas classes terapêuticas para mesma finalidade, e escolher, preferencialmente, substâncias com um único princípio ativo. Padronizar formas farmacêuticas e apresentações que proporcionem maior flexibilidade posológica, facilitando o cálculo, fracionamento ou multiplicação das doses, considerando a comodidade de administração ao paciente, faixa etária e menor toxicidade.[14]

Recomenda-se revisar a lista periodicamente, verificando a necessidade de padronização de itens comumente utilizados que não constam na lista (não padronizados) e substituir ou excluir materiais e medicamentos em desuso.

Programação

Programar consiste em estimar quantidades a serem adquiridas, para atender determinada demanda de serviços, em um período definido. A modalidade de compra adotada deve considerar a capacidade de armazenamento do estoque, recursos financeiros e operacionais, disponibilidade de fornecedores e prazos. A programação de compras pode ser quinzenal, mensal, bimestral, ou conforme as diretrizes administrativas de cada instituição.[13]

Especificações técnicas e métodos devem ser elaborados para suprir a demanda de compra, alguns desses métodos são:

- Consumo e necessidade: consumo é a quantidade de produtos utilizados em determinado intervalo de tempo nos serviços de saúde. Já a necessidade é a previsão de consumo em função do perfil epidemiológico, que varia de acordo com a oferta e com o nível de complexidade dos serviços de saúde (perfil serviço assistido pela empresa).[9]
- Consumo histórico: consiste na análise de consumo dos materiais e medicamentos comparados a uma série histórica no tempo, possibilitando estimar o consumo. Nesse caso, são utilizados os registros de movimentação de estoques, dados anuais, incluindo as variações sazonais, por exemplo: inverno – doenças respiratórias.[9]
- Consumo médio mensal: o consumo médio mensal é a somatória do consumo dos produtos utilizados durante determinado período, dividido pelo número de meses em que cada produto foi utilizado. Deve-se excluir perdas, empréstimos e outras saídas não regulares.[9]

Em todos os métodos de programação, existem vantagens e desvantagens. Recomenda-se ajustar a um método ou a combinação dos vários métodos para se obter uma programação mais adequada para que se possa quantificar melhor.

Aquisição

A aquisição consiste em um conjunto de procedimentos pelos quais se efetiva a compra dos materiais e medicamentos estabelecidos na programação, com o objetivo de disponibilizá-los em quantidade, qualidade e menor custo, visando manter a regularidade no abastecimento.[16]

Nesse processo é importante conhecer e qualificar o fornecedor/distribuidor no qual efetivará a compra. A análise documental e cadastral dos fornecedores permite selecionar aqueles com melhores condições para atender às necessidades quanto aos requisitos necessários para a compra. Documentação sanitária e autorização de funcionamento específica para o tipo de atividade prestada devem ser validadas pelo farmacêutico. Acompanhar o desempenho dos fornecedores torna-se importante para contínua melhoria desse processo.

Recebimento

O recebimento de medicamentos é uma das etapas mais importantes do armazenamento na gestão do estoque. Consiste na avaliação detalhada e comparativa entre o que foi solicitado e o recebido.[9]

Aspectos administrativos e especificações técnicas devem ser verificados nesse momento, como: verificar se o transporte dos produtos foi realizado em condições satisfatórias (carros fechados, limpos, secos, que permita um bom acondicionamento e temperatura adequada); conformidade de dados na nota fiscal: dados da empresa, acordos comerciais, prazo de entrega, itens e quantidades pertinente com a solicitação e entrega; integridade dos materiais e medicamentos, embalagem, lote e validade.[3]

Armazenamento

A armazenagem adequada de medicamentos e materiais é uma das etapas do processo de assistência farmacêutica. O armazenamento racional contribui para a saúde financeira da instituição e a segurança ao paciente, esse pressupõe: dimensionamento da área física; infraestrutura (área física, equipamentos e recursos humanos) e processos.

A estrutura física deve ser projetada considerando os seguintes aspectos:

- Piso plano para facilitar a limpeza, e suficientemente resistente para suportar o peso dos produtos e a movimentação dos equipamentos.
- Paredes de cor clara, pintura lavável, isentas de infiltrações e umidade; não ter incidência de luz direta.
- Dimensões adequadas à instalação de suportes para armazenamento de medicamentos/materiais, como paletes, prateleiras ou/armários para que nenhum produto fique diretamente no chão.
- Ter condições ambientais adequadas com registro diário de controle de temperatura e umidade.
- Armário ou sala específica que permita o fechamento para armazenamento dos medicamentos controlados pela Portaria nº 344/98.
- Ser seguro e acessível às pessoas autorizadas e ao recebimento.

A escolha do local de armazenagem deve ser dimensionada em razão da frequência das entregas, do volume e das características de conservação e estabilidade dos medicamentos e materiais armazenados.[8,10,11]

Dispensação/distribuição

A dispensação é um processo que pressupõe uma prescrição médica e de enfermagem. Essa avaliação prévia da prescrição contribui para uso racional de recursos e minimiza os erros relacionados a medicamentos.[12]

A frequência de distribuição varia de acordo com a complexidade e particularidades do paciente. Esse aspecto precisa ser ajustado em serviços que atendam pessoas com doenças ameaçadoras da vida em fase avançada, visto que as necessidades dos mesmos podem mudar rapidamente, o que exige a dispensação de materiais e medicamentos em um período menor do que o habitual.

A distribuição de materiais e medicamentos na assistência domiciliar é um processo peculiar e complexo. Processos de roteirização devem ser criados, para facilitar a distribuição dos materiais e medicamentos no dia a dia.

Devido às características da carga a ser transportada a escolha do transporte deve ser adequada. A empresa contratada deve possuir documentação e autorização sanitárias pertinentes, veículos com controle de temperatura e umidade e motoristas treinados.

Gestão de estoque

A gestão de medicamentos e materiais médicos consiste nas várias fases descritas acima: seleção, aquisição, armazenagem, passando pela distribuição e fechando a cadeia no momento da administração do medicamento ao paciente. Para efetividade da gestão, a criação de procedimentos operacionais e instrumentos de controle para registro das informações referentes ao processo são indispensáveis.

Gestão do estoque no domicílio

Para auxiliar na dispensação da prescrição e consequente distribuição de materiais e medicamentos, a gestão de estoque no domicílio do paciente é essencial. Sugere-se um controle periódico realizado pela farmácia em conjunto com os enfermeiros e técnicos de enfermagem. Auditorias farmacêuticas são indicadas para orientações de armazenamento, descarte, uso e consumo racional de materiais e medicamentos.[4]

Orientações importantes para os pacientes e cuidadores

A insuficiência de informações e orientações fornecidas sobre o medicamento e o tratamento é considerada uma das principais variáveis que interferem no tratamento do paciente.[16-18] O uso inadequado das formas farmacêuticas e dos dispositivos devido à falta de orientação, resultam em prejuízo à segurança do tratamento e à qualidade de vida do paciente.[19]

Pacientes em cuidados paliativos geralmente fazem uso concomitante de vários medicamentos para diversas finalidades. Medicamentos que variam entre classes e formas farmacêuticas, devendo cada uma dessas variações ser observada quanto às suas especificações de armazenamento e administração, de forma a garantir eficácia e segurança durante o seu uso.

Nesse cenário, a atuação do profissional farmacêutico para o sucesso desse e de qualquer outro tratamento medicamentoso é necessária, a fim de fornecer informações e orientações aos pacientes, familiares e/ou cuidadores para garantir a eficácia do tratamento, conservação e estabilidade dos medicamentos durante o armazenamento domiciliar. Por isso, em internações domiciliares, é crucial que as orientações sejam fornecidas a todos envolvidos com o processo de cuidado do paciente, desde as formas corretas de armazenamento e administração dos medicamentos utilizados, quanto às possíveis reações adversas de cada um dos medicamentos.

A educação do paciente e dos familiares a respeito do tratamento para a eficácia do mesmo é essencial e tal abordagem deve ser feita continuamente pelos profissionais envolvidos com o cuidado do paciente.[16]

No âmbito da AD, as informações a respeito dos medicamentos e suas especificações são umas das que devem receber o maior destaque, principalmente quanto ao prazo de validade, armazenamento e administração correta.

Prazo de validade

Todos os medicamentos apresentam prazo de validade, que é estabelecido pelo fabricante após estudo de estabilidade específico. Esse prazo determina o período em que o medicamento poderá ser utilizado (prazo de vida útil), sem a perda de seu efeito terapêutico.[20]

Entretanto, alguns medicamentos apresentam uma redução de validade após abertura do frasco e essa redução está descrita na sua bula. Em geral, colírios e soluções orais de antimicrobianos são os medicamentos que apesar de apresentarem uma validade na embalagem externa, referente ao prazo para início de uso, ela é reduzida após a abertura do frasco, devido a curta estabilidade do produto em contato com o ambiente.

Por esse motivo, é importante que todos os medicamentos em uso sejam analisados quanto ao prazo de validade após abertura, para que o paciente, familiar e/ou cuidador sejam orientados.

Armazenamento

Um ponto crucial da utilização segura e que impacta significativamente na estabilidade dos medicamentos é a forma de armazenamento. O tipo de acondicionamento concedido incide diretamente na estabilidade do produto e, consequentemente, impacta na efetividade de seu efeito terapêutico.

Existem medicamentos que precisam ser armazenados em temperatura controlada, de 2 a 8 °C para manterem sua estabilidade e qualidade. Em um ambiente domiciliar, dificilmente terá uma câmara fria destinada ao armazenamento exclusivo desse tipo de produto, devendo esse medicamento ser armazenado na geladeira do paciente. Entretanto, esse produto não deve ser acondicionado na porta ou na parte superior da geladeira (risco de congelamento).[23,24]

Demais medicamentos que não exigem o controle de temperatura rigoroso e que podem ser armazenados em temperatura ambiente, devem ser armazenados em até 30 ºC, em locais arejados, limpos, secos, protegido da luz solar, sem umidade e fora do alcance de pragas, crianças e animais. É importante que sejam armazenados longe de produtos de limpeza, alimentos e itens de perfumaria.[22,24]

Além disso, para garantir a estabilidade dos medicamentos, eles não devem ser acondicionados em ambientes úmidos e quentes, como banheiro e cozinha, visto que nesses locais os medicamentos podem ter alterações físico-químicas, propiciando à perda de efetividade e à contaminação.[21,24]

Recomenda-se que os medicamentos sejam mantidos em sua embalagem original, como forma de aumentar a sua conservação, facilitar sua identificação e prazo de validade. Caso seja utilizado o porta-comprimido, orientar para a disposição de quantidade suficiente para apenas 24 horas.

Todas as informações a respeito do acondicionamento específico, correto e seguro de cada medicamento podem ser coletadas em bulas, cabendo à equipe multiprofissional identificar essas especificidades e orientar o todos que estão envolvidos com o tratamento do paciente.

Administração segura e correta

Outra etapa com elevada importância no tratamento é a correta administração dos medicamentos. Inclusive, é uma das etapas mais negligenciadas do cuidado domiciliar, porque muitos pacientes não são orientados devidamente.

Alguns cuidados devem ser orientados aos pacientes, familiares e cuidadores, conforme descrito a seguir:

- Higiene das mãos: é indispensável que a pessoa que manipulará a medicação lave as mãos devidamente com água e sabão.[23]
- Manuseio das medicações: deve ser realizado em ambiente com luminosidade adequada, permitindo a leitura e identificação do produto evitando assim, possíveis trocas. Inclusive, deve ser manuseado um medicamento por vez, também para evitar trocas ou confusão durante a administração.[23]
- Identificação do produto: o nome e a data de validade são os principais dados a serem observados. Entretanto, outros pontos como dose, em caso de medicamentos com várias doses diferentes ou integridade também devem ser identificados.[23,24]
- Administração de soluções orais: é recomendado que seja utilizado preferencialmente o próprio medidor que acompanha o medicamento e que ele seja higienizado após o uso somente com água, e reservado até o próximo uso.[23]
- Pomadas e cremes: orientar para que durante a administração o bico do tubo não entre em contato com a ferida ou com a pele do paciente, a fim de evitar a contaminação do produto. O mesmo se aplica ao uso de colírios e pomadas oftalmológicas, em que o contato com os olhos deve ser evitado.[23]

- Uso de adesivos transdérmicos: muito frequente em pacientes em cuidados paliativos, recomenda-se a aplicação sob a pele limpa, isenta de cremes hidratantes ou loções oleosas, e sem pelos para não impactar na adesão do adesivo à pele. A aplicação deve ser realizada nas costas, peito, abdome ou braço. A cada nova aplicação é importante que o local seja alternado.[24,25] (Figura 45.1).

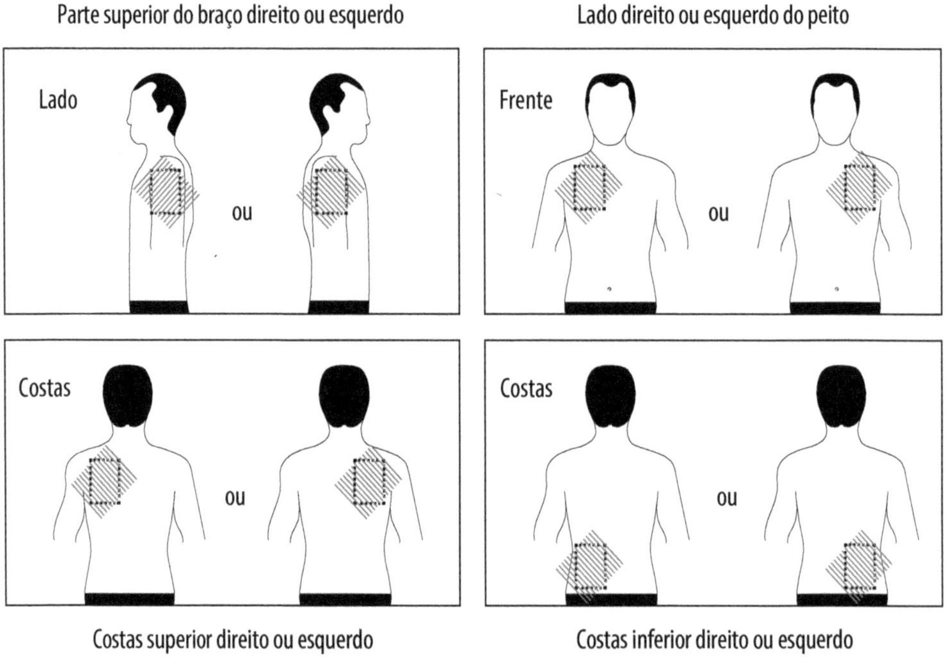

Figura 45.1. Locais para aplicação de adesivo transdérmico. *Fonte: Bula da medicação Vivencia Patch™.*

- Comprimidos e cápsulas: a administração deverá ser feita principalmente com água, em volume suficiente para deglutição. Outras bebidas deverão ser evitadas ou conforme orientação médica.[23]
- Administração de medicamentos por cateter nasoenteral (CNE) ou gastrostomia (GTT): recomenda-se que a sonda seja higienizada antes e após a administração do medicamento. Para a administração de insumos diferentes no mesmo horário, administrar separadamente cada um deles e, entre uma aplicação e outra, deverá ser irrigada com água de forma a evitar obstrução e interação medicamentosa dentro da sonda.[26]
- Autoadministração de injetáveis: como insulinas, informar sobre a importância da higienização das mãos antes do processo. Ressaltar sobre os locais corporais adequados para administração do medicamento, e sobre a alternância frequente dessas áreas, a fim de evitar formação de nódulos ou hematomas no local (Figura 45.2).

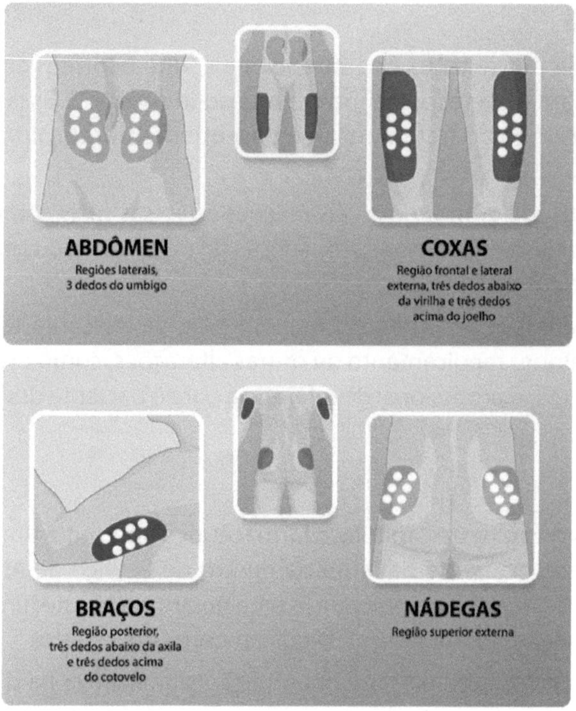

Figura 45.2. Locais para aplicação de insulina. *Fonte: Site BD – Curta mais Educação em Diabetes.*

- Medicamentos inalatórios: a embalagem deverá ser agitada na posição vertical antes do uso, e a boca do paciente deverá ser higienizada após a utilização do medicamento, principalmente após administração de corticoides. Orientar, também, para a higienização correta do dispositivo/espaçador.[27]

Caso seja identificada ou percebida qualquer alteração de coloração ou cheiro, o farmacêutico ou qualquer outro profissional deverá ser sinalizado, e esse produto não deverá ser utilizado até nova orientação.[23]

Tanto para a administração de injetáveis, inalatória ou por CNE ou GTT, recomenda-se o fornecimento de um treinamento didático com orientações, de forma a garantir uma administração segura.

Para demais formas farmacêuticas, como soluções injetáveis – via endovenosa, deverá ter um profissional capacitado para essa administração, que poderá auxiliar nas dúvidas e orientações dos pacientes, familiares e/ou cuidadores.

É fundamental que a comunicação aconteça de forma clara, com linguagem adaptada para a realidade do paciente, familiares e/ou cuidadores. Deixar orientações anotadas, impressos ou folders ou até mesmo áudios ou vídeos explicativos gravados (quando houver dificuldade ou impossibilidade de leitura) é importante, além da explanação verbal, possibilitando que o responsável pela administração das medicações possa consultar sempre que tiver dúvidas.

Reações adversas

Caracterizada por reações não intencionais, que ocorrem em doses terapêuticas e que causam uma resposta indesejada ao indivíduo.[28] Essas reações podem resultar em abandono do tratamento e, consequentemente, piora do desconforto ou problema.

Por esse motivo, algumas possíveis reações adversas mais comuns e conhecidas devem ser sinalizadas a fim de evitar a má adesão do tratamento, ou abandono completo por parte do paciente.

Além disso, é importante reforçar que em caso de desconforto durante a administração de qualquer medicamento ou outras alterações, como urticária, hiperemia, êmese, entre outros, o profissional de referência para o paciente deverá ser sinalizado.

Conclusão

Conforme exposto neste capítulo, o farmacêutico apresenta um papel amplo que tem início no gerenciamento da farmácia dentro do Serviço de Atenção Domiciliar, exercendo funções de extrema relevância para garantir o abastecimento, a disponibilização e dispensação dos materiais e medicamentos necessários.

Esse profissional também apresenta atuação significativa na discussão de casos clínicos, contribuindo no ajuste das prescrições, revisão de compatibilidade das medicações e orientação quanto às formas farmacêuticas disponíveis, o que indiretamente auxilia e muito no gerenciamento efetivo dos sintomas dos pacientes em cuidados paliativos domiciliares.

A orientação farmacêutica aos pacientes, familiares e cuidadores também é uma atividade de extrema relevância, orientando não somente sobre o uso correto dos medicamentos prescritos, mas também quanto à possível ocorrência de efeitos adversos e cuidados específicos com a saúde e bem-estar.

De um modo geral, o farmacêutico pode contribuir de maneira direta e indireta com uma assistência mais efetiva e segura, sendo de extrema relevância que integre as equipes de cuidados paliativos domiciliares.

Referências

1. Brasil. Programa de Suporte ao Cuidado Farmacêutico na Atenção à Saúde. Conselho Federal de Farmácia. 2016. Disponível em: https://abre.ai/jNTt.
2. CFF. Resolução nº 585 de 29 de agosto de 2013. Conselho Federal de Farmácia. 2013. Disponível em: https://abre.ai/jNTM.
3. Waller A, Caroline NL. Handbook of Palliative care in Cancer. British Library Cataloguing – in-Publication Data. 2a. edição, 2000.
4. CFF. Resolução nº 386 de 12 de novembro de 2002. Conselho Federal de Farmácia. 2022. Disponível em: https://abre.ai/jNTP.
5. Burburan S. Consenso Brasileiro de Constipação Intestinal induzida por Opioides. Revista Brasileira de Cuidados Paliativos. 2009. 2. Suplemento 1. Disponível em: https://abre.ai/jNTU.

6. Brasil. Cuidados Paliativos Oncológicos: controle de sintomas. Ministério da Saúde. Revista Brasileira de Cancerologia, 2002, 48(2): 191-211.
7. Brasil. Resolução nº 338 de 06 de maio de 2004. Ministério da Saúde. Conselho Nacional de Saúde. 2004. Disponível em: https://abre.ai/jNUa.
8. Brasil. Resolução nº 50 de 21 de fevereiro de 2002. Ministério da Saúde. Agência Nacional de Vigilância Sanitária. 2002. Disponível em: https://abre.ai/jNUc.
9. Brasil. Assistência Farmacêutica na Atenção Básica: instruções técnicas para a sua organização. Ministério da Saúde. Secretaria de Políticas de Saúde. Departamento de Atenção Básica. 2001. Disponível em: https://abre.ai/jNUg.
10. Serrano RMSM, Másculo FS. Aquisição e armazenagem de medicamentos pelos serviços públicos de saúde. 2001. Disponível em: https://abre.ai/jNUi.
11. Brasil. Portaria nº 344 de 12 de maio de 1998. Ministério da Saúde. Secretaria de Vigilância em Saúde. 1998. Disponível em: https://abre.ai/jNUk.
12. Brasil. Portaria nº 4.283 de 30 de dezembro de 2010. Ministério da Saúde. Gabinete do Ministro. 2010. Disponível em: https://abre.ai/jNUp.
13. Brasil. Aquisição de medicamentos para assistência farmacêutica no SUS: orientações básicas. Ministério da Saúde. Secretaria de Ciência, Tecnologia e Insumos Estratégicos. Departamento de Assistência Farmacêutica e Insumos Estratégicos. 2006. Disponível em: https://abre.ai/jNUt.
14. Takahashi PSK, Ribeiro E. Aquisição de medicamentos e materiais. "In" Storpirts S, et al. Farmácia Clínica e Atenção Farmacêutica. Guanabara Koogan, 2008b.
15. Rosa MB, Gomes MJVM, Reis AMM. Abastecimento e Gerenciamento de Materiais. "In": Gomes MJ, Reis, AM. Ciências farmacêuticas: uma abordagem em farmácia hospitalar. 1ºEd. Editora Atheneu, 2003.
16. Frank E. Enhancing Patient Outcomes: Treatment Adherence. J. Clin. Psychiatry, v.58, n.1, p.11-14, mar. 1997.
17. Ribeiro AG, et al. Antidepressivos: uso, adesão e conhecimento entre estudantes de medicina. Ciência & Saúde Coletiva, v.19, n.6, p.1825-1833, maio. 2014.
18. Sansone RA, Sansone LA. Antidepressant adherence: are patients taking their medications? Innovations in clinical neuroscience, v.9, n.5-6, p.41-46, maio-jun. 2012.
19. Botelho SF, Martins MAP, Reis AMM. Análise de medicamentos novos registrados no Brasil na perspectiva do Sistema Único de Saúde e da carga de doença. Ciência & Saúde Coletiva, v. 23, p. 215-228. 2018.
20. Andrade ED. Prazo de validade dos medicamentos. Revista Implant News. 2020. Disponível em: https://abre.ai/jLgG.
21. Fernandes MR, Figueiredo RC, Silva LG, Rocha RS, Baldoni AO. Armazenamento e descarte dos medicamentos vencidos em farmácias caseiras: problemas emergentes para a saúde pública. Einstein (São Paulo), 18, eAO5066. 2020.
22. Brasil. Orientações para o cuidado com o paciente no ambiente familiar. Hospital Oswaldo Cruz. Ministério da Saúde. 2018. Disponível em: https://abre.ai/jLgH
23. Brasil. Uso e armazenamento de medicamentos. Ministério da Saúde. Ouvidoria Geral do SUS. Disponível em: https://abre.ai/jLgN.
24. Marques M. Escola de Farmácia informa cuidados com armazenamento e manuseio de medicamentos. Universidade Federal de Ouro Preto. MG. 2020. Disponível em: https://abre.ai/jLgO.
25. Dias ARP. Sistemas transdérmicos. Dissertação (mestrado) - Universidade Lusófona de Humanidades e Tecnologias. 2013. Disponível em: https://abre.ai/jLgl.
26. EMTN. Manual para administração de medicamentos por acessos enterais. Hospital Sírio-Libanês. Equipe Multidisciplinar de Terapia Nutricional (EMTN). 2013. Disponível em: https://abre.ai/jLgJ.
27. CRF-RS. Dispositivos inalatórios - Orientações sobre utilização. Serviço Público Federal. Conselho Regional de Farmácia do Rio Grande do Sul. 2019. Disponível em: https://abre.ai/jLgK.
28. Noel F. Efeito adverso vs efeito colateral. Newsletter da SBFTE. 2013. Disponível em: https://abre.ai/jLgL.

46

Atuação da Equipe de Enfermagem e Agentes Comunitários de Saúde (ACS) nos Cuidados Paliativos Domiciliares

Ana Paula Mansano
Caroline Cruz da Silveira

Introdução

A abordagem que enxerga o ser humano como um todo e a necessidade de intervir nos sintomas multidimensionais exige que, nos cuidados paliativos, haja atuação multiprofissional envolvendo médicos, enfermeiros, técnicos de enfermagem, agentes comunitários de saúde, assistentes sociais, psicólogos, farmacêuticos, fisioterapeutas, terapeutas ocupacionais, nutricionistas, fonoaudiólogos, capelães, entre outros profissionais.[1]

Os Cuidados Paliativos Domiciliares podem ser realizados pelas equipes de Atenção Primária à Saúde (APS) ou de Estratégia Saúde da Família (ESF), aos pacientes mais estáveis e com menor complexidade (AD1) ou pelos Serviços de Atenção Domiciliar (SAD) no SUS ou equipes de *home care* na rede privada, sendo esses serviços responsáveis pelo acompanhamento de pacientes mais complexos e com maior necessidade de visitas pela equipe de saúde (AD2 e AD3).[2]

No que diz respeito à atuação da equipe de enfermagem, o Código de Ética profissional define que todo profissional deve "prestar assistência de enfermagem promovendo a qualidade de vida à pessoa e família no processo do nascer, viver, morrer e luto". Enfatizando que, "nos casos de doenças incuráveis, em conjunto com a equipe multiprofissional, o profissional de enfermagem deve oferecer todos os cuidados paliativos disponíveis para assegurar o conforto físico, psíquico, social e espiritual, respeitando a vontade da pessoa ou de seu representante legal".[3]

Destaca ainda que, é dever de todo profissional "respeitar as Diretivas Antecipadas de Vontade (DAV) da pessoa no que concerne às decisões sobre cuidados e tratamento que deseja ou não receber quando estiver incapacitado de expressar, livre e de forma autônoma, suas vontades".[3]

A enfermagem desempenha um papel crucial na humanização do cuidado, podendo identificar e atender às verdadeiras necessidades dos pacientes de forma rápida e eficaz.[4] No entanto, para alcançar isso, é essencial que os profissionais da enfermagem compreendam os princípios dos cuidados paliativos, se instrumentalizem quanto aos procedimentos e técnicas específicas e busquem desenvolver as competências necessárias para atuação na área.

A atuação desses profissionais é essencial em todas as modalidades assistenciais com demandas paliativas, incluindo os serviços de APS, ESF e os SADs.

Já os Agentes Comunitários de Saúde (ACS) compõem equipes da APS ou ESF e são importantes mediadores entre a população e os serviços de saúde. É importante lembrar que, por residir no mesmo território dos usuários, esses profissionais vivenciam a mesma dinâmica das pessoas das quais cuidam.[5]

Dessa forma, eles são elos importantes na comunicação entre a equipe de saúde e os usuários na produção do cuidado, o que abre estratégias de cuidado e a criação de importantes redes de apoio entre o serviço de saúde e a comunidade.[6]

Pensando no contexto dos cuidados paliativos domiciliares, o ACS precisa ser capacitado para identificar sofrimentos, acolher o paciente e familiares e notar sinais de piora do estado geral e de processo ativo de morte, já que na APS é o profissional que realiza o maior número de visitas domiciliares e, muitas vezes, é quem se vincula mais com o usuário e seus familiares.[7]

Neste capítulo abordaremos o papel da equipe de enfermagem composta por enfermeiros, auxiliares e técnicos de enfermagem e dos ACS nos Cuidados Paliativos Domiciliares.

O papel da equipe de enfermagem no contexto de cuidados paliativos no domicílio

A Atenção Domiciliar (AD) é uma forma de atenção à saúde que inclui ações de promoção da saúde, prevenção, tratamento, reabilitação e paliação integrados a Rede de Atenção à Saúde (RAS). A AD tem como foco a família, a autonomia, a participação do usuário, a equipe interdisciplinar, a integração com o sistema de saúde.[2]Para garantir que as atividades de Atenção Domiciliar atendam às necessidades do usuário e da família, é essencial que a equipe desenvolva um plano de ação integrado, flexível e adaptável. A participação da família no planejamento é recomendada, assim como a utilização de ferramentas de apoio ao cuidador e familiares. A prescrição de cuidados pelo enfermeiro é fundamental para orientar a equipe e garantir a implementação adequada das atividades com a pessoa assistida[8] (consulte o Capítulo 11).

A atuação da equipe de enfermagem nos cuidados paliativos domiciliares é consolidada e respaldada pela Resolução COFEN nº 0464/2014, que define: "Entende-se por Atenção Domiciliar de enfermagem as ações desenvolvidas no domicílio da pessoa, que visem à promoção de sua saúde, à prevenção de agravos e tratamento de doenças, bem como à sua reabilitação e nos cuidados paliativos".[9]

Nos cuidados paliativos, a enfermagem visa reduzir o sofrimento e promover o conforto e a dignidade das pessoas com doença ameaçadora à vida e dos seus familiares, buscando atender as necessidades físicas, emocionais, espirituais e sociais da pessoa.

Recentemente, Enfermagem em Cuidados Paliativos foi reconhecida como uma especialidade para enfermeiros, sendo possível a obtenção de título de especialidade através da aprovação em uma prova de título. Além disso, em 2022, o Comitê de Enfermagem da Academia Nacional de Cuidados Paliativos lançou o primeiro documento que descreve as competências necessárias para um enfermeiro paliativista.[10]

Essas incluem a capacidade de identificar, avaliar e adotar estratégias farmacológicas prescritas pelo médico e não farmacológicas para o controle de sintomas; utilização de escalas específicas; identificação quanto à fase da doença que o paciente se encontra e conhecimento quanto às curvas de evolução esperada para cada doença; habilidades comunicativas, escuta ativa e estratégias para acolhimento do paciente e seus familiares; conhecimento quanto às principais medicações utilizadas em cuidados paliativos, incluindo sedação paliativa; participação na elaboração e gerenciamento do plano de cuidados; identificação de sinais e sintomas que caracterizem intercorrências agudas relacionadas ao diagnóstico do paciente e sinais de processo ativo demorte; manejo de intercorrências paliativas; educação em saúde direcionada aos membros da equipe, familiares e cuidadores, entre outras.[10]

Todas as competências citadas acima são fundamentais para o acompanhamento de pessoas com doenças ameaçadoras da vida no domicílio e é muito importante que o enfermeiro esteja preparado para utilizá-las e ajustá-las para a realidade de cada residência. O preparo técnico e humano adequado do enfermeiro fornece maior segurança e apoio à equipe de auxiliares, técnicos de enfermagem e Agentes Comunitários de Saúde.

O enfermeiro paliativista da Atenção Domiciliar deve ter o olhar direcionado à prescrição de cuidados que garantam a segurança do paciente no domicílio, bem como o atendimento às demandas identificadas, baseando suas ações e cuidados na Sistematização da Assistência de Enfermagem (SAE) (consulte o capítulo 10).

Os auxiliares e técnicos de enfermagem são essenciais na equipe de cuidados paliativos domiciliares, realizando procedimentos técnicos como: administração de medicamentos injetáveis conforme a prescrição médica, realização de curativos, manejo de dispositivos, cuidados de higiene e conforto conforme a prescrição de enfermagem, orientação aos pacientes e familiares e promoção de bem-estar.[11]

A atuação dos auxiliares e técnicos de enfermagem é determinada pelo plano de cuidados de enfermagem realizado pelo enfermeiro. Esse, ao realizar a avaliação do usuário, leva em consideração o perfil do paciente com base nas modalidades de atendimento domiciliar, sua complexidade clínica e assistencial e as suas necessidades, podendo definir qual o regime de atendimento de enfermagem necessário.[12]

É de grande importância que o enfermeiro inclua as percepções dos auxiliares e técnicos de enfermagem na construção do plano de cuidados, visto que são os profissionais que passam a maior parte do tempo com os pacientes e familiares.

A importância do agente comunitário de saúde nos cuidados paliativos domiciliares

A APS é o nível de atenção à saúde considerado como porta de entrada para o sistema de saúde, coordenador e integrador do cuidado, devendo se manter como referência ao paciente e seus familiares, independentemente do nível de complexidade do mesmo. Desse modo, quando um paciente passa a receber acompanhamento de um SAD, ele deve manter o vínculo com a APS e os profissionais desse nível de atenção podem dar suporte às demais equipes.[13]

A ESF foi instituída no Brasil em 1994, com o objetivo de reorganizar o modelo de assistência à saúde, ampliar e fortalecer a APS, em consonância com os princípios do SUS.[14]

Sendo assim, o Agente Comunitário de Saúde, bem como os demais membros das equipes da APS e/ou ESF, devem ser treinados e sensibilizados quanto às competências paliativistas, visto que, em muitos momentos, acompanharão pacientes com doenças ameaçadoras da vida em fase moderada e avançada ou compartilharão tais casos com outros serviços.[7,15]

O ACS apresenta um escopo de trabalho bem definido dentro das equipes de APS e/ou ESF e o foco principal do seu trabalho envolve: a realização de visitas domiciliares, cadastramento de indivíduos e monitoramento da população em sua área atuação. A escuta e o acompanhamento especializado de pessoas com doenças crônicas tornam esses profissionais indispensáveis na ampliação e resolutividade da assistência à saúde.[5,6,15]

As principais atribuições do ACS são:[5,6,15]

- Atuar na promoção da saúde, prevenção de doenças e monitorização da saúde comunitária através de visitas domiciliares, mantendo a equipe informada sobre aqueles indivíduos em situações de risco.
- Discutir visitas e planejar visitas da equipe de saúde com base em sua avaliação.
- Atuar como elo de ligação entre o indivíduo, família e a equipe.
- Estar disponível para fornecer explicações e instruções ao usuário.
- Monitorar o estado de saúde do paciente, facilitando a comunicação entre a família e a equipe.

No caso dos cuidados paliativos domiciliares, os ACSs devem estar capacitados para acolher o paciente e sua família, identificar sinais de desconforto físico, psicológico, social ou espiritual de ambos, se atentar aos sinais de piora ou de processo ativo de morte, perceber como o cuidador e/ou familiar estão, quais são suas demandas ou preocupações e compartilhar tais percepções com a equipe multiprofissional da qual faz parte.[7,15]

Esse profissional também deve ser acolhido e escutado pela equipe, seja para manifestação de dúvidas ou sofrimentos, seja para compartilhar suas percepções, que podem auxiliar na construção de um plano de cuidados mais assertivo.

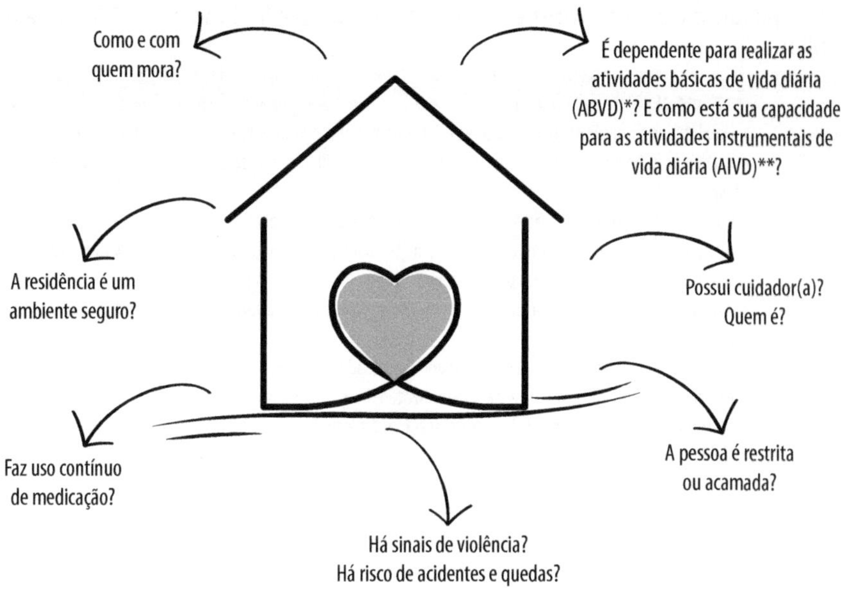

Figura 46.1. Principais aspectos que devem ser verificados pelo ACS durante a visita domiciliar. **ABVD: relacionadas ao autocuidado (tomar banho, vestir-se, alimentar-se com a própria mão, transferir-se da cama para a cadeira, controlar esfíncteres). **AIVD: outras tarefas cotidianas necessárias para viver de forma independente, como controle do dinheiro ou finanças, fazer compras, usar telefone, usar o transporte, sair sozinho, preparar refeições, realizar tarefas domésticas e manejar medicamentos. Fonte: CP na APS, Rio de Janeiro, 2024.*[7]

De um modo geral, os ACSs desempenham um papel importante e potente no acesso da população a esse tipo de modalidade assistencial, sendo que esses podem identificar os usuários que precisam de cuidados paliativos na sua área e ainda otimizar o plano de cuidado dos pacientes que já estão em acompanhamento na APS e/ou ESF.

A seguir, um resumo das atribuições de cada profissional de enfermagem e Agentes Comunitário de Saúde no Cuidado Paliativo Domiciliar (Tabela 46.1). É importante ressaltar que as atribuições a seguir listadas são um complemento para as demais que cada profissional já apresenta. Outro aspecto relevante é que devem ser respeitados os limites de atuação de cada profissional, de acordo com as portarias, regulamentações, pareceres e Código de Ética vigente.

Treinamentos específicos recomendados para a equipe de auxiliares e técnicos de enfermagem e agentes comunitários de saúde

Conforme discutido ao longo do capítulo, a capacitação de todos os profissionais da equipe que lida com demandas paliativas é primordial. Na Tabela 46.2 estão listados alguns temas importantes para o treinamento de profissionais de enfermagem e Agentes Comunitários de Saúde, lembrando sempre de respeitar o limite de atuação de cada profissional, com base na regulamentação vigente.

Tabela 46.1. Resumo de atribuições específicas de cada profissional no cuidado paliativo domiciliar

Profissão	Atribuições
Enfermeiros	❑ Habilidades comunicativas, escuta ativa e estratégias para acolhimento do paciente e familiares ❑ Participação na gestão dos serviços e equipes de CP domiciliar, incluindo a elaboração de protocolos assistenciais específicos ❑ Contribuição na disseminação de conceitos, princípios e práticas paliativistas ❑ Gestão da equipe de auxiliares e técnicos de enfermagem, fornecendo suporte, apoio, orientação e supervisão quanto aos cuidados paliativos domiciliares ❑ Avaliação domiciliar, identificando potenciais riscos e orientando estratégias para garantir a segurança do paciente no domicílio ❑ Participação na elaboração e gestão do plano de cuidados domiciliares ❑ Prescrição de cuidados com base na sistematização da assistência de enfermagem ❑ Identificação de sofrimentos físicos, psicossociais e espirituais ❑ Habilidade para manejo de sintomas ❑ Uso de escalas específicas em CP ❑ Conhecimento quanto às curvas de evolução esperada para cada doença ❑ Capacidade de identificar sinais de processo ativo de morte e conhecimento quanto aos cuidados de conforto ❑ Identificação de sinais e sintomas que caracterizam intercorrências agudas e habilidades para manejo de intercorrências paliativas no domicílio ❑ Conhecimento quanto aos principais medicamentos utilizados em cuidados paliativos, incluindo cuidados específicos, efeitos colaterais esperados, indicação, ação e diluição recomendada ❑ Habilitação para a realização de procedimentos específicos em Cuidados Paliativos, como o uso de hipodermóclise ❑ Conhecimento quanto às especificidades na realização de procedimentos no ambiente domiciliar ❑ Avaliação e tratamento de lesões de pele, estomias, cateteres, drenos e outros dispositivos ❑ Capacidade de identificar demandas que exijam o direcionamento para outros profissionais da equipe multiprofissional ❑ Participação e/ou condução de reuniões familiares para orientação e alinhamento de cuidados, assim como o acolhimento de preocupações, sofrimentos e angústias manifestadas pelos cuidadores e/ou familiares ❑ Participação na discussão de casos e reuniões de equipe ❑ Realização de visitas domiciliares pós-óbito, quando recomendado
Auxiliares e técnicos de enfermagem	❑ Habilidades comunicativas, escuta ativa e estratégias para acolhimento do paciente e familiares ❑ Aplicação de cuidados prescritos pelo enfermeiro ❑ Identificação de sinais, sintomas e desconfortos ❑ Uso de escalas específicas em CP ❑ Capacidade de identificar sinais de processo ativo de morte e conhecimento quanto aos cuidados de conforto ❑ Administração de medicamentos injetáveis, conforme a prescrição médica ❑ Cuidados de higiene (oral, ocular, íntima e corporal) e conforto ❑ Transferência e mobilização do paciente, conforme recomendado pela equipe ❑ Uso de medidas não farmacológicas para o controle de sintomas, conforme orientação da equipe multiprofissional ❑ Cuidados com dispositivos e realização de curativos conforme prescrição do enfermeiro ❑ Habilitação para a realização de procedimentos específicos em Cuidados Paliativos, como o uso de hipodermóclise ❑ Cuidados com o corpo pós-morte ❑ Capacidade de identificar demandas que exijam o direcionamento para outros profissionais da equipe multiprofissional ❑ Orientação aos familiares e cuidadores quanto aos procedimentos realizados, além de acolhimento das suas dúvidas e demandas ❑ Participação na discussão de casos e reuniões de equipe, compartilhando suas percepções e contribuindo na construção do plano de cuidados ❑ Realização de visitas domiciliares pós-óbito, quando recomendado

Continua...

Tabela 46.1. Resumo de atribuições específicas de cada profissional no cuidado paliativo domiciliar – continuação

Profissão	Atribuições
Agentes comunitários de saúde	❑ Habilidades comunicativas, escuta ativa e estratégias para acolhimento do paciente e familiares ❑ Identificação de sintomas e desconfortos ❑ Uso de escalas específicas em CP ❑ Capacidade de identificar sinais de piora ou de processo ativo de morte ❑ Identificação de riscos ambientais, emocionais e sociais ❑ Identificação da presença ou ausência de recursos (materiais, suprimentos, que possibilitem o cuidado do paciente ❑ Capacidade de identificar demandas que exijam o direcionamento para outros profissionais da equipe multiprofissional ❑ Orientação aos familiares e cuidadores quanto às orientações da equipe ❑ Participação na discussão de casos e reuniões de equipe, compartilhando suas percepções e contribuindo na construção do plano de cuidados ❑ Realização de visitas domiciliares pós-óbito, quando recomendado

Fonte: Elaborada pelas autoras, 2024.

Tabela 46.2. Sugestões de temas para capacitação de auxiliares e técnicos de enfermagem e agentes comunitários de saúde

Tema	Descrição
Aspectos conceituais e introdutórios dos Cuidados Paliativos	❑ Definição, indicação, curvas de evolução das doenças, termos corretos, diretivas antecipadas de vontade, decisão compartilhada, entre outros
Cuidados específicos no fim da vida	❑ Cuidados de higiene e conforto, cuidados com lesões de pele inevitáveis, mobilização do paciente, nutrição de conforto, hidratação
Identificação de sintomas e sofrimentos	❑ Como usar escalas para avaliação de sintomas e orientação quanto às medidas não farmacológicas para auxiliar no alívio de desconfortos
Escalas utilizadas em cuidados paliativos	❑ Escala de avaliação de sintomas Edmonton (ESAS); escala de performance paliativa (PPS); Instrumento para identificação de demandas paliativas (SPICT, NECPal), entre outros
Habilidades de comunicação em Cuidados Paliativos	❑ Comunicação verbal e não verbal, escuta ativa, comunicação empática, a importância de ouvir e proporcionar espaço para a manifestação de sofrimento do paciente e seus familiares
Preparo e administração de medicações	❑ Orientar cuidados específicos com as principais medicações e efeitos colaterais esperados
Hipodermóclise	❑ Técnica para punção do acesso subcutâneo, medicações permitidas, diluições recomendadas, complicações e cuidados para manutenção do acesso
Espiritualidade	❑ Discernir espiritualidade de religiosidade, abordar sobre legado e sentido de vida, orientar quanto a percepção de vida e morte de acordo com as principais religiões, sensibilizar os profissionais para identificar e respeitar as especificidades dos rituais pós-óbito importantes para cada paciente e família
Luto	❑ Aspectos conceituais, sinais de luto complicado, formas de prestar condolências pós-óbito
Cuidando de quem cuida	❑ Proporcionar espaços para manifestação de sofrimentos e angústias dos profissionais e ofertar estratégias que favoreçam o cuidado dos profissionais

Fonte: Elaborada pelas autoras, 2024.

Conclusão

Os profissionais de enfermagem, bem como os Agentes Comunitários de Saúde são essenciais nos Serviços de APS e de AD, pois são esses profissionais que, na maioria das vezes, realiza o maior número de visitas e, portanto, criam vínculos próximos com os pacientes e seus familiares.

O contexto de cuidados paliativos domiciliares apresenta uma série de especificidades, que exigem capacitação e desenvolvimento de habilidades nem sempre obtidas na formação inicial dos profissionais. Por esse motivo, é fundamental que as equipes organizem treinamentos específicos e incluam os auxiliares e técnicos de enfermagem e Agentes Comunitários de Saúde na discussão de casos clínicos, além de proporcionar um espaço seguro para a manifestação de dúvidas, dificuldades, sofrimentos e outros sentimentos e necessidades que a atuação no cuidado à pacientes com doenças graves e incuráveis pode despertar.

O enfermeiro desempenha um papel de extrema relevância na gestão dos cuidados, orientação da equipe técnica de enfermagem e dos ACSs e deve auxiliar na articulação e alinhamento do plano de cuidados entre todos os membros da equipe.

Tantos os profissionais de enfermagem quanto os ACS possuem papéis essenciais no acompanhamento de pessoas com doenças ameaçadoras da vida, em todas as suas fases, incluindo o pós-óbito imediato, por meio da prestação de cuidados diretos ao corpo, (no caso dos profissionais de enfermagem), e no período do luto dos familiares através da realização de visitas pós-óbito, contatos telefônicos e direcionamento de casos de luto complicado para acompanhamento em serviços de apoio à saúde mental, que podem ser realizadas também pelos ACSs, garantindo assim apoio e dignidade aos pacientes, familiares e consequentemente, a toda a comunidade.

Referências

1. Pereira EAL, Reys KZ. Conceitos e Princípios. IN: Castilho RK, Silva VCS, Pinto CS. Manual de Cuidados Paliativos da Academia Nacional de Cuidados Paliativos (ANCP). Rio de Janeiro: Atheneu, 3.ed. 2021. p.03-06.
2. Brasil. Ministério da Saúde. Portaria nº 825, de 25 de abril de 2016. Redefine a Atenção Domiciliar no âmbito do Sistema Único de Saúde (SUS) e atualiza as equipes habilitadas [internet]. Brasília, DF: Ministério da saúde; 2016.
3. Conselho Federal de Enfermagem. Resolução COFEN n.564 de 2017. Aprova o novo Código de Ética dos Profissionais de Enfermagem. Brasil: COFEN, 2017. Disponível em: <https://www.cofen.gov.br/resolucao-cofen-no-5642017/>.
4. Maciel MGS. Definições e princípios. Cuidado Paliativo São Paulo: Cremesp, 2008. p.18-21.
5. Bezerra AFB, Espírito Santo ACG, Batista Filho M. Concepções e práticas do agente comunitário na atenção à saúde do idoso. Rev. Saúde Pública, v. 39, n. 5, p. 809-815, 2005.
6. Zanchetta MS, et al. Brazilian community health agents and qualitative primary healthcare information. Prim. Health Care Res. Dev., v. 16, p. 235-245, 2015.
7. Secretaria Municipal de Saúde do Rio de Janeiro. Cuidados Paliativos na Atenção Primária à Saúde – Orientações para Agentes Comunitários de Saúde. Rio de Janeiro: Secretaria Municipal de Saúde.2024. 30p. Disponível em:< https://subpav.org/aps/uploads/publico/repositorio/Livro_CuidadosPaliativos_PDFDigital_20240314_(1).pdf>.

8. Brasil. Ministério da Saúde. Secretaria de Atenção à Saúde. Departamento de Atenção Básica. Caderno de atenção domiciliar / Ministério da Saúde, Secretaria de Atenção à Saúde, Departamento de Atenção Básica. – Brasília: Ministério da Saúde, 2012.
9. Conselho Federal de Enfermagem. Resolução COFEN n.0464 de 2014. Normatiza a atuação da equipe de enfermagem na Atenção Domiciliar. Brasil: COFEN, 2014. Disponível em: < https://www.cofen.gov.br/resolucao-cofen-no-04642014/>.
10. Academia Nacional de Cuidados Paliativos (ANCP). Comitê de Enfermagem da ANCP. Competências do enfermeiro especialista em Cuidados Paliativos no Brasil. São Paulo: ANCP. 2022. Disponível em: <https://paliativo.org.br/wp-content/uploads/2022/11/Diagnostico_CompetenciasEnfermeiroEspecialista_final.pdf>.
11. Manual Técnico/Auxiliar de Enfermagem/ Secretaria da Saúde, Coordenação da Atenção Básica/ Estratégia Saúde da Família. – 2 ed – São Paulo: SMS, 2016.
12. Brasil. Ministério da Saúde. Secretaria de Atenção à Saúde. Departamento de Atenção Básica. Política Nacional de Atenção Básica. 4a ed. Brasília: Ministério da Saúde; 2007. (Série E. Legislação de Saúde; Série Pactos pela Saúde 2006, v. 4).
13. Starlfield B. Atenção primária: equilíbrio entre necessidades de saúde, serviços e tecnologia. Brasília: UNESCO, Ministério da Saúde; 2002. Disponível em: <https://bvsms.saude.gov.br/bvs/publicacoes/atencao_primaria_p1.pdf>.
14. Silva ML dos SR. O papel do profissional da Atenção Primária à Saúde em cuidados paliativos. Rev Bras Med Fam Comunidade [Internet]. 2º de novembro de 2013 [citado 24º de abril de 2024];9(30):45-53. Disponível em: <https://rbmfc.org.br/rbmfc/article/view/718>.
15. Instituto Nacional de Câncer (Brasil). Cuidados paliativos em oncologia: Orientações para agentes comunitários de saúde / Instituto Nacional de Câncer. – Rio de Janeiro: INCA, 2022. 56 p.

47

Cuidados com Estomias no Domicílio

Caroline Cruz da Silveira

Introdução

Estomia, também conhecida como ostomia, é a exteriorização de parte de algum órgão (dependendo da sua função e necessidade) através de um procedimento cirúrgico.[1,2]

Os termos mais utilizados pelos especialistas e que serão adotados neste capítulo são: estoma ou estomia, pois a Associação Brasileira de Estomaterapia (SOBEST) fez uma consulta à Academia Brasileira de Letras e constatou que os termos ostoma ou ostomia não existem na Língua Portuguesa.[3]

De um modo geral, as estomias podem ser classificadas em: respiratórias; de alimentação ou de eliminação (urinária ou intestinal). Dependendo da sua indicação e da evolução do quadro clínico, as estomias podem ser definitivas ou temporárias.[2,4]

As principais causas que levam à necessidade da construção de um estoma são: doenças inflamatórias, oncológicas, neurológicas, anomalias congênitas, traumas entre outras.[2,5-7]

É importante ressaltar que há uma repercussão além da física/biológica à pessoa com estomia, podendo interferir em aspectos psicossociais. Desse modo, o olhar ao estomizado deve ser ampliado.[8-10]

É fundamental estimular e apoiar o autocuidado em pacientes com capacidade cognitiva preservada e funcionalidade suficiente, incluindo-o no planejamento de cuidados e orientando-o a como cuidar do seu estoma.[8,11]

No caso de pacientes debilitados, a família precisa, muitas vezes, assumir cuidados complexos e, por isso, deve ser inserida no núcleo de cuidado devendo ser avaliada, acolhida e orientada.[8,11]

Por conta da complexidade clínica e do impacto nos aspectos biopsicossociais, no Brasil, desde 2004 as pessoas com estomias são reconhecidas como deficientes físicos passando a ter toda a proteção social conferida a uma pessoa com deficiência no âmbito jurídico em todas as esferas (federal, estadual e municipal).[12]

Pensando que, muitas vezes, são as doenças ameaçadoras da vida que levam à necessidade de uma estomia[13] e que essas frequentemente são cuidadas e acompanhadas no domicílio, este capítulo tem como objetivos: definir e classificar as estomias, descrever a forma de avaliá-las e cuidá-las, bem como estratégias para manejar as complicações relacionadas.

Tipos de estomias: classificação

As estomias são classificadas de acordo com a sua função e localização,[2-4] conforme exposto na Figura 47.1.

Na Tabela 47.1 estão descritas a definição, os objetivos e as causas que levam à necessidade de cada uma das estomias.

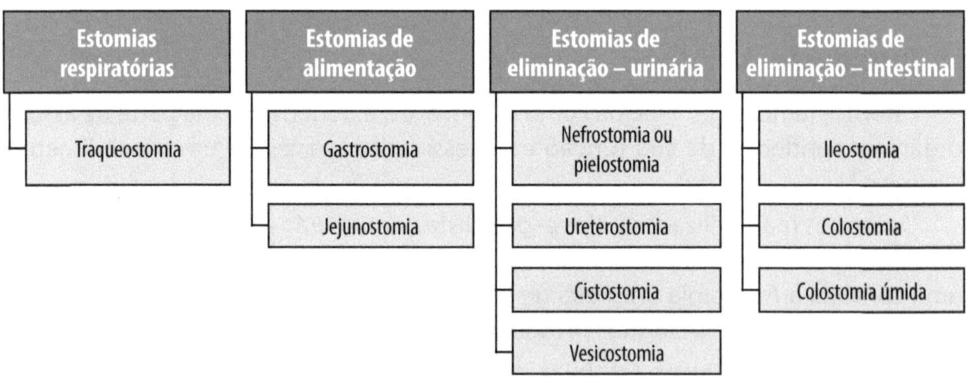

Figura 47.1. Tipos de estomias. *Fonte: Elaborada pela autora.*

Características da estomia: o que avaliar?

É importante que o paciente seja avaliado de forma multidimensional[2] e que a cada atendimento, os profissionais estejam atentos à presença de sintomas e/ou sofrimentos para que possam ajustar o plano de cuidados com o intuito de atender às necessidades apresentadas (consulte os Capítulos 11 e 12).

Nesse tópico, será abordada a avaliação específica das estomias, mas o profissional não deve se limitar aos aspectos aqui citados.[1,2,4]

Ao se deparar com uma estomia, é necessário identificar qual o tipo e a sua classificação, conforme descrito na Tabela 47.1. Sabendo disso, cada tipo de estomia precisará ser avaliada de acordo com as suas especificidades, conforme exposto a seguir.

Tabela 47.1. Definição, indicação e causas que levam à construção das estomias

Tipo de estomia	Subclassificação	Descrição	Objetivo	Causas
Respiratória	Traqueostomia	É a abertura cirúrgica da traqueia para que essa possa se comunicar com o meio externo. Para isso, é colocada uma cânula na região da traqueia[2,5,14]	É recomendada com o intuito de desobstruir ou proteger as vias aéreas garantindo uma boa ventilação e higiene brônquica, além de auxiliar no processo de fonação e deglutição através das válvulas fonatórias[2,5,14]	❑ Obstrução da via aérea superior ❑ Estenose da traqueia ❑ Necessidade de suporte ventilatório prolongado ❑ Desmame de ventilação prolongada com pressão positiva[2,5,14]
Alimentação	Gastrostomia	É a criação de uma comunicação do estômago para a pele com o objetivo de administrar alimentos e líquidos através de um cateter. Atualmente, a técnica mais utilizada para a sua implantação é a endoscópica (gastrostomia endoscópica percutânea – GEP), mas também pode ser realizada via cirúrgica (laparotomia ou laparoscopia). Pode ser temporária, durante um período de reabilitação, por exemplo, ou definitiva[2,6,13,15,16]	Possibilitar a alimentação de pacientes que não apresentam a ingesta oral de forma segura ou suficiente ou para a descompressão do trato digestivo. É importante salientar que deve ser recomendada com o objetivo de contribuir na reabilitação do paciente ou oferecer mais qualidade de vida e não apenas como uma forma de prolongar o sofrimento de um indivíduo com doença rapidamente progressiva e fatal[2,6,13,15,16]	❑ Doenças obstrutivas: neoplasias, obstrução intestinal ❑ Doenças neuromusculares: esclerose lateral amiotrófica (ELA), distrofia muscular, esclerose múltipla ❑ Doenças neurológicas: acidente vascular encefálico (AVE), Alzheimer, Parkinson, trauma cranioencefálico (TCE) ❑ Pacientes que estejam utilizando cateter nasoenteral por 6 semanas ou mais ❑ Ingesta oral insuficiente e desnutrição em pacientes que tenham condições de reabilitação[2,6,13,15,16]
	Jejunostomia	É a criação de uma comunicação do jejuno para a pele com o objetivo de administrar alimentos e líquidos através de um cateter Realizada por endoscopia ou via cirúrgica (laparotomia ou laparoscopia) Pode ser temporária, durante um período de reabilitação, por exemplo, ou definitiva[2,6,13,15,16]		❑ Cirurgias abdominais de grande porte que envolvem ressecção gástrica ❑ Íleo paralítico em pós-operatório ❑ Fístulas digestivas[2,6,13,15,16]

Continua...

Tabela 47.1. Definição, indicação e causas que levam à construção das estomias – continuação

Tipo de estomia	Subclassificação	Descrição	Objetivo	Causas
Eliminação – urinária	Nefrostomia	É um cateter inserido diretamente na pelve renal, normalmente é temporário[2,7,17]	Preservar a função renal e garantir a eliminação de urina quando o paciente não consegue fazê-lo de forma natural	❑ Tumores do trato urinário ❑ Obstrução do colo vesical por hiperplasia prostática ❑ Estenose uretral ❑ Trauma vesical ou uretral ❑ Lesões funcionais graves ❑ Anomalias anatômicas[2,7,17]
	Ureterostomia	O estoma é criado através da exteriorização do ureter pela parede abdominal, geralmente é temporário[2,7,17]		
	Cistostomia	Derivação direta na qual um cateter é inserido diretamente na bexiga, pode ser temporária ou definitiva[2,7,17]		
	Vesicostomia	Estoma criado através da exteriorização/sutura da mucosa da bexiga na parede, normalmente acima da sínfise púbica e é definitiva[2,7,17]		
Eliminação – intestinal	Ileostomia	É o estoma realizado no intestino delgado, na porção denominada íleo. Pode ser terminal (boca única) ou em alça (presença de duas bocas em um mesmo orifício) e temporária ou definitiva[2,8,10,18,19]	Garantir a eliminação de flatos e fezes frente à disfunção, presença de lesões ou obstrução do intestino (grosso ou delgado)[2,8,10,18,19]	❑ Neoplasias ❑ Doenças inflamatórias intestinais ❑ Diverticulite ❑ Incontinência anal severa ❑ Colite isquêmica ❑ Trauma abdominal, entre outros[2,8,10,18,19]
	Colostomia	Uma porção do intestino grosso é exteriorizada, podendo ser classificada de acordo com a porção exposta como: ascendente, transversa, descendente e sigmoide. Pode ser terminal (boca única), em alça (duas bocas em orifício único, com saída de efluente de apenas uma delas, sendo comum o uso de um bastão de sustentação para impedir a retração da estomia) ou de duas bocas (também denominada de canal duplo, sendo que as duas bocas podem estar expostas no mesmo orifício ou em sítios separados próximos. Na maioria das vezes, uma das bocas elimina o efluente e a outra é uma fístula mucosa, sendo responsável pela eliminação de muco). Pode ser temporária ou definitiva[2,8,10,18,19]		
	Colostomia úmida	É confeccionada a partir do cólon, em alça, sendo que na extremidade proximal há a eliminação de fezes e na distal ocorre a eliminação de urina. Geralmente é localizada no quadrante inferior esquerdo abdominal[2,8,10,18,19]	Garantir a eliminação de flatos, fezes e urina frente à disfunção ou impossibilidade de eliminação pelas vias normais[2,8,10,18,19]	❑ É uma alternativa para pessoas que necessitam de dupla derivação (aparelho urinário e digestório)[2,8,10,18,19]

Fonte: Elaborada pela autora.

Estomia respiratória

Traqueostomia: ao lidar com um paciente em uso de traqueostomia, avaliar:[2,5,13,14]

- Tipo e tamanho da cânula utilizada (metálica ou plástica com ou sem *cuff*).
- Quando em uso de cânula com *cuff*, checar a pressão interna (que no adulto deve se manter entre 18 e 25 cmH_2O e na criança entre 15 e 20 cmH_2O (usar cuffômetro ou cuffômetro caseiro).[14]
- Uso ou não de válvula fonatória.
- Tempo de uso da cânula atual e período para troca de acordo com o fabricante.
- Pele periestomia: aspecto, coloração, presença de lesões, integridade.
- Secreção traqueal: quantidade, aspecto, odor, coloração.

Estomia de alimentação

Gastrostomia ou jejunostomia: alguns aspectos são importantes de serem avaliados nos pacientes em uso de tais dispositivos, como:[2,6,13,15,16]

- Tipo de cateter (calibre, quantidade de vias, com retentor interno rígido ou balonete – Figura 47.2). Em geral, quando não há uma via colorida ou que não tem tampa, o cateter não possui balão.

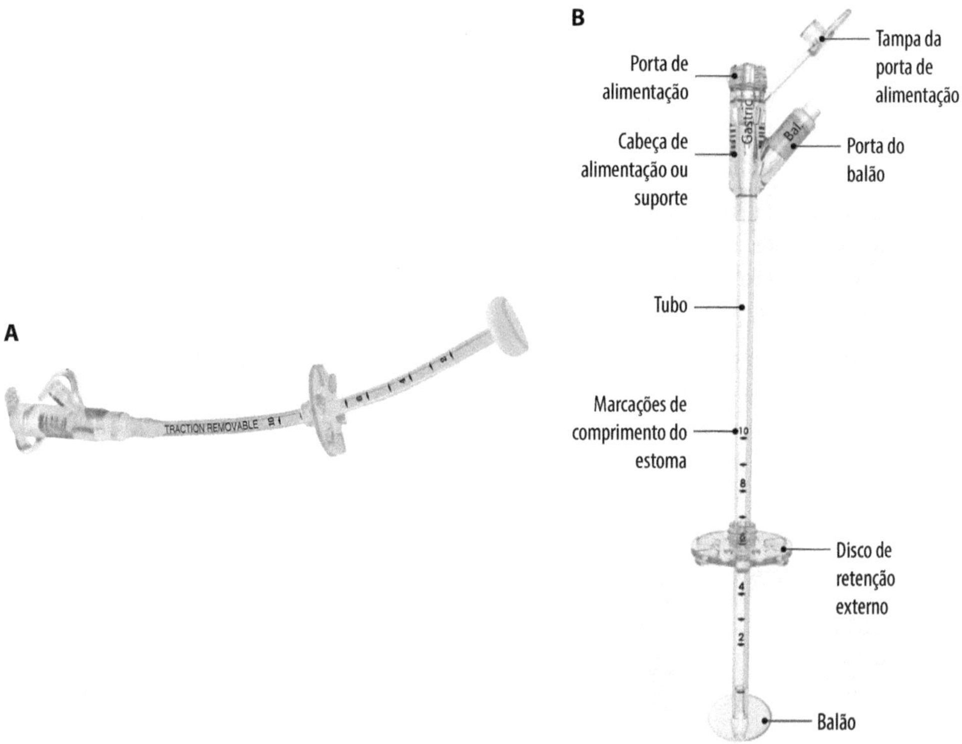

Figura 47.2. Diferenças entre o cateter de gastrostomia com retentor interno com balão (**A**) e o cateter com retentor interno rígido (**B**). *Fonte: Adaptado de Google imagens.*

- Aspecto externo do cateter: se há alteração na coloração, integridade, presença de deformidades ou rachaduras.
- Tempo de uso do cateter e período para troca de acordo com o fabricante.
- Disco de fixação externa: se encontra-se ajustado, de modo que não pressione o abdome, mas que não deixe o cateter solto e movimentando-se excessivamente.
- Pele peri gastrostomia: integridade, coloração, presença de lesões, secreção, umidade, granuloma ou outras alterações.
- Abdome: identificar se encontra-se globoso, plano, distendido, se há presença de dor à palpação ou qualquer outra alteração.
- Tolerância da dieta administrada.

Estomia de eliminação

Intestinais e urinárias: deve-se avaliar:[2,7,10,13,17-19]

- Formato: dependendo do tipo de estomia, o estoma pode se apresentar arredondado ou ovalado.
- Protrusão: a protrusão é um aspecto de extrema importância para a escolha do tipo de equipamento coletor. Essa deve ser de 2 a 3,5 cm acima do nível da pele (Figura 47.3).
- Tamanho: outro aspecto relevante para a escolha do equipamento coletor é o tamanho do estoma. Existem réguas descartáveis de papel, com formatos circulares ou ovalados que auxiliam na medida exata do estoma. Caso não encontre, basta usar uma fita métrica ou régua comum descartável de papel para obter as medidas.
- Coloração: um estoma saudável apresenta-se vermelho ou rosado com aspecto brilhante. Em alguns casos, o estoma pode apresentar-se mais escurecido, opaco ou até mesmo preto. Nesse caso, é importante compartilhar essa alteração com a equipe médica.
- Efluente: é o conteúdo drenado pelo estoma. Pode ser líquido, pastoso, endurecido. A sua característica tem relação direta com a localização da estomia intestinal (colostomia ou ileostomia). É fundamental que se observe também a coloração, quantidade e odor do efluente.

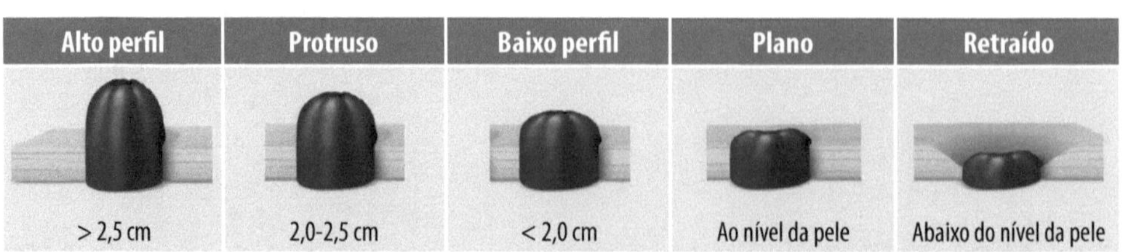

Figura 47.3. Perfil de protrusão do estoma. *Fonte: Moreira Seifert, Morais, Pereira, Sponton. 2023.*[20]

- Equipamento coletor: composto pela placa e a bolsa coletora. Esse pode ser de 1 ou 2 peças, com placa de adesivo microporoso ou hidrocoloide, plana, com convexidade leve ou intensa, recortável ou não, bolsa coletora drenável ou não, transparente ou opaca.

Cuidados específicos

Cada tipo de estomia requer cuidados específicos, sendo que esses devem ter como foco a manutenção da funcionalidade da estomia, a prevenção de complicações e o gerenciamento adequado dos problemas já instalados.

Na Tabela 47.2 estão descritos alguns desses cuidados, que devem ser orientados aos cuidadores e/ou familiares.

É muito importante que o autocuidado seja estimulado e possibilitado, quando o paciente se apresentar lúcido, orientado e capaz de executá-lo. A equipe de Atenção Domiciliar deve atuar fortemente na capacitação e encorajamento das pessoas com estomia visando ampliar a sua qualidade de vida.[1,8-11]

O olhar, orientação e apoio aos cuidadores e/ou familiares também é fundamental, visto que são esses os protagonistas do cuidado de pessoas dependentes.[1,8-11]

A atuação interdisciplinar é essencial no atendimento ao estomizado e seus familiares, visando acolher outras demandas multidimensionais.[1,8-11]

Tabela 47.2. Cuidados específicos para cada tipo de estomia

Tipo de estomia	Cuidados
Respiratória – traqueostomia	❑ Higienizar as mãos sempre antes de manipular a estomia ❑ Manter uma gaze dobrada de cada lado da cânula de traqueostomia, com o objetivo de proteger a pele do contato direto com o dispositivo. Essa gaze deve ser trocada pelo menos 1 ×/dia, após o banho ou mais vezes, sempre que houver sujidade ou umidade ❑ Manter a fixação (cadarço) aderida e trocá-la 1 ×/dia, após o banho. Nesse momento, aproveita para realizar a limpeza da pele com água e sabonete de uso costumeiro do paciente. Deixar a região bem seca, antes de colocar a nova fixação ❑ Em alguns casos, pode-se utilizar adjuvantes para prevenção de lesões, como: spray ou creme barreira ou ainda o uso da espuma absorvente ao redor da traqueostomia aos pacientes com excesso de secreção ❑ Higienizar a cânula intermediária com água morna e uma escovinha que deverá ser utilizada apenas para essa finalidade, 1 ×/dia e sempre que houver secreção aderida ❑ Proteger o orifício da cânula de traqueostomia durante o banho para evitar que entre água nas vias aéreas e utilizar o protetor da cânula quando sair de casa, para evitar a entrada de poeira e insetos ❑ Realizar a aspiração de vias aéreas conforme a necessidade do paciente (consulte o Capítulo 31) ❑ Observar a característica da secreção aspirada: coloração, aspecto, odor e quantidade ❑ Atentar-se ao padrão respiratório, saturação, temperatura corporal e presença de sintomas como cianose, tosse ou outro desconforto ❑ Realizar a troca da cânula de traqueostomia de acordo com orientações do fabricante (consulte o Capítulo 31)[2,5,13,14,21]

Continua...

Tabela 47.2. Cuidados específicos para cada tipo de estomia – continuação

Tipo de estomia	Cuidados
Alimentação – gastrostomia ou jejunostomia	❑ Higienizar as mãos sempre antes de manipular a estomia ❑ Realizar a limpeza da região da gastrostomia durante o banho, com água e sabonete de uso costumeiro do paciente. Secar bem a região ❑ Se atentar à inserção do cateter de gastrostomia ou jejunostomia diariamente, observando o número demarcado na extensão ❑ Manter *botton* externo bem-posicionado, sem pressionar excessivamente o abdome, mas sem permitir a rotação do cateter ❑ Pode-se fixar a extensão do cateter (quando fixo) para evitar tracionamento acidental ❑ Manter as extremidades do cateter fechadas quando não estiver usando ❑ Higienizar externamente a extensão do cateter com água e sabonete, sempre que houver sujidade ❑ Sempre que for administrar a dieta, fazê-la com o paciente sentado, ou com a cabeceira da cama elevada acima de 45º (em caso de cama hospitalar) ou fazendo uso de travesseiros para manter tronco elevado (no caso de camas comuns). Manter essa posição por pelo menos 40 minutos após o término da infusão da dieta ❑ Controlar o gotejamento para que a infusão da alimentação não seja muito rápida com o objetivo de evitar desconfortos (náusea, vômito, mal-estar, distensão abdominal, dor) ❑ Lavar o cateter de gastrostomia com 20 mL de água filtrada após a administração da dieta e das medicações para evitar obstruções ❑ Realizar a troca do cateter de gastrostomia ou jejunostomia conforme orientações do fabricante ou necessidade (consulte o Capítulo 31)[2,3,15,16]
Eliminação – intestinal e urinária	❑ Higienizar as mãos sempre antes de manipular a estomia ❑ A indicação do equipamento coletor mais adequado é um dos principais cuidados com as estomias de eliminação (ver Figura 47.3). Esse deve ser capaz de receber o efluente, proteger a pele periestoma e evitar lesões ❑ Acompanhar a medida do estoma e verificar a necessidade de ajustar o tamanho do equipamento coletor (recortar ou solicitar outro tamanho de flange). Considerar que nos primeiros 7 a 14 dias da confecção do estoma, o seu tamanho sofre alteração por regressão do edema pós-operatório ❑ Para estomas planos ou de baixo perfil, deve-se recomendar placas com convexidade leve para evitar retração ❑ Para estomas já retraídos, cabe a recomendação de placas com convexidade forte ❑ A frequência de troca do equipamento coletor deve ser definida de forma individual e de acordo com o efluente. Por exemplo, em caso de ileostomias ou estomias urinárias, a troca geralmente deve ocorrer a cada 3 ou 4 dias, já que o efluente é mais líquido. No caso de colostomia, a durabilidade do equipamento coletor geralmente é maior, sendo necessário a troca a cada 5 ou 6 dias ❑ Dependendo do perfil abdominal e do estoma, pode ser necessário o uso de adjuvantes, como: spray barreira, hidrocoloide em pasta, placa, anel ou pó ❑ Orientar o esvaziamento do equipamento coletor quando 1/3 da sua capacidade for preenchida ou antes, para evitar que o peso favoreça o descolamento da placa, infiltração ou vazamento do efluente ❑ Estimular que o paciente retire o equipamento coletor (no dia de troca), durante o banho para facilitar a retirada. Nesse momento, deve-se realizar a higiene da estomia intestinal durante o banho com água do chuveiro e sabonete de uso costumeiro do paciente ❑ A higiene do estoma também pode ser realizada no chuveiro quando o paciente utilizar um equipamento coletor de 2 peças. Para isso, basta remover a bolsa coletora, higienizá-la e prosseguir com a higiene do estoma no banho. Em seguida, secar delicadamente a região e acoplar a bolsa coletora limpa novamente ❑ A colocação do novo equipamento coletor não deve acontecer em ambientes com umidade elevada (por exemplo, o banheiro após o banho), pois a aderência da placa na pele pode ser comprometida ❑ Orientar o paciente a sempre levar um "*kit*" quando sair de casa, contendo materiais para limpeza da bolsa coletora e estoma, um novo equipamento coletor e adjuvantes, se necessário[2,7,10,13,17-19,22]

Fonte: Elaborada pela autora.

Manejo de complicações

Complicações ou intercorrências podem ocorrer em pacientes estomizados e é de extrema importância que as equipes de Atenção Domiciliar estejam preparadas para manejá-las no domicílio e orientar aos cuidadores e familiares a como proceder em cada situação.

Estomia respiratória – traqueostomia[5,13,14,20]

As principais intercorrências relacionadas à traqueostomia são:

- Saída acidental da cânula de traqueostomia: nesse caso, a família deve acionar imediatamente a equipe de referência ou o serviço de emergência, conforme fluxo estabelecido no serviço. (Consulte o Capítulo 31).
- Dermatite peritraqueostomia: pode-se adotar o uso de hidrocoloide em pó (pó para estomias), creme barreira, curativos de espuma ou hidrofibras (com prata no caso de sinais de infecção).
- Obstrução da cânula por secreção traqueal ("rolha"): deve-se realizar aspiração traqueal, injetando soro fisiológico na cânula para auxiliar na diluição da secreção espessa e facilitar a sua retirada. Deve-se manter a atenção quanto aos sinais e sintomas que o paciente pode apresentar (tosse, cianose, dessaturação, dispneia). (Consulte o Capítulo 31).
- Lesões traqueais: podem ocorrer por excesso de insuflação do cuff ou manipulação excessiva da cânula. A melhor forma de prevenir é sempre verificar a pressão intra-*cuff* para mantê-la no padrão necessário e manter a fixação bem aderida para evitar manipulação excessiva, deslocamento ou saída acidental da cânula. Quando a lesão traqueal já está instalada, é necessária uma avaliação médica para determinar a melhor conduta.

Estomia de alimentação – gastrostomia e jejunostomia[6,13,15]

Entre as complicações mais comuns nas estomias de alimentação estão:

- Saída acidental do cateter: isso pode ocorrer por rompimento do retentor balonado ou por retirada pelo próprio paciente. Nesses casos, é possível deixar o cuidador e/ou familiar orientados a proceder com a introdução do mesmo cateter ou ainda deixar um cateter *foley* da mesma numeração do cateter de gastrostomia para que o estoma não seja perdido e em seguida, acionar o serviço de referência para a realização da troca. (Consulte o Capítulo 31).
- Obstrução do cateter: geralmente ocorre por impregnação da dieta ou medicações administradas na parede interna do cateter. Nesse caso, deve-se lavá-lo com 20 mL de água morna. Injetar e aspirar a água algumas vezes, deixando a água que foi possível infundir na extensão do cateter por 10 minutos. Repetir o procedimento por até 3 ×, se não desobstruir, pode-se utilizar uma solução com: 100 mL de água morna + 1 colher de chá de

bicarbonato de sódio + 40 gotas de simeticona, procedendo da mesma forma que com a água morna (injetar e aspirar a solução algumas vezes no cateter, deixando a solução que foi possível infundir na extensão dele por 10 minutos). Repetir por 3 ×, se não resolver, comunicar o serviço de referência para realizar a troca do cateter.

- Dermatite por umidade: pode-se adotar o uso de hidrocoloide em pó (pó para estomias), creme barreira, curativos de espuma ou hidrofibras (com prata no caso de sinais de infecção). O mais importante é corrigir a causa para evitar a persistência da lesão. Por exemplo, muitas vezes, ocorre extravasamento de dieta pelo orifício da estomia, o que causa umidade constante. Nesse caso, deve-se ajustar o *botton* externo para evitar que o cateter fique "solto" e pode-se ainda fixá-lo à pele com filme transparente ou micropore. Pode-se também adotar o uso de barreiras protetoras para evitar novas dermatites, como o creme ou spray barreira.
- Granuloma: geralmente surge na presença de umidade excessiva, movimentação excessiva do cateter na estomia ou ainda no caso de infecção. Para tratar o granuloma, pode-se utilizar curativos impregnados com cloreto de sódio a 20%, géis hipertônicos, nitrato de prata ou ainda a própria solução de cloreto de sódio a 20% em uma gaze comum. Além de tratar o granuloma, deve-se corrigir a causa e prevenir que ocorra novamente.

Estomia de eliminação – intestinal e urinária[13,18,19,22]

- Dermatite periestoma: nesse caso, a dermatite periestoma pode ser um grande problema, pois dificulta a aderência do equipamento coletor. Uma boa estratégia para tratar essa complicação é utilizar solução antimicrobiana para limpeza da região e escolher um curativo ou adjuvante que prejudique o menos possível a adesão da placa. Por exemplo, pode-se aplicar hidrocoloide em pó na área lesionada e com auxílio de uma espátula fazer uma barreira de pasta de hidrocoloide ou ainda colocar uma fita de hidrocoloide para possibilitar a aderência da placa. Caso a lesão apresente sinais de infecção, deve-se utilizar espumas ou hidrofibras com prata para obter a cicatrização o mais rápido possível. Além disso, é fundamental a correção do tamanho do equipamento coletor (recorte da placa recortável ou tamanho da flange da placa que já vem recortada) para evitar contato do efluente com a pele.
- Retração do estoma: nesse caso, é muito importante recomendar uma placa que apresente convexidade para corrigir a retração e evitar penetração do efluente diretamente na pele íntegra. O uso de cintas abdominais específicas para o uso com estomias de eliminação pode ser recomendado também.
- Prolapso do estoma: quando muito extenso, pode ser necessário a correção cirúrgica. Em alguns casos, somente a manobra manual é suficiente para reintrodução do volume exteriorizado para dentro do estoma, permitindo a adoção dos cuidados necessários com a pele periestoma e troca do equipa-

mento coletor. Nesses casos, deve-se utilizar barreiras para proteção da pele, pensando que durante a movimentação, o prolapso será exteriorizado novamente e em contato com a pele íntegra pode ocasionar lesões. Para proceder com o recorte da placa, é necessário considerar esse aspecto também para que o estoma não seja estrangulado ou lesionado pela borda do equipamento coletor.

- Hérnia periestoma: sempre que possível, deve ser tratada de forma cirúrgica. Mas, dependendo do quadro do paciente e do acesso à Rede de Atenção à Saúde (RAS) pode ser um procedimento difícil de se realizar. Nesses casos, deve-se orientar o uso de cinta abdominal para evitar piora.
- Saída do cateter das estomias urinárias: nesse caso, os cuidadores ou familiares devem estar orientados a inserir um novo cateter utilizando a técnica adequada e comunicar a equipe responsável para reavaliação e monitoramento.

Como foi possível notar, muitas das intercorrências ou complicações relacionadas às diferentes estomias podem ser evitadas, quando são adotados cuidados preventivos. O preparo técnico da equipe e boa capacidade de comunicação para orientação dos pacientes, cuidadores e familiares são fundamentais nesse processo. Prevenir sempre é o melhor caminho.

Conclusão

Diante do envelhecimento populacional e consequente aumento das condições crônicas de saúde, o número de pessoas que necessitam de uma estomia vem aumentando significativamente.

Desse modo, torna-se perceptível a importância da capacitação das equipes de Atenção Domiciliar quanto aos cuidados específicos e manejo de intercorrências relacionadas às diferentes estomias, principalmente pelo fato de nem todas as equipes contarem com a presença de um estomaterapeuta.

O preparo técnico da equipe para lidar com as complicações ou alterações nos estomas e principalmente a atuação na prevenção dessas são fatores essenciais para minimizar sofrimentos e hospitalizações.

Pensando na repercussão biopsicossocial que uma estomia pode gerar a seu portador, a interação entre a equipe multiprofissional e o olhar amplo ao paciente, seus familiares e contexto em que estão inseridos são fundamentais e garantem um cuidado adequado e que seja capaz de atender às suas reais necessidades.

Referências

1. Bandeira LR. et al. Atenção integral fragmentada a pessoa estomizada. Escola Anna Nery v. 24, n. 3, e20190297, 2020. Disponível em: < SciELO - Brasil - Atenção integral fragmentada a pessoa estomizada na rede de atenção à saúde Atenção integral fragmentada a pessoa estomizada na rede de atenção à saúde>.

2. Brasil. Ministério da Saúde. Secretaria de Atenção Especializada em Saúde. Departamento de Atenção Especializada e Temática. Guia de atenção à saúde da pessoa com estomia / Ministério da Saúde, Secretaria de Atenção Especializada em Saúde, Departamento de Atenção Especializada e Temática. Brasília: Ministério da Saúde, 2021.
3. Associação Brasileira de Estomaterapia (SOBEST). Estomias. O que são? Acesso em julho de 2024. Disponível em: < https://sobest.com.br/estomias/>.
4. Brasil. Ministério da Saúde. Portaria n. 400 de 16 de novembro de 2009. Estabelecer Diretrizes Nacionais para a Atenção à Saúde das Pessoas Ostomizadas no âmbito do Sistema Único de Saúde -SUS, a serem observadas em todas as unidades federadas, respeitadas as competências das três esferas de gestão. Disponível em: < https://bvsms.saude.gov.br/bvs/saudelegis/sas/2009/prt0400_16_11_2009.html>.
5. Tedde ML et al. Traqueostomia: Indicações, Técnicas e Cuidados no Adulto. In: Santos VLCG, Cesaretti IUR. Assistência em Estomaterapia Cuidando de pessoas com estomia. São Paulo: Atheneu. 2015. p.153-165.
6. Bertevello PL, Sobreira RS, Morais PAB. Gastrostomia: Indicações, Técnicas e Cuidados no Adulto. In: Santos VLCG, Cesaretti IUR. Assistência em Estomaterapia Cuidando de pessoas com estomia. São Paulo: Atheneu. 2015. p.131-147.
7. Maciel LC. Estomias urinárias. In: Paula MAB, Paula PR, Cesaretti IUR. Estomaterapia em foco e o cuidado especializado. São Caetano do Sul, SP: Yendis Editora, 2014.
8. Hill B. Stoma care: procedures, appliances and nursing considerations. Br J Nurs. 2020 Dec 10;29(22):S14-S19. doi: 10.12968/bjon.2020.29.22.S14. PMID: 33325296.
9. Silva NM. et al. Psychological aspects of patients with intestinal stoma: integrative review. Revista Latino-Americana de Enfermagem, Ribeirão Preto, v. 25, p. e2950, 2017. Disponível em: <http://www.scielo.br/scielo.php?script=sci_arttext&pid=S0104-11692017000100608&lng=en&nrm=iso>.
10. Silva ES et al. Protocolo de enfermagem para as alterações psicossociais e espirituais da pessoa com colostomia. Cogitare Enfermagem, [S.l.], v. 20, n. 3, set. 2015. ISSN 2176-9133. Disponível em: < https://docs.bvsalud.org/biblioref/2016/08/1148/40664-162512-1-pb.pdf>.
11. Silva LS. Atuação da equipe de enfermagem na adesão do paciente ostomizado para o autocuidado. 2007. 63 f. Monografia (Bacharel em Enfermagem) –Centro Universitário Feevale. Novo Hamburgo, 2007. Disponível em: &#60ged.feevale.br/bibvirtual/monografia/MonografiaLeticiaSilva.pdf&#62.
12. Brasil. Decreto n.º 5.296, de 02 de dezembro de 2004. Regulamenta as Leis ns. 10.048, de 8 de novembro de 2000, que dá prioridade de atendimento às pessoas que especifica, e 10.098, de 19 de dezembro de 2000, que estabelece normas gerais e critérios básicos para a promoção da acessibilidade das pessoas portadoras de deficiência ou com mobilidade reduzida, e dá outras providências. Disponível em: <https://www.camara.leg.br/proposicoesWeb/prop_mostrarintegra?codteor=382687#:~:text=DO%20ATENDIMENTO%20PRIORIT%C3%81RIO-,Art.,defici%C3%AAncia%20ou%20com%20mobilidade%20reduzida.>.
13. Borsatto AZ et al. Procedimentos/Dispositivos minimamente invasivos e estomias em cuidados paliativos. In: Castilho RK, Silva VCS, Pinto CS. Manual de Cuidados Paliativos da Academia Nacional de Cuidados Paliativos (ANCP). Rio de Janeiro: Atheneu, 3.ed. 2021. P.495-505.
14. Melo CGL, Lopes HR. Princípios gerais e cuidados com estomas e cânulas respiratórias: traqueostomia. In: Savassi LCM et al. Tratado de Atenção Domiciliar. Santana de Parnaíba [SP]: Manole, 2022. p.473-492.
15. Melo CGL et al. Princípios gerais e cuidados com estomas e sondas alimentares: gastrostomia e jejunostomia. In: Savassi LCM et al. Tratado de Atenção Domiciliar. Santana de Parnaíba [SP]: Manole, 2022. p. 577-581.
16. Lino AIA, Jesus CAC. Revisão - Cuidado ao Paciente com Gastrostomia: Uma Revisão de Literatura. ESTIMA [Internet]. 2013 Sep. 1; 11(3). Disponível em: <https://www.revistaestima.com.br/estima/article/view/333>.
17. Melo CGL et al. Princípios gerais e cuidados com estomas e sondas urinárias: cistostomia. In: Savassi LCM et al. Tratado de Atenção Domiciliar. Santana de Parnaíba [SP]: Manole, 2022. p. 500-503.

18. Instituto Nacional de Câncer José Alencar Gomes da Silva (INCA). Cuidados com estomias intestinais e urinárias: orientações ao usuário / Instituto Nacional de Câncer José Alencar Gomes da Silva. 2. ed. – Rio de Janeiro: Inca, 2018. 20 p.
19. Secretaria de Saúde do Distrito Federal. Manual de assistência de enfermagem na atenção à saúde de pessoas com estomias de eliminação intestinal e urinária. Brasília: 2022.
20. Moreira Seifert SK, Morais F, Pereira LA, Sponton ES. Algorithm For Indication Of Collector Equipment For Stomas. ESTIMA [Internet]. 2023 Fev. 9;21. Disponível em: <https://www.revistaestima.com.br/estima/article/view/1311>.
21. Instituto Nacional de Câncer José Alencar Gomes da Silva (INCA). Coordenação de Assistência. Traqueostomias: orientações aos pacientes. Rio de Janeiro: Inca, 3 ed., 2017. Disponível em: <https://www.inca.gov.br/sites/ufu.sti.inca.local/files/media/document/traqueostomias-2017-web.pdf>.
22. Paula MAB, Moraes JT. Consenso Brasileiro de Cuidado às Pessoas Adultas com Estomias de Eliminação 2020. São Paulo: Segmento Farma Editores, 2021. Disponível em: <https://sobest.com.br/wp-content/uploads/2021/11/CONSENSO_BRASILEIRO.pdf>.
23. Merkert JL. Peristomal Complications. Home Healthc Now. 2022 Sep-Oct 01;40(5):264-269. doi: 10.1097/NHH.0000000000001110. PMID: 36048220.

48

Cuidados com a Pele e Feridas nos Cuidados Paliativos Domiciliares

Caroline Cruz da Silveira
Suzana Aparecida da Costa Ferreira

Introdução

A pele é considerada o maior órgão do corpo humano, composta por três camadas: epiderme, derme e hipoderme e exerce funções muito importantes, como: controle da temperatura corporal, síntese de vitaminas e proteção das estruturas internas.[1]

O envelhecimento por si só gera mudanças na estrutura da pele, tornando seu turgor e composição alterados. Há uma redução da espessura da pele, diminuição da elasticidade e da secreção de sebo pelas glândulas sebáceas, redução das glândulas sudoríparas, fragilidade vascular e resposta imunológica comprometida.[1,2]

Pessoas acometidas por doenças ameaçadoras da vida ou condições crônicas de saúde naturalmente evoluem com queda da funcionalidade e consequente maior dependência para os cuidados, em algum momento, ocasionando o aumento da fragilidade cutânea.[3-5]

A pele se torna frágil como resultado de efeitos cumulativos de fatores intrínsecos e extrínsecos, sendo que esses podem ser ou não modificáveis.[1,3]

O surgimento de lesões de pele prejudica que essa exerça suas funções, tornando o paciente mais suscetível ao desenvolvimento de infecções cutâneas, dor e menor qualidade de vida, ou seja, tudo o que buscamos evitar no contexto dos Cuidados Paliativos.[4,6]

Além disso, em muitas situações, as lesões podem ocasionar outros desconfortos como: excesso de exsudato, umidade e odor.[4,6]

No Brasil, um problema de saúde pública são as chamadas feridas crônicas ou de difícil cicatrização, que se trata de lesões que não responderam às terapêuticas habitualmente efetivas e não apresentaram a evolução esperada nas fases do processo de cicatrização. Se pressupõe que toda ferida de difícil cicatrização apresenta biofilme, portanto, o tratamento deve incluir medidas que visem a sua eliminação.[7,8]

Nesse ponto, cabe ressaltar que biofilme é o conjunto de diferentes espécies de micro-organismos que podem estar presentes no leito, nos tecidos desvitalizados e/ou no exsudato da lesão e são altamente resistentes aos tratamentos antimicrobianos.[7,8]

Muitos dos pacientes nessa condição são cuidados sob assistência domiciliar, acompanhados por equipes da Atenção Primária à Saúde (APS) e/ou da Atenção Domiciliar (AD), sendo de fundamental importância que os profissionais estejam preparados para o manejo de tais situações.

Dada a relevância dos cuidados com a pele e com as feridas nos pacientes com doença ameaçadora da vida, neste capítulo serão abordados cuidados com lesões por pressão (LP) e lesões por fricção (LF) na perspectiva de tratamento e prevenção de lesões evitáveis, cuja abordagem deve ser adotada em pacientes que apresentam doenças ameaçadoras da vida em fase inicial ou moderada ou que estejam clinicamente estáveis.

É claro que os cuidados de prevenção devem ser mantidos no contexto de doença avançada, porém os objetivos e as estratégias de tratamento mudam e os cuidados preventivos precisam ser ajustados para a fase da doença que o paciente está vivenciando (consulte o Capítulo 60).

Lesões frequentes em pacientes com doenças ameaçadoras da vida

Na Tabela 48.1 estão descritas as lesões frequentes nos pacientes com doenças ameaçadoras da vida acompanhados por serviços de Atenção Primária à Saúde (APS) e de Atenção Domiciliar (AD).

Tabela 48.1. Tipos de feridas, definição e causas

Tipo de ferida	Definição	Causas/fatores de risco
1- Lesão por pressão (LP)	Também conhecida como úlcera por pressão ou escara, é uma lesão da pele e/ou do tecido subjacente, geralmente sobre uma proeminência óssea, resultante de pressão ou de combinação de pressão com cisalhamento[9]	Indivíduos com mobilidade limitada, atividade limitada, e um alto potencial de atrito e cisalhamento. Condições como deficiência de perfusão e circulação, alterações na integridade da pele nos pontos de pressão, e o impacto de condições clínicas específicas, como diabetes *mellitus*, podem aumentar o risco de desenvolvimento dessas lesões[9,10]
2- Lesão por fricção (LF)	Trata-se de uma ferida traumática que acontece principalmente nas extremidades (pernas, braços e mãos), resultante de fricção e/ou cisalhamento, trauma, quedas, manuseio inadequado da pele ou remoção de adesivos levando à separação da epiderme e derme e/ou estruturas subjacentes[11-13]	Sua principal causa ou fator de risco é a fragilidade cutânea que acomete os pacientes com extremos de idade, pessoas com condições crônicas de saúde, doenças avançadas e que necessitam de auxílio para a realização das suas atividades diárias[11-13]

Fonte: Elaborada pelas autoras.

Cuidados gerais com lesões de pele

Independentemente da etiologia da lesão, alguns cuidados básicos e essenciais devem ser adotados, conforme disposto a seguir:

Avaliação

A avaliação ampla dos pacientes com doenças ameaçadoras da vida é fundamental, quando apresentam lesões de pele, pode-se adotar o acrônimo TIMERS,[14] que significa:

T: Viabilidade do tecido.

I: Infecção/inflamação.

M: Gerenciamento da umidade/exsudato.

E: Bordas da ferida.

R: Conduta para a regeneração.

S: Fatores sociais e relacionados ao paciente.[14]

Além desses fatores, deve-se considerar diagnósticos clínicos, funcionalidade, presença de sintomas ou desconfortos associados, medicações em uso, mensurar a lesão, avaliar localização anatômica, estado nutricional, exposição à pressão, fricção e cisalhamento, histórico de traumas e quedas, entre outros.

Limpeza da ferida e pele perilesão[7,15]

- Deve ser realizada com soro fisiológico 0,9% (SF 0,9%), de preferência aquecido e auxílio de gaze. Nesse processo inicial, deve-se remover crostas e sujidades visíveis. Deve contemplar a limpeza da pele ao redor da lesão (pelo menos 5 cm além da lesão).
- Se lesão de difícil cicatrização ou com sinais de infecção: fazer uso de solução ou sabonete de polihexametileno biguanida (PHMB) a 2%, se possível.

Desbridamento[7,15,16]

- Cuidado fundamental na presença de tecidos desvitalizados (esfacelo ou necrose). Antes de iniciar um desbridamento, deve-se avaliar: situação clínica do paciente, medicações em uso, doenças de base e condição emocional do paciente.
- O desbridamento está contraindicado nas seguintes situações: lesões de fim de vida (falência cutânea, Úlcera Terminal de Kennedy ou outras), necrose estável no calcanhar (sem sinais flogísticos), membros isquêmicos e distúrbios hemorrágicos. No caso de o paciente estar usando anticoagulante, situação muito comum em pessoas com condições crônicas de saúde, o desbridamento instrumental deve ser ainda mais cuidadoso.
- Existem alguns métodos para a sua realização, sendo os mais utilizados no dia a dia da Atenção Domiciliar: o desbridamento autolítico, o desbridamento enzimático e o desbridamento instrumental conservador.

- É muito comum e altamente recomendado que o desbridamento autolítico ou enzimático seja associado ao desbridamento instrumental conservador para acelerar a remoção dos tecidos desvitalizados.

Cuidados com as bordas da lesão[7,15]

- Remover crostas, hiperqueratose, sujidades e/ou tecidos soltos da região perilesão.
- Atentar-se para bordas com epíbole ("enroladas"), descoladas ou muito aderidas. Em algumas situações, é necessário agudizar as bordas da lesão (fazer pequenos cortes com o bisturi nas bordas) para que a lesão retome o processo de cicatrização.
- Manter a região hidratada e protegida para evitar dermatites por umidade, infecção cutânea, maceração e consequente aumento da lesão.

Escolha do curativo adequado[7,15]

- O curativo ideal é o que mantém o leito da lesão úmido e a pele ao redor seca, que reduz o exsudato sem desidratar a lesão e que protege os tecidos permitindo a troca gasosa.
- Existem diversas opções de coberturas e correlatos com indicações específicas no mercado (Anexo 48.1).
- A regra básica para escolha do melhor curativo é: em geral, em lesões úmidas e/ou exsudativas, deve-se adotar uma cobertura em espuma, fibra ou placa; em lesões com o leito ressecado, deve-se optar por um gel, por exemplo.
- Pode-se utilizar a técnica limpa para a realização da troca do curativo na Atenção Domiciliar.

Lesão por pressão (LP)

As LPs são classificadas em diferentes estágios, refletindo a gravidade da lesão. Essa classificação em estágios é crucial para a avaliação, manejo e tratamento apropriados, proporcionando uma linguagem comum para profissionais de saúde na documentação do estado da lesão e na orientação das intervenções de cuidado.[5,9,10,17,18]

Cada estágio representa uma profundidade e tipo específico de dano tecidual, desde vermelhidão superficial até a exposição de músculos ou ossos, ajudando a determinar as estratégias mais eficazes de tratamento e prevenção para cada caso.[5,9,10,17,18]

A identificação precisa do estágio de uma lesão por pressão é fundamental para o sucesso no manejo dessas lesões complexas, enfatizando a importância da avaliação contínua e da adaptação do plano de cuidados à medida que a condição da lesão e do paciente evolui.[5,9,10,17,18] Na Tabela 48.2, estão dispostos os cuidados de acordo com o estágio das LPs.

Cada estágio da lesão por pressão requer um conjunto específico de cuidados e tratamentos, que podem incluir desde medidas preventivas, como a manutenção da

Tabela 48.2. Cuidados relacionados a cada estágio da lesão por pressão

Estágio	Descrição	Cuidados e tratamentos gerais
Estágio 1	A pele está intacta com vermelhidão de uma área localizada geralmente sobre uma proeminência óssea. A vermelhidão não embranquece quando pressionada[9]	❑ Manter a área limpa e seca ❑ Proteger a área de mais pressão ❑ Monitorar continuamente para detectar mudanças na pele ❑ Hidratar a pele e garantir nutrição adequada ❑ Reposicionar no leito ❑ Instalar superfície de suporte como colchão pneumático e/ou coberturas multicamadas ❑ Utilizar curativos de espuma de poliuretano para absorção de exsudato e proteção da área[5,9,10,17,18]
Estágio 2	Perda parcial da espessura da pele apresentando-se como uma abrasão, bolha ou cratera superficial[9]	❑ Limpeza suave da ferida ❑ Uso de curativos que mantêm um ambiente úmido de cicatrização, como hidrocoloides ou hidrogéis ❑ Proteção contra infecção ❑ Prevenção de mais danos por pressão ❑ Manter reposicionamento no leito e superfície de suporte[5,9,10,17,18]
Estágio 3	Perda total da espessura da pele com envolvimento de dano ou necrose do tecido subcutâneo[9]	❑ Desbridamento de tecido necrosado conforme necessário ❑ Uso de curativos que promovem a cicatrização em um ambiente úmido, como alginatos ou espumas de poliuretano ❑ Tratamento de quaisquer infecções com antimicrobianos tópicos ❑ Suporte nutricional para promover a cicatrização ❑ Manter reposicionamento no leito e superfície de suporte[5,9,10,17,18]
Estágio 4	Perda de tecido com exposição de osso, músculo ou tendão[9]	❑ Desbridamento cirúrgico, se necessário e indicado ❑ Tratamento intensivo de feridas e controle de infecções ❑ Uso de terapias avançadas de curativos, como curativos de matriz dérmica ou terapia com pressão negativa ❑ Possível necessidade de cirurgia de reconstrução como enxerto ❑ Suporte nutricional intensificado ❑ Manter reposicionamento no leito e superfície de suporte[5,9,10,17,18]
Lesão por pressão não estadiável	Perda total da espessura da pele e tecido com a base da ferida coberta por escara (tecido necrosado)[9]	❑ Desbridamento do tecido necrosado para avaliar a extensão do dano e promover a cicatrização ❑ Cuidado especializado para evitar infecção, com uso de coberturas absorventes e antimicrobianos específicos ❑ Manter reposicionamento no leito e superfície de suporte[5,9,10,17,18]
Lesão por pressão de tecido profundo	Área de pele intacta ou não intacta de coloração púrpura ou marrom, ou uma bolha cheia de sangue devido ao dano do tecido mole subjacente[9]	❑ Prevenção de mais danos e alívio da pressão sobre a área afetada ❑ Cuidados para evitar progressão da lesão, incluindo utilização de almofadas de redistribuição de pressão e posicionamento adequado ❑ Manter reposicionamento no leito e superfície de suporte ❑ Avaliar e tratar causas subjacentes, como imobilidade ou má perfusão tecidual[5,9,10,17,18]

Fonte: Elaborada pelas autoras.

higiene e a mudança frequente de posição, até intervenções mais complexas, como desbridamento, tratamento de infecções, e, em alguns casos, cirurgia. A seleção do tratamento depende da gravidade da lesão, da condição geral do paciente e dos objetivos terapêuticos estabelecidos pela equipe de saúde e pelo paciente.[5,9,10,17,18]

Principais cuidados para prevenção de lesões por pressão (LP)

Conforme já mencionado neste capítulo, o surgimento de LPs é multifatorial, portanto, as ações preventivas devem contemplar diversos aspectos e, sempre que possível, atuação da equipe multiprofissional.

- Avaliação de risco: realizar a avaliação de risco de lesão por pressão o mais rápido possível após a admissão no serviço de AD e posteriormente de maneira periódica.[5,9,10,17,18] Recomenda-se o uso da escala de Braden[19] (consulte o Capítulo 10).
- Cuidados com a pele: implementar um regime de cuidados com a pele que inclua mantê-la limpa e adequadamente hidratada, evitar o uso de sabonetes e produtos de limpeza alcalinos e proteger a pele da umidade com um produto de barreira.[3,10,12,18,20,21]
- Nutrição adequada: realizar triagem nutricional e desenvolver um plano de atendimento nutricional individualizado para indivíduos identificados como desnutridos ou em risco de desnutrição.[3,10,12,18,20,21]
- Reposicionamento e mobilização: reposicionar todos os indivíduos com risco de lesões por pressão em horários individualizados, considerando o nível de atividade, mobilidade, e habilidade de reposicionamento independente do indivíduo. O preconizado é que as mudanças de decúbito sejam realizadas a cada 2 horas, porém isso deve ser avaliado de forma individual, considerando a fase da doença que o paciente se encontra, por exemplo.[3,10,12,18,20,21]
- Uso de superfícies de suporte: selecionar e usar superfícies de suporte que atendam às necessidades individuais de redistribuição de pressão, considerando fatores como o tamanho e peso do indivíduo, o número e gravidade das lesões por pressão existentes, e o risco de desenvolvimento de novas lesões, bem como a condição socioeconômica de obtê-las.[3,10,12,18,20,21]
- Cuidados específicos com dispositivos médicos: monitorar a pele sob e ao redor de dispositivos médicos quanto a sinais de lesões relacionadas à pressão e implementar estratégias para reduzir e/ou redistribuir a pressão na interface entre a pele e o dispositivo.[3,10,12,18,20,21]
- Educação e comunicação: incluir a educação do paciente e da família como parte integral do plano de cuidados, fornecendo informações sobre os riscos de lesões por pressão e estratégias para prevenção.[3,10,12,18,20,21]

Esses cuidados são essenciais para prevenir o desenvolvimento de lesões por pressão em indivíduos susceptíveis, promovendo uma melhor qualidade de vida e reduzindo o risco de complicações associadas a essas lesões.

Lesão por fricção (LF) ou *skin tears*

A sua classificação é baseada na gravidade da perda de retalho cutâneo, sendo o retalho parte da pele que é separada de forma não intencional de seu local de origem por cisalhamento, fricção ou trauma.[1]

Dois instrumentos são mais conhecidos para classificação das LF: o sistema de Classificação STAR,[22,23] mais utilizado para o desenvolvimento de pesquisas e o Sistema de Classificação ISTAP traduzido e validado para uso no Brasil e adotado para uso nesse manual.[1,24]

Compreender as causas e fatores de risco que favorecem o surgimento da LF e saber classificá-las é de suma importância para o melhor tratamento.

Na Figura 48.1 é possível visualizar as diferenças entre epiderme normal e envelhecida e assim compreender a fragilidade cutânea nos idosos.

A seguir cuidados possíveis de serem adotados de acordo com a classificação da LF (Tabela 48.3).

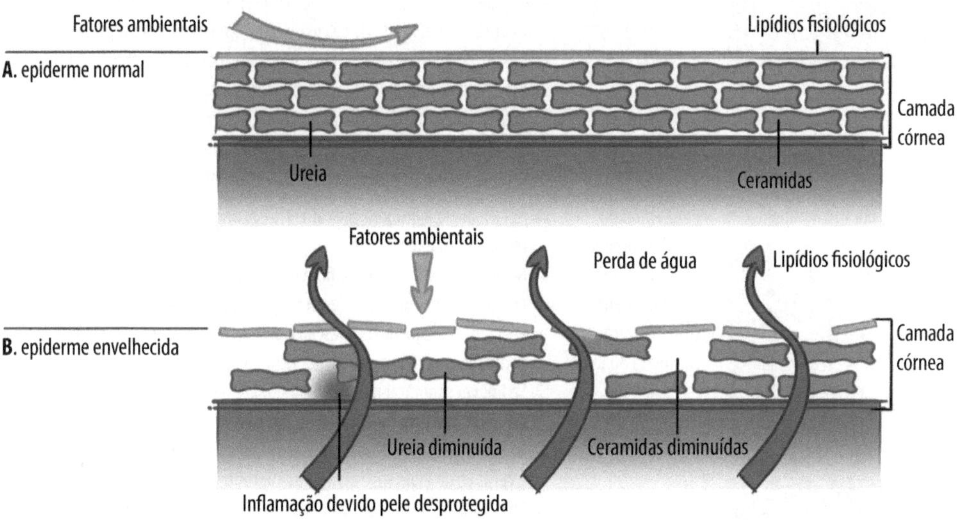

Figura 48.1. Epiderme normal (**A**) e a Epiderme envelhecida (**B**). *Fonte: Adaptada de Moncrieff, Van, Young, 2015 por Leblanc et al., 2018.*[1]

Tabela 48.3. Cuidados com a Lesão por Fricção de acordo com a sua classificação

Sistema de classificação ISTAP	Descrição	Cuidados e tratamentos gerais
Lesão por fricção tipo 1 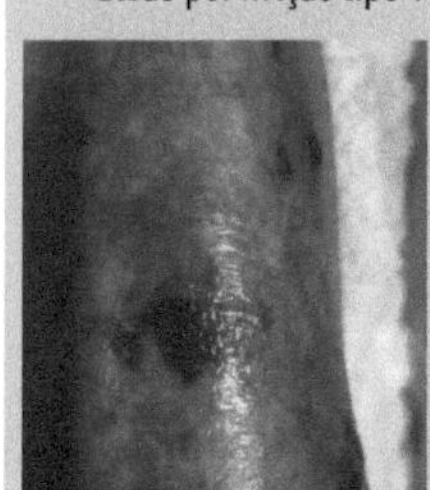	Sem perda de pele Ruptura linear que pode ser aproximada ou retalho cutâneo que pode ser reposicionado para cobrir o leito da lesão[24]	❑ Após realizar a limpeza com SF 0,9%, secar delicadamente para não romper o retalho ❑ Adotar o uso de curativos não aderentes: gaze Rayon ou malha não aderente impregnada com vaselina, petrolato ou AGE, curativo de silicone perfurado, membrana regeneradora ou curativo de película de acrílico ❑ Se houver sangramento: adotar o uso de fibra de alginato de cálcio ❑ Ocluir com atadura de algodão ou curativos adesivos que não agridam a pele (nunca usar esparadrapo, evitar o uso de fita microporosa, dar preferência para o uso de filme transparente semipermeável, curativos de silicone ou Transpore®)[1-3,11]

Continua...

Tabela 48.3. Cuidados com a Lesão por Fricção de acordo com a sua classificação – continuação

Sistema de classificação ISTAP	Descrição	Cuidados e tratamentos gerais
Lesão por fricção tipo 2 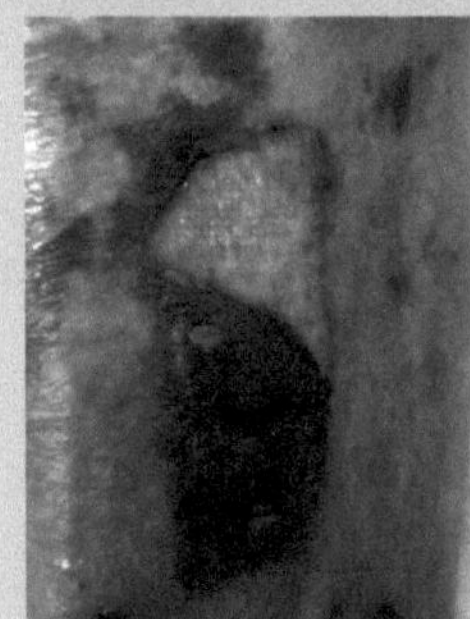	Perda parcial do retalho cutâneo Perda parcial do retalho cutâneo que não pode ser reposicionado para cobrir o leito da lesão[24]	❑ Após realizar a limpeza com SF 0,9%, secar delicadamente para não romper o retalho restante ❑ Remover o retalho ou realizar desbridamento, apenas se houver tecido desvitalizado ❑ Adotar o uso de curativos não aderentes: gaze Rayon ou malha não aderente impregnada com vaselina, petrolato ou AGE, curativo de silicone perfurado, membrana regeneradora ou curativo de película de acrílico ❑ Se houver sangramento ou exsudato: adotar o uso de fibra de alginato de cálcio, curativo de espuma ou hidrofibra ❑ Se sinais de infecção: usar solução ou sabonete de PHMB para limpeza e curativo de alginato de cálcio ou hidrofibra associados à prata ❑ Se leito da lesão ressecado: utilizar hidrogel para favorecer a cicatrização ❑ Ocluir com atadura de algodão, bandagem de fixação ou curativos adesivos que não agridam a pele (nunca usar esparadrapo, evitar o uso de fita microporosa, dar preferência para o uso de filme transparente semipermeável, curativos de silicone ou Transpore®)[1-3,11]
Lesão por fricção tipo 3 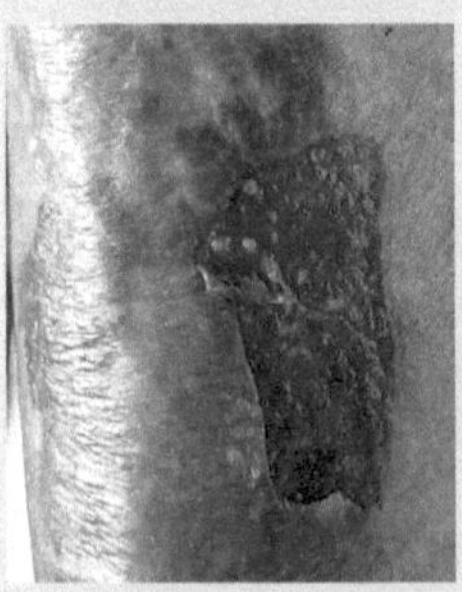	Perda total do retalho cutâneo Perda total do retalho cutâneo com exposição completa do leito da lesão[24]	❑ Após realizar a limpeza com SF 09%, secar delicadamente para não romper o retalho restante ❑ Realizar desbridamento se houver tecido desvitalizado ❑ Adotar o uso de curativos não aderentes: gaze Rayon ou malha não aderente impregnada com vaselina, petrolato ou AGE, curativo de silicone perfurado, membrana regeneradora ou curativo de película de acrílico ❑ Se houver sangramento ou exsudato: adotar o uso de fibra de alginato de cálcio, curativo de espuma ou hidrofibra ❑ Se sinais de infecção: usar solução ou sabonete de PHMB para limpeza e curativo de alginato de cálcio ou hidrofibra associados à prata ❑ Se leito da lesão ressecado: utilizar hidrogel para favorecer a cicatrização ❑ Ocluir com atadura de algodão, bandagem de fixação ou curativos adesivos que não agridam a pele (nunca usar esparadrapo, evitar o uso de fita microporosa, dar preferência para o uso de filme transparente semipermeável, curativos de silicone ou Transpore®)[1-3,11]

Fonte: Elaborada pelas autoras. Imagens: Acervo pessoal das autoras.

De um modo geral, o tratamento das Lesões por Fricção envolve: limpeza adequada e cuidadosa para não romper o retalho (quando ainda houver), inclusive desbridamento (na presença de tecido desvitalizado), curativo não aderente para evitar trauma na remoção e consequente atraso no processo cicatricial, proteção das bordas, gerenciamento de exsudato e infecção e cuidados para prevenir a ocorrência de novas lesões.[1-3,11]

Principais cuidados para prevenção de lesões por fricção (LF)

- Avaliação de risco: embora não haja uma escala ou instrumento específico para avaliação do risco de LF, o enfermeiro da AD deve avaliar a presença dos fatores de risco: extremos de idade (idosos ou bebês), desidratação, presença de hematomas, pele ressecada, exposição à fricção ou cisalhamento, uso de anticoagulantes e esteroides (sistêmicos ou tópicos) e histórico de quedas ou trauma. A inspeção da pele deve ser realizada a cada visita.[1-3,11]

- Cuidados com a pele: adotar cuidados específicos com a pele, que envolve: manter a pele limpa, evitar o uso de água muito quente durante o banho, adotar o uso de emoliente para hidratação, evitar o uso de adesivos na pele e manter unhas do paciente aparadas.[1-3,11]
- Adaptação ambiental: avaliar a residência e observar a presença de móveis e objetos que possam favorecer o desenvolvimento de LF. Mesas, estantes, cômodas e demais móveis devem ter cantos arredondados ou com proteção de silicone ou espuma, se uso de grades na cama cobrir com espuma ou tecido macio, principalmente nos casos de pacientes que apresentam episódios de agitação, observar apoios de pés em cadeiras de rodas ou de banho e orientar proteção, se necessário.[1-3,11]
- Nutrição e hidratação adequadas: identificar pacientes desnutridos ou em risco de desnutrição e compartilhar com equipe multiprofissional, avaliar ingesta hídrica e orientar estratégias para melhorá-la (sugerir a oferta de água de coco, suco de frutas, água saborizada, chás de ervas claras, frutas ricas em água, como: melancia, melão e laranja, picolés a base de água para auxiliar na melhor hidratação de paciente que não gosta de tomar água).[1-3,11]
- Reposicionamento e mobilização: orientar o reposicionamento no leito e manipulação do paciente sempre com uso do forro móvel, evitando pegar na pele do paciente durante as transferências e mudanças de decúbito e reforçar cuidados durante a realização do banho.[1-3,11]
- Vestimenta: incentivar o uso de roupas leves, sem detalhes em alto relevo, botões ou bordados que possam causar lesões ao paciente e orientar o uso de roupas de proteção (uso de camiseta de manga longa, calça cumprida ou caneleira).[1-3,11]
- Educação e comunicação: instruir os cuidadores e familiares quanto às medidas necessárias para evitar as Lesões por Fricção. Adotar uma comunicação clara e de fácil entendimento, adaptando a linguagem para a realidade de cada família e residência.[1-3,11]

Aspectos multidimensionais do paciente com lesões de pele

Pacientes com doenças ameaçadoras da vida e lesões de pele, principalmente as de difícil cicatrização frequentemente apresentam sofrimentos multidimensionais associados à sua condição.

Para além das dores e desconfortos físicos, os pacientes com feridas podem experienciar sensações de isolamento social, alienação e estigmatização. Essas questões sociais podem ser ainda mais agravadas em situações de dificuldades financeiras, falta de acesso a tratamentos adequados, ou quando se sentem marginalizados devido a preconceitos culturais ou étnicos.

Adicionalmente, muitos pacientes lidam com questões relacionadas à sua imagem corporal e autoestima, o que pode impactar negativamente seus vínculos sociais e habilidade para interagir com outros indivíduos.

Por todas essas razões, é crucial que os pacientes com feridas sejam avaliados e cuidados por uma equipe interdisciplinar preparada para lidar com tais demandas, conforme descrito na Tabela 48.4.

Tabela 48.4. Cuidados multidimensionais aos pacientes com feridas

Área de suporte	Cuidados
Apoio emocional	Fornecer apoio emocional e psicológico para ajudar a lidar com as emoções relacionadas ao diagnóstico, tratamento e prognóstico das lesões de pele. Oferecer suporte para enfrentar medos, ansiedades e preocupações
Interação social	Incentivar a participação em grupos de apoio para pacientes com o mesmo diagnóstico. Promover atividades sociais que ajudem a manter conexões com amigos e familiares durante o tratamento. Oferecer recursos para lidar com possíveis mudanças nos relacionamentos sociais
Suporte espiritual	Permitir suporte espiritual para pacientes que buscam conforto em suas crenças religiosas durante o enfrentamento da doença. Facilitar o acesso a líderes religiosos ou serviços espirituais conforme desejado pelo paciente
Suporte financeiro	Auxiliar na identificação de recursos financeiros disponíveis para ajudar a cobrir os custos associados ao tratamento da ferida, como despesas médicas, medicamentos e cuidados paliativos. Utilizar o recurso de referência e contrarreferência para garantir a assistência adequada, solicitar materiais para o curativo à UBS de referência ou ao convênio, quando em *home care*, por exemplo
Coordenação de cuidados	Garantir uma coordenação eficaz entre os profissionais de saúde envolvidos no cuidado do paciente com lesões de pele, assegurando uma abordagem multidisciplinar e integrada. Além disso, facilitar o acesso a recursos de suporte adicionais, como serviços de assistência social e terapia ocupacional, conforme necessário para melhorar a qualidade de vida do paciente

Fonte: Elaborada pelas autoras.

Conclusão

De um modo geral, o foco das equipes de Atenção Domiciliar deve estar direcionado para a prevenção de Lesões por Pressão e Lesões por Fricção e um bom tratamento quando as mesmas já estão instaladas.

É necessário que se avalie as condições clínicas do paciente, compreenda a curva de evolução das suas doenças e em qual fase delas se encontra no momento para que seja possível estabelecer um plano de cuidados individualizado e assertivo.

Lembrar que a cicatrização nem sempre será possível e, nesses casos, todos os cuidados devem visar o alívio de desconfortos e a prevenção de infecções, por exemplo.

Em suma, as lesões de pele são multifatoriais e podem causar desconfortos nas diferentes esferas do ser humano, exigindo, portanto, uma abordagem multidimensional por uma equipe interdisciplinar.

Olhar além da ferida, considerando aspectos biográficos e que possibilitem a manutenção da identidade e do que faz sentido ao paciente é fundamental.

Anexo 48.1. Principais coberturas e adjuvantes utilizados no tratamento de feridas e suas indicações[25-27]

Curativo/correlato	Características	Indicação
Hidrocoloide	Os principais hidrocoloides presentes nas coberturas são: carboximetilcelulose, pectina e gelatina Sua apresentação pode ser em pó, placa, fibra, gel e pasta Tem como principal função a hidratação do leito da ferida e proteção da pele	❑ Devido as diversas apresentações pode ser utilizado em feridas superficiais ou profundas, de diferentes etiologias, com ou sem presença de necrose, infectadas ou não e em qualquer fase de reparação ❑ Feridas cavitárias: usar pasta ou fibra para preencher a cavidade ❑ Feridas ressecadas: usar o gel CUIDADO: em lesões com epitélios recém-formados NÃO usar placas aderentes Em feridas infectadas, usar coberturas de hidrocoloides acrescidos de antimicrobianos
Alginatos	São extraídos de várias espécies de algas marinhas marrons O ácido algínico e seus sais são utilizados de várias maneiras: controlar a viscosidade de sopas e molhos, estabilizar a espuma da cerveja, comida para peixes, fertilizante agrícola, soluções tópicas e orais (laxantes e antiácidos), moldes de odontologia, formulação de vacinas etc Os curativos estão presentes no mercado com quantidade variável de cálcio e sódio, estando associado a agente antimicrobiano (prata) ou não Sua apresentação pode ser em tira, placa ou gel. Pode estar associado a hidrocoloides, hidrogéis ou colágeno	❑ Seu principal papel é absorver o excesso de exsudato e propiciar ambiente favorável para a cicatrização ❑ Favorece o desbridamento autolítico ❑ Pode ser usado em feridas de diversas etiologias, superficiais ou profundas, agudas ou crônicas, sangrantes ou não, com ou sem infecção ❑ Apresenta propriedade hemostática: devido a presença de cálcio que contribui para o desencadeamento e evolução da via intrínseca da cascata de coagulação ❑ Uso em fibra: troca varia entre 3 e 7 dias no máximo (trocar antes se curativo estiver saturado). A fibra deve ser recortada do tamanho da lesão, não devendo ficar em contato com as bordas íntegras pelo risco de maceração e aumento da lesão ❑ Pode ser recortado

Curativo/correlato	Características	Indicação
Hidrofibras	São curativos compostos por microfibras de carboximetilcelulose Altamente absortivas, podem ter costura ou não. Presentes no mercado estando associado a agente antimicrobiano (prata) ou não. Apresentação pode ser em tira ou placa	❑ Seu principal papel é absorver o excesso de exsudato e propiciar ambiente favorável para a cicatrização ❑ Favorece o desbridamento autolítico. Ao entrar em contato com a umidade da lesão fica com aspecto gelificado ❑ Pode ser usado em feridas de diversas etiologias, superficiais ou profundas, agudas ou crônicas, sangrantes ou não, com ou sem infecção ❑ Pode ficar em contato com as bordas da lesão, pois apresenta absorção vertical ❑ Pode ser recortado
Fibras hidrodesbridantes	Realiza desbridamento autolítico. Feita com fibras poliabsorventes. Presente no mercado como UrgoClean Ag®	❑ Muito efetiva em feridas exsudativas, com sinais de infecção e/ou com presença de esfacelo ❑ Período para troca: varia de 2 a 7 dias ❑ Eficiente no tratamento de biofilme ❑ Pode ser recortado
Polímeros	A matriz da membrana polimérica, expande e absorve em até 10 vezes seu peso em exsudato. Como não adere ao leito da lesão, não se fragmenta ao ser retirada, permitindo que o leito da ferida esteja livre de resíduos. A goma superabsorvente, absorve e retém o excesso de fluidos na membrana, garantindo a umidade ideal para a cicatrização. Pode estar associado à prata	❑ Seu principal papel é absorver o excesso de exsudato e propiciar ambiente favorável para a cicatrização ❑ Pode ser usado em feridas de diversas etiologias, superficiais ou profundas, agudas ou crônicas, com ou sem infecção ❑ Eficiente no tratamento de biofilme ❑ Pode ser recortado
DACC	Composto por Cloreto de dialquil carbamoil, que é um potente antimicrobiano	❑ Indicado para feridas de difícil cicatrização, infectadas, colonizadas e/ou exsudativas ❑ Eficiente no tratamento de biofilme ❑ Pode ser recortado
Colágeno	As coberturas com colágeno são produzidas a partir de colágeno bovino, equino e de aves A apresentação pode ser em: placa, tira ou pó e geralmente está associado ao alginato de cálcio	❑ São indicadas para oferecer apoio para o crescimento celular, atrair macrófagos e fibroblastos e organização das fibras do novo tecido ❑ Pode ser recortado
Carvão ativado	Tem como principal função diminuir odor de lesões exsudativas Período para troca: a cada 4-7 dias (ou antes se cobertura saturada)	❑ Pode ser utilizado em feridas de diversas etiologias e deve ser utilizado como cobertura primária ❑ Feridas com odor fétido

Curativo/correlato	Características	Indicação
Poliuretano	Apresentação pode ser em coberturas de espuma ou película transparente	❑ Espuma: ação absorvente; efetiva em feridas com exsudato que varia de média a grande quantidade. Pode estar associada a outros componentes como antissépticos, anti-inflamatórios, surfactantes e umectantes ❑ Tempo máximo de permanência: 7 dias (trocar de acordo com saturação da cobertura) ❑ Película transparente: é semipermeável, tem adesivos e são recortáveis. Pode estar combinada com outras tecnologias como gaze, espuma, hidrocoloide placa e hidrogel placa ❑ Em lesões abertas: variação de uso (cobertura primária ou secundária) de acordo com a associação
Gaze não aderente	São compressas de gazes impregnadas com petrolato, vaselina ou AGE	❑ São indicadas para evitar aderência ao leito da ferida, protegendo o tecido de regeneração e facilitando a troca ❑ No caso de feridas exsudativas, permite a passagem de exsudato para a cobertura secundária ❑ Pode ser recortado
Membrana Regeneradora Porosa	Acelera o processo de cicatrização. Os poros da membrana permitem a drenagem do excesso de exsudato (secreção da lesão) para um curativo secundário, mantendo a umidade ideal no leito da lesão. Além disso, o curativo permite as trocas gasosas, fator importante para a evolução do processo cicatricial. Conhecida como "segunda pele"	❑ Indicada para tratamento de lesões com perda de epitélio, que sejam caracterizados como ferimentos superficiais ou profundos ❑ Com exsudação escassa ou abundante ❑ Como: queimaduras de segundo grau, escoriações, lesões por fricção, úlceras venosas ou arteriais etc. ❑ Aplicá-la no leito da lesão e com auxílio de uma gaze umedecê-la com SF 0,9% ou solução de PHMB ❑ Pode ser recortado
Ácidos graxos essenciais (AGE)	Estimula a angiogênese, mantém o meio úmido e favorece o crescimento do tecido de granulação	❑ Pode-se utilizar em lesões com cavidade e predominância de tecido de granulação ❑ Não deve ser utilizado para prevenir lesões ou hidratar a pele

Curativo/correlato	Características	Indicação
Mesalt®	Gaze de tecido não tecido impregnada com cloreto de sódio 20% Tem como função desidratar lesões com o leito excessivamente hidratado	❑ Muito eficiente no tratamento de hipergranulação (em feridas ou estomias) ❑ Deve-se aplicar e avaliar diariamente, pois dependendo do nível da hipergranulação, o efeito de desidratação do tecido é visível de um dia para o outro ❑ Pode ser recortado
Hidrogel	Géis hidrofílicos tem sido amplamente utilizado na produção de cosméticos por veicularem principalmente agentes hidrossolúveis e não serem gordurosos. Tem como função umedecer as feridas mais secas e estimular o crescimento tecidual saudável. É possível encontrá-los associados à alginato, AGE e PHMB, por exemplo	❑ Pode ser usado em feridas de diversas etiologias, superficiais ou profundas, agudas ou crônicas ❑ Associado ao alginato de cálcio promove desbridamento autolítico ❑ Quando usar em necrose seca, realizar escarotomia antes ❑ Não indicado para lesões muito exsudativas; pode levar à maceração da pele perilesional ❑ Altamente recomendado a proteção das bordas da lesão ❑ Trocas do curativo diárias ou em dias alternados
Colagenase	É uma enzima proteolítica. Promove desbridamento autolítico através de necrólise seletiva – degrada apenas colágeno nativo (pouco efetiva em áreas com necrose extensa). Pode estar ou não associada a um antibiótico (cloranfenicol)	❑ Em lesões com tecido desvitalizado de pequena extensão ❑ Em casos de infecção, pode-se utilizar a apresentação associado a antibiótico
Papaína	É uma enzima proteolítica seletiva, pois age como desbridante apenas em tecidos necrosados. Estimula a angiogênese e a divisão celular, estimulando o crescimento de tecido de granulação Formulada em gel com concentração que pode variar de 2% a 10%	❑ Concentrações de 2% e 4%: recomendada para uso em tecido de granulação opaco, que está iniciando o processo de desvitalização ❑ Em maiores concentrações, 6,8% ou 10% é recomendada para desbridamento ❑ Quando usar em necrose seca, realizar escarotomia antes ❑ Não indicada para lesões muito exsudativas; pode levar à maceração da pele perilesional ❑ Altamente recomendado a proteção das bordas da lesão ❑ Trocas do curativo: diariamente

Curativo/correlato	Características	Indicação
Iodosorb®	Pomada composta por cadexômero (microesferas de amido), iodo e polietilenoglicol Ação: promove o desbridamento autolítico, reduz a carga microbiana e reduz o odor na ferida	❑ Lesões com exsudato moderado a altamente exsudativas, com o objetivo de reduzir a carga microbiana ❑ Eficiente no tratamento de biofilme
Poli-hexametileno biguanida (PHMB)	É um composto sintético polimérico semelhante a peptídeos antimicrobianos (AMPs – antimicrobial peptides) produzidos naturalmente por diversos organismos vivos, incluindo os humanos Com potente ação antimicrobiana, possui as seguintes apresentações: solução, sabonete, associado a um hidrogel ou em gazes ou espumas impregnadas	❑ Indicado na limpeza ou tratamento de lesões de difícil cicatrização ou com sinais de infecção ❑ Eficiente no tratamento de biofilme
Creme ou spray barreira	Tem como principal função proteger a pele ao redor das lesões, evitando maceração, ampliação da lesão ou lesões secundárias. Cria uma película protetora transparente na pele. A apresentação em creme, além de proteger a pele, tem alto potencial de hidratação	❑ Indicado para proteção das bordas de lesões exsudativas ❑ *Spray*: muito usado para proteção da área periestomal ❑ Creme: pode ser usado para proteção das bordas das lesões, bem como no tratamento de dermatites por umidade. Deve ser aplicada uma fina camada e espalhar até ficar transparente

Fonte: Elaborado pelas autoras. Conteúdo disponível em QR Code - ver pág. XLIX.

Referências

1. LeBlanc K, Campbell K, Beeckman D. Best practice recommendations for the prevention and management of skin tears in aged skin. Wounds International.2018. Disponível em:< https://www.woundsinternational.com/resources/details/istap-best-practice-recommendations-prevention-andmanagement-skin-tears-aged-skin>.
2. Secretaria da Saúde do Estado da Bahia. Diretoria da Atenção Básica. Gestão do cuidado a pele do idoso na Atenção Primária à Saúde. Bahia: 2022. 24p.
3. Beeckman D et al. Best practice recommendations for holistic strategies to promote and maintain skin integrity. Wounds International. 2020. Disponível em: < https://sobest.com.br/wp-content/uploads/2022/12/Recomendacoes-de-Melhores-Praticas-ISTEP-2020.pdf>.
4. Koumaki D, Kostakis G, Boumpoucheropoulos S, Ioannou P, Katoulis AC. A narrative review of management of wounds in palliative care setting. Ann Palliat Med. 2023 Sep;12(5):1089-1105. doi: 10.21037/apm-23-138. PMID: 37859426.
5. Gould LJ, Alderden J, Aslam R, Barbul A, Bogie KM, El Masry M, Graves LY, White-Chu EF, Ahmed A, Boanca K, Brash J, Brooks KR, Cockron W, Kennerly SM, Livingston AK, Page J, Stephens C, West V, Yap TL. WHS guidelines for the treatment of pressure ulcers-2023 update. Wound Repair Regen. 2024 Jan-Feb;32(1):6-33. doi: 10.1111/wrr.13130. Epub 2023 Dec 20. PMID: 37970711.
6. Eriksson E, Liu PY, Schultz GS, Martins-Green MM, Tanaka R, Weir D, Gould LJ, Armstrong DG, Gibbons GW, Wolcott R, Olutoye OO, Kirsner RS, Gurtner GC. Chronic wounds: Treatment consensus. Wound Repair Regen. 2022 Mar;30(2):156-171. doi: 10.1111/wrr.12994. Epub 2022 Feb 7. Erratum in: Wound Repair Regen. 2022 Jul;30(4):536. doi: 10.1111/wrr.13035. PMID: 35130362; PMCID: PMC9305950.
7. Murphy C, Atkin L, Swanson T, Tachi M, Tan YK, Vega de Ceniga M, Weir D, Wolcott R. International consensus document. Defying hard-to-heal wounds with an early antibioilm intervention strategy: wound hygiene. J Wound Care 2020; 29(Suppl 3b):S1–28.
8. González CVS, Thum M, Ramalho AO, Silva OB, Coelho MF, Queiroz WMS, de Souza DMST, Nogueira PC, Santos VLCG (2019) Análise da "1ª Recomendação brasileira para o gerenciamento de biofilme em feridas crônicas e complexas". ESTIMA, Braz. J. Enterostomal Ther., 17: e1819. https://doi.org/10.30886/estima.v17.783_PT
9. Edsberg LE, Black JM, Goldberg M, McNichol L, Moore L, Sieggreen M (2016). Revised National Pressure Ulcer Advisory Panel Pressure Injury Staging System: Revised Pressure Injury Staging System. Journal of Wound, Ostomy, and Continence Nursing, 43(6), 585-597.
10. National Pressure Ulcer Advisory Panel, European Pressure Ulcer Advisory Panel & Pan Pacific Pressure Injury Alliance. (2019). Prevention and Treatment of Pressure Ulcers/Injuries: Clinical Practice Guideline. (E. Haesler, Ed.). Cambridge Media: Osborne Park, Western Australia.
11. Torres FS, et al. Manual de Prevenção e Tratamento de Lesões por Fricção. São Paulo, 2016. 32p.
12. Sokem JAS, Bergamaschi FPR, Watanabe EAMT. Guia educativo para o cuidado ao cliente adulto com lesão por pressão e dermatite associada à incontinência: subsídios para atividades educativas. Dourados, MS: UEMS, 2018.
13. Vieira CPB, et al. Prevalência de lesões por fricção em idosos com câncer e fatores associados. Enferm. foco (Brasília) ; 11(4): 58-65, dez. 2020. Disponível em: < http://revista.cofen.gov.br/index.php/enfermagem/article/view/3234/952>.
14. Rosa Porto L., Rosa Spader A., Santos Prates,V., Mortari Ciconet R., Treviso, P., Maria Cezar Leal, S. (2024). Avaliação e tratamento de feridas no contexto da atenção primária: educação permanente para enfermeiros. Congresso Brasileiro De Estomaterapia. Recuperado de https://anais.sobest.com.br/cbe/article/view/457
15. Sibbald RG, Elliott JA, Persaud-Jaimangal R, Goodman L, Armstrong DG, Harley C, Coelho S, Xi N, Evans R, Mayer DO, Zhao X, Heil J, Kotru B, Delmore B, LeBlanc K, Ayello EA, Smart H, Tariq G, Alavi A, Somayaji R. Wound Bed Preparation 2021. Adv Skin Wound Care. 2021 Apr 1;34(4):183-195. doi: 10.1097/01.ASW.0000733724.87630.d6. PMID: 33739948; PMCID: PMC7982138.

16. Thuler SR, De Paula MAB. Preparo do leito da lesão: Desbridamento. Associação Brasileira de Estomaterapia (SOBEST). 2016. 15p.
17. Black JM, Cuddigan JE, Walko MA, Didier LA, Lander MJ, Kelpe MR (2010). Medical device related pressure ulcers in hospitalized patients. International Wound Journal, 7(5), 358-365.
18. Ramalho AFCL, Souza A, Carneiro JL, Fávero FM, Figueiredo MS, Pereira AV, Lima LCD (2018). Lesões por pressão em pacientes críticos: frequência, fatores de risco e medidas preventivas. Revista de Enfermagem UFPE On Line, 12(2), 536-543.
19. Paranhos WY. Avaliação de risco para úlceras de pressão por meio da Escala de Braden, na língua portuguesa [dissertação]. São Paulo: Escola de Enfermagem da Universidade de São Paulo; 1999. 78p.
20. Chou R, Dana T, Bougatsos C, Blazina I, Starmer AJ, Reitel K, Buckley DI (2013). Pressure Ulcer Risk Assessment and Prevention: A Systematic Comparative Effectiveness Review. Annals of Internal Medicine, 159(1), 28-38.
21. Moore Z, Johanssen E, van Etten M (2020). Prevention of pressure ulcers among individuals cared for in the prone position: lessons for the COVID-19 emergency. Journal of Wound Care, 29(6), 305-312.
22. Carville K, Lewin G, Newall N, Haslehurst P, Michael R, Santamari N, et al. STAR: a consensus for skin tear classification. Prim Intent Aust J Wound Manag. 2007;15(1):18-27
23. Strazzieri-Pulido KC. Adaptação cultural e validação do instrumento STAR Skin Tear Classification System, para a língua portuguesa no Brasil [dissertação]. São Paulo: USP;2010. 112p.
24. da Silva CVB, Campanili TCGF, Freitas NO, LeBlanc K, Baranoski S, Santos VLCG. ISTAP classification for skin tears: Validation for Brazilian Portuguese. Int Wound J. 2020 Apr;17(2):310-316. doi: 10.1111/iwj.13271. Epub 2019 Nov 22. PMID: 31755663; PMCID: PMC7948925.
25. Chayamiti EMPC. Pele: feridas e outras afecções de partes moles. In: Savassi LCM et al. Tratado de Atenção Domiciliar. Santana de Parnaíba [SP]: Manole, 2022. p.430-438.
26. Vicente H, Rocha A, Ramos P, Matos M, Gomes S, Carvalhal S. Feridas na pessoa em situação paliativa. Associação Portuguesa de Tratamento de Feridas 2023. ISBN 978-989-53418-4-9.
27. Yamada BFA, et al. Terapia tópica no tratamento de úlceras por pressão: coberturas. In: Blanes L, Ferreira LM. Prevenção e tratamento de úlcera por pressão. São Paulo: Editora Atheneu, 2014. p.233-266.

49

Oxigenoterapia *versus* Ventilação Mecânica Não Invasiva no Ambiente Domiciliar

Camila Datt de Araujo
Janete Maria da Silva
Stephanie Cella de Souza Franco

Introdução

A assistência domiciliar a pacientes que estão recebendo Cuidados Paliativos (CP) pode contar com um arsenal terapêutico que depende da gravidade, intensidade e multiplicidade de sintomas, além da disponibilidade dos recursos. A dispneia é um exemplo de um sintoma prevalente, complexo de ser manejado, que pode provocar grande impacto negativo tanto ao paciente com doença avançada, quanto ao profissional de saúde com a responsabilidade de o acompanhar nas diferentes fases de evolução da doença.[1]

Nesse sentido, a oxigenoterapia e o suporte ventilatório mecânico não invasivo (VMNI) podem ser medidas terapêuticas adicionais que podem ser implementadas para controlar esse sintoma.[2] Contudo, a disponibilidade desses recursos varia muito de acordo com a localidade, o arranjo estrutural domiciliar impróprio (presença de ambiente que confere risco, especialmente para o uso da oxigenoterapia) e a ausência de profissionais de saúde capacitados dentro da equipe são condições que interferem na implementação e ajustes seguros dos recursos terapêuticos.

O atual capítulo se propõe a discutir o emprego do oxigênio e da VMNI para pacientes em CP dentro da assistência domiciliar.

Oxigenoterapia

Oxigenoterapia é o tratamento padrão para o manejo sintomático e potencialmente terapêutico de pacientes hipoxêmicos em ar ambiente, pois alivia sintomas e melhora a qualidade de vida, podendo ser utilizada de maneira segura para controlar a intensidade da dispneia associada a hipoxemia.[3-5]

Indicação, recomendação e benefícios da oxigenoterapia

A indicação de oxigenoterapia no domicílio, em vias gerais, obedece a presença de algumas condições clínicas, como, saturação periférica de oxigênio (SpO_2), vista em oximetria de pulso < 88%, em ar ambiente, ou pressão parcial de oxigênio no sangue arterial (PaO_2), vista em gasometria arterial < 55 mmHg,[3,6-8] ou ainda quando a PaO_2 está entre 56 e 59 mmHg ou SpO_2 de 89% associados a edema por insuficiência cardíaca, hematócrito (Ht) > 56% e evidência de cor pulmonale.[6] A oxigenoterapia ofertada a pacientes com doença pulmonar obstrutiva crônica (DPOC) que apresentam hipoxemia melhora a sobrevida e o estado funcional.[7,9]

Os benefícios fisiológicos da oxigenoterapia ocorrem, pois, a estimulação dos quimiorreceptores resultam em mudanças no padrão respiratório e/ou à estimulação de receptores relacionados ao fluxo de gás através das vias aéreas superiores.[2]

Contraindicação e riscos da oxigenoterapia

As evidências de que a oxigenoterapia proporciona benefícios reais em pacientes sem hipoxemia grave ou com dispneia refratária, são mínimas, em comparação com a ventilação ambiente.[8,10] A despeito disso, é comum que a prescrição de oxigênio seja feita para pacientes sem hipoxemia, baseando-se apenas na redução da ansiedade e sensação de controle por parte de pacientes e familiares.[5]

É mandatório ressaltar que a oxigenoterapia, inclusive considerada em alguns estudos como terapêutica farmacológica, se prescrita de forma não criteriosa pode provocar efeitos secundários negativos, por exemplo, a narcose por retenção de dióxido de carbono (em pacientes com DPOC); secura de mucosa nasal, oral e ocular; prejuízo da independência funcional com redução da mobilidade; isolamento social e dependência psicológica; vasoconstrição cerebral e coronária; atelectasia pulmonar; diminuição do débito cardíaco; aumento da resistência vascular periférica; desconforto e lesão da via aérea.[1,11]

Interface e dispositivos de administração

Considerando o ambiente domiciliar, o uso de cateter nasal de oxigênio é o mais frequente entre os pacientes. As máscaras de Venturi e máscaras não reinalantes podem ser empregadas em pacientes com alta demanda de oxigenoterapia, contudo, seu uso é menos frequente no domicílio.

Os concentradores de oxigênio são os equipamentos mais comuns para oferta de oxigênio domiciliar.[12] Ele depende do fornecimento de energia elétrica, por isso, os pacientes que usam concentradores, também recebem torpedos de oxigênio para assegurar a continuidade do tratamento mesmo perante a interrupção do fornecimento de energia ou quando necessitam de transporte para outro local.

Titulação de oxigênio no domicílio

A titulação do oxigênio é o momento em que fisioterapeutas, médicos e/ou enfermeiros verificam quanto de oxigênio o paciente necessita durante as atividades básicas de vida, atividade laboral, durante a prática de um exercício, cuja demanda metabólica aumenta, e no repouso. Não existe padronização para determinar a quantidade de oxigênio necessária para realização de atividade física ou atividades de vida diária.[13] A forma mais aplicada na prática clínica é submeter o paciente a esforço progressivo, conforme sua tolerância, e ajustar o oxigênio para que o paciente mantenha a SpO_2, entre 88% e 90%.[13] Essa metodologia pode ser difícil de ser aplicada para pacientes com pneumopatias crônicas avançadas[14] e maior prejuízo funcional, por isso, no curso de evolução da doença, os momentos selecionados para titulação variarão, sendo que, na fase de terminalidade e fase final de vida a titulação pode ser feita com base na condição funcional. Isso significa que os pacientes restritos ao leito podem ter sua titulação baseada em atividades simples, como, pentear os cabelos, escovar os dentes, esfregar-se durante o banho e alimentar-se. A titulação é um procedimento fundamental que garante a segurança na oferta de oxigênio.

Pacientes hipoxêmicos crônicos devem receber a suplementação de oxigênio que mantenha sua SpO_2 entre 88% e 92%, dado o risco aumentado de narcose por hipercapnia.

Pacientes hipoxêmicos graves com doença avançada não apresentarão ganho no tempo de sobrevida ou otimização no controle do sintoma quando na fase final de vida, por isso, o aumento da suplementação de oxigênio é discutível. Além disso, o risco de evento adverso associado aumenta e, a depender da interface recomendada para essa suplementação, o paciente poderá ter sua modalidade de assistência modificada, de domiciliar para hospitalar.

Ventilação mecânica não invasiva (VMNI)

Segundo o III Consenso Brasileiro de Ventilação Mecânica, o suporte ventilatório não invasivo deve ser parte da abordagem inicial ao tratamento da insuficiência respiratória aguda e crônica agudizada de diversas etiologias.[15] O emprego da VMNI tem como principais objetivos adequar as trocas gasosas e diminuir o trabalho ventilatório, através de uma pressão positiva, evitando em alguns casos a intubação traqueal, que também pode contribuir para o surgimento de complicações como infecções de vias aéreas superiores e inferiores, que sabidamente aumentam a mortalidade.[15-17]

A VMNI pode ser utilizada de forma criteriosa, contanto que minimize a falta de ar e proporcione alívio ao paciente. Isso pode ampliar o período de convivência com os familiares e, frequentemente, possibilitar momentos de despedida. Nos cenários onde as Diretivas Antecipadas de Vontade (DAV) não foram estabelecidas previamente, a VMNI pode oferecer o tempo necessário para a compreensão do diagnóstico e a determinação do prognóstico, valorizando os cuidados proporcionais e evitando procedimentos invasivos que possam ser considerados fúteis.[5]

Indicações

As indicações estabelecidas na literatura e na prática clínica para o uso da VMNI são: insuficiência respiratória decorrente de DPOC descompensado, edema pulmonar cardiogênico, imunossupressão e contusão pulmonar. No ambiente domiciliar, deparar-se-á com pacientes com insuficiência respiratória decorrente de doenças neuromusculares (esclerose lateral amiotrófica, distrofias musculares), pneumopatias e cardiopatias.

A indicação e decisão para uso da VMNI devem ser muito claras, avaliadas individualmente, compartilhadas com o paciente e com a família, e reavaliadas constantemente, para que, quando não se constatar mais benefício, ela possa ser interrompida com tranquilidade. Todo esse processo requer uma comunicação clara e assertiva com pacientes e familiares, pontuando as possibilidades de insistir no uso intensificado da VMNI (fases iniciais de doença, início da fase de terminalidade) ou utilizar com objetivos bem definidos por períodos mais curtos de tempo na fase final de vida (quando se deseja atingir maior tolerância respiratória enquanto recebe uma visita, ou para alimentar-se com maior coordenação respiração-deglutição-fala). O uso por longos períodos na fase final de vida não é recomendado, pois, o fato de ficar com a máscara na face por muito tempo gera desconforto e limita o contato do paciente com os familiares.[6,10]

Contraindicações

Há algumas situações em que a VMNI não deverá ser utilizada, como nas deformidades faciais ou lesões de pele que impeçam o ajuste da interface facial confortavelmente, além do rebaixamento do nível de consciência, náuseas e vômitos, cabendo a avaliação individual de cada caso.[4,10] Reitera-se, que, o uso por longos períodos de tempo consecutivos na fase final de vida, também pode conferir risco de aerofagia, náusea e vômitos, pois o paciente tende a apresentar maior rebaixamento do nível de consciência.

Benefícios

A VMNI tem o potencial de aprimorar a oxigenação e reduzir a demanda dos músculos responsáveis pela respiração, o que pode resultar em uma menor necessidade de opioides para gerenciar esse sintoma. No entanto, é crucial considerar a fase da doença, o prognóstico, se a origem da falta de ar é reversível ou não, bem como a história de vida e as preferências do paciente. Isso porque, frequentemente, a situação pode apenas prolongar o processo da morte.[18]

Em linhas gerais, para indivíduos em fase final de vida, a VMNI pode ser utilizada para amenizar a falta de ar enquanto outras intervenções estão sendo organizadas. No entanto, tanto o paciente quanto o cuidador devem compreender seus propósitos e aceitar o procedimento cientes das desvantagens associadas (principalmente, prejuízo na alimentação e comunicação quando utilizada de forma intensiva). Finalmente, não se aconselha a utilização prolongada desse recurso.[5]

Interface da VMNI

Existem inúmeras interfaces para oferecer a VMNI, a escolha da interface adequada interfere diretamente no sucesso da VMNI. As interfaces mais utilizadas no domicílio são o pronga nasal, a máscara nasal e facial (Figura 49.1).[19]

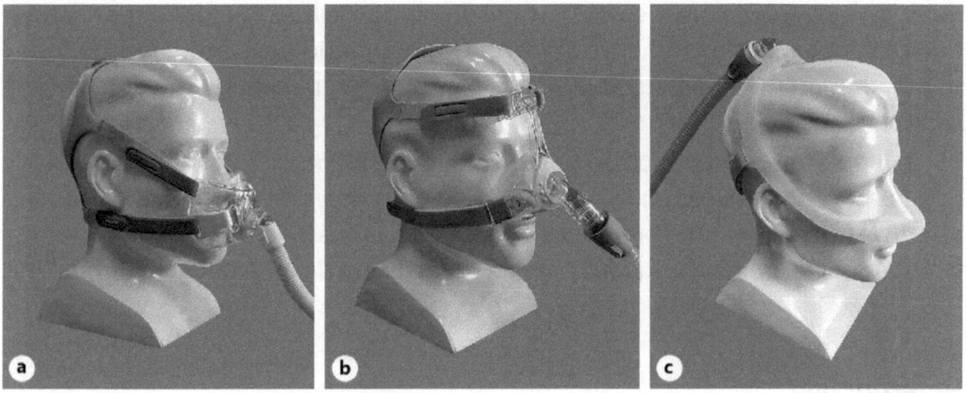

Figura 49.1. Interfaces para ventilação mecânica no domicílio. a) máscara facial; b) máscara nasal; c) pronga nasal. *Fonte: Schwarz EI, Bloch KE. Frontiers in Clinical Practice of Long-Term Care of Chronic Ventilatory Failure. Respiration. 2019;98(1):1-15.*[19]

Fluxo de acesso a oxigenoterapia e a VMNI

O fluxo para acesso aos serviços que dispensam equipamentos de oxigenoterapia domiciliar e VMNI é particular de cada Secretaria Municipal de Saúde, devendo o familiar responsável munido das documentações específicas, entrar em contato para obter as informações cabíveis em cada caso. No domicílio, o uso de *nobreaks* é recomendado para assegurar a vida útil dos equipamentos e para sobrepujar falha no fornecimento de energia. Nos casos de VMNI domiciliar recomenda-se o uso de equipamentos com bateria, contudo, a dispensação do *nobreak* aumenta a segurança do paciente, mesmo com equipamentos sem bateria interna.

Um outro ponto de extrema relevância é que a equipe deve prever e se antecipar na solicitação desse tipo de recurso, pois, por se tratar de atendimento domiciliar, nem sempre os materiais e equipamentos estarão disponíveis de imediato. Os profissionais devem conhecer o fluxo de disponibilização de equipamentos para oxigenoterapia e VMNI no serviço em que atuam para que possam recomendá-los no momento adequado e com tempo hábil para que chegue até o domicílio do paciente.

Dispensação e cuidados com os descartáveis

Os descartáveis indicados de acordo com avaliação individual deverão seguir os mesmos critérios de dispensação da Secretaria Municipal de Saúde. Ao passo que, as orientações referentes à higienização dos insumos e trocas dos mesmos deverão ser seguidas de acordo com os fabricantes.

Conclusão

A oxigenoterapia e a VMNI são recursos terapêuticos que podem ser empregados para controlar sintomas, especialmente a dispneia. Ambas requerem dispositivos especiais que aumentam o custo do cuidado no domicílio e que demandam profissionais com conhecimento específico. A implementação deve acontecer de forma sistematizada, criteriosa e supervisionada para aumentar a segurança dos pacientes, familiares e equipes de cuidado.

É importante que a equipe compreenda e identifique a fase da doença que o paciente se encontra para que a indicação do uso desses recursos terapêuticos seja assertiva. Além disso, uma comunicação clara e efetiva é essencial para que o paciente e familiares sejam orientados quanto aos objetivos do uso da oxigenoterapia e/ou VMNI.

Referências

1. Frade L, Carreira N, Tosatto V, Marote S, Neto IG. Oxigenoterapia na Doença Avançada: Conhece a Evidência? Medicina Interna. 2019;26(4):320-325.
2. Parshall MB, Schwartzstein RM, Adams L, Banzett RB, Manning HL, Bourbeau J,et al. An official American Thoracic Society statement: Update on the mechanisms, assessment, and management of dyspnea. Am J Respir Crit Care Med. 2012;185:435–52. doi: 10.1164/rccm.201111--2042ST.00
3. Dudgeon D, Bruera E, Givens J, Dieffenbach P. Assessment and management of dyspnea in palliative care. UpToDate. 2023 [citado em 9 de junho de 2024]; Disponível em: https://medilib.ir/uptodate/show/14238
4. Oliveira EP, Junior PM. Cuidados paliativos em pneumologia. J bras. pneumol. 2020,46(3):e20190280.
5. Arcuri JF, Anagusko SS, Ragazzo APS. Dispneia. In: Castilho RK, Silva VCS, Pinto CS. Manual de Cuidados Paliativos da Academia Nacional de Cuidados Paliativos (ANCP). 3ª ed. Rio de Janeiro: Atheneu; 2021.
6. Pinto TC. Sintomas Respiratórios. In: Martins, MA. Manual do Residente de Clínica Médica. Barueri: Manole; 2015.
7. Crombeen AM, Lilly EJ. Management of dyspnea in palliative care. Curr Oncol. 2020;27(3): 142-145.
8. Coradazzi AL, Santana MTEA, Caponero R. Cuidados Paliativos: diretrizes para melhores práticas. São Paulo: MG editores; 2019.
9. Abernethy AP, McDonald CF, Firth PA, et al. Effect of palliative oxygen versus room air in relief of breathlessness in patients with refractory dyspnoea: a double-blind, randomized controlled trial. Lancet. 2010;376:784-93.
10. Maiello APMV, Cassefo G, Rolo DF, D'Alessandro MPS. Dispneia e outros sintomas respiratórios. In: D'Alessandro MPS, Pires CT, Forte DN, et al. Manual de cuidados paliativos. 2ª ed. São Paulo: Hospital Sírio Libanês, Ministério da Saúde, 2023.
11. Gonçalves A, Nunes L, Sapeta P. Controlo da Dispneia: estratégias farmacológicas e não farmacológicas, para o seu alívio num contexto de Cuidados Paliativos [tese]. Castelo Branco: Instituto Politécnico de Castelo Branco; 2012. 25p.
12. McCoy, R. W. (2012). Options for Home Oxygen Therapy Equipment: Storage and Metering of Oxygen in the Home. Respiratory Care, 58(1), 65-85.
13. Sanchez-Morillo D, Lara-Doña A, Priego-Torres B, Morales-Gonzalez M, Montoro-Ballesteros F, Leon-Jimenez A. Portable Oxygen Therapy: Is the 6-Minute Walking Test Overestimating the Actual Oxygen Needs? J Clin Med. 2020 Dec 11;9(12):4007.
14. Giovacchini, C.X.; Mathews, A.M.; Lawlor, B.R.; MacIntyre, N.R. Titrating Oxygen Requirements During Exercise: Evaluation of a Standardized Single Walk Test Protocol. Chest 2018, 153, 922-928.

15. Suporte ventilatório não invasivo com pressão positiva e suporte ventilatório mecânico domiciliar. In: III Consenso de Ventilação Mecânica - J Bras Pneumol, 2007;33:(Suppl2):S92-S105.
16. Bassani MA, Oliveira ABF, Neto AFO, Taize R. O uso da ventilação mecânica não invasiva nos cuidados paliativos de paciente com sarcoma torácico metastático: relato de caso. Rev. brasil. ter. intensiva. 2008;20(2):205-209. Nava S, Cuomo AM. Acute respiratory failure in the cancer patient: the role of non-invasive mechanical ventilation. Crit Rev Oncol Hematol, 2004;51:91-103.
17. Wilson ME, Majzoub AM, Dobler CC, Curtis JR, Nayfeh T, Thorsteinsdottir B, et al. Noninvasive ventilation in patients with do-not-intubate and comfort-measures-only orders: A systematic review and metaanalysis. Crit Care Med. 2018;46(8):1209-16.
18. Schwarz EI, Bloch KE. Frontiers in Clinical Practice of Long-Term Care of Chronic Ventilatory Failure. Respiration. 2019;98(1):1-15.
19. Schwarz EI, Bloch KE. Frontiers in Clinical Practice of Long-Term Care of Chronic Ventilatory Failure. Respiration. 2019;98(1):1-15.

50

Assistência Psicológica no Domicílio

Amanda Santos de Paula
Camila Moraes Ferreira
Helenice Alves Teixeira

Introdução

A Atenção Domiciliar (AD) em Cuidados Paliativos (CP) representa uma modalidade de assistência que visa promover a qualidade de vida, a prevenção e o alívio do sofrimento dos pacientes e familiares[1], tendo como um de seus princípios norteadores a abordagem interdisciplinar e a atuação em equipe multiprofissional, da qual o psicólogo é parte integrante e fundamental. Nessa perspectiva de cuidados, há uma compreensão mais ampla do processo saúde-doença, englobando o cuidado à dimensão emocional e ao luto, visando a promoção de uma assistência integral e humanizada.

Para a Psicologia, a AD é uma prática recente, ainda pouco explorada e embasada teórica e tecnicamente. Portanto, há uma urgência na construção de reflexões sobre o tema, sendo o objetivo deste capítulo apresentar de forma introdutória aspectos relacionados às competências do psicólogo paliativista e às particularidades do atendimento psicológico domiciliar em CP, ressaltando suas potencialidades e desafios.

Particularidades do atendimento psicológico domiciliar em cuidados paliativos

O domicílio pode ser entendido como lugar onde uma pessoa e/ou família estabelece sua residência definitiva[2] e vida cotidiana. Pode significar lar, aconchego e segurança, mas, também pode representar conflitos, vulnerabilidade, insegurança, violências e adoecimento. É no domicílio que as complexas relações familiares se estabelecem, onde as práticas e hábitos se desenvolvem, os costumes se materializam e a espiritualidade se manifesta.

Portanto, pensar o papel da psicologia na AD é considerar que, ao entrar no domicílio, o psicólogo se depara com o sujeito em sua inteireza e profundidade. Assim, compreende-se que a sua atuação precisa estar pautada por aspectos éticos, legais e técnicos, sem perder de vista as singularidades e particularidades de cada contexto.

Na AD, o psicólogo pode atuar no contexto de saúde pública (no Sistema Único de Saúde – SUS) ou da saúde suplementar (*home care* e *home hospice*). Muitas pessoas escolhem ainda a psicoterapia domiciliar por questões de comodidade e facilidade de acesso, sendo o caso do paciente particular.[3] É importante ressaltar a necessidade de uma indicação técnica que justifique a realização do atendimento nessa modalidade.[4]

Pautando-se na ética da profissão, o Conselho Federal de Psicologia (CFP) aponta alguns cuidados necessários para a realização desse tipo de atendimento, como: consentimento do(a) usuário(a) para realizar esse serviço; garantia dos princípios éticos e técnicos; preservação do sigilo e confidencialidade; garantia da qualidade dos serviços prestados; condições dignas e apropriadas à natureza desses serviços.[4]

Por se caracterizar como uma área da psicologia ainda pouco embasada tecnicamente, a prática costuma estar atrelada à experiência particular de cada profissional, o que pode gerar sensações de abandono acadêmico e inseguranças.[3] O psicólogo precisará estar atento à forma como essas circunstâncias reverberam em si mesmo e acolher as questões que se apresentam no campo pessoal, compartilhado e emocional.

Nos CP, a atuação do psicólogo é fundamental em todas as etapas do cuidado ao paciente e à família, integrando aspectos físicos, emocionais, sociais e espirituais. O psicólogo não apenas oferece suporte individual, mas também orienta a família e cuidadores, promove grupos de apoio e facilita a reinserção do paciente na sociedade.[5]

As áreas de intervenção do psicólogo em CP incluem a intervenção clínica (psicoterapia, controle de sintomas, técnicas para ansiedade etc.), educação e treinamento, pesquisa e apoio institucional. Espera-se que o psicólogo alivie o sofrimento do paciente e da família, facilitando seu processo de adaptação à doença e à morte, utilizando estratégias de comunicação e intervenção psicológica adequadas.

As competências do psicólogo paliativista incluem ainda prevenção de barreiras na comunicação, facilitação da expressão emocional, reconhecimento e intervenção em causas de estresse e alterações de humor, promoção de estratégias de *coping*, validação do papel dos cuidadores, entre outros.[6,7]

Outra intervenção reconhecida é a psicoeducação, que consiste em fornecer informações claras, objetivas e adequadas sobre a doença, o tratamento, os cuidados e os direitos do paciente e da família. Ela visa reduzir a ansiedade, a incerteza e a ambiguidade geradas pela situação de adoecimento, bem como aumentar o senso de controle, a autonomia e a participação do paciente e da família nas decisões sobre o cuidado.[8]

É necessário destacar os desafios diversos dessa atuação no contexto brasileiro, como a escassez de profissionais de saúde mental nos serviços de AD, o que revela uma lacuna significativa na abordagem de saúde mental da população e na prevenção e promoção à saúde. Trata-se de um esforço tanto individual quanto coletivo e comunitário para repensar os processos de saúde e doença; logo, deve abarcar a multiplicidade de saberes.[9-12]

Embora o desejo de morrer na própria casa seja comum no Brasil, ainda se trata de um desafio no contexto da AD. São diversos os temores entre os pacientes e os familiares acerca dessa questão, porém, a construção do vínculo de confiança com a equipe é uma dimensão que costuma apoiar de forma significativa esse processo.[12]

Desse modo, o psicólogo tem um papel importante no apoio ao processo de morte no domicílio, a partir do encorajamento à reflexão, acolhimento e suporte com a equipe, paciente e familiares. Além disso, o profissional poderá atuar diretamente na condução de rituais de despedidas, antes ou no momento do processo ativo de morte. E ainda, atuar na visita pós-óbito, avaliando os riscos na vivência do processo de luto.

O psicólogo paliativista deve estar preparado para enfrentar essas situações e desafios, através da escuta ativa, sempre buscando respeitar os valores, desejos e direitos do paciente e de sua família.[1]

O estudo de Prado[13], sugere algumas atribuições para o psicólogo paliativista na AD:

Quadro 50.1. Atribuições gerais do psicólogo paliativista na Atenção Domiciliar

❑ Participar do processo de admissão do paciente
❑ Promover adaptação a novas condições geradas pela doença (físicas, afetivas, sociais ou ocupacionais)
❑ Facilitar a expressão de sentimentos e expectativas (angústias, medos)
❑ Favorecer a comunicação entre o paciente, familiar e/ou cuidador
❑ Estar atento às dificuldades da família no processo de cuidado
❑ Acompanhamento dos familiares nos processos de alta do serviço, principalmente nos casos de óbito
❑ Promover reuniões com os cuidadores, com o objetivo de oferecer apoio permanente e orientações necessárias, identificando aqueles que requeiram a atuação de outros profissionais da saúde
❑ Atuar como facilitador no processo de integração e adaptação dos membros da equipe, detectando necessidades, limitações e potencialidades

Fonte: Secretaria de Estado de Saúde do Distrito Federal, 2008 – citado por Prado, 2021, p. 33.[13]

Para a efetivação das intervenções mencionadas, é possível que o psicólogo realize as visitas compartilhadas com a equipe, com intervenção mais focal e breve (Visita Domiciliar); por exemplo, na realização de reuniões familiares, ou de maneira individualizada, com acompanhamento psicoterapêutico (Atendimento Domiciliar).[3,14]

É importante destacar que o atendimento psicológico domiciliar em CP requer certa abertura e tolerância de todos os envolvidos (paciente, família e terapeuta), pois trabalha com situações de imprevistos, como: trânsito no deslocamento, interrupções, sons, intercorrências de saúde etc. O *setting* terapêutico deve ser pensado como um elemento vivo e imprevisível, no qual nem sempre as condições são ideais para garantir o sigilo, ou ainda, abarca situações críticas de higienização e infraestrutura, cujo trabalho clínico também se faz a partir da capacidade de experimentar as relações e incertezas decorrentes do encontro.[3]

O cuidado em domicílio também aproxima o profissional da realidade concreta do território no qual o paciente reside. Para tanto, uma das habilidades requeridas ao psicólogo aponta para a identificação de demandas emocionais associadas a questões sociais, espirituais, econômicas, raciais e de gênero.[12] O fazer do psicólogo na AD o convoca a ter uma afinidade com conceitos da Saúde Coletiva e aspectos da Psicologia Social e Comunitária, com a perspectiva de um "horizonte ético-político-existencial".[9]

Considerando que compreendemos o núcleo familiar como uma unidade de cuidados, o domicílio se mostra um local privilegiado para compreensão e acolhimento das demandas do usuário. A experiência de adoecimento de um membro da família tende a gerar repercussões emocionais e concretas em todo o núcleo familiar, trazendo como possíveis consequências: mudanças de papéis, alterações na rotina e nos modos de relacionamento, intensificação ou abrandamento de conflitos e tensões familiares prévios ao adoecimento e mudanças no padrão sócio-financeiro.[15]

Embora o contexto domiciliar possa favorecer a realização desses cuidados, também apresenta riscos no que se refere ao julgamento, à estigmatização e ao preconceito. Cabe ao psicólogo atentar-se a esses riscos, respeitando e acolhendo a singularidade de cada dinâmica familiar.[6,15]

É preciso reconhecer que o atendimento domiciliar não se trata de terapia familiar e é imprescindível ao psicólogo paliativista esclarecer esses limites, a fim de possibilitar encaminhamentos adequados na rede de saúde, caso haja necessidade. Para que isso ocorra, é importante concretizar trabalho intersetorial, com apoio matricial, discussões e referências na Rede de Atenção à Saúde (Unidade Básica de Saúde, ambulatórios de especialidades, centros de referências, Centro de Atenção Psicossocial – CAPS etc.), bem como nas demais políticas assistenciais (CRAS, CREAS, Medida Socioeducativa, entre outros).

O Projeto Terapêutico Singular (PTS) precisa estar pautado na qualidade da vinculação com paciente e família, bem como na bioética. Isso é, não causar maiores danos ao sujeito que se encontra no fim da vida e em sofrimento ou Dor Total. Ao contrário, precisa objetivar a qualidade de vida, bem-estar, alívio dos sofrimentos e promoção da "boa morte".[3] Deve também, incentivar a autonomia do paciente até quando for possível e de acordo com seus desejos, zelando por seu protagonismo.[9] O psicólogo se encontra, muitas vezes, como um aliado na garantia dos direitos do paciente e familiares, assim como de suas Diretivas Antecipadas de Vontade (DAV).

Para facilitar a compreensão e contribuir para a sistematização do conhecimento, foram elencados pontos importantes da prática do psicólogo paliativista na AD, buscando abordar as potencialidades dessa atuação, os desafios a serem superados e os aspectos que devem orientar a prática, com o domicílio como principal ambiente de cuidado. Destaca-se que esse é um resumo que não tem a intenção de abarcar todas as possibilidades diante da complexidade desse campo de atuação.

Quadro 50.2. Potencialidades e desafios na prática do psicólogo paliativista na Atenção Domiciliar

Potencialidades	Desafios e pontos de atenção
Reconhecimento do paciente e de seus familiares enquanto sujeitos biográficos, com seus valores, crenças, preferências e histórias de vida Conselho Federal de Psicologia	Reconhecer, respeitar e acolher as diferentes dinâmicas e composições familiares, atentando-se aos riscos de estigmatização, julgamento e culpabilização dos familiares
Construção de vínculos de confiança entre pacientes-familiares-equipe, o que favorece a comunicação e tomadas de decisão compartilhadas	O manejo do vínculo com pacientes e familiares pode ser mais desafiador no domicílio; é importante não perder de vista os limites do papel profissional e os objetivos do trabalho
Realização de intervenções psicoeducativas mais adequadas e contextualizadas à realidade de cada paciente e núcleo familiar	Lidar com os limites e possíveis vulnerabilidades de cada domicílio, inclusive condições de insalubridade para os cuidados
Construção de um Projeto Terapêutico Singular mais alinhado com as demandas do paciente e núcleo familiar	Reconhecimento dos limites da equipe e realização de encaminhamentos, buscando realizar articulação com a Rede de Saúde e intersetorialidade
Ampliação e/ou (des)construção da clínica psicológica tradicional	A garantia do sigilo e confidencialidade dos atendimentos pode ser desafiadora em algumas residências
Compartilhamento do cuidado com a equipe multiprofissional no controle de sintomas e dor total (modelo biopsicossocial e não biomédico)	Escassez de recursos materiais e humanos, em especial, de profissionais da saúde mental; poucas diretrizes éticas e referenciais teóricos da psicologia na AD
Apoio na condução do processo de morte em domicílio, nos casos em que pacientes e familiares manifestam esse desejo	Postura mais ativa, flexível e criativa do psicólogo para contornar os desafios e a imprevisibilidade presente no domicílio
Favorecimento para identificação de sinais de estresse do cuidador e de riscos para complicações nos processos de luto	Falta de serviços adequados na rede para atendimento ao familiar enlutado, após a alta da AD
Avaliação e intervenção abrangente em relação ao sofrimento do paciente e familiares; manejando questões emocionais e éticas complexas	Suporte emocional à equipe multiprofissional para lidar com as repercussões do cuidado e com os processos de luto decorrentes da prática profissional

Fonte: Elaborado pelas autoras, 2024.

Conclusão

A partir da revisão da literatura da área, mesmo que escassa, somada à experiência da prática profissional das autoras deste capítulo, foi possível evidenciar que o psicólogo na AD desempenha um papel fundamental na promoção do alívio do sofrimento, da melhoria da qualidade de vida dos pacientes com doenças graves e incuráveis, assim como de suas famílias e cuidadores, oferecendo apoio psicológico, orientação e educação em saúde no âmbito psicossocial, de forma individual ou em grupo, em seus próprios domicílios, respeitando os valores, desejos e direitos dos envolvidos.

Oferecer cuidados paliativos em domicílio traz ainda benefícios como segurança, comodidade e preservação da autonomia dos pacientes, sendo essencial uma equipe especializada, integrada e com experiência para garantir o melhor suporte possível e, para tanto, ressalta-se a necessidade de aprimoramento teórico e técnico contínuo.

A atuação do psicólogo paliativista na AD é complexa e desafiadora, mas também repleta de potencialidades para promoção do bem-estar e da dignidade, contribuindo para uma melhor qualidade de vida no processo de adoecimento e fim de vida. Este capítulo teve como finalidade fomentar a reflexão e a prática dos profissionais que atuam ou pretendem atuar nessa área, bem como contribuir para o avanço do conhecimento científico sobre o tema.

Referências

1. Vasconcelos GB, Pereira PM. Cuidados paliativos em atenção domiciliar: uma revisão bibliográfica. Rev Adm Saúde. 2018 Jan-Mar;18(70). DOI: http://dx.doi.org/10.23973/ras.70.85. Disponível em: https://cqh.org.br/ojs-2.4.8/index.php/ras/article/view/85/112.
2. Tribunal de Justiça do Distrito Federal e dos Territórios (DF). Residência e Domicílio; 2016. Disponível em: https://www.tjdft.jus.br/institucional/imprensa/campanhas-e-produtos/direito-facil/edicao-semanal/residencia-e-domicilio.
3. Carvalho B. "Será que o que eu faço é psicoterapia?": o atendimento psicológico em domicílio sob a perspectiva fenomenológico-existencial. Universidade do Estado do Rio de Janeiro; 2020.
4. Conselho Federal de Psicologia (BR). Série CRP SP orienta. Conselho Regional de Psicologia de São Paulo; 2015 dez. Disponível em: https://www.crpsp.org/uploads/impresso/1656/susvzpvV-2kONFZM3rIFFILEMIpPPQ3Ba.pdf.
5. Reis BAO. Psicologia da saúde no contexto dos cuidados paliativos: um roteiro de orientações para a prática dessa especialidade na assistência paliativa [dissertação]. São Cristóvão (SE): Universidade Federal de Sergipe; 2018.
6. Aceti D, Teixeira HA, Braz MS. Recomendações de competências, habilidades e atitudes do psicólogo paliativista [livro eletrônico]: comitê de psicologia em cuidados paliativos. São Paulo: Academia Nacional de Cuidados Paliativos; 2022. Disponível em: https://api-wordpress.paliativo.org.br/wp-content/uploads/2023/04/Recomendacoes_CompetenciasPsicologoPaliativista-FINAL.pdf.
7. Santos, KS, Quintanilha BC, Dalbello-Araújo M. A atuação do psicólogo na promoção da saúde. Psicologia: Teoria e Prática. 2010, 12(1):181-196. http://pepsic.bvsalud.org/pdf/ptp/v12n1/v12n1a15.pdf.
8. Hennemann-Krause L, Araújo JA, Florentino DM, Petersen EM. Cuidados paliativos: o valor da pessoa e sua história no HUPE. Rev Hupe. 2015;14(SUPLEMENTO 1: Controle do Câncer: novos horizontes). DOI: https://doi.org/10.12957/rhupe.2015.17778. Disponível em: https://www.e-publicacoes.uerj.br/revistahupe/article/view/17778/13455.
9. Pozzada JP, Santos MA, Santos DB. Sentidos produzidos por psicólogos que trabalham com cuidados paliativos no Sistema Único de Saúde (SUS) sobre o cuidar em cenários de morte e morrer. Interface (Botucatu). 2022;26:e210581. https://doi.org/10.1590/interface.210581.
10. Cavalcante TTR, Souza MA, Alvarenga EC. Psicologia e cuidados paliativos na atenção domiciliar à saúde: uma revisão integrativa. Nufen: Phenomenology and Interdisciplinarity. 2022;14(3):1-11. Disponível em: https://submission-pepsic.scielo.br/index.php/nufen/issue/download/393/279#page=77.
11. Ministério da Saúde (BR). Secretaria de Atenção à Saúde. Departamento de Atenção Básica. Caderno de atenção domiciliar. Brasília (DF): Ministério da Saúde; 2013. Vol. 1.
12. Ministério da Saúde (BR). Secretaria de Atenção à Saúde. Departamento de Atenção Básica. Caderno de atenção domiciliar. Brasília (DF): Ministério da Saúde; 2013. Vol. 2.
13. Prado RS. Cuidados paliativos e atenção domiciliar: possibilidades e desafios na atuação da psicologia. Rev. Projeção Saúde Vida. 2021;2(1):30-37. Disponível em: https://revista.projecao.br/index.php/Projecao6/article/view/1808.
14. Laham CF. Peculiaridades do atendimento psicológico em domicílio e o trabalho em equipe. Psicol. hosp. (São Paulo). 2004 dez.;2(2). Disponível em: http://pepsic.bvsalud.org/scielo.php?script=sci_arttext&pid=S1677-74092004000200010&lng=pt&nrm=iso.
15. Brandão BB, Cavalcante LSB. Assistência ao cuidador: suporte ao familiar e à família. In: Carvalho RT, Souza MR, Franck EM, Polastrini RT, Crispim D, Jales SM, et al., editores. Manual da residência de cuidados paliativos: Abordagem Multidisciplinar. Barueri: Manole; 2018. p. 740-746.

51

Espiritualidade em Cuidados Paliativos Domiciliares

Ligia de Azambuja Gomes Carneiro
Luciana Pinto Saavedra
Luis Alberto Saporetti

Introdução

A espiritualidade exerce um impacto significativo na saúde, tanto física quanto mental, promovendo bem-estar, mediante o alívio da dor e de outros sintomas. Em cuidados paliativos identificamos e buscamos tratar o sofrimento como um todo, porém a espiritualidade continua sendo um tabu. A relação da espiritualidade com a saúde vem sendo estudada há muito tempo com uma correlação positiva, reduzindo a ansiedade e medo do indivíduo e proporcionando uma forma de resiliência para enfrentar as dificuldades de ordem psíquica e física.[1]

Em 2012, uma revisão sistemática que abarcou 3.300 estudos quantitativos realizados entre 1872 e 2010[1], analisou o impacto da espiritualidade na saúde mental e física. Observou-se que em relação à saúde mental, a espiritualidade auxiliava as pessoas a lidarem com as adversidades, reforçava a esperança e o otimismo, proporcionava significado e propósito ao processo de adoecer, bem como um senso de controle em situações desafiadoras e reduziam depressão e ansiedade. Com relação à saúde física apresentam relação positiva no controle de doenças cardiovasculares, demências, neoplasias e dor crônica, com aumento de imunidade e longevidade.[2]

Estudos brasileiros também demonstram essa correlação. Em particular, uma revisão integrativa de literatura realizada em 2020, demonstra um impacto positivo da espiritualidade na qualidade de vida, controle de sintomas e de marcadores inflamatórios de pacientes em cuidados paliativos.[3]

A espiritualidade parece influenciar a forma como os indivíduos constroem as suas narrativas relativas ao processo saúde-doença, incluindo estratégias de enfrentamento de situações adversas. O domicílio é o lugar que conta uma história, podendo ser um refúgio ou a fortaleza, onde os moradores conseguem expressar suas crenças e fés, sendo, portanto, um lugar sagrado. No lar das pessoas, encontramos elementos que representam o que dá sentido para a vida de seus moradores, o que proporciona um diálogo sobre a espiritualidade.[2]

Espiritualidade em cuidados paliativos

A espiritualidade representa uma das dimensões fundamentais no contexto dos cuidados paliativos, conforme o modelo de dor total proposto por Cicely Saunders, sendo considerado o sexto sinal vital no contexto dos Cuidados Paliativos. Segundo esse modelo, é essencial avaliar quatro dimensões do sofrimento – física, psicológica, social e espiritual – para desenvolver um plano de cuidados adequado.[1]

No entanto, é comum que a dimensão espiritual seja negligenciada ou considerada secundária na prática clínica. Tanto pacientes, quanto familiares frequentemente relatam a falta de atenção e apoio para suas necessidades espirituais por parte das equipes médicas,[3] apesar de ser um marcador de qualidade de assistência ao paciente no fim de vida. O sofrimento durante o processo de uma doença incurável demanda um sentido, que pode ser encontrado na espiritualidade.[5]

Essa lacuna se deve, em grande parte, à ausência de formação e informação entre os profissionais de saúde. A maioria dos cursos de formação na área da saúde não inclui disciplinas que tratem adequadamente o tema, o que gera desinformação e insegurança ao lidar com questões relacionadas à espiritualidade.[6]

Três conceitos fundamentais: espiritualidade, religião e religiosidade

É muito importante entender os conceitos de religião, religiosidade e espiritualidade e suas interdependências. Essa compreensão desmistifica a complexidade desse tema que leva, muitas vezes, os profissionais da saúde a criarem barreiras para incluir a espiritualidade no plano de cuidados do paciente, bem como o desconhecimento do profissional sobre suas próprias questões espirituais (Figura 51.1).[7]

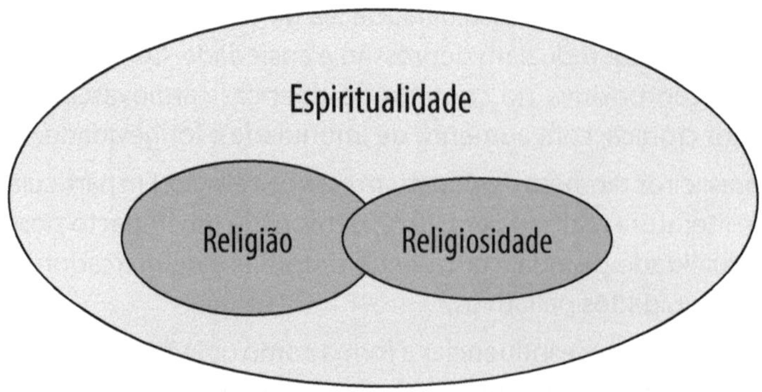

Figura 51.1. Relação entre espiritualidade, religião e religiosidade. *Fonte: Adaptada de Koenig, 2012.*

A religião pode ser definida como um conjunto de crenças, práticas, rituais e símbolos, compartilhadas por um grupo de pessoas, para aproximar o indivíduo do sagrado e/ou transcendente. As religiões são estruturadas, têm rituais específicos e crenças determinadas e contam com agentes formados e autorizados a realizar ritos em ocasiões determinadas, como nascimento, casamento e morte.[1,2]

A religiosidade diz respeito à maneira com que um determinado indivíduo vivencia sua religião, e pode ter elementos de uma ou de mais religiões. Ela mostra o sentido e a reflexão sobre questões ligadas à religião e as crenças religiosas pessoais e demonstram o poder da fé. A religiosidade exerce influência nos valores e no modo de agir de uma pessoa através do processo de reflexão do que é correto dentro de sua crença.[1,7]

Já a espiritualidade, para Koenig, é a busca pessoal de respostas sobre o significado da vida e o relacionamento com o sagrado e/ou transcendente.[1] A espiritualidade não está obrigatoriamente ligada à religião e religiosidade, podendo ser a forma como o Ser Humano busca e expressa significado e sentido, bem como a sua conexão com o momento, consigo mesmo, com os outros, com a natureza, com o que é significativo e com o seu próprio sagrado (Tabela 51.1).[7]

A espiritualidade trata-se de um aspecto fundamental no contexto dos cuidados paliativos e deve ser abordada como qualquer outra questão médica e inserida no plano de cuidados do paciente.[7]

Tabela 51.1. Diferenças entre religião, religiosidade e espiritualidade.

Religião	Religiosidade	Espiritualidade
Coletiva	Individual	Individual
Estruturada	Não estruturada/mutável (pode se alterar ao longo da vida)	Não estruturada/mutável (pode se alterar ao longo da vida)
Práticas e rituais organizados	Variáveis	Não necessariamente associada a nenhuma prática
Agentes treinados e autorizados a realizar ritos (padre, pastor, babalorixá, imã, monge etc.	Indivíduo busca ritos e práticas de uma ou mais religiões ou os cria (acender vela num determinado dia para um determinado santo, por exemplo)	Indivíduo encontra significado e transcendência em práticas religiosas ou não religiosas (como contemplação da natureza, música etc.)

Fonte: Adaptada de Koenig, 2012.[1]

Formas de espiritualidade

A espiritualidade é uma dimensão pessoal de conexão e sentido com a vida e/ou com o transcendente. Cada um de nós encontra sentido e conexão de forma diferente. De modo sintético podemos resumir as formas de espiritualidade no acrônimo S.O.M.U.S (O Si Mesmo, O Outro, O Momento, O Universo, O Sagrado). Abordar a conexão com o Si Mesmo envolve perceber em que momento temos uma percepção mais clara de nossa individualidade. Podemos encontrar tal tipo de percepção lendo um livro, meditando, esculpindo, pintando, praticando ioga.[8]

A conexão com O Outro é uma das formas de espiritualidade mais importantes. O ser humano encontra sentido e propósito em sua vida através da conexão com o outro, seja com seus familiares, amigos, colegas de trabalho, membros de comunidades e até com seus animais de estimação. Cuidando de pessoas em grande sofrimento e no fim da vida identificamos facilmente o quanto essa forma de espiritualidade é presente e intensa, sendo responsável por grande parte do sentido de nossas vidas.[8]

A conexão com o Momento é responsável pela vivência do aqui e agora. Através dessa vivência criamos nossa biografia e nosso senso de existência. Todos somos recheados de memórias e lembranças importantes que dão sentido a nossa vida e que podem nos auxiliar em momentos difíceis. Através da nossa biografia podemos encontrar força para seguir em frente ou mesmo finalizar nossa jornada.[8]

A espiritualidade também se manifesta através da conexão com o Universo e a natureza. O ser humano encontra desde os princípios da humanidade conexão com o universo, seja através do sol, da lua, do mar, das matas etc. Isso reside em nós até hoje. Quantos de nós ficamos em paz diante do mar, do pôr do sol ou mesmo próximo dos animais. A natureza é a grande fonte da vida e toda sua manifestação pode ser percebida como espiritual.[8]

O Sagrado é, em sua forma usual, aquilo que você definir como sagrado. Assim, sua família, seu trabalho, Cristo, Buda, Alá, Iemanjá, seus antepassados ou a natureza podem ser sagradas para você. Na dimensão mais profunda o Sagrado é o Numinoso, o *Mysterium Tremendus*. A percepção do Numinoso é arrebatadora, encanta e pode nos amedrontar diante de sua grandeza. Distorce o tempo e nos preenche com plenitude. O Numinoso também é dito como impronunciável, impossível de se dizer, escrever, materializar. Por ser uma dimensão irracional é mais bem expresso pela música, poesia e arte. Vários ritos religiosos e espirituais têm por objetivo a conexão com o sagrado.[8]

Toda essa divisão é meramente teórica para que possamos perceber melhor as várias dimensões da espiritualidade. Sintetizando essas formas: Si Mesmo, Outro, Momento, universo e o Sagrado: SOMUS. SOMUS seres espirituais. SOMUS seres de conexão. SOMUS seres de sentido.[8]

Como abordar o tema na prática clínica

Durante o diagnóstico de uma doença incurável e a progressão da doença surgem sofrimentos espirituais que são acolhidos dentro de sua fé e de sua conexão com o sagrado, como uma forma de encontrar sentido para o que estão vivendo. Para abordar a espiritualidade na prática em Cuidados Paliativos, a anamnese espiritual e religiosa é fundamental e pode ser abordada através de entrevistas estruturadas, semiestruturadas, *screening* espiritual e histórico religioso. As formas estruturadas são muito utilizadas para pesquisa, e como a espiritualidade é muito subjetiva, a abordagem semiestruturada e o histórico espiritual compreendem melhor a particularidade de cada paciente e sua família.[2,8]

Durante a abordagem espiritual é importante manter a atenção direcionada, pois a espiritualidade é um tema delicado que envolve os valores mais profundos do indivíduo. As perguntas abertas possibilitam um espaço para que a pessoa se expresse à vontade, refletindo sobre suas crenças. Torna-se fundamental que o profissional da saúde não se posicione em relação a sua própria fé, exercendo uma escuta atenta que respeite a crença do paciente, sem pré-conceitos, por mais que ela seja diferente da sua.[1,8]

O sofrimento espiritual pode ser abordado pela equipe de saúde nos casos em que a demanda espiritual é mais simples. Nos casos mais complexos, onde há uma angústia existencial intensa, pode ser referenciado ao capelão. Quando esse sofrimento se refere a algum dogma religioso específico, a equipe pode referenciar ao sacerdote da religião em questão.[2,8]

As ferramentas FICA (Tabela 51.2) e HOPE (Tabela 51.3) podem ser eficazes nos serviços de Atenção Primária ou Domiciliar, servindo como um disparador para o profissional da saúde explorar questões relevantes para a espiritualidade dos pacientes e seus familiares. As perguntas de ambas as ferramentas são abertas, proporcionando espaço para o paciente e seus familiares expressarem suas crenças e valores, e ajudando a definir aspectos importantes a serem considerados em seu plano de cuidados.[2,7,9]

Tabela 51.2. Ferramenta FICA

FICA	
F: Fé (*Faith*)	Você se considera uma pessoa religiosa ou espiritualizada? Tem alguma fé? Se não tem, o que dá sentido à sua vida?
I: Importância (*Importance*)	A fé é importante na sua vida? Quanto?
C: Comunidade (*Community*)	Você faz parte de alguma comunidade religiosa ou espiritual?
A: Abordagem (*Address*)	Como nós (a equipe de saúde) podemos abordar e incluir essa questão em seu cuidado?

Fonte: Adaptada de Puchalski e Romer, 2000.[2]

Tabela 51.3. Ferramenta HOPE.

HOPE	
H: *Hope* Força de esperança, força, conforto, paz, amor e conexão	Onde você encontra esperança, força, paz, nos momentos difíceis de sua vida?
O: *Organized religion* Religião formal	Você faz parte de uma religião? Isso é importante para você?
P: *Personal spirituality and practices* Práticas espirituais pessoais	Você possui alguma crença espiritual pessoal, independentemente de religião? Você acredita em Deus? Quais aspectos da sua prática espiritual que mais o ajudam?
E: *Effects of medical care and end-of-life issus* Implicações no cuidado médico e fim de vida	Sua doença atual interfere nas coisas que o ajudam espiritualmente? Afetou sua relação com Deus? Como posso te ajudar a encontrar as fontes de espiritualidade que o ajudavam?

Fonte: Adaptada de Anandarajah e Hight, 2001.[9]

Conclusão

Abordar a espiritualidade ainda é um grande desafio na área da saúde, visto que a maior parte dos profissionais não teve esse tema ensinado ou praticado durante a formação inicial.

Trata-se de uma dimensão do ser humano extremamente subjetiva que requer uma abordagem compassiva, cuidadosa e atenta. Espiritualidade tem relação com o que dá sentido à vida e existência de cada um de nós e, por isso, deve ser abordada como um norteador para a construção do plano de cuidados.

Reconhecer e valorizar o que é importante e significativo ao paciente e seus familiares é um dos pilares de sustentação da prática paliativista.

Lidar com doenças ameaçadoras da vida pode fazer com que o paciente passe a questionar as suas crenças e tudo o que considerou importante até aquele momento. As incertezas e inseguranças impostas pelo adoecimento, muitas vezes, podem causar dores profundas, tornando o processo insuportável, como citou o filósofo Oswaldo Giacóia Jr.: "o insuportável não é só a dor, mas a falta de sentido da dor, mas ainda, a dor da falta de sentido".[10]

Sendo assim, abordar a espiritualidade também é uma forma de se instrumentalizar para auxiliar no processo de ressignificação das perdas e sofrimentos que a evolução das doenças e o processo de finitude impõem.

Referências

1. Koenig HG. Religion, Spirituality, and Health: The Research and Clinical Implications. ISRN Psychiatry. 16 de dezembro de 2012;2012:278730.
2. Puchalski CM, Romer AL. Taking a spiritual history allows clinicians to understand patients more fully. J Palliat Med. 2000; 3(1): 129-37.
3. Esperandio M, Leget C. Spirituality in palliative care in Brazil: an integrative literature review. São Paulo. 2020;20(2).
4. Marques LF, Esperandio MR, Zorzi P, Zarpelon M, Silva TD. A Religiosidade/Espiritualidde (R/E) em Profissionais/Trabalhadores da Saúde. Interações. 31 de dezembro de 2015;10(18):195.
5. Lucchetti G, de Oliveira LR, Koenig HG, Leite JR, Lucchetti AL. Medical students, spirituality and religiosity-results from the multicenter study SBRAME. BMC Medical Education. 2013 Dec;13(1).
6. Espinha DCM, Camargo SMD, Silva SPZ, Pavelqueires S, Lucchetti G. Opinião dos estudantes de enfermagem sobre saúde, espiritualidade e religiosidade. Rev Gaúcha Enferm. dezembro de 2013;34(4):98–106.
7. Puchalski C, Ferrell B, Virani R, Otis-Green S, Baird P, Bull J, Sulmasy D. Improving the Quality of Spiritual Care as a Dimension of Palliative Care: TheReport of the Consensus Conference. Journal of Palliative Medicine, 2009; 12(10), 885–904.
8. Saporetti, LA. Espiritualidade em Cuidados Paliativos. In: Cast, RK, Silva, VCS, PINTO, C.S (org.). Manual de Cuidados Paliativos 3 ed. São Paulo: Atheneu; 2021.
9. Anandarajah G, Hight, E, Using the HOPE Questions as a Practical Tool for Espiritual Assessment. Am Fam Physician. 2001 jan: 63 (1):81-9.
10. Bertachini L, Pessini L. A importância da dimensão espiritual na prática dos cuidados paliativos. Revista Bioethikos. 4(3):315-323. 2010. Disponível em: < http://www.saocamilo-sp.br/pdf/bioethikos/78/Art08.pdf>.

Seção 7 | Questões Práticas

Introdução

"Uma ocasião, meu pai pintou a casa toda de alaranjado brilhante. Por muito tempo moramos numa casa, como ele mesmo dizia, constantemente amanhecendo." (Adélia Prado, 1993)

Lidar com pessoas que apresentam doenças ameaçadoras da vida requer a instrumentalização dos profissionais para orientação quanto aos aspectos práticos do cuidar.

Por esse motivo, nesta seção os capítulos abordarão a importância da orientação quanto à benefícios sociais, encaminhamentos na Rede de Atenção à Saúde (RAS), especificidades dos talonários para prescrição de determinadas medicações e particularidades do processo de fornecimento da Declaração de Óbito na Atenção Domiciliar.

O preparo para orientar quanto a esses aspectos, muitas vezes, pode deixar o paciente e/ou familiar mais seguros e confiantes no cuidado prestado, favorecendo o vínculo e o estabelecimento de uma relação de confiança.

52

Talonários e Dispensação de Medicamentos na Atenção Domiciliar

Daliane Piccolo Sant'Ana

Introdução

A Portaria SVS/MS nº 344/98 é uma norma da Agência Nacional de Vigilância Sanitária (ANVISA) que regulamenta o controle e a fiscalização de substâncias sujeitas a controle especial no Brasil.[1]

O farmacêutico é o profissional responsável pela gestão desses medicamentos e pela criteriosa avaliação para correta prescrição e dispensação.

No contexto de cuidados paliativos domiciliares, o uso de medicamentos sujeitos a controle especial como: opioides, benzodiazepínicos e neurolépticos é comum, principalmente nas fases avançadas das doenças, visando o controle efetivo dos sintomas.

Nesse sentido, é fundamental que o farmacêutico dos serviços de Atenção Domiciliar (AD) tenha conhecimento quanto ao seu papel e às normas vigentes para a compra, armazenamento e dispensação desse tipo de medicação. Além disso, é muito importante que a equipe de prescritores tenha ciência de quais receituários devem utilizar para cada classe de medicamentos e que a equipe de enfermagem tenha consciência da importância do controle de quantidade disponível na residência, formas de administração possíveis e efeitos colaterais esperados dessas medicações, já que são os responsáveis por administrá-las.

Sendo assim, neste capítulo serão abordados: formas de armazenamento, controle de estoque, registro e documentação, escrituração e dispensação de medicamentos de controle especial, notificação de receituário de controle especial, tipos de talonários existentes e como realizar a inutilização de medicamentos controlados.

Responsabilidades do farmacêutico em relação à Portaria SVS/MS nº 344/98

Dentre as responsabilidades do farmacêutico em relação à Portaria SVS/MS n° 344/98, destacam-se:

- Armazenamento: as substâncias sujeitas a controle especial e os medicamentos que as contêm devem ser guardados sob chave ou outro dispositivo que ofereça segurança, em local exclusivo para esse fim e sob a responsabilidade do farmacêutico.[1]
- Controle de estoque: o farmacêutico é responsável por manter o controle rigoroso do estoque de medicamentos sujeitos a controle especial, garantindo a disponibilidade adequada e evitando desvios ou perdas.
- Registro e documentação: o farmacêutico deve manter registros de todas as movimentações de medicamentos sujeitos a controle especial, incluindo a entrada, saída, dispensação, devolução e estocagem. Esses registros devem ser mantidos em conformidade com as normas estabelecidas pela ANVISA.[2]
- Escrituração: o farmacêutico deverá escriturar e manter no estabelecimento para efeito de fiscalização e controle, Livros de Registros Específicos. Os Livros de Registro Específico deverão conter Termos de Abertura e de Encerramento, lavrados pela autoridade sanitária e poderão ser elaborados através de sistema informatizado previamente avaliado e aprovado pela autoridade sanitária do estado, município ou Distrito Federal.[1]

Deverá ser mantido um livro para registro de substâncias e medicamentos entorpecentes (listas "A1" e "A2"), um livro para registro de substâncias e medicamentos psicotrópicos (listas "A3", "B1" e "B2"), um livro para as substâncias e medicamentos sujeitos a controle especial (listas "C1", "C2", "C4" e "C5") e um livro para a substância e/ou medicamento da lista "C3" (imunossupressoras).[1]

Cada página do Livro de Registro Específico destina-se a escrituração de uma só substância ou medicamento, devendo ser efetuado o registro por meio da denominação genérica (DCB), combinado com o nome comercial.[1]

- Dispensação: o farmacêutico deve assegurar que a dispensação dos medicamentos controlados pela Portaria nº 344/98 seja realizada, seguindo todas as exigências legais e garantindo a segurança do paciente.

É primordial que o transporte desses medicamentos para o domicílio seja acercado de prescrição médica ou receituário, seguindo as boas práticas de dispensação e transporte, incluindo controle de temperatura e umidade do veículo.

A legislação exige que essas substâncias sejam prescritas em Receita de Controle Especial ou Notificação de Receita acompanhada da receita, porém, em hospitais e clínicas pode-se utilizar receituário/prescrição privativo do estabelecimento para pacientes internados.[1]

Notificação de receita e receituário de controle especial

A Notificação de Receita é o documento com validade nacional que acompanhado de receita autoriza a dispensação de medicamentos à base de substâncias constantes das listas "A1" e "A2" (entorpecentes), "A3", "B1" e "B2" (psicotrópicas), "C2" (retinóicas para uso sistêmico) e "C3" (imunossupressoras).[1]

Receita de Controle Especial é um documento em duas vias apresentando, obrigatoriamente, em destaque em cada uma das vias os dizeres: "1ª via – Retenção da Farmácia ou Drogaria" e "2ª via – Orientação ao Paciente" que autoriza a dispensação de substâncias constantes das listas "C1" (outras substâncias sujeitas a controle especial) e "C5" (anabolizantes).[1]

Tipos e modelos

As Notificações de Receita e o Receituário de Controle Especial devem ser confeccionados seguindo os modelos da Portaria nº 344/98 e suas atualizações (Anexo 52.1).[1]

- Sujeitos à notificação de receitas "A" (amarela): listas "A1", "A2" (entorpecentes), "A3" (psicotrópicas).
- Sujeitos à notificação de receitas "B" (azul): listas "B1" e "B2" (psicotrópicas).
- Sujeitos à notificação de receitas retinoides de uso sistêmico: lista "C2". (retinóicas para uso sistêmico).
- Sujeitos à notificação de receitas talidomida: lista "C3" (imunossupressoras).
- Sujeitos à receituário de controle especial: listas "C1" (outras substâncias sujeitas a controle especial) e "C5" (anabolizantes).

O farmacêutico deve estar atento às particularidades e exceções (adendos), por exemplo, o medicamento tramadol (lista A2), que em quantidades que não excedam 100 mg por unidade posológica ficam sujeitas a prescrição em Receita de Controle Especial, em duas vias e não em notificação de Receita A, conforme a sua lista pertencente.[1]

Cabe à Autoridade Sanitária, fornecer ao profissional ou instituição devidamente cadastrado, o talonário de Notificação de Receita "A" e a numeração para confecção dos demais talonários, bem como avaliar e controlar essa numeração.[1,3] O receituário de Controle Especial não necessita de fornecimento ou numeração da autoridade sanitária.

O cadastro da instituição ou do profissional deverá ser realizado de acordo com o procedimento da vigilância sanitária local, municipal ou estadual.

Modelos de receita e notificação de receita (Figuras 52.1 a 52.5)

Consulte em quais receituários devem ser prescritos os medicamentos mais utilizados em pacientes em Cuidados Paliativos no Anexo 52.2.

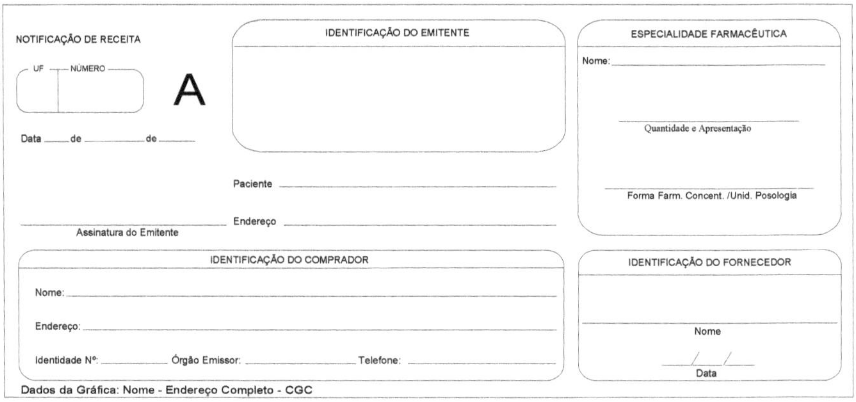

NOTIFICAÇÃO DE RECEITA

UF — NÚMERO

A

Data ____ de ________ de ____

IDENTIFICAÇÃO DO EMITENTE

Paciente ____________

Endereço ____________

____________ Assinatura do Emitente

ESPECIALIDADE FARMACÊUTICA

Nome: ____________

Quantidade e Apresentação

Forma Farm. Concent. /Unid. Posologia

IDENTIFICAÇÃO DO COMPRADOR

Nome: ____________

Endereço: ____________

Identidade Nº: ______ Órgão Emissor: ______ Telefone: ______

IDENTIFICAÇÃO DO FORNECEDOR

Nome

__/__/__ Data

Dados da Gráfica: Nome - Endereço Completo - CGC

Figura 52.1. Modelo de Notificação Receita A. *Fonte: Portaria no 344 de 12 de maio de 1998.*[1]

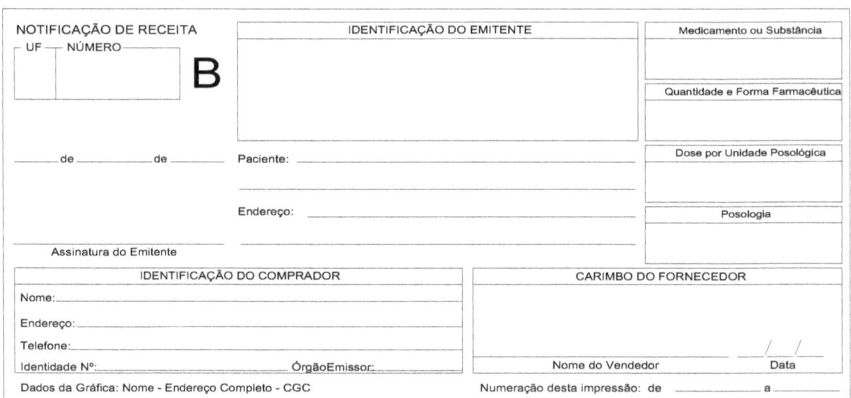

NOTIFICAÇÃO DE RECEITA

UF — NÚMERO

B

______ de ________ de ______

IDENTIFICAÇÃO DO EMITENTE

Paciente: ____________

Endereço: ____________

____________ Assinatura do Emitente

Medicamento ou Substância

Quantidade e Forma Farmacêutica

Dose por Unidade Posológica

Posologia

IDENTIFICAÇÃO DO COMPRADOR

Nome: ____________

Endereço: ____________

Telefone: ____________

Identidade Nº: ______ ÓrgãoEmissor: ______

CARIMBO DO FORNECEDOR

Nome do Vendedor __/__/__ Data

Dados da Gráfica: Nome - Endereço Completo - CGC

Numeração desta impressão: de ______ a ______

Figura 52.2. Modelo de Notificação Receita B. *Fonte: Portaria no 344 de 12 de maio de 1998.*[1]

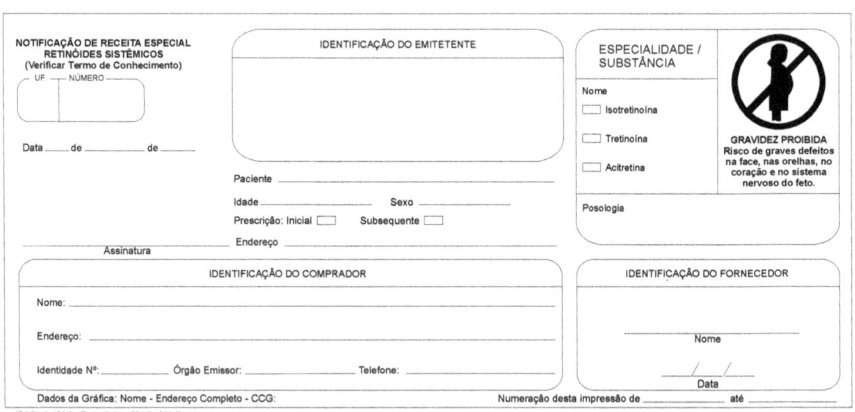

NOTIFICAÇÃO DE RECEITA ESPECIAL RETINÓIDES SISTÊMICOS (Verificar Termo de Conhecimento)

UF — NÚMERO

Data ____ de ________ de ____

IDENTIFICAÇÃO DO EMITETENTE

Paciente ____________

Idade ______ Sexo ______

Prescrição: Inicial ☐ Subsequente ☐

Endereço ____________

____________ Assinatura

ESPECIALIDADE / SUBSTÂNCIA

Nome

☐ Isotretinoína

☐ Tretinoína

☐ Acitretina

Posologia

GRAVIDEZ PROIBIDA Risco de graves defeitos na face, nas orelhas, no coração e no sistema nervoso do feto.

IDENTIFICAÇÃO DO COMPRADOR

Nome: ____________

Endereço: ____________

Identidade Nº: ______ Órgão Emissor: ______ Telefone: ______

IDENTIFICAÇÃO DO FORNECEDOR

Nome

__/__/__ Data

Dados da Gráfica: Nome - Endereço Completo - CCG:

Numeração desta impressão de ______ até ______

(2 Vias) 1ª Via Farmácia 2ª Via Médico

Figura 52.3. Modelo de Notificação Receita retinoides uso sistêmico. *Fonte: Portaria no 344 de 12 de maio de 1998.*[1]

NOTIFICAÇÃO DE RECEITA TALIDOMIDA

UF — NÚMERO

Data ____ de ________ de ____

CID

IDENTIFICAÇÃO DA UNIDADE DE SAÚDE

Nº DA UNIDADE: ____

Nº DA INSC.PROG.: ____

DATA DE INSCRIÇÃO: ____

IDENTIFICAÇÃO DO MÉDICO

Nome: ____

Endereço: ____

Especialidade: ____ C.R.M.: ____

C.P.F.: ____

Assinatura do Emitente/Carimbo

IDENTIFICAÇÃO DO PACIENTE

Nome: ____

Idade: ____ Sexo: ____ Fone: ( ) ____

Endereço: ____

Doc. Identificação: ____ Tipo: ____ Org.Emissor ____

IDENTIFICAÇÃO DO RESPONSÁVEL (SE FOR O CASO)

Nome: ____

Endereço: ____

Fone: ( ) ____

Doc. Identificação: ____ Tipo: ____ Org.Emissor ____

IDENTIFICAÇÃO DO MEDICAMENTO

TALIDOMIDA(100 mg)

Quantidade (em algarismos arábicos e por extenso) em comprimidos: ____ dose diária ____ mg.

DADOS SOBRE A DISPENSAÇÃO

Quantidade (Comp.) ____
Nome do Dispensador: ____

Assinatura/Carimbo do Responsável Técnico

__/__/__
Data da Dispensação

Carimbo Padronizado da Unidade de Saúde

Figura 52.4. Modelo de Notificação Receita talidomida. *Fonte: Portaria no 344 de 12 de maio de 1998.*[1]

RECEITUÁRIO CONTROLE ESPECIAL

IDENTIFICAÇÃO DO EMITENTE

Nome Completo: ____

CRM ____ UF ____ Nº ____

Endereço Completo e Telefone: ____

Cidade: ____ UF: ____

1ª VIA FARMÁCIA

2ª VIA PACIENTE

Paciente: ____

Endereço: ____

Prescrição: ____

IDENTIFICAÇÃO DO COMPRADOR

Nome: ____

Ident.: ____ Órg. Emissor: ____

End.: ____

Cidade: ____ UF: ____

Telefone: ____

IDENTIFICAÇÃO DO FORNECEDOR

ASSINATURA DO FARMACÊUTICO DATA: __/__/__

Figura 52.5. Modelo de Receituário Controle Especial. *Fonte: Portaria no 344 de 12 de maio de 1998.*[1]

Inutilização de medicamentos controlados

Os medicamentos vencidos ou avariados, sob controle da Portaria nº 344/98, devem ser relacionados e posteriormente segregados até que haja liberação pela vigilância sanitária municipal ou estadual.

A liberação ocorre mediante vistoria e conferência dos medicamentos a serem inutilizados através da confecção do termo de inutilização. Após esse procedimento, a instituição poderá seguir com o descarte com a empresa de coleta de resíduos de serviços de saúde.

Conclusão

De um modo geral, o farmacêutico é essencial em todas as etapas do processo que envolve compra, armazenamento e dispensação das substâncias sujeitas a controle especial.

Além disso, é fundamental que os prescritores conheçam os tipos de talonários existentes e saibam em qual deles prescrever cada medicamento, visando facilitar o processo de obtenção da medicação pelo paciente/familiar ou o controle de estoque, bem como justificar a saída de determinadas medicações, que requerem controle rigoroso, das instituições de saúde.

A conscientização da equipe de enfermagem quanto à importância do controle de estoque de medicamentos na residência dos pacientes, em especial os sujeitos a controle especial e dispensados pelos Serviços de Atenção Domiciliar é essencial, visto que são os profissionais que passam a maior parte do tempo na residência e que são responsáveis por administrar as medicações supracitadas.

Anexo 52.1. Resumo – Talonários para prescrição de medicamentos sujeitos a controle especial – Port. SMS/MS nº344/98

Lista	Notificação/receituário	Quantidade/tratamento	Observações
A1 A2 A3	Notificação de Receita "A" (amarela)	5 ampolas ou tratamento para 30 dias para demais formas farmacêuticas	Talonário fornecido pela autoridade sanitária *Ver justificativa
B1	Notificação de Receita "B" (azul)	5 ampolas ou tratamento para 60 dias para demais formas farmacêuticas 1 substância ou 1 medicamento para 30 dias	Sequência numérica fornecida pela autoridade sanitária. Talonário confeccionado pela instituição/prescritor
B2	Notificação de Receita "B2" (azul)	60 dias para "sibutramina" e 30 dias para as demais substâncias 1 substância ou 1 medicamento para 30 dias	Sequência numérica fornecida pela autoridade sanitária. Talonário confeccionado pela instituição/prescritor **Termo de responsabilidade
C1	Receituário de Controle Especial em duas vias	5 ampolas ou tratamento para 60 dias para demais formas farmacêuticas Antiparkinsonianos e Anticonvulsivantes tratamentos para 180 dias 3 Substâncias ou 3 medicamentos para 30 dias	*Ver justificativa
C2	Notificação de Receita Especial para retinoides de uso sistêmico (branca)	5 ampolas ou tratamento para 30 dias para demais formas farmacêuticas 1 Substância ou 1 medicamento para 30 dias	Sequência numérica fornecida pela autoridade sanitária. Talonário confeccionado pela instituição/prescritor ***Termo de consentimento
C5	Receituário de Controle Especial em duas vias	5 ampolas ou tratamento para 60 dias para demais formas farmacêuticas 03 Substâncias ou 03 medicamentos para 30 dias	*Ver justificativa

**Necessária justificativa para aquisição em outro Estado. Apresentar na Visa, em 72 horas, receitas atendidas e que foram emitidas em outro Estado.*

***Deve acompanhar termo de responsabilidade do prescritor.*

****Deve acompanhar termo de consentimento pós-informação. Os estabelecimentos necessitam de credenciamento na autoridade sanitária estadual para dispensar medicamentos da lista C2. De acordo com a Portaria CVS nº 23/03, a notificação de receita especial de retinóides sistêmicos para pacientes mulheres em idade fértil tem validade de no máximo 7 dias. Conteúdo disponível em QR Code - ver pág. XLIX.*

Anexo 52.2. Medicamentos comumente prescritos em cuidados paliativos – Portaria 344/98

Medicamento	Notificação/receituário	Quantidade/tratamento	
Lista A1 – Substância entorpecente		**Ampola**	**Outros**
Buprenorfina	Receituário Controle Especial 2 vias	-	30 dias
Fentanila	Notificação Receita A	5 ampolas	30 dias
Metadona	Notificação Receita A	5 ampolas	30 dias
Morfina	Notificação Receita A	5 ampolas	30 dias
Oxicodona	Receituário Controle Especial 2 vias	-	30 dias
Viminol	Notificação Receita A	-	30 dias
Lista A2 – Substância entorpecente		**Ampola**	**Outros**
Codeína	Receituário Controle Especial 2 vias	-	30 dias
Nalbufina	Receituário Controle Especial 2 vias	5 ampolas	-
Tramadol	Receituário Controle Especial 2 vias	5 ampolas	30 dias
Lista A3 – Substância psicotrópica		**Ampola**	**Outros**
Metilfenidato	Notificação receita A	-	30 dias
Lista B1 – Substância psicotrópica		**Ampola**	**Outros**
Alprazolam	Notificação Receita B	-	60 dias
Bromazepam	Notificação Receita B	-	60 dias
Clobazam	Notificação Receita B	-	60 dias
Clonazepam	Notificação Receita B	-	60 dias
Diazepam	Notificação Receita B	5 ampolas	60 dias
Fenobarbital	Receituário Controle Especial 2 vias	5 ampolas	180 dias
Lorazepam	Notificação Receita B	-	60 dias
Midazolam	Notificação Receita B	5 ampolas	60 dias
Zolpidem	Notificação Receita B	-	60 dias
Lista C1 – Substâncias sujeitas a controle especial		**Ampola**	**Outros**
Ácido valpróico	Receituário Controle Especial 2 vias	-	180 dias
Amantadina	Receituário Controle Especial 2 vias	-	180 dias
Amitriptilina	Receituário Controle Especial 2 vias	-	60 dias

Medicamento	Notificação/receituário	Quantidade/tratamento	
Lista C1 – Substâncias sujeitas a controle especial		Ampola	Outros
Biperideno	Receituário Controle Especial 2 vias	5 ampolas	180 dias
Bupropiona	Receituário Controle Especial 2 vias	-	60 dias
Canabidiol (CBD)	Receituário Controle Especial 2 vias	-	-
Carbamazepina	Receituário Controle Especial 2 vias	-	180 dias
Citalopram	Receituário Controle Especial 2 vias	-	60 dias
Clorpromazina	Receituário Controle Especial 2 vias	5 ampolas	60 dias
Desvenlafaxina	Receituário Controle Especial 2 vias	-	60 dias
Divalproato de sódio	Receituário Controle Especial 2 vias	-	180 dias
Donepezila	Receituário Controle Especial 2 vias	-	60 dias
Escitalopram	Receituário Controle Especial 2 vias	-	60 dias
Fenitoína	Receituário Controle Especial 2 vias	5 ampolas	180 dias
Flumazenil	Receituário Controle Especial 2 vias	5 ampolas	-
Fluoxetina	Receituário Controle Especial 2 vias	-	60 dias
Gabapentina	Receituário Controle Especial 2 vias	-	180 dias
Haloperidol	Receituário Controle Especial 2 vias	5 ampolas	60 dias
Levomepromazina	Receituário Controle Especial 2 vias	-	60 dias
Memantina	Receituário Controle Especial 2 vias	-	60 dias
Mirtazapina	Receituário Controle Especial 2 vias	-	60 dias
Naloxona	Receituário Controle Especial 2 vias	5 ampolas	-
Olanzapina	Receituário Controle Especial 2 vias	-	60 dias
Oxcarbazepina	Receituário Controle Especial 2 vias	-	180 dias
Paroxetina	Receituário Controle Especial 2 vias	-	60 dias
Periciazina	Receituário Controle Especial 2 vias	-	60 dias
Pregabalina	Receituário Controle Especial 2 vias	-	60 dias
Quetiapina	Receituário Controle Especial 2 vias	-	60 dias
Risperidona	Receituário Controle Especial 2 vias	-	60 dias
Rivastigmina	Receituário Controle Especial 2 vias	-	180 dias
Selegilina	Receituário Controle Especial 2 vias	-	180 dias
Sertralina	Receituário Controle Especial 2 vias	-	60 dias
Topiramato	Receituário Controle Especial 2 vias	-	60 dias
Valproato sódico	Receituário Controle Especial 2 vias	-	180 dias
Venlafaxina	Receituário Controle Especial 2 vias	-	60 dias
Vigabatrina	Receituário Controle Especial 2 vias	-	180 dias

Medicamento	Notificação/receituário	Quantidade/tratamento	
Lista C5 – Substâncias Sujeitas a Controle Especial		Ampola	Outros
Nandrolona	Receituário Controle Especial 2 vias	5 ampolas	60 dias
Oxandrolona	Receituário Controle Especial 2 vias	5 ampolas	60 dias
Testosterona	Receituário Controle Especial 2 vias	5 ampolas	60 dias

Fonte: Resolução da Diretoria nº 877, de 28 maio 2024 – (Atualização Anexo I Portaria nº 344/98). Demais medicamentos constantes da portaria, dúvidas ou atualizações, consultar Portaria nº 344/98 na íntegra.

Adendo dos medicamentos supracitados:[7]

- *Cannabis: THC até 0,2%, deverá ser acompanhada da Notificação de Receita "B" (azul), para até 60 dias de tratamento. Prescrição do produto de Cannabis com THC acima de 0,2%, deverá ser acompanhada da Notificação de Receita "A" (amarela), para até 30 dias de tratamento.*
- *Oxicodona: contendo não mais que 40 mg por unidade posológica, fica sujeito à prescrição em Receita de Controle Especial, em duas vias.*
- *Buprenorfina: na forma farmacêutica adesiva transdérmicos contendo buprenorfina em matriz polimérica adesiva, ou seja, sem reservatório de substância ativa, fica sujeita a prescrição em Receita de Controle Especial, em duas vias.*
- *Nalbufina: inclusive as misturadas a um ou mais componentes, em que a quantidade não exceda 10 miligramas de cloridrato de nalbufina por unidade posológica, fica sujeita a prescrição em Receita de Controle Especial, em duas vias.*
- *Tramadol: inclusive as misturadas a um ou mais componentes, em que a quantidade não exceda 100 miligramas de tramadol por unidade posológica, fica sujeita a prescrição em Receita de Controle Especial, em duas vias.*
- *Codeína: inclusive as misturadas a um ou mais componentes, em que a quantidade de entorpecentes não exceda 100 miligramas por unidade posológica, e em que a concentração não ultrapasse a 2,5% nas preparações de formas indivisíveis, fica sujeita a prescrição em Receita de Controle Especial, em duas vias.*
- *Fenobarbital: os medicamentos que contenham fenobarbital, ficam sujeitos a prescrição em Receita de Controle Especial, em duas vias.*

Conteúdo disponível em QR Code - ver pág. XLIX.

Referências

1. Brasil. Secretaria de Vigilância Sanitária do Ministério da Saúde. Portaria no 344 de 12 de maio de 1998. Aprova o Regulamento Técnico sobre substâncias e medicamentos sujeitos a controle especial. Diário Oficial da União, Brasília, 1º fev. 1999.
2. Conselho Federal de Farmácia. Resolução no 357, de 20 de abril de 2001. Aprova o regulamento técnico das Boas Práticas de Farmácia. Diário Oficial da União, Brasília, 21 abr. 2001.
3. Brasil. Lei nº 13.732, de 8 de novembro de 2018. Altera a Lei nº 5.991, de 17 de dezembro de 1973, que dispõe sobre o Controle Sanitário do Comércio de Drogas, Medicamentos, Insumos Farmacêuticos e Correlatos, para definir que a receita tem validade em todo o território nacional, independentemente da unidade federada em que tenha sido emitida. Diário Oficial da União, Brasília, 09 nov. 2018.
4. Brasil. Agência Nacional de Vigilância Sanitária. Resolução RDC nº 327, de 9 de dezembro de 2019. Dispõe sobre os procedimentos para a concessão da Autorização Sanitária para a fabricação e a importação, bem como estabelece requisitos para a comercialização, prescrição, a dispensação, o monitoramento e a fiscalização de produtos de Cannabis para fins medicinais, e dá outras providências. Diário Oficial da União, Brasília, 11 dez. 2019.
5. Brasil. Conselho Federal de Farmácia. Resolução nº 680, de 20 de fevereiro de 2020. Regulamenta a atuação do Farmacêutico em medicamentos e produtos à base de Cannabis. Diário Oficial da União, Brasília, 26 fev. 2020.
6. Conselho Regional de Farmácia do Estado de São Paulo. Confira as orientações sobre períodos de tratamento da Portaria SVS/MS nº 344/98. Disponível em: https://www.crfsp.org.br/orienta%C3%A7%C3%A3o-farmac%C3%AAutica/641-fiscaliza%C3%A7%C3%A3o-orientativa/farm%C3%A1cia/12608-confira-as-orienta%C3%A7%C3%B5es-sobre-per%C3%ADodos-de-tratamento-da-portaria-svs-ms-n%C2%BA-344-98.html. Acesso em 30/05/2024.
7. Brasil. Agência Nacional de Vigilância Sanitária. Resolução da Diretoria nº 877, de 28 maio 2024, dispõe sobre a atualização do Anexo I (Listas de Substâncias
8. (Entorpecentes, Psicotrópicas, Precursoras e Outras sob Controle Especial) da Portaria SVS/MS nº 344, de 12 de maio de 1998. Diário Oficial da União, Brasília 29/05/2024.

53

Encaminhamentos para Serviços da Rede

Caroline Conceição Borges da Silva
Mariana Aguiar Bezerra

Introdução

Abordar sobre encaminhamentos para serviços da rede exige reflexões iniciais sobre a organização do Sistema Único de Saúde (SUS) e as diferentes linhas de cuidado, que resultam em diversas abordagens, e, também, sobretudo, nos atermos que o cuidado para além das necessidades fisiológicas, envolve a integração de diferentes políticas públicas e atores para além do SUS.[1]

A elaboração do Projeto Terapêutico Singular (PTS) e/ou Planejamento Avançado de Cuidados (PAC) deve ser centrada a partir da singularidade da história de vida de quem cuidamos e, para tanto, é necessário compreender que os processos de saúde-doença são atravessados pelos contextos sócio-histórico, econômico e cultural, os quais determinam aspectos centrais do viver e do morrer em determinado território. A pessoa a ser cuidada, nomearemos neste capítulo de "sujeito de direitos", a partir da perspectiva da teoria social crítica.[2]

Dados das Nações Unidas[3], apontam que cerca de 80% da população brasileira dependente do SUS se autodeclara negra (preta e parda), logo, para além do modelo centrado na doença e evidenciando a realidade social majoritária brasileira, pretendemos enquanto proposta paliativa, compreender que o alívio do sofrimento humano, da dor em sua dimensão multifatorial, exige de nós, profissionais e pessoas que exercem o cuidado, um desafio de (des)centralizar o cuidado, o que significa dizer que cuidar é um verbo que não deve ser conjugado no singular, mas sim no plural, no coletivo, e para tanto, se faz em rede, com apoio, sobretudo, no contexto socioeconômico e cultural da realidade desigual brasileira.[4]

O exercício do cuidado deve ser desvelado com suporte em rede para o enfrentamento de situações da vida cotidiana social que passam pelo exercício do reconhecimento e legitimação do *status* de "paciente" para o de "sujeito de direitos", que deve ser amparado não apenas pela rede de suporte informal (família, comunidade e sociedade civil), mas, sobretudo, pelo amparo do poder público, ou seja, do Estado brasileiro, por meio do acesso e integração de políticas públicas para além da saúde.

É a partir da compreensão de objetivos, limites, limitações e escopo de cada política pública, de cada serviço, que podemos delinear a necessidade das seguintes questões (Figura 53.1).

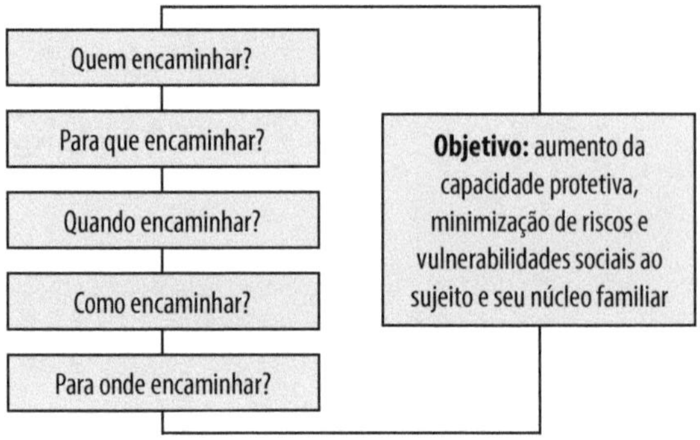

Figura 53.1. Objetivo de um encaminhamento. *Fonte: Elaborado pelas autoras.*

Redes de Atenção à Saúde (RAS): percurso, trajeto e travessias da pessoa cuidada

As RAS são por definição do Decreto nº 7.508 de 2011,[5] um conjunto de ações e serviços de saúde articulados em níveis hierarquizados de complexidade crescente (Atenção Primária, Secundária e Terciária) com a finalidade de garantir a integralidade da assistência à saúde.

Contudo, Mendes (2010)[6] pontua sobre a urgência da substituição para um modelo de RAS enquanto uma rede horizontal dos pontos de atenção à saúde, poliárquica, na qual a Atenção Primária à Saúde (APS) é a coordenadora do cuidado e ordenadora da rede (Figura 53.2).

Desse modo, poderemos superar a fragmentação do sistema de saúde e melhorar a qualidade do cuidado integrado ofertado, uma vez que todos os pontos de atenção à saúde são igualmente importantes, objetivam a qualidade de vida dos sujeitos de direitos e se diferenciam apenas pelas distintas densidades tecnológicas.

Ademais, frente às diferentes necessidades em cuidados, as RAS existentes objetivam estabelecer diretrizes para organização do cuidado em rede, de acordo com as especificidades locais, territoriais e populacionais. A exemplo: Rede Cegonha, Rede de Cuidado à Pessoa com Deficiência, Rede de Atenção Psicossocial, Rede de Urgência e Emergência, Rede de Atenção às Pessoas com Doenças Crônicas, entre outras.

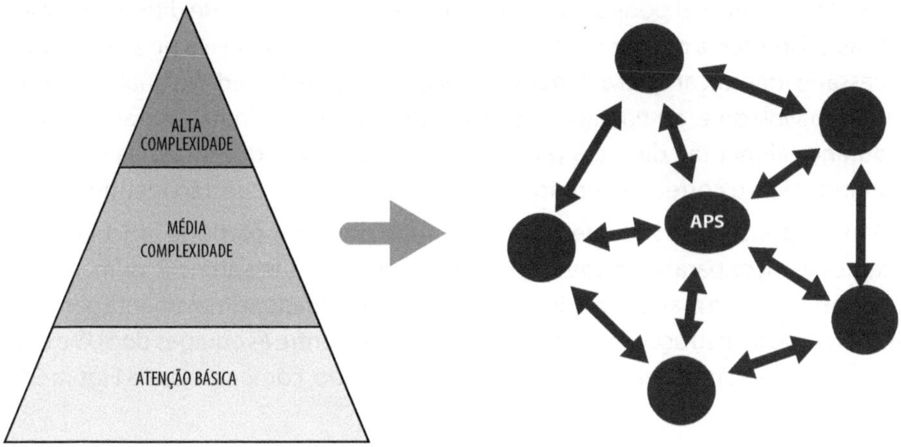

Figura 53.2. Substituição do sistema piramidal para a RAS. *Fonte: Mendes, 2011.*[6]

RAS e a Intersetorialidade: ampliação do cuidado

A partir de lutas sócio-históricas e políticas para a consolidação do estado brasileiro democrático de direito, a Constituição Federal de 1988[7], demarca em seu artigo 194, a implementação da seguridade social brasileira, o que significou a legitimação da perspectiva de integralidade das políticas públicas, da intersetorialidade enquanto direito legitimado à saúde, à previdência e à assistência social (Figura 53.3).

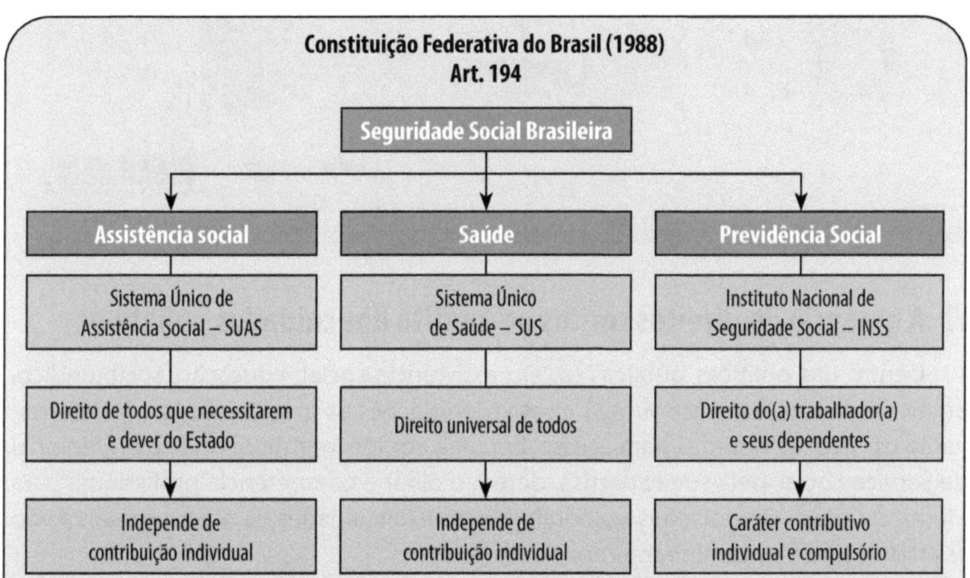
Constituição Federativa do Brasil (1988)
Art. 194
Seguridade Social Brasileira
Assistência social
Saúde
Previdência Social
Sistema Único de Assistência Social – SUAS
Sistema Único de Saúde – SUS
Instituto Nacional de Seguridade Social – INSS
Direito de todos que necessitarem e dever do Estado
Direito universal de todos
Direito do(a) trabalhador(a) e seus dependentes
Independe de contribuição individual
Independe de contribuição individual
Caráter contributivo individual e compulsório

Figura 53.3. Seguridade Social Brasileira. *Fonte: Constituição Federativa do Brasil e Seguridade Social.*

A rede intersetorial pode ser denominada pela composição de diferentes políticas públicas existentes, a qual se organiza a partir de diretrizes e fluxos de acesso. A saber, é necessário identificar qual a demanda (necessidade de cuidado) e qual o direito que está sendo violado e/ou não acessado (direito à moradia, direito ao trabalho, direito à segurança alimentar, direito à renda, entre outros), para que se possa endereçar o encaminhamento correto ao órgão/serviço para atender à questão identificada.

A intersetorialidade se materializa no âmbito do SUS a partir da articulação entre diferentes serviços para além do escopo da saúde, e dado que a atenção primária é ordenadora de cuidado, a materialização dos processos de cuidado se movimenta por meio de matriciamento (construção compartilhada de cuidado entre as equipes do SUS e demais políticas públicas), preconizando um cuidado integrado, como vemos na Figura 53.4.

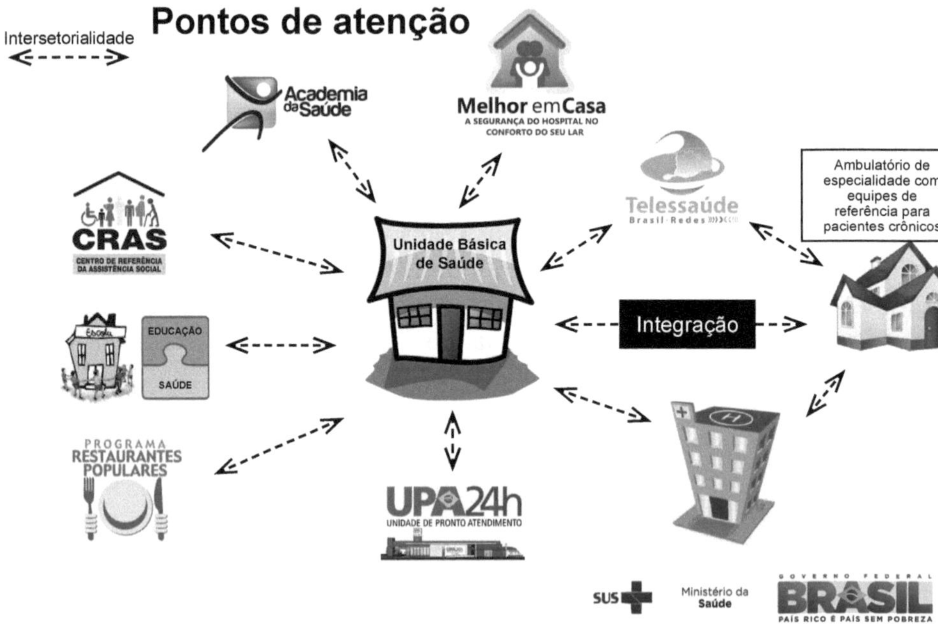

Figura 53.4. Rede de atenção à saúde e intersetorialidade. *Fonte: CONASS, 2014.*

A garantia de direitos sociais no âmbito dos cuidados paliativos

Dentro das políticas públicas (p. ex.: assistência social, educação, sociojurídico, política de habitação, entre outras), existem legislações e especificidades que determinarão os critérios vigentes para acesso. Em uma equipe interdisciplinar, o profissional de Serviço Social, pela sua expertise, detém o olhar e competência profissional para identificar possíveis violações, vulnerabilidades e dificuldades de acesso e quais serão as articulações e encaminhamentos necessários.

Ademais, compreendemos que para o cuidado interdisciplinar em diferentes territórios e em diferentes composições de equipe, se faz necessário que os profissionais de saúde também apresentem a capacidade de conhecer e dialogar com a rede local, favorecendo o acesso aos diferentes sistemas de garantias de direitos, que envolvem diferentes ciclos de vida e populações (crianças e adolescentes, mulheres em situação de violência, pessoa idosa, pessoa com deficiência, pessoa em situação de rua, pessoa LGBTQIAPN+, entre outras), com a perspectiva de assegurar a capacidade protetiva ao sujeito de direitos e ao seu núcleo familiar.

Mais uma vez, pensar em encaminhamento à rede a partir de determinada demanda, por exemplo: uma pessoa idosa com incontinência urinária, um sintoma decorrente do avanço de uma síndrome demencial avançada, doença progressiva e neurodegenerativa, não é somente centrar a assistência através da prescrição médica de insumos materiais para essa finalidade, mas conhecer a realidade social, para podermos cuidar em uma perspectiva de totalidade.

Conhecer a biografia da pessoa a ser cuidada e não apenas responder às demandas automatizadas. É intrínseco identificar a relação entre contexto social estrutural, identidade biográfica, dinâmica familiar, papéis sociais e ocupacionais exercidos.

Um exemplo cotidiano prevalente é a dificuldade de renda familiar mínima assegurada, seja pela precarização das condições de vida e de trabalho, marcadas pela informalidade do mercado de trabalho, que podem acarretar vulnerabilidade socioeconômica; por isso a necessidade de conhecer a rede de suporte informal familiar, que também é perpassada pelas condições sociais desiguais demarcadas pelo desemprego, pelo não acesso à escolaridade formal, por violências ao longo da vida.

E frente a esses aspectos, a equipe de saúde pode apresentar a percepção de "não adesão ao tratamento", e até mesmo dificuldades de comunicação, resvalando na impossibilidade de reconhecer os determinantes e condicionantes sociais da vida singular do sujeito de direitos, que podem ser enfrentados por meio de encaminhamentos à outras políticas públicas, por exemplo, à assistência social (proteção social básica e especial).[8]

A banda Titãs, na canção *Comida*[9], nos presenteia com provocações e questionamentos sobre as necessidades humanas e nos convida a refletir acerca de algo tão precioso para nós paliativistas: o que é qualidade de vida para a singularidade de cada sujeito?

> A gente não quer só comer, a gente quer comer
> e quer fazer amor. A gente não quer só comer, a
> gente quer prazer para aliviar a dor. A gente não
> quer só dinheiro, a gente quer dinheiro e felicidade.
> A gente não quer só dinheiro, a gente quer inteiro
> e não pela metade. Bebida é água, comida é pasto.
> Você tem sede de quê? Você tem fome de quê?

A seguir, apresentamos a Figura 53.5 objetivando favorecer a compreensão da tipificação dos serviços socioassistenciais, que se organiza em níveis de complexidade e materializam a lógica organizacional do Sistema Único de Assistência Social – SUAS no Brasil, reafirmando que a política pública de assistência social é um direito constitucional consolidado, assim como a saúde, e deve ser reafirmada pelos profissionais de saúde nos encaminhamentos, afastando-se da lógica de ações de caráter donativo, filantrópico, assistencialista e benevolente.

Sistema Único de Assistência Social – SUAS Tipificação Nacional de Serviços Socioassistenciais (2014) Resolução nº 109, de 11 de novembro de 2009, do Conselho Nacional de Assistência Social		
Proteção social básica	**Proteção social especial**	
	Média complexidade	**Alta complexidade**
Executada no Centro de Referência de Assistência Social – **CRAS**	Executada no Centro de Referência **Especializado** de Assistência Social – **CREAS**	
Atendimento territorializado, gestão municipal	Atendimento territorializado, gestão municipal	
Oferta serviços de proteção à indivíduos e famílias objetivando o caráter preventivo, protetivo, proativo	Oferta serviços de proteção e defesa de direitos à indivíduos e famílias que já estejam em situações de risco pessoal e social, com vínculos familiares fragilizados ou rompidos, violências, ameaças e outras violações de direitos	
Serviços ofertados	Serviços ofertados	
Serviço de proteção e atendimento integral à família (**PAIF**): Serviço de convivência e fortalecimento de vínculos Programas de transferência de renda Serviço de proteção social básica no domicílio para pessoas com deficiência e idosas	Serviço de proteção e atendimento **especializado** a famílias e indivíduos (**PAEFI**): Serviço especializado em abordagem social Serviço de proteção social a adolescentes em cumprimento de medida socioeducativa de liberdade assistida (LA), e de prestação de serviços à comunidade (PSC) Serviço de proteção social especial para pessoas com deficiência, idosas e suas famílias Serviço especializado para pessoas em situação de rua	Serviço de acolhimento institucional, **nas seguintes modalidades:** Abrigo institucional Casa-lar Casa de passagem Residência inclusiva Serviço de acolhimento em república Serviço de acolhimento em família acolhedora Serviço de proteção em situações de calamidades públicas e de emergências

Figura 53.5. Tipificação Nacional de Serviços Socioassistenciais. *Fonte: SUAS – Tipificação dos Serviços Nacionais Socioassistenciais, 2014.*

Conclusão: o que um(a) paliativista deve saber ao encaminhar?

O sujeito de direitos cuidado pela equipe de saúde é também o mesmo usuário/a/e que deve ser cuidado no âmbito de outras políticas públicas, para que de fato, possam ser ofertados os cuidados paliativos na perspectiva de totalidade do seu sofrimento humano. Assim se materializa o que chamamos de cuidado em rede. Conhecer a rede exige se aproximar das demais equipes, serviços e profissionais dos diferentes pontos da rede, para compreender os acessos existentes no território de vida de quem cuidamos, e, assim, assegurar cuidados que transcendam os muros hospitalares e se efetivem em vida e morte como tessitura social e não apenas como um evento biomédico.

É necessário lembrarmos que majoritariamente, a rede informal de cuidados (família, sociedade e comunidade) também se insere na realidade social da pessoa a ser cuidada e sofre as intempéries e abalos mediados pela conjuntura social e econômica, bem como pela sociabilidade neoliberal na qual estamos inseridos, e que insiste em cuidar pela lógica mercantil, que usurpa o direito inalienável de conhecermos a singularidade de cada sujeito na relação do cuidar.

Abordar sobre a temática de "encaminhamentos para rede" nos exige a perspectiva de que todo e qualquer encaminhamento não deve ser protocolar e generalista, mas, sim, inserido no planejamento individualizado de cuidado, a partir da consideração dos determinantes e condicionantes sociais, os quais devem ser avaliados por meio da dimensão técnica-operativa e instrumental da avaliação social do(a) assistente social e da abordagem interdisciplinar em equipe multiprofissional, considerando, sobretudo, que a realidade social e as condições de vida concretas e biográficas dos sujeitos passam pelos demarcadores sociais de classe social, raça/cor, identidade de gênero, orientação sexual e outros.

Identificar que os sujeitos podem ter sua vida demarcada por vulnerabilidades sociais, que são naturalizadas no senso comum e podem não se reconhecer enquanto sujeito de direitos, por desconhecer quais são seus direitos assegurados. Nesse sentido, a importância de um encaminhamento qualificado à RAS ou à rede intersetorial, que possa assegurar direitos, e assim, alívio da dor social de pessoas com doenças ameaçadoras da vida.

Os determinantes e condicionantes sociais darão contorno aos cuidados possíveis e impactarão no curso e evolução das doenças, o que consequentemente, nos possibilitará, enquanto profissionais, abarcar a tentativa de alcance e alívio do sofrimento humano, a partir de uma perspectiva interseccional, que privilegia aspectos que reiteram a necessidade de acesso e viabilização de direitos sociais.

Referências

1. Brasil. Lei 8.080 de 19 de setembro de 1990. Dispõe sobre as condições para a promoção, proteção e recuperação da saúde, a organização e o funcionamento dos serviços correspondentes e dá outras providências. Diário Oficial da União 1990.
2. Vasconcelos, AM. A prática do serviço social: cotidiano, formação e alternativas na área da saúde. 8. ed. São Paulo: Cortez, 2012. 597 p.
3. Nações Unidas. Quase 80% da população brasileira que depende do SUS se autodeclara negra. Brasil: Nações Unidas; 2017 [cited 2024 mar 22]; Available from:https://brasil.un.org/pt-br/78576-quase-80-da-popula%C3%A7%C3%A3o-brasileira-que-depende-do-sus-se-autodeclara-negra

4. Barata, RB. Como e Por que as Desigualdades Sociais Fazem Mal à Saúde. Rio de Janeiro: Editora Fiocruz; 2009.
5. Brasil. Decreto 7.508 de 28 de junho de 2011. Regulamenta a Lei no 8.080, de 19 de setembro de 1990, para dispor sobre a organização do Sistema Único de Saúde - SUS, o planejamento da saúde, a assistência à saúde e a articulação interfederativa, e dá outras providências. Diário Oficial da União 2011; jun 29.
6. Mendes, EV. As redes de atenção à saúde. Brasília: Organização Pan-Americana da Saúde, 2011.
7. Brasil. Constituição da República Federativa do Brasil. Brasília, DF: Senado Federal; 2016 [cited 2024 mar 22]. 496 p. Available from: https://www2.senado.leg.br/bdsf/bitstream/handle/id/518231/CF88_Livro_EC91_2016.pdf
8. Brasil. Ministério do Desenvolvimento Social e Combate à Fome. Tipificação Nacional dos Serviços Socioassistenciais: Reimpressão 2014. Brasília: Secretaria Nacional de Assistência Social; 2013 [cited 2024 fev 20]. 64 p. Available from: https://www.mds.gov.br/webarquivos/publicacao/assistencia_social/Normativas/tipificacao.pdf
9. Antunes A, Fromer M, Brito, S. Comida. Intérprete: Titãs. In: Titãs. Jesus não tem dentes no país dos banguelas. Rio de Janeiro: WEA. 1 disco sonoro (LP). Lado A, faixa 2. 1987.

54

Benefícios Sociais

Fernanda Brenner Morés
Heloisa Arrussul Braga
Mariana Aguiar Bezerra

Introdução

No cotidiano do âmbito profissional das equipes dos serviços de saúde, é comum que os profissionais se deparem com situações complexas que extrapolam os aspectos clínicos do adoecimento, uma vez que os Determinantes Sociais de Saúde (DSS) são fatores socioeconômicos, sociais, psicológicos, étnico/raciais, entre outros, que influenciam diretamente no processo de saúde-doença, bem como de morte dos pacientes e seus familiares.[1]

Desse modo, há condições potenciais que podem fazer com que pessoas sejam suscetíveis em algum grau de serem "feridas", em intensidades diferentes. Essa suscetibilidade se refere à conceituação de vulnerabilidade. A vulnerabilidade indica que potencialmente todos os sujeitos podem vivenciar um dano, por meio da multiplicidade das vulnerações de direitos sociais, num contexto de desigualdade e injustiça social.[2,3]

Identificar as vulnerações de direitos que podem afetar uma pessoa ou grupo em condição de vulnerabilidade social demanda medidas protetoras especiais, dado que a vulnerabilidade não é uma característica da pessoa e sim da estrutura social a qual todos estamos inseridos.[3]

Em contrapartida, o conceito de vulneração se refere às condições concretas de vulnerabilidade, a situação de fato, de um dano já instalado. Nesse sentido, as pessoas em situação de vulneração são os "feridos".[4] Diante do exposto, as implicações da vulneração fazem com que pessoas com doenças crônicas e ameaçadoras da vida, acompanhadas pelo serviço de cuidados paliativos, vivenciem situações que são expressões das desigualdades sociais e barreiras de acesso aos serviços e tratamentos modificadores da doença.

Desse modo, o papel do Serviço Social, em uma equipe de cuidados paliativos é de extrema importância para compreender a biografia de todos os sujeitos envolvidos, bem como a realidade concreta, as fragilidades e potencialidades, subsidiar a intervenção profissional para cuidar da dor social e garantir os direitos sociais. Nessa perspectiva, destaca-se a avaliação e o estudo social sobre a rede de suporte social, perfil sócio econômico, as implicações sociais do processo de adoecimento e finitude, assim como a realidade social que os sujeitos estão inseridos.[5,6] Tais elementos são fundamentais para avaliação social e intervenção, os quais guiarão as orientações e encaminhamentos necessários para a garantia aos direitos, benefícios sociais, recursos e serviços das políticas sociais, minimizando as barreiras para acessá-los.

Portanto, este capítulo tem como objetivo refletir sobre a repercussão da vulnerabilidade social e a condição de vulneração na vida dos sujeitos, informar sobre alguns direitos, benefícios sociais e recursos disponíveis para apoiar a atuação das equipes de cuidado paliativo e evidenciar a relevância do profissional do Serviço Social para assegurar o acesso e a garantia do direito, conforme a identificação das demandas de todos os sujeitos envolvidos (pacientes, familiares e cuidadores).

Benefício assistencial: benefício de prestação continuada (BPC)

O BPC é um benefício previsto em lei[a] de um salário-mínimo mensal à pessoa idosa com 65 anos ou mais ou pessoa com deficiência de qualquer idade. Tem como principal critério a renda total por pessoa do núcleo familiar, igual ou inferior a um quarto do salário-mínimo.[7] O requerente do BPC, assim como os familiares que residem na residência, devem estar inscritos no Cadastro Único[b], serviço realizado no Centro de Referência de Assistência Social (CRAS)[c].

O requerimento do BPC é realizado nos canais de atendimento do INSS: pelo telefone 135 ou pelo site ou aplicativo de celular "Meu INSS". Após a solicitação, a pessoa passará por perícia médica e avaliação social junto ao INSS, terá que apresentar a documentação exigida, constando relatório médico com CID-10[d] que comprove a deficiência e situação de incapacidade.[7]

---

[a] Previsto na Lei nº 8.742, de 7 de dezembro de 1993, dispõe sobre a organização da Assistência Social e dá outras providências. Disponível em: https://www.planalto.gov.br/ccivil_03/leis/l8742compilado.htm.

[b] O Cadastro Único é um conjunto de informações sobre as famílias brasileiras em situação de pobreza e extrema pobreza. Utilizadas pelos gestores para implementação de políticas públicas e servem para subsidiar os critérios de acesso aos benefícios e programas sociais. Disponível em: https://www.gov.br/mds/pt-br/acoes-e-programas/cadastro-unico.

[c] O Centro de Referência de Assistência Social (CRAS) é uma unidade responsável pela oferta de serviços de proteção básica do Sistema Único de Assistência Social. Disponível em: https://www.gov.br/pt-br/servicos/acessar-o-cras-centro-de-referencia-da-assistencia-social.

[d] A Classificação Estatística Internacional de Doenças e Problemas Relacionados à Saúde é uma lista de classificação médica da Organização Mundial da Saúde. A cada estado de saúde é atribuída uma categoria única à qual corresponde um código. Considerada uma das principais ferramentas epidemiológicas do cotidiano dos profissionais de saúde.

Para acessar o BPC não é preciso ter contribuído ao INSS. Por isso, não paga 13º salário, os dependentes não têm continuidade do recebimento do benefício e não é uma aposentadoria.

Benefícios previdenciários

Benefício por incapacidade temporária (auxílio-doença)

O Auxílio por Incapacidade Temporária, é um benefício ao segurado[e] do INSS que comprove, em perícia médica, estar incapacitado temporariamente para o trabalho ou sua atividade habitual, por mais de 15 (quinze) dias consecutivos, em decorrência de adoecimento ou acidente.[8] Para requerer o benefício é preciso entrar em contato com algum dos canais do INSS. O segurado deverá juntar ao requerimento os documentos médicos digitalizados constando o tempo necessário do afastamento. Também terá que apresentar um documento de seu local de trabalho comprovando o último dia trabalhado.

Aposentadoria por incapacidade permanente (aposentadoria por invalidez)

A aposentadoria por Incapacidade Permanente é um benefício pago às pessoas que contribuem para o INSS e que estejam incapazes, de forma permanente, de exercer qualquer atividade laboral ou habitual.[9]

O requerimento é realizado pelos canais do INSS. Os documentos médicos precisam estar atualizados conforme data da perícia e constar a relação das condições clínicas, sequelas motoras e/ou neurológicas que impossibilitam exercer qualquer atividade laboral ou habitual, bem como a necessidade de auxílio e cuidado.

Acréscimo de 25% na aposentadoria por incapacidade permanente

O acréscimo de 25% no valor da aposentadoria só é concedido para a categoria de aposentado por incapacidade permanente. É necessária a comprovação da dependência do aposentado para realizar as atividades de vida diária (higiene, alimentação e outros) necessitando de cuidados de outra pessoa para realizá-las. Para que se efetive o recebimento do benefício será avaliado o diagnóstico de algumas doenças específicas previstas pelo INSS.

A solicitação é realizada pelos canais do INSS e a pessoa aposentada poderá ser avaliada via perícia médica. Para esse processo são exigidos os seguintes documentos: documento de identificação com foto e CPF do segurado e procurador ou representante legal CPF; procuração ou curatela (se necessário); e os documentos médicos que comprovem e justifiquem a necessidade da assistência permanente de outra pessoa.[10]

---

[e] Pessoa que faz contribuições à Previdência Social de forma obrigatória ou facultativa. A qualidade de segurado está relacionada ao tempo de contribuição e critérios previstos na legislação.

Pensão por morte

Benefício destinado aos dependentes do segurado do INSS, em razão do seu falecimento. A solicitação é realizada pelos canais do INSS e deverá apresentar a documentação exigida que comprove o óbito, a qualidade de segurado e de dependentes, conforme o grau de parentesco e a ordem estabelecida.[11]

Perícia médica hospitalar/domiciliar

Em casos de internação hospitalar ou de impossibilidade de locomoção do segurado, o INSS poderá realizar a perícia médica no hospital, residência ou por meio de outra agência do INSS.[12]

O representante do segurado deverá comparecer na agência do INSS na data e horário marcados da perícia médica e apresentar a documentação que comprove a internação hospitalar ou os impedimentos da pessoa se deslocar à agência do INSS. Se a documentação for aprovada pelo perito médico, será feita a alteração da perícia para a modalidade hospitalar/domiciliar.

Necessária a apresentação de documentos para todos os casos: documentos médicos originais e atualizados que constem as condições para a restrição e impeditivos; documentos pessoais originais do interessado e do procurador com foto e CPF; procuração ou termo de representação legal (tutela, curatela, termo de guarda), se houver.[12]

Representação legal

Procuração pública ou particular

A procuração é um documento que autoriza que uma pessoa seja representada por outra em determinada situação em que não possa estar presente. A procuração pública é uma documentação elaborada pelo cartório/tabelionato, estando o requerente podendo assinar ou não. É necessário que a pessoa esteja em sua plena capacidade cognitiva para conceder poderes para que outra pessoa atue em seu nome. A procuração pode ser de plenos poderes ou poderes específicos e limitados conforme a necessidade do representado.[13]

A procuração particular é um documento simples, não valendo para negócios jurídicos. O INSS possui um modelo específico para esse documento que está disponibilizado no site para utilizar para os fins específicos relacionados a um benefício ou processo administrativo. A procuração particular poderá ser feita pelo requerente, não precisará ser registrada em cartório e deve ser cadastrada no site do INSS. Junto com a procuração, o interessado deve apresentar o Termo de Responsabilidade disponibilizado no site do INSS.[14]

Curatela

A curatela é um instrumento jurídico, realizado através de um processo jurídico, que nomeia uma pessoa para ser representante legal (curador) de alguém maior de 18 anos, que não esteja apta para responder pelos atos da vida civil, ou seja, que não tenha condições de expressar sua vontade, de forma temporária ou permanente. Dessa forma, o curador designado ficará responsável pelos interesses do curatelado.[15]

A curatela pode ser solicitada através de advogado particular ou via Defensoria Pública. O processo costuma ter o prazo legal da avaliação judicial. O interessado deverá apresentar laudos médicos atualizados e outros documentos que comprovem que a pessoa não possui capacidade para realizar atos da vida civil.

Transportes

Transporte gratuito

A gratuidade no transporte público ou a meia tarifa é garantida por lei para pessoas idosas, pessoas com deficiência, também podendo se estender às pessoas em tratamento de câncer por quimioterapia (exceto oral), radioterapia e cobaltoterapia, entre outros.[16] É necessário que se verifique a legislação vigente em cada município, uma vez que pode variar conforme a localidade dos serviços ofertados. Além disso, pode-se identificar a oferta do recurso de vale transporte pelos serviços da secretarias municipais de saúde e de assistência social.

Transporte sanitário eletivo (transporte social)

O transporte social é destinado à população usuária dos serviços de saúde, para o deslocamento aos procedimentos, consultas, exames de forma eletiva e programada. Poderá ocorrer no município de residência ou em outro município, na região de saúde de referência.[17]

O transporte de ambulância também é previsto para casos de pacientes que necessitam de transporte em decúbito horizontal, de forma programada para atendimentos, procedimentos e exames laboratoriais na Rede de Atenção à Saúde (RAS). Devem ser avaliados os fluxos para solicitar esses recursos nas secretarias municipais de saúde.

Benefício eventual por situação de morte

O Auxílio Funeral é um benefício eventual, previsto em lei para despesas de urna funerária, velório e sepultamento; através da realização dos serviços ou ressarcimento do valor total ou parcial. Importante considerar as especificidades de cada município na garantia e oferta dos serviços funerários. Além dos critérios estabelecidos, a depender do município é necessário que o requerente e sua família estejam inscritos no Cadastro Único, devido o critério renda. O acesso pode ocorrer através do CRAS, Central de Atendimento Funerário Municipal ou funerária conveniada do município.[18]

Conclusão

Conhecer e analisar aspectos econômicos e sociais, através dos instrumentais utilizados pelos profissionais do serviço social, possibilita o planejamento do cuidado em saúde pautado na realidade de todos os sujeitos envolvidos, ofertando informações e orientações legais, burocráticas e de direitos que garantam a manutenção da qualidade de vida e morte digna.

Por fim, salientamos a existência de outros direitos sociais que podem ser orientados e encaminhados pelo assistente social, conforme os critérios de acesso e oferta nos municípios onde residem, como demais serviços da Rede de Atenção à Saúde (RAS), programas e benefícios da Política de Assistência Social, bem como outros benefícios previdenciários. Tendo isso em vista, destacamos a importância da articulação junto à rede de políticas públicas intersetoriais para a garantia e efetivação dos direitos sociais, em especial da saúde.

Referências

1. Buss PM. A saúde e seus determinantes sociais. Physis: Rev Saúde Coletiva, 2007. 17 (1), p. 77-93. Disponível em:
2. https://www.scielo.br/j/physis/a/msNmfGf74RqZsbpKYXxNKhm/?format=pdf&lang=. Acesso em: 11 mar 2024.
3. Sotero M. Vulnerabilidade e vulneração: população de rua, uma questão ética. Rev Bioét, 2011. 19 (3), p. 799-817. Disponível em: http://www.revistabioetica.cfm.org.br/revista_bioetica/article/download/677/709. Acesso em: 6 mar 2024.
4. Carmo ME, Guizardi FL. O conceito de vulnerabilidade e seus sentidos para as políticas públicas de saúde e assistência social. Cad Saúde Pública. 2017, Jun; 34(3). Disponível em: http://cadernos.ensp.fiocruz.br/csp/artigo/393/o-conceito-de-vulnerabilidade-e-seussentidos-para-as-politicas-publicas-de-saude-e-assistencia-social.
5. Barbosa VFB, De Caponi SNC. Direitos humanos, vulnerabilidade e vulneração dos povos indígenas brasileiros no enfrentamento à Covid-19. Physis. 2022, Jul; 32(2). Disponível em: https://www.scielosp.org/article/physis/2022.v32n2/e320203/.
6. Andrade L, et al. O papel do assistente social em equipes de cuidados paliativos: visão geral. In: Manual da Residência de Cuidados Paliativos: abordagem multidisciplinar. Barueri: Manole; 2018. p. 756-792.
7. Frossard A. Os cuidados paliativos como política pública: notas introdutórias. Cad EBAPE. Jul;14(Especial), Artigo 12. Rio de Janeiro.
8. Brasil. Governo Federal. Ministério do Desenvolvimento e Assistência Social, Família e Combate à Fome. Benefício de Prestação Continuada (BPC) [internet]. Disponível em: https://www.gov.br/mds/pt-br/acoes-e-programas/suas/beneficios-assistenciais/beneficio-assistencial-ao-idoso-e-a-pessoa-com-deficiencia-bpc#:~:text=O%20Benef%C3%ADcio%20de%20Presta%C3%A7%C3%A3o%20Continuad,com%20defici%C3%AAncia%20de%20qualquer%20idade
9. Brasil. Governo Federal. Instituto Nacional do Seguro Social - INSS. Benefícios Previdenciários [internet]. Disponível em: https://www.gov.br/inss/pt-br.
10. Brasil. Governo Federal. Instituto Nacional do Seguro Social - INSS. Benefício por Incapacidade Temporária [internet]. Disponível em:https://www.gov.br/inss/pt-br/direitos-e-deveres/beneficios-por-incapacidade/auxilio-por-incapacidade-temporaria.

11. Brasil. Governo Federal. Instituto Nacional do Seguro Social - INSS. Aposentadoria por Incapacidade Permanente [internet]. Disponível em: https://www.gov.br/inss/pt-br/direitos-e-deveres/aposentadoria/aposentadoria-por-incapacidade-permanente.
12. Brasil. Governo Federal. Serviços e Informações do Brasil. Solicitar Acréscimo de 25% na Aposentadoria por Incapacidade Permanente. [internet]. Disponível em: https://www.gov.br/pt-br/servicos/solicitar-acrescimo-de-25-por-cento-na-aposentadoria-por-incapacidade-permanente-aposentadoria-por-invalidez.
13. Brasil. Governo Federal. Instituto Nacional do Seguro Social (INSS). Pensão por Morte [internet]. Disponível em:
14. https://www.gov.br/inss/pt-br/direitos-e-deveres/pensoes/pensao-por-morte.
15. Brasil. Governo Federal. Instituto Nacional do Seguro Social (INSS). Perícia médica hospitalar, domiciliar e em outra localidade [internet]. Disponível em: https://www.gov.br/inss/pt-br/saiba-mais/auxilios/auxilio-doenca/pericia-medica-hospitalar-domiciliar-e-em-outra-localidade.
16. 14. 4º Tabelionato de Notas de Curitiba. Serviços. Procurações [internet]. Disponível em: https://4tabelionatodenotas.com.br/procuracoes/.
17. Brasil. Governo Federal. Instituto Nacional do Seguro Social (INSS). Procuração [internet]. Disponível em: https://www.gov.br/inss/pt-br/saiba-mais/seus-direitos-e-deveres/procuracao/procuracao#:~:text=No%20INSS%2C%20a%20procura%C3%A7%C3%A3o%20poder%C3%A1,o%20Termo%20de%20Responsabilidade%20assinado.
18. Defensoria Pública de Minas Gerais. Curatela Curadoria e Prestação de Contas [Cartilha]. 2018. Minas Gerais. Disponível em: https://gerais.defensoria.mg.def.br.
19. Ministério da Saúde (Brasil). Resolução nº 13, de 23 de fevereiro de 2017. Dispõe sobre as diretrizes para o Transporte Sanitário Eletivo destinado ao deslocamento de usuários para realizar procedimentos de caráter eletivo no âmbito SUS. [internet]. Disponível em: https://bvsms.saude.gov.br/bvs/saudelegis/cit/2017/res0013_01_03_2017.html
20. Brasil. Lei nº 8.742, de 07 de dezembro de 1993. Lei Orgânica de Assistência Social (LOAS). Brasília. [internet]. Disponível em: https://www.planalto.gov.br/ccivil_03/leis/l8742compilado.htm.

55

Quem Atesta o Óbito Domiciliar?

Francisco de Souza Silva
Kamila Vieira Silva

Introdução

A Atenção Primária à Saúde (APS) e a Atenção Domiciliar (AD) fazem parte das estratégias operacionais de construção das Redes de Atenção à Saúde (RAS), atuando como interface de conexão com os cidadãos e famílias, colocando-os no centro do sistema ao garantir a longitudinalidade do cuidado. Nesse contexto cada vez mais amplo e complexo, esses serviços enfrentam diversos desafios para oferecer cuidado em saúde acessível, com qualidade e equidade, desde o nascimento até a morte.[1]

O cuidado de saúde de pessoas fragilizadas e com doenças ameaçadoras à vida requer uma abordagem integral e holística dos pacientes e seus familiares, sendo muitas vezes esse cuidado prestado em domicílio. Uma das atribuições dos profissionais relacionadas aos cuidados em fim de vida é a emissão da Declaração de Óbito (DO) quando essa ocorre em casa, gerando muitas dúvidas por parte dos profissionais.[2]

O Código de Ética Médica prevê a responsabilidade do preenchimento da DO como ato médico,[3-5] apesar disso, muitos profissionais desconhecem as implicações éticas, jurídicas e epidemiológicas do preenchimento incorreto da DO, sendo evidenciados registros insatisfatórios (incompletos, ilegíveis ou incorretos), podendo ser justificadas por fatores relacionados à formação acadêmica e o acesso à informação adequada sobre o preenchimento correto.[6,7]

Como é a DO?

Trata-se de um instrumento padronizado nacionalmente para coleta de dados do Sistema de Informações sobre Mortalidade (SIM) do Ministério da Saúde (MS), que foi adotado como modelo padrão e de uso obrigatório em todo território nacional em 1976 e está em consonância com o Modelo Internacional de Certificado Médico da Causa de Morte, desde 1948. É um documento imprescindível que tem o objetivo epidemiológico de coleta de dados sobre mortalidade e a formulação de estatísticas que contribuem para o planejamento em saúde e com o objetivo jurídico, permitindo o registro da certidão de óbito, formalidade legais para o sepultamento e processos sucessórios.[6]

A DO foi atualizada em 2014, sendo constituída por três vias (branca, amarela e rosa) e cada via segue um fluxo de acordo com o local de ocorrência do óbito e da unidade notificadora. Além disso, é composta por 59 variáveis, dentro de 9 blocos (Tabela 55.1).

Orientações para preenchimento

A emissão da DO é de competência do médico responsável pela assistência ao paciente;[3-5] excetuando-se apenas os casos de sua ausência, com responsabilidade transmitida ao médico substituto, plantonista ou médico do serviço de verificação de óbito; ou em casos confirmados ou suspeitos de morte por causas externas, em que a responsabilidade por esse ato é atribuída ao médico do Instituto Médico Legal (IML) ou equivalente.[5]

A descrição correta das informações é de suma importância para que os dados epidemiológicos sejam válidos, evitando-se ao máximo erros no preenchimento. Neste capítulo vamos nos ater aos equívocos mais comuns no preenchimento, relacionados em sua maioria, a condições relacionadas a causa do óbito,[8] considerando o cenário de Atenção Domiciliar.

Caso ocorra rasuras, essas devem ser corrigidas de forma legível à margem do documento com assinatura próxima à observação. A ressalva deve ser assinada pelo próprio médico atestante, sem exceções. Não sendo possível realizar a ressalva, o formulário deve ser anulado e encaminhado pela unidade notificadora ou ao setor da SMS ou SES-DF.

Para auxiliar na emissão correta da DO, seguindo as recomendações do Ministério da Saúde,[6] construímos a seguir um passo a passo e incluímos informações que julgamos essenciais nas descrições dos blocos, que poderiam gerar eventuais dúvidas (Figura 55.1 e Tabela 55.1).

O bloco V costuma conter falhas importantes no preenchimento da DO,[8] principalmente devido ao uso de termos vagos,[9] ou atribuição de modos de morrer ou sintomas à causa base;[10] somado ao não preenchimento do tempo aproximado entre o início da doença e morte[10] (ver bloco V, em Anexo 55.1).

Ele é composto por quatro variáveis. No item "Causas da Morte" deve-se preencher em uma sequência lógica de eventos, sendo na "Parte I" a condição imediata que causou a morte, iniciando pela linha "a" e as condições que antecederam a causa básica "b", "c" e "d", sendo um diagnóstico por linha e o tempo correspondente entre o início da doença e a morte (minutos, horas, dias, meses ou anos). A "Parte II" inclui comorbidades, condições que possam ter contribuído para o óbito, mas não está ligado à cadeia lógica da "Parte I".[10]

- **1º PASSO** → Destacar as três vias autocopiativas (branca, amarela e rosa), para não borrar as folhas subsequentes
- **2º PASSO** → Separar a documentação necessária para o preenchimento: documento de identificação com foto (Registro Geral – RG, Carteira Nacional de Habilitação – CNH, passaporte ou outros); número do Cartão Nacional de Saúde (CNS)
- **3º PASSO** → Preenchimento deve ser em LETRA DE FORMA com caneta esferográfica azul, de preferência, ou preta
- **4º PASSO** → Escolha um local tranquilo e reservado para o preenchimento e solicite a presença de responsável com informações sobre o falecido para sanar eventuais dúvidas que possam surgir nos campos iniciais
- **5º PASSO** → Evitar campos em branco, assinalando "ignorado" quando não souber a informação ou incluir um traço (-)

Figura 55.1. Instruções para preenchimento. *Fonte: Elaborado pelos autores.*[6]

Tabela 55.1. Detalhamento da declaração de óbito

Bloco I	Identificação, apresenta dados sociodemográficos do falecido
Preencher com dados exatos ou próximos da realidade, no caso do horário do óbito. Caso o CNS seja desconhecido, preencher com traço (-). Os campos "sexo" e "raça" não admitem "ignorado", a não ser em casos de exceção (cadáveres mutilados)	
Bloco II	Residência
Corresponde às informações sobre a residência do falecido, composta por cinco campos (logradouro, CEP, bairro/distrito, município de residência, UF)	
Bloco III	Ocorrência
Registra informações sobre o local de morte, contendo sete variáveis: local da ocorrência; nome do estabelecimento; endereço da ocorrência – preenchido de forma completa; CEP; bairro/distrito; município de ocorrência; UF	
Bloco IV	Óbito fetal ou de menor de um ano
Inclui, além de dados sobre o falecido, informações sobre sua mãe. Se não é o caso, deixe em branco e passe para o bloco V	
Bloco V	Condições e causas do óbito
Abrangendo cronologia e causalidade dos eventos que desencadearam o falecimento.	
Bloco VI	Médico
Identifica o profissional que assina a declaração de óbito.	
Bloco VII	Causas externas
Indica a possibilidade de morte não natural, sendo preenchido somente pelo instituto médico legal (IML) ou, de acordo com art. 26, por "profissional investido de autoridade judicial ou policial na função de perito legista eventual (*ad hoc*)"	
Bloco VIII	Cartório
É preenchido exclusivamente pela repartição pública que o nomeia	
Bloco IX	Localidade sem médico
Indica a ausência desse profissional.	

Fonte: Elaborado pelos autores.

No campo "Assistência Médica" é importante lembrar que diz respeito à assistência durante o curso da doença que levou a morte, e não no momento do óbito.

Atentar-se que o CID não deve ser preenchido pelo médico, pois é de responsabilidade dos codificadores de causas de morte, que são profissionais capacitados para atribuir códigos às descrições médicas e selecionar a causa básica da morte.

No Bloco VI, campos que se referem às informações do médico responsável pelo preenchimento, é importante frisar que no campo "óbito atestado por médico", deve-se assinalar a opção que corresponde à condição do médico que assina a DO:

- Assistente – atendeu, efetivamente, o paciente durante a doença que ocasionou o óbito, ou a mãe, em caso de óbito fetal.
- Substituto – foi o plantonista, residente, chefe de equipe que não tenha acompanhado o falecido durante a doença, mas apenas por ocasião da morte.
- IML – pertence ao Instituto Médico-Legal.
- SVO – pertence ao Serviço de Verificação de Óbito.
- Outros – não atendeu ao falecido durante a doença ou por ocasião da morte ou à mãe, em caso de óbito fetal; ou os casos que não estão enquadrados nas categorias anteriores.

Deve-se colocar os meios de contato válidos e acessíveis, pois em caso de dúvidas relacionadas ao preenchimento os profissionais responsáveis por alimentar os dados no SIM entrarão em contato.

No caso de preenchimento realizado por médicos que não possuem CRM, o profissional deve deixar o campo em branco e o digitador irá anotar o número correspondente ao médico na variável CRM.[6]

Fluxos para DO (como conseguir, unidades notificadoras e arquivamento)

A Portaria SVS nº 116/2009,[11] define os fluxos e coleta de dados acerca dos óbitos. A impressão, distribuição e controle da DO é de responsabilidade da Secretaria de Vigilância em Saúde (SVS)/Ministério da Saúde (MS), que pode delegar essa função, conforme pactuações, às Subsecretarias Estaduais de Saúde (SES). Essas irão fornecer e controlar a utilização dos formulários de DO para as unidades notificadoras e notificadores.

São unidades notificadoras:

- Estabelecimentos e serviços de saúde, inclusive os de atendimento ou internação domiciliar.
- Instituto Médico Legal (IML).
- Serviço de Verificação de Óbito (SVO).
- Médicos cadastrados pelas secretarias municipais de saúde.

A depender do local da ocorrência e das características do óbito por morte natural (aquele cuja causa básica é uma doença ou estado mórbido) ou por morte não natural (causas externas – homicídios, acidentes, suicídios e mortes suspeitas) haverá mudança no fluxo da DO. No contexto do óbito domiciliar, o profissional responsável por atestar o óbito irá variar conforme o tipo de óbito, se há serviços de verificação de óbito (SVO) e se ocorreu com assistência médica.

A seguir descreveremos o fluxo de preenchimento e o destino correspondente das vias do formulário, no contexto de Atenção Domiciliar (fora de estabelecimento de saúde) com assistência médica (Figura 55.2).

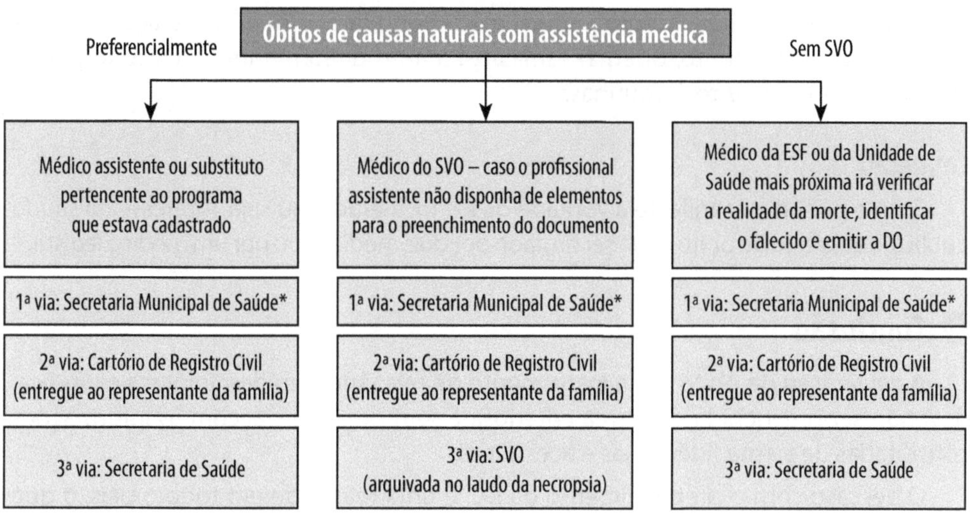

Figura 55.2. Óbitos de causas naturais com assistência médica. *Secretaria Municipal de Saúde ou Secretaria de Estado de Saúde do Distrito Federal – a equipe ou profissional guarda o documento até que seja recolhido/entregue a Secretaria responsável pelo arquivamento.

Se a causa da morte for desconhecida e não tiver SVO no município, o profissional poderá nomear como "causa indeterminada" na Parte I do Atestado Médico da DO, devendo, entretanto se tiver conhecimento, informar doenças preexistentes na Parte II desse documento. Em caso de sinais de violência (agressão, suicídio, acidente ou morte suspeita) a polícia civil deve ser notificada e seguir fluxo para óbitos de causas externas do município.[6]

Especificidades

Enterrar o corpo sem verificação

No Brasil, em locais em que o vazio de assistência impera ou a chegada de médicos é recente, não é incomum familiares enterrarem o corpo sem que um médico verifique o óbito e posteriormente demandarem o preenchimento da DO pelo profissional da Estratégia de Saúde da Família. Contudo, de acordo com a Lei n.º 6.015, de 31 de dezembro de 1973.[3]

"Art. 77. Nenhum sepultamento será feito sem certidão do oficial de registro do lugar do falecimento ou do lugar de residência do de cujus, quando o falecimento ocorrer em local diverso do seu domicílio, extraída após a lavratura do assento de óbito, em vista do atestado de médico, se houver no lugar, ou em caso contrário, de duas pessoas qualificadas que tiverem presenciado ou verificado a morte. (Redação dada pela Lei n.º 13.484, de 2017)"

Nesse caso, é vedado ao profissional médico emitir qualquer declaração sem ver o corpo e deve, portanto, orientar familiares a irem diretamente ao cartório para a emissão perante duas testemunhas.

Cremação

Caso o paciente manifeste a vontade de ser incinerado, ou seja, interesse da saúde pública, o atestado de óbito deve ser firmado por dois médicos ou por um médico legista.[12]

Conclusão

A declaração de óbito é um instrumento de relevância epidemiológica e jurídica, devendo ser preenchida de forma criteriosa e sem negligência, com as informações constatadas de forma fidedignas e acessíveis.

O descaso com o preenchimento da DO é uma realidade em todo o país, o que impacta nas ações e tomada de decisões com o objetivo de melhoria da saúde. A formação dos profissionais da saúde, deve conter os ensinamentos e estimular o desenvolvimento, com compromisso e responsabilidade, da importância desse documento para além da exigência do sepultamento.

Referências

1. Fundação Oswaldo Cruz et al. A saúde no Brasil em 2030: diretrizes para a prospecção estratégica do sistema de saúde brasileiro. Rio de Janeiro: Fiocruz/ Ipea/ Ministério da Saúde/Secretaria de Assuntos Estratégicos da Presidência da República 2012. Disponível em: < https://saudeamanha.fiocruz.br/wp-content/uploads/2016/07/saude-2030livro0.pdf ». Acesso em: 07/10/2023.
2. Dias AP de M, Vieira E da F, Gomes ER. Declaração de óbito domiciliar na Atenção Primária à Saúde: acolhendo a morte no lar. Interface (Botucatu) [Internet]. 2020;24:e190873. Available from: https://doi.org/10.1590/Interface.190873
3. Brasil. Lei n.º 6.015, de 31 de dezembro de 1973. Dispõe sobre os registros públicos, e dá outras providências. Brasília, DF: Presidência da República, 1973. Disponível em: http://www.planalto.gov.br/ccivil_03/leis/l6015compilada.htm. Acesso em: 23 de março de 2024.
4. Brasil. Resolução CFM n.º 1.779, de 5 de dezembro de 2005. Regulamenta a responsabilidade médica no fornecimento da Declaração de Óbito. Revoga a Resolução CFM n. 1601/2000. Brasília, DF: CFM, 2005. Disponível em: https://sistemas. cfm.org.br/normas/visualizar/resolucoes/BR/2005/1779. Acesso em: 23 de março de 2024.

5. Brasil. Ministério da Saúde. A declaração de óbito: documento necessário e importante / Ministério da Saúde, Conselho Federal de Medicina, Centro Brasileiro de Classificação de Doenças. – 3. ed. – Brasília: Ministério da Saúde, 2009. 38 p. – (Série A. Normas e Manuais Técnicos) ISBN 978-85-334-1614-7
6. Ministério da Saúde. Secretaria de Vigilância em Saúde. Departamento de Análise de Saúde e Vigilância de Doenças não Transmissíveis. Declaração de Óbito : manual de instruções para preenchimento [recurso eletrônico] / Ministério da Saúde, Secretaria de Vigilância em Saúde, Departamento de Análise de Saúde e Vigilância de Doenças não Transmissíveis. – Brasília : Ministério da Saúde, 2022
7. Saito CK, Foloni AR, Oliveira CHO, Tessarolli CF, Silva LMB da, Andrade Filho A de. Análise do preenchimento de declarações de óbito em Catanduva, São Paulo. Rev Bioét [Internet]. 2020 Oct;28(4):746–51. Available from: https://doi.org/10.1590/1983-80422020284439
8. Alipour J, Payandeh A. Common errors in reporting cause-of-death statement on death certificates: A systematic review and meta-analysis. J Forensic Leg Med. 2021 Aug;82:102220. doi: 10.1016/j.jflm.2021.102220. Epub 2021 Jul 22. PMID: 34325081.
9. Da Silva JAC et al. Declaração de óbito, compromisso no preenchimento. Avaliação em Belém - Pará, em 2010. Revista da Associação Médica Brasileira, v. 59, n. 4, p. 335–340, jul. 2013.
10. Mendonça FM, Drumond E, Cardoso AMP. Problemas no preenchimento da Declaração de Óbito: estudo exploratório. Rev bras estud popul [Internet]. 2010 Jul;27(2):285–95. Available from: https://doi.org/10.1590/S0102-30982010000200004
11. Brasil. Ministério da Saúde. Secretaria de Vigilância em Saúde. Portaria nº 116, de 11 de fevereiro de 2009. Regulamenta a coleta de dados, fluxo e periodicidade de envio das informações sobre óbitos e nascidos vivos para os Sistemas de Informações em Saúde - SIM e Sinasc. Publicada no Diário Oficial da União. 11 de fevereiro de 2009. Disponível em: https://bvsms.saude.gov.br/bvs/saudelegis/svs/2009/prt0116_11_02_2009.html. Acesso em: 23 de março de 2024.
12. Brasil. Lei nº 6.216, de 30 de junho de 1975. Altera a Lei nº 6.015, de 31 de dezembro de 1973, que dispõe sobre os registros públicos. Brasília, DF: Presidência da República, 1975. Disponível em: http://www.planalto.gov.br/ccivil_03/leis/l6216.htm. Acesso em: 23 de março de 2024.

SEÇÃO 8 | Cuidados de Conforto – Especificidades da AD

Introdução

"Já posso partir! Que meus irmãos se despeçam de mim. Saudações a todos vocês; começo minha partida. Devolvo aqui as chaves da porta e abro mão dos meus direitos na casa. Palavras de bondade é o que peço a vocês, por último. Estivemos juntos tanto tempo, mas recebi mais do que pude dar. Eis que o dia clareou e a lâmpada que iluminava o meu canto escuro se apagou. A ordem chegou e estou pronto para minha viagem." (Tagore, 1910)

O fim da vida é uma fase que exige cuidados específicos, ajustes nos protocolos institucionais e adequações no plano de cuidados, com o objetivo de oferecer conforto e acolhimento ao paciente, seus cuidadores e familiares.

Por isso, nesta última seção, serão abordadas práticas de diferentes profissionais que objetivam aliviar o sofrimento durante o processo de finitude e no pós-óbito, inclusive no processo de luto.

Além disso, também tratará da atenção necessária aos profissionais que lidam frequentemente com esse perfil de pacientes, visando ampliar o cuidado para alcançar a quem tanto cuida.

56

Morte em Domicílio

Geórgia Sibele Nogueira da Silva
Kamila Vieira Silva

> *(...) faze com que eu perca o pudor de desejar que na hora de minha morte haja uma mão humana amada para apertar a minha (...)*
>
> *Clarice Lispector*

Introdução

A morte no domicílio, dentro do contexto dos Cuidados Paliativos, é considerada muitas vezes, como indicador de qualidade na assistência, em detrimento do óbito no ambiente hospitalar, frequentemente em leitos de terapia intensiva, com a pessoa distante da família e dos amigos. Em uma *umbrella review*, que avaliou as preferências de indivíduos com doenças limitantes, o domicílio foi escolhido para cuidados de fim de vida por 11% a 89% dos pacientes e 23% a 84% dos seus familiares. Ainda, 51% a 55% relataram preferir morrer em casa.[1]

Há diversos fatores, contudo, que podem influenciar a capacidade de cumprir esse desejo. Podem ser destacados a carga de sintomas e a funcionalidade do paciente, sua rede de apoio, a organização do cuidado por familiares, a capacitação e suporte da equipe de saúde, além de aspectos socioeconômicos, culturais e políticos.[2] Romantizar ou idealizar a morte no domicílio pode incorrer em grande frustração, se a vontade de assistir uma morte digna for atravessada por intercorrências que tornem o óbito domiciliar doloroso e sofrido para o paciente ou traumático para seus familiares.

Em nosso país, morrer bem ainda é um desafio. Segundo *The Economist (2015)*, o Brasil foi o 42º, de 80 países no *ranking* de qualidade de morte, atrás de economias mais frágeis como Uganda, Equador e Malásia. Em outro estudo, publicado em 2022, o Brasil ficou em penúltimo lugar, de 81 países, tendo sido avaliados fatores como políticas públicas, qualificação de equipes, educação da população a respeito dos cuidados paliativos, acesso à medicação, dentre outros.[3]

A morte ainda é um tabu em nossa cultura ocidental, embora não tenha sido sempre assim. Muitas foram as formas como ela foi simbolizada e significada durante a história dos povos. O itinerário que a transformou em algo vergonhoso e interditado em nossa sociedade será brevemente apresentado a fim de entendermos como o processo de re-humanização da morte, defendido pelos cuidados paliativos, possibilita luzes para a construção de práticas de cuidado que configuram um processo de bem morrer com dignidade para os pacientes e familiares.

Das representações longínquas do morrer à medicalização da morte

> *"Da morte nada sabemos. Só sabemos as estórias contadas do lado de cá, palavras que sobre ela colocamos, a fim de torná-la uma presença menos ameaçadora... Quem não fala sobre a morte acaba por se esquecer da vida. Morre antes, sem perceber..." (Alves, 1987, p. 7).*[4]

Sabemos da morte o inevitável: vamos morrer, esse assunto diz respeito a todos nós, embora insistamos em silenciar sobre ele. A morte não é somente temida pelo medo do desconhecido, mas também por nos reportar à brevidade da vida, como nos lembra Rubem Alves. Afinal, ao contrário dos versos de Renato Russo, nós não "*temos todo tempo do mundo*".[5]

Muitas são *as estórias contadas do lado de cá* para representar a morte e morrer ao longo de nossa história. Albert Camus,[6] em seu livro *A peste*, insinuou que para se conhecer uma cidade deveríamos procurar saber como que lá se trabalha, como se ama e como se morre. O modo como se trata a morte está intrinsecamente relacionado com as influências culturais, filosóficas e religiosas de um determinado tempo histórico.

A preocupação em lidar com a morte é tão antiga quanto a própria humanidade. Kellehear,[7] ao empreender uma análise desde a Idade da Pedra até o período que denominou como Idade Cosmopolita Contemporânea, defende que o morrer de hoje é herdado de tradições passadas urbanas, rurais e pré-históricas. A ideia da "boa morte" teria nascido na Idade Pastoril, época dos primeiros agricultores e camponeses, em que esse momento era geralmente compartilhado com a comunidade.[7] De maneira similar, Áries chamou de "morte domada" a atitude característica dos tempos medievais, quando ocorria de forma ritualizada, comunitária, com papel ativo do moribundo, que tomava providências quanto às visitas, despedidas, bens e rituais pós-morte. A casa e o quarto tornavam-se lugares públicos e as crianças participavam do processo. Em comum, pode-se dizer que a morte fazia parte da vida, havia compartilhamento social e o morrente tinha seu papel ativo.[8]

Por outro lado, nessas épocas, seria considerada ruim a morte caracterizada por: falta de aviso ou sinais de sua aproximação (diferente de prognóstico); morte repentina; não morrer em casa; ausência de consciência (diferente do ocultamento proposital); incapacidade de gerir o processo de proximidade da morte; morrer em agonia ou precocemente (infância e adolescência). Alguns desses aspectos tornar-se-iam comuns após o avanço da medicina tecnológica e seu surto civilizatório, com gradual maior participação dos profissionais de saúde, conforme as sociedades foram se urbanizando.[7-9]

Francis Bacon foi um dos pioneiros a sugerir que os médicos poderiam manter a morte sob controle. A representação científica moderna da morte deu seu primeiro passo ao materializar suas causas dentro do corpo, com a ajuda da anatomia. O médico passou a ser o seu principal oponente, configurando-se a visão de "morte natural" quando ocorre ao término de uma vida longa, fruto de doença clinicamente descrita.[10] A morte para a medicina tornou-se o estágio final de um processo tecnicamente ordenado. Apesar de Paracelso romanticamente considerá-la "um retorno ao útero", a modernidade acabou parindo a morte medicalizada.[11]

Se por um lado são inegáveis os avanços e benefícios da tecnologia, no aprimoramento de diagnósticos e tratamentos, com consequente aumento da expectativa de vida,[12] por outro, a ilusão de vencer a morte pune a todos os envolvidos, quando passa a ser vista como fracasso ou impotência técnica.[13,14]

A partir do século XIX, o local da morte foi sendo cada vez mais transferido do lar para o hospital, sob a justificativa dos cuidados especializados e intensivos que o avanço da medicina proporciona.[10] Transformou-se um dos momentos mais importantes de nossa existência em um ato impessoal, sem simbolismos ou subjetividades.[11] Promoveu-se, assim, uma "morte interditada": limpa, higiênica, técnica, isolada e, em algumas situações, vergonhosa, digna de repulsa e temor para pacientes e familiares. Enfim, uma morte desumana.[5,14,15]

Os rituais públicos de despedida também perderam sua força. Embora ainda existentes, modificaram-se e retirou-se a ênfase do luto, tão importante para todas as culturas. A elaboração coletiva e solidária das perdas vem sendo minimizada e com isso há um recuo da morte no horizonte coletivo.

O ápice do sofrimento imposto pelo interdito em torno da morte atinge a sua apoteose com a morte prolongada. A extensão artificial da vida com a obstinação terapêutica, mais do que falar da dificuldade de lidar com o seu fim, denuncia a falta de autonomia do paciente e seu silenciamento ainda em vida. Contra esse cenário de expropriação da morte, contra a morte roubada por excesso de medicação ou em intenso sofrimento pela ausência dessa, surge o movimento de re-humanização do morrer, base dos cuidados paliativos em busca de uma "boa morte" ou de um bem morrer.

Da morte roubada à busca pela "boa morte" ou pela qualidade de vida até o fim

> *"Desejar que na hora de minha morte haja uma mão humana amada para apertar a minha", como revelou Lispector, ilustra o desejo de muitas pessoas para amparar esse momento, por si só, solitário e desconhecido.*

O movimento em prol dos cuidados paliativos é um grande representante do processo de reação que inaugura o modelo contemporâneo em busca de uma "boa morte". Elisabeth Kubler-Ross e Cicely Saunders foram pioneiras nesse processo de construção dos cuidados paliativos modernos, buscando oferecer cuidados no fim de vida e problematizando o tabu da morte.

Muitos estudos qualitativos e quantitativos[11,15-18] investigaram o que constitui uma "boa morte" na contemporaneidade, tanto para pacientes quanto para familiares[16,17] e profissionais envolvidos nos cuidados paliativos no fim de vida.[11,16,18] Os atributos comuns de uma "boa morte" seriam:

- Morrer sem dor, com o adequado manejo de outros sintomas.
- Apoio emocional aos cuidadores e familiares.
- Manutenção da autonomia para realizar as últimas decisões.
- Preferências por um processo específico de morrer (domicílio).
- Importância em legitimar práticas religiosas/espirituais.
- Relacionamento de confiança com profissionais de saúde.

É oportuno esclarecer, brevemente, alguns conceitos que envolvem práticas e reflexões bioéticas no fim da vida. O termo ortotanásia é usado nas línguas latinas para designar a morte no tempo certo, ou seja, sem abreviação (presente na eutanásia ou no suicídio assistido) ou prolongamento fútil da vida (distanásia). Deve ser encarada como uma prática terapêutica, que garante a dignidade e autonomia do paciente, sendo coerente, portanto, com a busca por um bem morrer. Já a kalotanásia, que pode ser traduzida como morte bela ou boa (do grego, Kalós = boa, bela; thánatos = morte), agrega um valor estético na busca por uma morte suave e bela.[19]

A morte digna tem a autonomia como princípio e direito. Só é possível falar em morte humanizada se o paciente for o centro do seu processo, resgatando o gerenciamento de sua própria morte, garantindo espaço para que se autodetermine e acolhimento quando seus desejos não puderem ser atendidos.[20]

Não existe, porém, uma morte ideal e padronizada.[15,21] Não se deve normatizar a "boa morte", sob o risco criar um regime de biopoder que elimina a singularidade e autonomia de cada pessoa em seu fim de vida. Essa obrigação em seguir um modelo pode nos levar a busca por um paciente ideal,[19] que não se desespera, com dores controladas, sem intercorrências, e cuja família não tem grandes conflitos e são excelentes cuidadores. A realidade distinta da idealizada pode dificultar a qualidade do cuidado da equipe que não se prepara para a diversidade de experiências e desejos vivenciados no fim de vida.

Ademais, estudos recentes,[22] sobre o conceito de "boa morte" aplicados nos cuidados paliativos pediátricos avaliam que a utilização da terminologia traz dificuldades, além de oferecer pouca utilidade no fim da vida e no luto precoce. Nessa direção optamos por evitar na prática o termo "boa morte" e adotaremos como sinônimos qualidade de morte, qualidade de vida até o fim ou morte digna.

Quando a morte entra no domicílio: os cuidados práticos na condução dos cuidados paliativos no fim da vida

Um processo de morte no domicílio, considerado por todos os envolvidos como uma morte com dignidade, tem como consequência direta o favorecimento de um luto sereno para a família e sentimentos de satisfação para os profissionais de saúde. Para que seja viável, portanto, é necessário seu planejamento de forma cuidadosa e antecipada, para não incorrer em desfechos indesejados. Assim, algumas condições e atitudes práticas são essenciais, com foco no conforto físico, emocional, social e espiritual e familiar.

No Quadro 56.1, identificamos fatores e condições que possam auxiliar a equipe na decisão para o óbito em domicílio.

Para a definição da morte em domicílio, o ideal é que alguns aspectos sejam conversados antes do início do processo ativo de morte. A escolha do local de morte deve partir primeiramente da elaboração do plano de cuidados compartilhado,

Quadro 56.1. Fatores que facilitam ou inviabilizam a indicação da morte em domicílio

Fatores favoráveis
❑ Condição clínica que permita um manejo seguro dos sintomas ❑ Estrutura da equipe de saúde, com recursos humanos e insumos adequados ❑ Cuidadores preparados para manejo de alguns sintomas físicos e em condições de prestar assistência na fase final da vida ❑ Rede de apoio familiar nos cuidados finais, com revezamento e divisão das tarefas de maneira organizada e planejada ❑ Garantia de via segura para administração de medicações e alimentar, se pertinente, com uma prescrição objetiva (evitando a polifarmácia) e facilitada para compreensão dos cuidadores (consulte o Capítulo 45)
Fatores de inviabilidade
❑ Presença de sintomas de difícil controle, em que o alívio sintomático não é encontrado com o arsenal terapêutico disponível ❑ Indisponibilidade de material ou medicamentos para controle adequado dos sintomas ❑ Indisponibilidade de via de acesso segura para administração de medicação ❑ Barreiras de comunicação e acessibilidade entre equipe, paciente e cuidadores
Sinais de atenção
❑ Resistência ou dificuldade de algum membro familiar quanto ao aceite e entendimento dos cuidados propostos ❑ Circunstâncias sociais desfavoráveis como a presença de menores de idade, idosos e pessoas com agravos de saúde no domicílio ❑ Dificuldade na articulação das RAS para atestar o óbito e emissão da Declaração de Óbito* (consulte o Capítulo 55)

Fonte: Adaptado de INCA, 2023.[12]

construindo as Diretivas Antecipadas de Vontade (consulte o Capítulo 11), entendendo o significado de qualidade no fim da vida para o paciente e familiares, seus medos, práticas religiosas, espiritualidade (consulte o Capítulo 51) e preferências quanto aos rituais de despedidas.

Destacamos as intervenções compassivas durante o processo de cuidar até o fim, como atitudes terapêuticas fundamentais para promover conforto emocional, social, espiritual e familiar. Elas possibilitam mais do que atitudes empáticas, implica em ser ativo nas intervenções disponíveis junto à família para alívio do sofrimento, trazendo segurança e conforto no cuidado.[23]

Deve-se antecipar possíveis desfechos e esclarecer limitações da atuação da equipe, elaborando um Plano Terapêutico Singular que considere a possibilidade de transferência de cuidado para o âmbito hospitalar em tempo oportuno, planejado e articulado junto à RAS, garantindo respeito aos desejos do paciente. Da mesma forma, orientar os caminhos para a emissão da Declaração de Óbito, disponibilizando contatos telefônicos e horários de funcionamento das instituições, caso o óbito ocorra em momentos que a equipe não esteja disponível. Essas intervenções permitem que se sintam acolhidos e sem medo da morte em agonia.

O compromisso da equipe que assiste a esse núcleo familiar deve também ser direcionado ao processo de luto, promovendo ações psicoeducativas, identificando aqueles que sinalizam risco de luto complicado, acolhendo familiares e cuidadores no luto antecipado e na visita pós-morte. A equipe também deve estar atenta ao seu processo de enlutamento e dores dos cuidadores, viabilizando momentos de reflexão entre os profissionais e autoconhecimento.

É preciso muitas mãos, sob "a tutela dos direitos humanos e de uma ética da vida e da morte digna"[24] para que no domicílio a morte encontre um bom lar.

Conclusão

Enfrentar o tabu da morte, consolidar um processo de formação dos profissionais em saúde que inclua os cuidados com o fim de vida como parte de suas competências; entender que os cuidados paliativos ao incluir o cuidado com o processo de morrer e o alívio do sofrimento abraça um direito humano é imprescindível para produzir socialmente mortes dignas. A congruência entre o desejo do paciente de morrer em casa e o que de fato ocorre, e como ocorre, será um dos marcadores da qualidade no fim da vida. A estrada para que a gestão do processo de morrer garanta a autonomia dos pacientes e da família precisa ser construída sem normatizações e idealizações, com muito preparo para acolher fins de vida, nem sempre belos, mas cuidando da vida até a morte para que a dor que fique seja a da saudade.

Os próximos capítulos tratarão dos aspectos práticos do cuidado que auxiliarão na condução do óbito domiciliar de uma forma mais assertiva, compassiva e confortável para os pacientes e familiares.

Referências

1. Pinto S, Lopes S, de Sousa AB, Delalibera M, Gomes B. Patient and Family Preferences About Place of End-of-Life Care and Death: An Umbrella Review. J Pain Symptom Manage. 2024 May;67(5):e439-e452. doi: 10.1016/j.jpainsymman.2024.01.014. Epub 2024 Jan 17. PMID: 38237790.
2. Gomes B, Higginson I. Factors influencing death at home in terminally ill patients with cancer: systematic review. BMJ 2006;332(7540):515–521. https://doi.org/10.1136/ bmj.38740.614954.55.
3. Rodrigues LF, Silva JFM da, Cabrera M. Cuidados paliativos: percurso na atenção básica no Brasil. Cad Saúde Pública [Internet]. 2022;38(9):e00130222. Available from: https://doi.org/10.1590/ 0102-311XPT130222
4. Alves R. O medo da Sementinha. São Paulo: Paulus. 1987. p.7.
5. Nogueira da Silva GS. A humanização do cuidado diante da morte: quando a prática queima os dedos.. In: Pessini L, Bertachini L, Barchifontaine CP de. (Org.). Bioética, Cuidado e Humanização. 1ªed.São Paulo: Loyola/Centro Universitário São Camilo, 2014, v. II, p. 405-427.
6. Camus A. A peste. Editora Record, Rio de Janeiro, 2005.
7. Kellehear A. Uma história social do morrer. São Paulo: Unesp; 2016.
8. Áries P. A história da morte no ocidente. Rio de Janeiro: Francisco Alves, 2012.
9. Elias N. A solidão dos moribundos. Rio de Janeiro: Jorge Zahar; 2001.
10. Foucault M. O Nascimento da clínica. Rio de Janeiro: editora Forense- universitário, 2006.
11. Smith R. Uma boa morte. um objetivo importante para os serviços de saúde e para todos nós. BMJ, 2000. P129-130. https://org/10.1136/bnj.320.7228.129
12. Instituto Nacional de Câncer (Brasil). Últimos dias de vida. Rio de Janeiro; INCA; 2023. 260 p.
13. Nogueira da Silva, GS; Ayres JRCM. O encontro com a morte: à procura do mestre Quíron na formação médica. Revista Brasileira de Educação Médica (Impresso) , v. 34, p. 487-496, 2010
14. Kovács MJ. Educação para a morte: quebrando paradigmas. Novo Hamburgo. Sinopsys, 2021.
15. Menezes RA, Barbosa PC. A construção da "boa morte" em diferentes etapas da vida: reflexões em torno do ideário paliativista para adultos e crianças. Cienc. saude colet. [on line]. 2013 18(9):2653-62.
16. Meier EA, Gallegos JV, Thomas LP, Depp CA, Irwin SA, Jeste DV. Defining a Good Death (Successful Dying): Literaure Review and a Call for Research and Public Dialogue. Am J Geriatr Psychiatry. 2016 Apr;24(4):261-71.
17. Oliveira LP, Gomes CHR, Santos LCC, Xavier ERA, Neres LJS, Soares JC, Lopes FC, Fernandes LVP, Santos TV. Avaliação dos cuidados paliativos para uma boa morte. Rev Med Minas Gerais, 2020
18. Morgan, Jennifer; Gazarian, Priscila. A good death synthetic review of concept analysis studies Setembro de 2022 Jornal Collegian do Royal College of Nursing Austrália.(DOI: 10.1016/j.colegn.2022.08.006)
19. Floriani, Ciro. O fim da vida, o idoso, e a construção da boa morte. In: Freitas EV de; PY L (org). Tratado de Geriatria e Gerontologia. Rio de Janeiro. Guanabara, Koogan, 2016. P. 13421351.
20. Dadalto L, Kovács MJ. Pedido de morte medicamente assistida. In: Dadalto L, Guirro U. Bioetica e Cuidados Paliativos, Indaiatuba, Editora Foco, 2023.p 225-242.
21. O'Mahony, Seamus. The way we die now. London: Head of Zeus, 2016.
22. Broden EG, McCarthy S, Snaman J. The Alluring, Enduring, and Troubling Concept of a "Good Death" in Pediatric Palliative Care. Journal of Pain and Symptom Management, Volume 67, Issue 5, e665.
23. Capelas ML, Afonso T. Cuidados Paliativos: abordagem Global. In: Mendes, EC & Vasconcelos, Luiz Carlos Fadel de (orgs). Cuidados Paliativos: uma questão de direitos humanos, saúde e cidadania. Curitiba. Appris, 2020.p 55- 82.
24. Mendes EC, Vasconcelos LCF. Cuidados Paliativos: uma questão de direitos humanos. In: Mendes EC, Vasconcelos LCF. Cuidados Paliativos: uma questão de direitos humanos, saúde e cidadania. Curitiba: Appris, 2020.p 48.

57

Prescrição de Fim de Vida

Renata Maximiano Meiga Charruf

Introdução

Se cuidar em casa ainda é um desafio no Brasil, morrer em casa é então um privilégio para poucos e por vários fatores: no SUS ainda não dispomos de internação domiciliar (ou seja, não existe um profissional de enfermagem que possa ficar na casa do paciente 24 horas por dia) e mesmo na saúde suplementar, a falta de RH capacitado para o manejo dessa fase de vida impossibilita que o paciente fique estável, sendo frequentemente removido para o hospital para morrer lá.

Cuidar de um paciente em casa pode ser bastante complexo, mas é também muito recompensador. Garantir a alguém o direito de ser cuidado em sua própria casa, ao lado de sua família, mantendo sua rotina é mandatório para uma prática clínica de qualidade e dignidade. Contudo, não há espaço para a romantização desse processo. Trata-se de uma decisão que envolve inúmeros riscos se não planejada de maneira adequada e caso não haja estrutura física e humana para viabilizar essa modalidade de cuidado. Portanto, a primeira coisa a se fazer antes de decidir por cuidar de um paciente em fim de vida em domicílio é planejar sua viabilidade. Ao identificar que não há estrutura adequada, o recomendável é que se leve esse paciente a uma unidade de saúde. No processo ativo de morte, os sinais e sintomas mudam rapidamente, sendo necessário prontidão para manejo. Caso contrário, pode-se gerar grande sofrimento ao paciente e um luto complicado para a família.[1]

Organizando o cuidado

Após identificação e decisão de que o domicílio será o local para o fim da vida, faz-se necessário a organização do cuidado. Todo o recurso necessário deve estar na casa do paciente. Nessa fase, os sintomas evoluem muito rápido e com o deslocamento não é possível esperar o paciente ter alguma demanda clínica para então providenciar o material ou medicamento necessário. Os pilares da gestão do cuidado são:

- Garantia do acesso: idealmente o manejo de fim de vida deve ser feito em regime de internação domiciliar, com um profissional de saúde responsável por esse cuidado 24 horas por dia. Mas, mesmo quando essa situação não é possível, ainda assim, em muitos casos é possível que a família ou cuidadores formais consigam cuidar em casa. Contudo, é imprescindível que esses tenham acesso 24 horas a uma equipe ou profissional de saúde para eventuais orientações.
- Garantia de recurso material e humano necessário: materiais, medicações, logística, transporte, exame, escala dos profissionais de saúde. Ou seja, tudo o que possa ser necessário para o manejo da internação ou possíveis intercorrências já devem ir para o domicílio na implantação desse cuidado. Seja em um regime de internação domiciliar, ou quando a família irá cuidar, é importante criar uma "maleta de cuidados de fim de vida" com todas as medicações que o paciente possa vir a precisar (sugestões na Tabela 57.1).
- Protocolos: é imprescindível que o profissional ou equipe de saúde já tenha todos os protocolos determinados para a agilidade do atendimento e garantia de qualidade assistência (p. ex.: vias de acesso, diluições das medicações, comunicação com a família, protocolos rápidos para todos os tipos de intercorrências clínicas, entre outros).
- Planejamento do cuidado: orientar família e cuidadores sobre todos os processos que o paciente possa passar, situações peculiares dessa fase, intercorrências, entre outros (na Tabela 57.2, um roteiro para o passo a passo desse planejamento).
- Gestão ativa: durante esse processo, o quadro clínico e necessidades do paciente podem mudar a todo momento. Por esse motivo, é importante uma gestão ativa desse cuidado durante todo o processo, várias vezes ao dia, reavaliando necessidades e mudando condutas sempre que necessário.
- Plano alternativo: é sempre importante deixar definido um plano alternativo caso o cuidado domiciliar seja falho (seja por falta de estrutura, falta de experiência do profissional de saúde, por sofrimento emocional da família, entre outros). Qual hospital será encaminhado? Há um transporte particular? Irá de SAMU? Na ausência do profissional responsável pelo caso, quem é o profissional substituto?

Prescrição de fim de vida

Não existe um consenso sobre medicações e dosagens na prescrição de fim de vida. Aqui faremos uma sugestão de posologia, mas é importante individualizar o tratamento para cada paciente.

Tabela 57.1. Prescrição médica para manejo do fim de vida em domicílio

Sintoma	Cenário ideal	Cenário possível
Dor	Dipirona 1 g, 6/6 horas EV/ SC	Dipirona solução oral 500 mg/mL, 40 gotas VO ou sublingual gota a gota
	Morfina em BIC (100 mg de morfina em 90 mL de SF 0,9%) ou doses intermitentes, iniciando com 5 mg EV/SC de 4/4 horas. Ir titulando conforme necessidade	Morfina solução oral 10 mg/mL, 0,5 mL de 4/4 horas, ou morfina 10 mg comprimido macerado diluído em 10 mL de água, dado gota a gota na dose de 2 mL SL. Ir titulando conforme necessidade
	Midazolam em BIC (Midazolam 100 mg em 80 mL de SF 0,9%), titulando conforme necessidade ou doses intermitentes iniciando com 2 mg EV/SC de 4/4 horas	Midazolam solução oral 2 mg/mL, 1 mL de 4/4 horas, ou midazolam 15 mg comprimido macerado diluído em 15 mL de água, dado gota a gota na dose de 2 mL de 4/4 horas, SL. Ir titulando conforme necessidade
Dispneia	Furosemida (para dispneia devido a edema e disfunção renal, as quais levam à congestão pulmonar) 40 a 160 mg EV/SC	Furosemida 40 a 160 mg VO ou nebulizada, na dose de 20 mg 4 ×/dia, como boa opção em pacientes com dispneia refratária
	Morfina em BIC (100 mg de morfina em 90 mL de SF 0,9%) ou doses intermitentes iniciando com 5 mg EV/SC de 4/4 horas. Ir titulando conforme necessidade	Morfina solução oral 10 mg/mL, 0,5 mL de 4/4 horas, ou morfina 10 mg comprimido macerado diluído em 10 mL de água, dado gota a gota na dose de 2 mL SL. Ir titulando conforme necessidade
	Midazolam em BIC (midazolam 100 mg em 80 mL de SF 0,9%), titulando conforme necessidade ou doses intermitentes iniciando com 2 mg EV/SC de 4/4 horas	Midazolam solução oral 2 mg/mL, 1 mL de 4/4 horas, ou Midazolam 15 mg comprimido macerado diluído em 15 mL de água, dado gota a gota na dose de 2 mL de 4/4 horas, SL. Ir titulando conforme necessidade
Náusea/vômito	Metoclopramida SC/EV: 10 mg de 8/8 horas	Metoclopramida solução oral 4 mg/mL, 2,5 mL de 8/8 horas ou metoclopramida 10 mg comprimido macerado diluído em 10 mL de água, dado gota a gota na dose de 10 mL de 8/8 horas, SL. Ir titulando conforme necessidade
	Haloperidol EV/SC: 0,5 a 5 mg 1 a 3 ×/dia (máximo 10 a 20 mg/24 horas)	Haloperidol solução oral 2 mg/mL, 1-2,5 mL de 8/8 horas ou haloperidol 5 mg comprimido macerado diluído em 5 mL de água, dado gota a gota na dose de 2,5 a 5 mL de 8/8 horas, SL. Ir titulando conforme necessidade
	Clorpromazina EV/ SC: 12,5 a 25 mg até de 6/6 horas	Clorpromazina: solução oral 40 mg/mL, 12 a 25 gotas de 8/8 horas ou clorpromazina 25 mg comprimido macerado diluído em 25 mL de água, dado gota a gota na dose de 12,5 a 15 mL de 8/8 horas, SL. Ir titulando conforme necessidade
	Ondansetrona EV/SC: 8 mg de 8/8 horas	Ondansetrona: solução oral 0,8 mg/mL, 10 mL ou ondansetrona de 8/8 horas comprimido orodispersível 8 mg
	Escopolamina EV/SC: 20 mg de 8/8 até 6/6 horas	Escopolamina: solução oral 10 mg/mL, 2 mL, ou 40 gotas, de 8/8 até 6/6 horas ou escopolamina 10 mg comprimido macerado diluído em 10 mL de água, dado gota a gota na dose de 10 mL de 8/8 até 6/6 horas, SL
	Dexametasona: EV/SC: 4 a 16 mg, preferencialmente 1 ×/dia pela manhã (Obs.: evitar quando possível, no processo ativo de morte, devido ao maior risco de agitação)	Dexametasona: 4 mg comprimido macerado, diluído em 4 mL, dado gota a gota na dose de 4 a 16 mL 1 ×/dia

Continua...

Tabela 57.1. Prescrição médica para manejo do fim de vida em domicílio – continuação

Sintoma	Cenário ideal	Cenário possível
Constipação	❑ Clister/enteroclisma: solução de glicerina 12% 500 mL – 1 aplicação por dia, infusão lenta ❑ Supositório de glicerina: via retal, 1 a 2 ×/dia (início em 15-60 min) ❑ Microenema (sorbitol + laurilsulfato de sódio): 1 bisnaga de 14 g de 1-2 ×/dia ❑ Enema/Fleet (fosfato de sódio dibásico + monobásico) 1 frasco de 130 mL por dia, infusão rápida (Obs.: no processo ativo de morte, idealmente, a constipação não deve ser manejada com laxativos e sim com lavagem, se de fato houver indicação clínica. Importante lembrar que o paciente, por não estar se alimentando ou já ter falência intestinal consegue ficar dias sem evacuar, sem ter sintomas)	❑ Picossulfato: solução oral 7,5 mg/mL: 05-20 gotas à noite ❑ Lactulose 15-30 mL 2 a 3 ×/dia (início em 24-48 horas) ❑ Supositório de glicerina: via retal, 1 a 2 ×/dia. Início em 15-60 min ❑ Microenema (sorbitol + laurilsulfato de sódio): 1 bisnaga de 14 g de 1-2 vezes por dia ❑ Enema/Fleet (fosfato de sódio dibásico + monobásico) 1 frasco de 130 mL por dia, infusão rápida[8,9]
Agitação/*delirium* terminal	Clorpromazina EV/ SC: 12,5 a 25 mg até de 6/6 horas	Clorpromazina: solução oral 40 mg/mL, 12 a 25 gotas de 8/8 horas ou clorpromazina 25 mg comprimido macerado diluído em 25 mL de água, dado gota a gota na dose de 12,5 a 15 mL de 8/8 horas, SL. Ir titulando conforme necessidade
	Haloperidol EV/SC: 0,5 a 5 mg 1 a 3 ×/dia (máximo 10 a 20 mg/24 horas)	Haloperidol solução oral 2 mg/mL, 1-2,5 mL de 8/8 horas ou haloperidol 5 mg comprimido macerado diluído em 5 mL de água, dado gota a gota na dose de 2,5 a 5 mL de 8/8 horas, SL. Ir titulando conforme necessidade
	Midazolam em BIC (midazolam 100 mg em 80 mL de SF 0,9%), titulando conforme necessidade ou doses intermitentes iniciando com 2 mg EV/SC de 4/4 horas	Midazolam solução oral 2 mg/mL, 1 mL de 4/4 horas, ou Midazolam 15 mg comprimido macerado diluído em 15 mL de água, dado gota a gota na dose de 2 mL de 4/4 horas, SL. Ir titulando conforme necessidade
Sororoca	Intermitente: escopolamina 20 mg de 6/6 horas ou 4/4 horas (IV, SC ou inalatório) BIC: 12 ampolas de escopolamina 20 mg em 100 mL de SF 0,9%. Infundir em 24 horas (Obs.: tratar sororoca já instaurada é mais difícil. O ideal é preveni-la, visando um balanço hídrico negativo. Nem todo paciente terá sororoca no fim de vida, mas algumas etiologias têm mais probabilidade, por exemplo, insuficiência cardíaca, renal e hepática, por exemplo)	Escopolamina: solução oral 10 mg/mL, 2 mL, de 8/8 até 6/6 horas ou escopolamina 10 mg comprimido macerado diluído em 10 mL de água, dado gota a gota na dose de 10 mL de 8/8 até 6/6 horas SL ou 35 gotas de escopolamina em 5 mL de SF 0,9% VI 6/6 horas
Sialorreia	Atropina 0,5% ou 1% (via sublingual – secar a região antes da aplicação), ofertado de 4 a 8 horas, iniciando com 2 gotas (a dose máxima depende do peso)	Atropina 0,5% ou 1% (via sublingual – secar a região antes da aplicação), ofertado de 4 a 8 horas, iniciando com 2 gotas (a dose máxima depende do peso)

Continua...

Tabela 57.1. Prescrição médica para manejo do fim de vida em domicílio – continuação

Sintoma	Cenário ideal	Cenário possível
Sialorreia	Escopolamina 1,5 mg (via transdérmica) ou 35 gotas de escopolamina em 5 mL de SF 0,9% VI 6/6 horas	Escopolamina 1,5 mg (via transdérmica) ou 35 gotas de escopolamina em 5 mL de SF 0,9% VI 6/6 horas
	Brometo de propantelina 10 mg/g (via transdérmica – aplicação gel manipulado ou adesivo na região pré-auricular, pós-auricular e submandibular bilateralmente). (Consulte o Capítulo 63)	Brometo de propantelina 10 mg/g (via transdérmica – aplicação gel manipulado ou adesivo na região pré-auricular, pós-auricular e submandibular bilateralmente)[10]
Xerostomia	Saliva artificial (carboximetilcelulose ou mucina) em solução/enxaguatórios bucais, spray, gel ou gotas. *Manipuladas ou disponíveis no mercado brasileiro (Biotène®, bioXtra®, Halicare®, Kin Hidrat®, OnCare®). (Consulte o Capítulo 63)	Saliva artificial (carboximetilcelulose ou mucina) em solução/enxaguatórios bucais, spray, gel ou gotas. *manipuladas ou disponíveis no mercado brasileiro (Biotène®, bioXtra®, Halicare®, Kin Hidrat®, OnCare®)
	Loção oleosa de ácidos graxos essenciais com vitamina A e E	Azeite de Oliva[10]
Cuidado com os olhos	Lagrima artificial: pingar 1 gota de 4/4 horas	Lagrima artificial: pingar 1 gota de 4/4 horas
	Compressa com água filtrada	Compressa com água filtrada
	SF 0,9%: pingar 1 gota de 1/1 hora	SF 0,9%: pingar 1 gota de 1/1 hora
Sedação paliativa	Midazolam em BIC (midazolam 100 mg em 80 mL de SF 0,9%), titulando conforme necessidade ou doses intermitentes iniciando com 2 mg EV/SC de 4/4 horas	Midazolam solução oral 2 mg/mL, 1 mL de 4/4 horas, ou Midazolam 15 mg comprimido macerado diluído em 15 mL de água, dado gota a gota na dose de 2 mL de 4/4 horas, SL. Ir titulando conforme necessidade
	Clorpromazina em BIC 100 mg em 100 mL de SF 0,9%, correr em 24 horas ou 12,5 a 25 mg até de 6/6 horas, EV/ SC	Clorpromazina: solução oral 40 mg/mL, 12 a 25 gotas de 8/8 horas ou clorpromazina 25 mg comprimido macerado diluído em 25 mL de água, dado gota a gota na dose de 12,5 a 15 mL de 8/8 horas, SL. Ir titulando conforme necessidade
	Fenitoína 600 mg em 200 mL de SF 0,9% em BIC em 24 horas	

EV: endovenoso; SC: subcutâneo, hipodermóclise; BIC: bomba de infusão cutânea; SL: sublingual; VI: via inalatória.
Fonte: Elaborada pela autora.[11-15]

Tabela 57.2. Passo a passo para planejar o cuidado de fim de vida em domicílio

Diretrizes avançadas de tratamento[2,3]	Antes de se decidir por um cuidado de fim de vida em casa, é importante que previamente tenha sido definido a proporcionalidade para: ❑ Hidratação parenteral ❑ Nutrição parenteral ❑ Diálise ❑ UTI ❑ Manobras de RCP ❑ Retirada de equipamentos/medicações ❑ Sedação paliativa ❑ Permanência ou não no hospital

Continua...

Tabela 57.2. Passo a passo para planejar o cuidado de fim de vida em domicílio – continuação

Informações sobre processo ativo de morte	❑ Explicar sobre as mudanças que o corpo passará nas próximas horas/dias ❑ Explicar sobre as falências orgânicas[4] e suas repercussões (veja Tabela 57.4) ❑ Explicar sobre as rotas de morte (pode ser uma rota tranquila em que geralmente ocorre sonolência, letargia, semicoma, coma e morte. Mas pode ser uma rota mais agitada em que geralmente ocorre cansaço, confusão, tremor, alucinação, delírio, mioclonias, convulsões, semicoma, coma e morte) ❑ Desmistificar os medos sobre a hora da morte ❑ Explicar por que não se alimenta e não se hidrata nessa fase ❑ Explicar as mudanças nos sinais vitais, bem como a não necessidade de aferi-los nessa fase ❑ Explicar sobre sedação paliativa[5] e a possibilidade de fazê-la (sedação paliativa compreende a utilização de medicamentos que determinam a redução do nível de consciência, com o objetivo de aliviar adequadamente um ou mais sintomas refratários em pacientes com uma doença avançada em fase terminal). Está indicada para qualquer sintoma refratário
Organização sobre questões pós-morte	❑ Oferecer a possibilidade de já deixar as questões funerárias organizadas previamente (é difícil ter que tratar desse assunto, mas é importante oferecer essa possibilidade. Organizar previamente pode diminuir sofrimento e trabalho após a morte do paciente) ❑ Saber se o paciente deseja ser enterrado ou cremado (para pacientes que irão ser cremados serão necessários dois carimbos médicos na declaração de óbito) ❑ Saber onde retirar a declaração de óbito, quais vias deixar com a família, onde entregar a via que fica com o médico (essas regras são municipais) ❑ Explicar sobre cuidados com o corpo pós-óbito (consulte o Capítulo 64)
Organização de ambiente e rede de apoio[6]	❑ Quem irá cuidar do paciente ❑ Em qual ambiente ele será cuidado ❑ Deixar o ambiente mais tranquilo possível ❑ Se possível, utilizar roupas no paciente e roupas de cama escuras (caso haja algum sangramento ou secreção, essa medida diminui o desespero do paciente e família ao ver o lençol ou roupa manchado de sangue por exemplo)
Suporte emocional e espiritual	❑ Garantir o direito a rituais de passagem ❑ Garantir o direito à visita de líder religioso ❑ Relembrar e repetir quais são os objetivos do cuidado nessa fase final de vida ❑ Encorajar comunicação entre os familiares ❑ Honrar os desejos do paciente ❑ Abordar espiritualidade do paciente e família ❑ Abordagem sobre luto (consulte o Capítulo 65)

Fonte: Elaborada pela autora.

Dieta

- Não há benefício em hidratação e nutrição artificial no processo ativo de morte.[7] Nessa fase o paciente fica em jejum, visando sempre um balanço hídrico negativo.
- Caso o paciente esteja consciente e solicite algum alimento, deve-se ofertar, mesmo para paciente disfágico como uma dieta de conforto. Nesses casos, deve-se fazer dieta assistida, para evitar possíveis desconfortos.

Medicações que devem ser suspensas

- Anti-hipertensivo, antidepressivos, laxativos, anticoagulantes, antibióticos de longa permanência (com exceção para os antibióticos usados para controle de sintomas), ferro, vitaminas, albumina, esteroides, hormônios, hipoglicemiantes, insulina.
- Diurético e antiarrítmico devem ser individualizadas caso a caso para serem suspensas.

Sinais vitais

- 1 ×/dia: pressão arterial, frequência cardíaca e temperatura corporal (essa aferição serve apenas para nortear o profissional do tempo de vida restante. P. ex.: um paciente com uma pressão que não é mais possível de aferir, com bradicardia provavelmente está mais próximo da morte).
- Não verificar: dextro, saturação de O_2.

Mobilizações

- Evitar mobilizações desnecessárias.
- Não há mais necessidade de rotação de decúbito.
- Banho no leito mobilizando o mínimo necessário.

Medicações para manejo de sintomas

Vide Tabela 57.1.

Organização da equipe multidisciplinar

Vide Tabela 57.3.

Comunicação dos processos de fim de vida com família e cuidadores

No processo de fim de vida, um dos pontos mais difíceis do cuidado é a comunicação. Essa é a fase da doença onde ocorrem a maior parte das mudanças, tanto corporais quanto de condutas clínicas e esses processos geralmente são desconhecidos pelos cuidadores. Essa é a fase em que medicações, procedimentos e alimentação são suspensas. Ocorre também as falências orgânicas e todos os sinais e mudanças necessárias para que a morte possa acontecer.

Comunicar tudo isso, em um momento tão emocional, sem ser técnico para que a família consiga entender e assimilar uma série de condutas peculiares aos cuidados paliativos é com certeza um grande desafio para o profissional de saúde.

Na Tabela 57.4, uma sugestão de comunicação dos principais assuntos do processo de fim de vida.

Tabela 57.3. Prescrição de cuidado multidisciplinar em domicílio

Gestão/organização de cuidado	❑ Avaliação do domicílio para entendimento e viabilidade de cuidado em casa ❑ Definição de diretivas antecipadas de vontade ❑ Definição de diretrizes avançadas de tratamento ❑ Explicação sobre processo ativo de morte, rotas de morte, sedação paliativa ❑ Definição de plano alternativo
Medicina	❑ Prescrição medicamentosa ❑ Suspensão de medicações desproporcionais para a fase de doença
Enfermagem	❑ Sinais vitais: 1 ×/dia: pressão arterial, frequência cardíaca e temperatura corporal Não verificar: dextro, saturação de oxigênio ❑ Cuidados com lesões de pele ❑ Evitar mobilizações desnecessárias ❑ Não há mais necessidade de rotação de decúbito ❑ Banho no leito mobilizando o mínimo necessário
Fisioterapia	Somente para conforto: evitar mobilizações e aspirações desnecessárias
Serviço social	Organização quanto a questões funerárias
Odontologia	Cuidados com a boca
Nutrição	Interrupção de dietas artificiais Dieta de conforto se paciente consciente e solicitante
Fonoaudiologia	Dieta assistida caso paciente solicite e haja risco de disfagia
Psicologia	Manejo com paciente e família Suporte emocional Manejo de luto
Capelão	Suporte espiritual

Fonte: Elaborada pela autora.[16,17]

Tabela 57.4. Comunicação no processo de fim de vida

Situação	Possibilidade de comunicação
Para decidir proporcionalidade de cuidado	Na medicina colocamos tudo em uma balança, se fizer mais mal do que bem, a gente não faz. Se fizer mais bem do que mal, a gente faz, mesmo que isso gere alguns desconfortos. No caso do paciente, fazer "xxxx" irá fazer mais mal do que bem, portanto não faremos isso com ele
Para sugerir cuidados paliativos exclusivos	Até agora dividimos o cuidado do paciente entre cuidar da doença e cuidar dele. A partir de agora, uma vez que não conseguimos mais cuidar da doença, vamos concentrar todo o nosso foco em cuidar dele
Para retirada de hidratação e nutrição artificial	Imagine um carro estacionado. Imagine encher o tanque desse carro e o deixar estacionado. Imagine no outro dia encher esse tanque novamente. O que irá acontecer? Sim, vai transbordar. O paciente agora está semelhante a um carro estacionado. Enquanto nós estamos gastando a "nossa gasolina" porque acordamos, andamos, saímos para trabalhar, ele está parado, não está "gastando" essa gasolina. Se ficarmos enchendo esse "tanque", ele vai transbordar. E em nós transborda indo líquido para o pulmão e aí ele vai ter dificuldade para respirar
Para explicar o que é processo ativo de morte	Processo ativo de morte significa o período em que o corpo se prepara para morrer. Nessa fase muitas mudanças acontecerão no corpo do paciente e é importante entendê-las para deixar que a morte possa acontecer de maneira natural, sem ficar lutando contra esse processo. Geralmente dura em média 48 horas, mas pode durar muito mais ou menos

Continua...

Tabela 57.4. Comunicação no processo de fim de vida – continuação

Situação	Possibilidade de comunicação
Para explicar as falências orgânicas	Do mesmo jeito que o nosso corpo se prepara para nascer, ele também se prepara para morrer. Para isso uma série de modificações precisam ocorrer. Em um primeiro momento, todo o corpo vai lutar para sobreviver: nessa fase a pressão, frequência cardíaca (FC), frequência respiratória (FR) e temperatura vão subir. Hormônios como cortisol e adrenalina estarão aumentados e isso pode fazer inclusive com que o paciente se sinta melhor. Essa é a chamada "melhora da morte". Depois disso, o corpo entende que chegou a hora de morrer e aí os órgãos, um a um, vão parando. Geralmente o primeiro a parar é a pele e por isso algumas lesões podem surgir daqui para a frente. Depois é o rim e por isso é normal que nessa fase o paciente não urine mais. Depois o intestino e pode ser que o paciente não evacue mais. Depois o cérebro e provavelmente ele vai só dormir a partir desse momento. Depois o pulmão e é normal perceber alguns padrões de respiração diferentes. No finzinho da vida a respiração fica cada vez mais lenta e mais pausada e é aí que o coração para de bater e a morte chega. Enquanto tudo isso acontece, todos os sinais vitais que estavam altos agora ficam cada vez mais baixos e imperceptíveis, por isso paramos de aferi-los nessa fase
Para explicar suporte de vida avançado	Imagine que você quebrou o pé. Quem vai tratar o seu pé será o gesso, ou a cirurgia. Mas enquanto ele não fica bom, você usa uma muleta. O (tubo, DVA etc.) é como uma muleta. Ele não vai tratar, mas vai dar possibilidade de te manter vivo para que outra coisa trate. Mas se outra coisa não puder tratar, então não vai adiantar, porque essa muleta nunca vai curar o seu pé quebrado
Para explicar o que é sedação paliativa	Sedação paliativa é uma sedação utilizada nos cuidados paliativos para trazer conforto ao paciente. Ela é indicada para qualquer sintoma refratário e trata-se da sedação mais leve possível, podendo inclusive o paciente acordar ao estímulo. Não tem a função de deixar o paciente inconsciente, mas sim de deixá-lo sem sentir sintomas incômodos. Nem todos os paciente necessitarão desse tipo de sedação

Fonte: Elaborada pela autora.

Conclusão

A complexidade do cuidado de fim de vida faz com que a morte ainda seja mal manejada no Brasil. Após a leitura deste capítulo, o leitor deve ser capaz de organizar os cuidados de fim de vida, bem como prescrever as medicações para cada necessidade.[18] É sempre importante lembrar que nessa fase as mudanças acontecem rapidamente e o tempo todo, por isso é importante que você esteja bastante atento, pois via de regra, nessa fase, o paciente já encontra-se inconsciente, sem poder expressar o desconforto sentido. Também se trata de um período muito estressante para paciente, família e equipe.[1] Trabalhar de maneira multidisciplinar garante uma melhor alocação de recurso humano para cada necessidade e para que a equipe compartilhe sofrimento e angústias. Organizando com cautela e responsabilidade você irá obter resultados satisfatórios e proporcionará ao paciente e familiares dignidade até o último minuto de vida.

Este capítulo traz um pouco dos cuidados multidisciplinares, pois apesar de não ser o ideal, na maioria dos cenários, existe apenas 1 profissional tendo que cuidar de todas essas dimensões. A intenção dessas instruções não é querer invadir a competência técnica de nenhuma área, mas sim, reduzir os danos de um cuidado fragmentado pela ausência de equipe.

Com comprometimento, embasamento teórico e força para lutar por políticas que beneficiem o óbito domiciliar, cada vez mais poderemos mudar o cenário atual, garantindo a cada paciente o direito de viver e morrer no melhor lugar do mundo: o seu lar.

Referências

1. Meiga R. Prescrição de fim de vida. In: Savassi LCM, Melo CGL, Dias MB, Ribeiro MTAM, Zachi MLR. Tratado de Atenção Domiciliar. 1. ed. Santana do Parnaíba-SP: Manole, 2022. v. 1. Capítulo 6.
2. Carvalho RT, Souza MRB, Franck EM, Polastrini RTV, Crispim D, Jales, SMCP, Barbosa SMM, Torres SHB, Manual da residência de cuidados paliativos, 2ª edição, São Paulo, Manole, 2021.
3. Brasil. Ministério da Saúde. Secretaria de Atenção à Saúde. Departamento de Atenção Básica. Caderno de atenção domiciliar / Ministério da Saúde, Secretaria de Atenção à Saúde, Departamento de Atenção Básica. – Brasília: Ministério da Saúde, 2012. 2 v.: il.
4. Ellershaw J, Ward C. Care of the dying patient: the last hours or days of life. BMJ 2003; 326:30.
5. Castilho HP, Silva VCS e Pinto CS. Manual de Cuidados Paliativos da Academia Nacional de Cuidados Paliativos, 3a edição, Rio de janeiro, Atheneu, 2021
6. Kastbom L, Milberg A, Karlsson M. A good death from the perspective of palliative cancer patients. Support Care Cancer 2017; 25:933.
7. Hui D, Dev R, Bruera E. The last days of life: symptom burden and impact on nutrition and hydration in cancer patients. Curr Opin Support Palliat Care 2015; 9:346.
8. Tradounsky GE. Gastro-Intestinal Symptoms in Palliative Care Patients. Curr Oncol. 2024 Apr 21;31(4):2341-2352. doi: 10.3390/curroncol31040174. PMID: 38668077; PMCID: PMC11049445.
9. Farchadi D, Slatkin NE, Stambler N, Israel RJ, Matus M. Cumulative Laxation Response with Methylnaltrexone: Implications for Hospitalized Patients with Advanced Illness and Opioid-Induced Constipation. Curr Ther Res Clin Exp. 2023 Jan 29;98:100694. doi: 10.1016/j.curtheres.2023.100694. PMID: 36875317; PMCID: PMC9981808.
10. Jales SMCP, Andrade ACP, Mendes MSS, Damasceno NNL. Interface da Odontologia com o Cuidado Paliativo. In: SANTOS PSS, SOARES JR, LAV. Medicina Bucal: A prática na odontologia hospitalar. 2. ed. São Paulo - SP: Santos Publicações Ltda, 2022. v. 1. Capítulo 19, p 361-374.
11. Rocha JA. Dispneia. In: Carvalho RT, Souza MRB, Franck EM. Manual da residência de cuidados paliativos: abordagem multidisciplinar. 2ª ed. Santana de Parnaíba, SP: Manole; 2022.
12. Wilcock A, Howard P, Charlesworth S. Palliative Care Formulary PCF7. 7th ed. Pharmaceutical Press, London, 2020.
13. Furini AFMM, Fiamoncini GM, Wondollinger RCS. Náuseas e vômitos. In: Tratado de atenção domiciliar / editores Leonardo Cançado Monteiro Savassi ... [et al]. - 1 ed. - Santana de Parnaíba [SP] : Manole, 2022.
14. Brasil. Ministério da Saúde. Secretaria de Atenção à Saúde. Departamento de Atenção Básica. Caderno de atenção domiciliar / Ministério da Saúde, Secretaria de Atenção à Saúde, Departamento de Atenção Básica. – Brasília: Ministério da Saúde, 2013.
15. Murakami C, Kakuta N, Satomi S, Nakamura R, Miyoshi H, Morio A, Saeki N, Kato T, Ohshita N, Tanaka K, Tsutsumi YM. Antagonistas do receptor da neurocinina-1 no tratamento de náusea e vômito no pós-operatório: Revisão sistemática e meta-análise [Neurokinin-1 receptor antagonists for postoperative nausea and vomiting: a systematic review and meta-analysis]. Braz J Anesthesiol. 2020 Sep-Oct;70(5):508-519. doi: 10.1016/j.bjan.2020.04.005. Epub 2020 Jul 7. PMID: 32753114; PMCID: PMC9373091.
16. Janssen DJ (2012) Palliative care needs of patiets with advanced chronic organ failure. Universitaire Pers Maastricht. Disponivel em http://tinyurl.com/j3xayws.
17. Kastbom L, Milberg A, Karlsson M. A good death from the perspective of palliative cancer patients. Support Care Cancer 2017; 25:933.
18. Hui D, Nooruddin Z, Didwaniya N, Dev R, De La Cruz M, Kim SH, Kwon JH, Hutchins R, Liem C, Bruera E. Concepts and definitions for "actively dying," "end of life," "terminally ill," "terminal care," and "transition of care": a systematic review. J Pain Symptom Manage. 2014 Jan;47(1):77-89. doi: 10.1016/j.jpainsymman.2013.02.021. Epub 2013 Jun 21. PMID: 23796586; PMCID: PMC3870193.

58

Vias Alternativas de Administração para as Medicações – A Farmácia Magistral e os Cuidados Paliativos Domiciliares

Caroline Cruz da Silveira
Gabriela Deutsch
Hebert Moreira Luiz

Introdução

No contexto de Cuidados Paliativos, a Organização Mundial de Saúde (OMS) recomenda que a via prioritária para administração de medicamentos seja a oral sempre que possível, por conta da facilidade e segurança na administração.[1]

Apesar disso, é comum que com a evolução da doença, o paciente perca a via oral e a via endovenosa torne-se de difícil acesso devido à sua doença ou sintomas decorrentes da mesma, como náusea, vômitos, disfagia, alterações do nível de consciência, desidratação e/ou fragilidade capilar, por exemplo.[1-3]

Há ainda a impossibilidade ou dificuldade de acesso às medicações injetáveis e profissionais capacitados para administrá-las fora do contexto hospitalar, em algumas situações.[4-6]

Ao mesmo tempo, nesse momento é esperado que os pacientes passem a apresentar exacerbação de sintomas, que exigem a administração regular de medicamentos com o objetivo de manter o seu controle efetivo. Um exemplo disso é que cerca de 70% de pacientes com dor necessitam da administração de opioides no fim da vida, quando já não apresentam a via oral preservada.[2,3,7,8]

É nesse cenário que o uso de vias alternativas para a administração das medicações torna-se essencial para a obtenção de conforto e qualidade de vida ao paciente.[6,7]

Como discutido em capítulos anteriores, um dos principais aspectos que compõem o planejamento de cuidados domiciliares é a avaliação da disponibilização de recursos para atender às necessidades do paciente. No caso de pessoas com doenças ameaçadoras da vida em fase avançada, esse aspecto é primordial e, muitas vezes, é o que determina se a manutenção do cuidado domiciliar será possível ou não (consulte os Capítulos 9, 10, 11 e 12).

Na Atenção Domiciliar, o conhecimento quanto às possibilidades existentes para a administração de medicamentos por vias não convencionais é um grande diferencial e, em muitos casos, é a única opção disponível para o gerenciamento de sintomas e, portanto, é a forma que se encontra de possibilitar a permanência do paciente no domicílio, como deve ser: confortável, com os sintomas controlados dentro do possível para cada quadro e com a família instruída e amparada.[6,7]

Cabe ressaltar que o uso de muitas medicações por vias alternativas em Cuidados Paliativos são *off-label* e baseiam-se na literatura disponível (geralmente estudos de casos, pequenos estudos observacionais ou consensos que reúnem a opinião de peritos), na experiência dos serviços e na prática clínica dos prescritores. Por isso, é muito importante que ao implantar o uso de tais medicações, os serviços estabeleçam protocolos, treinamentos e indicadores com o objetivo de tornar o processo o mais seguro possível, monitorando intercorrências, efeitos colaterais, toxicidade etc.[9-11]

Neste capítulo serão abordadas algumas alternativas possíveis com o suporte da farmácia magistral para a administração de medicamentos via retal, sublingual e intranasal.

A farmácia magistral e os cuidados paliativos

A farmácia magistral nasce no Brasil junto com seu descobrimento com as caixas de boticas trazidas nos navios europeus. Em sua evolução, torna-se a botica, localizada na própria casa do boticário, no cômodo inferior localizado de frente para a rua, sendo os cômodos superiores e dos fundos onde sua família vivia. A botica acompanha o desenvolvimento do Brasil, tornando-se a hoje conhecida farmácia magistral, popularmente chamada de farmácia de manipulação. Com os avanços em técnicas farmacêuticas e conhecimento, hoje esse estabelecimento de saúde se baseia principalmente em dois conceitos: individualização e adesão ao tratamento.[12]

Trata-se de uma área privativa do farmacêutico, onde os insumos farmacêuticos são transformados em um produto farmacêutico com base em uma prescrição de um profissional habilitado.[13]

Dessa forma dentre seus principais objetivos, unindo conhecimento clínico a prática magistral, o farmacêutico busca encontrar formas farmacêuticas que cada vez mais se adaptem à realidade específica de cada paciente adequando seu tratamento com o maior conforto possível.[12]

Alguns exemplos são clássicos e podem ser observados tanto no uso oral como na via tópica. Destacam-se a dificuldade de deglutição, necessidade de mascarar sabor desagradável e até intolerância a excipientes utilizados pela indústria.[12,14]

A alteração da forma farmacêutica pode ou não modificar a via de administração. Constantemente observa-se pacientes que não tem capacidade de engolir cápsulas. Nesses casos, por exemplo, há possibilidade e formular xarope. Muda-se a forma farmacêutica, sem que haja alteração da via de administração (uso oral). Por outro lado, em um paciente com dificuldade de deglutir uma possibilidade seria alterar para supositório, nesse caso, a alteração de forma farmacêutica implica também na alteração da via de administração.[12,14]

A seguir serão descritas as principais formas farmacêuticas consideradas pela farmácia magistral como diferenciadas e que podem facilitar a via de administração para pacientes em cuidados paliativos.

Via oral

Goma[12,14,15]

Melhora a adesão ao tratamento devido a facilidade de ingestão, sabor agradável e fácil manuseio. Usa como base uma gelatina e algumas farmácias trabalham com soluções veganas e vegetarianas. Ao escolher esse veículo deve-se considerar que não podem ser prescritos ativos insolúveis em água ou termossensíveis, uma vez que essa formulação precisará ser aquecida para na sua execução pelo farmacêutico.

Pelas formas e tamanhos trata-se de uma excelente escolha para ingestão de vitaminas principalmente para crianças e para pacientes com dificuldade de deglutição ou que já fazem uso de muitos medicamentos.

Ao prescrever:

- Princípio ativo Xmg.
- Excipiente qsp 1 goma.

Via sublingual[12,14,15]

Solução sublingual

Solução fluida, com pouquíssima viscosidade, visa ser um veículo utilizado em embalagem spray com intuito de aplicação direta embaixo da língua.

Sua composição normalmente leva água, conservantes e sorbitol, um edulcorante natural utilizado em substituição ao açúcar. Deve ser utilizada principalmente com ativos hidrossolúveis.

Ao prescrever:

- Princípio ativo Xmg.
- Solução Sublingual qsp 2 jatos.

Filme orodispersível[16-19]

Trata-se de uma excelente opção para pacientes não colaborativos ou com dificuldade de deglutir uma vez que não necessita de água e dissolve-se rápida e facilmente na boca.

Deve-se atentar a concentração baixa de ativos que podem ser utilizados (até 100 mg), sua principal limitação.

Ao prescrever:

- Princípio ativo Xmg.
- Excipiente qsp 1 filme.

Comprimido orodispersível[16-19]

Forma farmacêutica desenvolvida com o mesmo raciocínio clínico do filme orodispersível, ser utilizada via sublingual ou oral, sem a necessidade de água. A vantagem sobre o filme é a capacidade de incorporar até 250 mg de ativos no seu tamanho maior (800 mg). Dentre suas principais limitações encontram-se fármacos líquidos, com sabor amargo e baixa estabilidade com água e saliva.

Deve-se atentar ao seu manuseio pelo paciente ou cuidador, que necessita de cuidado, pois trata-se de um comprimido sensível. Assim como evitar agitar o recipiente ou amassar os blisters para garantir a integridade do item.

Ao prescrever:

- Princípio ativo Xmg.
- Excipiente qsp 1 comprimido orodispersível.

Cápsula de tapioca[20]

Produzida com um polissacarídeo hidrossolúvel a partir da fermentação natural da goma da tapioca. Trata-se de uma excelente opção para pacientes veganos e também pela sua capacidade de administração por 3 vias diferentes: sublingual, oral e vaginal.

Possui maior capacidade de dissolução e em menos tempo que as cápsulas comuns, por esse motivo se torna de interesse principal para as vias sublingual (facilita absorção do fármaco e em menor tempo) e vaginal (auxilia para fármacos termossensíveis, que não podem ser usados em supositórios).

Pode ser utilizada com altas concentrações de ativos apenas para uso oral. Via vaginal e sublingual, usa-se concentrações menores para que permita o menor tamanho de cápsula possível.

Ao prescrever:

- Princípio ativo Xmg.
- Excipiente qsp 1 cápsula de tapioca.

Via intranasal[21,22]

A cavidade nasal é uma região altamente vascularizada, que apresenta boa absorção e rápida ação das medicações. Sua administração deve ser realizada com aplicador próprio que permita a dosagem adequada de acordo com a prescrição médica.

O excipiente para essa via deve ser capaz de atravessas as barreiras biológicas existentes na região (muco e a membrana da célula epitelial). Os principais são: surfactantes, ciclodextrinas, inibidores de protease, polímeros catiônicos e moduladores de junção estreita.

O principal fator limitante dessa via é a tolerância a baixos volumes (a recomendação é de 0,3 mL em crianças e 1 mL em adultos), sendo que o volume deve ser distribuído nas 2 narinas para garantir uma melhor absorção.

As principais complicações decorrentes do uso dessa via são: irritação e inflamação nasal.

Ao prescrever:

- Princípio ativo Xmg.
- Excipiente qsp solução nasal.

Via vaginal e retal[12,14,15]

Ambas possuem capacidade de gerar efeito local e sistêmico, o que torna uma escolha natural, apesar do incômodo de alguns pacientes em utilizá-las. Atendidas por duas das principais formas farmacêuticas conhecidas: óvulo e supositório. Excelente escolha para pacientes entubados, crianças e pacientes em geral que têm dificuldade de usar medicamentos por oral.

Para formar um óvulo ou supositório utiliza-se além do ativo, bases especiais para atender o fator principal: ter um ponto de fusão ou garantir dissolução em temperatura próxima à temperatura corporal (36/37 ºC). A escolha da base será efetuada, de acordo com as características do ativo a ser incorporado bem como sua utilização clínica. Essa decisão também irá interferir na absorção do fármaco podendo ser mais lenta ou mais rápida.

Nesse caso deve-se atentar que para uma resposta mais rápida, o ideal é utilizar uma base lipofílica com ativo lipossolúvel. O contrário também se aplica, assim para resposta mais lenta, utiliza-se uma base lipofílica com ativo hidrossolúvel.

Dentre as possibilidades de bases que são encontradas na farmácia magistral, destacam-se:

- Base graxa (manteiga de cacau): base lipofílica, inerte que apresenta ponto de fusão igual ao do corpo. Utilizada para supositórios infantis, porém possui técnica de obtenção mais complicada que a emulsionada, tornando seu uso menos frequente.
- Base emulsionada (supobase): base lipofílica, inerte e de fácil manipulação. Torna-se uma escolha natural das farmácias magistrais. Tem ponto de fusão ligeiramente acima da temperatura corporal, porém apresenta alguns relatos de irritação.
- Polietilenoglicol: base hidrofílica, pode ser irritante e também laxativa. Para efeito sistêmico recomenda-se mais para óvulos. Para efeitos laxativos é a melhor escolha.

A utilização pelo paciente deve ser acompanhada de orientação sobre o método correto de aplicação, evitando casos indesejáveis referente à essas formas farmacêuticas. Não esquecer de retirar da embalagem protetora. Seu manuseio deve ser ligeiro para evitar iniciar a fusão ou a dissolução nas mãos e ser conservado em geladeira devido às altas temperaturas que se apresentam no país.

Ao prescrever:

- Princípio ativo Xmg.
- Excipiente* qsp 1 supositório.

*Esse excipiente pode ser alterado para base emulsionada, polietilenoglicol ou manteiga de cacau.

Via transdérmica

Base transdérmica[14,15]

Veículo com características conhecidas como gel, creme e gel-creme porém alterado em sua composição para garantir absorção transdérmica. É desenvolvido por meio de nanotecnologia para permitir biocompatibilidade com a pele e mucosas e facilidade de carrear fármacos tanto lipossolúveis quanto hidrossolúveis. Atravessa a bicamada lipídica do estrato córneo liberando fármacos via transdérmica.

Constantemente estudado devido a sua capacidade de efeito sistêmico tornando-se a primeira escolha para algumas terapias com resultados de eficácia superiores ao uso oral.

Em contraponto, possui restrições referente às dosagens, com melhores resultados com fármacos de até 100 mg/g.

Deve-se levar em consideração também as propriedades físico-químicas dos fármacos a serem utilizados a fim de garantir a melhor eficácia do veículo.

Além disso, deve-se fazer uma avaliação junto ao paciente para verificar se haverá local da aplicação (preferência por regiões sem pelo como interior das coxas, abdômen e parte interna dos antebraços). Fatores como espessura da pele, irrigação sanguínea e hidratação devem ser levados em consideração.

Ao prescrever:

- Princípio ativo Xmg.
- Base transdérmica qsp 1 g.

A seguir, na Tabela 58.1, serão descritos alguns exemplos de medicamentos utilizados por vias alternativas em Cuidados Paliativos disponíveis na literatura.

Tabela 58.1. Medicamentos para o controle de sintomas em Cuidados Paliativos administrados por vias alternativas transmucosas

Classe	Medicamento	Formas farmacêuticas possíveis	Particularidades
Analgésico simples	Paracetamol	❑ Supositório de 500 mg e 1.000 mg[23,24] ❑ Comprimido orodispersível 250 mg[24]	500 mg a 1 g a cada 4-6 horas (máx. 4 g/24 horas) A biodisponibilidade é de 60% em comparação com a administração oral
Analgésico opioide	Morfina	❑ Supositório de 5 mg ou 10 mg[7,24] ❑ Gel tópico a 1%[7]	Supositório: conversão oral-retal: 1:1 Gel tópico: aplicação local em feridas ou cavidade oral
	Tramadol	❑ Supositório de 100 mg[25]	
Anti-inflamatório	Diclofenaco sódico	❑ Supositório de 25 mg, 50 mg, 100 mg[23,24]	Ação prolongada. 75 mg a 150 mg diariamente em duas doses divididas
	Ibuprofeno	❑ Comprimido orodispersível 200 mg[24]	

Continua...

Tabela 58.1. Medicamentos para o controle de sintomas em Cuidados Paliativos administrados por vias alternativas transmucosas – continuação

Classe	Medicamento	Formas farmacêuticas possíveis	Particularidades
Antiemético	Domperidona	❑ Filme ou comprimido orodispersível 10 mg[24]	10 mg 3 ×/dia
	Ondansetrona	❑ Supositório de 16 mg ❑ Filme ou comprimido orodispersível 4 mg[24]	Supositório – 1 ×/dia Filme ou comprimido orodispersível 4 mg, 6-8 horas. Máximo de 16 mg em 24 horas
	Metoclopramida	❑ Supositório de 10 mg[7]	10 mg 3 ×/dia
Anticonvulsivante	Carbamazepina	❑ Supositório de 125 mg ou 250 mg[23]	Supositório de 125 mg equivalente a 100 mg por via oral
	Pregabalina	❑ Supositório de 100, 200 ou 300 mg[26,27]	
Antipsicótico	Haloperidol	❑ Supositório de 2 mg[7]	
	Risperidona	❑ Filme ou comprimido orodispersível 0,5 mg[24]	
Benzodiazepínicos	Diazepam	❑ Solução retal 2,5 mg, 5 mg ou 10 mg. ❑ Filme ou comprimido orodispersível 5 ou 10 mg[28]	2,5 mg a 5 mg a cada 4 a 6 horas. 10 mg em caso de convulsão[23] 5 a 10 mg de 6/6 horas, de 8/8 horas ou de 12/12 horas[29] Titulação a cada 5-15 minutos (máximo – 20 mg/dose; 80 mg/dia)[6]
	Midazolam	❑ Intranasal 2,5-5 mg[6]	Convulsões – 2,5-5 mg em cada narina (0,6- 1 mL) Sedação – 1-2 mg em cada narina (0,3-0,5 mL) Titular a cada 15-30 minutos até dose eficaz[6]
Corticoide	Dexametasona	❑ Supositório de 4 mg[7]	
Laxante	Bisacodil	❑ Supositório de 10 mg[29]	1 supositório para efeito imediato (média de 20 minutos)

Fonte: Elaborada pelos autores.

Além das medicações citadas acima, alguns estudos mencionam o uso de outros medicamentos em solução oral sendo administrados por uma sonda retal, como a metadona por exemplo[31] e a existência de um cateter retal que pode permanecer no paciente por até 27 dias sem removê-lo e possibilita a administração de medicamentos por essa via de forma regular.[32,33]

Vale lembrar que as formas farmacêuticas das medicações mencionadas na Tabela 58.1 estão presentes na literatura em relatos de casos e experiências de serviços, com bons resultados, porém ainda carecem de evidências mais robustas.[9-11]

É importante ter uma ou mais farmácias magistrais de referência e conversar com o farmacêutico responsável para conhecer as possibilidades e formas farmacêuticas disponíveis para cada necessidade.

Conclusão

É inegável a importância do profissional que atua na Atenção Domiciliar conhecer as vias alternativas para a administração de medicações com o intuito de garantir um controle efetivo de sintomas, mesmo quando a via oral já não for uma possibilidade.

No caso da falta de acesso às medicações injetáveis, a farmácia magistral pode ser um grande apoio que possibilita a administração de medicamentos necessários para garantir o conforto do paciente.

Nesse momento delicado, possibilita mais conforto na utilização do medicamento, aumenta a adesão ao tratamento, melhora resultados e garante biodisponibilidade com os efeitos esperados, qualidade e segurança na utilização do medicamento.

Este capítulo foi uma introdução sutil quanto aos benefícios que a prescrição magistral pode trazer ao cuidado paliativo. Seu olhar maximiza a necessidade de capacitação pelo profissional de saúde para prescrever de forma correta, bem como do cuidador para utilizar conforme orientação.

Conforme mencionado ao longo do capítulo, a maior parte das medicações utilizadas por vias alternativas de administração são *off-label*, por isso, é fundamental que os serviços desenvolvam protocolos que amparem o profissional e monitorem indicadores relacionados.

Referências

1. World Health Organization (WHO). National Cancer control programmes: policies and managerial guidelines. Geneva: WHO, 2002. Disponível em: <https://iris.who.int/bitstream/handle/10665/42494/9241545577.pdf?sequence=1&isAllowed=y>.
2. Kestenbaum MG, Vilches AO,Messersmith S, Connor SR, Fine PG, Mur-phy B, et al. Alternative Routes to Oral Opioid Administration in Palliative Care: A Review and Clinical Summary. Pain Med. 2014; 15:1129–53.
3. Ahmed E. The contribution of the clinical pharmacist in palliative care. In: Cherny NI, Fallon MT, Kaasa S, Portenoy RK, Currow DC, editors. Oxford Textbook of Palliative Medicine. 6th ed. Oxford: Oxford University Press; 2021. p. 251-257.
4. Lam JKW, Cheung CCK, Chow MYT, Harrop E, Lapwood S, Barclay SIG, Wong ICK. Transmucosal drug administration as an alternative route in palliative and end-of-life care during the COVID-19 pandemic. Adv Drug Deliv Rev. 2020;160:234-243. doi: 10.1016/j.addr.2020.10.018. Epub 2020 Nov 1. PMID: 33137363; PMCID: PMC7603972.
5. Poolman M, Roberts J, Wright S, Hendry A, Goulden N, Holmes EA, Byrne A, Perkins P, Hoare Z, Nelson A, Hiscock J, Hughes D, O'Connor J, Foster B, Reymond L, Healy S, Lewis P, Wee B, Johnstone R, Roberts R, Parkinson A, Roberts S, Wilkinson C. Carer administration of as-needed subcutaneous medication for breakthrough symptoms in people dying at home: the CARiAD feasibility RCT. Health Technol Assess. 2020 May;24(25):1-150. doi: 10.3310/hta24250. PMID: 32484432; PMCID: PMC7294396.
6. Brito SM, Bertão M, Freire E. Cuidados Paliativos no domicílio: vias alternativas para a administração de fármacos. Revista da Sociedade Portuguesa de Medicina Interna, 2022; 29 (3): 207-214. Disponível em: <https://revista.spmi.pt/index.php/rpmi/article/view/432>.
7. Bricola SAPC, Aoqui CM, Souza FCR. Farmacocinética magistral: uma estratégia na assistência ao paciente em cuidados paliativos no domicílio. In: Yamaguchi AM, Higa-Taniguchi KT, Andra-

de L, Bricola SAPC, Filho WJ, Martins MA. Assistência domiciliar: uma proposta interdisciplinar. Barueri (SP): Manole, 2010. p.331-340.
8. Hofmeister M, Memedovich A, Dowsett LE, Sevick L, McCarron T, Spack-man E, et al. Palliative care in the home: a scoping review of study quality, primary outcomes, and thematic component analysis. BMC Palliat Care. 2018; 17:41.
9. To TH, Agar M, Shelby-James T, Abernethy AP, Doogue M, Rowett D, Ko D, Currow DC. Off-label prescribing in palliative care - a cross-sectional national survey of palliative medicine doctors. Palliat Med. 2013 Apr;27(4):320-8. doi: 10.1177/0269216312464263. PMID: 23128901.
10. Wernli U, Dürr F, Jean-Petit-Matile S, Kobleder A, Meyer-Massetti C. Subcutaneous Drugs and Off-label Use in Hospice and Palliative Care: A Scoping Review. J Pain Symptom Manage. 2022 Nov;64(5):e250-e259. doi: 10.1016/j.jpainsymman.2022.07.006. PMID: 35870656.
11. Hagemann V, Bausewein C, Remi C. Off-label use in adult palliative care - more common than expected. A retrospective chart review. Eur J Hosp Pharm. 2022 Nov;29(6):329-335. doi: 10.1136/ejhpharm-2020-002554. PMID: 36283723; PMCID: PMC9614128.
12. Deutsch G, Marques D. Aprendendo a Formular: um Novo Olhar sobre a sua Prescrição. 2ª. Edição. Rio de Janeiro: Grupo 5W, 2022.
13. Conselho Federal de Farmácia (CFF). Resolução CFF nº 467, de 28 de novembro de 2007. Define, regulamenta e estabelece as atribuições e competências do farmacêutico na manipulação de medicamentos e de outros produtos farmacêuticos. Disponível em: <https://www.cff.org.br/userfiles/file/resolucoes/467.pdf>.
14. Ferreira AO. Guia prático da farmácia Magistral, volume 1. 4ª. ed.São Paulo: Pharmabooks, 2008.
15. Batistuzzo JÁ, Itaya M, Eto Y. Formulário Médico-Farmacêutico. São Paulo/SP:Tecnopress, 3ª Ed., 2000.
16. Hirani, J.J; Rathod, D.A & Vadalia, K.R. Orally Disintegrating Tablets: A Review. Trop J Pharm Res, April 2009; 8 (2): 161-172.
17. Manivannan, R & Parthiban, K.G. Recent Advances in Novel Drug Delivery Systems. International Journal of Research in Ayurveda & Pharmacy, 2010, 1(2) 316-326.
18. Dobetti, L. Fast-Melting Tablets: Developments and Technologies. Pharmaceutical Technology Drug Delivery, 2001. P.44-50.
19. Deepak, K. Orally disintegrating tablets. Tablets and capsules, 2004; 7:30-35.
20. Brown, D. Orally disintegrating tablets: Taste over speed. Drug Deliv Tech, 2001; 3(6): 58-61
21. Ghadiri M, Young PM, Traini D. Strategies to Enhance Drug Absorption via Nasal and Pulmonary Routes. Pharmaceutics. 2019 Mar 11;11(3):113. doi: 10.3390/pharmaceutics11030113. PMID: 30861990; PMCID: PMC6470976.
22. Ingielewicz A, Szymczak RK. Intranasal Therapy in Palliative Care. Pharmaceutics. 2024 Apr 9;16(4):519. doi: 10.3390/pharmaceutics16040519. PMID: 38675179; PMCID: PMC11054984.
23. NHS Scotland. Scottish Palliative Care Guidelines - Alternatives to re-gular medication normally given via a syringe pump condensed 2024. Disponível em: https://rightdecisions.scot.nhs.uk/scottish-palliative-care-guidelines/symptom-control/alternatives-to-regular-medication-normally-given-via-a-syringe-pump-syringe-driver-when-this-is-not-available/alternatives-to-regular-medication-normally-given-via-a-syringe-pump-condensed-information/
24. Sutherland AE, Presland M, Harrop E, et al. Orodispersible and transmucosal alternative medications for symptom control in adults. BMJ Supportive & Palliative Care 2022;12:305-315. Disponível em: <https://spcare.bmj.com/content/12/3/305>.
25. Mercadante S, Arcuri E, Fusco F, Tirelli W, Villari P, Bussolino C, Campa T, De Conno F, Ripamonti C. Randomized double-blind, double-dummy crossover clinical trial of oral tramadol versus rectal tramadol administration in opioid-naive cancer patients with pain. Support Care Cancer. 2005 Sep;13(9):702-7. doi: 10.1007/s00520-004-0760-9. Epub 2005 Jan 12. PMID: 15645186.
26. Doddrell C, Tripathi SS. Successful use of pregabalin by the rectal route to treat chronic neuropathic pain in a patient with complete intestinal failure. BMJ Case Rep. 2015 Oct 29;2015:bcr2015211511. doi: 10.1136/bcr-2015-211511. PMID: 26516246; PMCID: PMC4636703.

27. Roch C, Para S, Brandhofer C, Seitz AK, Rémi C, Berner J, van Oorschot B. Successful use of Rectal Pregabalin for the Treatment of Chemotherapy-Induced Neuropathic Pain-a Case Report. J Palliat Care. 2023 Oct;38(4):412-415. doi: 10.1177/08258597231189151. Epub 2023 Jul 16. PMID: 37455368.
28. Rogawski MA, Heller AH. Diazepam buccal film for the treatment of acute seizures. Epilepsy Behav. 2019 Dec;101(Pt B):106537. doi: 10.1016/j.yebeh.2019.106537. Epub 2019 Nov 5. PMID: 31699662.
29. Freire E, Fernandes R, Pires C, Gonçalves E, Saavedra M, Rocha MC, et al. Guia Prático de Controlo Sintomático. 2a edição. NEMPal – SPMI; 2021.
30. Yap R, Akhileswaran R, Heng CP, Tan A, Hui D. Comfort care kit: use of nonoral and nonparenteral rescue medications at home for terminally ill patients with swallowing difficulty. J Palliat Med. 2014 May;17(5):575-8. doi: 10.1089/jpm.2013.0364. Epub 2014 Apr 7. PMID: 24708221.
31. Hawley P, Wing P, Navar S. Methadone for pain: what to do When the oral route is not available. Journal of Pain and symptom management. 2015; 49(6): 04-06. https://doi.org/10.1016/j.jpainsymman.2015.03.006.
32. Paez K, Gregg M, Massion CT, Macy B. Promoting Excellence in Symptom Management Case Series: Case Study: A New Intervention for Rapid End-of-Life Symptom Control in the Home Setting. J Hosp Palliat Nurs. 2016 Dec;18(6):498-504. doi: 10.1097/NJH.0000000000000298. Epub 2017 Oct 31. PMID: 29238269; PMCID: PMC5708715.
33. Macygin KMC, Kulstad E, Mokszycki RK, Goldsmith M. Evaluation of the Macy Catheter®: a rectal catheter for rapid medication and fluid administration. Expert Rev Med Devices. 2018 Jun;15(6):407-414. doi: 10.1080/17434440.2018.1481744. Epub 2018 Jun 5. PMID: 29846093.

59

Vias Alternativas de Administração para as Medicações – O Uso da Via Subcutânea no Domicílio

Caroline Cruz da Silveira

Introdução

Com a evolução da doença e proximidade do fim da vida, é comum que os sintomas sejam exacerbados e exijam a administração frequente de medicamentos. Quando a via oral se encontra prejudicada, seja por disfagia, rebaixamento do nível de consciência, obstrução intestinal ou sintomas exacerbados como náusea e vômito, se faz necessário o uso de vias alternativas para administração das medicações.[1-3]

A via subcutânea é uma possibilidade bastante utilizada no contexto de cuidados paliativos, inclusive no ambiente domiciliar.[4]

Seu uso ocorre através da hipodermóclise (HDC), ou acesso subcutâneo. Trata-se de uma técnica onde um cateter agulhado é mantido no paciente e utilizado para a administração de medicamentos ou fluidos isotônicos.[5]

Apesar de ser uma técnica antiga, caiu em desuso por um período devido aos inúmeros relatos de iatrogenias e mortes causadas pelo uso inadequado da via.[6] Ressurgiu com o advento dos cuidados paliativos como uma alternativa para garantir o controle efetivo de sintomas em pessoas com a via oral prejudicada e acesso venoso difícil.[7-9]

É menos invasivo do que a via endovenosa, pelo fato do cateter não ficar alocado diretamente na corrente sanguínea, e menos doloroso do que a administração pela via intramuscular.[10]

Embora seja considerada uma técnica segura e possível para uso no domicílio, requer planejamento e a disponibilização de insumos, medicamentos injetáveis e profissionais capacitados para a sua administração.

O conhecimento quanto às indicações, contraindicações, punção, cuidados para manutenção do dispositivo, medicamentos tolerados pela via e diluição recomendada, bem como a possibilidade de ocorrer complicações locais e as formas de tratá-las é essencial.

Ainda que nos últimos anos tenham surgido novos estudos com relação ao seu uso, a maior parte dos medicamentos administrados não tem autorização de comercialização para a administração subcutânea, ou seja, são usados *off-label.*[10] Por esse motivo, é fundamental que ao iniciar o uso dessa via, os serviços a implementem de forma organizada e coordenada, incluindo a capacitação dos profissionais, a construção de protocolos e o monitoramento de indicadores para minimizar riscos ao paciente e garantir uma assistência segura.[10-12]

Neste capítulo serão abordadas algumas particularidades com relação ao uso do acesso subcutâneo (hipodermóclise) no domicílio.

O uso da via subcutânea no domicílio

Uma das condições primordiais para que um paciente seja cuidado em casa até o fim da vida é garantir que seus sintomas estejam bem controlados e que ele se encontre confortável. A via subcutânea é uma grande aliada nesse processo, inclusive pode minimizar a necessidade de idas ao pronto-socorro e internação hospitalar.[4,13]

Ainda são escassos os estudos que analisam a farmacodinâmica e a biodisponibilidade das medicações administradas pela via subcutânea, mas por não estar alocado diretamente na corrente sanguínea, o acesso subcutâneo apresenta uma absorção e distribuição dos fluidos mais uniforme e lenta, quando comparado com a via endovenosa.[8,9,14] Na prática isso é notável, pois por manter a medicação estável por mais tempo na corrente sanguínea, é possível alcançar um controle de sintomas mais efetivo e, muitas vezes, com menor necessidade de doses extras de medicação (doses de resgate).

A administração de fluidos através do acesso subcutâneo pode acontecer em *bolus* (com o uso de uma seringa), por gotejamento (fazendo o uso de equipo macrogotas para a administração de medicamentos pontuais, por exemplo, antibióticos) ou através de soluções contínuas (através do uso de Bomba de Infusão Contínua – BIC).[5-9,14]

Suas vantagens são: é considerada uma via segura, com baixo risco de complicações e efeitos sistêmicos, mais confortável, de baixo custo, reduz a flutuação dos níveis séricos das medicações na corrente sanguínea, é de fácil realização e manutenção quando realizado por profissionais devidamente treinados.[5-9,15,16]

Já as limitações do uso dessa via são: limitação de volume (volume máximo tolerado pela via é de 2.000 a 3.000 mL em 24 horas, devendo ser dividido em 2 sítios ou mais), restrição de fármacos e eletrólitos (nem todas as medicações e eletrólitos são tolerados).[5,8,9,14]

Mecanismos de absorção

O tecido subcutâneo, também conhecido como a camada hipodérmica da pele é amplamente vascularizado, composto por vasos sanguíneos e linfáticos que absorvem todo o conteúdo administrado e encaminha para a corrente sanguínea através da difusão capilar eliminando o metabolismo de primeira passagem pelo fígado.[14,17]

A absorção por essa via apresenta uma biodisponibilidade alta e uma baixa atividade proteolítica, por isso, a recomendação é que a dose prescrita e administrada por essa via seja menor que por via oral, na proporção de 1:3.[8]

O efeito das medicações pela via subcutânea depende da perfusão, drenagem linfática, equilíbrio entre a pressão hidrostática e osmótica, por isso, a presença de edemas ou hematomas pode afetar a absorção do fluido administrado.[18]

Outro fator importante a ser considerado é o pH do fluido a ser injetado, pois as soluções com extremos de pH (< 2 ou > 11) tendem a causar complicações locais.[17]

Com relação a absorção e distribuição dos fármacos pela via subcutânea, sabe-se que são mais uniformes e lentas quando comparadas com a via endovenosa, assemelhando-se à via intramuscular.[8,9,17]

Quem pode realizar a hipodermóclise?

Atualmente, além dos médicos, enfermeiros, auxiliares e técnicos de enfermagem possuem respaldo técnico e legal para realizar a punção, administração de medicamentos e cuidados para manutenção do acesso subcutâneo, desde que previamente treinados e habilitados.[19-26]

No contexto de cuidados paliativos domiciliares, existem relatos na literatura de serviços no Reino Unido[27], nos Estados Unidos[28], na Colômbia[29] e no Brasil[30] em que os profissionais capacitam os familiares cuidadores para a administração de hidratação e medicamentos intermitentes pelo acesso subcutâneo (puncionado por um profissional habilitado) no domicílio. Isso ocorre a partir de um treinamento direcionado aos cuidadores e nas experiências relatadas, os serviços apresentam uma equipe de cuidados paliativos e o enfermeiro se manteve à disposição para o esclarecimento de dúvidas e suporte necessário.

Ainda não é uma prática uniforme e disseminada e deve ser extremamente cuidadosa quando adotada, visto que, muitas vezes, nem mesmo os próprios profissionais conhecem de forma aprofundada sobre o acesso subcutâneo.

Outro aspecto fundamental que deve ser avaliado nesse processo é a capacidade do cuidador em realizar tal procedimento e o nível de sobrecarga e estresse ao qual o mesmo está exposto.[31]

Em situações em que o serviço de Atenção Domiciliar não dispõe de uma equipe de profissionais para a administração de medicamentos injetáveis conforme a necessidade do paciente, o uso de outras vias alternativas pode ser recomendado (ler mais no Capítulo 58).

Indicações e contraindicações

Tabela 59.1.

Tabela 59.1. Indicações e contraindicações relativas e absolutas para o uso do acesso subcutâneo

Indicações	Contraindicações
❑ Via oral indisponível: disfagia, alteração do nível de consciência, sintomas exacerbados (náusea, vômito), obstrução intestinal ou qualquer outra condição que impeça o uso seguro da via oral[5,7,18] ❑ Fragilidade venosa: pessoas com doenças avançadas, idosos, desidratação tendem a apresentar maior fragilidade venosa, impossibilitando o uso da via endovenosa[5,7,18]	Absolutas ❑ Recusa ou má adaptação do paciente ❑ Anasarca ou edema generalizado ❑ Situações de emergência: quando há necessidade de reposição volêmica rápida ou efeito imediato das medicações, a HDC não é recomendada por conta do seu mecanismo de absorção já descrito anteriormente[7,18] ❑ Trombocitopenia grave: recomendado o uso de acesso venoso periférico pelo risco alto de sangramento local e hematomas extensos[7,18] Relativas ❑ Edemas localizados: basta não utilizar a região afetada pelo edema para alocar o acesso[8,9,14,18] ❑ Regiões de proeminências ósseas ❑ Áreas com incisões, drenos, cateteres, lesões e regiões que receberam radioterapia[8,9,14,18]

Fonte: Elaborada pelos autores.

Escolha do sítio para punção

Para escolher o melhor local para punção, deve-se considerar: a espessura do tecido subcutâneo, o estado nutricional do paciente e a presença de contraindicações relativas (descritas na Tabela 59.1).[5,8,9,14]

Os locais possíveis para a realização do acesso subcutâneo estão demonstrados na Figura 59.1. Outro aspecto muito importante é o sentido da punção. Esse deve ser voltado para o centro do corpo, em direção ao sistema linfático com o intuito de favorecer a absorção (Figura 59.2).[5,8,9,14]

- Região abdominal: costuma ter maior superfície subcutânea apresentando uma boa absorção e tolerância de volumes maiores, como: hidratação e soluções contínuas.[9]
- Face anterior e lateral externa das coxas: está disponível na literatura a recomendação de utilizar esse sítio de punção apenas para infusão de volumes menores,[9,18] porém na prática é muito comum utilizar esse local para a administração de hidratação e medicações contínuas com excelente absorção. Desse modo, a recomendação é avaliar o paciente e sua tolerância de forma individual.
- Região subclavicular: trata-se de uma região com menor quantidade de tecido subcutâneo e a própria punção pode ser dolorosa. O ideal seria utilizar esse sítio para a administração de volumes menores, mas existem casos em que o paciente tolera a administração de hidratações e soluções contínuas.[9]
- Região interescapular: a permanência do acesso pode se tornar desconfortável ao paciente. Sendo assim, deve ser escolhido nos casos de agitação psicomotora para evitar a retirada do acesso pelo próprio paciente.[9, 14]
- Região deltoidea: tolera volumes pequenos, não devendo ultrapassar 250 mL em 24 horas.

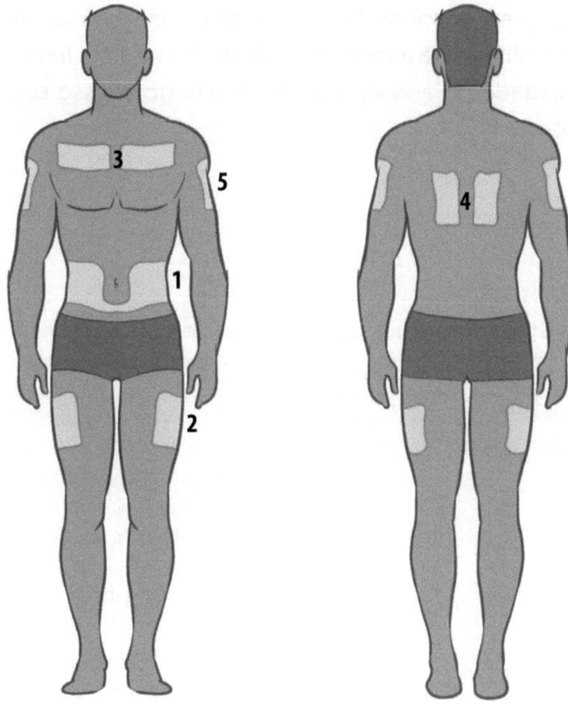

Figura 59.1. Locais para punção de hipodermóclise. *Fonte: Adaptada de Silveira, 2022.*[32]

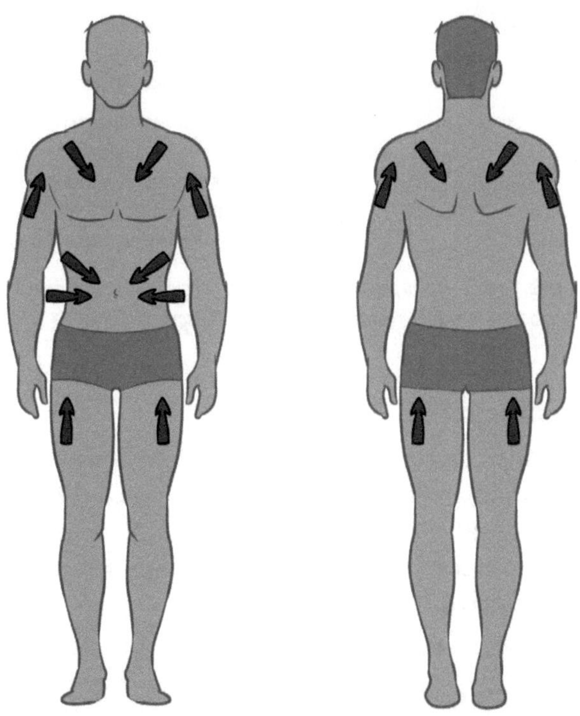

Figura 59.2. Sentido recomendado para a punção em cada sítio. *Fonte: Adaptada de Silveira, 2022.*[32]

Tais recomendações, encontradas na literatura, devem ser utilizadas como um referencial, porém o olhar para a individualidade de cada paciente deve ser mantido, sendo que a capacidade de absorção e tolerância do acesso subcutâneo deve ser avaliada em cada caso.[33]

Cateteres utilizados

Tabela 59.2.

Tabela 59.2. Cateteres utilizados no acesso subcutâneo e suas especificidades

Cateter	Calibre	Ângulo para punção	Tempo de permanência	Especificidades
Cateter agulhado (*scalp* ou *butterfly*)	23 ou 25G	30º ou 45º*	3 a 5 dias	Por recomendação da ANVISA, desde 2017,[34] devem ser utilizados apenas na administração de medicações pontuais, não sendo indicado manter o cateter no paciente pelo risco de lesionar o tecido subcutâneo ou o próprio profissional. Apesar disso, sabe-se que muitas instituições brasileiras não dispõem de outro tipo de cateter, sendo essa a única opção[9,33,35]
Cateter não agulhado (jelco)	22 ou 24G[9,33,35]	30º ou 45º*	7 a 11 dias[9,33,35]	São mais confortáveis e oferecem menor risco de lesão, já que o mandril agulhado é removido e apenas o cateter flexível fica no paciente. Exige o uso de um extensor multivias
BD Saf-T Intima™	22 ou 24G	30º ou 45º*	Até 14 dias[36,37]	Trata-se de um cateter siliconado mais moderno e com material superior ao jelco. Já possui extensor multivias acoplado. Valor elevado[9,36]
Sistemas agulhados Soft Glide®	24, 26 e 27G[38]	90º	Não relatado na literatura	Dispositivo específico para uso na via subcutânea. Possui diferentes comprimentos de agulha e apresenta angulação adequada para acessar o tecido subcutâneo, sendo que a inserção deve ocorrer a 90º. Acompanha extensor e filme transparente semipermeável para fixação. Valor elevado[38]

**O ângulo para punção pode variar de paciente para paciente. Deve-se utilizar o ângulo e 30º na inserção do cateter em pacientes muito emagrecidos ou caquéticos. Em pacientes eutróficos e obesos deve-se manter um ângulo de 45º.*

Fonte: Elaborada pelos autores.

Execução do procedimento[5-9,33,35]

Materiais necessários: cateter periférico escolhido, extensor multivias (a depender do cateter a ser utilizado), 1 flaconete de soro fisiológico 0,9% injetável de 10 mL, 1 agulha para aspiração 40 × 12, 1 seringa de 10 mL, algodão com álcool a 70% ou *swab* de álcool, luvas de procedimento, filme transparente semipermeável para fixação, etiqueta para identificação da punção.

Etapas para a realização do procedimento:

- Orientar o paciente e a família.
- Higienizar as mãos e separar os materiais.

- Aspirar o soro fisiológico com a seringa e agulha de aspiração e preencher o circuito intermediário do cateter ou o extensor multivias.
- Identificar o melhor local para punção, considerando o volume a ser infundido. Se necessário, aparar pelos da região com tesoura (não usar lâmina de barbear).
- Posicionar o paciente e expor apenas a região a ser puncionada.
- Higienizar as mãos com solução alcoólica a 70% e calçar luvas de procedimento.
- Realizar antissepsia da região com o *swab* ou algodão com álcool a 70%;
- Fazer uma prega cutânea e inserir o cateter na angulação recomendada para cada um deles (Tabela 59.2), no sentido indicado para cada local de punção (Figura 59.2) com o bisel voltado para cima.
- Remover o mandril (quando usar jelco ou Saf-T-Intima BD™) e aspirar com a seringa de 10 mL para verificar a ausência de refluxo de sangue. Se houver, remover o cateter e repetir a punção em outro sítio e com outro cateter.
- Conectar o extensor, quando necessário e realizar um flush com 3 a 5 mL de soro fisiológico para avaliar a absorção. A presença de um "abaulamento" pode acontecer, desde que esse seja amolecido e rapidamente absorvido, não há problema.
- Fixar o dispositivo com o filme transparente semipermeável. Se não houver, usar micropore.
- Identificar a punção com etiqueta contendo: data da punção e profissional que a realizou.
- Registrar a realização do procedimento no prontuário.

Importante[5-9,33,35]

- A prega cutânea para a punção deve ser mantida firme até o fim da inserção do cateter.
- Caso o "abaulamento" não desapareça em até 4 horas, é indicado retirar o acesso e puncionar um novo sítio respeitando a distância mínima de 5 cm de distância do sítio anterior.
- Se ao puncionar e administrar o soro fisiológico, formar um "botão" com bordas delimitadas e rígido, é possível que a punção esteja mais superficial (intradérmica). Se isso ocorrer, remover o cateter e puncionar um novo sítio atentando-se para a angulação correta ao inserir o novo cateter.

Medicamentos tolerados

Tabela 59.3.

Além desses, soluções como: soro fisiológico 0,9%, soro glicofisiológico, sendo 2/3 SG 5% e 1/3 SF 0,9%, soro glicosado 5%, NaCl 20% de 10 a 20 mL em 24 horas e KCl 19,1% de 10 a 15 mL em 24 horas, também podem ser administradas pela via subcutânea.[7-9,35]

Tabela 59.3. Medicamentos tolerados pela via subcutânea e suas especificidades

Classe	Medicamento	Diluição	Observações
Analgésicos opioides	Morfina	Diluição 1:1 – a cada 1 mL da medicação, acrescentar 1 mL de SF 0,9%. Também pode ser administrada sem diluição[9,33]	Em alguns casos, pode ser diluída em solução para infusão contínua
	Tramadol	SF 0,9% 10 mL[33]	
	Fentanil	SF 0,9% 100 mL[33]	Em BIC conforme prescrição médica
	Metadona	SF 0,9% 10 mL[9,33]	
Analgésicos simples	Dipirona	SF 0,9% 2-10 mL[9,33]	Administração lenta em *bolus*. Se houver irritação na pele ou queixa de dor, diluir um pouco mais em 20-50 mL de SF 0,9%
Anticolinérgicos	Escopolamina	Diluição 1:1 – a cada 1 mL da medicação, acrescentar 1 mL de SF 0,9%. Também pode ser administrada sem diluição[9,33]	Em alguns casos, pode ser diluída em solução para infusão contínua
Anticonvulsivante	Fenitoína	SF 0,9% 100 mL – administrar em 40 minutos[9,33]	Pode causar irritação local. Recomenda-se sítio exclusivo
	Fenobarbital	SF 0,9% 100 mL – administrar em 40 minutos[9,33]	Pode causar irritação local. Recomenda-se sítio exclusivo
Antieméticos	Metoclopramida	SF 0,9% 2-100 mL[9,33]	Administração lenta em *bolus*. Se houver irritação na pele ou queixa de dor, diluir um pouco mais em 20-100 mL de SF 0,9%
	Ondansetrona	SF 0,9% 10-30 mL[9,33]	
	Dimenidrinato	SF 0,9% 1-10 mL[9,33]	
Anti-inflamatório	Diclofenaco	SF 0,9% 20 a 50 mL – administrar em 40 minutos[9,33]	Pode causar irritação local. Recomenda-se sítio exclusivo
Antibióticos	Ampicilina	SF 0,9% 100 mL – administrar em 40 a 60 minutos[9,33]	Reconstituir em água para injeção estéril e diluir no SF 0,9%
	Cefepime	SF 0,9% 100 mL – administrar em 40 a 60 minutos[9,33]	Reconstituir em água para injeção estéril e diluir no SF 0,9%
	Ceftriaxone	SF 0,9% 100 mL – administrar em 40 a 60 minutos[9,33]	Reconstituir em água para injeção estéril e diluir no SF 0,9%
	Ertapeném	SF 0,9% 100 mL – administrar em 40 a 60 minutos[9,33]	Reconstituir em água para injeção estéril e diluir no SF 0,9%
	Meropenem	SF 0,9% 100 mL – administrar em 40 a 60 minutos[9,33]	Reconstituir em água para injeção estéril e diluir no SF 0,9%
Anti-histamínicos	Hidroxizina	SF 0,9% 10 mL[33]	
	Prometazina	SF 0,9% 10 mL[33]	
Benzodiazepínicos	Midazolam	SF 0,9% 5-10 mL[9,33]	Em alguns casos, pode ser diluída em solução para infusão contínua

Continua...

Tabela 59.3. Medicamentos tolerados pela via subcutânea e suas especificidades – continuação

Classe	Medicamento	Diluição	Observações
Corticoide	Dexametasona	Diluição 1:1 – a cada 1 mL da medicação, acrescentar 1 mL de SF 0,9%[9,33]	Não é necessário um sítio exclusivo, basta aprazar em horários distantes as medicações que apresentam interações medicamentosas
Diurético	Furosemida	Diluição 1:1 – a cada 1 mL da medicação, acrescentar 1 mL de SF 0,9%[9,33]	
Neurolépticos	Clorpromazina	Diluição 1:1 – a cada 1 mL da medicação, acrescentar 1 mL de SF 0,9% ou em 10 mL de SF 0,9%[9,33]	
	Haloperidol	SF 0,9% 5-10 mL[9,33]	Se a solução preparada tiver concentração de haloperidol ≥ 1 mg/mL, recomenda-se usar água destilada como diluente (risco de precipitação com SF 0,9%)
	Levomepromazina	SF 0,9% 30-100 mL[9,33]	Fotossensível Infusão em *bolus* ou contínua. Pode causar irritação local
Protetor gástrico	Omeprazol	Diluente próprio[9,33]	Dose única.
	Ranitidina	Diluição 1:1 – a cada 1 mL da medicação, acrescentar 1 mL de SF 0,9%[9,33]	Administração lenta em *bolus*. Se houver irritação na pele ou queixa de dor, diluir um pouco mais em 10 mL de SF 0,9%
Outros	Octreotide	SF 0,9% 5 mL[9]	Recomenda-se sítio exclusivo
	Naloxona	SF 0,9% 10 mL[33]	

Fonte: Adaptada de SBGG (2017) e Takara, Franck (2018).[9,33]

Na literatura são encontrados relatos de uso de Valproato de sódio[39,40] e Pantoprazol[41] pela via subcutânea, porém sem recomendação de diluição, dose e tempo de uso.

Cabe reforçar que a maior parte das medicações mencionadas e utilizadas pela via subcutânea são *off-label*, sendo altamente recomendado que complicações, desconfortos, reações adversas e outras informações sejam monitoradas e registradas no prontuário do paciente.[10-12]

Cuidados para manutenção do acesso[5-9,33,35,42]

- Higienizar as mãos sempre antes de manipular o cateter.
- Manter extremidades ocluídas com a tampa própria do extensor ou com conector valvulado, conforme protocolo institucional.
- Realizar assepsia da extremidade do cateter com álcool a 70% antes de conectar o equipo ou seringa.

- Proteger o acesso de acordo com protocolo institucional para evitar molhar durante o banho.
- Trocar a fixação conforme recomendação do fabricante (geralmente a cada 7 dias – filme transparente semipermeável ou diariamente – micropore).
- Avaliar o sítio da punção diariamente. Em caso de sinais flogísticos, deve-se retirar o acesso, monitorar o local e notificar ocorrência no prontuário do paciente. Em caso de abaulamento e queixa de desconforto do paciente durante a infusão, observar a presença de alterações e reduzir a velocidade da administração para facilitar a absorção e minimizar desconfortos.
- Atentar-se para a diluição recomendada para cada fluido, já que existem medicações e soluções mais irritativas, que exigem maior diluição e tempo para administração.

Complicações: identificação e manejo

Embora raras, complicações locais podem ocorrer durante o uso do acesso subcutâneo, conforme disposto na Tabela 59.4.

A ocorrência de complicações associadas ao acesso subcutâneo deve ser notificada e monitorada. No caso de ocorrências frequentes, treinamentos para capacitação e atualização dos profissionais são fundamentais.

Tabela 59.4. Complicações locais associadas ao uso do acesso subcutâneo e cuidados específicos

Complicações	Cuidados
Edema	❑ Reduzir velocidade de infusão e avaliar melhora na absorção ❑ Caso o edema apresente-se associado a sinais flogísticos (dor, calor, rubor), retirar e puncionar um novo sítio respeitando a distância mínima. Notificar ocorrência no prontuário do paciente e monitorar evolução[8,9]
Celulite	❑ Aplicar compressas frias (pode-se utilizar compressa com chá de camomila frio) por 15 minutos e monitorar ❑ Atentar-se para a alteração de sinais vitais sugestivos de quadro infeccioso sistêmico ❑ Compartilhar informações com equipe médica para avaliar a necessidade de antibioticoterapia local ou sistêmica[8,9,16,33]
Secreção purulenta	❑ Realizar drenagem manual de secreção (se houver) ❑ Limpar região com clorexidina degermante ou sabonete de PHMB e SF 0,9% ou ainda solução de PHMB ❑ Manter curativo oclusivo e monitorar ❑ Compartilhar informações com equipe médica para avaliar a necessidade de antibioticoterapia local ou sistêmica[8,9,33]
Hematoma	❑ Remover o acesso e aplicar polissulfato de mucopolissacarídeo com massagem local ❑ Monitorar a região ❑ Em pacientes com risco de sangramento, dar preferência à cateteres não agulhados[8,9,33]
Necrose tecidual	❑ Remover o acesso e iniciar desbridamento conforme extensão da necrose e características do tecido ❑ Realizar curativo utilizando coberturas apropriadas[8,9,33] (consulte no Capítulo 48)

Fonte: Elaborada pelos autores.

Como implantar o uso da via subcutânea no serviço de atenção domiciliar

Assim como todo novo procedimento, para implantar o uso do acesso subcutâneo em um serviço, algumas etapas devem ser seguidas com o objetivo de tornar o processo seguro e confiável, conforme descrito a seguir.[32]

- Elaboração de um protocolo institucional: todo procedimento precisa ter a sua execução padronizada e alinhada entre a equipe. Um protocolo bem elaborado é aquele que fornece respaldo e orientação aos profissionais responsáveis por executar o procedimento. Essa etapa deve envolver a liderança de enfermagem, farmácia, qualidade, médico e/ou práticas assistenciais nas discussões e validações necessárias. Esse alinhamento entre todas as áreas é de fundamental importância. Todas as fases que contemplam a realização do procedimento devem estar claras: técnica adequada para punção, prescrição de medicamentos e fluidos tolerados pela via, administração no tempo e diluição recomendados, dispensação autorizada e cuidados de manutenção aplicados para minimizar a ocorrência de complicações.
- Treinamento dos profissionais: trata-se de um procedimento que nem sempre é ensinado durante a formação inicial dos profissionais. Desse modo, todos os profissionais de enfermagem da instituição (auxiliares, técnicos e enfermeiros) devem ser treinados quanto à realização da punção e dos cuidados para manutenção do cateter (treinamento teórico prático), bem como os médicos devem ser capacitados quanto aos medicamentos tolerados e diluição recomendada para cada um visando obter uma prescrição segura.
- Estabelecer indicadores relacionados ao acesso subcutâneo: padronizar indicadores que serão monitorados e disseminar formas de notificação de ocorrências e incidentes criando uma cultura de comunicação clara e honesta entre os profissionais do serviço. Sugere-se o monitoramento dos seguintes indicadores: incidência de complicações relacionadas a hipodermóclise; incidência de erro de medicação associado ao acesso subcutâneo e tempo de permanência do acesso subcutâneo.

Conclusão

O uso da via subcutânea para a administração de medicamentos em cuidados paliativos se configura em uma prática segura e com grande potencial de contribuir no controle de sintomas no ambiente domiciliar.

Apesar da punção do acesso em si se tratar de um procedimento simples, o grande diferencial para o uso da via de forma segura está nos cuidados para manutenção do dispositivo, que requerem conhecimentos quanto aos fármacos tolerados, diluição recomendada e cuidados para minimizar a ocorrência de complicações.

A implantação do procedimento e o uso da técnica deve ocorrer de forma criteriosa e cuidadosa nos serviços de atenção domiciliar conforme descrito neste capítulo.

A elaboração de um protocolo completo, a capacitação dos profissionais e o estabelecimento de indicadores são fundamentais na garantia de uma prática segura.

Referências

1. World Health Organization (WHO). National Cancer control programmes: policies and managerial guidelines. Geneva: WHO, 2002. Disponível em: <https://iris.who.int/bitstream/handle/10665/42494/9241545577.pdf?sequence=1&isAllowed=y>.
2. Kestenbaum MG, Vilches AO,Messersmith S, Connor SR, Fine PG, Mur-phy B, et al. Alternative Routes to Oral Opioid Administration in Palliative Care: A Review and Clinical Summary. Pain Med. 2014; 15:1129–53.
3. Ahmed E. The contribution of the clinical pharmacist in palliative care. In: Cherny NI, Fallon MT, Kaasa S, Portenoy RK, Currow DC, editors. Oxford Textbook of Palliative Medicine. 6th ed. Oxford: Oxford University Press; 2021. p. 251-257.
4. Coelho TA, Wainstein AJA, Drummond-Lage AP. Hypodermoclysis as a Strategy for Patients With End-of-Life Cancer in Home Care Settings. Am J Hosp Palliat Care. 2020 Sep;37(9):675-682. doi: 10.1177/1049909119897401. Epub 2020 Jan 6. PMID: 31902225.
5. Brasil. Ministério da Saúde. Instituto Nacional de Câncer. Terapia subcutânea no câncer avançado. Instituto Nacional de Câncer. Rio de Janeiro: INCA, 2009:1-34. Disponível em: <https://bvsms.saude.gov.br/bvs/publicacoes/inca/Terapia_subcutanea.pdf>.
6. Barua P, Bhowmick BK. Hypodermoclysis-a victim of historical prejudice. Age Ageing. 2005; 34(3):215-217. doi: 10.1093/ageing/afi077.
7. NHS Scotland. Scottish Palliative Care Guidelines - Alternatives to re-gular medication normally given via a syringe pump condensed 2024. Disponível em: https://rightdecisions.scot.nhs.uk/scottish-palliative-care-guidelines/symptom-control/alternatives-to-regular-medication-normally-given-via-a-syringe-pump-syringe-driver-when-this-is-not-available/alternatives-to-regular-medication-normally-given-via-a-syringe-pump-condensed-information.
8. Avilés RG, Antiñolo FG. Uso de la via subcutánea em cuidados paliativos. Madrid: Sociedade Española de Cuidados Paliativos (SECPAL), 2013:1-56.
9. Sociedade Brasileira de Geriatria e Gerontologia (SBGG). Academia Nacional de Cuidados Paliativos (ANCP). O uso da via subcutânea em geriatria e cuidados paliativos - Um Guia da SBGG e da ANCP para profissionais. 2017; 2:1-58.
10. Wernli U, Dürr F, Jean-Petit-Matile S, Kobleder A, Meyer-Massetti C. Subcutaneous Drugs and Off-label Use in Hospice and Palliative Care: A Scoping Review. J Pain Symptom Manage. 2022 Nov;64(5):e250-e259. doi: 10.1016/j.jpainsymman.2022.07.006. PMID: 35870656.
11. To TH, Agar M, Shelby-James T, Abernethy AP, Doogue M, Rowett D, Ko D, Currow DC. Off-label prescribing in palliative care - a cross-sectional national survey of palliative medicine doctors. Palliat Med. 2013 Apr;27(4):320-8. doi: 10.1177/0269216312464263. PMID: 23128901.
12. Hagemann V, Bausewein C, Remi C. Off-label use in adult palliative care - more common than expected. A retrospective chart review. Eur J Hosp Pharm. 2022 Nov;29(6):329-335. doi: 10.1136/ejhpharm-2020-002554. PMID: 36283723; PMCID: PMC9614128.
13. Broadhurst D, Cooke M, Sriram D, Gray B. Subcutaneous hydration and medications infusions (effectiveness, safety, acceptability): a systematic review of systematic reviews. PloS One. 2020;15(8):e0237572. doi:10.1371/journal.pone.0237572.
14. Genzor GA, Claver AC, Carriquiri AN, Riba VO, Güerri YP. Guía de Práctica Clínica para el Manejo de la Vía Subcutánea. Programa de apoyo a las iniciativas de mejora de la calidad en el Servicio Aragonés de Salud, 2020:1-81.
15. Chanthong P, Siriwattanakul S, Srion C. Comparison of feasibility between hypodermoclysis and intravenous hydration among palliative care patients in Thailand. Int J Palliat Nurs. 2022 Jul 2;28(7):308-312. doi: 10.12968/ijpn.2022.28.7.308. PMID: 35861446.
16. Bolela F, Lima R, Souza AC, Moreira MR, Lago AJO, Simino GPR, Araújo JS. Cancer patients in Palliative Care: occurrences related to venipuncture and hypodermoclysis. Rev Lat Am Enfermagem. 2022;30:e3623. doi: 10.1590/1518-8345.5825.3623. PMID: 35976356; PMCID: PMC9364775.

17. Pontalti, G. Via subcutânea: segunda opção em cuidados paliativos. Clinical and Biomedical Research. 2012; 32 (2):200-207. ISSN 2357-9730. Disponível em: <https://seer.ufrgs.br/hcpa/article/view/26270/19181>.
18. Duems-Noriega O, Ariño-Blasco S. Subcutaneous fluid and drug delivery: safe, efficient and inexpensive. Reviews in Clinical Gerontology. Cambridge University Press; 2015;25(2):117–46.
19. Conselho Regional de Enfermagem. Parecer COREN/ES nº 003/2013. Realização de hipodermóclise por enfermeiro. Disponível em: < http://www.coren-es.org.br/parecer-tecnico-no-0032013_4450.html>.
20. Conselho Regional de Enfermagem. Parecer COREN-SP n° 031 de 2014. Punção e administração de fluidos por hipodermóclise. Disponível em:<http://portal.coren-sp.gov.br/sites/default/files/parecer_coren_sp_2014_031.pdf>.
21. Conselho Regional de Enfermagem. Parecer COREN/SE nº 066/2015. Análise de parecer quanto a hipodermóclise. Disponível em: <http://se.corens.portalcofen.gov.br/wp-content/uploads/2016/05/PARECER-T%C3%89C-N.-066-2015-HIPODERMOCLISE.pdf>.
22. Conselho Regional de Enfermagem. Parecer COREN-BA n° 004/2017. Competência da equipe de enfermagem na realização de hipodermóclise. Disponível em: < http://ba.corens.portalcofen.gov.br/parecer-coren-ba-n%E2%81%B0-0042017_29418.html>.
23. Conselho Regional de Enfermagem. Parecer COREN/RS nº 02/2019. Realização de hipodermóclise pelos profissionais de enfermagem. Disponível em: <https://www.portalcoren-rs.gov.br/docs/Legislacoes/legislacao_e1162f5b93762cf5f3e76598c8dff42f.pdf>.
24. Conselho Regional de Enfermagem. Parecer COREN/SC nº 011/CT/2019. Competência da equipe de enfermagem para a realização de hipodermóclise. Disponível em: <http://transparencia.corensc.gov.br/wp-content/uploads/2019/03/RT-011-2019-Compet%C3%AAncia-da-equipe-de-Enfermagem-na-realiza%C3%A7%C3%A3o-da-hipoderm%C3%B3clise-.pdf>.
25. Conselho Regional de Enfermagem. Parecer COREN/PR n° 004/2020. Competência da equipe de enfermagem para a realização de hipodermóclise. Disponível em: < https://www.corenpr.gov.br/portal/images/2020_comunicacao/Parecer%20T%C3%A9cnico%20Coren-PR%20004-2020%20-%20%20Compet%C3%AAncia%20na%20pun%C3%A7%C3%A3o%20e%20administra%C3%A7%C3%A3o%20de%20medicamentos%20na%20hipoderm%C3%B3clise.pdf>.
26. Conselho Regional de Enfermagem. Parecer COREN/GO nº 001/CTAP/2020. Realização de hipodermóclise por profissional de enfermagem. Disponível em: < http://www.corengo.org.br/wp-content/uploads/2020/03/Realiza%C3%A7%C3%A3o-de-Hipoderm%C3%B3clise.pdf>.
27. Poolman M, Roberts J, Byrne A, Perkins P, Hoare Z, Nelson A, Hiscock J, Hughes D, Foster B, O'Connor J, Reymond L, Healy S, Roberts R, Wee B, Lewis P, Johnstone R, Roberts S, Holmes E, Wright S, Hendry A, Wilkinson C. CARer-ADministration of as-needed subcutaneous medication for breakthrough symptoms in homebased dying patients (CARiAD): study protocol for a UK-based open randomised pilot trial. Trials. 2019 Feb 7;20(1):105. doi: 10.1186/s13063-019-3179-9. PMID: 30732624; PMCID: PMC6367805.
28. Vidal M, Hui D, Williams J, Bruera E. A Prospective Study of Hypodermoclysis Performed by Caregivers in the Home Setting. J Pain Symptom Manage. 2016 Oct;52(4):570-574.e9. doi: 10.1016/j.jpainsymman.2016.04.009. Epub 2016 Sep 15. PMID: 27640727.
29. Rodríguez-Campos L, León MX, Bastidas A, Consuegra C, Umbacia MA, García A, Rodrígues D, Bruera E. Subcutaneous Administration of Medications and Fluids by Nonprofessional Caregivers at Home. J Palliat Med. 2023 Apr;26(4):497-502. doi: 10.1089/jpm.2022.0107. Epub 2022 Oct 18. PMID: 36260386.
30. Martins SB, Cordeiro FR, Zillmer Juliana GV, Arrieira ICO, Oliveira AT, Santos C. Percepções de cuidadores familiares sobre o uso da hipodermóclise no domicílio. Enfermería Actual de Costa Rica [Internet]. 2020 June; (38): 103-120. Disponível em: http://www.scielo.sa.cr/scielo.php?script=sci_arttext&pid=S1409-45682020000100103&lng=en. http://dx.doi.org/10.15517/revenf.v0i38.38509.

31. Wilson E, Caswell G, Pollock K. The 'work' of managing medications when someone is seriously ill and dying at home: A longitudinal qualitative case study of patient and family perspectives'. Palliat Med. 2021 Dec;35(10):1941-1950. doi: 10.1177/02692163211030113. Epub 2021 Jul 12. PMID: 34252329; PMCID: PMC8640265.
32. Silveira CC. Hipodermóclise. In: Souza SS, Basso JF. Cuidados de enfermagem nas dimensões dos cuidados paliativos. Curitiba: Editora CRV. 2022.p.211-238.
33. Takara L, Franck EM. Hipodermóclise. In: Carvalho RT. et al. Manual de Residência de Cuidados Paliativos: Abordagem Multidisciplinar. São Paulo: Manole, 2018: 693-709.
34. Brasil. Agência Nacional de Vigilância Sanitária. Medidas de Prevenção de Infecção da Corrente Sanguínea. In: Brasil. Medidas de Prevenção de Infecção Relacionada à Assistência à Saúde. Brasília: Anvisa, 2017: 69-73.
35. Azevedo EF, Barbosa MF. Via subcutânea: a via parenteral de escolha para administração de medicamentos e soluções de reidratação em Cuidados Paliativos. In: Carvalho RT, Parsons HA. Manual de Cuidados Paliativos ANCP. Porto Alegre: Sulina, 2012: 259-269.
36. Becton, Dickinson and Company (BD). Hidden talents of BD Saf-T-Intima™. 2013:1-6. Disponível em: <http://www.bd.com/europe/safety/en/pdfs/Saf-T-Intima%20use%20Guide.pdf>.
37. The Royals Children´s Hospital Melbourne. Clinical Guidelines (Nursing): Subcutaneous Catheter devices Management of Insuflon and BD SafTIntima devices. 2014. Disponível em: <https://www.rch.org.au/rchcpg/hospital_clinical_guideline_index/Subcutaneous_Catheter_devices_Management_of_Insuflon_and_BD_SafTIntima_devices/>.
38. Supriemed. Dispositivos para via subcutânea. 2022. Disponível em: <http://supri-emedtc.med.br/sistema-agulhado/>.
39. Kondasinghe JS, Look ML, Moffat P, Bradley K. Subcutaneous Levetiracetam and Sodium Valproate Use in Palliative Care Patients. J Pain Palliat Care Pharmacother. 2022 Dec;36(4):228-232. doi: 10.1080/15360288.2022.2107145. Epub 2022 Aug 5. PMID: 35930500.
40. Tan S, Ng JS, Tang C, Stretton B, Kovoor J, Gupta A, Delloso T, Zhang T, Goh R, El-Masri S, Kiley M, Maddocks I, Harroud A, Stacpoole S, Crawford G, Bacchi S. Subcutaneous sodium valproate in palliative care: A systematic review. Palliat Med. 2024 Apr;38(4):492-497. doi: 10.1177/02692163241234597. Epub 2024 Mar 5. PMID: 38444061; PMCID: PMC11025302.
41. Michelon H, Souchu H, Chauvron-Defilippi B, Lecoeur A, Villart M, Denis M. Subcutaneous pantoprazole in an elderly, palliative care patient. BMJ Support Palliat Care. 2022 Jul;12(e2):e187-e188. doi: 10.1136/bmjspcare-2019-001916. Epub 2019 Aug 28. PMID: 31462422.
42. Broadhurst D, Cooke M, Sriram D, Barber L, Caccialanza R, Danielsen MB, Ebersold SL, Gorski L, Hirsch D, Lynch G, Neo SH, Roubaud-Baudron C, Gray B. International Consensus Recommendation Guidelines for Subcutaneous Infusions of Hydration and Medication in Adults: An e-Delphi Consensus Study. J Infus Nurs. 2023 Jul-Aug 01;46(4):199-209. doi: 10.1097/NAN.0000000000000511. PMID: 37406334; PMCID: PMC10306332.

60

Cuidados com Feridas e Alterações da Pele no Fim da Vida

Caroline Cruz da Silveira
Suzana Aparecida da Costa Ferreira

Introdução

Com a evolução da doença, no fim da vida, é esperado que o paciente passe a apresentar sinais de falência orgânica. Trata-se de um processo caracterizado por alterações hemodinâmicas e exacerbação de sintomas.[1-3]

Nesse processo a pele, como maior órgão do corpo humano, pode ser afetada e sua falência ocorre, principalmente, por perfusão insuficiente e isquemia do tecido.[1-3]

Quando órgãos vitais como o coração e o cérebro apresentam suprimento comprometido, a circulação dos demais órgãos, incluindo a pele é desviada para preservar o funcionamento das funções essenciais.[1-3]

Em geral, a manifestação da falência cutânea ocorre através da mudança de coloração, turgor e rompimento da integridade da pele, com o surgimento de lesões.[3,4]

Cabe nesse momento trazer à tona o conceito de lesões inevitáveis, que são aquelas que ocorrerão independentemente dos cuidados preventivos adotados. Isso, porque, elas ocorrem em consequência às alterações orgânicas descritas anteriormente, como uma das formas de anunciar a proximidade da morte.[5,6]

Além das alterações já descritas, é comum que as lesões preexistentes apresentem piora, devido ao colapso sistêmico pelo qual o corpo está passando.[1,2]

Outro tipo de lesão comum em pacientes com câncer avançado é a ferida neoplásica maligna (FNM), definida como feridas que progridem de forma gradual e degenerativa e podem ter sua origem no tumor primário ou em metástases, frequentemente disseminadas através da circulação linfática ou sanguínea.[7-9]

Como é de se imaginar, o foco nesse momento não será obter a cicatrização, mas acima de tudo o controle de sintomas e a priorização de conforto do paciente, seus cuidadores e familiares.[7-10]

Muitos dos pacientes que apresentam essas alterações estão em acompanhamento por equipes de Atenção Primária à Saúde (APS) ou Atenção Domiciliar, sendo assim, é um tema de grande importância a esses profissionais.[10]

Neste capítulo serão abordadas as principais alterações da pele, lesões no fim da vida e as FNM, além de como identificá-las e tratá-las.

Alterações da pele e feridas em pessoas com doenças ameaçadoras da vida em fase avançada

Apesar de haver relatos na literatura a respeito das alterações na pele no fim da vida há alguns anos, os estudos são incipientes e o conhecimento quanto a esses aspectos ainda não é disseminado.[1,2,4,6]

O que se percebe na prática clínica é que, de fato, tais alterações ocorrem e podem ser preditivas de proximidade do óbito.

Para identificá-las, é fundamental que haja uma avaliação ampla quanto ao estado clínico do paciente, bem como discussão com a equipe interdisciplinar quanto à fase da doença em que o mesmo se encontra, quais sinais e sintomas têm sido notados e qual a percepção geral da equipe.[1,2,4,6]

Quanto às Feridas Neoplásicas Malignas, existem aquelas que cicatrizam, mas é importante ressaltar que isso depende da fase da doença e da resposta ao tratamento oncológico realizado (quando possível de ser realizado), sendo necessário considerar a possibilidade de a lesão não cicatrizar e continuar aumentando, devido à sua fisiopatogenia, exigindo cuidados intensos para redução do sofrimento.[7-9]

Na Tabela 60.1, estão definidas as principais lesões que acometem pessoas com doenças ameaçadoras da vida em fase avançada e que serão tratadas neste capítulo.

Tabela 60.1. Alterações na pele e feridas comuns em pacientes com doenças avançadas

Tipo de ferida	Definição
1- Úlcera terminal de Kennedy (UTK)[5]	❑ Lesão de surgimento repentino, geralmente na região sacral ou do cóccix, mas também podem aparecer nos trocanteres ❑ Apresenta margens irregulares, tem forma de pera, borboleta ou ferradura e coloração escurecida (vermelho, amarelo, preto ou púrpura) ❑ Associada a outros sinais clínicos, é considerada um sinal de mal prognóstico ❑ Possibilidade de óbito em até 6 semanas[5]
2- Lesão tecidual terminal de Trombley – Brennan[11]	❑ Manchas de coloração rósea, púrpura ou marrom nas extremidades e/ou tronco, em áreas de pouca ou nenhuma pressão, sem perda da integridade da pele ❑ Associada a outros sinais clínicos, é considerada um sinal de mal prognóstico ❑ Após o seu surgimento, os pacientes costumam falecer em um dia e meio[11]

Continua...

Tabela 60.1. Alterações na pele e feridas comuns em pacientes com doenças avançadas – continuação

Tipo de ferida	Definição
3- Sinais de Welam[12]	❑ Erupções eritematosas de cor azul escuro ou púrpura, que não embranquecem à pressão e aparecem ao redor ou ao nível da cicatriz umbilical. Em alguns casos, pode se estender até as coxas ❑ Associada a outros sinais clínicos, é considerada um sinal de mal prognóstico ❑ Após o surgimento das erupções, o prognóstico do paciente costuma ser de 10 a 20 dias[12]
4- Falência cutânea[1,3-6]	❑ É um evento no qual a pele e o tecido subjacente morrem devido à hipoperfusão que ocorre simultaneamente com disfunção grave ou falha de outros sistemas orgânicos. Nesse momento também pode-se notar piora das lesões preexistentes[1,3-6]
5- Ferida neoplásica maligna (FNM)[7-9]	❑ São consideradas lesões crônicas e se originam do processo de oncogênese, caracterizado pela proliferação incontrolável de células cancerígenas que invadem a pele, resultando na quebra da sua integridade ❑ O processo de crescimento tumoral, que se caracteriza pela rápida proliferação, ulceração e infiltração na pele, resulta na formação de regiões necróticas, invasão dos vasos sanguíneos e enfraquecimento do tecido[7-9]

Fonte: Elaborada pelas autoras.

Tabela 60.2. Os 10 posicionamentos descritos no Consenso SCALE (Skin Changes at Life's End)

Posicionamento	Descrição
Posicionamento 1	As mudanças sistêmicas durante o processo de morte afetam a pele e os tecidos moles gerando: ❑ Alterações objetivas (observáveis): alterações na cor, turgor ou integridade da pele ❑ Sintomas subjetivos, como a dor local Cabe ressaltar que tais alterações podem não ser evitáveis, ocorrendo mesmo após a aplicação de intervenções adequadas[5]
Posicionamento 2	Todo o plano de cuidados deve ser compartilhado (pacientes, familiares e equipe de saúde) e documentado no prontuário[5]
Posicionamento 3	A avaliação deve ser centrada no paciente e suas necessidades, considerando a presença de dor e dependência para as atividades de vida diária[5]
Posicionamento 4	A presença de alterações na pele no fim da vida reflete o seu comprometimento (hipoperfusão dos tecidos moles, diminuição da tolerância a estímulos externos e deficiência na remoção de catabólitos)[5]
Posicionamento 5	Os objetivos terapêuticos devem estar alinhados entre os membros da equipe e esses devem acolher as preocupações acerca do final da vida do paciente e alinhar as expectativas dos familiares e cuidadores. A família deve ser orientada quanto ao risco de desenvolvimento do SCALE, além de outras alterações da pele, perda da integridade ou o surgimento de lesões por pressão[5]

Continua...

Alterações na pele no fim da vida

Em 2008, foi realizado um fórum, em Chicago, reunindo 18 especialistas para discutir questões relacionadas às alterações na pele no fim da vida.[5]

Esse fórum resultou em um consenso internacional denominado SCALE (*Skin Changes at Life's End*) onde foram incluídos os conceitos de Úlcera Terminal de Kennedy e falência cutânea e chamou a atenção para a importância da diferenciação das lesões evitáveis × inevitáveis.[5]

Tal consenso determinou 10 posicionamentos, que dizem respeito à identificação e cuidados com as alterações da pele no fim da vida, descritos na Tabela 60.2.[5]

Tabela 60.2. Os 10 posicionamentos descritos no Consenso SCALE (Skin Changes at Life's End) – continuação

Posicionamento	Descrição
Posicionamento 6	Embora os sinais e sintomas de risco associados ao SCALE, ainda não tenham sido completamente elucidados, podem incluir: imobilismo, inapetência, desnutrição ou caquexia, baixo nível sérico de albumina/pré-albumina, baixo nível de hemoglobina e desidratação, redução de perfusão tissular, hipóxia tecidual, redução de temperatura local da pele, alteração da coloração e necrose da pele, perda de integridade da pele devido a inúmeros fatores como equipamentos ou dispositivos, incontinência, irritantes químicos, exposição crônica a fluidos corporais, lesões por fricção, pressão, cisalhamento, atrito e infecções e função imunológica deficiente[5]
Posicionamento 7	Avaliação completa da pele deve ser realizada regularmente, documentando-se todas as áreas de risco. É importante focalizar as áreas de proeminências ósseas e sob cartilagens e descrever as condições da pele e lesões como observadas[5]
Posicionamento 8	É recomendado a avaliação de um especialista na presença de qualquer alteração da pele associada a dor, infecção, perda da integridade e sempre que os cuidadores e familiares manifestarem preocupação[5]
Posicionamento 9	Identificar as causas prováveis das alterações da pele e estabelecer um plano de cuidados que contemple os 5 Ps: prevenção, prescrição, preservação, paliação e preferências (de acordo com os desejos do paciente)[5]
Posicionamento 10	Pacientes e equipe devem ser educados quanto ao SCALE e plano de cuidados[5]

Fonte: Adaptada de Santos, 2009.

Em geral, os posicionamentos destacam as principais alterações fisiológicas e o impacto das mesmas na pele no processo de morrer, a importância do planejamento de cuidados compartilhado, incluindo as preferências e desejos do paciente e familiares, alinhamento entre os membros da equipe, avaliação detalhada da pele e o registro das suas alterações, a adoção de medidas de prevenção ajustadas para a tolerância de cada paciente, de modo a favorecer a manutenção da pele, bem como o acolhimento aos familiares e cuidadores, alinhamento de expectativas e orientação sobre as possíveis alterações decorrentes do processo de declínio orgânico e sistêmico.[5]

Úlcera terminal de Kennedy (UTK)

É comum que tais úlceras sejam confundidas com Lesões Por Pressão, mas, nos últimos anos tem sido notado que esse tipo de lesão, assim como as demais alterações da pele no fim da vida, parecem ocorrem predominantemente por hipoperfusão e morte tecidual na fase final da vida e não somente por pressão associada.[1]

Breve caso clínico: mulher, 87 anos, neoplasia de pâncreas avançada. Equipe de Cuidados Paliativos iniciou o acompanhamento por conta de dor e náusea de difícil controle. Ao estabelecer o controle de sintomas, paciente demonstrou-se aberta para conversar sobre sua doença e perguntou sobre seu prognóstico à equipe. Quando informada, a mesma decidiu organizar um momento de despedida com a família, onde dividiu suas plantas (sua grande paixão) responsabilizando cada familiar a cuidar de uma parte delas e presenteou suas filhas e sobrinhas com objetos significativos. No dia seguinte, pela manhã, durante visita domiciliar, a enfermeira notou sinais de declínio sistêmico, inclusive alterações nos sinais vitais que indicavam a proximidade do evento final. Na região sacral havia uma hiperemia, sugerindo Lesão por Pressão estágio 1 (eritema persistente, sem alteração à expressão digital). Equipe já havia conversado e orientado as cuidadoras e familiares quanto as mudanças esperadas e todos estavam bem cientes. No fim da tarde, a cuidadora enviou a seguinte foto à enfermeira e relatou: "Acho que essa é a lesão que você disse que poderia acontecer, não é?". No dia seguinte, menos de 24 horas após o surgimento da úlcera terminal de Kennedy (UTK), a paciente faleceu.

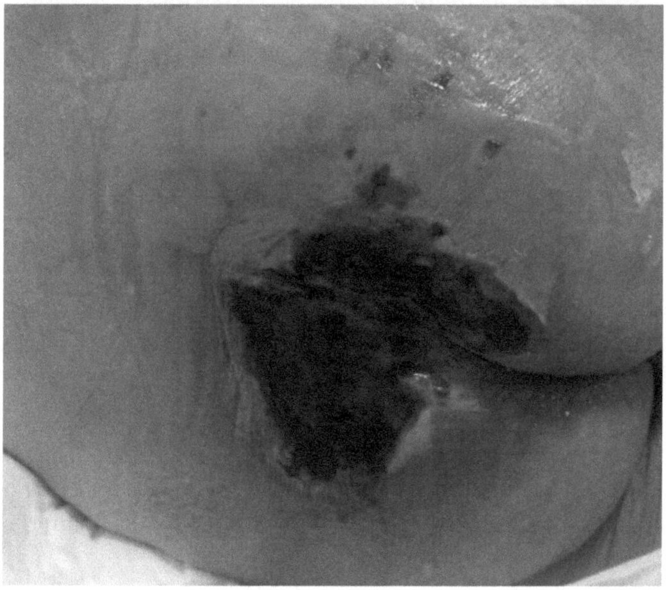

Figura 60.1. Úlcera terminal de Kennedy (UTK). *Fonte: Acervo pessoal da autora.*

Esse breve relato expõe a importância de a equipe manter uma comunicação clara, honesta e compassiva com o paciente, familiares e cuidadores, conhecer as possíveis alterações no fim da vida, inclusive com relação à pele e atuar com foco no acolhimento e conforto de todos os envolvidos no processo de cuidar.

Com base no relato acima mencionado, será que se a enfermeira tivesse optado por iniciar medidas para desbridamento da lesão em questão, a paciente se beneficiaria? Nesse ponto do capítulo, é importante que o leitor entenda que não, visto que tal conduta poderia causar muito mais sofrimento do que benefício à paciente. Mais adiante estarão descritas as condutas especificas para lesões como a da Figura 60.1.

Ainda é comum que os profissionais confundam e diagnostiquem UTK como LP, o que pode gerar cuidados agressivos com resultados clínicos abaixo do esperado, além de acentuar o sofrimento físico e emocional dos pacientes e familiares.[10]

Lesão tecidual terminal de Trombley – Brennan

Essas são lesões que não costumam ocorrer em regiões de proeminência óssea e não apresentam rompimento da pele.[1,3,4,11]

Apesar de poucos relatos, é possível notá-las frequentemente nos pacientes que estão no fim da vida.[1,3,4,11]

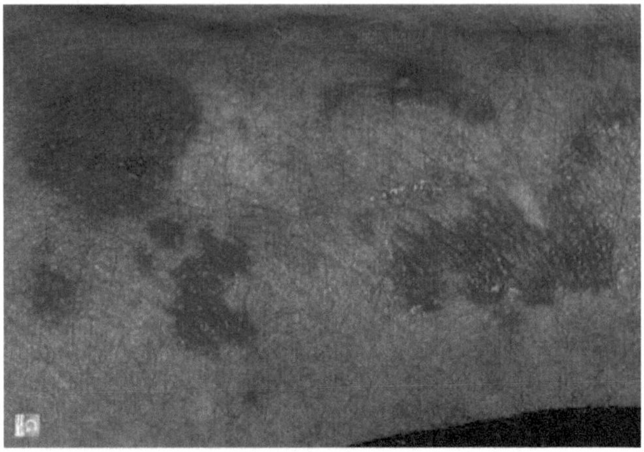

Figura 60.2. Lesão tecidual terminal de Trombley – Brennan nos MMSS de idosa com demência vascular avançada, em processo ativo de morte que faleceu 1 dia após o surgimento das lesões. *Fonte: Acervo pessoal da autora.*

Sinais de Welam

Tais sinais são pouco relatados na literatura, porém é importante que os profissionais que atendem pacientes com doença avançada conheçam e saibam da possibilidade de surgirem essas alterações.[12]

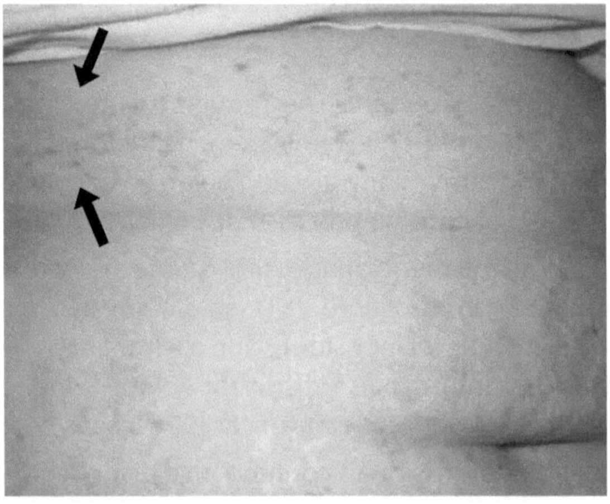

Figura 60.3. Sinais de Welam. *Fonte: Adaptada de McKeown, Davidson, Adam, Welsh, 2009.*[12]

Os sinais de Welam foram descritos em um artigo publicado em 2009, contendo o relato de 4 casos de pacientes com doenças avançadas, que apresentaram erupções azuladas na região abdominal e faleceram no período de 10 a 20 dias após o seu surgimento.[12]

Falência cutânea

A hipóxia tecidual pode ocasionar alterações cutâneas distintas: manchas esbranquiçadas ou acinzentadas que podem caracterizar necrose isquêmica e manchas arroxeadas relacionadas ao extravasamento de hemácias pelo rompimento de vasos sanguíneos.[1]

Acredita-se que fatores como: a duração da hipotensão sistêmica, presença de alterações ateroscleróticas e pressão externa exercida nos vasos, desenvolvimento de circulação colateral arterial e ocorrência de lesões de reperfusão recorrentes podem influenciar no surgimento das alterações da pele no fim da vida, o que justifica o fato de que nem todos os pacientes apresentarão tais alterações no processo de morrer.[1]

Como já mencionado anteriormente, além do surgimento de alterações e novas lesões de pele, no fim da vida é comum que as lesões já existentes apresentem piora rápida e progressiva, caracterizando o processo de falência cutânea.[4-6]

É consensual que todos os envolvidos no processo de cuidar de pessoas no fim da vida (pacientes, familiares, cuidadores e profissionais) conheçam as alterações que podem ocorrer nesse momento e quais cuidados devem ser adotados, compreendendo que nem sempre essas lesões são evitáveis e o seu surgimento ou piora não devem ocasionar sentimento de culpa ou sinal de negligência.[6]

Breve caso clínico: mulher, 97 anos, Alzheimer avançado (diagnóstico há 15 anos), acamada e totalmente dependente para todas as atividades básicas de vida diária há 8 anos, em uso de nutrição artificial (gastrostomia) há 6 anos. No último ano, paciente apresentou 8 episódios de infecção (pneumonia aspirativa e Infecção do Trato Urinário-ITU). Cuidadora amorosa e muito vinculada à paciente, presta cuidados de excelência a ela há 15 anos. Em visita domiciliar para reavaliação da paciente, pois a mesma está em antibioticoterapia via subcutânea para tratamento de nova ITU, cuidadora encontra-se angustiada e informa que há 2 dias começou a apresentar múltiplas lesões de pele, mesmo com todos os cuidados de prevenção que sempre adotou (mudança de decúbito a cada 2 horas, uso de colchão pneumático, hidratação da pele, troca frequente da fralda). À avaliação, identificado lesões de pele em diversas proeminências ósseas: pés, occipital, cotovelos, trocanter direito e esquerdo, sacral. A seguir, evolução de uma das lesões para exemplificar.

Realizado acolhimento da cuidadora e após identificação de sinais de piora sistêmica (alterações dos sinais vitais, exacerbação dos sintomas, sinais de má absorção da dieta), iniciado o processo de orientação quanto às possíveis alterações e sobre o conceito de lesões inevitáveis. Todas as lesões de pele apresentaram piora significativa como a demonstrada na Figura 60.4. Após cerca de 10 dias do atendimento relatado, paciente faleceu de forma serena e a cuidadora mais tranquila, compreendendo que o surgimento das lesões não foi por falta de cuidado.

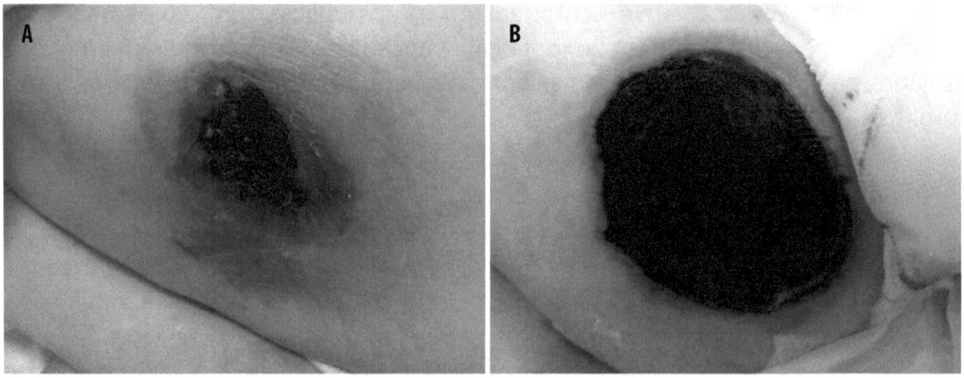

Figura 60.4. Lesão trocantérica E nos dias 28/07 (**A**) e a mesma lesão em 02/08 (**B**). *Fonte: Acervo pessoal da autora.*

O caso acima descrito expõe claramente um caso de falência cutânea e mais uma vez a importância de a equipe acolher e orientar os cuidadores.

Cuidados gerais com as alterações e lesões de pele no fim da vida

A seguir, na Tabela 60.3 estão dispostos alguns cuidados com as lesões mencionadas até o momento.

Tabela 60.3. Cuidados gerais com as alterações e lesões de pele no fim da vida

Tipo de alteração/ lesão de pele	Cuidados
Úlcera terminal de Kennedy (UTK) e lesões por falência cutânea[13,14]	❑ Manter as lesões limpas e protegidas ❑ O curativo deve ser realizado com coberturas e/ou correlatos, que visem manter o leito da lesão hidratado, o exsudato gerenciado (quando houver), as bordas protegidas e o paciente confortável ❑ No caso de pacientes com múltiplas lesões e sintomas exacerbados ou ainda sobrecarga dos cuidadores, dar preferência para curativos que não exijam trocas constantes. Por exemplo, nas lesões das Figuras 60.1 e 60.3, uma boa alternativa seria a limpeza com SF 0,9%, aplicação de PHMB (solução ou sabonete), se possível e a oclusão com espumas multicamadas com adesivo de silicone ou placa de hidrocoloide fina, ambas podem ser mantidas por até 7 dias na lesão ❑ Se não houver tais coberturas disponíveis, após a limpeza, pode-se utilizar gaze não aderente + oclusão com gaze e filme transparente ou Transpore® ❑ Não utilizar desbridamento instrumental, a não ser que seja para remover tecidos desvitalizados já soltos ou hiperqueratose ❑ Atentar-se para a presença de dor durante a manipulação e realização dos curativos e administrar analgésicos antes de realizá-los. Caso não esteja prescrito, conversar com equipe médica para ajuste na prescrição
Lesão tecidual terminal de Trombley – Brennan e sinais de Welam[13,14]	❑ Por se tratar de alterações que não ocasionam o rompimento da integridade cutânea, os cuidados devem ser: manter a região limpa usando água morna e sabonete de uso rotineiro do paciente durante o banho ❑ Manter a região seca e aplicar emoliente de 2 a 3 ×/dia para evitar outros desconfortos associados, como prurido ❑ Caso haja rompimento da pele, pode-se realizar curativos seguindo o mesmo raciocínio utilizado para o tratamento de Lesões por fricção (consulte o Capítulo 48), mesmo sabendo que possivelmente as lesões aqui descritas não alcançarão a cicatrização

Ferida neoplásica maligna (FNM)

Existem instrumentos de avaliação já estabelecidos, adaptados ou traduzidos para a realidade da cultura brasileira, como o *Bates-Jensen Wound Assessment Tool*.[15] Esse instrumento consiste em 13 itens que abrangem aspectos como: tamanho, profundidade, características das bordas, presença de tecido necrótico, tipo e quantidade de exsudato, presença de edema e endurecimento do tecido circundante, coloração da pele adjacente, além da avaliação do tecido de granulação e da epitelização.[15]

Além desses fatores, é crucial considerar as particularidades das FNM, como: sua localização e evolução, que podem aumentar o risco de sangramento devido à proximidade de grandes vasos sanguíneos e a formação de fístulas devido ao tamanho da ferida.[16-18]

Há ainda de se considerar que, dependendo da fase da doença e resposta ao tratamento oncológico realizado (quando possível de ser realizado), o objetivo do tratamento da lesão não será a obtenção de cicatrização, sendo que nesses casos, o foco dever ser o gerenciamento dos sintomas e sofrimentos relacionados com a lesão.[7-9]

A ferida neoplásica maligna se desenvolve no epitélio e, como resultado, causa danos no local da lesão através de uma combinação de fatores, como perda de vascularização, crescimento celular descontrolado e formação de úlceras.[16-18] À medida que as células cancerígenas se multiplicam, a FNM pode ser classificada como primária, quando relacionada ao tumor original, ou metastática, quando associada à propagação de metástases para a pele. Com base nas características específicas da lesão ela é classificada em estágio 1, 1N, 2, 3 e 4 (Tabela 60.4).[18]

Tabela 60.4. Estágios das Feridas Neoplásicas Malignas conforme características da lesão[18]

Estágio	Descrição
Estágio 1	Pele íntegra. Tecido de coloração avermelhada ou violácea. Nódulo visível e delimitado. Assintomático
Estágio 1N	Ferida fechada ou com abertura superficial por orifício de drenagem de exsudato límpido, de coloração amarelada ou de aspecto purulento. Tecido avermelhado ou violáceo, ferida seca ou úmida. Dor ou prurido ocasionais. Sem odor
Estágio 2	Ferida aberta envolvendo derme e epiderme. Ulcerações superficiais. Por vezes, friáveis e sensíveis à manipulação. Exsudato ausente ou em pouca quantidade (lesões secas ou úmidas). Intenso processo inflamatório ao redor da ferida. Dor e odor ocasionais
Estágio 3	Ferida espessa envolvendo o tecido subcutâneo. Profundidade regular, com saliência e formação irregular. Características: friável, ulcerada ou vegetativa, podendo apresentar tecido necrótico liquefeito ou sólido e aderido, odor fétido, exsudato. Lesões satélites em risco de ruptura. Tecido de coloração avermelhada ou violácea, porém o leito da ferida encontra-se predominantemente de coloração amarelada
Estágio 4	Ferida invadindo profundas estruturas anatômicas. Profundidade expressiva. Por vezes, não se visualiza seu limite. Em alguns casos, com exsudato abundante, odor fétido e dor. Tecido de coloração avermelhada ou violácea, porém o leito da ferida encontra-se predominantemente de coloração amarelada

Fonte: Traduzida e adaptada de Haisfield-Wolfe e Baxendale-Cox por INCA, Instituto Nacional de Câncer José Alencar Gomes da Silva. Tratamento e controle de feridas tumorais e úlceras por pressão no câncer avançado. Rio de Janeiro – RJ: Ministério da Saúde – Brasil, 2009.[18]

As FNM surgem como resultado do câncer, tornando-se praticamente impossível preveni-las. Sua cicatrização está intrinsicamente ligada ao tratamento do câncer subjacente. Portanto, o foco principal muitas vezes reside no controle dos sintomas que afetam o paciente, uma vez que a cura completa da lesão está relacionada ao tratamento eficaz do próprio câncer.[7-9]

A seguir estão descritas sugestões de cuidados direcionados aos sintomas e desconfortos presentes nas FNM, dentre eles: dor, miíase, exsudato, prurido, sangramento e odor (Tabela 60.5).

Tabela 60.5. Cuidados que contribuem no controle de sintomas e desconfortos relacionados à FNM

Sintoma/ desconforto	Cuidados recomendados
Dor[18-21]	❑ Administrar analgésicos conforme prescrição médica antes de iniciar a troca do curativo, respeitando o tempo para início da ação de acordo com a via de administração. Se não estiver prescrito, compartilhar o caso com equipe médica para ajuste da prescrição ❑ Remover curativo anterior com cuidado, usando spray ou lenço removedor de adesivos quando possível e molhando abundantemente o leito da lesão para auxiliar na retirada da cobertura ❑ Realizar a limpeza do leito da lesão com SF 0,9% com auxílio de uma gaze e, se disponível, adotar o uso de solução ou sabonete de PHMB. A limpeza deve ser realizada de forma cuidadosa e delicada, evitando a fricção no tecido. Lembrar que a FNM é formada por tecidos altamente vascularizados ❑ Aplicar lidocaína gel 2% ou morfina gel tópico a 1% no leito da lesão para amenizar a dor durante a realização do curativo ❑ Usar coberturas antiaderentes para evitar que grude na lesão ❑ Pode-se utilizar cobertura anti-inflamatória, como Biatain Ibu®, conforme orientação do fabricante ❑ Técnicas de relaxamento, acolhimento e ambientação pode ser utilizada, desde que faça sentido ao paciente[18-21]
Miíase[22-27]	❑ Discutir com equipe médica sobre a necessidade de tratamento sistêmico (geralmente terapia tripla com ivermectina oral, albendazol e clindamicina) ❑ Aplicar Ivermectina gel ou solução manipulada diretamente na região afetada, conforme prescrição médica. Se não tiver acesso à formulação manipulada, pode-se macerar um comprimido de Ivermectina 6 mg e aplicar diretamente no leito da lesão ou na região acometida ❑ Proceder com a retirada manual das larvas ❑ Realizar a limpeza do leito da lesão com SF 0,9% com auxílio de uma gaze e, se disponível, adotar o uso de solução ou sabonete de PHMB. A limpeza deve ser realizada de forma cuidadosa e delicada, evitando a fricção no tecido[22-27]
Exsudato[18,21,28-30]	❑ Realizar a limpeza da lesão com solução antimicrobiana como o PHMB, quando possível, e utilizar curativos com prata, por exemplo, para controle da carga microbiana e redução do exsudato ❑ Proteger pele perilesão com produto barreira ❑ Utilizar curativos absortivos, como: espumas, fibras, hidrofibras, com trocas conforme saturação do curativo ❑ Evitar aumentar a frequência das trocas de curativos, a menos que seja indicado devido à dor
Prurido[18,29,30]	❑ Utilizar curativo com hidrogel para manter o leito da lesão úmido ❑ Manter região perilesão e pele como um todo hidratada, fazendo e orientando o uso de emoliente ❑ Discutir com equipe médica a possível causa do prurido e a necessidade de prescrever anti-histamínicos ou outra medicação ❑ Aplicar estimulação elétrica transcutânea (TENS) ❑ Orientar o uso de roupas pessoais e de cama de 100% algodão, macias e confortáveis

Continua...

Tabela 60.5. Cuidados que contribuem no controle de sintomas e desconfortos relacionados à FNM – continuação

Sintoma/ desconforto	Cuidados recomendados
Sangramento[18,31]	❑ Se sangramento ativo durante o curativo, aplicar SF 0,9% frio ❑ Usar fibras de alginato de cálcio em lesões muito sangrantes ❑ Aplicar tampão embebido com adrenalina (epinefrina+ SF 0,9%) ou ácido tranexâmico injetáveis, ou ainda macerar 1 ou mais comprimidos de ácido tranexâmico (de acordo com o tamanho da lesão) e aplicar diretamente na lesão (a cada comprimido, diluir em 5 mL de SF 0,9% para facilitar a aplicação) ❑ Fazer uso de curativos não aderentes e irrigar bastante a lesão com SF 0,9% durante a retirada para evitar traumas e sangramento na troca do curativo ❑ Realizar curativo compressivo com gaze algodonada ❑ Em casos de sangramento extenso, é necessário comunicar equipe médica para tratamento sistêmico. Leia mais a respeito no Capítulo 29 ❑ Em pacientes com sangramento já instalado ou risco alto de sangramento, vale a pena colocar um lençol, toalha ou campo cirúrgico de coloração escura (azul marinho, verde musgo, marrom, vinho) para minimizar o impacto visual do sangramento
Odor[18]	❑ Classificar odor, conforme determinado pelo INCA (2009):[18] - Grau I: sentido ao abrir o curativo - Grau II: sentido ao se aproximar do paciente, sem abrir o curativo - Grau III: sentido ao entrar no ambiente, sem abrir o curativo. É forte e nauseante, considerado uma emergência dermatológica[18] ❑ Limpar a lesão com SF 0,9% ❑ Aplicar solução ou sabonete de PHMB, se disponível ou ainda metronidazol: gel a 0,8%, solução injetável (colocar uma agulha 40 × 12 na bag de metronidazol injetável e irrigar lesão com a solução) ou ainda comprimido macerado (macerar e diluir na proporção: a cada 1 comprimido de metronidazol 250 mg diluir em 50 mL de SF 0,9%, aspirar conteúdo com seringa e aplicar diretamente na lesão) ❑ Discutir com equipe médica a introdução de metronidazol sistêmico nos casos de odor Grau II e III ❑ Utilizar coberturas que reduzem a carga microbiana, como aquelas à base de prata e antimicrobianos ❑ Associar o uso de curativo de carvão ativado para auxiliar no controle do odor ❑ Manter ambiente arejado. Pode-se adotar o uso de óleos essenciais de lavanda, bergamota e patchouli em aromatizador de ambiente ou difusor para reduzir o odor no ambiente ❑ Também pode-se colocar um pote com grão ou pó de café em um canto do cômodo onde o paciente permanece a maior parte do tempo ou carvão vegetal em uma bacia com água (cerca de 5-10 cm de água) embaixo da cama para ajudar a absorver o odor

Fonte: Elaborada pelas autoras.

Outros cuidados adicionais devem ser adotados nas trocas dos curativos:[18,19,21]

- Realizar a irrigação correta com SF 0,9% aquecido abundante, utilizando solução fria em caso de sangramento na lesão.
- Aplicar e remover cuidadosamente a cobertura do curativo.
- Evitar o desbridamento.
- Manter um ambiente úmido no leito da ferida.
- Reduzir a frequência das trocas de curativos.
- Administrar analgesia antes da realização do curativo.

- Evitar o uso de curativos que estimulem a angiogênese e crescimento de tecido de granulação (como o AGE, por exemplo).
- Realizar curativo simétrico a anatomia do paciente.

Conclusão

As lesões de pele no fim da vida são manifestações comuns e nem sempre identificadas pelos profissionais que acompanham os pacientes por falta de conhecimento.

A compreensão quanto à sua fisiopatologia, características e tratamento indicado são essenciais para a diferenciação de outros tipos de lesões, como a Lesões por Pressão e para evitar tratamentos desnecessários e desproporcionais para a fase da doença que o paciente está vivenciando.

O processo de finitude como um todo demanda habilidades específicas dos profissionais que atuam na Atenção Domiciliar no que tange ao acolhimento e orientação dos cuidadores e familiares. No caso dos pacientes que apresentam alterações da pele no fim da vida, essas competências são de extrema importância, pois os desconfortos associados e o impacto visual podem causar sofrimento e angústia em quem cuida do paciente.

Quanto às Feridas Neoplásicas Malignas, é necessário um olhar amplo na sua abordagem com o intuito de minimizar desconfortos instalados e prevenir possíveis intercorrências e sofrimentos.

A atuação interdisciplinar com o olhar para as necessidades multidimensionais dos pacientes, cuidadores e familiares é essencial, pois trata-se de um momento em que todos os cuidados, inclusive os com a pele e lesões devem ser pautados no controle de sintomas e priorização de conforto.

Referências

1. Melnychuk I, Servetnyk I. Kennedy Terminal Ulcers and Trombley-Brennan Terminal Tissue Injuries: Mystery Solved? Adv Skin Wound Care. 2024 May 1;37(5):233-237. doi: 10.1097/ASW.0000000000000132. PMID: 38648235.
2. Sibbald RG, Ayello EA. Terminal Ulcers, Scale, Skin Failure, and Unavoidable Pressure Injuries: Results of the 2019 Terminology Survey. Adv Skin Wound Care. 2020 Mar;33(3):137-145. doi: 10.1097/01.ASW.0000653148.28858.50. PMID: 32058439.
3. Koumaki D, Kostakis G, Boumpoucheropoulos S, Ioannou P, Katoulis AC. A narrative review of management of wounds in palliative care setting. Ann Palliat Med. 2023 Sep;12(5):1089-1105. doi: 10.21037/apm-23-138. PMID: 37859426.
4. Franck, Ednalda Maria. Alterações de pele em pacientes em cuidados paliativos na terminalidade da doença e final da vida: coorte prospectiva [dissertação]. São Paulo: Universidade de São Paulo, Escola de Enfermagem; 2016 [citado 2024-07-23]. doi:10.11606/D.7.2017.tde-17052017-112324.
5. Santos LC de G. Atualização. Estima [Internet]. 2009 Sep. 1;7(3). Available from: https://www.revistaestima.com.br/estima/article/view/260
6. Vicente, H.; Rocha, A.; Ramos, P.; Matos, M.; Gomes, S.; Carvalhal, S. Feridas na pessoa em situação paliativa. Associação Portuguesa de Tratamento de Feridas 2023. ISBN 978-989-53418-4-9.

7. Firmino F, Pereira I. Tratamento de Feridas In: Oliveira RA, editor. Cuidado Paliativo [Internet]. CREMESP CR de M do E de SP-, editor. São Paulo; 2008. Available from: http://www.cremesp.org.br/library/modulos/publicacoes/pdf/livro_cuidado paliativo.pdf
8. Young T. Caring for patients with malignant and end-of-life wounds. Wounds UK EWMA Spec. 2017;1–6.
9. Starace M, Carpanese MA, Pampaloni F, Dika E, Pileri A, Rubino D, Alessandrini A, Zamagni C, Baraldi C, Misciali C, Patrizi A, Bianchi T, Apalla Z, Piraccini BM. Management of malignant cutaneous wounds in oncologic patients. Support Care Cancer. 2022 Sep;30(9):7615-7623. doi: 10.1007/s00520-022-07194-0. Epub 2022 Jun 8. PMID: 35672478; PMCID: PMC9385755.
10. Emmons KR, Dale B, Crouch C. Palliative wound care, part 2: application of principles. Home Healthc Nurse. 2014 Apr;32(4):210-22. doi: 10.1097/NHH.0000000000000051. PMID: 24685751.
11. Trombley K, Brennan MR, Thomas L, Kline M. Prelude to death or practice failure? Trombley--Brennan terminal tissue injuries. Am J Hosp Palliat Care. 2012 Nov;29(7):541-5. doi: 10.1177/1049909111432449. Epub 2012 Jan 4. PMID: 22218917.
12. McKeown, A., Davidson, J., Adam, J., & Welsh, J. (2009). Alterações cutâneas pré-mórbidas em pacientes com câncer: usando o "sinal de Welam" como um novo marcador prognóstico? International Journal of Palliative Nursing, 15(6), 272–273. doi:10.12968/ijpn.2009.15.6.42983.
13. Alarcón-Alfonso CM. Nursing care plan for the Kennedy terminal ulcer patient. Case report. Enferm Clin (Engl Ed). 2022 Jul-Aug;32(4):284-290. doi: 10.1016/j.enfcle.2022.03.001. Epub 2022 Mar 14. PMID: 35301170.
14. Lo SF, Wu LY, Lo YC. [Management of Patients With Kennedy Terminal Ulcer: Challenges and Best Practices]. Hu Li Za Zhi. 2023 Apr;70(2):95-101. Chinese. doi: 10.6224/JN.202304_70(2).12. PMID: 36942547.
15. Alves DF dos S, Almeida AO de, Silva JLG, Morais FI, Dantas SRPE, Alexandre NMC. Translation and adaptation of the Bates-Jensen Wound Assessment Tool for the brazilian culture. Texto Contexto - enferm [Internet]. 2015Jul;24(Texto contexto - enferm., 2015 24(3)):826–33. Available from: https://doi.org/10.1590/0104-07072015001990014.
16. Schmidt FMQ, Firmino F, Lenza NFB, Santos VLCG. Nursing team knowledge on patients care with fungating wounds. Rev Bras Enferm. 2020;73(1):e20170738. doi: http://dx.doi.org/10.1590/0034-7167-2017-0738.
17. Hoshi M, Oebisu N, Iwai T, Ieguchi M, Nakamura H. Clinical course of soft tissue sarcomas presenting as malignant wounds. J Orthop Sci [Internet]. 2019 Nov;24(6):1088–93. Available from: https://doi.org/10.1016/j.jos.2019.07.010
18. Haisfield-Wolfe e Baxendale-Cox por INCA, Instituto Nacional de Câncer José Alencar Gomes da Silva. Tratamento e controle de feridas tumorais e úlceras por pressão no câncer avançado. Rio de Janeiro - RJ: Ministério da Saúde - Brasil, 2009.
19. Woo KY, Sibbald RG. Local wound care for malignant and palliative wounds. Adv Skin Wound Care. 2010 Sep;23(9):417-28; quiz 429-30. doi: 10.1097/01.ASW.0000383206.32244.e2. PMID: 20711056.
20. da Costa Ferreira SA, Serna González CV, Thum M, da Costa Faresin AA, Woo K, de Gouveia Santos VLC. Topical therapy for pain management in malignant fungating wounds: A scoping review. J Clin Nurs. 2023 Jul;32(13-14):3015-3029. doi: 10.1111/jocn.16508. Epub 2022 Sep 2. PMID: 36055976.
21. EONS. Recommendations for the Care of Patients with Malignant Fungating Wounds. In: European Oncology Nursing Society [Internet]. 2015b. p. 1–30. Available from: https://www.cancernurse.eu/documents/EONSMalignantFungatingWounds.pdf
22. Victoria J, Trujillo R, Barreto M. Myiasis: a successful treatment with topical ivermectin. Int J Dermatol. 1999 Feb;38(2):142-4. doi: 10.1046/j.1365-4362.1999.00639.x. PMID: 10192168.
23. Clyti E, Nacher M, Merrien L, El Guedj M, Roussel M, Sainte-Marie D, Couppié P. Myiasis owing to Dermatobia hominis in a HIV-infected subject: Treatment by topical ivermectin. Int J Dermatol. 2007 Jan;46(1):52-4. doi: 10.1111/j.1365-4632.2006.03028.x. PMID: 17214720.

24. de Arruda JAA, de Oliveira Silva LV, Silva PUJ, de Figueiredo EL, Callou G, Mesquita RA, do Egito Vasconcelos BC. Head and neck myiasis: a case series and review of the literature. Oral Surg Oral Med Oral Pathol Oral Radiol. 2017 Nov;124(5):e249-e256. doi: 10.1016/j.oooo.2017.06.120. Epub 2017 Jul 5. PMID: 28822697.
25. Patel BC, Ostwal S, Sanghavi PR, Joshi G, Singh R. Management of Malignant Wound Myiasis with Ivermectin, Albendazole, and Clindamycin (Triple Therapy) in Advanced Head-and-Neck Cancer Patients: A Prospective Observational Study. Indian J Palliat Care. 2018 Oct--Dec;24(4):459-464. doi: 10.4103/IJPC.IJPC_112_18. PMID: 30410258; PMCID: PMC6199823.
26. Gonçalves KKN, de Araújo ESM, Barbirato DS, do Lago CAP, do Egito Vasconcelos BC. Head and neck cancer associated with myiasis. Int J Oral Maxillofac Surg. 2022 Jul;51(7):847-853. doi: 10.1016/j.ijom.2021.08.011. Epub 2021 Oct 1. PMID: 34602319.
27. Sangalette BS, Bortoloto JGP, Pavoni RF, Cappellari VI, Capelari MM, Shinohara AL, Calvo AM, Toledo GL. Treatment of oral myiasis in a patient with implant-supported fixed prosthesis. Rev Inst Med Trop Sao Paulo. 2023 Apr 14;65:e27. doi: 10.1590/S1678-9946202365027. PMID: 37075334; PMCID: PMC10115454.
28. Probst S, Arber A, Trojan A, Faithfull S. Caring for a loved one with a malignant fungating wound. Support Care Cancer [Internet]. 2012 Dec 6;20(12):3065–70. Available from: http://link.springer.com/10.1007/s00520-012-1430-y
29. Agra G, Soares Formiga N, dos Santos Oliveira SH, Oliveira de Sousa AT, Guimarães Oliveira Soares MJ, Lopes Costa MM. Indicadores psicométricos do saber e o fazer de enfermeiros nos cuidados paliativos à pessoa com ferida tumoral. Aquichan [Internet]. 2018 Dec 6;18(4):461-76. Available from: http://aquichan.unisabana.edu.co/index.php/aquichan/article/view/9309.
30. Castro MCF, Cruz PS, Grellmann MS, Santos WA, Fuly PSC. Cuidados paliativos a pacientes com feridas oncológicas em hospital universitário: relato de experiência. Cogitare Enferm. 2014 [citado 2018 mar 15]:19(4) 841-4. Disponível em: http://revistas.ufpr.br/cogotare/article/view/37294/23967
31. Sood R, Mancinetti M, Betticher D, Cantin B, Ebneter A. Management of bleeding in palliative care patients in the general internal medicine ward: a systematic review. Vol. 50, Annals of Medicine and Surgery. Elsevier Ltd; 2020. p. 14-23.

61

Alimentação de Conforto

Alessandra Rischiteli Bragança Silva
Camila Ribeiro Monteiro

Introdução

Alimentar-se envolve as dimensões: biológica, fisiológica, antropológica, social, simbólica, religiosa, psicológica, cultural, dentre muitas outras, sendo a biografia alimentar construída ao longo da vida. A Alimentação de Conforto em Cuidados Paliativos (CP) traz explicitamente o propósito de (res)significar a vida e salvaguardar a autonomia e a dignidade da pessoa proporcionando conforto afetivo, por meio da relação da pessoa com a comida, e conforto metabólico.

A complexidade da alimentação exige:

- Uma perspectiva multidimensional diante do fim da vida.
- O entendimento sobre falência orgânica/nutricional e conforto metabólico.
- Os significados subjetivos da alimentação da unidade de cuidado.

Para atendimento clínico na área da alimentação em cuidados paliativos é necessário que o profissional tenha o conceito técnico-científico e consiga ir além do básico por meio de um dos pilares em CP: a transdisciplinaridade/transprofissionalidade. Ou seja, respeitar e entender profundamente a totalidade do ser no momento do fim da vida, integrando os conhecimentos disciplinares e profissionais com o cuidado centrado na pessoa.

Cuidado paliativo, conforto e alimentação

A Alimentação de conforto em cuidados paliativos por muitas vezes é minimizada, em sua complexidade quando vista como sinônimo de *comfort food*; um termo que surgiu na década de 1990, nos Estados Unidos, para se opor ao *fast food*.

Comfort food ou comida afetiva é um conceito gastronômico, aplicado a todo alimento consumido com o objetivo de gerar alívio emocional ou sensação de prazer em situações específicas de fragilidade com a finalidade de entregar um sabor final capaz de resgatar memórias afetivas e "alimentar a alma".[1,2]

Assim, o *comfort food* pode estar presente em todas as fases do cuidado visando momentos de resgate da afetividade na relação da pessoa com a comida; independe da fase da doença e para quem não está doente. Já a Alimentação de Conforto em cuidados paliativos é exclusividade da fase final de vida, com todas as suas peculiaridades e singularidades.

O paliativista precisa considerar a Alimentação de Conforto no contexto de:

- Comida afetiva.
- Irreversibilidade do estado nutricional.
- Aceitação individual e tolerância metabólica.
- Fase avançada da doença e falências orgânicas.
- Transdisciplinaridade.

Diante do contexto de finitude e irreversibilidade, para sedimentar um terreno fértil no manejo da alimentação, a transprofissionalidade é um pilar onde os conceitos e a expertise de diferentes profissões (medicina, nutrição, enfermagem, fonoaudiologia, gastronomia, psicologia, dentre outras) são complementares; sendo necessário considerar a proporcionalidade das indicações e adequações apropriadas para essa fase de cuidado.

Evolução clínica, fases do cuidado e alimentação de conforto

O entendimento das fases do cuidado e as características de mudança de uma fase para outra são de fundamental importância para o profissional. Sem esse conhecimento prévio não é possível um plano de cuidado e uma tomada de decisão compartilhada, apoiada em uma orientação técnica baseada em evidências científicas (consulte o Capítulo 11).

Há uma evolução natural e esperada da doença e, consequentemente, o prognóstico clínico e os objetivos de cuidado se modificam conforme a progressão clínica e a complexidade das necessidades se alteram (Figura 61.1). A morte não é apenas um evento com parada instantânea da vida. É um processo que se amplifica no tempo e que ocorre em etapas; reconhecendo-a de forma lenta e progressiva.[4]

No processo de falências orgânicas e nutricionais, a caquexia é um fenômeno secundário à trajetória da doença de base e altamente prevalente em paciente em CP. Está intimamente ligada ao curso natural de diversas doenças,[5,6] dentre elas:

- Câncer avançado (30% a 80%).
- Insuficiência cardíaca crônica (ICC, 10% a 38%).
- Doença renal crônica (DRC, 30% a 60%).

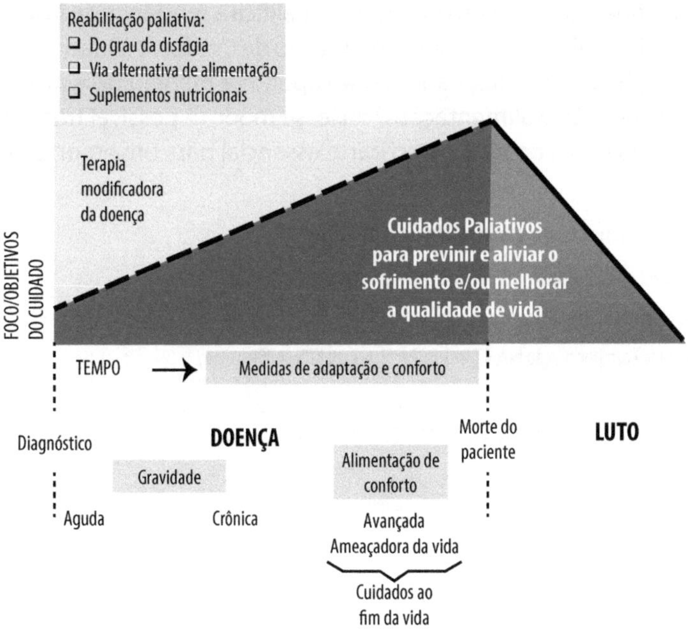

Figura 61.1. Fases do cuidado e alimentação. *Fonte: Adaptada da SGGG, 2015.*[3]

- Doença pulmonar obstrutiva crônica (DPOC, 5% a 33%).
- Artrite reumatoide (19% a 32%).
- Demências (10% a 40%).

A caquexia é caracterizada por uma síndrome multifatorial, sistêmica, metabólica e complexa. Está relacionada com o processo inflamatório sistêmico. É uma resposta fisiológica na promoção de defesa e sobrevivência em que o organismo está em catabolismo proteico; componente crítico na manutenção do equilíbrio energético. Há uma variedade de interações entre anorexia, perturbações neuroendócrinas, sinalização neuronais, distúrbios metabólicos globais.[7-10]

É essencial a classificação da caquexia (Figura 61.2), segundo a gravidade, por esse ser o balizador do cuidado direcionado para cada estágio.[11-13]

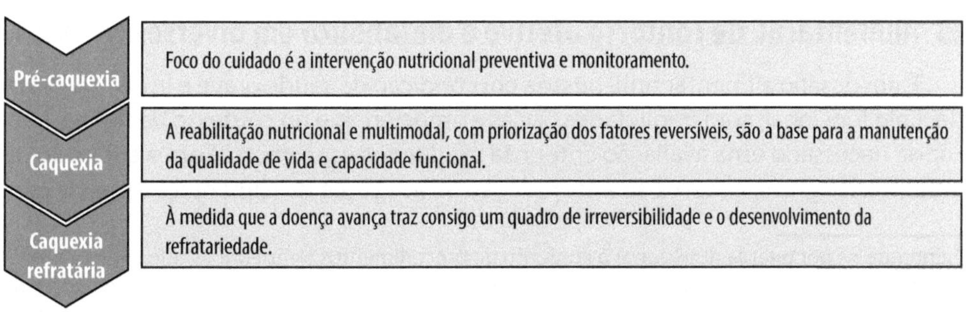

Figura 61.2. Classificação da caquexia. *Fonte: Adaptada de ABPC, 2011*[11]*; INCA, 2022*[12]*; Fearon et al., 2011.*[13]

A refratariedade é o momento em que se qualifica a mudança de fase de cuidado da reabilitação nutricional paliativa para Alimentação de Conforto (Quadro 61.1). O objetivo é: alívio e controle de sintomas, estímulo ao apetite e manejo do estresse da unidade de cuidado com relação à alimentação.[11,12] Desse modo, é possível trazer o contexto da alimentação na fase final de vida como parte essencial para uma morte digna.

Quadro 61.1. Sinais clínicos da caquexia refratária

❑ Perda de peso grave (> 5% do peso corporal) nos últimos 6 meses
❑ Índice de massa corporal < que 21 kg/m^2
❑ Baixa funcionalidade com pontuação box 4 (ASG-PPPvr*) > 2 ou KPS ≤ 40%
❑ Fadiga
❑ Baixa ingestão alimentar com pontuação box 2 (ASG-PPPvr*) ≥ 1 ou ingestão alimentar de 50% a 75% das necessidades estimadas por 2 semanas ou mais
❑ Alterações laboratoriais, como: albumina < 2,5 g/dL ou leucócitos > 11.000/L ou PCR* > 10 mg/L

ASG-PPPvr: Avaliação Subjetiva Global Produzida pelo Paciente versão reduzida (ver Anexo 61.1); PCR: proteína C reativa; KPS: Karnofsky Performance Status (ver Anexo 61.2).
Fonte: Elaborado pelas autoras, adaptado de ABPC, 2011[11]; INCA, 2022[12]; Fearon et al., 2011.[13]

O processo de evolução da doença está intrínseco à fisiopatologia e independe se a pessoa está se alimentando por via oral, fazendo uso de uma via alternativa de alimentação por cateter (oro/naso gastro/entérica), por estomia (gastrostomia – GTT, jejunostomia – JJT) ou até mesmo suporte parenteral. Na caquexia refratária, o cuidado é especializado e os riscos da terapia nutricional[1] (oral, enteral ou parenteral) superam o potencial benefício.[11]

A partir desse contexto, iniciam-se as discussões técnico-científicas com base nos princípios bioéticos da autonomia, beneficência, não maleficência e justiça, com o objetivo de evitar excessos de tratamentos que, além de prolongarem o sofrimento, adiam a introdução de medidas de conforto.[14] A prioridade do cuidado é a Alimentação de Conforto. O paliativista necessariamente precisa entender profundamente sobre fisiopatologia e, consequentemente, proporcionar conforto afetivo e metabólico para a pessoa no fim da vida.

Alimentação de conforto afetivo e metabólico em diversos cenários

É um desafio alimentar uma pessoa em condição de saúde grave e irreversível, em declínio funcional, com fragilidades físicas e emocionais e no contexto de fim da vida. Faz-se necessário uma avaliação criteriosa e cuidados específicos. Com a evolução de uma doença grave, observa-se uma redução da aceitação da alimentação por via oral:

1 Entende-se por terapia nutricional o conjunto de procedimentos terapêuticos que visam à manutenção ou recuperação do estado nutricional por meio da nutrição enteral ou parenteral, realizada em pacientes incapazes de satisfazer adequadamente suas necessidades nutricionais e metabólicas (consulte o Capítulo 43).

voluntariamente, por uma autorregulação metabólica; ou por uma incapacidade de comer por via oral.

As principais causas para a baixa aceitação são:[14]

- Perda de apetite.
- Náuseas.
- Vômitos.
- Disfagia.
- Astenia.
- Obstrução intestinal.
- Déficit cognitivo significativo.
- Dor. [15]

A alimentação por via oral deve ser preferida em relação à via alternativa (por sonda, estomia ou parenteral).[11] E há, pelo menos, quatro cenários para proporcionar conforto por meio da alimentação na fase final de vida:

- Alimentação por via oral sem disfagia.
- Alimentação por via oral com disfagia.
- Suporte nutricional por cateter (oro/naso gastro/entérica) ou estomia (GTT/JTT).
- Suporte nutrição parenteral.

Segue detalhamento de cada cenário:

Alimentação por via oral sem disfagia

Toda a equipe de saúde precisa estar preparada para entender profundamente os motivos que fazem a pessoa em final de vida reduzir a aceitação alimentar e que, essa pessoa, não está passando fome. No processo de desenvolvimento da síndrome anorexia-caquexia ocorrem alterações fisiológicas neuroendócrinas, em que o organismo faz adaptações para manter a homeostase fisiológica; e o resultado é a hiporexia.[16-19]

Em palavras simples: por estar no fim da vida, em processo de falências nutricionais, o corpo não suporta grandes quantidades de energia e nutrientes, então há a diminuição espontânea, voluntária da aceitação de comida por autorregulação metabólica. No entanto, não é simples lidar com todo esse processo. Por vezes, há dúvidas, angústias, inseguranças frente a uma pessoa com a recusa alimentar, que come "pouco" e está emagrecendo de forma progressiva e irreversivelmente.

Constata-se que é o profissional especializado em CP que precisa estar capacitado e saber explicar detalhadamente todo esse processo metabólico que envolve a caquexia refratária, tanto para o paciente e familiares (unidade de cuidado) quanto para os outros profissionais, e é responsável por acolher os sofrimentos, sendo a referência no apoio emocional e suporte técnico-científico.

Assim, o eixo de cuidado da Alimentação de Conforto por via oral é respeitar o volume de aceitação individual, cuidadosamente estimular o apetite e buscar o caráter subjetivo da alimentação por meio dos desejos, preferências e biografia alimentar da pessoa. Por todos esses motivos é contraindicado o uso de suplementos nutricionais.

Ao pensar que através da relação da pessoa com a comida, identifica-se como ela se relaciona com o mundo, pode-se dizer que a biografia alimentar é uma forma de reafirmar a vida.

Diante do contexto de finitude, a biografia alimentar é como um filme que norteia a equipe diante de sugestões e prescrições dietéticas. Uma vez que, o foco desse momento é estabelecer a relação prazerosa da pessoa com a alimentação, a realização dos desejos alimentares se traduz na sublime expressão da autonomia e dignidade. Viabilizar que a alimentação ocorra de forma segura significa pensar no controle de sintomas, citados anteriormente, que comprometem o desejo do paciente de se alimentar e ter prazer. A orientação da unidade de cuidado é pautada nas peculiaridades biológicas e necessidades metabólicas vigentes.

Para que a alimentação seja capaz de proporcionar alívio, deve-se:

- Controlar os sintomas que impactam negativamente a alimentação.
- Adequar a postura corporal e cervical para oferta do alimento.
- Promover um ambiente social estimulante para as refeições.
- Ter um cardápio baseado na biografia alimentar.
- Ofertar pequenos volumes (lembrando que esses são capazes de proporcionar saciedade e conforto emocional).
- Sempre que possível, utilizar estratégias gastronômicas (adequar a temperatura da comida; potencializar sabor em pequenas porções; usar técnicas moleculares para ressignificar a experiência sensorial com o alimento). Por exemplo, ar de vinho que confere sabor sem volume – ar é uma técnica da gastronomia molecular que promove a experiência sensorial do sabor sem volume; assista a experiência de uma paciente através do QR Code.
- Considerar o uso de vias alternativas, como a hipodermóclise (via subcutânea) como via de escolha para hidratação e medicação para controle de sintomas.
- Comunicar-se de forma compassiva com a unidade de cuidado, alinhando expectativas relacionadas a esse momento.

QR Code: https://www.instagram.com/p/CTkjbR9FWVC/?igsh=dmZ1ZXlucG5jbHY=

Alimentação por via oral com disfagia

A Alimentação de Conforto da pessoa com disfagia apresenta peculiaridades, uma vez que na vigência do sintoma de disfagia deve-se considerar o aumento potencial do risco de um evento que pode causar malefício ao paciente, como a broncoaspiração.[20] Nesse cenário, a expertise do fonoaudiólogo especialista é um diferencial, pois cabe a ele diagnosticar a disfagia e propor estratégias para viabilizar uma via oral com os riscos minimizados; tendo em vista que a indicação da via alternativa alimentar no final da vida não encontra ressonância nos princípios bioéticos.

Isso posto, após diagnosticada a disfagia e o grau de severidade, o fonoaudiólogo deverá propor uma combinação de estratégias para controlar/reduzir os danos causados por esse sintoma. Em linhas gerais, o manejo fonoaudiológico da disfagia da pessoa em fim de vida contempla:

- Adequações posturais e cervicais (atuação transprofissional com o fisioterapeuta e enfermeiro).
- Identificação dos instrumentos (copo, colher, canudo) que favorecem a atuação transprofissional com a terapeuta ocupacional.
- Consistência ideal do alimento e líquidos e ritmo da oferta (definido pelo fonoaudiólogo).
- Volume oferecido (atuação transprofissional com o nutricionista).
- Forma de administrar a medicação (atuação transprofissional com o médico, enfermeiro e o farmacêutico).
- Realização de desejos alimentares diante de uma restrição de consistência (atuação transprofissional com o nutricionista e o gastrônomo).

Um dos entraves que permeia a Alimentação de Conforto da pessoa com disfagia é a necessidade de modificar a consistência do alimento, objetivando favorecer a biomecânica da deglutição. Essa estratégia pode comprometer o acesso a comida com significado. A resolução desse entrave encontra respaldo na atuação transprofissional entre fonoaudiologia, nutrição e gastronomia. Para que o disfágico, mesmo diante de restrições possa desfrutar de uma alimentação prazerosa, a expertise desses profissionais é, resumidamente:

- Nutricionista: orientar quanto ao volume e os alimentos que possam impactar na dinâmica digestiva.
- Fonoaudiólogo: diagnosticar a disfagia, definir a consistência do alimento e a forma ideal de oferta.
- Gastrônomo: equalizar as orientações nutricionais e fonoaudiológicas à biografia alimentar da pessoa, garantindo que o alimento seja capaz de proporcionar prazer resgatando a dignidade e legado.

QR Code: Acesse uma receita adaptada com significado: Macarronada adaptada da vovó Crecrê. https://www.instagram.com/tv/CSwv04OAMBl/?igsh=ajU1M3Y4MGJtZmhp

Suporte nutricional por cateter (oro/naso gastro/entérica) ou estomia (GTT/JTT)

Vale ressaltar aqui a contraindicação de uma via alternativa de alimentação para pacientes em fase final de vida, em especial, com expectativa de vida menor de 3 meses, com doenças neurodegenerativas avançadas.[21]

Dessa forma é esperado que quem chega nessa fase do cuidado fazendo uso de uma via alternativa de alimentação teve a mesma indicada na fase intermediária da doença, por exemplo, nas doenças neurodegenerativas: esclerose lateral amiotrófica, Parkinson, alguns tipos de demências associadas a comorbidades etc.;[22,23] onde a doença evolui com disfagia orofaríngea e risco nutricional e a indicação da via alternativa de alimentação tem o foco na Reabilitação Nutricional Paliativa.

Nesses pacientes, mesmo com suporte nutricional adequado desde a fase inicial e/ou intermediária, há uma progressão no curso natural da doença até estar em refratariedade. O uso de via alternativa de alimentação não permite a autorregulação, como quando a alimentação é por via oral. Essa pessoa depende de um profissional qualificado que confere ao cuidado:

- Conforto e dignidade.
- "Regulação" orgânica proporcional ao fim de vida, ou seja, considerar as especificidades metabólicas sistêmicas.

Sob a luz dos princípios bioéticos, beneficência e não maleficência, elucida-se se a alimentação ou a hidratação artificial são proporcionais ou deverão ser suspensas. Clinicamente, pode haver benefício mínimo (ou falta de benefício). A manutenção da dieta enteral e hidratação, principalmente com foco na reabilitação nutricional, traz malefícios, como:[14]

- Dispneia.
- Edema.
- Aumento da ascite.
- Derrame pleural.
- Broncoaspiração por refluxo gastroesofágico.

Nesse momento, é essencial avaliar a tolerância de absorção e metabólica individual. Os parâmetros de hidratação variam entre 10% e 88% (não ultrapassando 1.000 mL) e de alimentação artificial entre 3% e 50% da taxa metabólica basal. Ajustar cuidadosamente esses parâmetros com avaliação dos potenciais benefícios e malefícios é proporcionar conforto e dignidade no fim da vida.[14]

Se a pessoa estiver consciente e manifestar o desejo de alimentar-se por via oral, faz-se necessário avaliar a função de deglutição e o Fonoaudiólogo irá determinar se é viável ou não. Se viável, deve-se seguir os cuidados da alimentação por via oral, citados anteriormente.

Suporte nutricional parenteral

A nutrição parenteral não é rotineiramente indicada, tanto pelos aspectos práticos quanto pelas complicações dessa via. Na fase final de vida a recomendação é o conforto, sendo improvável que a hidratação e a nutrição parenteral forneçam benefícios.[12]

A nutrição parenteral é avaliada individualmente principalmente dos casos de tumor de pâncreas e obstruções intestinais (qualquer comprometimento do sistema digestório). Caso a pessoa esteja com essa via, o profissional tem que garantir o conforto, ou seja, objetivo é manejo do conforto metabólico.

Diante do desejo de se alimentar por via oral, a equipe (médico, nutricionista, fonoaudiólogo) avalia os malefícios/benefícios e a decisão é compartilhada da equipe com a unidade de cuidado. Se for viável, geralmente a oferta de alimentos por via oral será em pequenas quantidades, com o objetivo de conforto afetivo. Vale considerar que a equipe precisa estar preparada para controlar os possíveis sintomas e/ou desconfortos em consequência da oferta por via oral (por exemplo: náusea, dor, vômitos, distensão abdominal, desconforto respiratório, entre outros).

Conclusão

A fase final da vida associada a uma condição de saúde grave caracteriza-se pelas falências orgânicas e a refratariedade; onde há a irreversibilidade do estado nutricional e as limitações metabólicas. Deve-se priorizar a Alimentação de Conforto Afetivo e Metabólico independentemente da via de alimentação. Por ser um processo, é essencial redimensionar o plano de cuidados constantemente.

O manejo da Alimentação de Conforto necessita da capacitação profissional em cuidados paliativos e da existência de um profissional especialista de referência em cuidados paliativos na equipe transprofissional, para chancelar um atendimento de qualidade técnico-científico, com respeito a individualidade e autonomia; só assim é possível agregar dignidade de vida e de morte no contexto da alimentação.

Anexo 61.1. Avaliação subjetiva Global Preenchida pelo Paciente (ASG-PPPvr)

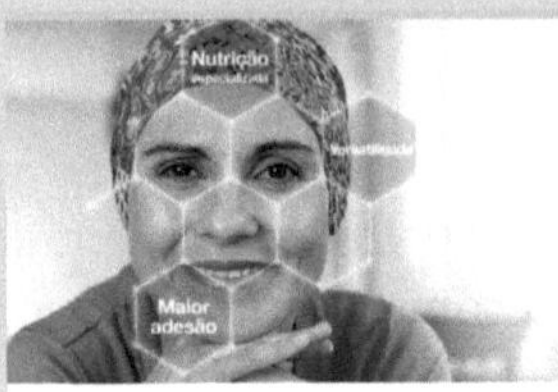

Avaliação Subjetiva Global - Preenchida pelo Paciente

História: as caixas 1-4 foram feitas para serem completadas pelo paciente e são chamadas de versão PG-SGA Short Form.

Identificação do paciente: ______________________________

1. Peso:

Resumindo meu peso atual e recente:

Eu atualmente peso aproximadamente ________ kg
Eu tenho aproximadamente 1 metro e ________ cm
Há 1 mês eu costumava pesar ________ kg
Há 6 meses eu costumava pesar ________ kg

Durante as duas últimas semanas o meu peso:

☐ diminuiu (1) ☐ ficou igual (0) ☐ aumentou (0)

Indicar soma total (Ver formulário 1) — Caixa 1 ☐

2. Ingestão alimentar:

Comparada com minha alimentação habitual, no <u>último mês</u>, eu tenho comido:

☐ a mesma coisa (0)
☐ mais que o habitual (0)
☐ menos que o habitual (1)

<u>Atualmente</u>, eu estou comendo:

☐ *a mesma comida* (sólida) em menor quantidade que o habitual (1)
☐ *a mesma comida* (sólida) em pouca quantidade (2)
☐ apenas alimentos líquidos (3)
☐ apenas suplementos nutricionais (3)
☐ muito pouca quantidade de qualquer alimento (4)
☐ apenas alimentação por sonda ou pela veia (0)

Indicar valor mais alto — Caixa 2 ☐

3. Sintomas:

Durante as <u>duas últimas semanas</u>, eu tenho tido os seguintes problemas que me impedem de comer o suficiente (<u>marque todos os que estiver sentindo</u>):

☐ sem problemas para me alimentar (0)
☐ sem apetite, apenas sem vontade de comer (3)
☐ náuseas (enjoos) (1)
☐ vômitos (3)
☐ obstipação (intestino preso) (1)
☐ diarreia (3)
☐ boca seca (1)
☐ feridas na boca (2)
☐ me sinto rapidamente satisfeito (1)
☐ as coisas têm gosto estranho ou não têm gosto (1)
☐ os cheiros me incomodam (1)
☐ problemas para engolir (2)
☐ cansaço (fadiga) (1)
☐ dor; onde? (3) ______________________
☐ outros*: (1) ______________________

*ex. depressão, problemas dentários ou financeiros etc.

Indicar soma total — Caixa 3 ☐

4. Atividades e função:

<u>No último mês</u>, de um modo geral, eu consideraria a minha atividade (função) como:

☐ normal, sem nenhuma limitação (0)
☐ não totalmente normal, mas capaz de manter quase todas as atividades normais (1)
☐ sem disposição para a maioria das coisas, mas ficando na cama ou na cadeira menos da metade do dia (2)
☐ capaz de fazer pouca atividade e passando a maior parte do dia na cadeira ou na cama (3)
☐ praticamente acamado, raramente fora da cama (3)

Indicar valor mais alto — Caixa 4 ☐

O restante do questionário será preenchido pelo seu nutricionista, médico ou enfermeiro. Muito obrigada!

Soma da pontuação das caixas 1 a 4 ☐

Soma da pontuação das caixas 1 a 4 (Veja lado 1) ☐ A

Formulário 1 - Pontuando a perda de peso

Para pontuar, use o peso de 1 mês atrás, se disponível. Use o peso de 6 meses atrás apenas se não tiver dados do peso do mês passado. Use os pontos abaixo para pontuar a mudança do peso e acrescente 1 ponto extra se o paciente perdeu peso nas duas últimas semanas. Coloque a pontuação total na caixa 1 da PG-SGA.

Perda de peso em 1 mês	Pontos	Perda de peso em 6 meses
≥ 10%	4	≥ 20%
5 - 9,9%	3	10 - 19,9%
3 - 4,9%	2	6 - 9,9%
2 - 2,9%	1	2 - 5,9%
0 - 1,9%	0	0 - 1,9%

$$\frac{\text{P anterior - P atual}}{\text{P anterior}} \times 100$$

Pontuação para o Formulário 1 ☐

Formulário 2 – Doenças e suas relações com as necessidades nutricionais

Outros diagnósticos relevantes (especifique) ____________________

Estadiamento da doença primária (circule se conhecido ou apropriado) I II III IV Outro ____________________

A pontuação é obtida somando um ponto por cada uma das seguintes condições:

☐ Câncer ☐ AIDS ☐ Caquexia Cardíaca ou Pulmonar ☐ Úlcera de decúbito, ferida aberta ou fístula
☐ Presença de trauma ☐ Idade maior que 65 anos ☐ Insuficiência Renal Crônica

Pontuação para o Formulário 2 ☐ B

Formulário 3 - Demanda metabólica

A pontuação para o stress metabólico é determinada pelo número de variáveis que aumentam as necessidades proteicas e calóricas. Nota: pontuar a intensidade da febre ou sua duração (o que for maior). A pontuação é aditiva, então o paciente que tem febre >38,9°C (3 pontos) por menos de 72 horas (1 ponto) e toma 10mg de prednisona cronicamente (2 pontos) terá uma pontuação de 5 pontos para esta seção.

	SEM STRESS (0 pts)	BAIXO STRESS (1 pt)	STRESS MODERADO (2 pts)	STRESS ELEVADO (3 pts)
Febre	Sem febre	>37,2 e <38,3°C	≥38,3 e <38,9°C	≥38,9°C
Duração da febre	Sem febre	<72 horas	72 horas	>72 horas
Corticosteroides	Sem corticosteroides	Dose baixa (<10mg equival. prednisona/dia)	Dose moderada (≥10 a <30mg equival. prednisona/dia)	Dose elevada (≥30mg equival. prednisona/dia)

Pontuação para o Formulário 3 ☐ C

Formulário 4 - Exame físico

O exame físico inclui a avaliação subjetiva de 3 aspetos da composição corporal: músculo, gordura e estado de hidratação. Como é subjetivo, cada item do exame é graduado pelo grau de déficit. O déficit muscular tem maior impacto no escore do que o déficit de gordura. Definição das categorias: 0 = sem déficit, 1+ = déficit leve, 2+ = déficit moderado, 3+ = déficit grave. A avaliação dos déficits nessas categorias não é aditiva, mas são usadas para avaliar clinicamente o grau global de déficit (ou presença de líquidos em excesso).

	Sem déficit	Déficit leve	Déficit mod.	Déficit grave
Estado muscular:				
Têmporas (músculos temporais)	0	1+	2+	3+
Clavículas (peitorais e deltoides)	0	1+	2+	3+
Ombros (deltoides)	0	1+	2+	3+
Musculatura interóssea (mãos)	0	1+	2+	3+
Escápula (dorsal maior, trapézio, deltoide)	0	1+	2+	3+
Coxa (quadríceps)	0	1+	2+	3+
Panturrilha (gastrocnêmio)	0	1+	2+	3+
Avaliação geral do estado muscular	**0**	**1+**	**2+**	**3+**
Reservas de gordura:				
Região periorbital	0	1+	2+	3+
Prega cutânea do tríceps	0	1+	2+	3+
Gordura sobre as costelas inferiores	0	1+	2+	3+
Avaliação geral do déficit de gordura	**0**	**1+**	**2+**	**3+**
Estado de hidratação:	0	1+	2+	3+
Edema do tornozelo	0	1+	2+	3+
Edema sacral	0	1+	2+	3+
Avaliação geral do estado de hidratação	0	1+	2+	3+

Novamente, o déficit muscular prevalece sobre a perda de gordura e excesso de líquidos.

A pontuação do exame físico é determinada pela avaliação subjetiva geral do déficit corporal total.

Sem déficit = 0 ponto | Déficit leve = 1 ponto | Déficit moderado = 2 pontos | Déficit grave = 3 pontos

Pontuação para o Formulário 4 ☐ D

Formulário 5 – Avaliação global das categorias da PG-SGA

A avaliação global é subjetiva e pretende refletir uma avaliação qualitativa das caixas 1 a 4 e do Formulário 4 (exame físico). Assinale em cada item e, conforme os resultados obtidos, selecione a categoria (A, B ou C).

	☐ CATEGORIA A	☐ CATEGORIA B	☐ CATEGORIA C
	Bem nutrido	**Desnutrição suspeita OU moderada**	**Gravemente desnutrido**
Peso	Sem perda de peso OU ganho recente de peso (não hídrico)	≤5% de perda de peso em 1 mês (ou ≤10% em 6 meses) OU perda de peso progressiva	>5% de perda de peso em 1 mês (ou >10% em 6 meses) OU perda de peso progressiva
Ingestão de nutrientes	Sem déficit OU melhora significativa recente	Diminuição evidente da ingestão	Grave déficit da ingestão
Sintomas de impacto nutricional	Nenhum OU melhora significativa recente permitindo ingestão adequada	Presença de sintomas de impacto nutricional (caixa 3)	Presença de sintomas de impacto nutricional (caixa 3)
Função	Sem déficit OU melhora significativa recente	Déficit funcional moderado OU piora recente	Grave déficit funcional OU piora recente
Exame físico	Sem déficit OU déficit crônico, mas com melhora clínica recente	Evidência de perda leve a moderada de massa muscular e/ou tônus muscular à palpação e/ ou perda de gordura subcutânea	Sinais óbvios de desnutrição (ex. Perda intensa de massa muscular, gordura e possível edema)

AVALIAÇÃO GLOBAL ☐
Categoria A, B ou C
Ver Formulário 5

Recomendações para a triagem nutricional:

A somatória da pontuação da PG-SGA é usada para definir intervenções nutricionais específicas, incluindo o aconselhamento do paciente e seus familiares; manuseio dos sintomas (incluindo intervenções farmacológicas) e a intervenção nutricional apropriada (por meio de alimentos, suplementos nutricionais, nutrição enteral ou parenteral).
A intervenção nutricional de 1ª linha inclui o manuseio adequado dos sintomas.

TRIAGEM BASEADA NA PONTUAÇÃO TOTAL DA PG-SGA:

0 – 1 Nenhuma intervenção necessária no momento. Reavaliar de maneira rotineira e regular durante o tratamento;

2 – 3 Aconselhamento do paciente e de seus familiares pela nutricionista, enfermeira ou outro clínico, com intervenção farmacológica conforme indicado pela avaliação dos sintomas (caixa 3) e exames laboratoriais, conforme o caso;

4 – 8 Requer intervenção da nutricionista, juntamente com a enfermeira ou médico, conforme indicado pelos sintomas (caixa 3);

≥ 9 Indica a necessidade urgente de conduta para a melhora dos sintomas e/ou opções de intervenção nutricional.

PONTUAÇÃO TOTAL DA PG-SGA ☐
(Total da pontuação de A + B + C + D)
Ver Recomendações de triagem nutricional

Assinatura do clínico: ______________ Data: ______________

Fonte: INCA, 2022.[12] Conteúdo disponível em QR Code - ver pág. XLIX.

Anexo 61.2. *Karnofsky Performance Status* (KPS)

Valor	Descrição da capacidade funcional
100%	Nenhuma queixa: ausência de evidência da doença
90%	Capaz de levar vida normal; sinais menores ou sintomas da doença
80%	Alguns sinais ou sintomas da doença com o esforço
70%	Capaz de cuidar de si mesmo; incapaz de levar suas atividades normais ou exercer trabalho ativo
60%	Necessita de assistência ocasional, mas ainda é capaz de prover a maioria de suas atividades
50%	Requer assistência considerável e cuidados médicos frequentes
40%	Incapaz; requer cuidados especiais e assistência
30%	Muito incapaz; indicada hospitalização, apesar de a morte não ser iminente
20%	Muito debilitado; hospitalização necessária; necessitando de tratamento de apoio ativo
10%	Moribundo, processos letais progredindo rapidamente
0%	Morte

Fonte: Tradução livre adaptada de Karnofsky DA Burchenal JH. The clinical evaluation of chemotherapeutic agents in cancer. In: Macleod CM (ed.). Evaluation of chemotherapeutic agents. [New York]: Columbia Univ Press. 1949. p. 196. Conteúdo disponível em QR Code - ver pág. XLIX.

Referências

1. Gimenes-Minasse MHSG. Comfort food: sobre conceitos e principais características. Revista de Comportamento, Cultura e Sociedade [Internet]. 2016 Mar [cited 2024 Apr 20];92–102. Available from: https://www3.sp.senac.br/hotsites/blogs/revistacontextos/wp-content/uploads/2016/03/72_CA_artigo_revisado.pdf
2. Horta N. Não é sopa. 2nd ed. São Paulo; 2020.
3. Sociedade Brasileira de Geriatria e Gerontologia - SBGG. Vamos falar de Cuidados Paliativos [Internet]. Azevedo D, Di Tommaso ABG, Burlá C, Santo G, Dias LM, Py L, et al., editors. 2015 [cited 2024 Apr 20]. Available from: https://sbgg.org.br/wp-content/uploads/2015/05/vamos-falar-de-cuidados-paliativos-vers--o-online.pdf
4. Lopes AC, Lima CA de S, Santoro L de F. Eutanásia, Ortotanásia e Distanásia:Aspectos médicos e jurídicos. 3rd ed. Rio de Janeiro: Atheneu; 2018.
5. Webster JM, Kempen LJAP, Hardy RS, Langen RCJ. Inflammation and Skeletal Muscle Wasting During Cachexia. Front Physiol. 2020 Nov 19;11.
6. Nakajima N. Differential Diagnosis of Cachexia and Refractory Cachexia and the Impact of Appropriate Nutritional Intervention for Cachexia on Survival in Terminal Cancer Patients. Nutrients. 2021 Mar 12;13(3):915.
7. Inácio Pinto N, Carnier J, Oyama LM, Otoch JP, Alcântara PS, Tokeshi F, et al. Cancer as a Proinflammatory Environment: Metastasis and Cachexia. Mediators Inflamm. 2015;2015:1–13.
8. Burfeind KG, Michaelis KA, Marks DL. The central role of hypothalamic inflammation in the acute illness response and cachexia. Semin Cell Dev Biol. 2016 Jun;54:42–52.
9. Minaglia C, Giannotti C, Boccardi V, Mecocci P, Serafini G, Odetti P, et al. Cachexia and advanced dementia. J Cachexia Sarcopenia Muscle. 2019 Apr 22;10(2):263–77.
10. Wiegert EVM, de Oliveira LC, Calixto-Lima L, Mota e Silva Lopes MS da, Peres WAF. Cancer cachexia: Comparing diagnostic criteria in patients with incurable cancer. Nutrition. 2020 Nov;79–80:110945.
11. ABPC - Associação Brasileira de Cuidados Paliativos. Consenso Brasileiro de Caquexia/ Anorexia. Vol. 3 (3) Suplemento 1. 2011.
12. Instituto Nacional de Câncer. A avaliação do paciente em cuidados paliativos. Vol. 1. Rio de Janeiro: INCA; 2022.
13. Fearon K, Strasser F, Anker SD, Bosaeus I, Bruera E, Fainsinger RL, et al. Definition and classification of cancer cachexia: an international consensus. Lancet Oncol. 2011 May;12(5):489–95.
14. Ferreira CB, Lacerda FH. Terapia Nutricional em Cuidados Paliativos. In: Toledo D, Castro M, editors. Terapia Nutricional em UTI. 2nd ed. Rio de Janeiro: Rubio; 2019.
15. Morais SR de, Bezerra AN, Carvalho NS de, Viana ACC. Nutrition, quality of life and palliative care: integrative review. Revista Dor. 2016;17(2).
16. Hoffer LJ. Tube feeding in advanced dementia: the metabolic perspective. BMJ. 2006 Dec 9;333(7580):1214–5.
17. Hoffer LJ, Bistrian BR. What is the best nutritional support for critically ill patients? Hepatobiliary Surg Nutr. 2014 Aug;3(4):172–4.
18. Volkert D, Chourdakis M, Faxen-Irving G, Frühwald T, Landi F, Suominen MH, et al. ESPEN guidelines on nutrition in dementia. Clinical Nutrition. 2015 Dec;34(6):1052–73.
19. Arends J, Bachmann P, Baracos V, Barthelemy N, Bertz H, Bozzetti F, et al. ESPEN guidelines on nutrition in cancer patients. Clinical Nutrition. 2017 Feb;36(1):11–48.
20. Royal College of Speech and Language Therapists. Eating and drinking with acknowledged risks: Multidisciplinary team guidance for the shared decision-making process (adults). London: RCSLT; 2021.
21. Pinho-Reis C. Suporte Nutricional em Cuidados Paliativos. Revistas Nutricias. 2012;15:24–7.
22. Burgos R, Bretón I, Cereda E, Desport JC, Dziewas R, Genton L, et al. ESPEN guideline clinical nutrition in neurology. Clinical Nutrition. 2018 Feb;37(1):354–96.
23. Salvioni C, Oda AL, Orsini M, Pauli M, Frabasile LM, Alves PCL, et al. Association between Body Composition and Dysphagia in Patients with Amyotrophic Lateral Sclerosis. Neurol Int. 2021 Jul 19;13(3):315–27.

62

Cuidados Bucais em Pacientes no Fim da Vida

Mariana Sarmet Smiderle Mendes
Nathalia Duarte Barros Rocha
Zenon Ribeiro Castelo Branco

Introdução

Nos cuidados de fim de vida, a atenção integral ao paciente é essencial para garantir o máximo de conforto durante esse período sensível. Nesse contexto, a manutenção da saúde bucal desempenha um papel crucial, muitas vezes subestimado, mas fundamental para o bem-estar geral do paciente. A ausência de cuidados bucais adequados pode não apenas comprometer a funcionalidade oral, mas também contribuir para o declínio da saúde de maneira indesejada.

É imperativo compreender que a preservação das funções orais não é apenas uma questão estética, mas sim uma necessidade para a qualidade de vida do paciente. A dor e o desconforto associados a problemas bucais podem agravar significativamente o quadro do paciente, tornando-o suscetível a complicações sistêmicas e psicológicas nessa fase. Matsuo *et al.*[1], destacou que no fim da vida é comum encontrar ressecamento bucal, focos de sangramento oral e comprometimento do autocuidado, o que pode propiciar o desenvolvimento de focos de dor, inflamação e infecção bucal.

Além disso, a saúde bucal está ligada à nutrição e à autoestima do paciente. Uma cavidade oral saudável facilita a ingestão de alimentos e líquidos, garantindo uma nutrição e hidratação adequada mesmo que o objetivo principal seja o de conforto. Do mesmo modo, a autoestima e a dignidade do paciente são melhores quando eles e/ou os familiares se sentem confortáveis e confiantes com a aparência oral.

Este capítulo propõe destacar a importância dos cuidados bucais no contexto dos cuidados de fim de vida. Serão abordados os principais sinais e sintomas orais que podem surgir nessa fase, bem como orientações práticas para a higiene oral de conforto, visando garantir o máximo de bem-estar e qualidade de vida para o paciente até o último dia de vida.

Abordagem clínica

Sinais e sintomas bucais no fim da vida

Em cuidados paliativos, como um reflexo proporcional à progressão de doença, às perdas de funcionalidade, à redução da habilidade de expressar as próprias queixas e devido às sobrecargas no exercício das funções de cuidado desempenhadas por equipes de saúde, cuidadores formais e familiares, é comum o surgimento sinais e sintomas orofaciais desconfortáveis.[2-13]

As principais alterações observadas estão na Tabela 62.1.

Tabela 62.1. Principais sintomas orais no fim da vida

Principais sintomas	Observações
Dor orofacial	Aprofundado no Capítulo 15
Aparecimento de lesões em mucosas	Devido a fragilidade
Acúmulo de resíduos	Saburra, biofilme, restos alimentares, coágulos e crostas
Sangramentos e secreções	De origem bucal ou provenientes de vias aéreas, estômago e pulmão tanto em decorrência da negligência no cuidado de higiene, quanto pela dificuldade de sua execução em si
Automutilações	Principalmente em pacientes com doenças neurológicas
Traumatismos crônicos	Devido a desadaptação protética, automutilação, bruxismo e trismo
Trismo	Principalmente em pacientes com doenças neurológicas ou câncer de cabeça e pescoço
Bruxismo secundário	Principalmente em pacientes com doenças neurológicas
Lábios ressecados	Podendo apresentar fissuras, crostas, xerostomia e dor
Xerostomia e hipossalivação	Ainda mais intensificada nessa fase de vida. Aprofundado no Capítulo 16
Babação e sialorreia	Menos frequente na fase final de vida. Aprofundado no Capítulo 16
Infecções oportunistas	Podem ser de origem viral, bacteriana ou fúngica
Alterações de paladar	Aprofundado no Capítulo 15
Desadaptações protéticas	De importância clínica, estética e social

Fonte: Elaborado pelos autores.[2-13]

Descritas no gráfico da OMS[14] como um dos principais sinais e sintomas bucais desconfortáveis de pessoas em fim de vida (*dry mouth*), presentes em mais de 90% dos pacientes, a xerostomia (sensação de boca seca) e a hipossalivação (diminuição na produção ou alteração da qualidade da saliva secretada, podendo ela tornar-se mais viscosa e/ou espumosa) requerem especial atenção de manejo nessa fase da vida. No entanto, em alguns casos – menos frequentes, presentes sobretudo em pacientes com sequelas de doenças neurológicas e/ou em polifarmácia – pode também ser observado o efeito contrário, onde percebe-se a presença de babação (extravasamento salivar além do limite dos lábios) e sialorreia (aumento da quantidade de saliva). As alterações ligadas ao fluxo salivar, juntamente com outros sinais e sintomas bucais citados como associados ao fim de vida podem ser abordados de maneira mais aprofundada no Capítulo 16.

A desadaptação protética acontece principalmente devido ao emagrecimento progressivo que acompanha a evolução das doenças de base. Adicionalmente, por muitas vezes nessa fase, as próteses dentárias são removidas da boca, no entanto, cada caso deve ser avaliado individualmente a partir de pontos-chave importantes, como: a funcionalidade (tipo e consistência da alimentação), a conservação e adaptação (se há desgaste, fraturas ou mobilidade), a viabilidade de uso (ausências de lesões associadas ou indícios de possíveis traumas) e sua importância social (nível de consciência e capacidade de estabelecer comunicação, grau de dependência das próteses para articulação adequada dos sons e fonemas, bem como as percepções de autoestima e autoimagem ligadas ao uso do dispositivo reabilitador).

Abordagem não farmacológica

Como nessa fase, o foco do cuidado é direcionado às pessoas em fim de vida, condições inflamatórias, traumatismos mucosos e infecções crônicas ou agudizadas nem sempre serão tratadas de forma invasiva, com intervenções ligadas à cura ou resolução completa do problema, mas estarão direcionadas principalmente à melhoria do conforto e preservação da dignidade (priorizando o alívio da dor), podendo inclusive reduzir assim, a agitação e/ou a necessidade de realização dos constantes resgates de medicações analgésicas e opioides.[9,12,15,16]

Nem sempre os sinais clínicos observados e os sintomas relatados se correlacionam diretamente (como, por exemplo, a queixa de sede e/ou secura bucal, mesmo com a quantidade de saliva dentro dos padrões de normalidade), sendo necessária observação minuciosa para a correta delimitação das alternativas de tratamento e controle de sintomas.

A prática clínica diária e os poucos estudos desenvolvidos dentro dessa temática nos apontam claramente que, instigados pelo intuito até positivo de não agravar os desconfortos dos pacientes em seus momentos finais (sobretudo diante dos que não mais contactuam), muitas das pessoas responsáveis pela realização dos cuidados orais cotidianos acabam agindo menos do que deveriam, ou sequer executando os cuidados odontológicos mais simples, como a higiene das próteses e da boca ou a hidratação de mucosas intraorais e lábios ressecados.[4,16]

A ação de higienizar a boca desempenha, no fim de vida e no processo ativo de morte, um papel diferente daqueles desempenhados em outros momentos da história natural do adoecimento: assim como a mudança de foco dos tratamentos, citada anteriormente, o ato de higienizar a boca (lábios, dentes, gengiva, língua e demais mucosas intraorais) é também realizado visando a manutenção de uma melhor qualidade de vida, aliviando a dor e demais desconfortos, tanto quanto for possível.[16]

Levando em consideração a fragilidade das mucosas e as possíveis alterações de fluxo salivar, a realização da higiene deve ter movimentos menos "bruscos" e mais suaves, onde priorizam-se o uso de escovas com cerdas bem macias (essas podem ser adaptadas por *swabs* esponjosos ou "bonecas", gazes fixadas em espátula de madeira) e colutório sem álcool (enxaguantes bucais) para evitar ardência de mucosas. Em casos em que a frequência das higienes for menor, ou houver inflamação/infecção de mucosas associada, sugere-se o uso de clorexidina 0,12%) ou soro fisiológico (pode ser substituído por água destilada), fio dental (se necessário; pode ser substituído por passa-fio e, em alguns casos, por escova interdental), hidratante labial (vitamina E e lanolina, por exemplo) e lubrificante intraoral (se necessário).[10,15,16]

A remoção das sujidades, resíduos e crostas, com posterior hidratação das mucosas e lábios, promove uma importante sensação de bem-estar, podendo inclusive contribuir com a redução das queixas de sede, de boca seca e da sensação de "gosto ruim", além de facilitar a comunicação e – em alguns casos, por tornar a respiração menos sintomática – reduzir os níveis de agitação. São apresentados a seguir, de maneira prática, alguns exemplos de condutas frente a problemas odontológicos comumente encontrados na rotina clínica em Cuidados Paliativos.

Como o paciente estava em fim de vida, optou-se pela não abordagem curativa (raspagem periodontal e alisamento coronoradicular), sendo priorizada a higiene oral de conforto (remoção de sujidades e resíduos, com hidratação de mucosas), com uso de clorexidina 0,12% para auxiliar no controle da inflamação gengival que pode ser um foco para dor e desconforto (Figura 62.1).

Devido à percepção clínica do fim de vida evoluindo brevemente para processo ativo de morte, mesmo sendo observada acentuada mobilidade dentária (em transição de grau II para III), optou-se pela não exodontia, mantendo apenas os cuidados de higiene oral e analgesia local (Figura 62.2).

Como a paciente encontrava-se já em processo ativo de morte (a poucas horas do falecimento), optou-se apenas pela remoção das crostas e sujidades, com hidratação das mucosas intraorais e lábios ressecados (Figura 62.3).

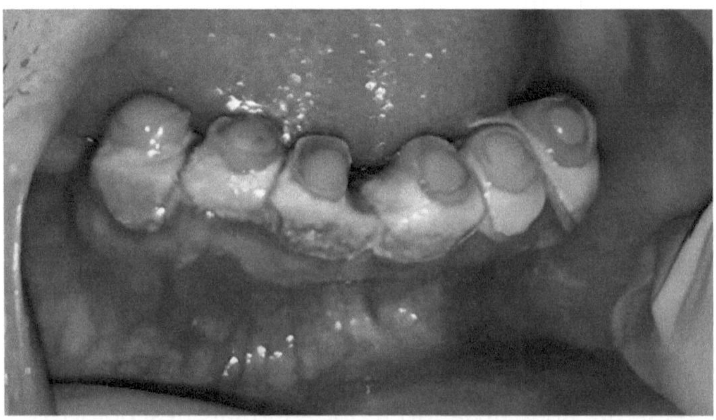

Figura 62.1. Alterações bucais em paciente no fim da vida. *Fonte: Acervo pessoal dos autores.*

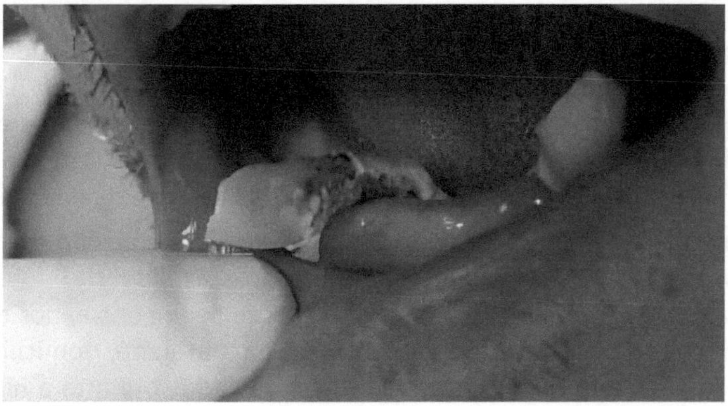

Figura 62.2. Alteração dentária em paciente em processo ativo de morte. *Fonte: Acervo pessoal dos autores.*

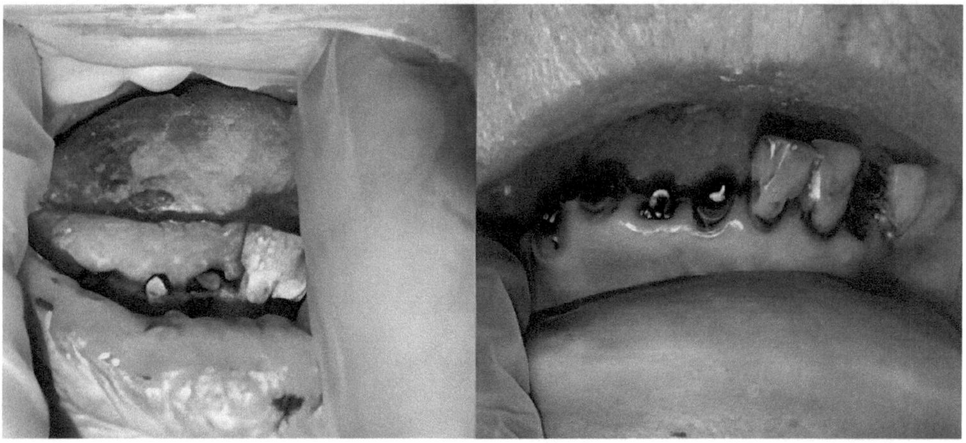

Figura 62.3. Antes e depois de higiene oral em paciente em processo ativo de morte. *Fonte: Acervo pessoal dos autores.*

Higiene oral

Sabendo que cerca de 90% dos pacientes, em fase final de vida, irão apresentar pelo menos um sintoma bucal desconfortável, a higiene oral (HO) se torna uma importante aliada não somente para remoção de sujidades e para controle de infecções bucais, mas também para promover alívio, conforto e bem-estar. Nesse sentido, costumamos descrever a higiene oral como sendo "de conforto" para os pacientes que estão nessa fase final e/ou em processo ativo de morte. Seu objetivo é promover a dignidade do doente nos momentos finais de vida, ao possibilitar o alívio da dor e de outros sintomas bucais desconfortáveis.[4,16]

Na fase final de vida, é esperado que ocorra uma redução do fluxo salivar e a mucosa que reveste a cavidade bucal tende a ficar mais friável e ressecada, podendo predispor a um ressecamento intenso da mucosa, traumatismos mucosos, sangramentos e dor. A realização da higiene bucal, permite não somente a remoção dos resíduos alimentares, mas também, a limpeza da cavidade, a remoção de possíveis crostas, identificação e limpeza de focos de sangramentos e a própria solução utilizada para a higiene bucal auxilia na hidratação da mucosa. A higiene bucal de conforto também possibilita a limpeza da cavidade bucal para posterior aplicação de substitutos salivares, que também são de extrema importância nessa fase da trajetória da doença.[10,12]

A higiene bucal de conforto pode ser realizada com o auxílio de uma escova de dente, *swab*, ou gaze, creme dental ou colutório e raspador de língua. A escolha desses materiais vai depender de onde o paciente se encontra, por exemplo, se ele está em regime de internação hospitalar ou em ambiente domiciliar. Todas as estruturas da cavidade bucal devem ser contempladas durante a higiene: toda a mucosa bucal, o palato, a língua, o lado interno das bochechas, o lado interno dos lábios, o fundo dos vestíbulos, os dentes, todo o rebordo alveolar no caso de pacientes desdentados.[16]

É importante avaliar a funcionalidade do paciente, uma vez que a progressão da doença acarreta perda/redução de funcionalidade e isso pode impactar a realização da higiene oral de forma autônoma: o paciente se torna dependente de cuidadores para sua execução.

Na Tabela 62.2 estão descritos os principais utensílios utilizados para a realização de higiene oral, tanto para pacientes funcionalmente independentes e para aqueles com perda de autonomia na manutenção do autocuidado.

Tabela 62.2. Utensílios recomendados para a realização de higiene oral em pacientes funcionais e dependentes para os cuidados

Paciente funcional (realiza a higiene bucal sozinho)	Paciente dependente (outra pessoa realiza a higiene bucal)
Escova dental com cerdas extramacias para dentes	Escova dental com cerdas extramacias para dentes ou *swab*
Escova elétrica para pacientes com dificuldades de motricidade	Escova elétrica para auxiliar o cuidador Abridor de boca para auxiliar o cuidador
Fio dental, escovas interproximais, forquilhas	Fio dental, escovas interproximais, forquilhas
Raspador de língua	Raspador de língua, gaze embebida em clorexidina 0,12%
Creme dental	Creme dental Clorexidina 0,12%

Fonte: Elaborado pelos autores.

A higiene oral de conforto permite aos cirurgiões-dentistas a possibilidade de atuar também na esfera paliativa do cuidado odontológico. Em um primeiro momento, nas fases iniciais da doença, a higiene oral tem o objetivo de prevenir as doenças bucais, entretanto, na fase final de vida, o conforto, a dignidade e bem-estar do paciente tornam-se os focos do cuidado.[12,15,16]

Conclusão

Os sinais e sintomas bucais deletérios tendem a aumentar e se agravar na medida em que ocorre a progressão de uma doença, sobretudo a partir da proximidade com o fim da vida propriamente dita, requerendo a participação ainda mais ativa da odontologia no cuidado junto às equipes multiprofissionais de saúde. Independentemente de quanto tempo de vida os pacientes têm, ainda que não seja sempre possível curar ou tratar de maneira incisiva muitos dos problemas bucais percebidos na prática clínica cotidiana, é quase sempre possível aliviar – em maior ou menor grau – sofrimentos e desconfortos, impactando diretamente na manutenção da dignidade e melhoria da qualidade de vida dos pacientes.

Outro papel de fundamental importância da odontologia é no treinamento e capacitação dos cuidadores e demais profissionais, como auxiliares, técnicos de enfermagem e enfermeiros quanto a estratégias adequadas para higiene oral e controle de sintomas bucais em pacientes dependentes, com doenças avançadas e no fim da vida, visando ampliar o alcance de medidas de conforto e assegurando que, independentemente da situação clínica dos pacientes e da fase da doença em que se encontram, sempre há o que fazer para melhorar a sua qualidade de vida.

Referências

1. Matsuo K, Watanabe R, Kanamori D, Nakagawa K, Fujii W, Urasaki Y, Murai M, Mori N, Higashiguchi T. Associations between oral complications and days to death in palliative care patients. Support Care Cancer. 2016 Jan;24(1):157-161. doi: 10.1007/s00520-015-2759-9. Epub 2015 May 12. PMID: 25962615.
2. Clark D, Saunders C. Total pain, disciplinary power and the body in the work of Cicely Saunders, 1958–1967. Social science & medicine, vol.49, n.6, p. 727-736, 1999. Disponível em: https://doi.org/10.1016/S0277-9536(99)00098-2. Acesso em: 01 de março 2024.
3. Coimbra F. Xerostomia. Etiologia e tratamento. Revista Portuguesa de Estomatologia, Medicina Dentária e Cirurgia Maxilofacial, vol. 50, n. 3, p. 159-164, 2009.
4. Chen X, et al. Dental treatment intensity in frail older adults in the last year of life. The Journal of the American Dental Association, vol. 144, n. 11, p. 1234-1242, 2013. Disponível em: https://doi.org/10.14219/jada.archive.2013.0051. Acesso em: 10 de abril 2024.
5. Chen X, Kistler CE. Oral health care for older adults with serious illness: when and how? J Am Geriatr Soc, p. 375-378, 2015. Disponível em: https://doi.org/10.1111/jgs.13240. Acesso em: 15 de abril 2024.
6. Chen X, et al. Self-reported oral health and oral health behaviors in older adults in the last year of life. Journals of Gerontology Series A: Biomedical Sciences and Medical Sciences, vol. 68, n. 10, p. 1310-1315, 2013. Disponível em: https://doi.org/10.1093/gerona/glt024. Acesso em: 17 de abril 2024.
7. Rohr Y, Adams J, Young L. Oral discomfort in palliative care: results of an exploratory study of the experiences of terminally ill patients. Int J Palliat Nurs, n. 16, p. 439-44, 2010.
8. Jales SMCP, Siqueira JTT. A equipe multiprofissional em cuidados paliativos - O papel do dentista na equipe. In: Pinto AC, et al. Manual de Cuidados Paliativos ANCP. Porto Alegre: Meridional, ed. 2, p. 366-72, 2012.
9. Vilas Boas PD. Avaliação da condição bucal e da qualidade de vida em pacientes em cuidados paliativos [Monografia]. São Paulo: Aprimoramento profissional em odontologia hospitalar do Hospital das Clínicas da Faculdade de Medicina da Universidade de São Paulo, 2015.

10. Andrade ACBM. Xerostomia. In: Carvalho et al. Manual da residência de cuidados paliativos. Barueri, Manole, Seção 2, cap. 19, p. 324-336, 2018.
11. Riley E. The importance of oral health in palliative care patients. Journal of Community Nursing, vol. 32, n. 3, p. 57, 2018.
12. Rocha NDB. Avaliação da condição orofacial de pacientes cardiopatas em cuidados paliativos de um hospital quaternário. Modalidade de interconsulta. Monografia: Residência Multiprofissional em Saúde do Idoso com ênfase em Cuidados Paliativos. Hospital das Clínicas da Faculdade de Medicina da Universidade de São Paulo, São Paulo, 2020.
13. Castelo Branco ZR. Percepção da Saúde Bucal dos Pacientes de um Serviço de Cuidados Paliativos de um Hospital de Alta Complexidade. Monografia: Residência Multiprofissional em Saúde do Idoso com ênfase em Cuidados Paliativos. Hospital das Clínicas da Faculdade de Medicina da Universidade de São Paulo, São Paulo, 2022.
14. World Health Organization. World report on ageing and health. World Health Organization, 2015.
15. Jales SMCP. Avaliação da efetividade de um protocolo de cuidados odontológicos no alívio da dor, sintomas bucais e melhora da qualidade de vida em pacientes com câncer de cabeça e pescoço em cuidados paliativos: ensaio clínico não controlado. São Paulo: Universidade de São Paulo; 2011.
16. Mendes MAA, Branco ZRC, Damasceno NNL. Cuidados Paliativos. In: Menezes, L. Dos S; Andrade, R. M; Barreto, S. A. (orgs.) Odontologia Domiciliar. Comissão de Odontologia Domiciliar. Aracaju/SE, 1ª ed., p. 260-270, 2024.

63

Cuidados com o Corpo Pós-Óbito Domiciliar

Caroline Cruz da Silveira
Daniel Espírito Santo da Silva
Priscila Oliveira

Introdução

Por muitos anos, a morte foi vista como um processo natural e inevitável da vida e compreendida como um momento a ser vivenciado cercado dos entes queridos e pessoas significativas em um ambiente familiar.[1]

A evolução tecnológica, os avanços na medicina e o surgimento dos ambientes hospitalares, fez com que toda a experiência do morrer fosse reformulada. O fato de a ciência criar maneiras de prolongar a vida, distanciou o ser humano da verdade inexorável de que todos somos seres finitos.[2] Por esse motivo, a ideia de se vivenciar o óbito domiciliar atualmente pode parecer excêntrica.

Nos últimos anos, muitos autores têm se dedicado a pesquisas sobre a preferência das pessoas quanto ao local para morrer e, a maior parte dessas pesquisas, têm demonstrado que grande parte dos pacientes, cuidadores e familiares alegam o desejo de falecer em casa.[3-8]

Cabe ressaltar que nem sempre esse desejo pode ser atendido por sofrimento psíquico intenso de quem cuida e convive com o ente enfermo, falta de rede de suporte ou ausência de recursos para bom controle de sintomas, por exemplo.[5]

A aceitação da família de vivenciar o processo de finitude e morte do paciente no domicílio pode representar atualmente um ato de amor e coragem, uma vez que, conforme a doença evolui, os cuidados se tornam mais intensos e exigem maior dedicação física e emocional. Além disso, é uma fase que demanda maior suporte assistencial dos serviços primários, de Atenção Domiciliar ou de saúde suplementar.[9]

O acolhimento da família se faz necessário durante todo o processo do morrer, porém o momento do óbito pode despertar emoções diversas e inesperadas nas pessoas próximas ao paciente, sendo necessário ainda mais cuidado e acolhimento por parte dos profissionais nesse momento.

Organizando o cuidado

A seguir, abordaremos aspectos importantes para a realização de um cuidado pós-óbito imediato adequado.

Durante todo o processo de morte e morrer

Comunicação compassiva

A comunicação compassiva é muito importante durante todo o acompanhamento do paciente no fim da vida e seus familiares, tornando-se essencial no momento do óbito.

Pode ser definida como a conexão humana que permite identificar o sofrimento se sensibilizando o suficiente para adotar medidas que possam aliviá-lo e atender às necessidades identificadas, bem como reconhecer a relevância de suas ações.[10]

É importante que o profissional utilize um tom de voz suave, promova espaço para silêncio ou manifestação emocional por parte dos familiares e cuidadores e os ampare nesse momento. Idealmente, deve-se orientar a família e dar a opção dela se organizar quanto às questões funerárias antes do óbito. Caso não tenha sido possível definir antecipadamente, é necessário identificar no momento do óbito o familiar que poderá dar seguimento nos aspectos burocráticos e organização do funeral, para que seja possível orientá-lo da melhor maneira.[11]

É essencial que os profissionais enxerguem e valorizem a singularidade de cada paciente, familiar e contexto, respeitando crenças, valores e a biografia da pessoa cuidada.

Antes do óbito

Plano de cuidados individualizado

O ideal é que assuntos relacionados à organização dos cuidados pós-óbito sejam abordados ao longo da evolução da doença, principalmente quando se identifica sinais de processo ativo de morte.

É importante que a religião, rituais significativos, desejos e preferências do paciente, inclusive para o processo de morte e com relação aos cuidados do corpo e funeral sejam discutidas e incluídas na elaboração do plano de cuidados[1] (consulte o Capítulo 11).

Apesar disso, sabe-se que nem sempre esse acompanhamento mais amplo ou a abordagem prévia desses assuntos é possível. Nesses casos, deve-se conversar quanto aos cuidados com o corpo, rituais e preferências, bem como a orientação burocrática das etapas necessárias no período pós-óbito imediato, quando o evento final ocorre.

No momento do óbito

Aspectos administrativos

Geralmente, a ausência de sinais vitais é identificada pelo cuidador, familiar ou profissional de enfermagem, nos casos de internação domiciliar. Nessas situações é necessário que a equipe médica seja acionada imediatamente para que possa realizar a constatação do óbito, sendo esse um ato exclusivamente médico.[12]

Após a realização do exame físico, o profissional médico constata o óbito, confirma a notícia de falecimento aos familiares e segue com o preenchimento da Declaração de Óbito (DO), sendo que após esse último ato, o médico entrega o corpo à enfermagem para a continuidade do cuidado.

Pós óbito imediato

Procedimentos burocráticos/administrativos

A Declaração de Óbito é o documento padrão e de uso obrigatório em todo território nacional, esse tem para além dos aspectos legais um aspecto epidemiológico indicando dados para mortalidade servindo como base para o cálculo das estatísticas vitais e epidemiológicas no Brasil.[13]

Quando o óbito ocorre por causa natural, fora do estabelecimento de saúde e com assistência médica, a DO será emitida pelo médico responsável pela assistência, designado pela instituição que prestava assistência, ou pertencente ao programa ao qual o paciente estava cadastrado, Unidade de Saúde da Família, mais próxima do local onde ocorreu o óbito ou médico do SVO (art. 21 da Portaria SVS/MS n.º 116/2009).[14]

Nesse caso, a primeira via (branca) e a terceira via (rosa) devem ser encaminhadas para a Secretaria Municipal de Saúde ou Secretaria de Estado de Saúde do Distrito Federal (a secretaria de saúde digita e arquiva).[14]

Já a segunda via (amarela), deve ser entregue ao representante/familiar da pessoa falecida, utilizada para obtenção da certidão de óbito junto ao cartório de registro civil (cartório de registro civil arquiva). Portanto, vale destacar que ainda que ambos sejam considerados documentos legais, a declaração de óbito é distinta da certidão de óbito.[14]

Caso o paciente em vida e/ou a família optem pela cremação, vale lembrar que serão necessários dois carimbos médicos presentes na DO, habitualmente de médico assistente e de médico presente na residência para defesa dos interesses do paciente (consulte o Capítulo 55).

Cuidados com o corpo

O preparo do corpo tem início imediatamente após a declaração de óbito feita por profissional médico.

A enfermagem é a equipe que participa efetivamente durante o processo de morrer no domicílio, por meio de cuidados técnicos focados no plano de cuidados, conforto e controle de sintomas. São esses profissionais que experienciam o momento da morte de forma única e profunda.[15]

O cuidado com o corpo faz parte das atribuições da enfermagem, porém, o vínculo com o paciente e família e o tempo de exercício da profissão pode levar o profissional a encarar como mais um procedimento técnico a ser realizado ou como o fechamento do ciclo de cuidados prestados àquele que, em vida, depositou confiança e segurança nos seus cuidados.[15]

Esse cuidado deve respeitar o paciente e manter a sua dignidade, conforme a Resolução do COFEN nº 564/2017, que ressalta a necessidade de "Respeitar o pudor, a privacidade e a intimidade do ser humano, em todo o seu ciclo vital, inclusive nas situações de morte e pós-morte".[16]

Esse momento, também pode ser considerado a última oportunidade de cuidar do ente querido, de maneira que, pode e deve ser oportunizada a participação de familiares caso expressem esse desejo.

Antes de manipular o corpo, verificar se há necessidade de encaminhamento para outros serviços, assim como confirmar a religião do paciente e família para prosseguir com o preparo adequado do corpo.[17]

Ainda que o paciente não esteja mais vivo, atenção redobrada a comentários desrespeitosos e desnecessários, assim como ao atendimento humanizado.

Sempre que possível, o procedimento deve ser realizado por dois profissionais.

Aspectos práticos dos cuidados com o corpo pós-óbito imediato

Serão necessários os seguintes materiais: EPIs (máscara e avental descartáveis, luvas de procedimento e óculos de proteção, se necessário aspiração de fluidos corporais); produtos para higiene corporal e roupas de cama e banho (quando for possível a realização de banho no leito e/ou higiene corporal); roupa limpa; fralda descartável; algodão ortopédico e pinça longa (nos casos em que for necessário realizar o tamponamento); gaze e micropore (quando for necessário a realização de curativo); aspirador portátil e sonda de aspiração (em casos de drenagem excessiva de fluidos corporais e necessidade de aspiração dos mesmos); atadura de crepe e etiqueta para identificação do corpo.[18]

Descrição do procedimento[17]

- Retirar dispositivos cuidadosamente, desligar equipamentos e retirar travesseiros, almofadas e coxins. Manter o paciente em decúbito dorsal com a cabeceira a 30º para evitar a mudança de coloração na face. Manter as pálpebras fechadas.
- Preservar o ambiente em que o paciente se encontra o mais organizado possível, atentar-se à presença de odores, mantendo o local arejado.
- Explicar aos familiares sobre o procedimento e convidá-los para auxiliar no último banho, caso queiram.
- Higienizar as mãos, reunir os materiais necessários e calçar as luvas de procedimento.

- Realizar um banho no leito, sempre que possível. Utilizar água morna e produtos de higiene de uso costumeiro do paciente mantendo suas preferências: higiene do couro cabeludo, manutenção da barba, uso de hidratante corporal e perfumes. Realizar também higiene oral e ocular.
- Nesse momento, é importante orientar a família que serão necessários procedimentos mais invasivos, pedindo que aguarde em outro ambiente.
- Colocar prótese dentária, antes do enrijecimento da face.
- Caso haja excesso de fluidos corporais, realizar a aspiração e o tamponamento de orifícios, deixando da forma mais natural possível.
- Colocar uma fralda limpa envolvendo a região íntima.
- Realizar curativos oclusivos em feridas e estomias, se houver.
- Preparar identificação (esparadrapo ou fita adesiva) constando: nome completo, data de nascimento, data e horário de óbito, profissional responsável pelo cuidado do corpo.
- Colocar a primeira identificação no tórax do paciente.
- Realizar vestimenta conforme a escolha da família. Colocar brincos ou outros acessórios que tenham sido solicitados pela família.
- Posicionar mãos, pés e queixo, utilizando atadura de crepe.
- Reposicionar o corpo na cama, trocando os lençóis e mantendo-os esticados e alinhados, cobrir com manta ou lençol de uso pessoal do paciente até a região de tórax.
- A segunda identificação deverá ser colocada sobre o lençol após a chegada do carro funerário.
- Descartar materiais utilizados, retirar equipamentos desnecessários do ambiente e manter o local limpo e organizado. Entregar os pertences aos familiares presentes.
- Seguir com o registro adequado do ocorrido constando todos os dados relacionados ao óbito: data e horário exato; identificação do médico que constatou o óbito; comunicação do óbito ao setor responsável, procedimentos pós-morte (p. ex.: higiene, identificação do corpo, tamponamentos); se familiares presentes ou se foram comunicados; forma de encaminhamento do corpo e local.[19]

Dicas práticas

- Em casos de pacientes com excesso de fluidos corporais extravasando da boca ou nariz, pode-se posicionar uma fralda descartável aberta ou forro absorvente abaixo da cabeça, para que durante a manipulação e/ou lateralização do corpo, os fluidos fiquem concentrados no material descartável e não sujem a roupa de cama do paciente.

- Dê preferência ao descarte de materiais descartáveis e absorventes em sacos escuros, principalmente nos casos em que houver sangramento ou drenagem de fluidos para evitar causar impacto negativo à família.
- Seja delicado e cuidadoso durante a manipulação do corpo, enquanto realiza o processo de higiene.
- Esteja aberto a participar de rituais de despedida, caso seja solicitado pela família.
- Se você teve a oportunidade de conhecer o paciente e criou vínculo com o mesmo e a família, faça todo o possível para preservar a sua identidade. Por exemplo, se a paciente foi vaidosa a vida toda e sempre fez questão de utilizar maquiagem, e você se sente capacitado para tal, realize uma maquiagem leve antes de colocar a atadura no queixo.
- Em alguns casos, o rosto apresenta mudança de coloração significativa. Uma estratégia é aplicar *blush* em pequena quantidade nas bochechas e um batom suave nos lábios para deixá-los com aspecto natural. Lembre-se: a atenção aos detalhes é primordial, pois são eles que farão toda a diferença!

Conclusão

Os cuidados pós-óbito imediato são de extrema relevância, pois esses influenciarão na última imagem que ficará registrada na memória da família, ao se lembrar de seu ente querido cuidado em casa.

Trata-se de um momento delicado e estressante para os familiares, no qual a segurança de oferecer um cuidado tecnicamente preparado e humanizado será um grande diferencial.

A comunicação compassiva deve acompanhar todo o processo de cuidado para que todos os envolvidos se sintam acolhidos e confortáveis.

Cabe ressaltar que o Cuidado Paliativo tem como premissa oferecer dignidade e conforto desde o diagnóstico de uma doença ameaçadora da vida até o momento pós-óbito, no processo de luto. Desse modo, é importante que a equipe preste suas condolências à família, que pode acontecer através do envio de uma carta, ligação ou visita pós-óbito, por exemplo.

É fundamental que os profissionais estejam preparados para identificar sinais de luto complicado, para que possam encaminhar o familiar para ambulatórios de luto ou serviços de apoio à saúde mental.

Apresentar um espaço para que a equipe possa manifestar suas emoções frente ao acompanhamento de fim de vida dos pacientes também é muito importante.

De um modo geral, os cuidados prestados pós-óbito devem objetivar preservar a dignidade e identidade do paciente assistido e amparar os que vivenciam toda a ambiguidade que envolve o cuidar de um ente enfermo em casa até o fim da vida: a família.

Referências

1. Ariès P. História da Morte no Ocidente. Nova Fronteira. Nova Fronteira; 2017. p.29-46.
2. Elias N. A solidão dos Moribundos: seguido de envelhecer e morrer. Rio de Janeiro: Zahar, 2001. p.7-11.
3. Higginson IJ, Sen-Gupta GJ. Place of Care in Advanced Cancer: A Qualitative Systematic Literature Review of Patient Preferences. J Palliat Med., v.3, n.3, p. 287-300, 2000. Disponível em:<https://pubmed.ncbi.nlm.nih.gov/15859670/>.
4. Åhsberg E, Fahlström G. Changes in Place of Death among Elderly in Sweden — A Register Study. Nordic Journal of Nursing Research, v. 32, n.2, p.21–24, 2012. Disponível em:<https://journals.sagepub.com/doi/10.1177/010740831203200205>.
5. Gomes B. et al. Heterogeneity and changes in preferences for dying at home: a systematic review. BMC Palliative Care, Reino Unido, v. 12, n.1, p. 7, 2013. Disponível em: < https://bmcpalliatcare.biomedcentral.com/articles/10.1186/1472-684X-12-7>.
6. Hunt KJ, Shlomo N, Addington-Hall J. End-of-life care and achieving preferences for place of death in England: results of a population-based survey using the VOICES-SF questionnaire. Palliat Med, v. 28, n.5, p. 412-21, 2014. Disponível em: <https://pubmed.ncbi.nlm.nih.gov/24292157/>.
7. Marcucci FCI, et al. Tendências nos locais de óbito no Brasil e análise dos fatores associados em idosos de 2002 a 2013. Geriatr Gerontol Aging, v. 11, n.1, p. 10-7, 2017. Disponível em: https://cdn.publisher.gn1.link/ggaging.com/pdf/v11n1a03.pdf
8. Pinto S, Lopes S, de Sousa AB, Delalibera M, Gomes B. Patient and Family Preferences About Place of End-of-Life Care and Death: An Umbrella Review. J Pain Symptom Manage. 2024 May;67(5):e439-e452. Disponível em: <http://doi:10.1016/j.jpainsymman.2024.01.014>.
9. Vieira RR, Robortella AR, Souza AB, Kerr GS, Oliveira JAC. Vida e morte na atenção primária à saúde: reflexões sobre a vivência do médico de família e comunidade ante a finitude da vida. Rev Bras Med Fam Comunidade. 2016; 11(38):1-7. Disponível em: < https://rbmfc.org.br/rbmfc/article/view/1281>.
10. Ferrell BR, Buller H. Palliative Care Communication: On Deeper Reflection. J Palliat Med. 2020 Mar;23(3):304-305. Disponível em: <http://doi:10.1089/jpm.2019.0636>. PMID: 32105558.
11. Trovo MM, Silva SMA. Competência Comunicacional em Cuidados Paliativos. IN: Castilho RK, Silva VCS, Pinto CS. Manual de Cuidados Paliativos da Academia Nacional de Cuidados Paliativos (ANCP). Rio de Janeiro: Atheneu, 3.ed. 2021. p.39-42.
12. Cintra AC, Barrioso PDC. Pós-óbito imediato. IN: Castilho RK, Silva VCS, Pinto CS. Manual de Cuidados Paliativos da Academia Nacional de Cuidados Paliativos (ANCP). Rio de Janeiro: Atheneu, 3.ed. 2021. p.523-527.
13. Brasil M da S. Declaração de Óbito Manual de instruções para preenchimento. Documentos Médicos. 2022.
14. Declaração de Óbito: Manual de instruções para preenchimento [recurso eletrônico] / Ministério da Saúde, Secretaria de Vigilância em Saúde, Departamento de Análise de Saúde e Vigilância de Doenças não Transmissíveis. – Brasília: Ministério da Saúde, 2022.
15. Ribeiro MC, et al. A percepção da equipe de enfermagem em situação de morte: ritual de preparo do corpo "pós morte". Rev. Esc. Enf.USP, v.32, n .2, p. 117- 23, ago.1998.
16. Conselho Federal de Enfermagem. Resolução nº 564 de 2017. Aprova o novo Código de Ética de Enfermagem. Brasil, 2017. Disponível em:<https:// www.cofen.gov.br/ resolucao-cofen--no-5642017/>.
17. Coradazzi AL, Santana MTEA, Caponero R. Cuidados Paliativos Diretrizes para melhores práticas. 1° ed. MG Editores; 2019. 232 p.
18. Perry AG, Potter PA, Elkin MK. O Cuidado com o Corpo depois da morte. IN: Procedimentos e intervenções de enfermagem. Rio de Janeiro: Elsevier, 2013. p.761-764.
19. Conselho Regional de Enfermagem de São Paulo. Anotações de Enfermagem. São Paulo: COREN-SP. 2022. Disponível em: <https://portal.coren-sp.gov.br/wp-content/uploads/2022/09/anotacao-de-enfermagem.pdf>.

64

Luto na Atenção Domiciliar

Amanda Santos de Paula
Luciana Pinto Saavedra
Sirlei Dal Moro

Introdução

A assistência domiciliar nos cuidados paliativos tem início a partir do cuidado com a pessoa adoecida, vivenciando situações de perdas em sua vida e com a perspectiva da finitude. As equipes de Atenção Domiciliar (AD) têm papel importante na oferta de cuidados paliativos e, em geral, estão mais próximas dos usuários do que os serviços especializados. Nessa perspectiva, a atenção ao luto com o paciente e sua família deve ser parte do processo de cuidados, inclusive após a morte.[1]

Mesmo diante dessa constatação, observa-se que a temática ainda causa desconfortos para os profissionais de saúde que lidam com essas demandas. Isso acontece devido ao pouco aprofundamento teórico sobre luto nas faculdades de saúde.[2] Também está associado à maneira como cada profissional irá ser impactado pelo cuidado de fim de vida e da morte de um usuário, de acordo com as emoções desencadeadas pela situação, por experiências anteriores com a morte, significados e propósitos pessoais em relação à morte e à vida.[3]

É reconhecida a importância de se tratar da temática para todos os profissionais de saúde, visto que o cuidado com o luto faz parte do escopo da assistência domiciliar, tanto no Sistema Único de Saúde (SUS), quanto na saúde suplementar e na assistência particular.

Luto e cuidados paliativos

A vivência de um adoecimento cujo a existência de tratamento modificador está contestada pode proporcionar diversas sensações e perdas ao longo de sua jornada. Algumas delas ocorrem por causa de mudanças no corpo, na dinâmica familiar, na sexualidade, nos hábitos de vida e nas relações. As perdas e suas consequências podem gerar uma crise na identidade do sujeito e na construção de vida ocorrida até o momento.[4]

Ao considerar essas possibilidades desde o diagnóstico de uma doença até o momento da morte do sujeito, abre-se um leque para compreensão do luto como uma situação que acontecerá em diversos momentos dessa experiência e de diferentes formas, por perdas diversas. Conforme ilustrado na Figura 64.1.

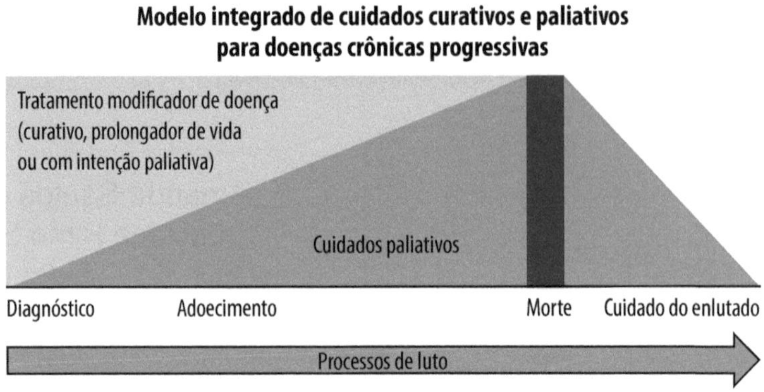

Figura 64.1. Modelo integrado de tratamento modificador da doença e Cuidados Paliativos.
Fonte: Adaptada pelas autoras (2024) do Manual de Cuidados Paliativos. São Paulo: Hospital Sírio Libanês; Ministério da Saúde; 2023.[5]

O ser humano é um ser particular e único, porém, essencialmente social. Considerar os aspectos histórico-culturais do luto possibilita uma ampliação do olhar para índices sociais, etnia, gênero e desigualdades socioeconômicas.

Para cada morte ocorrida, estima-se que cinco pessoas irão vivenciar um processo de luto.[6] Portanto, ele permeia por questões como validação, compartilhamento dos sentimentos e rede de apoio. Pode-se considerar, então, o impacto do enlutamento como uma crise no sistema familiar e comunitário.

O luto é um processo de elaboração decorrente de uma perda, sendo uma reação natural e esperada.[7,8] Ele se manifesta através de aspectos emocionais, cognitivos, físicos, espirituais e socioculturais. Seu resultado será a acomodação, e não sua superação ou aceitação, portanto, é um trabalho psíquico de ajustamento à perda e busca de uma nova forma de se relacionar com a pessoa ou o objeto perdido. Ainda, o luto pode ser considerado um trabalho de construção de significados.[9] Essa perda pode ser de um ente querido ou perdas nas quais não há uma morte concreta, mas seu impacto é da mesma intensidade[4], como a amputação de um membro, uma separação conjugal, perda da saúde ou de um papel socialmente estabelecido, entre outros.

A compreensão atual do processo de luto se dá a partir de um modelo dinâmico e integrado, com oscilações entre o direcionamento para a perda, com a busca dolorosa pela pessoa perdida, e de restauração para a vida que solicita um novo significado. Na medida em que a perda vai sendo elaborada, espera-se que o enlutado consiga orientar-se para a restauração com maior predominância.[10] Essa perspectiva permite melhor compreensão acerca das variações e fluidez das experiências pessoais e de grupos culturais, diferentemente da ideia de estágios de luto.[2] A ideia de integração do luto abre espaço para a noção de continuidade de vínculo com a pessoa perdida.

O luto antecipatório se expressa diante de uma ameaça de perda. Nesse contexto, as manifestações do luto se apresentam antes de uma perda concreta acontecer. No processo de adoecimento, as perdas e ameaça à vida se apresentam já no momento da investigação e pode se manifestar a partir do diagnóstico, com o recebimento de más notícias ou em meio à intercorrências graves, tanto para o doente quanto para os familiares.[11]

Uma família é como um organismo vivo, no qual cada membro tem papel e função. Apresenta seus esquemas e estratégias próprias para lidar com as situações da vida. O sistema familiar é afetado quando existe o risco da morte não só pelo risco da perda de um familiar, mas também pelas perdas de papéis, sonhos e projetos. O processo de adoecimento promove uma crise nesse sistema, exigindo que a família se reorganize.[11] Diante dessa experiência, a família vivencia diferentes e intensas respostas emocionais e mudanças nas diversas dimensões da vida. Cabe salientar que cada família terá sua própria forma e ritmo nessa adaptação.

No contexto ocidental, deverão ser incluídas estratégias primárias, secundárias e terciárias de suporte ao enlutado (usuário ou familiar), conforme disposto na Tabela 64.1.

Tabela 64.1. Estratégias de suporte ao enlutado

Estratégias primárias	Pode ser realizada por voluntários treinados, profissionais da saúde e da educação; diz respeito às ações de prevenção e suporte psicológico, antes e poucos meses após a perda, com grupos e atividades informativas e com caráter de educação sobre o luto visando a reorganização psíquica[12]
Estratégias secundárias	Pode acontecer antes da morte e até um ano da perda, com objetivo de validar a expressão de sentimentos, oferecer suporte e diminuir os fatores de risco já observados. Ela pode ser feita por profissionais de saúde mental ou voluntários treinados, a partir de psicoterapia individual ou em grupo[12]
Estratégias terciárias	Deverá ser realizada por psicólogos e psiquiatras após a perda, nos primeiros anos, com enlutados que estão vivenciando complicações no processo de luto, através de técnicas de psicoterapia e intervenções medicamentosas (se necessário)[12]

Fonte: Adaptada pelas autoras (2024) de Santos GCBF. Intervenção do profissional de saúde mental em situações de perda e luto no Brasil. Revista M: 2017.[12]

Diante do exposto, observa-se que as intervenções com enlutados devem fazer parte da competência profissional de toda a equipe assistencial, compreendendo a multiplicidade das ações, cabendo para o psicólogo e psiquiatra exclusivamente às ações terciárias.

Vivências não integrativas do processo de luto

Ao considerar o luto como um processo individual e coletivo, que visa a integração entre a perda e a restauração, bem como uma nova relação com a pessoa falecida, observa-se que essa experiência pode ser marcada por algumas interrupções, como acontece com o luto adiado, quando há a supressão dos sentimentos ou negação do processo de luto que podem acarretar sintomas de ansiedade, ataques de pânico, insônia, irritabilidade, entre outros.[8]

Quando a comunidade (incluindo a equipe de saúde) em torno de um usuário ou familiares minimizam ou invalidam o sofrimento causado pelas perdas durante o adoecimento ou após a morte, podem potencializar a dor e tornar a experiência também menos integrativa.[4] Isso proporciona sentimentos de solidão, dificuldade no autoconhecimento e precarização da elaboração da perda.

Outra forma de vivência não integrativa é o Luto Complicado (LC), que se caracteriza como uma dificuldade na transição do luto agudo para o luto integrado.[2] Isso é, existe uma dificuldade de autorregulação emocional, na qual as expressões e sentimentos associados ao momento inicial do luto, após a perda, se prolongam e os sujeitos irão se encontrar em um ciclo de sofrimento, com a perda como foco principal em suas vidas, influenciando na sua qualidade e na retomada das atividades de vida. Se tornam comuns sentimentos intensos de tristeza, anseio pela pessoa perdida, isolamento social, somatizações frequentes, descrença, imagens intrusivas e comportamento de evitação etc.[5-13]

Algumas características principais do LC são: sentimento de descrença em relação à morte, raiva e amargura pela morte, dores recorrentes de emoções dolorosas, intenso desejo e saudade do falecido. Os sintomas se assemelham àqueles da depressão maior ou transtorno de estresse pós-traumático, logo, é necessário realizar o diagnóstico diferencial.[6]

Estudos evidenciam que o uso de benzodiazepínicos no caso de luto pode retardar ou prevenir o processamento afetivo e cognitivo da perda. Também é relatada pouca eficácia do tratamento de LC apenas com antidepressivos ou psicoterapias padrões, sendo preciso associar essas medicações com psicoterapia especializada.[3-6]

Para isso, é importante avaliar fatores de risco e proteção para LC, antes da perda para a morte, e iniciar o cuidado adequado como forma de prevenção e para direcionamento a profissionais especialistas, se for o caso. São eles: apego inseguro, dependência excessiva da figura perdida, pouco preparo para a morte, suporte social enfraquecido, sobrecarga do cuidador, antecedentes psiquiátricos, entre outros.[13,14]

Estratégias e intervenções

Os profissionais de saúde e equipe de apoio podem ser considerados um fator de proteção para luto complicado, iniciando sua intervenção já durante o processo de luto antecipatório. A construção de um vínculo de segurança e proteção com paciente e familiares, assim como, comportamentos de atenção às necessidades, o olhar integral e escuta atenta podem contribuir para que a equipe disponibilize um espaço de expressão das emoções.

Para implementar estratégias eficazes de assistência ao luto, considerando o papel da Rede de Atenção À Saúde (RAS), é importante enfatizar as abordagens que visem a atuação das equipes multidisciplinares e dos planos de cuidado adotados. Isso porque é necessário que sejam voltados e centrados no paciente de forma contínua, holística e afetuosa, levando em consideração o contexto, o território e tudo que abrange o processo do luto.

Na assistência de saúde domiciliar, que é pensada para atendimento de pacientes que precisam de cuidados contínuos, mas que não demandam internação hospitalar, tem o objetivo de proporcionar um atendimento humanizado, levando os serviços de saúde diretamente para o ambiente familiar dos pacientes. No Sistema Único de Saúde (SUS), encontramos essa modalidade nos programas chamados Melhor em Casa (Ministério da Saúde, Portaria nº 963), e nos sistemas privados de saúde, são chamados de *home care*.[15]

Em ambos, existe uma equipe multidisciplinar que pode incluir médicos, enfermeiros, psicólogos, assistentes sociais, bem como outros profissionais da área da saúde. E nesse contexto, cada profissional pode oferecer uma perspectiva única e contribuir com suas habilidades para fornecer apoio ao enlutado. Entendendo que o luto permeia todo o processo de adoecimento, sendo assim, a identificação precoce realizada através de uma avaliação de necessidades físicas, emocionais, sociais e espirituais poderá trazer qualidade no atendimento prestado. Dessa maneira, é imprescindível implementar protocolos assistenciais que incluam entrevistas e anamnese que analisem as particularidades do luto devido às perdas advindas de todo processo que envolve a evolução da doença, perdas recentes e situações de luto complicado através de uma escuta ativa.

Para atender a essa demanda, é importante o desenvolvimento do plano de cuidados individualizado, incluindo, quando necessário, intervenções médicas, suporte emocional por parte da equipe, psicoterapia individual, encaminhamentos para grupos de apoio ao luto, encaminhamentos para terapias integrativas disponíveis na Atenção Primária à Saúde (APS) e abordagens sobre a espiritualidade, reconhecendo e respeitando as diferenças culturais e padrão de crenças das pessoas. Priorizando as articulações entre os programas oferecidos no SUS, por meio de uma abordagem eficaz e centrada no paciente, considerando não apenas aspectos biológicos, mas também psicológicos e sociais, fundamentais para promover o bem-estar e prevenir doenças.[16]

O suporte à pessoa enlutada deve acontecer de forma contínua através de visitas regulares, acompanhamento telefônico, sessões individuais ou familiares e grupos de apoio. Deve-se também realizar o acompanhamento a longo prazo para monitorar o progresso do paciente enlutado e ajustar o plano de cuidados conforme necessário. A comunidade pode ser acionada de forma que a instituição de saúde consiga parcerias com organizações comunitárias e outros recursos locais disponíveis no território do paciente para garantir uma rede de apoio abrangente incluindo educação e orientação para o paciente enlutado e sua família sobre o processo de luto, reações comuns, recursos de enfrentamento e recursos de apoio disponíveis na comunidade.

Além disso, é adequado que a equipe de saúde permaneça sensibilizada para as questões relacionadas ao luto e assim possam proporcionar um acolhimento empático e compassivo às pessoas enlutadas. Nesse sentido, se faz necessário avaliar regularmente a eficácia das estratégias que foram traçadas, fazendo ajustes conforme discurso dos pacientes, familiares e da equipe, através de reuniões, comunicação clara e compartilhamento de informações relevantes.

Outro ponto importante são os matriciamentos que, além de proporcionar educação contínua, dão suporte para a equipe multidisciplinar sobre questões relacionadas ao luto, estratégias de comunicação, autocuidado e gerenciamento do estresse. Visa integrar os serviços envolvidos, pois ao matriciar os casos complexos, os profissionais podem buscar apoio e orientação de especialistas em outras áreas da saúde, por exemplo, o Centro de Atenção Psicossocial (CAPS) e ambulatórios especializados em luto, podendo esses matriciamentos serem realizados de forma presencial ou através de teleatendimento, caso não tenha na região os serviços especializados. Ou seja, formas de garantir que os pacientes recebam o cuidado adequado e oportuno.[17,18]

Essas medidas serão um divisor na qualidade prestada e no cuidado com a saúde mental do profissional. Conforme Figueiredo e Campos[17], o matriciamento é um suporte técnico especializado em saúde que tem por objetivo a ampliação da atuação e qualificação nas ações desenvolvidas pela equipe. Segundo Campos e Domitti[18], a relação entre as equipes constitui, ao mesmo tempo, arranjos organizacionais e uma metodologia para gestão do trabalho em saúde, possibilitando realizar-se clínica ampliada e integração entre distintas especialidades e profissões.

Com relação aos indicadores da assistência ao luto, é importante pensar em medidas que possam avaliar a qualidade e eficácia dos serviços de acordo com o objetivo de suporte emocional, promoção e adaptação ao processo de vivenciar o luto.

Outro fator de muita importância em relação a assistência e cuidado ao luto é considerar os impactos dos determinantes sociais, observando a individualidade e o contexto social, por exemplo: acesso aos recursos de saúde; nível socioeconômico; cultura e religião; rede de apoio; estigmas e discriminações. Pois compreender e abordar as questões sociais através da implementação de estratégias é essencial para melhorar a qualidade de vida das pessoas e das comunidades.[19]

Conclusão

A assistência com enlutados, seja pela morte propriamente dita ou por perdas simbólicas e decorrentes do processo de adoecimento, pode ser realizada por todos os profissionais de saúde envolvidos no cuidado, pelas instituições e pela comunidade. A vivência do luto é um processo que envolve aspectos culturais e sociais, para além das questões psicológicas, assim, pode encontrar espaço de acolhimento e elaboração dentro desses contextos. As instituições de saúde da APS podem oferecer espaço seguro e suportivo para o enlutado em suas diversas demandas e os profissionais podem atuar como ponte entre o enlutado e sua comunidade, entendendo-se também como parte integrante dessa.

É de extrema importância identificar fatores de risco para processos não integrativos da vivência de luto, possibilitar ações preventivas e atuar no sofrimento latente.

Para isso, a avaliação do usuário enlutado precisa estar embasada em elementos como: o exame do estado mental/psíquico, sentimentos e comportamentos apresentados, alteração dos hábitos da vida diária, rede de apoio social, histórico de perdas, histórico de recursos de enfrentamento e aspectos relacionais entre a pessoa assistida com o familiar adoecido ou morto.

Em virtude do exposto, é imperativo que os profissionais da assistência domiciliar construam estratégias de atendimentos com os enlutados, com um plano de cuidados individualizado, além da articulação com a rede de saúde e intersetorialmente.

Referências

1. Brasil. Ministério da Saúde. Cuidados Paliativos na Unidade de Atenção Primária. Disponível em: https://linhasdecuidado.saude.gov.br/portal/cancer-de-mama/unidade-de-atencao-primaria/acompanhamento/cuidados-paliativos-aps. Acesso em: 01 mar. 2024.
2. Zisook S, Shear K. Grief and bereavement: what psychiatrists need to know. World Psychiatry, Geneva, 8, p. 67-74, 2009.
3. Conzatti M. Abordagem do luto na Atenção Primária em Saúde Rev. Bras. Med. Fam. Comunidade. 2023;18(45):3409. https://doi.org/10.5712/rbmfc18(45)3409.
4. Casellato G. Luto e Identidade. In: Casellato, Gabriela (org.). Luto por perdas não legitimadas na atualidade. São Paulo: Summus, 2020.
5. D'Alessandro MPS (ed.) [et al.]. Manual de cuidados paliativos. – 2. ed. São Paulo: Hospital Sírio-Libanês; Ministério da Saúde, 2023.
6. Shear K, Frank E, Houck PR, III Charles F. Reynolds. Treatment of Complicated Grief: a randomized controlled trial. JAMA. 2005 June 01; 293(21): 2601–2608. doi:10.1001/jama.293.21.2601.
7. Franco MHP. Perspectivas e modelos teóricos. In: Franco, Maria Helena Pereira. O luto no século 21: uma compreensão abrangente do fenômeno. São Paulo: Summus, 2021. Cap. 2. p. 45-69.
8. Parkes CM. O custo do compromisso. In: Parkes, Colin Murray. Luto: estudos sobre a perda na vida adulta. 3. ed. São Paulo: Summus, 1998. Cap. 56. p. 17-30.
9. Neimeyer RA (2001). The language of loss: Grief therapy as a process of meaning reconstruction. In R. A. Neimeyer (Ed.), Meaning reconstruction & the experience of loss (pp. 261–292). American Psychological Association. https://doi.org/10.1037/10397-014.
10. Stroebe M, Schut H. Construção de significado no Modelo do Processo Dual do Luto. In: Neimeyer R (org.). Meaning reconstruction and the experience of loss. Washington: American Psychological Association, 2001. p. 55-73.
11. Franco MHP. Luto antecipatório em cuidados paliativos. In M. H. P. Franco & K. K. Polido, Atendimento psicoterapêutico no luto (pp. 27-35). São Paulo, SP: Zagodoni, 2014.
12. Santos, G.C.B.F. Intervenção do profissional de saúde mental em situações de perda e luto no Brasil. Revista M. v. 2, n. 3, p. 116-137, jan./jun. 2017/116.
13. Braz, M.S; Franco, MHP. Profissionais Paliativistas e suas Contribuições na Prevenção de Luto Complicado. Psicologia: Ciência e Profissão. Jan/Mar. 2017 v. 37 n°1, 90-105. https://doi.org/10.1590/1982-3703001702016.
14. Burke, LA. Burke; Neimeyer, RA (2014) Complicated Spiritual Grief I: Relation to Complicated Grief Symptomatology Following Violent Death Bereavement, Death Studies, 38:4, 259-267, DOI: 10.1080/07481187.2013.829372.
15. Brasil. Ministério da Saúde. Portaria nº 963, de 27 de maio de 2013. Redefine a atenção domiciliar no âmbito do Sistema Único de Saúde (SUS). Diário Oficial [da] República Federativa do Brasil, Brasília, DF, maio 2013. Disponível em: bvsms.saude.gov.br/bvs/saudelegis. Acesso em: 08 marc. 2024.

16. Medeiros KKAS, Pinto Júnior EP, Bousquat A, Medina MG. O desafio da integralidade no cuidado ao idoso, no âmbito da Atenção Primária à Saúde. Saúde Debate. 2017;41(3):288-295. DOI: 10.1590/0103-11042017S322.
17. Figueiredo MD, Campos RO. Saúde mental na atenção básica à saúde de Campinas, SP: uma rede ou um emaranhado. Ciênc. Saúde Coletiva. 2009.
18. Campos GWS, Domitti AC. Apoio matricial e equipe de referência: uma metodologia para gestão do trabalho interdisciplinar em saúde. Cad. Saúde Pública. 2007.
19. Comissão da Organização Pan-Americana da Saúde sobre Equidade e Desigualdades em Saúde nas Américas. Sociedades justas: Equidade em saúde e vida com dignidade. Relatório da Comissão da Organização Pan-Americana da Saúde sobre Equidade e Desigualdades em Saúde nas Américas. Washington, DC: OPAS; 2019.

65

Quando a Morte Entra na Casa e a Potência do Cuidar até o Fim para os Profissionais

Arthur Fernandes da Silva
Débora Cristina Genezini Costa
Vanessa Besenski Karam

Introdução

A assistência domiciliar sob o olhar dos Cuidados Paliativos (CP) é uma emergência da sociedade global, visto que já em 2014, a Organização Mundial da Saúde (OMS), em sua primeira resolução sobre cuidados paliativos, a WHA (World Health Assembly) 67.19, já destacava o carecimento dessa terapêutica, com ênfase na atenção primária e domiciliar. Um hiato de 10 anos se passou e estamos aqui em uma publicação de engajamento para auxiliar nessa demanda.[1]

Praticar Cuidados Paliativos em ambiente domiciliar modifica a dinâmica de todos os envolvidos, sendo assim necessário um entendimento e concordância da família e paciente para o seguimento da assistência domiciliar, visto que será em sua residência que profissionais transitarão e que os cuidados irão acontecer, pela perspectiva do profissional há a necessidade do desenvolvimento de competências para realizar tais cuidados.

Quais os conhecimentos, habilidades e atitudes necessárias aos profissionais para os cuidados paliativos domiciliares?[2]

- Conhecimentos dos critérios de elegibilidade para atendimento domiciliar da rede de saúde na qual está atuando, bem como critérios de exclusão.
- Entendimento adequado do conceito e histórico dos cuidados paliativos.
- Capacidade de trabalhar em equipe.
- Aptidão para conhecer, avaliar e auxiliar na manutenção da qualidade de vida, autonomia e dignidade de pacientes, seus familiares e cuidadores.

- Aptidão para avaliar funcionalidade e potencial de reabilitação.
- Capacidade de comunicação clara, não violenta e compassiva.
- Conhecimento para avaliação, controle e prevenção de sintomas.
- Domínio de ferramentas prognósticas.
- Entendimento e sabedoria na construção de plano de cuidados avançados e diretivas antecipadas de vontade.
- Conhecimento de aspectos legais e éticos do campo da saúde e fim de vida.
- Capacitação em tanatologia e treinamento para dialogar sobre o tema com equipe, família, cuidadores e paciente, bem como avaliar os benefícios e riscos do óbito em domicílio.
- Entendimento sobre serviços funerários, fluxos, valores e gratuidade.
- Sabedoria sobre doação de órgãos e condições possíveis no contexto do óbito domiciliar.
- Aptidão para realização de psicoeducação e treinamento sobre cuidados paliativos na atenção domiciliar para os pares e para os cuidadores formais ou familiares.
- Clareza sobre processo de luto antecipatório, preparatório, bem como fatores de risco e de proteção.
- Capacidade para realizar os cuidados necessários à dor total, acolhimento e legitimação do sofrimento humano e manejo de cuidados aos processos de luto.
- Conhecimento de centros, grupos e profissionais que realizam assistência psicológica aos enlutados.
- Reconhecimento da Rede de Saúde que o paciente está inserido e expertise em transferências para outras modalidades de atendimentos quando necessário, com ênfase no fluxo de referência e contrarreferência do SUS.
- Conhecimento de Rede de Saúde física e mental para encaminhar familiares e cuidadores que apresentarem demandas reativas ao cuidar.
- Aptidão na avaliação de estresses do cuidador e fadiga de compaixão.
- Entendimento de possíveis benefícios sociais disponíveis aos pacientes, cuidadores e suas famílias.
- Domínio do fluxo de óbito – declaração encaminhamento para o Serviço de Verificação de Óbito (SVO), quando necessário.
- Equidade na prescrição, indicação e uso de recursos e insumos.
- Sabedoria e cuidados com a biossegurança.
- Conhecimento cultural e espiritual com aptidão para percepção dos valores de vida de cada paciente e família atendida.

Obviamente, as descrições acima não esgotam todas as competências necessárias aos cuidados paliativos domiciliares, uma vez que novas necessidades de aprendizado se colocam conforme a categoria profissional, o nível de cuidado na rede (atenção primária, secundária ou terciária) e a capacidade de articulação dessa rede (ex.: a retaguarda de equipes aos pacientes em CP domiciliar). Sugere-se a leitura dos demais capítulos deste livro e de documentos técnicos sobre Atenção Domiciliar, com ênfase no Caderno de Atenção Domiciliar - Volume 2.[3]

O cenário da assistência domiciliar pode colocar o profissional de saúde em contato com múltiplas vulnerabilidades, visto as diferenças sociais multifacetadas do nosso país. Questões de saneamento, violência, pobreza e dentre tantas outras exigirão habilidade humanas dos profissionais, bem como foco para que o sofrimento profissional não se torne sobressalente ao do paciente e sua família.

Quais os impactos dos cuidados paliativos domiciliares na saúde mental e física da equipe de saúde?

A assistência paliativa coloca o profissional em contato com sofrimentos totais, dilemas éticos, convivência intensa com fase de fim de vida e processo ativo de morte, necessidade de múltiplas comunicações de más notícias e tais demandas somadas ao cenário da assistência domiciliar, no qual ocorre o encontro vivencial com questões sociais frágeis e ameaçadoras e também questões de limitações do sistema de saúde, deixam o profissional exposto a possíveis fatores de risco para o prejuízo de sua qualidade de vida e saúde, física e emocional.

Na Cartilha de Segurança do Paciente no Domicílio, publicada pelo Ministério da Saúde, em 2016, é refletido sobre a exposição dos profissionais a situações que geram impotência, revolta, conflitos, indignação reforçando a importância de cuidar da qualidade da saúde dos profissionais.[4] Além dos sentimentos reativos aos profissionais pelo contato com tal realidade pode haver também sentimentos negativos dos pacientes, familiares e cuidadores direcionados para os profissionais pelas possíveis frustrações geradas pelo quadro clínico, dificuldades do sistema e sofrimentos variados.

A impotência e demais sentimentos negativos podem culminar em uma angústia elevada e uma intensa insatisfação pessoal, deixando o profissional vulnerável e com perda de energia e desejo de cuidar.[5] Para lidar com tais sentimentos o profissional pode adotar estratégias evitativas, como forma de se proteger e não entrar em contato com sensações desprazerosas, comportamentos de distanciamento afetivo podem se destacar na prática dessa estratégia, assim como subjetivamente sentimentos não expressos passam a ser mais guardados, gerando mais ainda a elevação de estresse.

Outra estratégia perigosa é ficar superativado ou "hiper investido", buscando o máximo de solução possível, como se entraves e impotências fossem culpa do próprio profissional, busca de compensações externas como ingesta de álcool-drogas-medicamentos, alimentos super calóricos, impulsos para compras, dentre outros, também são analisadas como comportamentos de fuga para lidar com sentimentos negativos gerados pelas sensações do trabalho.

Cuidar da saúde física e mental se apresenta como estratégia para prevenção ao adoecimento, frente aos inúmeros fatores de risco que o profissional está exposto. Problemas de saúde física podem se apresentar de amplas e variadas formas, considerando ainda uma grande interface com o elevado estresse contínuo, que além de impactar a saúde física, também afeta a saúde mental.

Burnout é uma síndrome psicológica, compreendida pelo processo de exaustão emocional, mental e físico, reativa a exposição prolongada a altos níveis de estresse laboral. A síndrome possui três dimensões: exaustão emocional ou esgotamento, despersonalização e diminuição da realização pessoal.[6]

A exaustão emocional refere-se à falta de energia e sentimentos de esgotamento emocional e físico, raiva, agressividade, fraqueza, preocupação excessiva e sintomas físicos, cefaleia, náuseas, dores e distúrbios do sono. A despersonalização ou distanciamento afetivo caracteriza-se por postura de alienação, desmotivação e por consequência afastamento do trabalho e do interesse em cuidar. A baixa ou falta de realização profissional caracteriza-se pela percepção negativa que o indivíduo faz de si mesmo frente ao labor.[7]

O *burnout* não tem uma causa isolada, deve-se avaliar o indivíduo de forma holística, suas condições de trabalho e de sociedade. Já as consequências precisam ser pensadas pela perspectiva de quem recebe o cuidado que poderão gerar insatisfação, tempo mais prolongado para adequado cuidado e pela perspectiva do profissional elevada taxa de suicídio, depressão e consumo de substâncias nocivas.[7]

Como desenvolver o cuidado ao cuidador profissional, articulando aspectos de adoecimento pela demanda de trabalho e estratégias de autocuidado?

A organização do trabalho é produto de acordo entre quem o estrutura e quem o executa, e está constantemente evoluindo e se transformando. Em cada um dos níveis de tomada de decisão na hierarquia, essa organização é pensada considerando o que o trabalhador entende do seu próprio trabalho, sem que consiga perceber a realidade da prática dos outros.

As dimensões acima citadas como componentes da síndrome de *burnout,* combinadas e expressas na forma de sofrimento multidimensional, podem comprometer significativamente a qualidade do trabalho e, no caso de profissionais de ajuda, como na área da saúde, a qualidade do cuidado prestado aos pacientes.[8,9] Metaforicamente, a síndrome de *burnout* pode ser entendida como um sofrimento que atinge o indivíduo "de fora para dentro", isso é, fatores majoritariamente externos, como rotina de serviço, relação com a chefia, condições e estruturas na qual o trabalho é desempenhado etc.

Uma outra condição, conhecida como Fadiga por Compaixão (ou Síndrome de Fadiga por Compaixão – SFC) foi descrita para discorrer sobre o "custo do cuidado" entre profissionais da área. Depois, a definição foi melhor desenvolvida para expor "a redução da capacidade do terapeuta de ser empático ou ouvir sobre o sofrimento dos clientes e é o estado emocional e comportamental resultante do conhecimento sobre eventos traumáticos vividos por outrem". A SFC seria, então, uma disfunção da resposta empática após o testemunho do sofrimento do outro. Um sofrimento, seguindo a metáfora anterior, "de dentro para fora".[8]

Um estudo recente de Silva e Lima,[10] adaptou e traduziu a pirâmide de necessidades profissionais básicas (Figura 65.1) de Shapiro *et al.*[11] para ilustrar as categorias de necessidades expressas por profissionais, desde uma base ligada às questões fisiológicas, como acesso a água, sono, boa alimentação, até um topo ligado ao tempo para reflexão sobre o próprio trabalho, autonomia e recursos para cuidar das pessoas. De baixo para cima, as necessidades crescem em complexidade, demandando ações em vários níveis hierárquicos de gestão dentro de uma organização a fim de contribuir com a conquista do resultado, que é o atendimento das necessidades profissionais. Do lado esquerdo da pirâmide estão os descritores de cada um dos cinco níveis de complexidade e, ao lado direito, as percepções e sentimentos dos profissionais quando tem suas necessidades atendidas. Esquematicamente, na Figura 65.1.

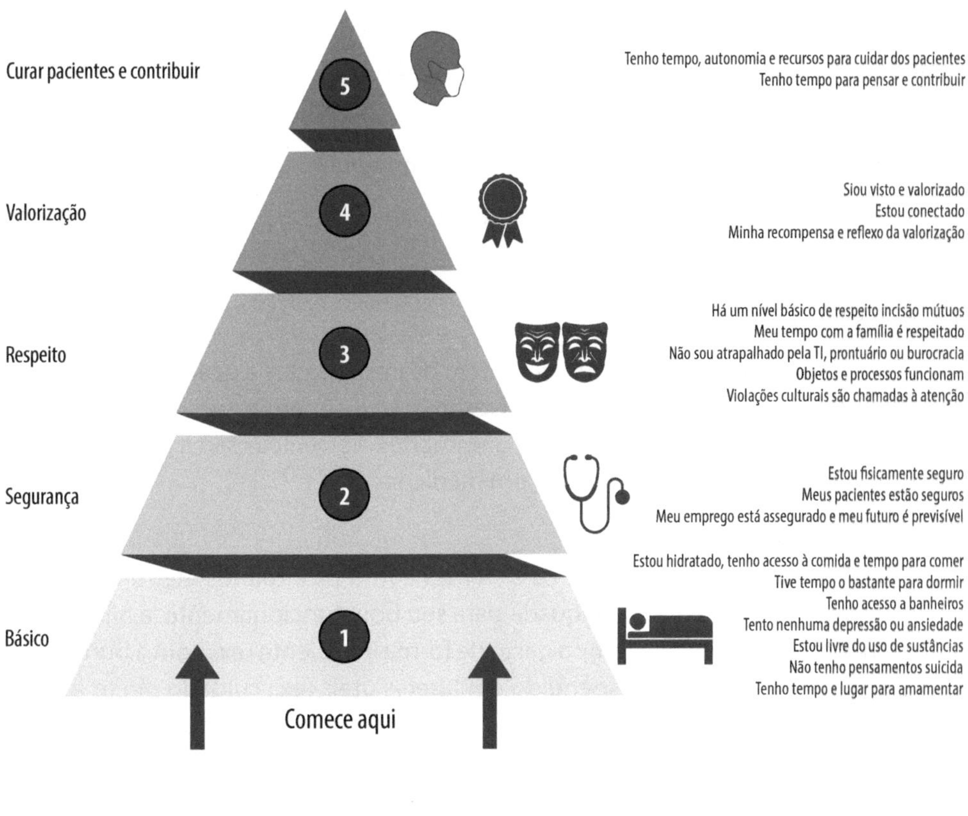

Figura 65.1. Hierarquia do Burnout e bem-estar de profissionais.[10]

Dimensão: básico – saúde física e mental

Necessidades: tempo, oferta e acesso à alimentação de qualidade e hidratação adequada; tempo e acesso ao uso do banheiro durante o trabalho e, se necessário, possibilidade de amamentar.

Possibilidades de atuação:

- Ofertar acesso a sistemas de suporte (avaliação psicológica, intervenções breves, grupos de apoio etc.) no ambiente de trabalho (garantido pela instituição) e fora dele (iniciativas dos profissionais, como psicoterapias individuais).
- Facilitar o acesso à hidratação e alimentação apropriadas aos trabalhadores, bem como a banheiros privativos e locais apropriados para amamentação.
- Avaliar o estado de privação do sono das equipes e garantir rodízios que permitam períodos de descanso apropriados e em ambientes salubres.

Dimensão: segurança física e patrimonial

Necessidades: sensação de ameaça dos trabalhadores em relação à sua segurança pelo trabalho em ambientes com déficits de recursos humanos, problemas com as lideranças, desorganização dos processos e ausência de rotinas, situações nas quais os profissionais de saúde tendem a ser mais agredidos.

Possibilidades de atuação:

- Treinar as equipes em métodos de reescalonamento da violência.
- Manter um corpo de profissionais quantitativamente adequado, evitando sobrecargas ou turnos dobrados.

Dimensão: respeito

Necessidades: profissionais que se sentem desrespeitados e desvalorizados pelos superiores tendem a apresentar menor investimento de energia na clínica; excesso de burocracia e dificuldades no manejo de prontuários eletrônicos são a principal causa de *burnout* em um estudo[12] realizado com médicos.

Possibilidades de atuação:

- Desenvolver continuamente os sistemas como prontuários eletrônicos e garantia de infraestrutura adequada para seu bom funcionamento, a fim de pensar formas de reduzir o tempo gasto de forma ineficiente (ex.: com a burocracia) e aumentar o tempo despendido em tarefas úteis (ex.: cuidado direto aos pacientes) ou em descanso, em casa.
- Treinar as lideranças para avaliar, abordar e agir assertivamente sobre situações de *bullying* ou outros abusos nas equipes.
- Responder às demandas dos profissionais, ainda que a resposta seja negativa.

Dimensão: valorização profissional

Necessidades: esse modelo prediz que se sentir valorizado e apreciado na instituição é importante, bem como ser notado e receber agradecimentos pelo esforço investido no trabalho.

Possibilidades de atuação:

- Facilitar que pacientes, colegas, gestores e líderes possam expressar sua apreciação pelos indivíduos e serviços prestados.
- Lideranças devem compreender o *burnout* também como um problema sistêmico da cultura organizacional e desenvolver estratégias inovadoras, como a promoção de cultura de autocuidado entre os funcionários, partindo dos superiores e incluindo todos os trabalhadores.
- Divulgar experiências de sucesso ou "vitórias" das equipes no tocante a casos complexos.

Dimensão: cuidado ao paciente

Necessidades: profissionais de saúde desejam o tempo, recursos e autonomia para executar suas habilidades nos maiores níveis junto aos pacientes, para serem "tão bons quanto possível".

Possibilidades de atuação:

- Aperfeiçoar os fluxos para maximizar o tempo dos profissionais junto aos pacientes em encontros clínicos.
- Proteger o tempo dedicado às atividades acadêmicas dos profissionais que as desenvolvem.
- Estruturar e apoiar grupos de mentoria ou supervisão profissional (ex.: grupos Balint para profissionais de saúde).

Conclusão

Diante da realidade multifatorial que envolve os trabalhadores no contexto das síndromes de *burnout* ou fadiga por compaixão, é possível visualizar soluções que enfoquem questões de base organizacional ou individual.

Desse modo, na maioria das vezes, não é possível tratar ou mesmo prevenir tais problemas com estratégias isoladas, sendo necessário estratégias de autocuidado para o profissional, melhorias nas condições de trabalho e o desenvolvimento de uma cultura organizacional pautada no olhar amplo e cuidadoso não somente aos pacientes e familiares assistidos, mas que envolva os profissionais de saúde de todos os níveis hierárquicos que naquele contexto atuam.

Atuar com cuidados paliativos domiciliares expõe o profissional a situações imprevisíveis e desafiadoras, que exige uma tomada de decisões ágil e assertiva. Sendo assim, é muito importante que o profissional também busque se capacitar e desenvolver habilidades necessárias para atuar nessa área, como uma maneira de desenvolver o seu trabalho de modo mais seguro e menos estressante.

Importa salientar que os apontamentos aqui relacionados às posturas profissionais não equivalem à responsabilização do trabalhador pela conjuntura adoecedora na qual possa estar inserido, mas sim, uma chamada de atenção às suas reações emocionais despertadas pelo trabalho, estimulando uma postura resiliente e autônoma.

Referências

1. World Health Organization. Strengthening of palliative care as a component of comprehensive care throughout the life course [Internet]. Genebra, Suíça: Organização Mundial da Saude; 2014 [citado em 2/03/2024). Disponível em: https://apps.who.int/iris/handle/10665/162863.
2. Vattimo, Edoardo Filipo de Queiroz el all. "Cuidados paliativos: da clínica à bioética: volume 1." Cuidados paliativos: da clínica à bioética: volume 1. São Paulo - Cremesp 2023.
3. Brasil. Ministério da Saúde. Secretaria de Atenção à Saúde. Departamento de Atenção Básica. Caderno de atenção domiciliar / Ministério da Saúde, Secretaria de Atenção à Saúde, Departamento de Atenção Básica. – Brasília: Ministério da Saúde, 2013. 2 v.: il. [citado em 2/03/2024). Disponível em: https://www.prefeitura.sp.gov.br/cidade/secretarias/upload/saude/arquivos/nupes/Caderno_MelhorCasa_vol2.pdf.
4. Brasil. Ministério da Saúde. Secretaria de Atenção à Saúde. Departamento de Atenção Hospitalar e de Urgência. Segurança do paciente no domicílio / Ministério da Saúde, Secretaria de Atenção à Saúde, Departamento de Atenção Hospitalar e de Urgência. – Brasília: Ministério da Saúde, 2016. 40 p.: il. [citado em 9/03/2024). Disponível em: https://bvsms.saude.gov.br/bvs/publicacoes/seguranca_paciente_domicilio.pdf
5. Fonseca AM, Soares E. Desgaste emocional: depoimentos de enfermeiros que atuam no ambiente hospitalar. Revista da Rede de Enfermagem do Nordeste-Rev Rene, v. 7, n. 1, 2012.
6. World Health Organization. Burn-out an "occupational phenomenon": International Classi-fication of Diseases [Internet]. Genebra, Suíça: Organização Mundial da Saúde; 2019 [citado em 9/03/2024]. Disponível em: https://www.who.int/news/item/28-05-2019-burn-out-an-occupatio-nal-phenomenon-international-classification-of-diseases.
7. Vattimo, Edoardo Filipo de Queiroz, Saúde Mental dos Profissionais de Cuidados Paliativos e dos Cuidadores in: Vattimo, Edoardo Filipo de Queiroz el all. "Cuidados paliativos: da clínica à bioética: volume 1." Cuidados paliativos: da clínica à bioética: volume 1. São Paulo - Cremesp 2023.Pg665-81.
8. Frey R, Robinson J, Wong C, Gott M. Burnout, compassion fatigue and psychological capital: Findings from a survey of nurses delivering palliative care. Appl Nurs Res [Internet]. 2018 Oct 1 [cited 2021 Apr 3];43:1–9. Available from: https://pubmed.ncbi.nlm.nih.gov/30220354/
9. Kang EK, Lihm HS, Kong EH. Association of intern and resident burnout with self-reported medical errors. Korean J Fam Med [Internet]. 2013 Jan [cited 2021 Apr 3];34(1):36–42. Available from: https://pubmed.ncbi.nlm.nih.gov/23372904/
10. Silva AF, Lima JTO. O custo do cuidado: estratégias para reforçar o capital psicológico individual e organizacional. [Livro eletrônico]. Recife: IMIP, 2021. 35p.
11. Shapiro DE, Duquette C, Abbott LM, Babineau T, Pearl A, Haidet P. Beyond Burnout: A Physician Wellness Hierarchy Designed to Prioritize Interventions at the Systems Level [Internet]. Vol. 132, American Journal of Medicine. Elsevier Inc.; 2019.
12. Leslie K. Medscape National Physician Burnout & Suicide Report 2020: The Generational Divide [Internet]. Medscape National Physician Burnout & Suicide Report 2020: The Generational Divide. 2020 [cited 2021 Apr 3]. p. https://www.medscape.com/slideshow/2020-lifestyle.

Índice Remissivo

Obs.: números em itálico indicam *figuras*; números em **negrito** indicam tabelas, quadros e anexos.

A

B

C

D

O

P

Q

R

S

T

V

X

Z